E. A. Farrington

Meister der klassischen Homöopathie

Klinische Materia Medica

Ernest A. Farrington

Meister der klassischen Homöopathie

Klinische Materia Medica

Vorlesungen zur Arzneimittellehre

1. Auflage

Übersetzung: Aus dem Amerikanischen neu übersetzt und anhand der Quellen überprüft von Rainer Wilbrand, Niebüll

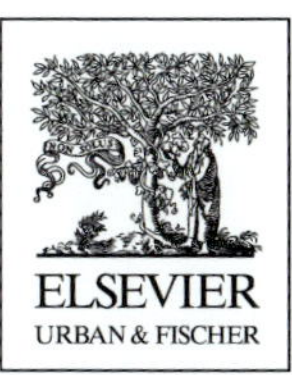

URBAN & FISCHER München

Zuschriften an:
Elsevier GmbH, Urban & Fischer Verlag, Hackerbrücke 6, 80335 München

Titel der Originalausgabe:
Farrington, E. A., Clinical Materia Medica, being a course of lectures delivered at the Hahnemann Medical College of Philadelphia. Reported phonographically by Clarence Bartlett
4th edition, revised and enlarged by Harvey Farrington
ASIN: B0006X1LJA
Erschienen 1989 bei B. Jain Publishers Pvt. Ltd., New Delhi (India)

Bibliografische Information der Deutschen Nationalbibliothek
Die Deutsche Nationalbibliothek verzeichnet diese Publikation in der Deutschen Nationalbibliografie; detaillierte bibliografische Daten sind im Internet über http://www.d-nb.de/ abrufbar.

16 17 18 19 20 5 4 3 2 1

Planung: Sonja Frankl
Projektmanagement: Dr. Andreas Dubitzky; Anke Drescher
Deutsche Übersetzung: Rainer Wilbrand, Niebüll
Redaktion: Christel Hämmerle, München
Satz: abavo GmbH, Buchloe/Deutschland; TnQ, Chennai/Indien
Druck und Bindung: Dimograf, Bielsko-Biała, Polen
Umschlaggestaltung und Grafik: SpieszDesign, Neu-Ulm

ISBN Print 978-3-437-57890-8
ISBN e-Book 978-3-437-29792-2

Aktuelle Informationen finden Sie im Internet unter **www.elsevier.de** und **www.elsevier.com**.

Anmerkungen des Übersetzers

Ernest A. Farringtons *Klinische Materia Medica* ist mir erstmals in den 1980er- und 1990er-Jahren begegnet, als ich die *Homöopathischen Arzneimittelbilder* von Margaret L. Tyler übersetzte. Ich habe noch gut in Erinnerung, dass ich mich immer sehr gefreut habe, wenn es galt, ein längeres Zitat aus Farringtons Werk zu übersetzen, denn es bedeutete gewissermaßen eine Erholung von dem doch sehr speziellen britischen Englisch Tylers. Auch im Vergleich zu den anderen angelsächsischen Autoren, die sie zitierte – von Kent, Nash, Guernsey bis hin zu J. H. Clarke –, hatte Farrington nach meinem Eindruck eine besondere Gabe, sich klar und verständlich auszudrücken. Umso größer war die Enttäuschung, um nicht zu sagen: der Schock, wenn ich die bereits seit 1891 existierende Übersetzung des Werks durch Dr. Hermann Fischer zum Vergleich heranzog: Eine in so schlechtem Deutsch geschriebene und fehlerhafte Arzneimittellehre war mir bis dahin noch nicht untergekommen; sie konnte eigentlich nur jeden Interessierten abschrecken, sich näher mit der Materie zu befassen – ganz zu schweigen davon, dass, wie damals üblich, keinerlei Bemühen zu erkennen war, die ja doch großenteils deutschsprachigen primären Quellen zu berücksichtigen.

Ähnliche Verhältnisse herrschten praktisch das ganze 20. Jahrhundert hindurch in Bezug auf die *Vorlesungen zur homöopathischen Materia medica* James T. Kents und hinsichtlich der *Leitsymptome in der homöopathischen Therapie* von Eugene B. Nash.

Ursprünglich aus dem Bedürfnis entstanden, mich durch die Übersetzung vor allem homöopathisch weiterzubilden, entwickelte sich während meiner Arbeit an der Übertragung der *Arzneimittelbilder* Margaret Tylers der Wunsch, auch die großen Klassiker der amerikanischen Homöopathieliteratur – besagte Werke von Kent, Nash und Farrington – in eine ihrer Bedeutung angemessene und erstmals an den Quellen orientierte Form zu bringen.

Etwa zehn Jahre benötigte ich für die Neuübersetzungen des „Kent" und des „Nash", welche dann die veralteten Übersetzungen ersetzten, die seit Jahrzehnten in unzähligen Auflagen des Karl F. Haug Verlags auf dem Markt waren. Wenigstens die Hälfte dieser Zeit, schätze ich, verschlang allein das Bestreben, jedes der in diesen Büchern genannten Symptome quellenkritisch zu überprüfen und durch zielführende Quellenchiffren zu kennzeichnen.

Im Jahre 2006 begann ich schließlich auf die gleiche Art und Weise mit der Übertragung der *Klinischen Materia Medica* Farringtons, die sich, bedingt durch zunehmende Praxistätigkeit, bis 2014 hinzog. Schon ein Jahr nach Beginn meiner Übersetzungsarbeit erschien von Armin Seideneder eine Übersetzung dieses Grundlagenwerks unter dem Titel *Der Neue Farrington.* Sie bedeutete in jeder Hinsicht einen Fortschritt gegenüber der alten Übersetzung Fischers, so z. B. in Bezug auf die größere Übersichtlichkeit durch die Einfügung von Zwischenüberschriften, die geringere Fehlerhaftigkeit, den erheblich erweiterten Index etc.

Ich habe es dennoch für sinnvoll gehalten, mein Übersetzungsprojekt fortzuführen. Die Gründe dafür sind vielfältig, einige davon will ich im Folgenden benennen – sie sollen zugleich die Besonderheiten dieses Buches darlegen und erläutern.

Am wichtigsten erscheint mir das Bestreben, die Genauigkeit der Übersetzung durch weitestgehende Zurückverfolgung der von Farrington genannten Symptome zu den Quellen zu erhöhen und diese dann durch jenes System von Chiffren kenntlich zu machen, wie ich es ursprünglich für die Übersetzung der Kentschen *Arzneimittelbilder* entwickelt hatte. Auch wenn das Schriftbild durch die hochgestellten Chiffren etwas leidet, kann m. E. doch nur auf diese Weise den wissenschaftlichen Ansprüchen, die an ein Werk dieser Bedeutung zu stellen sind, hinreichend Genüge getan werden.

Ein nicht unwichtiges Detail hierzu: Anders als bei Kent waren die *Guiding Symptoms (GS)* von Constantin Hering zu der Zeit, als Farrington seine Vorlesungen zur Materia medica hielt, größtenteils – wenn überhaupt – noch nicht erschienen. Dennoch habe ich die *GS* als „Quelle" angeführt, wenn sich ein von Farrington genanntes Symptom in Herings Werk wiederfand. Dies kann dann zweierlei bedeuten: Entweder hatte Farrington aus den Manuskripten Herings (mit dem er in den 1870er Jahren eng zusammenarbeitete) zu den *GS* geschöpft, oder die Herausgeber Knerr, Mohr und Raue, die Herings Opus nach dessen Tod 1880 weiterführten, benutzten wiederum die *Clinical Materia Medica* als Quelle – was in der Tat ab dem 4. Band der *GS* häufig vorkam. Ähnlich umgekehrt oder ungewiss ist die Quellenlage bei der *Cyclopaedia of Drug Pathogenesy* von Hughes/Dake und dem *Dictionary of Practical Materia Medica* von J. H. Clarke, die ich in seltenen Fällen zum Vergleich herangezogen habe, obwohl diese Werke Farrington noch nicht zur Verfügung standen.

Natürlich sind die *Guiding Symptoms* – ebenso wie die *Encyclopedia* von T. F. Allen, auf die sich Farrington hauptsächlich bezog – keine primären Quellen. Sie wurden nur dann von mir als Quellen genannt, wenn sich Symptome von dort aus nicht weiter zurückverfolgen ließen. Dies kam besonders in den ersten drei Bänden der *GS* häufiger vor, da erst ab dem 4. Band von den Herausgebern klinische Quellenangaben eingeführt wurden, die dann eine weitere Recherche ermöglichten. Das Gros der Symptome ließ sich freilich auf die von Hahnemann gelegten Grundlagen (*RA, CK*) und die danach erschienenen homöopathischen Werke und Periodika zurückführen. Auf dabei aufgedeckte Übersetzungsfehler und Interpretationsfragen habe ich jeweils in Fußnoten hingewiesen. Nicht selten habe ich auch Originalsymptome in eckigen Klammern eingefügt, wenn sie geeignet waren, die mitunter etwas kargen Beschreibungen von Farrington zu ergänzen oder anschaulich zu machen. Überhaupt sei an dieser Stelle erwähnt, dass die in eckigen Klammern stehenden Einschübe vom Übersetzer, die in runden Klammern aber vom Autor stammen. Eine Übersicht über die verwendeten Quellen und Chiffren findet der Leser in einem entsprechenden Verzeichnis im Anhang.

Die von Farrington (bzw. den späteren Herausgebern) an den Anfang vieler Vorlesungen gestellten Tabellen waren im Original in ihrer Bedeutung und Relevanz nicht immer leicht zu verstehen, zumal sich der anschließende Text keineswegs durchgängig auf diese bezog. Ich habe mich daher sehr bemüht, die Tabellen verständlicher und übersichtlicher zu gestalten, soweit dies irgend möglich war. Großen Wert habe ich insgesamt bei der Übersetzung darauf gelegt, die einfache und klare Sprache Farringtons beizubehalten und so dem Ideal einer guten Lesbarkeit möglichst nahezukommen.

Bei der Planung des Layouts des Buches sind der Verlag und ich übereingekommen, dass ich neben der Übersetzung auch die Aufgabe übernehmen sollte, wichtige Passagen durch Fettdruck hervorzuheben. Im Original sind (neben den Arzneimitteln) nur ganz wenige Ausdrücke oder Aussagen durch Kursivdruck hervorgehoben worden, oft auch nur deshalb, weil sie lateinischen oder französischen Ursprungs waren (wie z. B. *cri encéphalique*). Ich möchte betonen, dass ich bei dieser verantwortungsvollen Tätigkeit äußerst skrupulös vorgegangen bin. Nicht jeder Studierende – dessen bin ich mir bewusst – wird daraus einen Nutzen ziehen, weil er z. B. lieber selber unterstreicht, was ihm wichtig erscheint. Die Mehrheit aber, so denke ich, wird dieses „Feature“ willkommen heißen.

Zum Schluss möchte ich an dieser Stelle zwei Frauen meinen Dank aussprechen, die während der langen Zeit der Übersetzung in verschiedenen „Funktionen“ zum Gelingen des Werks beigetragen haben: Frau Stefanie Pfeil (HP) stellte im Laufe der Jahre immer wieder ihre Zeit zur Verfügung, wenn es galt, mein Manuskript mit dem in den Computer eingegebenen Text abzugleichen und dabei auch Verbesserungsvorschläge zu machen. Ohne ihre Hilfe hätte ich wahrscheinlich ein HWS-Syndrom entwickelt! Frau Christel Hämmerle begleitete als Lektorin in den letzten beiden Jahren das Buchprojekt. In enger Zusammenarbeit haben wir penibel den Arzneimittelindex mit den wichtigsten Indikationen und Krankheiten und den noch ausführlicheren therapeutischen Index erarbeitet, in dem den Krankheiten und Beschwerden die im Buch erwähnten Arzneien zugeordnet sind. Ihr gebührt mein besonderer Dank für ihre Geduld und für das Engagement, das sie – neben ihrer Praxistätigkeit als Homöopathin – für unser Projekt aufgebracht hat.

Danken möchte ich nicht zuletzt auch allen Beteiligten seitens des Verlages für die vertrauensvolle Kooperation über die gesamte Entstehungszeit der Übersetzung hinweg.

Niebüll, im März 2015
Rainer Wilbrand

Vorwort zur 4. Auflage

Farringtons *Klinische Materia Medica* hat sich mittlerweile einen festen Platz unter den Klassikern der homöopathischen Literatur erobert. Sie ist zu einem Standardlehrbuch an den Hochschulen geworden und wird überall in diesem Land, und wo immer sich die Homöopathie durchgesetzt hat, von den Ärzten zu Rate gezogen. Sie ist in deutscher und spanischer Sprache (Mexiko) übersetzt und veröffentlicht worden, und eine bengalische Ausgabe in Indien ist erwogen, wenn nicht sogar schon publiziert worden.

Wenn das Werk auch der Perfektion entbehrt, die der Verfasser selbst ihm hätte angedeihen lassen, hätte er es mit eigener Hand überarbeitet, so zeigt es gleichwohl den Charme und die Freiheit des Ausdrucks des eloquenten Redners, der ebenso versiert war in der Materia medica wie auch ein Meister in ihrer praktischen Anwendung. Bei der Edition der vierten Auflage sind diese Grundzüge seines Stils getreulich bewahrt worden. Die Revision des Textes bestand hauptsächlich darin, dass einige unelegante Ausdrücke verbessert wurden, die einer zu wörtlichen Übertragung der stenographischen Mitschriften geschuldet waren. Über vierzig Seiten neuen Materials sind hinzugefügt worden, einschließlich einer vollständigen Vorlesung über *Natrium arsenicosum*. Mit nur wenigen und geringfügigen Ausnahmen sind diese Ergänzungen jedoch nur aus Originalmanuskripten und aus Artikeln des Autors in der zeitgenössischen Literatur vorgenommen worden.

Viel Zeit wurde aufgewendet bei der Zusammenstellung der Indizes, die jetzt auch die Namen etlicher kleiner Mittel enthalten, welche in Arzneivergleichen erwähnt wurden, sowie die Namen diverser Alkaloide und viele andere, früher ausgelassene Arzneiverweise.

Um die homöopathische Materia medica zu beherrschen, bedarf es jahrelangen, eingehenden und eifrigen Studierens. Jene, die sich abmühen und gewissenhaft auf dieses Ziel hinarbeiten, werden auf den folgenden Seiten vieles finden, was ihre Arbeit erleichtern wird.

Zum Schluss möchte ich meinem Bruder, Dr. Ernest A. Farrington, meinen Dank aussprechen für seine wertvolle Hilfe bei der Vorbereitung der Drucklegung dieses Werks.

Chicago, 3. Januar 1908
Harvey Farrington, M. D.

Vorwort zur 3. Auflage

Aufgrund der anhaltenden Gunst der Homöopathenschaft gegenüber dem Buch meines Vaters ist nunmehr auch die zweite Auflage vergriffen, was eine Neuauflage notwendig macht. Diese sei hiermit präsentiert, und zwar im Wesentlichen in derselben Form wie die vorherige. Ich bin das ganze Werk noch einmal durchgegangen, habe den Text mit dem Originalmaterial sorgfältig verglichen und dabei lediglich ein paar offensichtliche Fehler korrigiert. Eingegliedert und damit nutzbar gemacht habe ich darüber hinaus einen dicken Band mit Notizen und Aufzeichnungen zur Materia medica, hauptsächlich Arzneimittelvergleiche, die bisher noch keine Verwendung gefunden hatten.

Philadelphia, 19. August 1896
Harvey Farrington, M. D.

Vorwort zur 2. Auflage

Als die erste Auflage dieses Werks im Herbst 1887 herauskam, wurde eine hohe Stückzahl gedruckt, weil man dachte, die Nachfrage damit auf längere Zeit decken zu können. Doch erfuhr das Buch eine so wohlwollende Aufnahme, dass selbst diese hohe Auflage bald vergriffen war und eine neue erforderlich wurde. Bei der Vorbereitung dieser zweiten Auflage war dem Herausgeber erneut das Manuskript des Verfassers dienlich, ebenso wie Aufzeichnungen von Studenten, die das Privileg hatten, von Dr. Farrington in jüngerer Zeit Unterricht erhalten zu haben als der Herausgeber selbst. Im Zuge der Überarbeitung wurden etliche Arzneiindikationen in den Text eingefügt; diese Ergänzungen sind recht gleichmäßig über das ganze Werk verstreut.

Anlässlich der zweiten Auflage von Farringtons *Klinischer Materia Medica* möchte der Herausgeber die Gelegenheit nutzen, seine tiefe Bewunderung auszudrücken für die Gründlichkeit und Sorgfalt, die dieser herausragende Autor seinem Werk hat angedeihen lassen. Eine Überprüfung des Index ergibt, dass mehr als vierhundert Arzneimittel von ihm berücksichtigt worden sind; viele davon hat er nur kurz erwähnt, während er andere, je nach ihrer Bedeutung, mehr oder weniger ausführlich abgehandelt hat. Der therapeutische Index zeigt darüber hinaus, dass kaum eine Krankheit oder Beschwerde, welcher der Mensch unterworfen ist, ausgelassen wurde. Die Heilmittel von Krankheiten wie Scharlach, Diphtherie oder Typhus wurden, wie es ihrer Wichtigkeit angemessen ist, einer gründlichen Betrachtung unterzogen, andere wiederum, denen man in der täglichen Praxis nur selten begegnet, nur beiläufig erwähnt. In seinem ganzen Unterricht, in all seinen Ausführungen erwies sich Dr. Farrington als eminenter Praktiker, der sich der Bedürfnisse der Studenten auf der Schwelle zu ihrem beruflichen Leben stets vollkommen bewusst war.

Philadelphia, 1. Oktober 1890
Clarence Bartlett, M. D.

Vorwort zur 1. Auflage

Im Jahr nach Dr. Farringtons Tod veröffentlichte der Herausgeber dieses Buches mehrere der hier versammelten Vorlesungen im *Hahnemannian Monthly*, im *North American Journal of Homoeopathy* und im *Monthly Homoeopathic Review*. Diese Vorlesungen wurden von den Kollegen sehr wohlwollend aufgenommen. Einige von ihnen wurden außerdem übersetzt und in deutschen, französischen und spanischen Zeitschriften abgedruckt. Eine Reihe von Ärzten äußerte bald den Wunsch, dass die Vorlesungen doch in Buchform erscheinen sollten. Frau Farrington willigte ein und stellte uns zu diesem Zweck das komplette Manuskript des Verfassers zur Verfügung. Nach Fertigstellung der Niederschrift übernahm Dr. S. Lilienthal freundlicherweise die Durchsicht des Textes.

Damit das Werk die Persönlichkeit Dr. Farringtons möglichst unverfälscht widerspiegelt, entschloss man sich seitens der für die Drucklegung Verantwortlichen, dass der Stil des Autors weitgehend erhalten bleiben sollte. Aus diesem Grund werden die Vorlesungen im Buch genau so dargeboten, wie sie gehalten wurden, es sei denn, das Manuskript oder die von Farrington veröffentlichten Schriften haben Veränderungen am Text nahegelegt.

Zusätzlich aufgenommen wurden, in leicht gekürzter Form, zahlreiche Arzneimittelvergleiche aus den „Studies in Materia Medica", die Farrington in den Jahren 1880–1882 im *Hahnemannian Monthly* publiziert hatte. Diese finden sich in den Vorlesungen über *Lachesis*, *Apis*, *Cantharis* und *Sepia*. Die Vorlesung über *Moschus* ist im Wesentlichen eine Wiedergabe des Arzneimittelbildes aus dem *Hahnemannian* vom Januar 1882. Der Herausgeber sieht keine Veranlassung, sich für die Hinzufügung des oben genannten Materials zu den eigentlichen Vorlesungen zu entschuldigen, denn die „Studies in Materia Medica" gehören, wie Dr. Korndörfer in der Lebensskizze seines verstorbenen Freundes zu Recht sagt, „zu den klassischen Texten unserer Schule". Zu bedauern ist nur, dass sie nicht in ihrer Gesamtheit aufgenommen werden können.

Der Leser sollte sich darüber klar sein, dass es ganz unmöglich wäre, in einem Kurs aus 72 Vorlesungen die komplette homöopathische Materia medica abzuhandeln. Dieser Tatsache war sich Dr. Farrington stets bewusst. Er war deshalb bestrebt, seinen Studenten nur solchen Stoff zu vermitteln, der eine solide Grundlage für ihr Materia-medica-Wissen darstellen würde, sodass ihr darauf aufbauendes Studium dieser *Wissenschaft* eine vergleichsweise einfache Aufgabe sein würde. Wie gut ihm dies gelungen ist, können die vielen Ärzte bezeugen, die das Glück hatten, von ihm persönlich unterrichtet zu werden.

Von Dr. Farringtons Manuskript sollte noch erwähnt werden, dass es deutliche Hinweise darauf enthielt, wie beständig und sorgfältig er an ihm gefeilt hatte. Einfügungen und Verweise wurden in großer Zahl nachgetragen. Streichungen kamen hingegen selten vor, denn Farrington hat darin von Beginn an nur das aufgezeichnet, was durch seine eigene klinische Erfahrung oder durch die Erfahrung anderer zuverlässiger Beobachter ganz und gar Bestätigung gefunden hatte. Er war sich darüber im Klaren, wie wichtig es für die Homöopathie ist, dass eine Arzneimittellehre in jeder Hinsicht Vollkommenheit anstreben sollte.

Philadelphia, 1. Oktober 1887
Clarence Bartlett, M. D.

In memoriam [1] Professor E. A. Farrington, M. D.

von August Korndörfer, M. D., Philadelphia, Pa.

Dr. Ernest Albert Farrington, dessen Leben hier skizziert werden soll, wurde am 1. Januar 1847 in Williamsburg, Long Island, N. Y., geboren und starb am 17. Dezember 1885 in Philadelphia. In seinen ersten Lebensjahren zog seine Familie nach Philadelphia, wo der Knabe seine erste Ausbildung erhielt und wo er später in seinem Beruf rasch ein hohes Ansehen erwarb.

Schon in seiner frühen Kindheit zeigten sich seine außerordentlichen intellektuellen Fähigkeiten, und während der Schulzeit erntete er höchstes Lob von seinen Lehrern. Nach dem Eintritt in die High School schien sich sein Verstand auf eine Weise zu entfalten, wie es nur selten bei einem so jungen Menschen zu beobachten ist. Er vermochte den Lernstoff mit solcher Leichtigkeit zu erfassen und umzusetzen, dass er seinen Lehrern nachgerade als Phänomen erschien. Oft hörte ich, wie sie Bemerkungen machten über seine Begabung, seine Klarheit des Denkens und sein großes Können in den verschiedenen Fächern, die an der Schule gelehrt wurden.

Es soll auch nicht unerwähnt bleiben, dass er während seiner ganzen Schul- und Studienzeit bei seinen Lehrern und Dozenten sehr beliebt war, und zwar nicht nur wegen seiner bemerkenswerten geistigen Qualitäten, sondern auch wegen seiner überaus angenehmen Umgangsformen.

Am Ende der High School legte er ein brillantes Examen ab und bestand die Abschlussprüfung nicht nur als Erster seiner Klasse, sondern auch mit dem besten Notendurchschnitt, der an jener Schule je erreicht worden war.

In den darauffolgenden Monaten besuchte er seinen Geburtsort und verbrachte den Sommer dort und in New York City. Zeitig im Herbst kehrte er nach Philadelphia zurück, um wieder seiner Lieblingsbeschäftigung nachzugehen, dem Lernen.

Auf Anraten seines Bruders, H. W. Farrington, M. D., schrieb er sich dann im Herbst 1866 am *Homoeopathic Medical College of Pennsylvania* ein. Auch hier fielen seinen Kommilitonen bald die schon seit der Kindheit hervorstechenden Eigenschaften auf, und es dauerte nicht lange, bis er als einer der klügsten Köpfe seines Jahrgangs angesehen wurde. Seine schnelle Auffassungsgabe, sein gutes Gedächtnis, sein Lerneifer und sein ausgeprägtes Bewusstsein für die mit seiner Berufung einhergehenden Pflichten machten ihn zu einem der vielversprechendsten Studenten unseres Colleges. All diese Eigenschaften verbanden sich bei ihm mit einer ungewöhnlich tiefen Religiosität. Seine religiösen Anschauungen waren jedoch von jener glücklichen Art, die einen Lebensweg nur erhellt und keine Schatten des Zweifels und keine düstere Stimmung aufkommen lässt. Sein höchstes Bestreben war, recht zu tun, weil es recht war; dass er dies auch erreichte, werden alle bezeugen, die ihn kannten.

Als im Jahr 1867 das *Hahnemann Medical College of Philadelphia* gegründet wurde, war es für ihn eine Frage von großer Bedeutung, ob er in dem College, mit dem er verbunden war, bleiben oder ob er an das neue Institut wechseln sollte. Nach längerer Überlegung entschied er sich, seine Verbindung mit dem alten College zu lösen, und wurde als zweiter Student am *Hahnemann Medical College* immatrikuliert. Auch hier erntete er wieder uneingeschränktes Lob und machte im März 1868 seinen Abschluss, nachdem er alle, Lehrer wie Studienkollegen, davon überzeugt hatte, dass ihm keiner aus dem „68er"-Jahrgang überlegen war. Zu jedermanns Ehren soll gesagt sein, dass das Lob Farringtons bei niemandem je durch Neid getrübt war; jeder Collegeabgänger freute sich, ihm aus vollem Herzen seine Anerkennung auszusprechen.

Unmittelbar nach dem Examen ließ er sich im Haus seines Vaters, 1616 Mount Vernon Street, nieder und begann, als Arzt zu praktizieren. Seine großen Anstrengungen beim Streben nach Wissen während der Studienzeit und dann die eher noch größeren Anstrengungen der Praxis beeinträchtigten seine an sich robuste Konstitution jedoch nicht unerheblich. Dies veranlasste ihn, im Sommer 1869 ei-

[1] Aus *Hahnemannian Monthly,* Januar 1886

ne kleine Europareise zu unternehmen, von der er gesundheitlich deutlich gestärkt zurückkehrte. Mit frischer Kraft nahm er seine Praxis wieder auf und erwarb sich rasch eine große und dankbare Patientenschaft.

Am 13. September 1871 heiratete er nach längerer Verlobungszeit Miss Elizabeth Aitkin aus Philadelphia – ein Ereignis, das für ihn mehr als das normale Glück bedeutete, da er in seiner Frau zugleich eine kongeniale und hilfreiche Seele im Hinblick auf sein berufliches wie auch auf sein religiöses Leben fand. Die Ehe war mit vier Kindern, drei Jungen und einem Mädchen, gesegnet.

Dr. Farrington war seinem Wesen nach eine Lehrernatur. Bereits im Frühjahr 1869 sehen wir ihn die Position eines Dozenten der Gerichtsmedizin am *Hahnemann Medical College* ausfüllen. Diese Vorlesungen erwiesen sich als so zufriedenstellend, dass die Fakultät ihn anlässlich des Rücktritts des Professors für Forensische Medizin nach dem Studienjahr 1869/70 in diese Stelle wählte. Als nach zwei Jahren der Lehrstuhl für Pathologie und Diagnostik vakant wurde, berief man ihn auf diesen Posten, und als schließlich 1874 Dr. Guernsey, Professor für Materia medica, aus dem Amt schied, bestellte man Farrington zu dessen Nachfolger auf diesem höchst wichtigen Lehrstuhl.

Sein Bestreben war es nun, das höchste Ziel in der Homöopathie zu erreichen, nämlich die Vervollkommnung der Materia medica. Tatsächlich war die Materia medica sein eigentliches Arbeitsgebiet – hier betrieb er seine intensivsten Forschungen, und hierin bestand letztlich auch sein Lebenswerk.

Im Besitz überragender analytischer Fähigkeiten, begnügte er sich nie damit, eine Ansicht oder eine Theorie einfach zu übernehmen, es sei denn, sie war offensichtlich richtig. Deshalb stellte er tiefschürfende, gründliche Untersuchungen über jede die Homöopathie betreffende Frage an; das Ähnlichkeitsgesetz, Fragen der Dosierung oder der Potenzierung: all dies war Gegenstand großen Interesses. Doch über allem war seine größte Freude das Studium der Materia medica.

Sein täglicher Umgang mit Constantin Hering verstärkte noch dieses ihm eigene Bestreben, und schon bald wurde er von jenem Altmeister unserer Schule als jemand angesehen, dem ein höchster Rang unter den Experten der so überaus schwierigen Wissenschaft „Materia medica“ gebühren würde. Hering sagte gern: „Wenn ich mal nicht mehr bin, muss Farrington meine Arzneimittellehre [2] zu Ende bringen.“

Seine Arbeiten in dieser Richtung beschränkte er nicht allein darauf, alte Arzneimittelprüfungen nochmals zu durchleuchten, sie wurden auch dadurch vervollständigt und abgerundet, dass er persönlich Prüfungen alter und neuer Mittel überwachte. Auch wenn er gewiss ein hervorragendes Gedächtnis für Symptome besaß, so kann man wohl dennoch sagen, dass das hervorstechendste Kennzeichen seiner Vorlesungen seine Fähigkeit war, die spezifische Wirkung einer Arznei gründlich zu analysieren und dabei nicht nur die oberflächliche, sondern auch die tiefere Verwandtschaft von Symptomen offenzulegen.

Familien- und Klassenverwandtschaften der Arzneimittel studierte er mit dem größten Interesse. Und seine „Studies in Materia Medica“, von denen einige im *Hahnemannian Monthly* veröffentlicht wurden, gehören zu den klassischen Texten unserer Schule.

Nach seiner Berufung auf den Lehrstuhl für Materia medica verwandte er viel Zeit auf die Entwicklung einer Lehrmethode, die, obwohl sie ihren Gegenstand ausführlich darstellte, zugleich eine Einfachheit oder Schlichtheit beinhaltete, die jeden Studenten befähigte, sich das überaus komplexe Fach mit Verständnis zu erarbeiten.

Farrington hauchte diesem gewöhnlich eher prosaischen Unterrichtsfach ein so frisches Leben ein, dass es für viele bald ihre Lieblingsstunde wurde und für alle auf jeden Fall eine Stunde vollen Interesses und großen Gewinns. Für den ernsthaften Studenten bedeutete sie eher eine Erholung als eine Last. Farringtons analytischer Verstand führte die Studenten durch die Labyrinthe der Symptome und Modalitäten so klar und zielgenau, dass der aufmerksame Hörer sich nachher immer in der Lage fühlte, den Weg in Zukunft auch allein zu beschreiten.

Farringtons Schriften tragen allesamt den Stempel großer Meisterschaft. Bereits 1871, kaum drei Jahre nach seinem Studienabschluss, sehen wir ihn mit philosophischer Klarheit über Arzneiverord-

[2] *The Guiding Symptoms of Our Materia Medica*

nungen schreiben, in einer Sprache, die eine Tiefe des Wissens verrät, wie wir sie selbst bei unseren erfahrensten Praktikern nur selten finden. Zur Illustration sei ein kurzes Zitat aus einem Fallbericht gestattet, der im April 1871 im *Hahnemannian Monthly* abgedruckt wurde:

> „Es ist eine eigentümliche Tatsache, dass alle Arzneien aus der Gattungsgruppe der Senecionideae (Familie der Korbblütler), die wir geprüft haben (*Cina, Artemisia vulgaris, Chamomilla, Tanacetum vulgare, Arnica, Senecio aureus)* durch irgendeine Art von Bewegung Linderung erfahren.
>
> *Artemisia vulgaris* ähnelt *Cina* in Bezug auf seine nervösen Beschwerden, kann aber wegen der konjunktiven Verwandtschaft nicht unmittelbar vor oder nach *Cina* gegeben werden. Als disjunktiver Verwandter und daher gutes Folgemittel entspricht *Silicea* dem Somnambulismus der Arznei, und *Silicea, Nux vomica* und *Causticum* haben ebenso wie *Artemisia vulgaris* Reizung des Plexus solaris, die zu Krämpfen im Bauch- und Magenbereich führt.
>
> *Absinthium* (Wermut), ein anderes Mitglied der Artemisia-Gattung, habe ich, als Branntwein getrunken (Absinth, ein berühmter Schnaps, der z. B. gern von Schauspielern getrunken wurde, um das Gehirn anzuregen), Delirium tremens hervorrufen sehen, welches nur gemildert werden konnte, wenn der Kranke im Zimmer *auf und ab ging* – also auch hier wieder die allgemeine Besserung durch Bewegung."

So finden wir Farrington schon in jungen Jahren die Materia medica abhandeln wie ein alter Meister. Die Literatur unserer Schule ist durch seine Feder sehr bereichert worden; denn auch wenn es nicht sein Ehrgeiz war, dicke Bücher zu verfassen, so tat er doch, was er als seine Pflicht empfand, und widmete seine Arbeitszeit nicht nur den Vorlesungen, sondern auch den verschiedenen homöopathischen Organisationen und Zeitschriften.

Das *American Journal of Homoeopathic Materia Medica*, das *Hahnemannian Monthly*, das *North American Journal of Homoeopathy* und andere Periodika, sie alle haben wertvolle Artikel von ihm erhalten. Allein seine „Studies in Materia Medica", veröffentlicht im *Hahnemannian Monthly*, belaufen sich auf etwa 200 Seiten, und seine „Comparative Materia Medica" veröffentlicht 1874–75 als Anhang zum *American Journal of Homoeopathic Materia Medica*, umfassen nochmals über 150 Seiten. Hinzu kommen viele weitere lehrreiche Zeitschriftenbeiträge.

Dr. Farrington war Homöopath aus Überzeugung. Er nahm den Arztberuf sehr ernst und konnte nur das praktizieren, was er als richtig und wahr erkannt hatte. Berechnende Anstrengungen, um den Beifall jener zu erhaschen, die aus Mangel an Wissen gefälligem Irrtum uneingeschränktes Lob zollen, waren ihm wesensfremd. Er zog es vor, lieber ein Opfer zu bringen und das eigene Gefühl, richtig zu handeln, nicht zu verleugnen, als nur um des Geldes willen einen Gewinn zu erzielen, sofern dies bedeutete, in einer auf Erfahrung beruhenden Krankenbehandlung vom homöopathischen Heilgesetz abweichen zu müssen.

Der Einfluss, den eine solche Sinnesart auf die Fachkollegen ausüben musste, ist kaum zu überschätzen. Zutiefst wissenschaftlich in ihrer Ausrichtung, fortschrittlich in ihrem Wesen, ernsthaft in ihren Anstrengungen, logisch in ihren Gedankengängen und philosophisch in ihren Urteilen, nötigte sie selbst hartnäckigste Gegner, die so erzielten Erfolge respektvoll anzuerkennen. Als wahrer und überaus konsequenter Homöopath, der er war, würde Farrington fast zwangsläufig auch mit jeder Bewegung identifiziert, die sich Fortschritte in der wissenschaftlichen Ausbildung auf die Fahnen geschrieben hatte. Insbesondere war es aber sein Wunsch, die medizinische Ausbildung auf ein weit höheres Niveau gebracht zu sehen, als sie je in diesem Land erreicht würde.

Dr. Farrington nahm auch tätigen Anteil an der Arbeit unseres Bezirksvereins. Wenn er während einer Diskussion das Wort ergriff, hörte man ihm mit jener Aufmerksamkeit zu, wie sie nur Talent sich erzwingt. Den Vorsitz, den er drei Jahre lang dort innehatte, übte er mit Würde und Gerechtigkeit aus.

Er war außerdem Mitglied des Landesvereins sowie des *American Institute of Homoeopathy*, dem er 1872 beitrat. Viele Jahre war er Ausschussmitglied von dessen „Committee on Drug Provings", und zugleich arbeitete er maßgeblich in dessen „Bureau of Materia Medica" mit. Zum Zeitpunkt seines Todes war er Vorsitzender dieser Abteilung. 1884 ernannte ihn das Institut zum Mitglied seines „Editorial Consulting Committee" für die neu entstehende *Cyclopaedia of Drug Pathogenesy.*

Als im Dezember 1879 der *Hahnemannian Monthly* vom *Hahnemann Club of Philadelphia* gekauft wurde, wurde Farrington von seinen Klubkollegen als alleiniger Herausgeber des Journals vorgeschlagen, doch wegen seiner angegriffenen Gesundheit und der Vielzahl seiner sonstigen Verpflichtungen fühlte er sich genötigt, diese zusätzliche Verantwortung abzulehnen. Später allerdings akzeptierte er, aufgrund der flehentliche Bitte des Klubs und auch des Schriftleiters, die Position eines Mitglieds der Redaktion, die er bis zu seinem Tod ausfüllte. Seinen letzten Artikel, eine Buchrezension, schrieb er nur wenige Wochen vor seinem Ableben.

So finden wir ihn sein ganzes Berufsleben hindurch bestrebt, das Werk zu vollenden, das er so hoch schätzte. Keine Arbeit schien ihm zu mühsam und keine Anstrengung zu groß – wenn sie nur dazu beitrug, die Homöopathie auf das Niveau zu heben, das sie seiner Meinung nach erreichen sollte. Als ernsthafter Verfechter einer höheren Bildung im Allgemeinen sehnte er sich speziell nach einer Zeit, wo auch die homöopathische Wissenschaft auf ihrem Gipfel angelangt sein würde.

Nicht weniger als für seine fachlichen Qualitäten wurde Dr. Farrington auch für seine selbstlose, freundschaftliche Gesinnung verehrt. Er war erkennbar ein Mann fester Überzeugungen, gleichzeitig aber von so charakteristischer Großzügigkeit des Denkens und solcher Liberalität, dass er auch dem größten Gegensatz in wissenschaftlichen Ansichten nicht gestattete, eine einmal geschlossene Freundschaft zum Erkalten zu bringen.

Seine liebenswürdige Art machte ihn zu einem höchst angenehmen Zeitgenossen, wie es alle, die je mit ihm gesellschaftlichen Umgang hatten, von Herzen bezeugen werden.

Seine letzte Krankheit begann etwa am 14. Dezember 1884 im Gefolge einer Erkältung, der er kaum Beachtung geschenkt hatte. Anschließend stellte sich aufgrund einer unvermeidlichen Kälteexposition in Ausübung seiner beruflichen Pflichten eine Laryngitis ein; auch als die Halssymptome sich bereits deutlich verschlimmert hatten, hielt er dessen ungeachtet noch mehrere Vorlesungen. Während einer Vorlesung unmittelbar vor den Weihnachtsferien wurde aus der bisherigen Heiserkeit eine völlige Aphonie, die eine Fortsetzung des Unterrichts unmöglich machte.

Im Januar 1885 musste er sich für die Vorlesungen vertreten lassen, nahm diese aber im Folgemonat wieder auf, nachdem sich die Beschwerden deutlich gebessert hatten. Bis nach dem Frühjahrsexamen führte er seine Vorlesungen im College weiter. Während dieser Zeit ging die Krankheit auf die Bronchien über, und es entwickelte sich eine schwere Bronchitis, die dann in den letzten Tagen des März und im April wieder etwas nachließ. Eine zu dieser Zeit durchgeführte gründliche Untersuchung ergab keinerlei Hinweis auf eine Lungenbeteiligung. Nunmehr war er überzeugt, dass eine Reise nach Europa seine Genesung wesentlich befördern würde. In Begleitung seiner Frau trat er deshalb am 9. Mai die Schiffsreise nach Europa an. Am 31. Mai schrieb er aus Paris: „Es geht mir bisher unverändert; bin aber guter Hoffnung." Auf Anraten von Dr. Herrmann, Paris, beschloss er, „nach Badenweiler zu fahren, einem wunderschönen kleinen Ort im Schwarzwald, der für sein mildes Klima, seine Gebirgsszenerie und seine ruhige, erholsame Umgebung berühmt ist." Doch auch hier wurde er enttäuscht, weil Regenwetter einsetzte, das bis zu seiner Abreise anhielt, obwohl er in der Hoffnung auf Wetterbesserung einige Wochen dort geblieben war. Ein mehrwöchiger Aufenthalt in Brighton, England, der ihm von mehreren englischen Ärzten wärmstens empfohlen worden war, brachte ebenfalls keine Erleichterung. Sehr entmutigt kehrte er schließlich wieder heim. Verdruss und weiteres Fortschreiten der Krankheit waren das einzige Resultat dieser Reise.

Er begann nun zu fühlen, dass seine Zeit bald abgelaufen sein würde; dass das große Werk, an dem er sich beteiligt hatte, zur Seite gelegt und lange gehegte Hoffnungen aufgegeben werden mussten. Als dies ihm erstmals wirklich klar wurde, überkam ihn ein Gefühl bitterer Enttäuschung, das aber rasch der festen Überzeugung wich, dass die Wege des Herrn die besten seien. Er wirkte jetzt ruhig und gelassen, und obwohl er sich weiterhin erfolglos bemühte, Linderung zu erfahren, bewahrte er sich ein unerschütterliches Vertrauen in das homöopathische Heilgesetz. Einige nichtärztliche Freunde, die das Versagen der Homöopathie mitbekamen, drängten ihn, doch einmal den Rat eines guten Allopathen einzuholen. Dies lehnte er entschieden ab und bemerkte anschließend zum Verfasser: „Wenn ich sterben muss, will ich als Christ sterben." Sein Glaube an das Ähnlichkeitsgesetz war grenzenlos; er hielt es für göttlichen Ursprungs und darum für vollkommen wahr.

Von seinem religiösen Glauben her war Farrington ein Swedenborgianer und hielt treu zu den Ansichten dieses großen Deuters der Gesetze Gottes. In seinem kirchlichen Leben zeigte er – wie in seinem beruflichen – einen solchen Eifer und eine solche Gelehrsamkeit, dass er bald zu einem Licht unter seinen Brüdern wurde. Er wurde von seiner Gemeinde geliebt und geachtet wie nur wenige Laien in seinem Alter. Gewissenhaft, strebsam und belesen, schien er zu einer Führerpersönlichkeit bestimmt zu sein. Früh wurde er berufen zu seinem Werk auf Erden – er hat sich der Aufgabe treu hingegeben. Früh erreichte ihn der Ruf zu seinem Werk hoch oben – vertrauensvoll hat er sich auch auf diesen Weg begeben. Wie er hienieden bestrebt war, sich auf einer höheren Ebene nützlich zu machen, so blickte er in freudiger Erwartung auf sein höheres Aufgabenfeld dort. Ein guter Mensch ist abberufen worden. Möge sein lebendiges Beispiel viele inspirieren, es ihm nachzutun.

Inhaltsverzeichnis

KAPITEL

1 Vorlesung: Studium der Materia medica

Einleitendes

Wir wollen heute unser Studium der Materia medica beginnen. Es wird zu Anfang notwendig sein, Ihnen einen allgemeinen Überblick über den Stoff zu geben. Bevor man beim Studium einer Wissenschaft oder einer Kunst in die Einzelheiten geht, muss man erst einmal das Gebäude dieser Wissenschaft oder Kunst studieren, muss man verstehen, wie sie aufgebaut ist. Gäbe es nicht diese grundlegenden Gesetze, die die Materia medica zu einem einheitlichen Ganzen zusammenbinden, so gäbe es keinen Bedarf für Vorlesungen zur Arzneimittellehre. Die zehn Bände der *Encyclopedia of Pure Materia Medica,* die von Dr. T. F. Allen, New York, herausgegeben worden sind, umfassen über neuntausend Seiten. Sie enthalten keine klinischen Symptome, die noch einmal mehrere Tausend Seiten erfordern würden. Bedenken Sie ferner: Jeder Arzt entdeckt jedes Jahr irgendetwas Neues, sodass sich im Laufe der Zeit durch eine Art multifaktorieller Vermehrung eine große Menge Wissen anhäuft. Sie werden daher sicher gut verstehen, warum ein Student die Vorstellung, ein solches Konglomerat bewältigen zu sollen, ganz schön erschrecken kann. Und er könnte es auch nicht bewältigen, wenn er es allein mittels seines Gedächtnisses versuchen wollte. Aber der menschliche Geist besteht aus mehr als nur seinem Gedächtnis. Das Gedächtnis sind die von Tatsachen im Geist hinterlassenen Eindrücke. Erinnerung ist eine weitere Fähigkeit des Geistes, die es uns ermöglicht, die Tatsachen abzurufen, die wir uns eingeprägt haben. Man nimmt an, dass nichts von dem, was wir ins Gedächtnis aufnehmen, jemals ganz ausgelöscht wird. Es bleibt dort für immer gespeichert. Es kann, bildlich gesprochen, von dichtem Spinngewebe verdeckt sein und nie ans Licht kommen, es sei denn, der Geist ist so geübt oder so geordnet, dass er es ins Bewusstsein holen kann, wenn es die Situation erfordert. Der Geist sollte so geschult sein und seine verschiedenen Fähigkeiten so trainiert, dass ein Vorkommnis der äußeren Welt, das einem inneren, d. h. im Gedächtnis behaltenen Faktum ähnelt, augenblicklich das Memorierte in Erinnerung ruft bzw. all die Dinge, die damit zu tun haben. Dies geschieht sehr leicht mit unseren Gefühlen, vielleicht auf natürlichere Weise als mit unserem Verstand, weil Letzterer einer stärkeren Pflege und Entwicklung bedarf. Bei vielen von uns ist die emotionale Ebene so ausgeprägt, dass wir ein bestimmtes Gefühl in uns wachrufen können ohne irgendeine erkennbare Anstrengung des Willens oder eine Anweisung des Verstandes. Lassen Sie mich ein Beispiel geben: Ein Mann überfuhr einmal auf einer Landstraße einen Hund. Das arme Tier sah schrecklich zugerichtet aus, sodass dem Mann von dem Anblick ganz übel und elend wurde. Der Vorfall war, wie es schien, völlig vergessen, als er, viele Jahre später, dieselbe Landstraße wieder entlangfuhr. Als er an die Stelle kam, wo das Unglück passiert war, überkam ihn plötzlich dieselbe elende Übelkeit. Dann kamen die Bilder von damals wieder in ihm hoch und sofort auch die damit verbundenen Emotionen. Auf eine ebensolche Weise muss der Verstand eines Menschen arbeiten, der die Wissenschaft der Medizin beherrschen will. Schon der Anblick eines Patienten ruft in seinem Geist das Bild des passenden Arzneimittels wach. Man hat dies auch Instinkt genannt, aber das ist es nicht. Um diese Fähigkeit zu erlangen, muss der Arzt beharrlich lernen. Sie sehen einen älteren Arzt ein Krankenzimmer betreten und sogleich die Diagnose **Sulfur** stellen. Wie konnte er das wissen? Es war keine Hellseherei seinerseits; aber er hat dreißig oder vierzig Jahre Erfahrung im Studium von **Sulfur**, und während dieser Zeit hat er Bilder von **Sulfur** in seinem Geist geformt und so eine lebendige Vorstellung von dem Mittel entwickelt. In dem Augenblick, wo er diese Bilder in seinem Patienten erkennt, erinnert er sich auch an **Sulfur**. Hätte er nicht die

Vorstellung von jenem Mittel in seinem Kopf, so könnte er es auch nicht in dem Patienten sehen. Nun, ich verlange nicht von Ihnen, dass Sie versuchen sollten, diese Jahre zu überspringen; Sie müssen sie schon von Anfang bis Ende Ihrer Ausübung der medizinischen Kunst durchleben und dürfen sich nicht vorzeitig zu Propheten machen.

Um diesem Symptomenwust der Materia medica irgendein System zu entlocken, ist es unabdingbar, dass Sie sich zu deren Studium einen Plan machen. Was das für ein Plan ist, diese Frage wird von jedem Studenten gestellt, und der eine Lehrer beantwortet sie auf diese, der andere auf jene Weise. Die jeweilige Methode mag nicht korrekt sein, ihr Ergebnis aber gleichwohl zufriedenstellend. Sie reicht aus für den Bau eines Gerüstes, mithilfe dessen Sie Ihr Gebäude errichten können; anschließend wird das Gerüst wieder entfernt, und das Gebäude bleibt. Irgendeine Methode müssen wir wählen und diese bis zum Ende beibehalten. Bei der Untersuchung der Methode, die ich für mich ausgewählt habe, wird es am besten sein, einfach vorn zu beginnen und dann voranzuschreiten, bis Sie erkennen, welchen Plan ich verfolge und Ihnen zur Übernahme vorschlagen möchte. Er wird Ihnen vielleicht nicht sofort einleuchten, denn eine abstrakte Sache wird vom Verstand oft nicht gleich auf Anhieb erfasst; sie muss in der Regel mehrmals erwähnt oder zur Sprache gebracht werden. Doch was zuerst schwierig erscheint, ist nach einer Weile klar und offensichtlich.

Analyse eines Arzneimittels

Ich empfehle, als Erstes eine Analyse der Arznei vorzunehmen. Nehmen wir an, Sie haben von einer Substanz gehört, die dort, wo Sie herkommen, seit langer Zeit eine Art Hausmittel ist. Sie meinen, dass dieses Mittel geprüft werden sollte, und verschaffen sich die dafür benötigten Materialien. Sie besorgen sich Ihr Arzneimittel, bereiten die Tinktur davon zu und potenzieren sie dann. Es ist ein Prinzip der Homöopathie, von dem es keine Ausnahme gibt, dass man die Wirkung eines Arzneimittels am gesunden menschlichen Organismus erproben muss, bevor man es in der Praxis anwendet. Das ist eine Regel, die Sie nicht missachten dürfen. Sie können dabei nicht sorgfältig genug vorgehen, anderenfalls stürzen Sie sich in Zweifel und Verwirrung, verfallen in Quacksalberei und tragen dazu bei, die Materia medica mit Scheinsymptomen zu füllen, von denen ohnehin schon genug vorhanden sind.

Was Sie brauchen, ist die genaue Kenntnis dessen, was diese Arznei bewirkt. Was würden Sie von einem Maschinenbauer halten, der es unternähme, eine Maschine zu konstruieren, ohne zu wissen, wie die Teile zusammengehören? Was würden Sie von einem Arzt denken, der nicht wüsste, wie die Werkzeuge zu gebrauchen sind, die er einsetzen möchte? Wir wollen herausbekommen, welche Wirkungen unser Mittel auf eine oder mehrere gesunde Personen hat. Wird es Veränderungen hervorbringen hinsichtlich der Funktion oder der Ernährung des Körpers oder seiner Organe? Wenn ja, werden entsprechende Symptome das Ergebnis sein. Symptome sind also Hinweise auf Veränderungen in den Funktionen oder in der Nutrition eines oder mehrerer Teile des Körpers. Man hat mir vorgeworfen, dass ich durch mein Vorgehen die erhabenen Höhen der reinen Homöopathie verlassen und mich stattdessen in ein physiologisches Gewand kleiden würde. Der Einwand, der gegen mich vorgebracht wurde, ist der, dass wir außer durch Symptome nicht wissen können, welche Veränderungen wirklich im Organismus stattfinden; wenn man daher anfange, von Gewebsveränderungen zu sprechen, fange man auch sofort und automatisch an, die Homöopathie zu verunreinigen. Das ist richtig, und es ist zugleich falsch. Es ist richtig, wenn man dieses alterierte Gewebe für sich allein betrachtet. Es ist nicht richtig, wenn man diese Gewebsveränderung als Manifestation einer Veränderung in der Lebenskraft ansieht. Ich kann nicht erkennen, wie es ein Symptom geben kann, das in keinerlei Weise, auch nicht im Geringsten, das Ergebnis einer Veränderung der Funktion sein soll. Ich behaupte ja nicht, dass Sie **Bryonia** geben sollen, weil es auf die serösen Häute einwirkt. Ich meine nicht, dass Sie **Aconitum** geben sollen, weil es trockene Haut, Hitze etc. erzeugt. Und ich sage auch nicht, dass Sie **Belladonna** geben sollen, weil es Hyperämie des Gehirns und Erweiterung der Pupillen hervorruft. Was ich aber sage, ist, dass diese Arzneien diese Effekte haben, und wenn diese Effekte keine Funktionsveränderungen sind, was, bitte schön, sind sie dann? Wir können Veränderungen in der Lebenskraft nur erkennen durch deren Folgen, und diese Folgen sind Symptome.

Einteilung der Symptome

In Ihren Prüfungen erhalten Sie Symptome. Diese Symptome lassen sich in zwei große Klassen einteilen, in subjektive und in objektive Symptome.

- Die **subjektiven Symptome** sind diejenigen, die nur der Prüfer selbst wahrnimmt und die er Ihnen in seinen eigenen Worten mitteilen soll.
- Die **objektiven Symptome** sind diejenigen, die sich direkt Ihren Sinnen mitteilen. Es sind solche, die Sie sehen, hören, tasten, schmecken oder riechen können.

Wenn Sie z. B. das in Rede stehende Mittel gegeben haben und der Prüfer berichtet, er verspüre einen Schmerz über dem rechten Auge, dann ist das ein subjektives Symptom. Sie können den Schmerz nicht sehen, tasten, schmecken oder fühlen. Er ist für Ihre Sinne nicht wahrnehmbar. Sie wissen natürlich, was Schmerzen sind, denn Sie haben sie schon am eigenen Leib erfahren und können solche Angaben deshalb gut einschätzen. Wenn dagegen von der Arznei ein Furunkel hervorgerufen wird, wenn sich im Urin ein wolkiger Niederschlag bildet oder über den Lungen Schleimrasseln oder raue Töne zu hören sind, wenn die Herzaktion verändert ist, wenn eine Warze auf der Haut erscheint oder wenn Schweiß ausbricht, dann handelt es sich um ein objektives Symptom.

Mit welcher Art von Funktionsveränderung haben wir es nun zu tun, die von diesen objektiven und subjektiven Symptomen angezeigt wird? Entweder mit einer **verminderten Funktion,** mit einer **verstärkten Funktion** oder mit einer **spezifisch alterierten Funktion.** Wenn das Mittel Photophobie erzeugt, so ist dies [wegen der erhöhten Lichtempfindlichkeit] eine verstärkte Funktion; wenn das Mittel auf der anderen Seite einen vorübergehenden Sehverlust bewirkt, sodass der Prüfer länger als gewöhnlich in die Sonne starren kann, so ist das eine verminderte Funktion; wenn es dagegen zu einer Hornhauttrübung kommt oder zum Sehen von hellen Sternen, so ist das eine alterierte Funktion. Der Prüfer kann vermehrten oder verminderten Harnabgang haben, oder es kann z. B. Ziegelmehlsediment im Harn auftreten, was eine alterierte Funktion wäre. Wenn wir also ein neues Arzneimittel und seine Wirkungen auf den menschlichen Organismus abzuhandeln haben, dann haben wir es auch mit diesen drei Gruppen zu tun, mit Vermehrung, Verminderung und Alteration. Wir sammeln und unterscheiden die Symptome in dieser Hinsicht ebenso, wie wir es bei den subjektiven und objektiven Symptomen getan haben. Wenn Sie Erfahrung haben mit der Analyse der Ausscheidungsprodukte des Körpers, so sollten Sie auch diese Kenntnisse nutzen, um etwa die Elimination von Uraten, Phosphaten etc. genauer zu bestimmen. Es handelt sich hierbei um Fakten, und als solche sind sie, in ihrem begrenzten Bereich, durchaus von Wert. Ich möchte, dass Sie diese Ausdrücke genau beachten: *in ihrem Bereich, wertvoll; außerhalb davon,* in einem anderen Zusammenhang, *ohne Belang und potenziell irreführend.* Eine erhöhte Harnstoffausscheidung bedeutet nichts, wenn man sie gegen eine Veränderung des Gemütszustandes aufwiegt. Nicht alle Symptome der Materia medica sind von gleichem Wert; ihr Wert ist immer relativ.

Genius des Falls und Genius des Arzneimittels

Wir nehmen bei einer Prüfung alle Symptome auf, die wir beobachten können. Was haben wir dann? Eine Masse von scheinbar völlig zusammenhanglosen Symptomen. Sie entstammen einem völlig gesunden menschlichen Organismus, dessen sämtliche Teile in perfekter Harmonie zusammenwirken. Wenn durch die Prüfung auch nur eines dieser Teile in Unordnung gerät, muss es einen gewissen Faden geben, der all diese Symptome miteinander verbindet und zu einer Art von Krankheit formt. Und um was handelt es sich bei dieser Art von Krankheit genau genommen? Um einen pathologischen Zustand. Ich hoffe, dass keiner aus diesem Kurs ein Diplom erhält, der nicht gehörig Pathologie studiert hat! Wenn Sie die Veränderungen, die die zu prüfende Substanz am Organismus bewirkt hat, in toto betrachten, haben Sie auch die ganze Pathologie des

Falls vor sich. Sie haben die Totalität der Wirkungen auf Körper und Geist. Diese Gesamtwirkung des Arzneimittels müssen Sie stets im Hinterkopf haben, wenn Sie seine individuellen Symptome beurteilen wollen. Sie können sie benennen, wie Sie wollen – manche bezeichnen sie als den Genius des Mittels, andere sprechen schlichtweg von dessen Allgemeinwirkung. Sie müssen sich über die Gesamtwirkung eines Mittels im Klaren sein, sonst sind die einzelnen Symptome für Sie wertlos. Wenn Sie sich darüber nicht im Klaren sind, betreiben Sie bloße Symptomendeckerei, was gewiss nicht schmeichelhaft ist. Sie müssen wissen, was die Arznei als Ganzes bewirkt, anderenfalls können Sie auch eine Teilwirkung nicht richtig einschätzen. Sie können zwanzig Mittel mit genau denselben Symptomen finden – wie wollen Sie zwischen ihnen unterscheiden? Scheinbar sind sie alle identisch, doch sie sind es nicht in ihrer allgemeinen Wirkung! Wie wird diese allgemeine Wirkung gefunden? Durch das Studium der Arznei als Ganzes. Aber dies ist ein Punkt, wo die Ärzte Gefahr laufen, übereilt vorzugehen und in Pathologie zu verfallen. Dann sagen sie: Weil **Belladonna** ein Bild des Scharlachs hervorruft und **Arsenicum** ein Bild der asiatischen Cholera, bis hin zu den Schleimhautfetzen in den Stuhlausscheidungen, deshalb müssen diese Substanzen *die* Heilmittel der jeweiligen Krankheiten sein. **Baptisia** erzeugt ein perfektes Bild des Bauchtyphus, deshalb, so argumentieren sie, müsse **Baptisia** *das* Heilmittel dieser Krankheit sein.

Um nun aber den Faden von eben weiterzuspinnen: Wenn wir einen Patienten auf seine Krankheit untersuchen, gehen wir in genau derselben Weise vor, wie wir es bei einer Prüfung tun. Wir notieren die Veränderungen, die wir sehen, und die Empfindungen, von denen der Kranke berichtet; wir schauen uns seine Zunge an, untersuchen seinen Urin, usw. All diese Symptome setzen wir zusammen und zeichnen so ein pathologisches Bild des Mannes. Nehmen wir an, Sie entscheiden sich, dass es sich um einen Fall von Abdominaltyphus handelt. Richtig eingeschätzt werden kann dieser aber nur, wenn man ihn mit dem „normalen", durchschnittlichen Abdominaltyphus vergleicht und die Unterschiede herausarbeitet. Wenn der **Genius des zu behandelnden Falls** zum **Genius des Arzneimittels** – hier also von **Baptisia** – passt und Sie das Mittel verabreichen, wird der Patient genesen, egal ob Sie seine Krankheit Typhus nennen oder Mumps. Wenn der Genius von **Baptisia** nicht dem Genius des Falles entspricht, wird das Mittel nichts Positives bewirken. Auch wenn der Patient das **Baptisia**-Symptom „Glaubt, doppelt vorhanden oder in Stücke zerbrochen zu sein" zeigt, wird das Mittel ihn nicht heilen, wenn nicht zugleich auch der Genius von **Baptisia** vorhanden ist. Gestatten Sie mir, dass ich hier eine Äußerung Carroll Dunhams einfließen lasse. Bei einer Konsultation wurde vom Arzt für den Patienten ein Mittel ausgewählt, das viele seiner Symptome aufzuweisen schien; doch als Dr. Dunham nach seiner Meinung gefragt wurde, ob denn dieses Mittel das Simillimum sei, antwortete er: „Nein, ich glaube nicht, denn der allgemeine Charakter von **Ignatia** entspricht nicht dem allgemeinen Charakter des Patienten; dieser passt vielmehr zu **Baryta.** Sie werden die hervorstechendsten Symptome des Kranken unter **Baryta carbonica** finden." Die beiden Ärzte kamen also zu unterschiedlichen Ergebnissen, wobei sich jeder von seinem jeweiligen Verständnis der Arznei leiten ließ. Der eine verstand **Ignatia** nur in Teilaspekten, der andere aber in seiner Totalität.

Vorgehen zum Erfassen des Genius eines Arzneimittels

Ich habe die Aufgabe, Ihnen diesen Winter den Genius jeder Arznei darzulegen sowie die Beziehungen bzw. Verwandtschaften, die Arzneien zueinander haben. Ich werde Ihnen sicher nicht von jeder Arznei alles Charakteristische vermitteln können, aber ich glaube, dass ich Ihnen eine Vorstellung von ihrem jeweiligen Genius geben wie auch ihre Verwandtschaftsverhältnisse aufzeigen kann, sodass Sie zu Hause in Ruhe die Lücken füllen können. Sie werden mir zustimmen, dass die Materia medica das wichtigste aller Fächer ist; aber Sie können sie nicht richtig verstehen, wenn Sie keine gründlichen Kenntnisse in den anderen Fächern haben. Sie müssen Symptome lernen und nicht bloße Wörter, doch Sie werden keinen Sinn in den Symptomen entdecken, wenn Sie nicht ihre Bedeutung im Gesamtzusammenhang der Symptome erkennen können. Und wenn Sie keine Symptome interpretieren können, können Sie auch niemals den Genius einer Arznei erfassen.

Die **Analyse eines Arzneimittels** erfolgt nach folgenden Aspekten:

- Blut und Blutgefäße
- Lymphe und Lymphgefäße
- Nerven, Gehirn, Rückenmark und Sympathikus
- Muskeln, Sehnen, Bänder
- Bindegewebe
- Knochen, Knorpel und Gelenke
- Seröse Häute und Synovialhäute
- Schleimhäute
- Haut
- Organe

Wir sehen ein Arzneimittel dann als analysiert an, wenn wir seine Symptome entsprechend diesem Schema eingeordnet haben. Wir müssen herausfinden, wie es das Blut und die Blutgefäße affiziert, wie die Lymphe und die Lymphgefäße, wie das Nervensystem, natürlich unter Einschluss des Gehirns, des Rückenmarks und des sympathischen Nervensystems.

Die erste dieser Kategorien verrät uns etwas über die Ernährung des Körpers, die zweite, die Lymphe, sagt uns ebenfalls etwas über die Ernährung sowie darüber, wie gut die Reparaturmechanismen funktionieren. Die Muskeln, Bänder etc. erzählen uns etwas über die Bewegungsmöglichkeiten der menschlichen Maschine – und so können wir das ganze Schema durchgehen.

Sie notieren sich die **Normabweichungen** unter jeder dieser Überschriften. Bei den Zuständen des Blutes vermerken Sie Zunahme, wie bei Plethora oder Hyperämie, Abnahme, wie bei Anämie oder Ischämie, sowie Veränderungen seiner Beschaffenheit, wie bei Chlorose oder Pyämie. Ähnliches gilt für die Lymphe, die ein Mehr, ein Weniger oder eine Veränderung aufweisen kann, und so weiter, die ganze Liste entlang.

Wenn Sie ein Arzneimittel mithilfe dieser Analyse studieren, gelangen Sie schnell zu einer Vorstellung von ihm als einem Ganzen, d. h., Sie erhalten den Genius des Mittels. Wenn Sie das aber geschafft haben, sind Sie noch nicht am Ende Ihrer Schwierigkeiten; Sie müssen auch lernen, ein Mittel vom anderen zu unterscheiden.

Sie kommen auf eine Weide und erblicken zwei- oder dreihundert Rinder. Die Tiere sehen für Sie alle gleich aus, doch der Bauer kennt jedes einzelne von ihnen. Wie kann er sie unterscheiden? Er erkennt sie an gewissen Merkmalen, die sich ihm durch den täglichen Umgang mit ihnen eingeprägt haben. So können auch Sie ein Arzneimittel vom anderen zu unterscheiden lernen, indem Sie ihre Unterscheidungsmerkmale studieren. Arzneien treffen sich in ihren Ähnlichkeiten und trennen sich in ihren Unterschieden. Hiermit haben wir also eine weitere Methode des Studiums – das **Vergleichen der Arzneimittel.** Für ein erfolgreiches Praktizieren ist dies genauso notwendig wie der erste Schritt, die Analyse der Arzneimittel.

Antidote, feindliche Mittel

Es gibt, wie sie wissen, Arzneimittel, die einander antidotieren. Sie können z. B. bei Ihrer Verordnung einen Fehlgriff getan haben, oder Ihr Patient kann auf ein Mittel übermäßig empfindlich reagiert haben, sodass Sie auf die Wirkung Einfluss nehmen müssen. Es war erst gestern, dass ich einem Patienten wegen einer Erkältung **Nux vomica** verabreicht habe. Das Mittel erleichterte die Erkältungsbeschwerden, aber der Patient wurde fast verrückt vor Kopfschmerzen. **Nux vomica** hatte übermäßig stark auf ihn eingewirkt, deshalb gab ich ihm **Coffea**, und binnen zehn Minuten wurde sein Kopfweh besser. Dies wurde durch bloßes Abmildern der Wirkung von **Nux vomica** erreicht, nicht durch das Unterdrücken des Symptoms Kopfschmerz.

Dann gibt es wiederum einige Mittel, die sich, obwohl sie eine große Ähnlichkeit miteinander zeigen und deshalb konkordant zu sein scheinen, dennoch feindlich „gegenüberstehen".

Sie studieren also die Materia medica, indem Sie ein Mittel nach dem anderen analysieren, bis Sie schließlich die ganze Arzneimittellehre durchgenommen haben. Dann müssen Sie die Mittel nach einem Ihnen sinnvoll erscheinenden System ordnen, damit Sie in der Lage sind, die Fakten abzurufen, wie Sie sie gerade benötigen. Wenn Sie nur ein Mittel studieren, wird Ihnen jeder Fall zu diesem Mittel passend erscheinen. Wenn Sie **Aconitum** studiert haben, wird scheinbar jeder Ihrer Fälle nach **Aconitum** verlangen. Folglich müssen Sie **Aconitum** und seine „Mitbrüder" in unmittelbarer Nachbarschaft in Ihrem Kopf gespeichert haben, bevor Sie sie erfolgreich am Krankenbett anwenden können. Dies erreichen Sie, indem Sie Ihr Studium systematisieren.

Verwandtschaften

Sie werden feststellen, dass Arzneien gewisse Verwandtschaften miteinander haben. Man kann fünf Arten von Verwandtschaft unterscheiden.

- Die erste würde ich als **Familienverwandtschaft** bezeichnen, hergeleitet aus der Ähnlichkeit ihres Ursprungs. Wenn Arzneien zur selben Familie gehören, müssen sie notwendigerweise auch ähnliche Wirkungen haben. Nehmen Sie z. B. die Halogene Chlor, Jod, Brom und Fluor – sie weisen viele Ähnlichkeiten auf, weil sie im Periodensystem in eine Elementfamilie gehören. Vergleichbares gibt es bei den Arzneien aus dem Pflanzenreich, etwa bei der Familie, zu der **Arum triphyllum** gehört. Auch dort gibt es Mittel, die einander aufgrund ihrer Zugehörigkeit zur selben botanischen Familie ähneln. Oder nehmen Sie die Schlangengifte, wo es Ihnen schwerfallen wird, überhaupt Unterschiede zwischen Mitteln wie **Lachesis**, **Elaps** und **Crotalus** zu benennen. Diese Ähnlichkeit durch familiäre Verwandtschaft geht manchmal so stark in Richtung Identität, dass die entsprechenden Arzneien nicht gut aufeinander folgen. Nehmen Sie z. B. **Ignatia** und **Nux vomica**. Beide kommen aus derselben Pflanzenfamilie; sie folgen einander nicht gut, und sie antidotieren einander nicht.
- Wir können aber auch Arzneien haben, die in ihrer Wirkung auffallende Ähnlichkeiten zeigen, obwohl sie ganz verschiedenen Ursprungs sind. Von ihnen sagt man, sie seien **konkordant.** Arzneien, die eine konkordante Beziehung zueinander haben, folgen in der Regel gut aufeinander.
- Eine andere Art von Verwandtschaft ist die **komplementäre,** d. h., eine Arznei vollendet eine Heilung, die eine andere begonnen hat, aber nicht zu Ende führen konnte. Eine solche Beziehung besteht z. B. zwischen **Belladonna** und **Calcarea**.
- Als Weiteres haben wir die **antidotarische** Verwandtschaft, über die ich bereits vor wenigen Augenblicken gesprochen habe.
- Und schließlich gibt es noch die **feindliche** Verwandtschaft, die ich Ihnen aber nicht zu erklären vermag. Es ist eine Tatsache, dass bestimmte Mittel, wenngleich sie einander augenscheinlich ähneln, nicht nutzbringend hintereinander gegeben werden können. Sie scheinen den Fall zu verwirren. Solche Mittelpaare sind **China** und **Psorinum**, **Apis** und **Rhus toxicodendron**, **Phosphorus** und **Causticum** sowie **Silicea** und **Mercurius solubilis**.

Materia medica als Naturwissenschaft

Bei der praktischen Umsetzung dieser verschiedenen Theorien müssen wir die Materia medica wie eine Naturwissenschaft studieren; denn das muss sie ihrem Wesen nach sein, auch wenn sie bis jetzt noch nicht ausreichend entwickelt ist und nach dem derzeitigen Stand unseres Wissens dieses hehren Namens durchaus noch unwürdig. Jedenfalls widersprechen die Naturgesetze in keiner Weise den bis jetzt bekannten Verwandtschaften und Wirkungen der Arzneien; vielmehr stehen sie mit ihnen sehr gut im Einklang.

Jede Gruppe oder Klasse von Arzneien muss separat untersucht, ihre Ähnlichkeiten und Unterschiede festgehalten und die einzelnen Mitglieder jeder Gruppe mit verwandten Arzneien verglichen werden. Auf diese Weise wird ein gleichmäßiges Fortschreiten vom Allgemeinen zum Besonderen gewährleistet.

Wir sind jetzt genügend vorbereitet, mit unserem Studium der verschiedenen Arzneimittel zu beginnen, die unsere homöopathische Materia medica ausmachen. Zu diesem Zweck habe ich die Mittel in drei große Abteilungen gruppiert, entsprechend den Naturreichen, denen sie entstammen, nämlich in:

- Mittel aus dem Tierreich
- Mittel aus dem Pflanzenreich
- Mittel aus dem Mineralreich

Darüber hinaus gibt es eine vierte Gruppe von Arzneien, die Nosoden, die aus Krankheitsprodukten hergestellt werden.

KAPITEL

2 Vorlesung: Tierreich

Einleitendes

Wir beginnen heute unser Studium mit den Mitteln aus dem Tierreich. Ich möchte meine Vorlesung mit ein paar allgemeinen Bemerkungen zu den Eigenschaften dieser Mittel einleiten. Viele der tierischen Gifte zeichnen sich durch die Heftigkeit und Intensität ihrer Wirkung aus, und die Veränderungen, die sie hinsichtlich der Strukturen und Funktionen des menschlichen Organismus bewirken, sind enorm. Das Blut wird oft in seiner Zusammensetzung und Beschaffenheit verändert. Das Nervensystem leidet, und auch die niederen Gewebe werden beeinträchtigt.

Die ganze Tendenz dieser tierischen Mittel geht dahin, dass sie Krankheiten hervorrufen, *die niemals von sthenischem* [1] *Charakter und stets von destruktiver Natur sind,* und so neigen sie ebenso zur Erzeugung lokaler Nekrosen wie auch zur Tötung des gesamten Organismus. Daher sehen wir diese Gifte als Arzneien an, die zu tiefverwurzelten Krankheiten passen, etwa solchen, die mit einer Veränderung der Beschaffenheit des Blutes einhergehen, oder solchen, die zutiefst die Nervenzentren affizieren.

Folglich eignen sich die Mittel oft bei typhösen Fiebern, bei erysipelatösen Entzündungen, bei Tuberkulose verschiedener Organe und Gewebe sowie bei vielen jener Dyskrasien, die akuten Krankheiten zugrunde liegen und ihr Erscheinungsbild modifizieren. Wenn Sie sich einmal etwas Zeit nehmen und sich mit diesem Teil der Materia medica näher befassen – mehr Zeit jedenfalls, als wir hier erübrigen können bzw. als es diese Vorlesungen gestatten –, dann werden Sie feststellen, dass diese Arzneien häufig notwendig sind, um die Lebenskraft aufzurütteln und in die richtigen Bahnen zu lenken.

Sie werden außerdem feststellen, dass diese Tiergifte dazu neigen, den Geist und besonders das Gemüt in Mitleidenschaft zu ziehen. Sie wecken die niedrigsten Instinkte der menschlichen Natur und rufen einen Zustand hervor, der wirklich erschütternd ist. Manche von ihnen rufen die obszönsten Gelüste wach, den heftigsten Zorn oder Leidenschaften ähnlicher Art. Und so eignen sich viele dieser Arzneien für Menschen, die von Wahnsinn befallen sind, sei dieser das Ergebnis einer funktionellen Störung oder auch einer organischen Veränderung des Gehirns, sei er Reflex von Unregelmäßigkeiten bei körperlichen Funktionen oder nicht.

Sie werden anhand der Tabelle (➤ Tab. 2.1) hier auf der Tafel erkennen, dass wir eine ganze Anzahl von Mitteln haben, die sich aus dem Tierreich herleiten.

Ich habe diese tierischen Substanzen zur Erleichterung des Studiums entsprechend ihren natürlichen Verwandtschaften eingeteilt. An erster Stelle haben wir die Wirbeltiere. Innerhalb dieses großen Stammes des Tierreichs verzeichnen wir als erste Klasse die Säugetiere (Mammalia), als Nächstes die Vielfalt der Schlangen (Ophidia), dann die Fische (Pisces) und schließlich die Froschlurche (Batrachia).

Bei den hochentwickelten Mammalia finden wir eine längere Liste von Arzneien, gleichwohl machen diese Vertreter des Tierreichs insgesamt nur einen kleinen Teil desselben aus.

Viele der Tiermittel kennen wir nur dem Namen nach; sie sind irgendwann einmal, ohne spezielle Prüfung, von einzelnen Personen eingesetzt worden. Dies ist ein Feld, das noch nicht gründlich erforscht

[1] In der 1. Auflage hieß es noch „a sthenic" statt „astehnic" – also das genaue Gegenteil. Bei der Allgemeinheit der Aussage dieses auch bei Farrington kursiv hervorgehobenen Relativsatzes ist es schwer zu beurteilen, welche Version die richtige ist. Unter Bezug auf das, was z. B. in der *Lachesis*-Vorlesung über den Scharlach zu lesen ist, neige ich der hier wiedergegebenen Variante zu.

Tab. 2.1 Homöopathische Mittel, die aus Substanzen des Tierreichs aufbereitet werden

Zoologische Taxonomie		Homöopathische Mittel
Gruppe	Untergruppe[2]	
Vertebrata	Mammalia	**Moschus,** *Castoreum, Mephitis,* Oleum animale, Hippomanes, Castor equi, Lac vaccinum, Lac defloratum, Lac caninum, Kumys, Fel tauri, Fel vulpis, Pulmo vulpis
	Ophidia	**Lachesis, Crotalus horridus,** Bothrops, Agkistrodon, Elaps, *Naja,* Vipera
	Pisces	*Oleum jecoris aselli*
	Batrachia	Bufo rana
Mollusca	–	**Sepia,** *Murex*
Radiata	–	*Corallium rubrum,* **Spongia,** Medusa, Badiaga
Articulata	Hemiptera	*Coccus cacti,* Cimex
	Hymenoptera	**Apis mellifica,** Vespa, *Formica*
	Coleoptera	**Cantharis,** Doryphora
	Orthoptera	Blatta
	Arachnida	*Tarantula, Mygale, Theridion, Aranea*

ist, und es ist auch ein Bereich, dessen Erkundung von mancher Seite auf Opposition gestoßen ist. Namentlich hat man **Cimex lectularius**, die Gemeine Bettwanze, verdammt; doch hat sich diese Opposition auch noch auf andere Mittel der Hemiptera-Klasse ausgeweitet. Vorurteile halten sich oft sehr hartnäckig, und wir alle werden von unseren Meinungen, unseren Vorurteilen und unseren Neigungen stark beeinflusst. Ich möchte diese Mittel allerdings keineswegs in stärkerem Maße gutheißen, als sie es tatsächlich verdienen.

Mammalia (Säugetiere)

Doch kehren wir zu den Mammalia zurück … Wir sehen dort **Moschus** als Erstes aufgeführt und eine weitere, ähnliche tierische Substanz – **Castoreum**. Ich erwähne die beiden Mittel im Zusammenhang, damit Sie sich diese als zwei Substanzen einprägen, die in ähnlicher Weise auf das Nervensystem einwirken. Die Herkunft von **Moschus** ist Ihnen allen bekannt; **Castoreum** ist ein ähnliches Produkt, nur dass es vom Biber stammt, und es ist besonders bei nervösen Frauen von Nutzen, die nach einem typhösen Fieber an Reaktionsmangel leiden. Wenn die Patientin nach Abklingen des Fiebers reizbar bleibt und von erschöpfenden Schweißen geschwächt ist, so hilft ihr **Castoreum** sofort.

Mephitis putorius Als Nächstes haben wir in unserer Reihe das Drüsensekret jenes Tieres, das Sie alle als Skunk oder Stinktier kennen, Mephitis putorius. Auch Mephitis übt eine starke Wirkung auf das Nervensystem aus. In niedriger Potenz eingenommen, wenn man erschöpft ist, stärkt es das Nervensystem und bessert die Erschöpfung. Der Hauptanwendungsbereich von Mephitis ist jedoch der **Keuchhusten.**[GS] Es erzeugt einen ganz typischen harten Husten mit ausgeprägtem Laryngospasmus und deutlichem Inspirationsstridor. Ich habe beim Gebrauch dieses Mittels herausgefunden, dass es oft den Zustand des Kranken scheinbar verschlechtert, während es in Wirklichkeit die Tendenz hat, den Krankheitsverlauf zu verkürzen. Wenn die katarrhalischen Erscheinungen nur gering sind, das Keuchen aber umso heftiger, ist Mephitis das Mittel der Wahl. Der Husten verschlimmert sich nachts und nach dem Niederlegen.[GS] Es besteht dabei ein großes Erstickungsgefühl; das Kind kann kaum ausatmen, und manchmal verfällt es auch in Krämpfe.[GS] Es erbricht die Speisen meist mehrere Stunden nach dem

[2] Die in den beiden linken Spalten von Farrington benutzten zoologischen Taxa wurden der Einfachheit halber unverändert übernommen, wenngleich sie heute in der zoologischen Systematik nur noch teilweise gebräuchlich sind.

Essen.[GS] Beim Trinken gerät leicht Flüssigkeit in den Kehlkopf.[GA2] Sie sollten Mephitis bei Keuchhusten auch mit **Corallium rubrum** vergleichen, wo das Erstickungsgefühl jedoch bereits *vor* dem Hustenanfall zugegen ist und die Erschöpfung danach außerordentlich groß.[GS] Das Ringen nach Atem nimmt bei diesem Mittel vor dem Anfall immer mehr zu, bis schließlich jedes Einatmen von einem krähenden Geräusch begleitet wird und das Gesicht des Kindes am Ende düsterrot bis dunkel verfärbt ist.[GS]

Auch an **Drosera** sollte in diesem Zusammenhang gedacht werden. Dieses Mittel hat Anfälle von bellenden Hustenstößen[SK410], die so schnell aufeinanderfolgen, dass sie den Patienten kaum zu Atem kommen lassen[RA58]. Besonders schlimm treten die Anfälle nach Mitternacht auf.[RA60f] Die Gegend unter den Rippen schmerzt beim Husten[RA50], sodass das Kind mit den Händen dagegendrücken muss[RA53], und wenn der Auswurf nicht schnell genug herausgebracht wird, kommt es zu Würgen und Erbrechen[RA63f]. Der **Drosera**-Kranke neigt außerdem zu blutig-schleimigen[RA46], durchfälligen[RA47] Stühlen.

Mephitis ist auch bei **Asthma** von Trinkern empfohlen worden.[GS] Es kommt ferner in Betracht bei Asthma von Schwindsüchtigen, wenn **Drosera** versagt. Beim letztgenannten Zustand denken Sie auch an **Rumex** und **Sticta**. Ersteres Mittel ist zu geben, wenn sich die asthmatischen Beschwerden nachts um 2 Uhr verschlimmern[GS]. Letzteres ist von Dr. E. T. Blake empfohlen worden, wenn das Asthma mit berstenden Kopfschmerzen einhergeht.

Dem Mephitis-Patienten scheint selbst extreme Kälte nicht viel auszumachen; er friert weniger in der Kälte, und eiskaltes Waschen wird von ihm als angenehm empfunden.[GA2] Weitere Symptome der Arznei, die eine Erwähnung verdienen, sind die folgenden: „Herumfliegende Schmerzen, mit Harndrang.“[GA2] „Sehr beunruhigende feine Nervenschwingungen, wie bis ins Innere der Knochen.“[GA2] „Erwachen bei Nacht, mit Blutandrang nach den Unterschenkeln“[GA2] (siehe **Aurum**). „Unruhe in beiden Unterschenkeln, als sollten sie gefühllos werden.“[GA2] „Unaufgelegt zu Geistesarbeiten, wegen störender Lebhaftigkeit der Phantasie.“[GA2] „Sehr gesprächig und fast wie trunken.“[GA2] „Heftig Kopfweh, nach oben drängende Vollheit; wie Schwere, dumpfer Druck, besonders im Hinterkopfe, hie und da wie mit Fingern hineingedrückt.“[GA2] „Dumpfe Eingenommenheit, als vergrößerte sich der Kopf, mit Mißmuth und Uebelkeit.“[GA2] „Rothe Aederchen im Auge.“[GA2] „Röthe der Bindehaut, wie von Blut unterlaufen.“[GA2] „Kurzsichtig, er kann die Buchstaben nicht unterscheiden, sie fließen zusammen. – Trübheit.“[GA2] [3]

Castor equi Als Nächstes haben wir in unserer Tabelle das Castor equi, welches das dunkelrote, hornige Gebilde [„Kastanie“] an der Innenseite der Vorder- und Hinterfüße des Pferdes in der Gegend des Sprunggelenks darstellt. Das Mittel hat hauptsächlich bei **rissigen, wunden Brustwarzen**[AH2,9] stillender Frauen Anwendung gefunden; diese können äußerst berührungsempfindlich sein und in vernachlässigten Fällen sogar weitgehend geschwürig zerfallen.[GS]

Kommen wir nun zu den Milchpräparaten. Ich will diese Mittel nicht verteidigen oder in den Himmel heben, Sie müssen sich darüber schon Ihre eigene Meinung bilden. Kein Herausgeber eines Journals, kein Universitätsprofessor, wie brillant er auch sein mag, kann Ihnen diese Arbeit abnehmen und für Sie entscheiden. Ich habe mit den verschiedenen Präparaten experimentiert und glaube, dass zumindest einige sich als sehr wertvolle Arzneien herausstellen werden. Testen Sie sie selbst, damit Sie sie aus eigener Erfahrung kennenlernen. Das erste Mittel ist **Lac vaccinum,** die Kuhmilch, das zweite **Lac defloratum,** entrahmte Kuhmilch.

---

[3] Der an dieser Stelle folgende Absatz kann, da in jeder Hinsicht unzutreffend, unübersetzt bleiben. Er lautet im Original: „Below we have the *Oleum animale*. This is similar in its origin to *Castoreum* and *Moschus*. It is the secretion of the mare, which tends to excite the passion of the opposite sex.“ Mit dem Mittel, das von seiner Herkunft her *Castoreum* und *Moschus* ähneln soll, kann nur *Hippomanes* gemeint sein, das Farrington aber zu erwähnen vergaß. Bei dem von Hering geprüften *Hippomanes* handelt es sich jedoch nicht um den „Schleim, der aus der Scheide brünstiger Stuten fliesst“ (Hering) und im Altertum Bestandteil von Aphrodisiaka gewesen sein soll, sondern um eine „dunkel-röthlich-braune Substanz“ von der Zunge eines neugeborenen Fohlens, die wahrscheinlich eine Mekoniumablagerung aus dem Fruchtwasser darstellt. Sie wird normalerweise von der Mutter gleich nach der Geburt aufgefressen oder von dem Fohlen verschluckt. (Vgl. Herings Einleitung zu seiner Prüfung in den *Amerikanischen Arzneiprüfungen*.)

Lac defloratum Das Mittel hat mittlerweile in der Praxis so festen Fuß gefasst, dass es im Vergleich zu den anderen Milchpräparaten nur noch auf wenig Widerspruch stößt. Namentlich hat es in der Behandlung des **Diabetes** breite Anwendung gefunden. Dabei wird der Patient angewiesen, morgens, mittags und abends einen halben Liter Magermilch zu trinken, während alle stärke- und zuckerhaltigen Speisen verboten sind. Die Milchmenge wird dann allmählich erhöht, bis der Patient am Ende vier bis fünf Liter pro Tag konsumiert.[NZ18,142]

Es sind aber auch Prüfungen von Lac defloratum angestellt worden. Das Mittel hat oft **Migränekopfschmerzen** geheilt, die vornehmlich im Stirnbereich lokalisiert waren.[AZ88,167] Die Schmerzen sind bisweilen von klopfendem Charakter[GS] und gehen mit Übelkeit und heftigem Würgen, gelegentlich auch mit Erbrechen einher, verbunden zudem mit hartnäckiger Verstopfung, großer Kälte des Körpers und langwierigem Frösteln.[AZ88,167] **Anämische Frauen** sind besonders betroffen. Denken Sie bei Lac defloratum vor allem an diese Symptome: anämische Frauen, klopfende Stirnkopfschmerzen, Übelkeit, Erbrechen und Stuhlverstopfung.

Lac caninum Die Hundemilch ist von einem New Yorker Arzt hauptsächlich bei **Diphtherie** erfolgreich eingesetzt worden.

Eine weitere Milchzubereitung mit Namen **Kumys** ist gewiss kein Humbug. Sie wird durch Vergärung von Stuten- oder Eselsmilch gewonnen und in großem Umfang von den Nomaden der Steppen Asiens als Getränk gebraucht. Viele behaupten, sie sei ein ausgezeichnetes Nahrungsmittel für Schwache und Anämische und insbesondere auch für Schwindsüchtige. Sie wird leicht verdaut und auch von schwachen Mägen gut vertragen.

Die nächsten beiden Substanzen, **Fel tauri**, Ochsengalle, und **Fel vulpis**, Fuchsgalle, sind bei Stuhlverstopfung und Blähungsanhäufung in den Därmen eingesetzt worden.

Pulmo vulpis, die Fuchslunge, wurde von Grauvogl eingeführt, der das Mittel, in Anlehnung an die Signaturenlehre der alten Ärzte, nach der „die Lungen eines Fuchses … ein Specificum gegen Asthma sein [müssten], weil dieses Thier eine merkwürdig kräftige Respiration besitze“[LH91], erfolgreich erprobt hat [Heilung einer schwerkranken 65-jährigen Frau mit Asthma humidum nach wenigen Gaben der 1. Verreibung[LH93]]. Ich kann Ihnen dies nur ohne Gewähr mitteilen.

Pisces (Fische)

Von den Pisces, den Fischen, will ich hier nur den Dorschlebertran, **Oleum jecoris aselli**, ansprechen, der als wichtiges Heilmittel bei **Skrofulose, Tuberkulose** und **Schwäche** bekannt ist. Er wird, wie Sie wissen, von den Ärzten beider Schulen angewandt. Viele Ärzte behaupten, dass er eine physiologische Wirkung habe. Das ist ein Irrtum. Dorschlebertran ist ein Arzneimittel. Er wirkt nicht aufgrund des in ihm enthaltenen Öls, wie Dr. Hughes behauptet.[4] Wenn dies so wäre, wie kommt es dann, dass andere, vergleichbare Öle keine gleichermaßen guten Wirkungen zeitigen? Lebertran enthält viele verschiedene Substanzen, darunter u. a. Jod und Phosphor. Dr. Neidhard aus dieser Stadt hat eine Prüfung davon durchgeführt. Er verabreichte das Mittel in den niederen Potenzen,[5] bis er eine Reihe von Symptomen gesammelt hatte, die er als charakteristisch ansah. Die wichtigsten Ergebnisse dieser Prüfung will ich Ihnen in groben Zügen darstellen. Das Mittel kommt in Betracht, wenn Frostschauer den Rücken herunterlaufen[GS], verbunden mit Heiserkeit[GS] und Wundheitsgefühl in der Brust[EN77]. Wie oft sehen Sie diese Symptome nicht zu Beginn einer Tuberkulose! Es können scharf stechende Schmerzen hier und da in der Brust auftreten[EN81]; der Patient klagt über brennende Schmerzen in einzelnen Stellen oder Abschnitten der Brust[EN82]. Fieber tritt besonders zum Abend hin verstärkt in Erscheinung[EN132], oft verbunden mit brennender Hitze in den Handflächen des Nachts[EN130]. Der Husten ist zumeist trocken[GS],

[4] Zumindest in der 6. Auflage seines *Manual of Pharmacodynamics* (S. 558f) von 1893 vertritt Hughes diese Ansicht nicht mehr.

[5] Der überwiegende Teil der Prüfer nahm den Lebertran jedoch löffelweise ein (Allen, *Encyclopedia*).

ab und zu mit etwas schleimigem Auswurf, so wie wir es auch in den Anfangsstadien der Tuberkulose sehen. All dies sind Symptome aus der Prüfung des gewissenhaften Beobachters Dr. Neidhard, und es sind zugleich Symptome, die, wenn sie bei Kranken aufgetreten sind, durch das Mittel geheilt wurden. Begegnen Ihnen Symptome wie diese, können Sie **Oleum jecoris aselli** entweder in Potenz oder als Rohsubstanz verabreichen, und Sie tun dies auf einer soliden wissenschaftlichen Grundlage.

Batrachia (Froschlurche)

Als Nächstes kommen wir zu **Bufo rana**, einer Krötenart, die in Südamerika heimisch ist. Die Oberfläche ihres Körpers sondert eine ölige Substanz ab, die den Ruf hat, giftig zu sein. Manche einheimischen Frauen mischen, wenn sie von ihren Ehemännern sexuell zu sehr bedrängt werden, etwas von diesem öligen Sekret in deren Getränk, um dadurch Impotenz herbeizuführen. Bei den Prüfungen, die mit Bufo gemacht wurden, stellte sich auch eine Reihe ganz abscheulicher Symptome ein. Das Mittel ruft eine Art Schwachsinn [EN30ff] hervor, bei der der Prüfer jegliche Scham verliert. Er wird zu einem ausgesprochenen Onanisten und sucht oft die Einsamkeit, um sich dieser Gewohnheit hingeben zu können.[AZ74,181] **Masturbation** und auch Geschlechtsverkehr scheinen Krämpfe auslösen zu können, die denen einer **Epilepsie** gleichen.[AJ6,12] Die Aura, die dem epileptischen Anfall vorangeht, nimmt ihren Anfang in den Genitalorganen. Noch während des Koitus kann der Patient in heftigste Konvulsionen verfallen. Die Art von Epilepsie, bei der Bufo das meiste hat ausrichten können, ist diejenige, die sich aus übermäßiger sexueller Erregung zu entwickeln pflegt oder die im Bereich des Solarplexus beginnt [GS]. Diesen Krampferscheinungen geht oft eine eigentümliche Reizbarkeit voran, bei der der Kranke wirr daherredet und dann höchst ärgerlich ist, wenn man sein Kauderwelsch nicht verstanden hat.[AZ74,165] Die Krämpfe selbst werden gewöhnlich von tiefem oder komatösem [AJ6,11] Schlaf gefolgt.

Vor einigen Jahren heilte Dr. Wm. Payne einen Fall von **Peritonitis** mit diesem Mittel, bei dem es wiederholt zu Krampfanfällen kam, die jeweils mit Sopor, Bewusstlosigkeit, kalten Gliedmaßen, kopiösen Schweißen etc. endeten. Ich selbst habe kürzlich eine Frau erfolgreich mit Bufo behandelt, wobei die Indikation für die Arznei die epileptischen Krämpfe waren, in Verbindung mit eiternden Blasen auf der Haut, im Rachen und am Uterus.[AJ6,11] Das Abdomen war extrem empfindlich, und die Patientin hatte das Gefühl, als ob sich in den Därmen dieselbe Art von wunden Stellen befänden.

Blasen auf der **Haut** [GA4,4], die rupturieren und eine rohe Fläche hinterlassen, aus der eine wundmachende, jauchige Flüssigkeit sickert, gehören ebenfalls zum Anwendungsbereich von Bufo.

An dieser Stelle sollten wir ein paar Vergleiche anstellen zwischen Bufo und seinen konkordanten Mitteln bei Epilepsie.

Indigo Dieses Mittel ist oft angezeigt bei epileptiformen Krämpfen [SK515], die durch **Wurmreiz** induziert zu sein scheinen. Es hilft Kindern, die nachts von schrecklichem Juckreiz am After aufgeweckt werden. Doch es bewirkt niemals etwas, wenn der Patient nicht zugleich missvergnügt oder **traurig** [AN3,3] oder ängstlich [HV10,88] ist. Wenn er heftig oder gereizt reagiert, muss man auf ein „heftiges" Mittel zurückgreifen, etwa auf **Nux vomica** oder Bufo.

Artemisia vulgaris Der Beifuß ist ein ausgezeichnetes Mittel bei Epilepsie, besonders wenn diese durch **Schreck** [SK112] oder eine ähnlich starke Gemütserregung [GS] ausgelöst worden ist. Die Anfälle folgen meist dicht aufeinander, und anschließend setzt langer, tiefer Schlaf ein.[GS]

Mollusca (Weichtiere)

Aus dem Stamm der Weichtiere (Mollusca) beziehen wir zwei Arzneien, **Sepia** und **Murex**. Für den Augenblick will ich sie übergehen, denn ich werde später mehr darüber zu sagen haben.

2

2

Radiata (Hohltiere)

Der Stamm der Hohltiere (Radiata oder Coelenterata) liefert uns vier Arzneimittel, von denen als Erstes **Corallium rubrum**, die Rote Koralle, genannt sei. Es hat mehrere Nutzanwendungen, doch will ich mich hier auf zwei beschränken.

Corallium rubrum Corallium rubrum kann bei einer Kombination von **Syphilis** und Psora hilfreich sein.[GS] Es bestehen dabei glatte Flecken auf der Haut, zumeist an den Handflächen; sie haben zunächst eine korallenrote Farbe und werden dann dunkler, bis sie schließlich den wohlbekannten kupferroten Farbton annehmen[GA1,78], der für die Syphilis so charakteristisch ist. Corallium rubrum ist ebenso dienlich bei Schankergeschwüren im Genitalbereich[GA1,57;GS], wenn sie diese korallenrote Farbe zeigen.

Der **Keuchhusten** von Corallium rubrum ist mit den im Minutentakt abgefeuerten Salutschüssen verglichen worden[MP442], da die Hustenanfälle sehr dicht und regelmäßig aufeinanderfolgen. Während des Tages ist der Husten kurz, schnell und von klingender oder bellender[MP442] Art; wenn die Nacht kommt, nehmen die Anfälle einen ausgesprochen keuchenden Charakter an, was sich zum Morgen hin immer mehr verstärkt. Diese Anfälle scheinen dem Kind vollständig den Atem zu nehmen, sodass es, wenn sie vorüber sind, völlig erschöpft ins Bett zurücksinkt. Dieser Keuchhusten ähnelt sehr dem von **Mephitis**, den ich Ihnen schon beschrieben habe.

Spongia Auf Spongia werde ich im Zusammenhang mit den Halogenen (Brom, Jod etc.) näher eingehen.

Medusa Medusa oder die Ohrenqualle zeitigt Wirkungen, die mit denen von **Urtica urens** nahezu identisch sind. Das Mittel ruft **Nesselausschlag** und Ödeme[EN2ff] hervor und hat auch eine leichte Wirkung auf die Nieren.

Badiaga Dieser Süßwasserschwamm aus Russland hat zwei Hauptangriffspunkte, deren erster die Lymphknoten sind, die sich vergrößern und verhärten[GS]. Badiaga ist erfolgreich angewandt worden bei indurierten **Leistenbubonen**[GS], besonders wenn diese fehlbehandelt worden waren. Es ist in dieser Hinsicht mit **Carbo animalis** vergleichbar. Ein zweiter wichtiger Angriffspunkt ist das Herz. Hier ist es hilfreich, wenn durch die geringste Gemütserregung starkes **Herzklopfen** entsteht[EN73f], namentlich bei angenehmen, freudigen Empfindungen[EN72], ähnlich wie bei **Coffea** und **Phosphorus**. Es ist nicht indiziert bei organischen Herzkrankheiten.

Amylenum nitrosum ist ebenfalls bei funktionellen Herzstörungen angezeigt. Es lähmt die vasomotorischen Nerven und ist daher von Nutzen bei Blutandrang zu verschiedenen Teilen des Körpers, besonders zum Kopf oder zur Brust. Das Gesicht wird intensiv rot[EN49ff] und bisweilen sogar aufgedunsen. Die Atmung ist sehr beklommen. Das Herz schlägt schneller, verliert aber an Kraft. Der Patient nimmt am Herzen ein Zusammenschnürungsgefühl wahr[EN91f], sodass er sich aufsetzen muss. Der Urin enthält gewöhnlich geringfügige Mengen an Albumin.[6] Der Patient ist so empfindlich, dass schon das Aufgehen einer Tür ihm das Blut ins Gesicht schießen lässt. **Amylenum nitrosum** kann auch bei **Hitzewallungen** und **chronischem Erröten** während der Menopause angezeigt sein.[GS]

Articulata (Gliedertiere)

Als Nächstes kommen wir zu den Gliedertieren (Articulata) und hier insbesondere zu den Insekten, deren Körper in drei Segmente gegliedert ist, wie etwa bei den Wespen, den Bienen etc. Wir haben in dieser Gruppe sehr viele Arzneien, von denen nur einige in unserer Tabelle (➤ Tab. 2.1) erscheinen. Zu den Hemiptera, den Schnabelkerfen, gehören **Coccus cacti** und **Cimex**.

Coccus cacti Die Cochenillelaus ist ein kleines Insekt, das manche Kakteenarten Südamerikas befällt. Der Hauptanwendungsbereich dieser Arznei ist **Keuchhusten** mit morgendlicher Verschlimme-

[6] Die Quellen (Allen, *Encyc.*, Bd. 10, S. 296; *GS*) zeigen nur das Gegenteil: kein Eiweiß, wohl aber Zucker und Oxalate.

rung. Das Kind erwacht am **frühen Morgen** und wird augenblicklich von einem heftigen Hustenanfall gepackt, der mit dem Auswurf einer großen Menge zähen, eiweißartigen Schleims endet, der in **langen Fäden aus dem Mund** herunterhängt, oft unter Brechwürgen der genossenen Speisen.[AZ55,97] Dies ist ein Symptom, das Sie sich alle gut einprägen sollten. Ich kann Ihnen versichern, dass es zuverlässig ist, denn Coccus cacti hat, wenn dieser Zustand vorhanden war und das Mittel frühzeitig gegeben wurde, die ganze Krankheit in aller Regel zu einem raschen Ende gebracht. Coccus cacti affiziert darüber hinaus die ganze Brust; Wundheitsschmerz, besonders in den Lungenspitzen[GS], und der Patient bringt dabei diesen fadenziehenden Schleim heraus.

Kalium bichromicum und **Senega** sind bei Zuständen dieser Art konkordante Mittel von Coccus cacti.

- **Kalium bichromicum** hat zunächst einen trockenen, bellenden Husten, schlimmer morgens beim Erwachen.[GS] Der später hinzukommende **Auswurf** ist dann ebenso **zäh und fadenziehend,** aber er hat eine **gelbe Farbe**[EN1113], ist nicht so weißlich-hell wie der von Coccus cacti.
- **Senega** hilft bei Keuchhusten von dicklichen, phlegmatischen Kindern.[GS] Es hat viel zähen[BE295], eiweißartig[KH] durchscheinenden, nur sehr schwer heraufzubefördernden Auswurf[SK514]; der Husten wird jedoch erst **gegen Abend**[KH] bzw. in der Nacht[AZ92,148] schlimmer. Wenn das Kind alt genug ist, wird es über ein niederdrückendes, schweres Gewicht auf seiner Brust klagen.[GS]

Cimex Cimex ist ein Mittel, das ich noch nie benutzt habe. Es hat einen Ruf als Heilmittel bei Wechselfiebern.[GA]

Weitere Untergruppen der Articulata

- Von den Hautflüglern (Hymenoptera) erhalten wir so wichtige Arzneien wie **Apis mellifica**, **Vespa** und **Formica**. Diese Tierordnung müssen wir erst einmal zurückstellen.
- Die Ordnung der Käfer (Coleoptera) hat uns mit **Cantharis** beschenkt, das uns in einer künftigen Vorlesung beschäftigen wird.
  Aus derselben Gruppe beziehen wir auch **Doryphora decemlineata**, den Kartoffelkäfer. Dieser ist höchst giftig, und man hat das Mittel erfolgreich bei bösartigen und langwierigen Entzündungen eingesetzt, so z. B. bei einer **gonorrhoischen Urethritis,** wenn die Teile geschwollen und bläulichrot verfärbt waren.[HC3,85]
- Unter der Ordnung der Geradflügler (Orthoptera) finden wir ein Mittel erwähnt, **Blatta** oder die Küchenschabe. In den Journalen gab es des Öfteren Berichte über Fälle von **Wassersucht,** die mit diesem Mittel geheilt wurden.
- Die Betrachtung der Spinnentiere (Arachnida), unserer letzten Tiergruppe bei den Articulata, behalten wir uns einer späteren Vorlesung vor.

2

KAPITEL

3 Vorlesung: Ophidia – Lachesis

Ophidia

Von den aus dem Tierreich stammenden Arzneien will ich mich als Erstes in extenso der großen Unterordnung der Ophidia oder Serpentes widmen, also den Schlangen. Von denen, die wir in der Medizin benutzen, wäre an erster Stelle **Lachesis trigonocephalus (muta)** zu nennen. Das Gift dieser Buschmeisterschlange wurde vor sechzig Jahren von Dr. Hering geprüft. Als Nächstes haben wir dann die Nordamerikanische Klapperschlange, **Crotalus horridus**, sowie ihre südamerikanische Verwandte, **Crotalus cascavella**, die von Dr. Mure geprüft wurde. Letztere hat eine Reihe von Symptomen, die nur ihr eigentümlich sind und daher von den anderen Schlangengiften nicht geheilt werden können. Des Weiteren wären zu nennen die Indische Kobra, **Naja tripudians**, und die Korallenschlange, **Elaps corallinus**, so bezeichnet nach der Form der Schuppen auf ihrem Rücken, die an Korallen erinnert. Und schließlich wäre da noch **Bothrops lanceolatus**, ein Mittel, das ich mir mehr als ein Jahr lang vergeblich zu beschaffen versucht habe. Es ruft Symptome hervor, die jenem seltsamen Zustand, der als Aphasie bekannt ist, ähnlich sind. Von diesen Giften kommen nur die ersten vier in der Homöopathie häufiger zum Einsatz.

Das Gift der Schlangen wird gewöhnlich in zwei hinter den Fangzähnen liegenden Säckchen aufbewahrt. Auf der Unterseite jedes Fangzahns befindet sich eine kleine Furche, in die der Gang mündet, der das Gift aus dem Säckchen und der Drüse dorthin leitet. Wenn die Giftzähne nicht gebraucht werden, liegen sie zurückgeklappt am Gaumen an. Wenn die Schlange gereizt wird, öffnet sie ihr Maul und klappt die Giftzähne nach vorn; im Augenblick des Zubeißens rinnt durch eine Muskelkontraktion ein Tropfen des Gifts durch diesen Gang in die Wunde des Opfers. Was nun folgt, hängt von verschiedenen Umständen ab. Zum einen ist das Gift zu manchen Zeiten wirksamer als zu anderen. Je wütender die Schlange beispielsweise ist, desto potenter ist oft ihr Gift. Auch kann beim Zufügen der Bisswunde ein Teil des Gifts bereits beim Durchtritt durch die Kleidung verloren gehen. Ferner spielt natürlich auch die individuelle Widerstandskraft des Bissopfers eine gewisse Rolle.

Reaktionsformen auf die Schlangengifte

Die Reaktionen auf die Giftexposition lassen sich hinsichtlich ihrer Intensität in drei Formen einteilen:

- Die erste Reaktionsform ist vielleicht mit der Wirkung eines Blitzschlags oder einer Dosis Blausäure zu vergleichen. Mit einem Ausdruck des Entsetzens im Gesicht fährt das Opfer unmittelbar nach dem Biss hoch, um dann nur wenige Augenblicke später tot niederzusinken. Dies spiegelt die volle, unverminderte, blitzartige Geschwindigkeit der Giftwirkung wider.
- Bei der zweiten Form schwillt der gebissene Körperteil gewöhnlich an und verfärbt sich rasch zu einem dunklen, purpurnen Rot. Das Blut wird flüssiger, und der Kranke zeigt mehr und mehr Symptome einer Sepsis. Der Herzschlag nimmt rapide zu, verliert aber an Tonus und Kraft. Der Kranke wird hinfällig und von kaltem, klebrigem Schweiß bedeckt. Am Körper erscheinen dunkle Flecken, bei denen es zu Blutaustritten ins Hautgewebe kommt. Eine Schwächung des Nervensystems drückt den Kranken zusätzlich nieder, und schließlich gerät er in einen typhusähnlichen Zustand und stirbt.
- Bei der dritten Form stehen zunächst eher nervose Erscheinungen im Vordergrund. Es kommt zu Schwindel, dem Kranken erscheinen dunkle Fle-

cken vor den Augen, oder er wird gänzlich blind. Ein eigentümliches Zittern erfasst den ganzen Körper. Der Gesichtsausdruck wirkt benommen, wie in einem Rausch. Die Atmung ist schwer oder sogar röchelnd. Der Prozess kann auch eine langwierigere Form annehmen; hier bleibt der Kranke nach dem Schwindel oder dem Zittern sehr schwach, und die Wunde wird allmählich schwarz und brandig. Alle Absonderungen, Schweiß, Urin und Stuhl, werden äußerst übelriechend. Dysenterische Symptome von typhoidem Charakter zeigen sich. Der Patient verfällt zusehends und stirbt nach längerem Siechtum. Bei all diesen Erscheinungen handelt es sich um Phasen der Einwirkung dieser machtvollen Gifte auf das Blut und auf die Nerven.

Wirkungen auf Nerven und Blut

Die Schlangengifte zeichnen sich allesamt durch ihre **lähmende Wirkung** auf die **Nerven** aus. Sie schwächen auf direktem Weg die Gehirnfunktionen und die Herztätigkeit. Sodann folgen Zersetzung des Blutes, Veränderungen des Muskelgewebes und lokale Nekrosen infolge Gangränbildung.

Zuerst entwickeln sich Angstzustände, Erregtheit und Überempfindlichkeit des Gehirns, verbunden mit Halluzinationen, Bangigkeit, Furcht etc. Danach lässt die Nerventätigkeit immer mehr nach, was unterschiedlich ausgeprägt sein kann, von leichtem Schwachsinn, wie er bei schweren oder langwierigen Krankheiten oder auch in fortgeschrittenem Alter zu beobachten ist, bis hin zu Geistesverwirrung, Benommenheit, blandem Delir und völliger Lähmung. Konstriktionen von Schließmuskeln finden statt, etwa im Bereich des Rachens oder des Kehlkopfes.

Hämorrhagien von zumeist dunklem, sich zersetzendem Blut, das aus jeder Körperöffnung sickert und in der Haut großflächige Ekchymosen bildet. Diese sind am stärksten ausgeprägt bei **Lachesis** und **Crotalus**, weniger bei **Elaps** und am wenigsten bei **Naja**.

Das Gesicht sieht elend, bleich und ängstlich aus, es kann aber auch aufgedunsen sein, düsterrot oder bläulich verfärbt. Auch die speziellen Sinnesorgane sind beeinträchtigt, z. B. in Form von Trübsichtigkeit. Übermäßige Reizbarkeit des Gehirns und des Rückenmarks kommt vor, was die zeitweise nervöse Unruhe und die körperliche Empfindlichkeit erklärt. Vorherrschend, selbst bei Vorhandensein von Schmerzen, sind jedoch Benommenheit, Abgestumpftheit, Muskelzuckungen und Ameisenlaufen.

Bei allen Schlangengiften vorhanden sind Ohnmachtsneigung, Muskelschwäche, Tremor wie bei Betrunkenen, Kreislaufstörungen, Hitzewallungen, starker Blutandrang zum Kopf, Lähmungserscheinungen.

Die von den Schlangengiften bevorzugt affizierten Nerven scheinen der **Vagus** und der **Akzessorius** zu sein; entsprechend würden wir, als besonders charakteristisch, Symptome seitens des Kehlkopfes, der Atmung und des Herzens erwarten. Und in der Tat haben alle Ophidia in ihrer Pathogenese ein Gefühl von Ersticken und von Zusammenschnüren im Halsbereich infolge der Vagusreizung, und sie alle haben Dyspnoe und Herzsymptome.

Darüber hinaus rufen die Schlangengifte eine Gelbfärbung der Haut hervor. Dies darf nicht mit dem hepatischen oder posthepatischen Ikterus verwechselt werden, vielmehr handelt es sich um einen **hämolytischen Ikterus** aufgrund der Zersetzung des Blutes, wie wir es auch beim Gelbfieber, beim Typhus oder bei einer Pyämie finden. Diese Gelbsucht ist am deutlichsten bei **Crotalus** zu sehen. Die Haut kann außerdem rau und trocken sein, als ob kein Leben mehr darin wäre, oder auch klebrigfeucht, wie es mehr für **Lachesis** typisch ist. Die Absonderungen riechen fötide, selbst die normal geformten Stühle von **Lachesis** verbreiten einen entsetzlichen Gestank[WS1493].

Wirkung auf das Herz

Da das Herz von allen Schlangengiften geschwächt wird, finden wir typischerweise bei ihnen allen auch **Herzschwäche, Kälte der Füße** und **Tremor** – nicht das rein nervlich bedingte Zittern, sondern das Zittern vor Schwäche infolge der Blutvergiftung. Die kalten Füße sind kein Hinweis auf einen Blutandrang zum Kopf, wie es z. B. bei **Belladonna** der Fall ist, sondern eine Begleiterscheinung der Herzschwäche.

Die Herzsymptome von **Naja** haben große Ähnlichkeit mit denen von **Lachesis**, doch deuten sie insgesamt eher auf das Vorhandensein von Klappenläsionen hin, während die von **Lachesis** eher für ein beginnendes rheumatisches Herzleiden sprechen. Bei **Naja** besteht zusammen mit den kardialen Zeichen oft ein deutlicher Stirn-Schläfen-Kopfschmerz[GS]; das Herz schlägt ungestüm. Der Kranke wacht nach Luft schnappend auf. **Naja** verursacht mehr nervöse Erscheinungen als jedes der anderen Schlangengifte.

Bei **Belladonna** ist der Kopf heiß, und die Füße sind kalt, weil das Blut zum Kopf drängt. Bei den Schlangengiften sind die Füße kalt, weil das Herz zu schwach ist, das Blut in die Peripherie zu treiben.

Entzündung des Zellgewebes

Alle Schlangengifte rufen Entzündung des Zellgewebes hervor. Sie werden diese Gifte vor allem heilsam finden bei schweren, mit Gewebszerstörung einhergehenden Entzündungen und Fiebern, wie z. B. bei **gangränösen Prozessen, malignen Geschwüren, Diphtherie, Typhus, Pyämie, Karbunkeln** usw. Entsprechend finden wir sie von Nutzen, wenn sich im Verlauf einer Typhuserkrankung, einer Diphtherie o. Ä. eine Zellgewebsentzündung entwickelt. Die befallenen Körperteile verfärben sich dunkelrot, purpurn oder schwarz, wie bei einer Gangrän.

Bei Diphtherie hat sich **Crotalus** klinisch mehr bewährt, wenn zugleich hartnäckiges Nasenbluten zugegen war. **Elaps** verdient Beachtung in Fällen von Bluthusten, wenn das ausgehustete Blut von dunkler Farbe und besonders die rechte Lunge betroffen ist.

Antidote

Gegenmittel für diese Gifte gibt es viele. Es besteht kein Zweifel, dass **Alkohol** ein machtvoller Antagonist der Schlangengifte ist. Es ist schon erstaunlich, wie viel Alkohol von Schlangenbissopfern getrunken werden kann, ohne dass sich die üblichen physiologischen Effekte bemerkbar machen. Dr. Hering empfiehlt **Strahlungswärme als** Gegenmittel; der gebissene Körperteil sollte möglichst an eine solche Wärmequelle gehalten werden, also z. B. an ein heißes Feuer. Ammoniak und Kaliumpermanganat sind ebenfalls als Antidote empfohlen worden, und Heilungsberichte liegen für beide Mittel vor.

Lachesis

Lassen Sie uns nun Lachesis betrachten. Zuallererst möchte ich, damit Sie den Lachesis-Typ insgesamt besser verstehen lernen, auf diejenigen Symptome eingehen, die allgemeiner Natur sind.

Allgemeinsymptome

Wir stellen fest, dass Lachesis besonders für Personen geeignet ist, die eine eigentümliche **Empfindlichkeit der Körperoberfläche** aufweisen. Selbst wenn der Patient im Sopor daliegt und Sie ihn berühren, als wollten Sie z. B. seinen Puls fühlen, wird er signalisieren, dass ihm dies unangenehm ist. Starkes Reiben oder fester Druck macht ihm dagegen meist überhaupt nichts aus.

Dr. Hering, der Lachesis als Erster prüfte, konnte **niemals enge Kleidung um den Hals** vertragen; er trug seinen Kragen stets sehr locker. Während der Prüfung bemerkte er, dass ihn dieses Symptom stärker belästigte als gewöhnlich, und so zeichnete er die Beschwerde getreulich auf[WS928ff], maß ihr aber keinen größeren Wert bei. Seither ist dieses Symptom in der Praxis viele Male bestätigt und als zutreffend erkannt worden, und zwar nicht nur als Lokalsymptom des Halses, sondern auch als Symptom des Körpers insgesamt. Die Erklärung dafür scheint zu sein, dass sich die peripheren Nerven in einem ständigen Reizzustand befinden, und deswegen kann der Patient **keinerlei Berührung oder leichten Druck** vertragen.

Diese besondere Empfindlichkeit ist mithin kein Zeichen einer Entzündung und darf nicht mit dem entzündlich bedingten Wundheitsgefühl von **Aconitum**, **Arnica** oder **Belladonna** verwechselt werden. Sie unterscheidet sich auch von dem Zustand bei **Apis**, das ein noch stärkeres Wundheits- und Zerschlagenheitsgefühl als **Arnica** hat. Und sie unterscheidet sich ebenso von der speziellen Empfindlichkeit bei **Nux vomica** und **Lycopodium**, die nur nach dem Essen im Bauchbereich auftritt.

3

Als Nächstes fällt auf, dass Lachesis dazu neigt, vermehrt die **linke Körperseite** zu befallen.[WS3572] Wir Homöopathen sind dafür kritisiert worden, dass wir den Arzneien die Macht zuschreiben, auf eine Körperseite stärker einzuwirken als auf die andere. Dabei sollte die schlichte Tatsache, dass häufig auch Krankheiten bestimmte Seiten bevorzugen, hinreichend die Annahme rechtfertigen, dass auch Arzneien dazu in der Lage sind. Die linke Körperseite wird eher von solchen Arzneien affiziert, die insgesamt eine dämpfende oder hemmende Wirkung auf den Organismus ausüben, weil diese Seite des Körpers normalerweise die schwächere ist.

Eine weitere Besonderheit von Lachesis, die wahrscheinlich aus seiner Wirkung auf den Vagus resultiert, ist sein Einfluss auf den Schlaf. Es ist ein allgemeines Symptom, dass das Befinden des Patienten durch **Schlaf verschlechtert** wird; er schläft in eine Verschlimmerung hinein.[WS2820ff] Wenn es wahr ist, dass Lachesis einen Einfluss auf das Atemzentrum hat und dass es insgesamt ein depressorisches Mittel ist, dann können wir verstehen, warum Schlaf verschlimmert. Im Wachzustand haben wir eine gewisse Kontrolle über unsere Atmung. Während des Schlafs geht diese willkürliche Kontrolle jedoch verloren. Und genau wenn diese Veränderung stattfindet, kommt die schwächende Wirkung von Lachesis zur Geltung.

Lachesis ist ein sehr wertvolles Mittel im **Klimakterium**[WS1668], besonders bei jenen Frauen, die durch häufige Schwangerschaften und schwere Arbeit sehr strapaziert worden sind. In diesem Erschöpfungszustand kann es zu einem plötzlichen Ausbleiben der Menses kommen. Unterdrückung oder **Nichterscheinen einer Absonderung verschlimmert** stets das Befinden einer Lachesis-Patientin. Vielleicht ging es ihr schon vor Eintritt der Menopause in den Tagen vor der Regelblutung schlechter als während derselben. Der Puls ist in dieser Zeit schwach und zittrig, es treten die für das Mittel typischen Kopfschmerzen, die lästigen Gemütssymptome, Hitzewallungen wie auch nervöse Erscheinungen auf.

Geist- und Gemüt

Wir wollen nun einige Symptome von Lachesis im Detail betrachten. Zunächst zu den Geistes- und Gemütssymptomen. Der Kranke ist nervös und ängstlich[WS3116f] und vor allem überaus geschwätzig, wobei er ständig von einem Gegenstand zum nächsten springt[WS3075]. Manchmal hat er Angst, vergiftet zu werden[GS], was ihn veranlassen kann, die Einnahme von Arzneien zu verweigern. Interessante Geschichten regen ihn über alle Maßen an, sodass sogar körperliche Beschwerden davon verstärkt werden können. Mitunter nimmt die Angst die eigentümliche Form an, dass er sich einbildet, er sei tot und es würden bereits Vorkehrungen zu seinem Begräbnis getroffen.[GS] „Besondere **Redseligkeit;** Abends bei körperlicher Erschlaffung Schläfrigkeit, ohne in Schlaf kommen zu können. Ohne sich aufzurichten, spricht er viel, will Geschichten erzählen, kommt aber stets aus einer in die andere.“[WS3074] „Sobald ihm nur ein Gedanke einfällt, reihen sich beim Niederschreiben in Menge andere an, so daß er nicht fertig werden kann.“[WS3069] Er sitzt bis spät in die Nacht wach und ist geistig ungewöhnlich produktiv.[WS3070f]

Doch dieses Stadium der Erregung ist vermischt mit einem anderen, das bald völlig an dessen Stelle tritt. Der Geist wird dann immer schwächer, und der Patient kann nur noch mit Mühe einen klaren Gedanken fassen.[WS71f] Beim Schreiben muss er oft innehalten, um sich auf die Orthografie zu besinnen, macht viele Fehler[WS63ff] – wie **Sulfur**, **Lycopodium** und **Medorrhinum**.

Schwindel, Ohnmacht

Schwindel tritt auf, besonders beim Schließen der Augen[WS6], im Sitzen[WS16] und nach dem Niederlegen[WS17]. Schwindel mit kreidebleichem Gesicht[GS], dann Ohnmacht[WS38]. Bei diesem mit Ohnmachtsneigung einhergehenden Schwindel sollte auch an **Theridion** gedacht werden, das ebenfalls Schwindel beim Schließen der Augen hat; als unterscheidendes Merkmal kommt hier jedoch hinzu, dass Schwindel, Übelkeit und Schmerzen stark durch jede Art von Geräusch verstärkt werden. Beide Mittel können bei Sonnenstich[WS162f] hilfreich sein. Bei **Schwindel mit Ohnmacht** durch Herzschwäche sollten Sie **Arsenicum**, **Hydrocyanicum acidum**, **Digitalis**, **Veratrum album** und **Camphora** mit in Betracht ziehen.

Laurocerasus, Hydrocyanicum acidum Diese beiden Mittel sind zumeist bei langanhaltenden

Ohnmachten vonnöten; es scheint keine Reaktionskraft vorhanden zu sein; das Gesicht ist dabei blass und livide, die Haut kalt. Wenn der Kranke Getränke zu sich nimmt, kollern diese hörbar durch den Schlund[R1,322], bis sie im Magen angelangt sind. Wenn die Ohnmacht Begleiterscheinung einer ansteckenden Krankheit ist, wie etwa Scharlach, sind die Symptome ähnlich, wobei das Exanthem livide ist und nach Druck nur sehr langsam seine Farbe wiedergewinnt (vgl. **Ailanthus**).

Digitalis purpurea Auch Digitalis wetteifert bei Ohnmachtsneigung mit **Lachesis** und den anderen Schlangengiften. Typischerweise geht dem Anfall bei Digitalis **Trübsichtigkeit** voraus; der **Puls** ist stark **verlangsamt,** und der Patient klagt über Übelkeit und ein entsetzliches flaues und mattes Gefühl im Oberbauch.

Camphora, Veratrum album Beide Mittel haben in dem Schwächezustand große **Kälte des Körpers** und kalte, schweißige Haut, Veratrum vor allem auch kalten Schweiß auf der Stirn. Bei Veratrum kann das Gesicht im Liegen rot sein, doch beim Aufrichten wird es blass, und der Kranke wird ohnmächtig; Puls fadenförmig.

Camphora hat eiskalte Haut und plötzliches Sinken der Kräfte, wie z. B. auch **Laurocerasus**, doch trotz der großen Kälte und Frostigkeit stößt er jede Bedeckung des Körpers von sich, sobald er kräftig genug ist, sich zu bewegen, selbst wenn er noch gar nicht bei Bewusstsein ist.

Folgen von Sonnenhitze

Schwere des Kopfes beim Erwachen, mit Schwindel[WS179] und Übelkeit[WS186], wie beim Sonnenstich. Bei den üblen Folgen von Sonnenhitze kommen vor allem auch **Glonoinum**, **Belladonna**, **Natrium carbonicum** und **Theridion** (siehe oben) in Frage. Die ersten beiden Mittel ähneln Lachesis mit ihrem aufgedunsenen, roten Gesicht, der lähmungsartigen Schwäche (**Glonoinum**), der Bewusstlosigkeit etc.; doch bei Lachesis treten die Hitzefolgen bei einem bereits vorher stark erschöpften Menschen auf. Alle Schlangenmittel vertragen kein warmes, mildes Wetter, und daher finden wir bei ihnen viele Beschwerden, die im **Frühling** und Sommer wiederkehren. In einem Lachesis-Fall ist der Patient vielleicht ein Trinker oder jemand, der durch allzu viel geistige Arbeit sehr erschöpft ist. Die Hitze der Sonne lässt ihn dann matt, träge und schwindelig werden, oder das Gesicht ist, wenn Kongestionen die Folge sind, dunkelrot, und es sieht gleichzeitig eingefallen und abgezehrt aus; die Extremitäten sind dabei kalt. Auch **Camphora** kann hier unter Umständen erforderlich werden, wenn die Energie dahinschwindet, die Ohnmachtsanfälle von Mal zu Mal schlimmer werden und der Körper eiskalt und in kaltem Schweiß gebadet ist. Sowohl Lachesis als auch **Natrium carbonicum** sind nützlich, wenn heißes Wetter übermäßig ermüdet, in welchem Fall auch noch **Selenium** und **Natrium muriaticum** zu erwägen sind.

Delirium, Typhus

Um aber, nach dieser kleinen Abschweifung, noch einmal auf die Geistes- und Gemütssymptome von Lachesis zurückzukommen: Das Delirium ist von einem blanden, mussitierenden Typ.[KE4,745] Zu anderen Zeiten scheint der Patient immer tiefer in einen Zustand der Torpidität zu sinken, einhergehend mit Kälte der Extremitäten und Zittern der Hände und des ganzen Körpers. Wenn man ihn bittet, die Zunge herauszustrecken, kommt diese nur schwer und zitternd heraus[KE4,745], oder sie verfängt sich an den Zähnen. Sie ist meist dunkelbraun belegt und weist bisweilen an der Spitze Bläschen auf[GS]. Die Lippen sind rissig[KE4,745] und sondern dunkles Blut ab. Der Geschwätzigkeit folgt gewöhnlich große geistige Trägheit und körperliche Schwäche, was sich zu einem typhösen Zustand weiterentwickelt; dann kommt das Delirium, welches aber nicht wie bei **Belladonna** von Heftigkeit und Gewalttätigkeit geprägt ist.

Diese Symptome zeigen, dass Lachesis ein unschätzbares Heilmittel bei Typhus ist, ja bei allen Krankheiten von typhösem Charakter. Dabei ist die eben erwähnte Geschwätzigkeit besonders kennzeichnend. Ein anderer Geisteszustand, den diese typhösen Patienten mitunter aufweisen, ist die Wahnvorstellung, sie befänden sich unter der Kontrolle einer übernatürlichen Macht.[GS] Auch Durchfall ist gewöhnlich vorhanden, und die Stühle stinken grässlich[WS1453ff] – ein starkes Charakteristikum von Lachesis, das Ihnen auch bei Diphtherie, Scharlach und anderen Krankheiten dieser Art eine Hilfe sein wird. Selbst wenn die Stühle geformt und in jeder Hinsicht normal sind, verbreiten sie diesen entsetzlichen Geruch. Lachesis kann auch im Spätstadium eines typhösen Fiebers indiziert sein, wenn der Patient bereits soporös ist, mit Herabhängen des Unterkiefers und anderen Symptomen, die auf eine drohende Hirnlähmung hinweisen.

Lassen Sie mich nun auf einige konkordante Arzneien von Lachesis bei deliranten und typhösen Zuständen zu sprechen kommen.

Was die erwähnte **Geschwätzigkeit** betrifft, sollte Lachesis mit **Stramonium**, **Agaricus**, **Mephitis**, **Cimicifuga** und **Paris quadrifolia** verglichen werden.

Stramonium Stramonium können Sie von **Lachesis** unterscheiden durch das rote Gesicht und die anderen Zeichen großer sensorischer Erregung.

Agaricus muscarius Der Patient zeigt große Gesprächigkeit und zur gleichen Zeit krampfartige Bewegungen der Gesichts- und Halsmuskeln; er schwatzt viel lustiges und unzusammenhängendes Zeug.[AZ68(MB)XXII]

Mephitis putorius Hier gleicht die Geschwätzigkeit der eines Trunkenen.[SK119]

Cimicifuga racemosa Bei Cimicifuga ist sie gewöhnlich mit Ausbleiben der Regelblutung oder mit einer Wochenbettpsychose verbunden, oder sie ist Teil eines Delirium tremens, wofür **Lachesis** ebenfalls ein nützliches Mittel ist. Cimicifuga heilt wirre Delirphantasien von Ratten etc., hartnäckige Schlaflosigkeit, unablässiges Schwatzen mit Springen von einem Thema zum anderen[NR2,163], wilde, „verrückt machende" Empfindungen im Kopfbereich; die Patientin muss sich umherbewegen. **Lachesis** hat demgegenüber bei seiner Geschwätzigkeit und seinen Halluzinationen ein ausgeprägteres Zittern der Hände, Durchfälle und eine größere Erschöpfung.

Paris quadrifolia Dieses Mittel ruft eine Redseligkeit hervor, die sehr jener vom Tee erzeugten ähnelt, eine Art Lebhaftigkeit[R3,3], verbunden mit „Wohlgefallen am eigenen seichten und lächerlichen Gerede".[R3,2]

Bei den **Fiebererkrankungen vom typhösen Typ** können Sie Lachesis mit **Opium**, **Hyoscyamus**, **Arnica**, **Lycopodium**, **Apis**, **Muriaticum acidum**, **Baptisia** und **Rhus toxicodendron** vergleichen.

Opium Opium kommt bei Typhus mit drohender Hirnlähmung in Betracht, doch seine Symptome weisen auf einen ganz anderen Zustand als den von **Lachesis** hin: Die Symptome, die Opium indizieren, sind neben dem herabhängenden Unterkiefer Bewusstlosigkeit, **stertoröse Atmung** und ein dunkler oder **bräunlichroter Teint.** Je dunkelroter das Gesicht, desto eher ist Opium angezeigt. Bei **Lachesis** ist der zerebrale Zustand auf die Wirkung des Typhuserregers auf das Gehirn zurückzuführen; bei Opium ist er ein Sekundäreffekt der intensiven Kongestion dieses Organs.

Hyoscyamus niger Hyoscyamus gleicht **Lachesis** in dieser Beziehung wohl mehr als **Opium**. Der Unterkiefer hängt herab, der Kranke ist schwach und zittrig, und es bestehen **Muskelzuckungen.** Letzteres ist ein obligatorisches Symptom von Hyoscyamus. Auch hier finden wir, wie bei **Opium**, die röchelnde Atmung, dazu unwillkürliche Stuhlentleerungen und große Prostration.

Arnica montana Auch Arnica kann das passende Mittel sein, wenn starker Blutandrang zum Gehirn besteht. Der Patient liegt im Sopor, mit herabhängendem Unterkiefer und starren Augen, doch selbst in diesem Zustand wird das **Bett** als zu heiß und **zu hart** empfunden. Das Gesicht ist dunkelrot, und Stuhl und Urin gehen unwillkürlich ab. Zusätzlich zu diesen Symptomen sehen wir bei Arnica aber ein Symptom, das es von den bisher erwähnten Arzneien klar unterscheidet, nämlich dunkle Flecken hier und da am Körper, mit unregelmäßigen Umrissen und von schwarzer bis blauer Farbe – **Ekchymosen,** wie man sie nennt.

Lycopodium Lycopodium ist ein Komplementärmittel von **Lachesis** und folgt diesem daher häufiger als jedes andere der bisher besprochenen Mittel. Die Zeichen, die Lycopodium hier indizieren, sind die folgenden: soporöser Zustand mit herabhängendem Unterkiefer und rasselnder Atmung; Schleimrasseln im Hals beim Ein- wie beim Ausatmen; Augen stierend und voller Schleim, die Pupillen reagieren nicht auf Licht.[GS] Lycopodium ist das wichtigste Mittel, das wir für **drohende Gehirnlähmung**[SK32] haben – es ist das hierbei am häufigsten angezeigte Mittel.

Apis mellifica Apis hat das Herabhängen des Unterkiefers nicht so deutlich, ähnelt **Lachesis** aber in dem Vor-sich-hin-Murmeln beim Delirium, in der zitternden Zunge, etc. Das Bienengift erzeugt jedoch eine ausgesprochene nervöse Unruhe, die den Kranken trotz großer Schläfrigkeit keinen Schlaf finden lässt[GS]; später dann delirierendes Murmeln[BI20], ein seltsam glücklicher, freundlicher Gesichtsausdruck[GS], Bauch aufgetrieben und höchst empfindlich[BI20], Hände und Unterarme kalt, unwillkürliche Durchfälle[BI20]. Diese Empfindlichkeit des Bauches entspricht einem Wundheitsgefühl im Bauch[AA569], im Unterschied zu der Hyperästhesie der Haut bei **Lachesis**.

Muriaticum acidum Der Kranke hat ein eingefallenes Gesicht[GS]; Zunge glatt, wie aller Papillen beraubt, oder auch braun, geschrumpft und hart; Herunterrutschen im Bett[CK526] durch muskuläre Schwäche.

Baptisia tinctoria Düsterrotes Gesicht, das benebelt wirkt, wie das eines stark Betrunkenen; extreme Schläfrigkeit und Sopor, der Kranke schläft mitten in der Antwort auf eine Frage ein; Stühle dunkel, flüssig und sehr übelriechend.[GS]

Rhus toxicodendron Rhus kann **Lachesis** in einer Phase seiner Wirkung nachahmen, nämlich wenn die Schläfrigkeit einsetzt und das Gemurmel beginnt; trockene, rissige Zunge, Sordes auf den Zähnen[GS] und unwillkürliche Stühle. Doch die Schwere der Erkrankung ist bei **Lachesis** zweifellos größer als bei Rhus, und deshalb kommt das Schlangengift, wenn nichts dazwischenkommt, erst zu einem späteren Zeitpunkt ins Spiel. Rhus hat stark ausgeprägte Unruhe und Besserung durch Bewegung; Geschwätzigkeit tritt nicht besonders hervor. Die Zunge zeigt ein rotes **Dreieck an der Spitze,** und die Ausscheidungen sind nie so übelriechend wie die von **Lachesis**. Sie müssen immer im Hinterkopf haben, dass Rhus toxicodendron ein zutiefst erethisches Mittel ist; daher muss es zu den aktuellen Symptomen schon eine sehr große Ähnlichkeit aufweisen, wenn es weiterhin gegeben werden soll, obwohl der Patient bereits träge wird und kein Bewegungsdrang mehr vorhanden ist.

Kopfschmerzen

Wir verlassen die Geistes- und Gemütssymptome von **Lachesis** und die Indikationen für das Mittel und seine Mitstreiter beim Bauchtyphus, um uns als Nächstes seinen Kopfsymptomen zuzuwenden. **Lachesis** ruft **klopfende Kopfschmerzen** hervor, zumeist in der linken Schläfe[GS] und über den Augen[WS248], verbunden mit Eingenommenheit des Kopfes, besonders vor Ausbruch eines Schnupfens[WS1718]; alles **besser nach Einsetzen der Absonderung**[WS1715]. Dies ist ein allgemeines Charakteristikum – sobald eine Absonderung in Gang gekommen ist, fühlt sich die Patientin besser. Ich habe Dysmenorrhö mit **Lachesis** gelindert, wenn dieser Kopfschmerzen vorangingen, aber Besserung eintrat, sobald die Blutung begonnen hatte. Brennen auf dem Scheitel in der Menopause.[GS]

Bei katarrhalisch und rheumatisch bedingten Kopfschmerzen sind auch folgende Mittel zu erwägen: **Mercurius**, **China**, **Pulsatilla**, **Bryonia** und **Gelsemium**.

- **Mercurius** lindert Kopfschmerzen infolge unterdrückten Schnupfens, mit Vollheit und Klopfen im Kopf und Druck bis in die Nase, schlimmer in der Bettwärme und bei feuchtem, windigem Wetter.
- **China** kommt in Betracht, wenn sich der Schmerz durch die geringste Zugluft erhöht.
- Bei **Pulsatilla** und **Bryonia** ist das verminderte Nasensekret dick und gelb oder auch grün.
- **Gelsemium** ist zu wählen, wenn die Beweglichkeit herabgesetzt und der Patient schläfrig ist, mit neuralgischen Schmerzen, die sich vom Hinterkopf bis zur Stirn und ins Gesicht ausbreiten.

Die Kopfschmerzen von Lachesis können auch in einer Störung des Magen-Darm-Trakts ihre Ursache haben, oder sie sind Begleiterscheinung einer **fieberhaften Infektionskrankheit.** Das Blut drängt nach oben, mit Klopfen im Kopf, dunkler Gesichtsröte, Aufgedunsenheit des Gesichts und einer Benommenheit, die von einfacher Eingenommenheit des Kopfes bis zum tiefsten Sopor reichen kann, oft auch begleitet von teilweiser Blindheit, Herzklopfen und Ohnmachtsanwandlungen. Die Kopfschmerzen sind kurzgefasst folgender Art: scharfes Stechen, wie von einem Messer, scheint sich in der Nasenwurzel zu konzentrieren [WS583]; oder Schmerz vom Jochbein bis ins Ohr hinein [WS396]. Diese Richtung des Schmerzes ist charakteristisch. Als Parallele zu diesen vom Jochbein bis ins Ohr fahrenden Schmerzen haben wir solche, die vom Kopf nach unten durch die Augen oder in die Augen ausstrahlen. All dies sind für Lachesis typische Schmerzen. Es gibt noch einen weiteren Schmerz, den ich erwähnen will und der vermutlich rheumatischen Ursprungs ist: Kopfschmerz, der bis in den Hals und die Schulter der betroffenen Seite zieht; er geht oft mit (katarrhalisch oder rheumatisch bedingter) leichter Halssteifigkeit oder mit einem Spannen in den Halsmuskeln [WS156] einher.

Meningitis

Lachesis kann aber auch bei schwereren Erkrankungen des Kopfes hilfreich sein, z. B. bei Hirnhautentzündung. Dabei bestehen heftigste Schmerzen im Kopf, die den Kranken zum Aufschreien nötigen; die Zungenpapillen sind vergrößert [WS698]; Erdbeerzunge; der Patient rollt den Kopf hin und her, bohrt ihn ins Kissen.

Besonders nützlich ist Lachesis, wenn sich ein Erysipel oder ein Exanthem, wie etwa Scharlach, nicht richtig entwickelt oder wenn es wieder zurücktritt. Der Patient wird dann zunächst sehr schläfrig, findet aber keinen Schlaf; das Herz bebt oder pocht. Bald entwickelt sich ein soporöser Zustand; er wird immer träger und schwerfälliger und fällt schließlich in einen tiefen Schlaf, aus dem er kaum zu erwecken ist.

Bei sehr heftigen Kopfschmerzen, wie etwa bei Meningitis, sollten Sie sich die Beziehung zwischen **Belladonna** und Lachesis vor Augen halten, wobei der Unterschied mehr eine Frage des Schweregrades ist. Beide Arzneien eignen sich bei Meningitis infolge von Erysipelas, bei Scharlach, bei Apoplexie etc.; doch **Belladonna** ist für das Anfangsstadium dieser Erkrankungen zuständig bzw. für jenen Zustand, bei dem, selbst wenn der Patient bereits soporös sein sollte, immer noch ein gewisses Maß an Erregung vorhanden ist und nicht weitgehende Reaktionslosigkeit. Daher fährt der **Belladonna**-Patient häufig aus seinem tiefen Schlaf hoch, schreit auf, knirscht mit den Zähnen, erwacht wie durch einen Schreck, usw. Er hat in der Regel einen kräftigen Puls, und die Körperoberfläche ist leuchtend rot kongestioniert oder, wenn der Fall fortgeschritten ist, tiefrot und etwas livide. Wenn ein Hautausschlag besteht, wie z. B. beim Scharlach, so ist dieser, auch wenn er nur spärlich ist, leuchtend rot, aber die Vitalität ist insgesamt nicht so herabgesetzt, dass die Extremitäten kalt wären, das Exanthem bläulich verfärbt, das Zellgewebe infiltriert und zu bedenklicher Eiterung geneigt, wie dies beim Schlangengift der Fall ist. Oft finden wir jedoch nach dem Gebrauch von **Belladonna** Hinweise auf eine zerebrale Erschöpfung, eine Blutvergiftung oder eine drohende Paralyse [1], und in einem solchen Fall mag dann Lachesis erforderlich sein. Der Patient schreit dann immer noch im Schlaf auf oder fährt erschreckt hoch, die Zunge zeigt immer noch vorgetretene, vergrößerte Papillen, und der Kopf ist heiß und das Gesicht rot; aber der **Puls** ist jetzt rascher und **schwächer,** die Füße sind kalt und die **Hitze der Haut ungleichmäßig** verteilt; der Geist ist mehr „umnebelt", Schläfrigkeit macht sich verstohlen breit, und der entzündete Körperteil, die Pseudomembranen oder der Ausschlag – wie der Fall gerade sein mag – nimmt eine **bläulichere Farbe** an. All dies deutet dann auf die Notwendigkeit eines Mittelwechsels hin.

Augen

Betrachten wir nun die Wirkung von Lachesis auf die speziellen Sinnesorgane. Im Bereich der Augen

[1] Deshalb warnt James Tyler Kent in seinem Arzneimittelbild von *Belladonna* vor dem Einsatz dieses Mittels in solchen Fällen und empfiehlt statt dessen *Stramonium* (*Homöopathische Arzneimittelbilder,* S. 185).

finden wir: **Trübsehen, < beim Erwachen**[GS]; dunkle Flecken vor den Augen. Die Sehkraft scheint plötzlich zu schwinden, mit Gefühl von Ohnmachtsanwandlung und Herzklopfen; damit verbunden nervöses Zittern am ganzen Körper[GS]. Lachesis ist eines der führenden Mittel bei Sehschwäche als Begleiterscheinung von Herzerkrankung[GS] und Schwindel.

Mit gutem Erfolg lässt es sich auch bei **Netzhautblutung** einsetzen, wo es die Resorption des Blutes befördert.[GS] Die Lachesis hier am nächsten stehenden Mittel sind **Crotalus horridus**, **Phosphorus**, **Arnica**, **Belladonna** und **Hamamelis**.

Skrofulöse Ophthalmie [bzw. **Keratitis**[GS]] verlangt nach Lachesis, wenn die Symptome nach Schlaf deutlich schlimmer sind. Typisch für das Mittel sind außerdem große Lichtscheu und Schmerzen von brennendem und scharf stechendem Charakter, die bis in die Schläfen, den Scheitel und den Hinterkopf ausstrahlen[GS]; des Weiteren Jucken und feines Stechen in Augen und Lidern, < durch Berührung. Trübung der Sehkraft, mit „viel schwarzem Geflimmer vor den Augen".[GS]

Auch **Crotalus** kann bei Keratitis ebenfalls angezeigt sein, wenn im Bereich der Augen schneidende Schmerzen bestehen. Ziliarneuralgie mit diesen schneidenden Schmerzen, große Lichtscheu, Lider morgens angeschwollen; außerdem Herzklopfen, besonders zur Zeit der Menstruation.[AZ49,190] [2]

Ohren

Lachesis kann auch bei Ohrenleiden heilsam sein, namentlich bei **Ohrgeräuschen** wie Singen[EN308] oder Brausen[WS577] in den Ohren. Die Geräusche bessern sich oft für eine gewisse Zeit, wenn man den Finger im Gehörgang hin und her schüttelt[WS575], was darauf hindeutet, dass der Tinnitus in solchen Fällen nicht kongestiven, sondern **katarrhalischen Ursprungs** ist und besonders durch Verschluss der Eustachischen Röhre[GS] bedingt. Die Beschaffenheit des **Ohrenschmalzes** verändert sich, es wird „wie Mehlbrei"[WS554] und übelriechend. Schwellung zwischen dem Ohr und dem Warzenfortsatz, mit Klopfen[WS530], Steifigkeit und Schmerz beim Daraufdrücken[WS527]. Sie können hier **Nitricum acidum**, **Capsicum** , **Aurum**, **Hepar sulfuris** und **Silicea** vergleichen.

Auch **Crotalus** und **Elaps** haben eine Wirkung auf die Ohren. **Elaps** erzeugt wie Lachesis einen Katarrh, typischerweise aber schwarzes Zerumen[EN81]; Summen wie von einer Fliege im Gehörgang[EN94]; Otorrhö[AZ49,189], mit gelblichgrüner, wässriger Absonderung aus dem Ohr.[GS] Auch blutige Absonderungen.[GS] Nur Lachesis scheint hingegen die katarrhalische Verstopfung der Eustachischen Röhre zu haben, die durch Schütteln des Fingers im Gehörgang zu lindern ist. **Crotalus** erzeugt ein Verstopfungsgefühl vornehmlich im rechten Ohr, mit Ziehen und Hitze „und einem Gefühle, als wollte Ohrenschmalz in die Mundhöhle fließen".[WS561]

Gesicht

Das Gesicht des Lachesis-Patienten variiert natürlich, je nach dem Zustand, in dem sich der Organismus gerade befindet. Bei vielen Krankheiten, die das Mittel erfordern, hat das Gesicht eine erdfahle oder graue[WS328] Blässe. Bei exanthematischen Krankheiten ist es gewöhnlich geschwollen[WS357] oder aufgetrieben[AZ71,83] und von bläulichroter Farbe[GS]; wenn der Ausschlag herauskommt, erscheint er nur spärlich und hat einen dunklen Farbton.

Ängstlicher[WS369] Schmerzensausdruck im Gesicht bei Schlafsucht[WS312]; Gesicht entstellt, aufgedunsen[WS344]; Gesicht heiß, rot und geschwollen[WS357], wie das eines Säufers[GS] oder wie nach einem Trinkgelage; blaue Ringe unter den Augen[WS319]. „Fahle, graue Gesichtsfarbe bei Unterleibsbeschwerden"[WS328] oder bei Wechselfieber.[WS328f]

Lachesis hat auch Krämpfe im Bereich des Gesichts: Kinnbackenkrampf[WS650]; verzerrte Gesichtszüge[GS]; Tetanus mit Opisthotonus und Trismus[GS]. Mit den Krämpfen treten häufig auf: Rückwärtsbeugen des Körpers, Aufschreien und kalte Füße[GS]; auch Jucken der Füße[WS2430].

- Plötzliches Anschwellen des Gesichts.[WS344] Hierbei sind zu vergleichen: **Apis**, **Belladonna**, **Arsenicum**, **Lycopodium**, **Hyoscyamus**, **Rhus toxicodendron**, **Pulsatilla**, **Stramonium**, **Kalium carbonicum** und **Phosphorus**.

[2] Die Verschlimmerung während der Menstruation bezieht sich nicht, wie Farrington meint, auf die Schmerzen.

- Bei elender, blasser oder erdfahler Gesichtsfarbe: **Arsenicum**, **Bufo**, **Lycopodium**, **Carbo vegetabilis**, **Rhus toxicodendron**, **China**, **Phosphorus** und **Phosphoricum acidum**.
- Bei blauen Rändern um die Augen: **Arsenicum**, **Cuprum**, **Phosphorus**, **Rhus toxicodendron**, **Lycopodium**, **Secale cornutum** und **Veratrum album**.
- Aussehen wie das eines Säufers: **Baptisia**, **Hyoscyamus**, **Carbo vegetabilis**, **Nux vomica**, **Sulfur**, **Opium**, **Nux moschata**.
- Bei Gesichtskrämpfen sind zu vergleichen: **Nux vomica**, **Hyoscyamus**, **Belladonna**, **Hydrocyanicum acidum**, **Lycopodium**, **Cicuta**, **Camphora**, **Phytolacca**, **Arsenicum**.

3

Apis, **Arsenicum** und **Kalium carbonicum** haben die Aufgedunsenheit des Gesichts gemein, auch wenn keinerlei Röte damit verbunden ist. **Apis** zeichnet sich außerdem durch brennend beißende Schmerzen der Augenlider [AA234] sowie ein Gefühl von Steifheit derselben aus. Bei **Arsenicum** betrifft die Geschwulst vornehmlich den Bereich der Augen [CK194], der Glabella und der Stirn [CK197] (auch Gesicht: **Natrium arsenicosum**). **Kalium carbonicum** hat die wohlbekannte säckchenartige Geschwulst an den oberen inneren Augenlidern [CK218f] und auch plötzliche Geschwulst der Wangen [CK344ff].

Arsenicum album Gesichtsausdruck, Gesichtsfarbe etc. von Arsenicum haben große Ähnlichkeit mit jenen der Schlangengifte. Angst und Schmerzen sind bei Arsenicum jedoch von größerer Unruhe, Reizbarkeit und Todesfurcht gekennzeichnet; das eingefallene Gesicht mit seinen scharf geschnittenen Zügen, den tiefliegenden Augen und dem kalten Schweiß auf der Haut wirkt in noch höherem Grade hippokratisch. Wenn der Teint gelb oder erdfahl ist, so hat er ein ausgesprochen kachektisches Gepräge. Wenn Zeichen von Trismus vorhanden sind, liegt der Kranke bleich und wie tot da, wiewohl er noch warm ist. Plötzlich erwacht er dann aus diesem Zustand und verfällt in heftige Krämpfe, nur um kurz darauf in diese Art von kataleptischer Bewegungsunfähigkeit zurückzusinken. Die Augen sind nur halb geöffnet, die Bindehäute mit Schleim bedeckt.

Lycopodium Blasse oder gelbe Gesichtsfarbe; das Gesicht ist von tiefen Falten durchzogen [SK36] und wirkt bisweilen wie in die Länge gezogen [CK342]. Die konvulsiven Bewegungen des Mittels sind einzigartig; durch die Prüfungen hindurch kommt es immer wieder zu Anfällen von abwechselndem Zusammenziehen und Ausdehnen einzelner Teile oder Glieder. [CK1419f] Im Gesicht macht sich dieses Phänomen z. B. so bemerkbar, dass die Zunge unwillkürlich zum Munde heraus und dann zwischen den Lippen hin und her fährt [CK441]; krampfhaftes Zucken [3] von Gesichtsmuskeln [SK36; CK368]; die Mundwinkel ziehen sich aufwärts und erschlaffen wieder, abwechselnd links und rechts [CK370]; fächerähnliche Bewegung der Nasenflügel [GS; CK311]. Die Augen können ebenso wie bei **Arsenicum** halb geöffnet [AZ101, 134] und mit Schleim bedeckt sein – ein böses Zeichen, weist es doch gewöhnlich auf eine Erschöpfung des Gehirns hin.

Phosphorus Phosphorus hat ebenfalls Gesichtsblässe, unterscheidet sich aber durch deren aschfarbene, anämische Tönung. Dies sollten Sie sich einprägen, da Phosphorus wie die Schlangengifte zu Aufgedunsenheit des Gesichts, zu eingefallenem Gesicht und auch zu blaurandigen Augen und blauen Lippen neigt.

Hyoscyamus Ähnelt **Lachesis** in seinem Gesichtsausdruck und in den Krampferscheinungen sehr. Das Gesicht hat ein ausgesprochen stupides Aussehen, wie das eines Trunkenen; es kann verzerrt und bläulich verfärbt sein [RA(78)] oder braunrot und geschwollen [RA(84)]; Neigung zum Aufschrecken aus dem Schlaf [RA(341)]; öftere Zuckungen [RA([illegible])] einzelner Muskeln oder Muskelgruppen. Nagender Hunger vor epileptischen Anfällen. [GS]

Stramonium Der Stramonium-Patient ist leicht zu erkennen durch sein geschwollenes Gesicht, sein Erschrecken beim Erwachen [GS], durch das Auftreten von Krämpfen beim Anblick von hellem Licht [RA(342)] und schließlich durch die finstere Zusammengezogenheit des oberen Gesichts [RA(58)] und das ausgeprägte Stirnrunzeln [RA(55)].

---

[3] Nicht „Zittern", wie es bei Farrington heißt.

Hydrocyanicum acidum Das Mittel steht **Lachesis** in seinen konvulsiven Symptomen und in seiner Gesichtsfarbe sehr nahe. Wie bei **Elaps** kollern Getränke hörbar die Speiseröhre hinab, doch bei Letzterem rührt dies eher von einem krampfhaften Zusammenziehen der Schließmuskeln her, dem jeweils eine plötzliche Erschlaffung folgt. Bei Krämpfen nimmt die Körperoberfläche von Hydrocyanicum acidum eine blassblaue Farbe an; besonders betroffen sind die Muskeln von Gesicht, Kiefer und Rücken.[GS; SK491] Bei einem Anfall verspürt der Patient plötzlich einen Schlag, der ihn blitzartig von Kopf bis Fuß durchfährt, und dann kommt der Krampf. In dieser Beziehung gleicht das Mittel eher **Cicuta** und **Helleborus** als **Lachesis**. Doch hat **Cicuta**, wie die Schlangengifte, krampfbedingt große Schwierigkeiten beim Atmen[AZ10,187], und es ruft mehr als jedes andere Mittel starres Blicken[RA(35ff)] hervor; den Krampfanfällen folgt jeweils unverhältnismäßig große Schwäche.

Camphora Camphora ist von **Lachesis** leicht zu unterscheiden durch die vorwaltende Kälte und durch das Zurückziehen der Lippen, das die Zähne sichtbar werden lässt.

Erysipel

Lachesis ist bisweilen bei Gesichtsrose angezeigt, welche typischerweise auf der linken Seite am stärksten ausgeprägt ist.[WS372] Das Gesicht ist dabei gewöhnlich zunächst hellrot, nimmt dann aber nach und nach eine dunkle, bläuliche Färbung an. Es besteht eine erhebliche Infiltration in das Zellgewebe, sodass die Augenumgebung auf der befallenen Seite anschwillt. Die charakteristische bläuliche Gesichtsfarbe ist eine Folgeerscheinung der begleitenden Schwäche. Selbst zu Beginn der Krankheit, wenn die Haut noch rot ist, wird der Puls, obschon beschleunigt, bereits schwach, die Füße werden kalt, und auch der Kopf wird in Mitleidenschaft gezogen, sodass der Patient bald schläfrig wird und in ein mit Gemurmel einhergehendes Delirium gerät. Der Kranke kann aber auch in den entgegengesetzten Zustand einer Pseudoerregtheit verfallen – und dann kommt es zu der schon erwähnten Geschwätzigkeit.

Dieses Lachesis-Erysipel müssen Sie von der Gesichtsrose verwandter Mittel unterscheiden, und dazu gehören die folgenden homöopathischen Arzneimittel.

Belladonna In den ersten Zeichen des Erysipels hat Belladonna keine Ähnlichkeit mit **Lachesis**. Doch im weiteren Verlauf der Krankheit, wenn die Entzündung so intensiv geworden ist, dass das aufgedunsene Gesicht bläulichrot wird und sogar brandig zu werden droht, oder wenn das Gehirn mit angegriffen wird, dann ist eine Differenzierung notwendig. Beide Mittel haben in dieser Situation einen heißen Kopf und kalte Füße, Delirium, eine trockene Zunge, etc. Doch **Lachesis** passt spätestens dann, wenn die zerebralen Symptome unter Belladonna nicht weichen wollen und der Erregungszustand einem „murmelnden" Sopor Platz macht. Der Puls ist schwach und schnell, und die kühle Haut der Gliedmaßen hängt eindeutig mehr mit der schwindenden Lebenskraft als mit dem Blutandrang nach oben zusammen.

Crotalus steht zu Belladonna im selben Verhältnis wie **Lachesis.**

Apis mellifica Apis ist bei Erysipel indiziert, wenn die befallenen Teile eine ausgeprägte Neigung zur Ödembildung zeigen. Wenn das Gesicht beteiligt ist, stehen die **Augenlider wie Wassersäcke** hervor. Das Gesicht hat in der Regel einen blassrosafarbenen, vielleicht auch purpurnen Teint, aber es hat niemals das bläulich-dunkle Aussehen von **Lachesis**. Auch wenn eine ähnlich destruktive Tendenz vorhanden sein mag, so ist der Zustand nervöser Reizbarkeit, der vom Gift der Biene hervorgerufen wird, doch sehr verschieden von jedem anderen ihrer tierischen Verwandten. Es ist eine zappelige, nervöse Unruhe[AA27], gepaart mit einer missmutigen[AA21], gereizten Stimmung[AA19], die den Patienten des Schlafes beraubt, obwohl er sich sehr müde fühlt.

Rhus toxicodendron Rhus passt für die **vesikuläre Form** des Erysipels. Der Patient ist schläfrig, wie bei **Lachesis**, und es bilden sich Bläschen im Bereich des Gesichts. Die Gesichtsfarbe ist schmutzig rot, nicht bläulichschwarz wie bei **Lachesis** und auch nicht purpurn wie im fortgeschrittenen **Apis**-Fall.

Wenn sich in einem **Lachesis**-Fall Bläschen entwickeln, füllen sie sich schnell mit Eiter. Rhus

3

macht, relativ gesehen, mehr Bläschenbildung und Brennen, mehr Stechen und Jucken, mehr Gliederschmerzen und Unruhe; **Lachesis** macht mehr bläulichrote Entzündung und eine Neigung zur Gangräneszenz.

Euphorbium officinarum Euphorbium, mit seiner Vergiftungsangst [CK2], seiner bänglichen Gemütsstimmung [CK4], seiner Trübsichtigkeit [CK41] etc., verdient hier ebenfalls Beachtung, ruft es doch neben einer Neigung zu brandigem Gewebszerfall [CK250] auch bullöse Erysipele [CK53] hervor. Die rechte Wange hat eine livide oder dunkelrote Farbe [4], und auf der rosenartigen Geschwulst bilden sich erbsengroße Blasen, die mit einer gelblichen Flüssigkeit gefüllt sind.[CK56] „Rothe, entzündete Backen-Geschwulst, mit Bohren, Nagen und Wühlen vom Zahnfleische bis ans Ohr und mit Jücken und Kriebeln im Backen, wenn der Schmerz nachlässt.“ [CK54]

Gesichtsneuralgie

Lachesis kann bei Prosopalgie angezeigt sein, wenn die Schmerzen auf der linken Seite schlimmer sind; typisch sind reißende Schmerzen über der Augenhöhle [WS401f] und wühlende oder herumschraubende Schmerzen im Bereich des Jochbeins [WS401]. Delirium setzt ein, sobald der Kranke die Augen schließt.

Zähne, Zahnfleisch

Kariöse Zähne werden auffallend mürbe [WS742] und zerbröckeln oder brechen ab [WS741]. Das Zahnfleisch ist blaurot geschwollen [WS729], mit klopfenden Schmerzen darin [WS730]. Lachesis kann erfolgreich bei **Wurzelhautentzündung** der Zähne und bei **Wurzelabszessen** an gefüllten Zähnen eingesetzt werden (vgl. **Mercurius**, **Kreosotum**, **Thuja**, **Hepar**, **Silicea**, **Fluoricum acidum** und **Petroleum**).

Mercurius solubilis Von den konkordanten Mitteln bei Zahnschmerzen ist keines **Lachesis** so ähnlich wie Mercurius; wie dieses lindert es, wenn das Zahnfleisch entzündet und der Zahn kariös ist, zumal bei einem Wurzelabszess. Man sagt Mercurius eine direkte Wirkung auf das Dentin nach. Die Schmerzen sind reißend [RA260] und klopfend [RA254] und stechen bis in die Ohren [RA275] und das Gesicht hinein. Bei **Lachesis** ist das Zahnfleisch geschwollen und zugleich dunkelrot und livid, oder es ist gespannt und heiß und sieht aus, als würde es gleich aufplatzen. Mercurius hat eine ausgeprägte Verschlimmerung durch Bettwärme. **Lachesis** folgt häufig auf Mercurius, oder es wird sofort benötigt, wenn bei dem Patienten zuvor durch Merkurpräparate Speichelfluss angeregt worden ist. Nur Mercurius hat „schmutziges“ oder missfarbiges Zahnfleisch, das von den Zähnen absteht und an den Spitzen weiß aussieht.[RA257]

Kreosotum Kreosotum heilt Zahnschmerzen, die sich von den Zähnen zur linken Gesichtsseite [GA2,108] und allgemein in die Schläfen [GA2,111] ausbreiten [GA2,108]; die Milchzähne verfaulen, kurz nachdem sie durchgetreten sind [GS]; aus dem Zahnfleisch sickert beständig dunkles Blut [KE5,859]; die begleitenden Gesichtsschmerzen sind von brennendem Charakter, und der Kranke ist nervös und leicht erregbar [GS] und verfällt sogar in Krämpfe, besonders wenn es sich um ein Kind in der Zahnungsphase handelt.

Thuja occidentalis Thuja ruft Karies genau am Zahnfleischrand [HC1,221f] oder auch an den Zahnwurzeln hervor, während die Krone ganz gesund erscheint [AZ57,78]. „Zahnfleisch geschwollen, streifenweise dunkelroth mit dick aufgetriebenen Venen durchzogen …“ [TH300] „Die Zähne färben sich schmutzig gelb, anhaltend.“ [TH309] „Wackligwerden der Zähne und theilweises Zerbröckeln.“ [TH308]

Stomatitis aphthosa

Bei Mundschleimhautentzündungen, **Aphthen** etc. sollte Lachesis vor allem mit **Baptisia**, **Nitricum aci-**

[4] Für die Seitenangabe „rechts“ gibt es in den Quellen keinen Beleg. Wenn man für *Euphorbium* überhaupt eine allgemeine Seitenbevorzugung postulieren möchte, dann wäre es eher die linke Seite (nach den Angaben in den *Guiding Symptoms*, S. 251). Auch die Lividität der entzündeten Wangen ist anhand der Quellen nicht zu verifizieren. Hahnemann berichtet in diesem Zusammenhang nur von *roter* oder *weißer* „Backen-Geschwulst“. (*CK* 54f, 59)

dum, **Muriaticum acidum**, **Arsenicum** und **Apis** verglichen werden, während sich **Mercurius** eher mit Arzneien wie **Carbo vegetabilis**, **Staphisagria**, **Kalium chloricum**, **Jodum**, **Sulfuricum acidum** und auch **Nitricum acidum** vergleichen lässt.

Baptisia Bei Baptisia sickert Blut aus dem Zahnfleisch, welches dunkelrot oder purpurfarben erscheint, verbunden mit Speichelfluss, Foetor und stinkenden Stühlen; es gleicht insofern ganz genau **Lachesis**. Beide Mittel sind auch bei Mundfäule angezeigt, welche die letzten Stadien der Schwindsucht begleitet. Hier müssen zur Mittelwahl allgemeine Unterschiede herangezogen werden, ebenso aber auch die Zunge, die bei Baptisia typischerweise einen **gelbbraunen Mittelstreifen** und rot glänzende Ränder aufweist, während sie bei **Lachesis** eher insgesamt und besonders an der Spitze rot, trocken, glatt und glänzend ist und an den Rändern wie an der Spitze von Bläschen übersät [GS].

Nitricum acidum Dieses Mittel erzeugt einen scharfen, die Lippen wundmachenden Speichel [GS]; die Schmerzen an den wunden Stellen [CK382] oder Geschwüren im Mund sind von stechendem Charakter, wie von einem **Splitter** [CK373]; weißes, geschwollenes Zahnfleisch [CK366], auch die Aphthen sind weißlich.

Muriaticum acidum Die Salzsäure verursacht tiefe, bläuliche Geschwüre, mit schwarzem Boden und dunklen, übergelegten Rändern [(CK163)]. Die Schleimhaut ist stellenweise, namentlich an den Lippen, ihres Epithels beraubt und die rohen Flächen mit weißlichen Punkten (Aphthen) besetzt. [EN171]

Arsenicum album Auch Arsenicum hat hier viel Ähnlichkeit mit **Lachesis**, und zwar in Hinsicht auf das livide, blutende Zahnfleisch, die Blasen auf der Zunge [HV12,38] und die Geschwüre an den Zungenrändern [HV12,38], desgleichen in seiner Diarrhö.[5] Das **Brennen** ist intensiver und geht mit großer Unruhe einher, die den Patienten trotz seiner Schwäche nötigt, sich andauernd zu bewegen. Bei gangränöser Stomatitis [GS] (Noma) verursacht Arsenicum noch heftigere Schmerzen und größere Hitze im Mund; beide Mittel haben bläulich oder schwarz nekrotisierende Geschwüre. Arsenicum ist geistig-seelisch erregbarer.

Apis mellifica Apis hat Bläschen entlang den Zungenrändern [AA408f] oder in Gruppen stehend, zumeist an der Zungenspitze [AA410f]. Die Mundschleimhaut ist gewöhnlich rosafarben und geschwollen, und es bestehen stechende Schmerzen. Der ganze Zungenrand fühlt sich **wie verbrüht** an [AA412], und Gleiches gilt für Mund und Hals [AA433].

Carbo vegetabilis, Staphisagria und Sulfuricum acidum stimmen mehr mit **Mercurius** überein; das Zahnfleisch ist eher weiß, schwammig und geschwürig als livid.

- **Staphisagria** heilt ulzeröse Aphthen mit bläulichrotem oder schmutzig gelblichem Geschwürsgrund [AZ7,373]; es wird besonders nach Quecksilbermissbrauch benötigt [SK601] oder in Syphilisfällen, wenn die allgemeine Schwäche mit eingefallenem Gesicht, **blauen Augenrändern** etc. einhergeht.
- **Sulfuricum acidum** macht große Schwäche, gelblichweißes Zahnfleisch und Gelbsucht [SK654]; der Patient hat ein nervöses und hastiges Wesen [CK12] und klagt typischerweise über ein fortwährendes **Zittergefühl** im ganzen Körper, das aber äußerlich nicht wahrnehmbar ist [CK486].

Weitere Arzneimittel bei Stomatitis aphthosa:

- **Salicylicum acidum** hat ulzeröse Aphthen mit brennenden Schmerzen und fötidem Atem.
- **Lycopodium** hat ähnliche Geschwürchen unter der Zunge [CK448], in der Nähe des Zungenbändchens, Lachesis an der Zungenspitze [GS] und **Nitricum acidum**, **Phytolacca** und **Natrium hypochlorosum** an der Innenseite der Wangen.
- **Phytolacca** hat hier mit Lachesis eine gewisse Symptomenähnlichkeit, ebenso im Halsbereich. Beide verursachen große Schwäche, Trübsehen, eingefallenes Gesicht, blaue Ränder um die Augen, Stomatitis, Bläschen an den Zungenrändern, rote Zungenspitze, Wundheit am Gaumen und starken Speichelfluss. **Phytolacca** unterscheidet sich durch die heftigen **Schmerzen in der Zungenwurzel beim Schlucken.** [EN155] Diese Schmerzen sind Teil der Ermüdungs- und Zerschlagenheitsschmerzen in allen Muskeln des Körpers [(GS)].

[5] Farrington schreibt versehentlich „ulcerating diarrhoea".

3

- **Helleborus** ist ein weiteres wichtiges Mittel bei ulzeröser Stomatitis und bei Aphthen. Bei der Untersuchung der Mundhöhle zeigen sich „flache, gelbliche Geschwürchen, mit erhabenen, graulichen Rändern, auf stark geröthetem, angelaufenem Grunde.“ [HY6,136]

KAPITEL

4 Vorlesung: Lachesis (Forts.)

Schnupfen, Mandelentzündung

Als Nächstes wollen wir die Wirkung von Lachesis auf Nase, Rachen und Brust betrachten, soweit es katarrhalische Beschwerden betrifft. Lachesis erzeugt eine wässrige Absonderung aus der Nase, welcher häufig klopfender Kopfschmerz, besonders in der linken Schläfe und Stirn, vorangeht; mit Einsetzen des Schnupfens lässt dieser Kopfschmerz nach. Begleiterscheinungen des Schnupfens sind bisweilen Bläschen an den Nasenlöchern [WS590], Röte und Aufgedunsenheit des Gesichts und der Lider, Frostschauer über den ganzen Körper, Herzklopfen und allgemeine große Erschlaffung. Daher passt Lachesis oft bei Schnupfen, der bei sehr ermattendem Wetter entsteht, besonders an **warmen Frühlingstagen.** [WS2575] Lachesis kommt auch bei **Ozäna** [WS624] merkuriellen oder syphilitischen Ursprungs [WS624] infrage. Hierbei sollten Sie auch **Kalium bichromicum** zum Vergleich heranziehen, das gut auf Lachesis folgt, und außerdem **Aurum**, **Nitricum acidum**, **Mercurius** und **Lac caninum**. Das letztgenannte Mittel heilt syphilitische Ozäna und Angina, wenn zudem die Mundwinkel und Nasenflügel aufgesprungen sind.

Der Schnupfen kann auch den Hals in Mitleidenschaft ziehen, und dann sehen wir die Tonsillen vergrößert, besonders die linke, oder die Entzündung dehnt sich **von der linken auf die rechte Mandel** aus. Der Rachen zeigt bei der Untersuchung eine bläulichrote, keine hellrote oder rosarote Farbe. Der Patient klagt über ein Zusammenschnürungsgefühl im Hals [WS902], als würde sich dieser plötzlich verschließen, oder über ein Gefühl von einem Klumpen oder sonstigen Fremdkörper im Hals [WS889ff], den er beständig herunterzuschlucken sucht, der aber ebenso oft wiederkehrt. „**Halsschmerzen links** im Schlunde, erstreckt sich bis Zunge und Kiefer und ins Ohr.“ [WS912] Gefühl von Brennen [WS853] oder „alles wie roh im Halse“ [WS864]. Der Hals ist äußerlich extrem empfindlich gegen jeden Druck [WS928] und jede Berührung [WS931ff]. Solange die Mandeln noch nicht vereitert sind, verspürt der Kranke **Linderung durch das Schlucken fester Speisen,** während das Schlucken von Flüssigem oder Leerschlucken den Schmerz verstärkt. [WS876] Ich nehme die vereiterten Mandeln ausdrücklich aus, weil nichts heruntergeschluckt werden kann, wenn die vergrößerten Mandeln den Schlund verlegen. In diesen Fällen zieht der Versuch, etwas zu sich zu nehmen, unweigerlich ein heftiges Auswerfen des Speisebissens nach sich, entweder aus dem Mund oder aus der Nase. Doch bei der normalen katarrhalischen Halsentzündung, bei der das Tonsillenparenchym noch nicht nennenswert geschwollen ist, lindert das Schlingen fester Speisen häufig die lokale Reizung für eine gewisse Zeit.

Die Entzündung kann weiter nach unten wandern und die Bronchien mit einbeziehen, sodass sich ganz neue Symptome entwickeln. Der Patient leidet jetzt unter einem Kitzel- oder Reizhusten [WS1785ff], der besonders in der **Einschlafphase** aufkommt und ihn mit einem **Gefühl des Erstickens** aus dem Schlummer reißt [WS1822]. Er erträgt es nicht, wenn etwas den äußeren Hals oder Kehlkopf berührt [WS1780], sodass er seinen Hemdkragen lockern muss. Dies sind, kurzgefasst, die wichtigsten katarrhalischen Symptome von Lachesis.

Diphtherie

Lassen Sie uns nun aber auch einmal eine der schwereren Erkrankungen betrachten, die sich im Bereich der oberen Atemwege manifestieren, beispielsweise die Diphtherie. Lachesis kann bei Diphtherie nur eines einzigen oder auch sämtlicher Bereiche der oberen Atemwege indiziert sein. Die Symptome, die dabei für Lachesis sprechen, sind in weiten Teilen diejenigen, die ich Ihnen bereits genannt habe, mit folgenden zusätzlichen Punkten: Die Absonderung aus der Nase ist **dünnflüssig, jauchig** und **wundma-**

chend – ein wirklich gefahrdrohendes, objektives Symptom. Der Rachen hat, wenn überhaupt, eine dunklere Rötung als im katarrhalischen Zustand. Der diphtherische Belag ist auf der linken Tonsille stärker ausgeprägt oder tendiert dazu, sich von der linken zur rechten Seite auszubreiten. Es entwickelt sich frühzeitig jener gangränöse Zustand, der bei der Diphtherie üblich ist, mit dem damit einhergehenden fötiden Atem und der erhöhten Gefahr einer systemischen Infektion. Die den Rachen umgebenden Gewebe werden oft infiltriert, sodass die Halsdrüsen und auch das benachbarte Zellgewebe anschwellen. Die Schwellung kann so massiv sein, dass der vordere Hals mit dem Kinn und dem Brustbein eine gerade Linie bildet. Die Lymphknoten sind ebenfalls angeschwollen, scheinen dunkelpurpurn durch die Haut hindurch und drohen eitrig aufzubrechen. Wenn sich Eiter bildet, so ist es kein *Pus bonum et laudabile.* Das Kind ist schläfrig, auch wenn es Fieber hat; das Herz ist, obwohl es schneller schlägt als normal, offensichtlich sehr geschwächt, was an der Schwäche des Pulses und der Kälte der Extremitäten erkennbar ist.

Dies ist die Art von Diphtherie, bei der Sie sich von dem Gebrauch des Schlangengifts viel erhoffen können.

Die diphtherischen Pseudomembranen können auch bis in den Kehlkopf herunterreichen – und das Mittel kann immer noch indiziert sein. Sie dürfen daraus aber nicht schließen, dass Lachesis nun *das* Heilmittel bei **Kehlkopfdiphtherie** ist; doch wenn die erwähnten charakteristischen Symptome vorhanden sind, mag es das passende Mittel sein. Typisch für Lachesis ist auch, dass das Kind in Erstickungsnot aus dem Schlaf gerissen wird und dabei den diphtherischen Krupphusten hören lässt.

Crotalus horridus Auch Crotalus und **Naja** haben, wie **Lachesis**, bei Diphtherie gute Dienste geleistet. Ersteres ist gewählt worden, wenn anhaltendes **Nasenbluten** bestand [S613]; auch aus dem Mund kommt bei Crotalus Blut, dessen Ursprung nicht nur die hinteren Nasenöffnungen sind, sondern auch die Schleimhäute der gesamten Mundhöhle [WS617].

Naja tripudians Naja hat in Fällen geholfen, die **Lachesis** sehr ähnlich waren, wenn der Kehlkopf mit befallen war; der Patient fasst sich an den Hals und hat das Gefühl, keine Luft mehr zu bekommen; der Rachen ist dunkelrot, der Atem fötide; kurze, heisere Hustenstöße, dabei ein wundes, rohes Gefühl im Kehlkopf und im oberen Teil der Luftröhre. [GS]

Lac caninum Lac caninum ist **Lachesis** bei Diphtherie sehr ähnlich, aber leicht zu differenzieren durch seine Eigenart, die **Seiten zu wechseln.** Auf einer Seite, häufig der linken, beginnend, wechseln der wunde Schmerz, die Schwellung und sogar die Membran plötzlich auf die andere Seite, nur um bald darauf, bisweilen schon nach wenigen Stunden, **zum Ausgangspunkt zurückzukehren.** Die Membran ist gräulichgelb [GS] und käsig, und wenn sich Geschwüre bilden, glänzen sie wie Silber.

Lycopodium Was Lycopodium hier, bei aller Ähnlichkeit der Symptome, von **Lachesis** unterscheidet, ist die Verschlimmerung der Beschwerden von **16 bis 20 Uhr** sowie seine Eigenheit, hauptsächlich die **rechte** Seite zu befallen. Das Kind wacht erschrocken aus dem Schlaf auf, manchmal auch mürrisch oder ärgerlich.

Apis mellifica Apis gibt sich in erster Linie durch seinen ödematös geschwollenen Hals zu erkennen, durch die stechenden Schmerzen und durch die Bläschen an den Zungenrändern.

Lungenerkrankungen

Lachesis kann auch bei Lungenerkrankungen gute Dienste leisten. Wir können es bei **Asthma bronchiale** einsetzen, wenn eines oder mehrere der folgenden wenigen Symptome vorhanden sind: Asthmaanfälle reißen den Patienten aus dem Schlaf; er kann im Hals- und Brustbereich nicht den leisesten Druck vertragen; und schließlich, er expektoriert beim Husten eine Menge wässrigen Schleims, was große Erleichterung verschafft. Dieses letzte Zeichen ist ein vernachlässigtes Charakteristikum von Lachesis bei Asthma; es hat mir beispielsweise geholfen, einem chronisch Asthmakranken mit Lachesis für viele Monate Linderung zu bringen.

Auch bei **Lungenentzündung** kann Lachesis von Nutzen sein [GS], allerdings nicht in den Frühstadien der Erkrankung. Es gibt in den Prüfungen von Lachesis keine Hinweise darauf, dass es bei Pneumonie hilfreich sein könnte. Es verursacht weder die Anschoppung der Lungen noch das Fieber noch die fibrinöse Füllung der Alveolen. Gleichwohl kann es in den späteren Stadien der Erkrankung angezeigt sein, wenn diese einen schleichenden, typhösen Verlauf zu nehmen beginnt, besonders wenn sich ein **Abszess** in der Lunge bildet. Dann stellen sich zerebrale Symptome ein, wie blandes, mussitierendes Delir und Halluzinationen. Das Sputum ist schaumig, mit Blut vermischt und eitrig, und der Kranke ist wie in Schweiß gebadet.

Sulfur Sulfur ist möglicherweise das bessere Mittel, um hier eine Eiterung zu verhindern, wenn keine typhösen Symptome vorhanden sind; doch achten Sie darauf, in welcher Form Sie Sulfur applizieren, wenn sich pneumoniebedingt noch zusätzlich eine Tuberkulose entwickelt hat. In einer solchen Situation Sulfur zu verabreichen, ist fast vergleichbar damit, einem einen Hügel Hinunterlaufenden einen zusätzlichen Schubs zu geben. Es wird unter Umständen das Ende des Kranke herbeiführen oder beschleunigen.

Elaps corallinus Bei Lungenerkrankungen ist mitunter auch Elaps von Nutzen. Das Mittel affiziert die rechte Lunge mehr als die linke, es können aber auch beide Seiten betroffen sein. Am Morgen bestehen so starke Schmerzen in der rechten Brustseite, dass sie den Patienten am Aufstehen hindern.[EN268] Nach dem Trinken verspürt er ein Gefühl von Kälte in der Brust.[EN251] Anfälle von trockenem Husten gehen mit heftigen Schmerzen in den Lungen einher, als würden diese herausgerissen, besonders in der oberen rechten Brust; der Husten endet schließlich mit dem Auswurf von schwarzem Blut.[EN247]

In geeigneten Fällen können Sie Lachesis auch bei **Schwindsucht** verwenden, nicht notwendigerweise zur Heilung, sondern vor allem zur Linderung. Denken Sie an das Mittel, wenn sich im Verlauf eines Typhus oder einer Pneumonie Tuberkel in der einen oder anderen Lunge gebildet haben[GS]. Sie können das Mittel auch bei fortgeschrittener Lungentuberkulose einsetzen, wenn der Patient unter einem mit Brechwürgen verbundenen Husten leidet, der ihn aus dem Schlaf weckt. Der Anfall endet mit der Expektoration von zähem, grünlich-eitrigem Schleim, der wiederum Brechreiz auslöst und manchmal auch regelrechtes Erbrechen[GS]. Lachesis kann außerdem in Betracht kommen, wenn der Kranke bei jedem kleinen Nickerchen in Schweiß gerät, am stärksten an Hals, Schultern und Brust, und wenn darüber hinaus die Kräfte sehr geschwunden sind und auch der Puls diesen Kräfteverfall anzeigt.

Verdauungstrakt, Dyspepsie

Als Nächstes wollen wir unsere Aufmerksamkeit dem Verdauungstrakt, vom Mund abwärts, zuwenden. Auf die Zunge bin ich ja bereits im Zusammenhang mit dem typhösen Zustand eingegangen. Lachesis ist bei Verdauungsschwäche von Patienten dienlich, die durch schädliche Gewohnheiten wie Merkur-, Chinin- oder Alkoholmissbrauch ihren Magen so weit heruntergebracht haben, dass schon die einfachsten Speisen Verdauungsstörungen verursachen. Insbesondere werden keine sauren Dinge vertragen[WS3746] – sie verschlimmern die Magenbeschwerden und rufen Durchfall hervor[WS3745]. Manchmal wird ein nagender Schmerz im Magen durch Essen gelindert; oder er kann sich unmittelbar nach einer Mahlzeit bessern[WS1224], doch schon bald machen sich schweres Drücken wie von einer großen Last im Magen[WS1264] oder andere dyspeptische Beschwerden[WS1252] bemerkbar. Es kann ein Verlangen nach Kaffee[GS] und Austern[WS1065] bestehen, die durchaus wohl bekommen können.

Die Leber ist von der Lachesis-Wirkung nicht ausgenommen. Wie alle Schlangengifte ruft auch Lachesis Gelbsucht hervor, und es heilt sie binnen weniger Tage.[WS3327f] Selbst bei **Leberabszess** kann es hilfreich sein[WS1317] aufgrund der Druckempfindlichkeit im rechten Hypochondrium, der Unerträglichkeit der Kleidung in diesem Bereich[WS1338] und der Empfindung von tiefem Klopfen daselbst.

Die Darmsymptome sind nicht sonderlich zahlreich, aber bedeutsam. Das Mittel hat wässrige, fürchterlich stinkende **Durchfälle** hervorgerufen[WS1454]; besonders muss Durchfallneigung bei klimakterischen Frauen und bei Alkoholikern an Lachesis denken lassen, desgleichen chronische Diarrhö, die mit großer Schwäche einhergeht und vermehrt im Frühling auftritt. Die Zunge ist bei Dyspepsie glatt, rot und glänzend **(Kalium bichromicum)**. Das Abdomen ist aufgetrieben und

4

gespannt und in Höhe der Taille höchst empfindlich gegen Druck und Berührung.[WS1395f] Beständiges, quälendes Drängen im Mastdarm, jedoch ohne Stuhlgang.[GS] Ursache ist eine Art Krampfzustand des Darms in Verbindung mit einem übermäßig reizbaren Afterschließmuskel. Der Mastdarm kann dabei auch vortreten[WS1555] und von dem zusammengeschnürten Sphinkter in dieser Position fixiert werden. Nach Stuhlgang besteht oft im Rektum[GS] (im After[WS1453]) ein Gefühl von Klopfen wie mit einem Hämmerchen. All diese Symptome treten ziemlich häufig bei Dyspeptikern auf, besonders bei solchen, die Alkoholmissbrauch getrieben haben. Die Beschwerden gehen nicht selten mit großen, vorstehenden **Hämorrhoiden** einher[WS1551], vor allem im Klimakterium oder bei geringen Monatsblutungen[WS1554]; bei jedem Niesen oder Hustenstoß kommt es in den Afterknoten zu nach oben ausstrahlenden stechenden Schmerzen[GS]. Diese Schmerzen treten auch in Verbindung mit Stuhlverstopfung auf: Der Patient versucht, zum Stuhl zu pressen, muss aber wegen der Schmerzen im After wieder Abstand davon nehmen. Erfolgloser Stuhldrang; „After wie verschlossen.“[WS1523] „Harter Stuhl, wie Schafmist“[WS1504], auch dieser extrem übelriechend.

Bei **Dyspepsie** hat Lachesis viel Ähnlichkeit mit **Hepar sulfuris**.

Hepar sulfuris Das Mittel hat jedoch Linderung der Beschwerden durch den Verzehr von scharf gewürzten Speisen, während die mildeste Kost nicht vertragen wird. Die Begierden von Hepar sind ziemlich einzigartig. Als ob er instinktiv wüsste, was den Magen „kräftigen“ wird, verlangt der Patient nur nach „sauren und stark schmeckenden, pikanten Dingen“[CK208], nach **Essig**[CK209], **Senf**[RP485] oder Wein[CK210]. Das schmerzhafte Schlaffheitsgefühl im Magen[CK240] wird durch Essen nur kurzzeitig gebessert; sobald aber der Verdauungsprozess seine träge und unvollkommene Arbeit aufnimmt, macht die Nahrung fast nur noch Beschwerden. Dem Dick- und Mastdarm fehlt es an der peristaltischen Bewegung, um selbst weichen Kot herausbefördern zu können.[CK291ff]

China officinalis Auch China schwächt die Verdauung[SK303] und ruft Schläfrigkeit[RA136] und Mattigkeit[RA138] nach dem Essen hervor. Starkes Verlangen nach Kaffeebohnen. Genuss von **Obst erregt Durchfall**[SK306], führt zu Gärungsprozessen im Intestinum[RA147]. Wie **Lachesis** erzeugt China ein Vollheitsgefühl im Magen und Unterleib nach dem Essen[RA132ff], doch nur bei China ist dieses so ausgeprägt, dass es Schmerzen verursacht und durch Aufstoßen kaum oder gar nicht zu lindern ist. Bitteres Aufstoßen und bitteren Mundgeschmack haben beide Mittel; China hat den bitteren Geschmack allerdings auch erst bei oder nach dem Hinunterschlucken, während die Speise beim Kauen noch gut schmecken kann.[RA(178)] Stühle und Blähungen stinken gleichermaßen heftig.[GS; RA173] Gelbe, wässrige Ausleerungen[SK305] oder auch lienterische Stühle[RA178]. Die ausgeprägte Verschlimmerung der dyspeptischen Beschwerden in der Nacht und nach dem Essen sowie die auf das Essen folgende Prostration von China sind **Lachesis** ganz und gar unähnlich.

Bei **Dysenterie** etc., wo putride oder gangränöse Veränderungen stattfinden, ist die Wahl schwieriger. Beide Mittel haben aashaft riechende, schokoladenbraune Stühle mit Kälte und großer Schwäche. Und obwohl China bei Weitem vorzuziehen ist, wenn die Erkrankung ihren Ursprung in einer Malaria hat, ist eine solche Komplikation keine Kontraindikation für das Schlangengift. Die augenscheinlich große Ähnlichkeit vergrößert sich noch durch die nervöse Reizbarkeit beider Mittel. Bei beiden ist selbst leichte Berührung und normal anliegende Kleidung überaus unangenehm, und bei beiden ist das Epigastrium höchst empfindlich. Doch entspringt dies bei China einer allgemeinen Überempfindlichkeit des Nervensystems[RA331], während bei **Lachesis** eher allgemeine Betäubung vorherrscht bei gleichzeitiger Hyperästhesie der Hautnerven. China passt, wenn die übelriechenden Ausscheidungen auf eine schwere, rasch erschöpfende Entzündung folgen oder wenn die Häufigkeit und Menge der Ausscheidungen die Lebenskraft stark herabgesetzt und so die ungünstige Entwicklung der Krankheit befördert haben. Wenn Symptome hektischen Fiebers vorhanden sind, ist die Wahl leichter und mit größerer Gewissheit zu treffen. In Ergänzung dazu könnten auch noch die wohlbekannten anämischen Symptome von China erwähnt werden, wie Gesichtsblässe[RA30], Ohrenklingen[RA49], Ohnmachtsneigung[SK296] etc., die sofort zeigen, wie sehr China das Blut affiziert.

Mercurius solubilis Diese Arznei weist mit **Lachesis** bei Dyspepsie viele Gemeinsamkeiten auf.

Lachesis folgt oft auf Mercurius, und es vermag auch dem Missbrauch des Quecksilbers zu begegnen. Wir finden bei Mercurius: Appetitlosigkeit [RA405]; stark belegte Zunge [RA286]; Übelkeit mit Drücken in der Magengrube nach dem Essen [RA459]; große Empfindlichkeit des Epigastriums. Jeglicher Druck im Bereich des Oberbauchs erzeugt ein unsägliches Flauheits- und Schwächegefühl.[GS] „Er kann auch das Leichtverdaulichste nicht vertragen; schon ein wenig Brod liegt ihm im Magen und zieht ihm den Magen herab …" [RA462] Die schmerzhafte Empfindlichkeit der Magengegend gegen Kleiderdruck ist Teil eines Symptoms, das durch eine ähnliche Empfindlichkeit beider Hypochondrien [SK133] komplettiert wird, verbunden zudem mit Vollheit und Aufwärtsdruck vom Bauche her [RA497]. Der Mercurius-Patient kann nicht auf der rechten Seite liegen.[GS(RA494)] Wenn er schwermütig [RA1238ff] und hypochondrisch [RA532] ist, ist er dabei mürrisch und misstrauisch [RA1254], und die ganze Nacht hindurch plagt ihn höchste Unruhe [RA1231], „viel Aengstlichkeit und Wallung im Blute" [RA1225] sowie starker Schweiß [RA1213]. Dieser vaskuläre Erethismus steht in direktem Gegensatz zu dem hier eher torpiden **Lachesis**-Zustand.

Bei mit Eiterung einhergehenden Entzündungen im Abdominalbereich, wie z. B. bei **Appendizitis,** können beide Arzneien von Nutzen sein und folgen auch gut aufeinander. Mercurius hat dabei sein stets vorhandenes Schwitzen ohne Erleichterung [SK125], schleimige Stühle [RA559] und viel Drängen beim Stuhlgang mit nur wenig [RA538] oder gar keiner Ausleerung [RA533]. **Lachesis** folgt, wenn die Symptome drohend einen typhösen Zustand ankündigen. Der Kranke kann nur auf dem Rücken mit angezogenen Schenkeln liegen [AZ34,167]; wenn er sich auf die linke Seite dreht, scheint im Unterleib ein Ball herüberzurollen.

Im Bereich von Rektum und Anus hat Mercurius mehr beständigen Tenesmus [RA529f]; Vorfall des Mastdarms, der ganz schwarz aussieht und Blut ausspritzt und der besonders bei Berührung sehr schmerzhaft ist [AN1,99f].[1] Beim Tenesmus von **Lachesis** steht mehr die Verkrampfung im Vordergrund, mit schmerzhaftem Zusammenschnüren des Afters [WS1556], der den prolabierten Mastdarm fest umschließt. Beide Mittel haben chronische Stuhlverstopfung. Bei Mercurius geht diese aber mit mehr Drang und vergeblichem Pressen [RA533f] einher, der Stuhl dabei oft zäh [RA541] oder bröckelig [A1,100]; während [EN1192] oder vor jedem Stuhlgang häufig Frost und Schauder [RA543].

Arsenicum album Arsenicum hat die bei den bisherigen Mitteln erwähnte gastrische und allgemeine Schwäche in noch stärkerem Maße. Wenn es auch stimmt, dass sich der Arsenicum-Patient seines Kräftemangels nicht ganz bewusst ist und darum auch nicht allzu sehr bemüht, mit seinen Kräften hauszuhalten und beispielsweise still liegenzubleiben, so ist doch die ihm tatsächlich zur Verfügung stehende Energie ernstlich herabgesetzt.[CK954f] Kurz gesagt, er ist extrem geschwächt, ohne sich wirklich so zu fühlen. Jede kleine Anstrengung kann zur Ohnmacht führen.[CK950] Verlust des Geschmacks [GS]; auch bitterer [CK358], saurer [CK366] oder fauliger [CK365] Geschmack. Der Magen fühlt sich geschwollen an, wie voller Wasser. Verlangen nach sauren Dingen [CK400ff]; nach Kaffee, den er auch, wie der **Lachesis**-Patient, gut verträgt. Der Patient hat brennende Schmerzen, vom Schlund [CK333] bis in den Magen [CK495], eine trockene, übermäßig rote, (durch die aufgerichteten Papillen) raue Zunge [EN727] und Angst [CK502] und Unbehagen in der Magengegend schon nach wenigem Essen – das Bild einer **subakuten Gastritis** [GS], wie es von keinem Mittel treffender gezeichnet wird. Übelkeit tritt häufig auf [CK430], oftmals periodisch (um Mitternacht), und wird von großer Mattigkeit begleitet, die zum Niederlegen nötigt [CK429].

Das **Erbrechen** ist von mannigfaltiger Art, doch es unterscheidet sich von dem Gallen-, Schleim- und Bluterbrechen bei **Lachesis** durch seinen unregelmäßigen, krampfartigen Charakter, der auf die Reizbarkeit des Magens hinweist. **Lachesis** passt für die nervöse Schwäche und Zittrigkeit der Säufer [WS1171]; schmerzhafte Krämpfe [WS1273f] oder krampfhaftes Zusammenziehen im Magen [WS1273], das durch Essen vorübergehend gelindert wird; Erbrechen von Galle [WS1264] und Schleim [WS1171]. Arsenicum passt für brennende, bisweilen auch periodisch wiederkehrende Bauch- und Magenschmerzen, mit saurem,

[1] Der Fall (2-jähriger Knabe) war sechs Tage unbehandelt geblieben, was gewiss die Stauungserscheinungen erklärt. Nach einer Gabe *Mercurius* D 3 trat der Mastdarm noch am selben Tag zurück, und es kam zu keinem Rezidiv. Zuvor war *Ignatia* D 10 gegeben worden, das nur kurzfristig den Prolaps hatte zurückgehen lassen.

4

scharfem Erbrechen [GS] und dem typischen heftigen Durst [CK385], wobei das Wasser aber sogleich wieder erbrochen wird [HV12,41].

Cadmium sulfuricum hat Übelkeit [EN58], gelbliches oder schwarzes Erbrechen [EN63], salziges oder ranziges Aufstoßen [GS], kalten Schweiß im Gesicht [GS], brennende oder schneidende Schmerzen im Magen [EN65f], Verschlimmerung der gastrischen Beschwerden nach Magenkrämpfen und nach Biertrinken [EN67],[2] Kneifen im Unterbauch. Sowohl dieses Mittel als auch **Lachesis** rufen eine ausgeprägte Empfindlichkeit gegen Berührung der Magen- und Bauchregion hervor, hier und da Stellen von brennendem Wundheitsschmerz über dem geschwollenen Abdomen (Peritonitis), übelriechende, blutige, schokoladenfarbige Darmentleerungen, wie bei Ruhr, mit Zusammenschnürungsschmerz in den Därmen; auch Schneiden daselbst. Bei Arsenicum finden wir mehr Wehklagen [CK7] und einen gequälten Gesichtsausdruck sowie viel unruhiges Hin-und-her-Bewegen [CK27] trotz der Schmerzen. Das Zusammenschnüren in den Därmen [AZ17,53] wird als höchst qualvoll empfunden; der Patient erklärt, er könne es nicht aushalten und wälzt sich vor Schmerz, Angst und Verzweiflung auf der Erde herum [CK517]. Die extreme Empfindlichkeit der Magengegend weist auf einen höheren Grad an akuter Entzündung hin, als sie von **Lachesis** verursacht wird.

Beim Erbrechen im Gelbfieber hat **Lachesis** neben der großen abdominellen Empfindlichkeit zusätzlich einen braunen Belag auf den Zähnen.

Bei Arsenicum wird der Mastdarm ebenfalls „mit grossen Schmerzen krampfhaft herausgedrängt und gepresst“ [CK599]; sehr schmerzhafter Tenesmus mit Brennen im After und Mastdarm [CK579]; Hämorrhoiden [CK608], insbesondere bei Trinkern; sie gehen mit brennenden Schmerzen einher, vorzüglich nachts [CK610] und beim Stuhlgang. Stuhlausleerungen dunkel und übelriechend [CK585], mitunter unwillkürlich abgehend [CK571]; nachfolgend große Schwäche [CK596] und allgemeine Kälte und Frost [CK1159]. **Lachesis** hat demgegenüber weniger Tenesmus des Rektums, vielmehr hängen die Beschwerden in diesem Bereich mit einer Konstriktion des Anus zusammen, die man bei Arsenicum nicht findet. Arsenicum hat wiederum eine größere Schärfe der Stühle [CK587] mit Wundheitsschmerz [CK603] und Exkoriationen am After.

Alles, was ich hier zu den Unterschieden zwischen diesen beiden großen Arzneimitteln gesagt habe, könnte kurz und knapp so zusammengefasst werden: Das eine, **Arsenicum**, erzeugt größte Reizbarkeit und akute Entzündungen von Geweben, qualvolle Angst und extreme Prostration; das andere, **Lachesis**, Torpidität mit Mangel an Energie, verbunden indes mit nervöser Erregbarkeit, Konstriktionen und Überempfindlichkeit der Hautnerven. Gleichwohl müssen manche Studenten, um ein Mittel besser erfassen zu können, unbedingt auch den Details größere Aufmerksamkeit widmen, und ganz gewiss kann sich jeder von uns allgemeine Informationen über ein Mittel besser einprägen, wenn sie genügend durch Einzelheiten angereichert sind.

Wenn sich in den Därmen **Geschwüre** bilden und eine Neigung zu nekrotischem Zerfall des Gewebes besteht, mit übelriechenden, purulenten oder blutigen Entleerungen, sind die beiden Mittel sehr nah miteinander verwandt. Die Lebenskraft ist auf einem Tiefpunkt angelangt; Blut sickert aus den aufgesprungenen Lippen und der rissigen Zunge, und die Extremitäten sind kalt. Auch hier sind die besten Unterscheidungskriterien wieder die große Reizbarkeit von Arsenicum und die Intoleranz gegenüber jeglichem Druck von **Lachesis**.

Carbo vegetabilis Carbo vegetabilis ähnelt **Lachesis** in Bezug auf die Verdauungsschwäche, die typischen Beschwerden der Säufer, die durch Blähungen bedingte Atembeengung, das Zusammenschnüren der Speiseröhre, die Unerträglichkeit enger Kleidung um die Taille, die stinkenden, blutigen, fauligen, eitrigen Stühle, die Ohnmachtsneigung, etc. Es besteht ein Verlangen nach Kaffee [SK253], der aber keine Erleichterung bringt. Milch wird von beiden Mitteln nicht vertragen, doch nur das Schlangengift hat auch Verlangen danach. Carbo vegetabilis bekommt Beschwerden nach Genuss von Fett, Butter und fetten Speisen allgemein [GS], nach verdorbenem Fisch [GS] oder Fleisch, nach Austern, blähenden Speisen, Eis in jeder Form, nach Essig und Sauerkraut – Letzte-

[2] Farringtons Angabe „cramps after beer“ ist nicht ganz korrekt, auch ausweislich der anderen Quellen, den *Guiding Symptoms* und der dt. Übersetzung der Prüfung von Petroz in der *AHZ*, Bd. 48, S. 182.

res hauptsächlich wegen der Blähungen, die es verursacht. Saures[SK253] oder ranziges **Aufstoßen.**[GS] Beide Mittel haben Besserung der Bauchauftreibung und der Blähungsbeschwerden durch Aufstoßen, doch bei **Lachesis** wird darüber hinaus auch das ganze Übelbefinden und das allgemeine Krankheitsgefühl durch Aufstoßen erleichtert[WS1192,1194]. Beide Mittel können nach Aufstoßen freier atmen. Bei Carbo vegetabilis wird dies als Verminderung des Spannens und Aufwärtsziehens im Bereich des Zwerchfellansatzes am Rippenbogen ausgedrückt, bei **Lachesis** kommt die Erleichterung durch die Beendigung der langwierigen Anfälle von Aufstoßen zustande, die den Patienten zuvor fast ersticken ließen[WS1179]. Die Eruktationen kommen rasch nacheinander und können so auch das unterschwellig stets vorhandene Konstriktionsgefühl im Halsbereich verstärken. Auch Schmerzen können bei **Lachesis** durch Aufstoßen erhöht werden.[WS1182]

Carbo vegetabilis hat schon nach mäßigem Essen Schläfrigkeit[CK584], allgemeine **Schwere**[CK589] und Vollheit[CK588]. „Wenn er isst oder trinkt, ist's, als sollte der Bauch platzen." [CK586] **Brennen im Magen**[CK447] wird ebenfalls nach dem Essen verschlimmert.[GS] Diese Schwere ist sehr charakteristisch und wird auch im Unterleib verspürt[CK466], mit einem „Gefühl, als hinge ihr der Leib schwer herab"[CK468]; desgleichen im Kopf, der sich so schwer wie Blei anfühlt[CK70]. Das Brennen geht manchmal auch mit einem krallenden Gefühl im Magen einher, bis zum Halse herauf, wie beim Sodbrennen.[CK446] **Lachesis** hat Drücken im Magen, wie von einer großen Last[WS1264], sowie „schmerzhafte Vollheit im Magen, die sehr schwach macht und niedergeschlagen"[WS1272]. Des Weiteren ein Gefühl im Magen und in den Gedärmen, „als wenn sich etwas zum Klumpen zusammenzöge".[WS1273] Brennen in Magen und Lebergegend, mit harter Auftreibung und dem Gefühl eines Steins im Oberbauch, der hinunterzieht; der Kranke muss sich deswegen beim Auftreten in Acht nehmen und öfters still stehen.[WS1274] Das eben erwähnte Klumpengefühl ist vermutlich eine der Konstriktionen, die wir schon so oft als für **Lachesis** höchst charakteristisch bezeichnet haben. Bei Carbo vegetabilis sind die **Blähungen** oft sehr **übelriechend**[CK539], mitunter von ranzigem oder fauligem[CK538] Geruch, beim Abgang oft feucht[CK540] und Brennen im After erzeugend[CK542]. Seine Blähungsversetzungen[CK515] im Verein mit den Brennschmerzen sind Ursache vieler seiner Symptome, und sie übertreffen quantitativ deutlich diejenigen von **Lachesis**. Carbo vegetabilis ruft auch herabdrängende Schmerzen hervor, die gegen das Kreuz und die Blase drücken.[CK579] **Lachesis** hat nagende Schmerzen bei Leere des Magens, die durch Essen gebessert werden.[WS1261f] Carbo vegetabilis heilt brennende Bauchschmerzen mit zusammenschnürenden Krämpfen, die zum Zusammenkrümmen nötigen; die Schmerzen treten anfallsartig auf und benehmen den Atem; das Brennen dehnt sich nach oben zur Brust und in Richtung Unterleib aus und folgt damit offenbar dem Sympathikus.

Tenesmus im Mastdarm[CK553] sticht bei Carbo vegetabilis besonders hervor, Konstriktion des Anus bei **Lachesis**. Wie wir schon gesehen haben, ist es dieses letzte Symptom, welches bei **Lachesis** den vergeblichen Stuhldrang erklärt. Bei Carbo vegetabilis bleibt der Drang hingegen durch den großen Druck der Blähungen ohne Erfolg. Beide haben bläuliche, vortretende Hämorrhoiden, vermehrt nach Schwelgereien. Neben den beiden Arten des Stuhlzwangs und der Stuhlverhaltung unterscheiden sich Carbo vegetabilis und **Lachesis** auch hinsichtlich der Art ihrer Kopfschmerzen und ihrer Diarrhö. Beide haben klopfende Kopfschmerzen, aber Carbo vegetabilis hat dabei mehr Schwere, und der Durchfall ist tendenziell dünnflüssiger und wässriger.

Bei **typhösen Zuständen,** sei es das spezifische Fieber oder ein Folgezustand nach Peritonitis, Dysenterie etc., bietet Carbo vegetabilis das vollkommene Bild eines **Kreislaufversagens,** während bei **Lachesis** die Herzschwäche, die Schläfrigkeit, die kalten Extremitäten etc. zwar einen Mangel an Lebensenergie anzeigen, der Kranke aber dem Tode dennoch nicht so nahe ist wie bei ersterem Mittel. Beim Kreislaufversagen von Carbo vegetabilis finden wir Meteorismus, Kälte der Beine, besonders der Unterschenkel, fadenförmigen Puls, kühlen Atem, Stuhlverhaltung oder unwillkürlich abgehende, putride, blutige, eitrige Durchfälle.

Bei Eingeweidebrüchen, namentlich der **Leistenhernie,** zeigt der Carbo-vegetabilis-Patient ebensolche Angst wie der **Arsenicum**-Patient, doch geht diese eher mit Unbehaglichkeit einher als mit ruheloser Lageveränderung. Und Carbo vegetabilis ähnelt hierbei **Lachesis** in der Belästigung durch die

4

anliegende Kleidung, in seiner Neigung zur Inkarzeration mit Nekrotisierung der betroffenen Teile, etc. Es besteht jedoch stärkerer Meteorismus und mehr fötider Windabgang.

Graphites Diese Kohlenstoffarznei neigt zu Ängstlichkeit und Niedergeschlagenheit.[CK5] Brennende Bläschen an der Zungenspitze.[CK314] „Gefühl links im Halse, als müsse er über einen Knoll hinweg schlucken“[CK321]; beim Leerschlucken zudem „ein zusammenziehendes Würgen vom Schlunde bis zum Kehlkopfe“[CK322]. Kann nach dem Essen nichts Festes um den Unterleib vertragen.[CK383] **Magenschmerzen,** besser nach Essen.[CK428] Chronische Gastritis, besonders nach Alkoholabusus.[GS] Gefühl eines Klumpens im Magen.[GS] Bauchauftreibung mit Blutandrang zum Kopf.[CK456] Viel Abgang stinkender Winde.[CK498] Erstickungsanfälle reißen nachts aus dem Schlaf[CK1107], muss aus dem Bett springen und schnell etwas essen, um Erleichterung zu bekommen[GS].[3] Stühle von unerträglichem Geruch.[CK524]

Im Vergleich zu **Lachesis** ruft Graphites mehr **Flatulenz** hervor. Die Magenschmerzen sind zumeist von greifendem[CK428] oder brennendem[CK434] Charakter, und das Klumpengefühl im Magen wird von einem Gefühl begleitet, als würden dort ständig zwei Hämmerchen schlagen[GS]. Sodbrennen mit ranzigem Geruch.[CK396] Die Erstickungsanfälle treten gewöhnlich erst nach Mitternacht auf[GS], nicht wie bei **Lachesis** zu jeder beliebigen Zeit des Schlafens oder nach Schlaf; und das Gefühl des Zusammenschnürens, das sich beim Einschlafen einstellt, betrifft die Brust[GS] und nicht den Kehlkopf. Die übelriechenden Stühle sind weich[CK523], dunkelfarbig und nur halb verdaut[CK521], ein Hinweis auf die unvollständigen Verdauungsprozesse, die für Graphites so typisch sind.

Es gibt zwischen Graphites und **Lachesis** eine gewisse Ähnlichkeit hinsichtlich einiger konstitutioneller Symptome, da beide bisweilen bei phlegmatischen Patienten vonnöten sind; doch eigentlich entspricht Graphites einem ganz anderen Typus: **fett, fröstelig, verstopft,** mit Flechten auf der rauen Haut, die leicht rissig wird und dort eine klebrige Flüssigkeit absondert. Von den wenigen Ähnlichkeiten zum Schlangengift also abgesehen, verbindet Graphites mehr mit Arzneimitteln wie **Arsenicum**, **Nux vomica** und **Lycopodium**. Ersteren beiden gleicht es bei Gastritis und Gastralgie, Letzterem in seiner Flatulenz.

Sulfuricum acidum Dieses Säuremittel ähnelt den Schlangengiften ein wenig, namentlich in Bezug auf die **Beschwerden von Trinkern.** Allerdings stechen seine ätzenden Wirkungen deutlich mehr hervor, wie sie sich etwa in der heftigen Entzündung des Verdauungstraktes manifestieren. Doch ist auch das Nervensystem so sehr mit betroffen, dass eine Reihe von Symptomen denen von **Lachesis** gleichen, wie z. B.: Empfindlichkeit des Epigastriums[CK209]; schmerzhaftes Zusammenschnüren im Bauch[CK217]; „heftiges Kneipen, Schneiden und Winden im Bauche, … bei ohnmachtartiger Uebelkeit“[CK246]; Zittergefühl im ganzen Körper[CK486]; Gesichtsblässe[CK110]; ängstliches, beklommenes Wesen[CK20]; zittriger Puls[EN828]; krampfartiges Zusammenziehen des Schlundes[(EN346)]; Unvermögen zu schlucken[MA1,3]; Striktur der Speiseröhre[EN351ff]; große Schwäche[CK484]; etc. Auch haben beide Mittel ein starkes Verlangen nach Branntwein.

Sulfuricum acidum wirkt vorteilhaft, wenn der Patient schwach und abgemagert ist und über **Zittern** klagt, das aber eher **subjektiv** empfunden wird, als es objektiv erkennbar ist. Er ist ängstlich, unruhig[CK11] und hastig in allem, was er tut[CK12]. Das Gesicht ist bleich und weist manchmal trockene, runzlige Stellen auf, besonders wenn Hämorrhoiden vorhanden sind.[GS] Säuerliches Aufstoßen.[CK185] „Kältlichkeit und Schlaffheit im Magen, mit Appetitlosigkeit.“[CK229] Weingenuss kann Symptome lindern, während Spirituosen Beschwerden machen[GS], wie bei **Lachesis**; aber die Besonderheit der Säure ist, dass der Magen kalte Getränke gleich wieder herausbefördert, „wenn ihnen nichts Geistiges beigemischt ist“[CK182;GS]. Die Bauchmuskeln sind krampfhaft zusammengezogen.[MA3,19] Gelbe Stühle, wie bei **Lachesis**, doch wie gehackt aussehend und schleimig zäh.[CK290] Oder wässrige, durchfällige Stühle[CK288] von sehr üblem Geruch[CK291]. Die Hämorrhoiden brennen und stechen[CK299], oder sie feuchten und schmerzen bei Berührung[CK301] so, dass die Defäkation dadurch hinausgezögert wird.

Da die Schwefelsäure diphtherieähnliche Beläge auf den Schleimhäuten hervorruft, sollte man zu-

[3] Farrington sagt: „… compelled to eat something to relieve the pain“, was in diesem Zusammenhang nicht richtig ist.

sammen mit **Lachesis** an das Mittel denken, wenn die Stühle einen solchen Zustand in den Därmen anzeigen.

Sulfuricum acidum hat auch mit **Elaps** einiges gemein. Getränke liegen wie Eis im Magen[TM47] – doch nur ersteres Mittel verhindert dieses Kältegefühl, wenn ihnen etwas Hochprozentiges beigemischt ist[CK182]. Die **Elaps**-Diarrhö ähnelt jener der übrigen Schlangengifte, doch ist **Elaps** besonders dann angezeigt, wenn die Stühle aus schwarzem, schaumigem Blut bestehen und mit Bauchschmerzen einhergehen, als ob die Därme zusammengedreht würden.[EN208ff]

Colchicum autumnale Auch Colchicum ist hier einer Erwähnung wert, besonders weil es, wie **Lachesis**, ein **Kältegefühl im Magen** [„Der Magen scheint immer eiskalt zu seyn“ [GA1,124]] erzeugt (**Elaps**), Intoleranz gegenüber Kleiderdruck[(GA1,117)], Brennen im Magen[GA1,119], stürmisches Erbrechen und Durchfall[AR16,3,100], **Krämpfe des Sphincter ani**[GA1,171], schmerzhaften Stuhldrang[GA1,159], Abgang sehr stinkender Blähungen[AZ52,89] und Durchfälle[AZ52,66], Empfindlichkeit gegenüber der leisesten Berührung[GA1,337], große Schwäche[GA1,310] und Erschöpfung[GS], langsame Atmung[GS] und schwachen Puls[EN792ff]. Aber bei Colchicum ist fast immer **Übelkeit** zugegen, die schon durch den schwächsten **Geruch von Speisen** ausgelöst werden kann.[GA1,43f] Erbrechen wird durch jede Bewegung erregt oder erneuert; es kann nur dadurch zurückgehalten werden, dass der Patient völlig regungslos daliegt oder dasitzt (wie bei **Veratrum album**). Die Sinne sind allgemein zu empfindlich; besonders helles Licht, Berührung und Gerüche reizen ihn über alle Maßen (**Nux vomica**). Gleichzeitiges Erbrechen und Abführen, wie bei Cholera nostras. „Krampf im Schließmuskel des Afters, mit Frösteln darauf im Rücken, welchem Drang zum Stuhle folgt, ohne sich doch hinlänglich der Excremente entledigen zu können.“ [GA1,171 [4]]. Die Ähnlichkeit bezieht sich mithin hauptsächlich auf die Empfindlichkeit gegen Berührung, die Schwäche und die Konstriktion des Sphinkters, während die anderen Symptome so verschieden sind, dass eine Wahl leicht zu treffen sein dürfte. (Siehe auch weiter unten.)

Bei **Cholera** ist **Lachesis** mit Erfolg eingesetzt worden, wenn das Erbrechen durch die geringste Bewegung erneuert und die Übelkeit von starkem Speichelfluss begleitet wurde.[GS] Da Colchicum genau dieselben Symptome hat [„Viel Zusammenfluß wäßrigen Speichels, mit Uebligkeit …“ [GA1,89]], müssen hier andere Indikationen entscheiden.

Colchicum ähnelt **Podophyllum** im Hinblick auf dessen reflektorische Gehirnreizung durch die Zahnung der Kleinkinder oder auch allein durch die abdominellen Beschwerden, die sich z. B. mit verschiedenfarbigen, schleimigen Durchfällen bemerkbar machen. Zeichen der Gehirnreizung können sein: Krämpfe[GS], Hin-und-her-Rollen des Kopfes im Bett[AH2(B)18] oder auch Knirschen mit den Zähnen[AH2(B)125] (**Podophyllum**).

Peritonitis, Enteritis, Appendizitis

Lachesis, **Belladonna**, **Rhus toxicodendron**, **Colchicum**, **Arnica** und **Baptisia** gehören zu einer Gruppe von Mitteln, die bei Peritonitis, Enteritis etc. hilfreich sein können.

Belladonna unterscheidet sich von den anderen Arzneien im Charakter seiner Entzündung. Nur wenn die Erkrankung eine asthenische Form annimmt, kommen die übrigen Mittel in Betracht. Lachesis folgt auf **Belladonna**, wenn namentlich bei Kindern mit entzündlichen Durchfällen plötzlich Verstopfung einsetzt, mit Anschwellung des Abdomens und zunehmender Empfindlichkeit desselben, vornehmlich an einer einzelnen Stelle. Lachesis kann ferner angezeigt sein, wenn unter der Wirkung von **Belladonna** Eiterungsprozesse in Gang kommen und **Mercurius** versagt hat, des Weiteren, wenn die Entzündung brandig zu werden droht.

Bei **Peritonitis** ist Lachesis erst in einem späteren Stadium der Krankheit indiziert, wenn das Fieber fortbesteht und sich nachmittags (ab 13 Uhr) sowie nachts verstärkt.[GS] Die leiseste Berührung der Haut und vor allem der Bauchdecke ist unerträglich. Typhöse Symptome komplizieren den Fall. Lachesis kann selbst dann noch angezeigt sein, wenn sich bei einer **Blinddarmentzündung** bereits Eiter gebildet

[4] Farrington sagt: „Der Sphincter ani zieht sich nach jedem Stuhl krampfhaft zusammen, mit vergeblichem Drängen.“ Anhand der üblichen Quellen war diese Angabe nicht zu bestätigen.

4

hat. Hier folgt es besonders häufig auf **Belladonna**, **Bryonia** und **Mercurius corrosivus**. Es ist auch **Rhus toxicodendron** ähnlich, hat aber mehr typhöse Symptome als dieses und kommt daher erst später in Betracht.

Rhus toxicodendron Rhus erfordert, um indiziert zu sein, große Schläfrigkeit, wobei das Fieber hoch bleibt oder noch ansteigt; Unruhe; Zunge trocken, wie ausgedörrt, braun, mit rotem Dreieck an der Spitze; schleimig-wässrige Durchfälle oder gelblichbraune, blutige, aashaft riechende Stühle, die nachts unwillkürlich abgehen[GS]; gewöhnlich beim Stuhlgang reißende Schmerzen die Oberschenkel hinab[GS], während **Lachesis** dabei eine schmerzhafte Steifigkeit von den Lenden bis in die Oberschenkel verspürt. Bei Appendizitis, wo beide Mittel auf **Belladonna** folgen können, hat Rhus Besserung durch sanftes Nach-oben-Drücken der Schwellung, **Lachesis** dagegen Unleidlichkeit jeglichen Drucks.

Bei **Periproktitis** kann Rhus notwendig sein, wenn die Entzündung traumatischen Ursprungs ist; **Lachesis**, wenn sich ein Abszess bildet, der nicht durchbrechen will, wobei das umliegende Gewebe eine purpurne Färbung annimmt.

Colchicum Colchicum ist (bei Peritonitis und Enteritis) mit **Lachesis** vergleichbar, wenn größte Prostration vorhanden ist, mit Koma, heißem Abdomen, kalten Extremitäten und fadenförmigem Puls. Wenn man den Kopf des Kranken anhebt, fällt er sogleich zurück, und der Unterkiefer sinkt herab; das Antlitz ist hippokratisch[HV8,163]; die Zunge kann kaum vorgestreckt werden[HV8,163], und die Stühle gehen unwillkürlich ab. Der **Meteorismus** ist jedoch bei Colchicum stärker ausgeprägt, und die Stühle enthalten viele weiße, häutige Stücke[HV8,150] oder Flocken; die Zunge ist entweder mit dichtem, braunem Schmutz bedeckt[HV8,165], oder sie ist hellrot und nur an der Wurzel schleimig belegt[HV8,163]. Den Prüfungen und Vergiftungsfällen zufolge ruft Colchicum unterhalb des Epigastriums keine Empfindlichkeit des Abdomens hervor.

Arnica Arnica hat (bei Peritonitis und Enteritis) tiefen Sopor mit laut schnaubendem Ein- und Ausatmen[RA554]; trockene Zunge mit braunem Mittelstreifen[GS]; Bauchauftreibung[SK94]; unwillkürlicher Harn-[SK95] und Stuhlabgang nachts im Schlaf. Das Mittel kann erkannt werden durch die Ekchymosen und das allgemeine Zerschlagenheitsgefühl, welches eine Unruhe herbeiführt, die der Patient durch Glattstreichen der Bekleidung und durch Veränderung seiner Lage zu lindern vermag.

Zusammenschnüren des Afters

Von den Arzneien, die neben Lachesis Zusammenschnüren des Afters verursachen, sind die folgenden besonders erwähnenswert: **Belladonna**, **Causticum**, **Nitricum acidum**, **Natrium muriaticum**, **Ignatia**, **Kalium bichromicum**, **Opium**, **Plumbum**, **Mezereum**, **Cocculus**.

Belladonna Belladonna hat „eine Art Stuhlzwang, ein beständiges Drücken und Drängen nach dem After und den Geschlechtstheilen zu, abwechselnd mit schmerzhafter Zusammenziehung des Afters."[RA1,716] Krampfhaftes Zusammenschnüren des Sphincter ani, z. B. bei Ruhr.[GS]

Causticum Das zweite Mittel, Causticum, erzeugt „vergeblichen Stuhldrang, öfters, mit vielen Schmerzen, Aengstlichkeit und Röthe im Gesichte."[CK662]

Nitricum acidum Diese Arznei ruft scharfes, splitterähnliches Stechen im Mastdarm hervor.[GS] Das krampfhafte Zusammenziehen des Afters geschieht während des Stuhlgangs und hält danach viele Stunden an.[CK626] Bisweilen beim Stuhlgang auch ein Schmerz, als ob im Mastdarm etwas zerreißen würde.[CK622]

Natrium muriaticum Der Patient hat beim Stuhlgang ein Gefühl der Verengerung des Mastdarms, und der nur mit größter Anstrengung heraustretende Kot reißt dabei den After auf.[CK665] „Oefteres Nöthigen zum Stuhle, dessen wenig erfolgt."[CK641] Auch heftiger Stuhldrang ohne jede Entleerung.[CK640] Oder: „Krampfhaftes Zusammenschnüren des Afters."[CK664]

Ignatia Ignatia induziert eine Art Proktalgie, einen scharf drückenden Schmerz tief im Mastdarm[RA364f]; unschmerzhafte Zusammenziehung des

Afters[RA366]; Schneiden oder Stechen im Mastdarm[RA369f]; aus Zusammenziehen und Wundheitsschmerz gemischter Schmerz im Mastdarm ein bis zwei Stunden nach dem Stuhlgang[RA380]. Die Symptome des Mittels sind widersprüchlich, unregelmäßig, unbeständig, anfallsartig, wie bei Hysterie.

Kalium bichromicum Der Kranke hat das Gefühl eines Pflockes im After[ÖZ3,2,370], ähnlich wie bei **Lachesis**[GS]. „Durchfall von braunem, schaumigen Wasser mit heftigem, schmerzhaften Pressen, Drängen und Zwängen im After.“[ÖZ3,2,317] Oft wird der Patient auch am frühen Morgen von heftigem, eiligem Stuhldrang geweckt, und bevor er die Toilette erreichen kann, stürzt der wässrige Darminhalt nur so aus ihm heraus; anschließend arger Tenesmus.[ÖZ3,2,330]

Kalium bichromicum muss auch bei **Dysenterie** als mit **Lachesis** verwandt angesehen werden. Beide haben eine rote, rissige, glatte Zunge sowie schwärzliche Stühle; von daher sind beide bei schweren oder typhösen Verläufen der Ruhr hilfreich, und sie folgen hier auch gut aufeinander. Der üble Geruch der Ausscheidungen kennzeichnet dabei vor allem letzteres Mittel, der gallertige, manchmal fadenziehende Schleim ersteres.

Opium Bei Opium finden wir: „Während der Leibschmerzen krampfhaft verschlossener After und sehr beschwerlicher, seltener Blähungsabgang“[MA4,300], einhergehend mit hartnäckigster Stuhlverstopfung[RA250]. **Plumbum** ist sehr ähnlich.

Alle bisherigen Mittel sind leicht von **Lachesis** zu unterscheiden durch die charakteristischen Symptome von Letzterem: Quälendes Drängen im Mastdarm, doch beim Pressen zum Stuhl erhöhen sich die Schmerzen wegen des zusammengezogenen Afters so sehr, dass der Patient von seinem Vorhaben ablassen muss.[(GS)] Hervorgetretene oder abgeschnürte Hämorrhoiden[GS]; After krampfhaft verschlossen.

Mezereum Viel näher an **Lachesis**, ja fast identisch, ist hierbei Mezereum: „Nach dem Stuhle schnürt sich der After über den hervortretenden Mastdarm zu …“[CK290] In anderer Hinsicht sind die beiden Mittel jedoch sehr verschieden.

Cocculus indicus Ein merkwürdiges Zeichen von Cocculus ist der heftige Tenesmus im Mastdarm nach dem Stuhlgang, der bis zur Ohnmacht führen kann.[RA194] Dabei fehlt es aber in den oberen Gedärmen an peristaltischer Bewegung, was den Stuhlgang sehr verspätet.[RA211] (Vgl. **Ignatia**.)

KAPITEL

5 Vorlesung: Lachesis (Forts.)

Geschlechtsorgane

Lachesis erregt beim männlichen Geschlecht große Wollust[WS1621] bei gleichzeitiger Verminderung der Potenz[WS1624]. Der Geist erliegt allen möglichen Reizen[WS1620ff], doch Erektionen und Ejakulationen gestalten sich schwierig[WS1625ff].

Auf die weiblichen Geschlechtsorgane wirkt Lachesis sehr machtvoll ein. Es scheint eine spezielle **Affinität** zu den Ovarien zu haben, insbesondere zum **linken Ovar.** Entzündungen, Schmerzen oder Geschwülste der Eierstöcke können durch Lachesis geheilt werden[GS], wenn Empfindlichkeit gegen Kleiderdruck und andere charakteristische Symptome der Arznei zugegen sind. Menses zu spärlich[WS1673], Blut klumpig, schwarz und sehr übelriechend[GS], Schmerzen in den Hüften[WS2248f], herabdrängende Schmerzen in der linken Ovarialregion – all dies bessert sich, sobald die Regelblutung richtig in Gang gekommen ist [meist erst ab dem 2. Tag[WS1682ff]]. Auch die Uterusgegend verträgt weder Druck noch Berührung, selbst Kleidung verursacht Unbehagen.[GS]

Lachesis kann bei puerperaler **Metritis** in Betracht kommen, besonders wenn die Lochien jauchig und fötide sind, das Gesicht ist bläulichrot verfärbt, die Patientin bewusstlos.[GS]

Es ist bei Ovarialtumoren indiziert, wenn das Übel links beginnt und erst danach gegebenenfalls auf das rechte Ovar übergreift.[GS] Auch bei Eiterung des (vorzugsweise linken) Ovars kann es angezeigt sein, besonders nach **Hepar sulfuris** oder **Mercurius**, wenn große Adynamie besteht.

Syphilis, Schanker

Bei Syphilis wird Lachesis benötigt als Gegenmittel der **Folgen der Quecksilberpräparate,** oder wenn der Schanker gangränös wird.[GS] Seine Charakteristika zeigen sich hier in seiner eigentümlichen Halsentzündung, den schwarzbläulichen Geschwürshöfen[WS3394], den nächtlichen Knochenschmerzen, den heftigen Kopfschmerzen und den phagedänisch sich ausbreitenden Schankergeschwüren[GS]. Die syphilitischen Unterschenkelgeschwüre sind flach[WS3391f] und haben eine blaue Umgebung; Karies der Tibia[GS]; die befallenen Teile sind empfindlich und livide; Geschwüre im Hals[WS871]; Knochenschmerzen nachts; all dies eine Folge von Quecksilbermissbrauch.

- Die bläulichen Geschwüre verbinden Lachesis mit **Hepar**, **Asa foetida**, **Lycopodium**, **Silicea** und **Arsenicum**
- die die Geschwüre umgebenden Bläschen[WS3388], Knötchen[WS3404] oder Pusteln mit **Arsenicum**, **Phosphorus**, **Lycopodium**, **Mercurius**, **Hepar**, **Silicea** etc.
- das Brennen in der Geschwürumgebung mit **Arsenicum**, **Lycopodium**, **Mercurius**, **Silicea**
- die übelriechende Jauche aus den Geschwüren[WS3404ff] mit **Arsenicum**, **Asa foetida**, **Lycopodium**, **Silicea**, **Sulfur**, **Hepar**
- die flachen Geschwüre mit **Arsenicum**, **Asa foetida**, **Lycopodium**, **Mercurius**, **Silicea**, **Phosphoricum acidum** etc.
- das Schwarz- oder Brandigwerden der Geschwüre mit **Arsenicum**, **Secale**, **Silicea**, **Plumbum**, **Carbo vegetabilis**, **Euphorbium**, **Muriaticum acidum**

Das Brennen ist bei Lachesis jedoch am ausgeprägtesten, wenn das Geschwür berührt wird.[GS] Die umgebende Haut ist verschiedenfarbig gefleckt.[GS] Geschwüre an den Unterschenkeln breiten sich eher an der Oberfläche aus, als dass sie in die Tiefe gehen, wie z. B. bei **Kalium bichromicum**; die Absonderung aus diesen Geschwüren ist eher gering, und die Kräfte des Patienten lassen rasch nach[GS]. Dunkle Blasen umschließen die Ulzera, und die umgebende Haut wird nekrotisch. Manchmal hört die Absonderung ganz auf, der Patient wird benommen und kalt, das betroffene Bein ödematös, und eine harte, rötlich-livide Schwellung entlang den großen Venen weist auf eine sich entwickelnde Phlebitis hin.[GS] All dies lässt u. a. auch an **Arsenicum**, **Carbo vegetabilis**, **Bufo**, **Secale** und **China** denken. Aber **Arsenicum** zeigt mehr Gefäßreizung und nervöse Erregbarkeit in seiner Prostration. **Carbo vegetabilis** macht noch größere Prostration als Lachesis, außerdem kalten Schweiß, kühlen Atem und Kreislaufversagen; das Geschwür verbreitet einen aashaften Gestank. In weniger schweren Fällen besteht zwischen den beiden Mitteln überhaupt keine Ähnlichkeit, denn **Carbo vegetabilis** verursacht viel Brennen und eine Neigung zu Intertrigo; die Geschwürränder sind verhärtet, aber nicht überempfindlich wie bei Lachesis.

Hepar sulfuris Hepar sollte hier zusätzlich als konkordantes Mittel von **Lachesis** zur Sprache kommen, vor allem weil es ebenfalls nach Quecksilberabusus so hilfreich sein kann. Ränder [GS] und Hof der Ulzera sind höchst empfindlich, aber Hepar zeichnet sich auch durch eine allgemeine Hyperästhesie [CK546] und Schmerzempfindlichkeit [GS] sowie durch Wundheits- und Zerschlagenheitsschmerz am ganzen Körper aus [(CK579)]. Und obwohl sich das eiternde Geschwür bläulich verfärbt [GS] und der Patient große Mattigkeit verspürt [CK585], gibt es keine Anzeichen für einen Mangel an Lebenskraft und für ein Brandigwerden, was an das eher in einem späteren Stadium angezeigte **Lachesis** denken ließe.

Lycopodium Lycopodium erweist sich auch hier wieder als Komplementärmittel des Schlangengifts. Wenn syphilitische Geschwüre im Hals erscheinen, sind diese dunkel gräulichgelb und schlimmer auf der rechten Seite. Auf der Stirn besteht ein kupferfarbener Hautausschlag; das Gesicht ist blass [CK335] und oft von tiefen Falten durchzogen [SK36], hat aber nicht die durch die gelbe Haut durchscheinenden kleinen, roten Blutgefäße, wie sie für **Lachesis** typisch sind. Schankergeschwüre sind indolent, Kondylome gestielt [GS]. Alte Unterschenkelgeschwüre, die nicht abheilen wollen, mit nächtlichem Reißen, Jucken und Brennen [CK]; sie verschlimmern sich durch jede Art von Umschlägen oder Verbänden. Der Eiter ist häufig goldgelb. Es besteht eine mit starken Blähungen einhergehende Dyspepsie.

Nitricum acidum Sollte dieses Mittel bei phagedänischem Schanker, bei Ulzera auf der Tibia etc. ähnlich erscheinen, so kann es leicht von **Lachesis** durch die unregelmäßigen, gezackten Ränder des Geschwürs unterschieden werden, welches darüber hinaus überschießende, schnell blutende Granulationen aufweist [GS]; und die Mund- und Halssymptome von Nitricum acidum gehen typischerweise mit rissigen Mundwinkeln, Splittergefühl im Hals etc. einher.

Kalium jodatum Kalium jodatum zeigt eine von **Lachesis** völlig verschiedene Symptomenreihe. Nagende oder bohrende Knochenschmerzen [GS]; klopfende und brennende Schmerzen in den Nasen- und Stirnknochen [EN186]; Ozäna mit grünlichgelber, wundmachender Schleimabsonderung; papulöse oder pustulöse Ausschläge, die ulzerieren und Narben hinterlassen [(GS)]; Rupia [GS]; tiefe Schankergeschwüre mit verhärteten Rändern [GS] und käsigem Eiter; tieffressende Geschwüre; heftige Kopfschmerzen [R3,14], sehr viel stärker als beim Schlangengift, einhergehend [1] mit harten Knoten auf der Schädeldecke [GS]. Neigung zu interstitieller Infiltration sämtlicher Gewebe [GS] einschließlich der Knochen, mithin ausgedehnter als bei **Lachesis**, das nur die weichen Gewebe infiltriert.

Uterus und Ovarien

Bei den Uterus- und Eierstocksymptomen von Lachesis will ich Ihre Aufmerksamkeit auf folgende Vergleichsmittel lenken.

Platinum Diese Arznei hat profuse, dunkle Regelblutungen [GY21f] statt spärlichen Fluss, und der Hochmut [CK36ff] tritt deutlich stärker hervor als bei **Lachesis**. Die **Nymphomanie** [AN4,325] geht mit wollüstigem Kribbeln [CK298] und Kitzeln in den Geschlechtsteilen [GY31] einher, bisweilen auch mit **Vaginismus** [GY]. Bei Affektionen der Ovarien vermochte Platinum zu heilen, nachdem zuvor **Lachesis** versagt hatte, z. B. „in Fällen von Eierstockabscessen, nachdem der Eiter unter dem Einflusse der **Lachesis** entleert worden war." [GY15] Brennende Schmerzen in der Ovarial-

[1] Farrington spricht irrtümlich von „causing".

5

region.[GY14] „Schmerzliches Herabpressen nach den Geburtstheilen, wie zur Regel …“ [CK286]

Palladium Palladium hat schmerzhafte Anschwellung und Verhärtung des **rechten** Ovars geheilt [AZ98,101], wie auch **Lachesis**. Doch psychisch sind die beiden Mittel sehr verschieden. Ersteres hat ein **übersteigertes Geltungsbedürfnis** (Egotismus), das sich darin äußert, dass die Patientin viel auf die gute Meinung anderer hält und großes Gewicht darauf legt, was andere denken.[AZ98,78] Fühlt sich deshalb schnell vernachlässigt, ihr Stolz ist leicht zu verletzen.[GY] Gemütsbewegungen verschlimmern die Schmerzen in der Ovarialgegend, wie beim Schlangengift [GY16], aber es ist eine andere Art von Gemütsbewegung. Die **Lachesis**-Patientin ist schwärmerisch veranlagt [WS3073] oder zumindest leicht erregbar; das Lesen oder Erzählen von rührenden Geschichten bewegt sie übermäßig bis zu Tränen [WS3083f]. Die Palladium-Patientin ist vor allem in Gesellschaft aufgeregt; ein lebhaftes Gespräch oder ein musikalischer Abend erhöht ihre Schmerzen, besonders am nächsten Tag, und setzt ihr seelisch und körperlich sehr zu.[AZ98,78]

Apis mellifica Bei Ovarialaffektionen steht Apis **Lachesis** sehr nahe, wirkt aber mehr auf den rechten Eierstock als auf den linken. Es treten vor allem Wundheitsschmerz, **Brennen** und **Stechen** auf[AA691f], zu anderen Zeiten werden die Schmerzen auch als scharf schneidend [AA692] oder lanzinierend [GY17] beschrieben. Schmerzhaftes Herabdrängen im Bereich des rechten Ovars [GS], z. B. während der Menses oder auch bei Uterusprolaps. Dysmenorrhö mit herabdrängenden Schmerzen, gefolgt von spärlichem Abfluss dunklen, blutigen Schleims.[AA713] Beide Mittel haben Schmerzen von der linken zur rechten Ovarialgegend, doch bei Apis treten diese nur beim Ausstrecken im Bett auf[AA686]. Apis hat in diesem Bereich auch einen Schmerz wie verhoben [AA685] oder gezerrt, der sehr charakteristisch ist. Bei beiden Mitteln können die Eierstockschmerzen aufsteigen, bei Apis tun sie dies jedoch vom rechten Ovar aus, mit Schmerzen auch in der linken Brust bzw. Lunge, verbunden mit Husten.[GY21]

Auch gemütsmäßig zeigt sich eine große Ähnlichkeit zwischen den Arzneien; beide haben die Neigung zu Eifersucht, die Geschwätzigkeit und den erhöhten Geschlechtstrieb, außerdem die ständige Unruhe und übergroße Geschäftigkeit.

Arsenicum album Auch Arsenicum affiziert die Ovarien und den Uterus, es hat dunkle Gebärmutterblutungen [HV10,126] und gesteigertes sexuelles Verlangen [CK649]. Aber dieses machtvolle Mittel wirkt mehr auf das rechte Ovar, mit heftigem Brennen und spannenden Schmerzen sowie großer Unruhe; nur fortwährendes Bewegen der Füße bringt etwas Erleichterung [GS; GY26]. Schmerzhafte Menstruation, gelindert durch warme Auflagen.[GS]

Lycopodium Lycopodium dreht die Richtung des Schmerzverlaufes von **Lachesis** um, mit schneidenden oder stechenden Schmerzen von der rechten zur linken Ovariengegend.[GS; GY9] Seine Magen-Darm-Symptome sind dabei stets zugegen.

Graphites Obwohl Graphites mehr das linke Ovar angreift [CK622], lindert es auch, wenn Schmerz im rechten Ovar [GS] von Vaginalausfluss gefolgt wird; konstitutionell unterscheiden sich Graphites und **Lachesis** jedoch erheblich.

Ein ausgeprägtes Lachesis-Symptom ist die **Erleichterung** der ovarialen und uterinen Schmerzen durch das **Einsetzen der Regelblutung.**[WS1669; GS] Das Gleiche sehen wir bei **Moschus** mit seinem Ziehen und Drängen zu den Geschlechtsteilen vor der Regel [RA71], das mit Eintritt derselben aufhört [GY8]; oder auch bei **Zincum**, bei dem bohrende Schmerzen im linken Ovar während der Regel vollständig verschwinden [GY11].

Platinum hat demgegenüber anhaltende Schmerzen in der Unterleibs- und besonders der Gebärmuttergegend während der Regel [NZ15,37], selbst bei kopiöser Blutung, desgleichen **Ammonium carbonicum** [CK432f], bei dem die Blutung aber vor allem zwischen den Schmerzanfällen fließt. Bei **Cimicifuga** wiederum sind die Schmerzen umso heftiger, je stärker die Blutung fließt.

Herz und Kreislauf

Wir kommen jetzt zum Herzen, zum Blutkreislauf und zu den Fieberkrankheiten. Wie ich schon einmal angedeutet habe, hat Lachesis eine ausgeprägte Wirkung auf die Blutzirkulation. Es ruft Hitzewallungen hervor [WS2881], wie im Klimakterium.[WS1668]

Viel Blutandrang zum Kopf[WS105] aber mit Kälte der Füße[WS2411]; Herzklopfen[WS1998] und **krampfhafter Schmerz in der Herzgegend**[WS1984], mit Gefühl, als wäre das Herz fest zugeschnürt[WS1985]. Letztere Symptome haben, im Verein mit der Brustbeklemmung[WS1969], der Dyspnoe beim Erwachen[WS1916ff] und der Unfähigkeit zu liegen[WS1916], zur erfolgreichen Anwendung von Lachesis bei **Brustwassersucht**[WS1915] und **Hydroperikard**[WS2022] geführt, wenn den Beschwerden ein organisches Herzleiden zugrunde lag.

Harnorgane, Ödeme

Lachesis ist bei **allgemeiner Wassersucht** indiziert[WS3265], wenn der Urin dunkel, fast schwärzlich ist und Eiweiß enthält[GS] und besonders wenn die Haut über den ödematösen Teilen dunkel bis bläulich schwarz verfärbt ist. Ich erinnere mich an einen 60-jährigen Mann, der genau an einer solchen Wassersucht litt und der unter Lachesis noch sechs Monate weiterleben konnte; als er dann starb, hatte er keine Schmerzen zu erleiden. Lachesis ist besonders nützlich bei **Aszites im Gefolge von Scharlach** und bei Aszites von Trinkern, wenn die ebengenannten Symptome vorhanden sind.

Bei Nieren- und Blasenaffektionen muss Lachesis mehr nach den allgemeinen als nach den lokalen Symptomen gewählt werden. Beispielsweise sind bei **Proteinurie** und M. Brightii die respiratorischen Symptome, die Verschlimmerung nach Schlaf und die livide Hautverfärbung charakteristischer als die Harnsymptome. Bei **Zystitis** oder Blasenkatarrh weist der Abgang von übelriechendem Schleim beim Wasserlassen[GS] auf das allgemeine Charakteristikum der Fäulnisneigung hin. Und je unverhältnismäßiger die Intensität dieses Uringestanks, verglichen mit der Zeit, die der Schleim in der Blase gewesen ist, desto größer ist die Wahrscheinlichkeit, dass Lachesis das Heilmittel ist.

Bei **Hämaturie** wird das Mittel, wie sein mächtiger Rivale **Crotalus**, benötigt, wenn die Symptome als Zeichen einer Hämolyse auftreten, wie z. B. bei schleichenden Fiebern. Daher finden wir bei Lachesis typischerweise das aus zerfallenen Blutzellen, Fibrin etc. bestehende Harnsediment, das **wie verkohltes Stroh** aussieht. Bei Proteinurie nach Scharlach entwickelt sich durch verzögerte Abschuppung eine allgemeine Wassersucht, und der Urin ist dabei schwarz[GS] oder enthält schwarze Bestandteile. Dieses schwarz gesprenkelte Aussehen gleicht exakt dem bei **Helleborus**[GS].

- Andere Mittel mit **schwarzem Urin** sind **Colchicum**, **Natrium muriaticum**, **Carbolicum acidum** und **Digitalis**.
- **Dunklen, trüben Urin** rufen hervor: **Apis**, **Ammonium benzoicum**, **Arsenicum**, **Benzoicum acidum**, **Arnica**, **Opium**, **Carbo vegetabilis**, **Kalium carbonicum** und **Terebinthina**.

Doch nur Lachesis allein hat neben den bereits besprochenen Charakteristika auch noch schäumenden Harn[UE].

Helleborus niger Helleborus erkennt man an der seine Wassersucht[RA66] begleitenden **sensorischen Apathie** („gedankenlose Stumpfsinnigkeit“[AZ19,25]; „Abstumpfung des innern Gefühls“[RA8]), der großen Schwäche und Erschlaffung aller Muskeln[RA63], an dem bleichen, aufgedunsenen Gesicht[KE4,50] und dem schleimigen[RA50] oder gallertigen[RA47] Durchfall. Der Patient kann in diesen hydropischen Zuständen mitunter im Liegen besser atmen[GS], ganz im Gegensatz zu **Lachesis** und **Arsenicum**.

Digitalis purpurea Sieht hier **Lachesis** sehr ähnlich, mit seinem schwärzlichen[GS], trüben[CK439] und spärlichen[CK427] Harn, seiner kardial bedingten großen allgemeinen Schwäche[CK609] und der bläulichen Verfärbung des Gesichts[UE]. **Lachesis** hat mehr Zusammenschnüren im Kehlkopfbereich und auch mehr Zusammenschnüren und Beklemmung der Brust; bei Digitalis finden wir „erstickende, schmerzhafte Zusammenschnürung der Brust, als wären die innern Theile zusammengewachsen.“[CK485] Typisch für Digitalis ist auch ein ungeheures Schwäche- und Flauheitsgefühl im Magen, „als ob das Leben erlöschen sollte“[CK333].

Terebinthina Terebinthina hat rauchfarbenen[GS], trüben[AN3,137] Urin, bisweilen auch schwarzen Urin mit einem kaffeesatzartigen Sediment[GS]. Es ist oft bei Wassersucht im Gefolge eines Scharlachfiebers angezeigt.[GS] Das Sediment enthält zerfallene rote Blutkörperchen; Hämaturie[AN3,138]. Der Patient muss wegen Atemnot die ganze Nacht angelehnt im Bett sitzen.[GS] „Ungemeine Schlafsucht.“[AN3,178] Zunge trocken und rot[GS] oder rot, glatt und glänzend[GS]. Klinisch hat sich Terebinthina in den Frühstadien von Nierenerkrankungen nützlich gezeigt, wenn noch die Kongestion überwiegt, d. h., bevor in größerer Menge Harnzylinder auftreten. Das Mittel ruft brennende und ziehende Schmerzen in der Nierengegend hervor[AN3,88], heftiger als bei **Lachesis**, und der Urin kann sehr stark nach Veilchen riechen[AN3,132]. Bei Typhus gleichen sowohl die Harn- wie auch die Stuhlausscheidungen denen von **Lachesis**. Fötide Stühle[GS]; ulzerationsbedingte Blutungen aus dem Darm[GS]; das Blut ist dunkel, die Stühle rußfarben, wie Kaffeesatz aussehend[GS]; auch der spärliche Urin ist beim Typhus fötide und enthält zerfallene Blutkörperchen[GS]. Darüber hinaus zeichnet sich Terebinthina in diesen Fällen durch Somnolenz oder Sopor aus, durch eine trockene oder auch glatte, glänzende Zunge sowie durch große Prostration[GS]. Doch man erkennt das Mittel am besten an dem im Vordergrund stehenden Meteorismus mit der extremen Tympanie und den brennenden Schmerzen, einhergehend mit einer glatten Zunge, die all ihrer Papillen beraubt zu sein scheint.[GS]

Apis mellifica Apis „imitiert“ **Lachesis** bei postskarlatinöser Wassersucht, denn beide Mittel haben hier die Proteinurie, den spärlichen Harn, der durch das zersetzte Blut dunkel gefärbt ist, sowie die Dyspnoe. Doch Apis ist gewöhnlich durstlos, hat eine wachsbleiche Haut und hier und da nesselartigen Ausschlag, rote Papeln oder ein erysipelähnliches, rosiges Aussehen der ödematösen Gliedmaßen.

Arsenicum album Arsenicum wird in Fällen von Nierenerkrankung benötigt, wenn der Harn gering[CK621] und eiweißhaltig[GS] ist, aber kein Blut enthält, sofern auch die typischen Herzsymptome, die psychische Unruhe und andere Charakteristika des Mittels nicht fehlen. Bewegt sich das Symptomenbild in diesem Rahmen, so bedarf es keiner weiteren Differenzierung. Wenn der Harn aber dunkel, trübe und blutig ist und sich ein kaffeesatzähnliches Sediment absetzt, wenn zudem Orthopnoe mit kalten Beinen besteht, Bronchialkatarrh mit großen Schwierigkeiten beim Atmen, bis der Schleim heraus ist, sowie krampfhaftes Zusammenschnüren des Kehlkopfes, dann ist zur Wahl des passenden Mittels weiteres Vergleichen notwendig. Arsenicum heilt, wenn der Harn grünlich-dunkelbraun ist, „schon beim Lassen trübe, wie Kuhmist in Wasser aufgerührt“[CK627], und wenn Harnzylinder reichlich vorhanden sind. Die Atemnot macht sich stärker bemerkbar, wenn sich der Patient am Abend niederzulegen versucht[CK739], und sie erweckt ihn außerdem nach Mitternacht aus dem Schlaf[EN1711]; durch Auswurf von Schleim wird sie gemindert. Bei **Lachesis** wird die Atemnot schlimmer, sobald der Kranke nach dem Hinlegen einschläft[GS]; Erleichterung bekommt er nach Abhusten einer kleinen Menge dicken, festsitzenden Schleims[WS1935ff], und schon leichter Druck und selbst Berührung durch die Kleidung bereiten ihm weit größeres Unbehagen, als dies beim **Arsenicum**-Patienten der Fall ist. Letzterer muss die Kleidung lockern, damit ihr Druck ihn nicht erstickt; bei **Lachesis**-Patienten kommt noch eine beträchtliche Hyperästhesie der Haut hinzu.

5

Colchicum Colchicum verursacht eine starke Hyperämie der Schleimhäute des Magens, des Darms und auch der Nieren. Der Urin ist dunkel[GA1,179], trübe[GA1,175], eiweißhaltig[KE4,47], blutig[AZ52,81] und schwarz[GA1,187] wie Tinte[KE4,47]. Allgemeine Neigung zu Ödemen.[UE] Das Mittel ist aber leicht von **Lachesis** zu unterscheiden durch den ausgeprägten Reizzustand des Blasensphinkters, einhergehend mit Blasentenesmus[GS] nach dem Harnen. Colchicum ist vor allem bei Gichtpatienten[GS; EN671ff] vonnöten, die zugleich auch an nervöser Schwäche im Verein mit allgemeiner Überempfindlichkeit[UE] leiden. Obschon letzteres Symptom **Lachesis** zu gleichen scheint, können wir die beiden Mittel doch leicht durch die Allgemeinsymptome von Colchicum auseinanderhalten, namentlich durch die Empfindlichkeit des ganzen Körpers gegen Berührung[GA1,305f] (vielleicht das tympanitisch aufgetriebene Abdomen ausgenommen) sowie durch die übermäßig scharfen Sinne, besonders die extreme Empfindlichkeit gegenüber Gerüchen aller Art[GA1,43f]. Auch gastrische Symptome sind bei Colchicum prominenter vertreten; Geistesanstrengung ermüdet ungemein und erhöht die Beschwerden[GA1,302], der Patient ist „unfähig, Gedanken festzuhalten“[HV8,220] oder zusammenhängend zu denken[HV8,151]; Kopfschmerzen mit Spannungsgefühl in der Kopfhaut; belegte Zunge[HV8,141]; Übelkeit[GA1,100]; große Schwäche, gleichwohl bringen ihn äußere Eindrücke und Veranlassungen ganz außer sich[UE; GA1,337]. Eine Besonderheit von Colchicum ist, dass bei starkem Speichelfluss und vermehrter Harnsekretion die Stühle spärlich und von Tenesmus begleitet sind – und umgekehrt.

Wechselfieber

Mit den Fiebererkrankungen von Lachesis brauchen wir uns nicht lange aufzuhalten, denn über sie haben wir schon im Zusammenhang mit den Gemütssymptomen gesprochen. Erwähnenswert ist aber noch das Wechselfieber[WS3004], das immer im Frühling wiederzukehren pflegt, trotz der Chinineinnahmen im Herbst.[GS; CH357] Der Frost setzt nach dem Mittagessen gegen 13 oder 14 Uhr ein.[GS] Während des Frostes – und dies ist charakteristisch – hat der Patient das Bedürfnis, Kleidung oder Decken auf seinem Körper anzuhäufen, und zwar nicht so sehr, um sich warm, sondern um sich ruhig zu halten. Er möchte fest gehalten oder nach unten gedrückt werden, um das Schütteln und die Brust- und Kopfschmerzen zu mildern.[GS] Die Fieberhitze ist gekennzeichnet durch ein Gefühl heftigen Brennens, durch Beklemmung der Brust[GS] und des Herzens sowie durch gleichzeitige Schläfrigkeit und Geschwätzigkeit[CH357]. Das Bedürfnis, bei Schüttelfrost fest gehalten oder niedergedrückt zu werden, ist auch für **Gelsemium** charakteristisch.[GS]

Carbo vegetabilis Die vegetabilische Kohle hat wie **Lachesis** jährliche Wiederkehr der Wechselfieberanfälle, Geschwätzigkeit im Hitzestadium, desgleichen Durstlosigkeit und Brustbeklemmung bei der Hitze[SK249]. Der Patient ist sehr geschwächt durch anhaltende Krankheit oder langwierigen Chininmissbrauch[CK]. Der Durst ist jedoch am stärksten während des Frostes[CK1171], nicht davor (wie **Lachesis** es haben kann[SK577; RP528]), und der Frost geht oft mit kaltem Atem[CK775] und kalten Knien[GS] einher, selbst wenn der Kranke im Bett warm eingehüllt ist. Allgemeine brennende Hitze am Abend[CK1177], gewöhnlich ohne Durst[GS]. Flatulenz.[CK471] Einseitiger Frost, zumeist links.[GS] Die Kreislaufschwäche ist ausgeprägter als bei **Lachesis**.

Capsicum annuum Capsicum stimmt mit **Lachesis** bei Durst vor dem Frost[GS], Verlangen nach äußerer Wärme[GS], Beginn des Frostes im Rücken[RA248] und unregelmäßigem, häufig aussetzendem Puls[GS] überein. „Intermittens mit Frost, der vom Rücken ausgeht.“[AZ74,78] „Durst unmittelbar vor dem Frost und während des Frostes.“[GS] Jedoch verschlimmert [im Gegensatz zu **Lachesis**[RP1266]]Trinken die Schauder und das Frostschütteln[RA242] (siehe **Elaps**). Der Patient findet Linderung durch heiße Anwendungen, etwa durch eine Wärmflasche, die am Rücken anliegt.[GS]

Menyanthes Menyanthes ist bei Intermittens vorzuziehen, wenn sich die Krankheit hauptsächlich als unvollständig entwickeltes Froststadium manifestiert, mit Kälte der Nasenspitze, der Ohrläppchen, der Hände und Füße und vor allem der Finger- und Zehenspitzen.[(GS)] „Eiskalte Hände und Füsse, bei übrigens warmem Körper.“[RA(239)] Füße bis zu den Knien eiskalt.[RA(243)] Wenn **Lachesis** in solchen irregulären Fällen benötigt wird, mit Kälte der Nase etc., so grenzen die livide Haut und die große Schwäche, wie sie sich z. B. an dem fadenförmigen Puls zeigt, das Mittel hinreichend von Menyanthes ab.

Noch genauer passen die folgenden Mittel, die ebenfalls alle einen schwachen, fadenförmigen Puls, eine kalte oder livide Haut und natürlich große Prostration hervorbringen: **Carbo vegetabilis** (siehe oben).

Veratrum album Bei dieser Arznei ist der Frost jedoch mit Durst verbunden und durchläuft, wenn er innerlich empfunden wird, den Körper von oben nach unten, vom Kopf bis in beide Füße[RA(331)], nicht andersherum. Haut bläulich, kalt, ohne Elastizität[UE]; Hände blau, eiskalt[GS]; Gesicht[RA43], Mund[RA84] und Zunge[EN283] kalt; Engbrüstigkeit[RA(231)] und mühsames Atemholen[RA(233)]; Herz schwach; kalter, klebriger Schweiß[SK710], besonders auf der Stirn[UE]; äußere Wärme bringt keine Linderung.

Arsenicum album Dem Arsenicum-Patienten tut äußere Wärme hingegen gut; Mund und Zunge sind kalt[EN723], das Gesicht bläulich[CK271], ebenso manche Bereiche der Körperoberfläche [besonders Nägel und Lippen[GS]]. Ängstliche Ruhelosigkeit[CK26f] trotz der großen Schwäche; kalter, klebriger Schweiß[CK1179]. Anfälle von Atemnot mit Gefühl zu ersticken.[CK739]

Camphora Eiseskälte des ganzen Körpers [UE], aber innerlich heiß, sodass der Kranke alle Zudecken von sich stößt [GS]; Gesicht leichenblass [UE]; Gliedmaßen blau; Atem gewöhnlich heiß [GS]; Krämpfe [RA(195)] oder, wenn bei Bewusstsein, veränderte Stimme; Sopor folgt.

Hydrocyanicum acidum Es besteht marmorne Kälte des ganzen Körpers.[GS] Puls schwach [R1,1044] und kaum fühlbar [R1,1042]. Getränke kollern hörbar durch den Schlund.[R1,322] Fasst sich ans Herz, als hätte er dort starke Schmerzen. Langanhaltende Ohnmachten.[GS; R1,31] Tonische Krämpfe [R1,919], besonders im Bereich der Rücken-[R1,918] und Kaumuskeln [R1,284f].

Helleborus niger Bei Helleborus kommt es zu plötzlicher Erschlaffung aller Muskeln. „Kalt am Körper und mit kaltem Stirn-Schweiße fällt er jähling zur Erde und stammelt, hat aber Bewußtseyn; der Puls ist sehr langsam …“ [RA63] „Heftige Zuckungen, außerordentliches Kältegefühl.“ [WI2,10] Rheumatische Schmerzen in den Knien.[RA(150ff)]

Digitalis purpurea Diese Arznei schwächt wie **Lachesis** das Herz. Die Haut ist sehr kalt.[EN1033] Reichliche Schweiße [EN1081], aber die Herzsymptome werden dadurch nicht gebessert.[GS] Der Puls setzt jeden dritten, fünften oder siebten Schlag aus [(CK664)]; sehr langsamer Puls [CK666f]. **Lachesis** neigt, wie bereits erwähnt, in der Fieberhitze zu Beklemmung der Brust, und diese geht dann häufig mit kalten Füßen einher [GS]; wenn die Füße wärmer werden, lässt auch die Beklemmung nach.

Secale cornutum Der Secale-Patient hat „bei Intermittens kalte Haut [EN1034], ein bleiches, eingefallenes Gesicht [AN3,91] und blaue Lippen [EN240]; möchte nicht zugedeckt sein [EN934]; Kribbeln in den Extremitäten [EN731]; hält seine Finger weit auseinandergespreizt; kalter, klebriger Schweiß [AN3,443]; Stimme schwach, unvernehmlich, stammelnd [AN3,111].“ [GS]

Hyoscyamus niger Hyoscyamus ähnelt **Lachesis** in den Frostschauern, die den Rücken hinauflaufen [PM1,92], in der objektiven Kälte des Körpers [EN1131], in den Krämpfen [RA(355)] und im Delirium [RA(418)]. Doch bei Hyoscyamus treten Frost und Kälte erst nachts verstärkt auf [SK494], und die Frostschauer beginnen häufig schon in den Füßen, von wo sie über den Rücken bis zum Nacken laufen.[GS] Das Fallen der Temperatur geht mit Trägheit des arteriellen Systems einher, mit Schläfrigkeit [RA(311)] oder auch mit delirantem, aufgeregtem Geschwätz. „Greift auf dem Bette umher, wie im Flockenlesen“ [RA(440)], „klagt, man habe ihn vergiftet“ [RA(473)]; Halluzinationen; fibrilläre Zuckungen; etc.

Lachnanthes Das Mittel hat wie **Lachesis** glänzende Augen während des Frostes und Eiseskälte des Körpers [EN201], die durch Wärme besser wird.[GS] Doch nur Lachnanthes hat glänzende Augen sowie umschriebene Wangenröte auch bei Fieber mit Delirium.[GS]

Lycopodium Lycopodium folgt häufig auf **Lachesis**. Es wird bei Fiebererkrankungen benötigt, wenn der Patient beim Frösteln schläfrig und wie betäubt im Kopf wird.[ZÖ1,37] „Schüttelfrost und grosse Kälte, selbst im Bette, als läge sie im Eise …“ [CK1583] Ein Fuß heiß, der andere kalt [GS] – ein wichtiges Symptom. „Gefühl, als stände der Blutlauf still.“ [UE]

Bei Wechselfieber beginnt der Frost im Rücken [ZÖ1,370], wie bei **Lachesis**. Er tritt besonders zwischen 16 und 20 Uhr in Erscheinung [GS], häufig auch um 19 Uhr [CK1583]; Hände und Füße sind vor Kälte wie abgestorben.[CK1577] Saures Aufstoßen [CK574] oder Erbrechen ist fast stets anzutreffen, vor allem zwischen Frost und Hitze.[GS] Durst entwickelt sich zumeist nach dem Schweißstadium.[GS] Verlangt nur nach heißen Getränken.

Apis mellifica Wie in vieler anderer Hinsicht ähnelt Apis auch hier dem Schlangengift. Beide Mittel eignen sich für alte oder schlecht behandelte Fälle. Frost am Nachmittag, Brustbeklemmung, Kälte der Nasenspitze, flatternder Puls, Haut der Arme und Hände blau, allgemeines Bild von Kreislaufkollaps. Apis hat jedoch Verschlimmerung durch Wärme [AA1081], **Lachesis** nicht; die Brustbeklemmung ist bei Apis deutlich stärker ausgeprägt und geht mit Erstickungsnot einher [AA770], die Zunge ist rot, wie wund oder roh, und an der Spitze und den Rändern von Bläschen besetzt [AA408ff]; Durst tritt allenfalls während des Frostes auf [GS], nicht vor dem Frost; Urtikaria [AA1198].

5

Cuprum metallicum Cuprum vereint Kälte mit Krampferscheinungen. Eiseskälte des ganzen Körpers.[UE] Heftige Krämpfe in den Gliedern[CK346], mit kaltem Schweiß[GS], livider Haut; auch Kreislaufkollaps. Harnsekretion spärlich oder ganz aufgehoben.[GS] Cuprum ist mit Erfolg im Kältestadium der Cholera nach **Camphora** eingesetzt worden[GS], es kann aber auch bei anderen Formen von Kreislaufversagen nützlich sein. So war es etwa als Gegenmittel bei Schlangenbissen hilfreich, wenn Crampi, Delir und Torpor sich einstellten.

Scharlach

Lachesis kann auch bei Scharlach[SK574] angezeigt sein, aber nicht bei der Sydenhamschen [glatten] Art der Krankheit, sondern bei jenen Formen, die eine **maligne Tendenz** aufweisen. Das Kind ist schläfrig und fällt bald in einen tiefen Schlaf.[AZ18,324] Das Exanthem kommt nur unvollständig oder sehr zögerlich heraus[GS] und hat eine dunkle, purpurrote Farbe; es kann mit einem frieselartigen Ausschlag untermischt sein. Häufig ist es mit einem membranösen Belag im Hals kompliziert, dessen Beschaffenheit ich Ihnen schon beschrieben habe, als wir über das Mittel bei Diphtherie sprachen. Das Zellgewebe des Rachens ist entzündet und droht zu vereitern. Die Halslymphknoten sind geschwollen. Bei der Inspektion finden Sie dunkle Röte des Rachens sowie einen schmutzigweißen Belag auf den Mandeln, besonders auf der linken. Die Zunge ist an der Basis schmutziggelb belegt, und die roten Papillen treten deutlich aus dem Belag hervor. Der Puls ist schwach, die Haut am ganzen Körper kühl. Aus Mund und Nase kann dunkles Blut heraussickern.

Die Mehrzahl der Ärzte macht bei der Behandlung des Scharlach schon gleich am Anfang einen Fehler, und dieser Fehler zieht zwei verschiedene Krankheitsverläufe nach sich: zum einen ein langwieriges, sich hinschleppendes Leiden, zum anderen ein kurzes Leiden, das aber mit dem Tod endet. Der Fehler, den diese Ärzte begehen, ist der, dass sie in jedem Fall von Scharlach **Belladonna** verabreichen! Lassen Sie uns deshalb kurz die Unterschiede von **Belladonna** und Lachesis betrachten. Beide Arzneien haben die Himbeerzunge, die pochenden Kopfschmerzen, die Gesichtsröte und das hohe Fieber.

- **Belladonna** ist jedoch **nur** beim sthenischen Fiebertyp indiziert[AZ31,229], der durch ein aktives Delirium gekennzeichnet ist, durch die leuchtend rote Farbe des Rachens, den vollen[RA1236] und schnellen[RA1235] [2] Puls sowie den scharlachroten[RA1277] und glatten[RA] Ausschlag.
- **Lachesis** passt hingegen, wenn **Asthenie** vorherrscht, mit einem purpurfarbenen, nur zögerlich herauskommenden Exanthem, Schläfrigkeit, starker Schwellung der Halslymphknoten und all den anderen Zeichen von Malignität, die ich eben aufgezählt habe.

Karbunkel, Krebsgeschwüre

Bei Karbunkeln[LM2,251ff] und Krebsgeschwüren[GS] denken wir an Lachesis, wenn das umgebende Areal geschwollen und purpurn oder schwärzlich verfärbt ist und wenn sich nur sehr zögernd Eiter bildet. Lachesis vermehrt, unter diesen Umständen verabreicht, die Quantität und verbessert die Qualität des Eiters, und auch der Patient kommt wieder zu Kräften.

Wenn Lachesis bei „malignen Pusteln“[LM2,249] gegeben wird, sollte neben dem Mittel auch Branntwein eingenommen werden. Dies ist eine Erfahrung, die Dr. Dunham gemacht hat.[3]

Modalitäten

Zum Schluss noch einige Worte zu den Modalitäten von Lachesis. Modalitäten drücken, wie Sie wissen, die Art und Weise aus, in der Symptome modifiziert oder beeinflusst werden. Sie sind deshalb beim Studium von Arzneien und insbesondere bei der Differenzierung verwandter Arzneien von großer Bedeutung. Nehmen wir an, zwei Mittel erzeugen gleichermaßen supraorbitale Schmerzen von stechendem Charakter. Werden nun aber bei dem einen Mittel

---

[2] Farrington schreibt irrtümlich „schnellend“ (bounding).

[3] In seiner Schilderung einer „Epidemie sog. ‚maligner Pusteln‘ “, die sich hauptsächlich auf der Unterlippe bildeten und unter allopathischer Behandlung (Kauterisation) meist zum Tode führten, hielt Dunham dies nicht für erwähnenswert (*Lectures on Materia Medica*, Bd. 2, S. 249).

die Schmerzen durch Druck beeinflusst und bei dem anderen durch Schlaf, so versetzt uns dies in die Lage, sie in der Praxis auseinanderhalten zu können. Modalitäten sind also nähere Bestimmungen von Symptomen und mithin ebenso wesentliche Aussagen, wie dies für Adjektive gegenüber Substantiven gilt. Wir müssen nur Sorge dafür tragen, dass sie nicht vollständig als Ersatz für die Symptome dienen, die sie modifizieren. Nur allzu oft lesen wir von Fällen, bei denen die einzige homöopathische Ähnlichkeit zu dem gewählten Mittel in einer bloßen Modalität bestand, wie z. B. „schlimmer nach Schlaf". Nun also zu den Modalitäten von Lachesis; sie lauten wie folgt:

Verschlimmerung Während des Schlafs, besonders in Bezug auf die Halsbeschwerden[WS3741]; Erstickungsgefühl reißt aus dem Schlaf[WS1916ff]; < nach Schlaf, besonders morgens[WS3742].

Tageszeit Allgemein schlimmer von Mittag[WS3735] bis Mitternacht[WS3739]. Gleichwohl gibt es einige wichtige Symptome, die bereits am Morgen und am Vormittag schlimmer werden. Die Verschlimmerung am frühen Morgen hängt z. T. mit den nachteiligen Wirkungen des Erwachens zusammen; da aber einige Symptome auch erst später am Morgen erscheinen, werden sie wohl auf Gründe zurückzuführen sein, die erst dann wirksam werden. Beispielsweise hat der Patient Schwindel morgens beim Erwachen[WS43], doch kehrt dieser zurück, wenn er um 11 Uhr vormittags die Augen schließt[WS7]. Kopfschmerz im linken Stirnhügel des Morgens.[WS142] „Mattigkeit im ganzen Körper, früh beim Aufstehen."[WS2568f] „Taubheit in allen Fingerspitzen …, besonders stark am Morgen."[WS2205] Atem langsam, schwer und pfeifend, früh beim Aufstehen, wenn er sich schnell aufrichtet.[WS1916ff]

Am Abend und vor 24 Uhr finden wir die folgenden speziellen Exazerbationen: Empfindlichkeit wie wund im Halse.[WS857] Äußerer Hals empfindlich gegen Druck und Berührung.[WS931] Durchfall.[WS1453] Trockener Reizhusten.[WS1813f] Fieberfrost beginnt zwischen 12 und 14 Uhr mittags, während die Hitze abends und nachts vorherrscht, am meisten vor Mitternacht.[(WS3003ff)]

Temperatur, Wetter Schlimmer in kalter Luft, bei Temperaturwechsel[WS3652], in der Bettwärme[WS3667] (siehe unten unter „Bewegung etc."); < durch Nasswerden [macht Zahnschmerzen[GS]], bei feuchtem Wetter[WS3656], durch Wind[WS3659], im Freien[WS3675], vor einem Gewitter, in der Sonnenhitze[GS], im Frühjahr[WS3655]. Besser häufig durch Wärme[WS3662ff], durch warmes Einhüllen[GS], in der Nähe des Ofens[GS], etc. „Angegriffen von sehr warmem oder kaltem Wetter."[WS3653]

Bewegung, Ruhe, Lage Schlimmer bei und nach Aufstehen vom Liegen[WS3705,1808]; < im Sitzen[WS3690] und > nach Aufstehen vom Sitzen; > beim Liegen im Bett auf der schmerzlosen Seite, aber < durch Bettwärme (siehe oben unter „Temperatur") sowie durch Liegen auf der schmerzhaften Seite. Manche Symptome werden besser durch Bewegung[WS3700], wenn sie nicht allzu lange anhält.

Berührung, Druck, Verletzungen Beinahe ausnahmslos schlimmer durch Berührung, wie geringfügig diese auch sein mag.[WS3606ff] Nützlich bei üblen Folgen von Verletzungen, namentlich penetrierenden Verletzungen, die stark bluten oder brandig werden.[GS]

KAPITEL

6 Vorlesung: Arachnida

Aus der Klasse der Arachnida (Spinnentiere) möchte ich Ihre Aufmerksamkeit auf die Gifte der folgenden in der Homöopathie verwendeten Spinnenarten lenken:

- Mygale lasiodora
- Lycosa tarantula
- Tarantula cubensis
- Aranea diadema
- Theridion curassavicum

Die Wirkung der Arzneien aus dieser Gruppe ist eine zweifache: Sie vergiften alle das Blut, und darüber hinaus haben sie alle eine ausgeprägte Wirkung auf das Nervensystem, indem sie dort Krampfleiden hervorrufen, wie etwa Chorea oder Hysterie. Zu den Nervensymptomen, die sie erzeugen, gehören vor allem Angstzustände, Zittern, große Unruhe, Überempfindlichkeit und nervöse Erschöpfung; auch eine Neigung zu Periodizität ist charakteristisch.

Der Organismus wird von den Spinnengiften tiefgreifend affiziert, weswegen sie bei schwerwiegenden und chronischen Erkrankungen in Betracht kommen.

Mygale lasiodora

Mygale lasiodora, eine Vogelspinnenart, ist eine große, schwarze Spinne, die auf Kuba heimisch ist. Sie wurde erstmals von Dr. John G. Houard aus dieser Stadt [Philadelphia] geprüft.

Chorea

Mygale ist eines unserer wichtigsten Mittel bei unkomplizierten Fällen von Chorea. Der Patient neigt zu Traurigkeit und Niedergeschlagenheit.[EN2f] Er klagt über dumpfe Schmerzen in der Stirn.[GS] Fortwährende Muskelzuckungen im Gesicht.[HC1,66] Der Kopf wird häufig auf eine Seite geworfen[GS], zumeist auf die rechte[HC1,65]. Auch Rucken und Zucken von Muskeln eines Arms und eines Beins, ebenfalls gewöhnlich rechts.[GS] Die Kontrolle über die Muskeln ist verlorengegangen. Beim Versuch, eine Hand in Richtung Kopf zu bewegen, wird diese nicht selten plötzlich über den Kopf hinweg oder direkt ins Gesicht geschleudert.[GS] Wenn der Patient zu sprechen versucht, werden einzelne Wörter regelrecht herauskatapultiert.

Ich erinnere mich an einen Choreafall, bei dem die Krampfsymptome unter diesem Mittel umgehend verschwanden und die Patientin, ein junges Mädchen, anschließend jahrelang beschwerdefrei blieb. Dr. Houard, den ich eben als Prüfer von Mygale erwähnte, hat mir die folgenden Symptome mitgeteilt, die das Mittel indizieren können: Zuckungen der Gesichtsmuskeln; Mund und Augen öffnen und schließen sich in rascher Folge[HC1,66]; kann die Hand nicht zum Gesicht führen, sie bleibt auf halbem Wege stehen, um dann plötzlich nach unten geschleudert zu werden. Unsteter Gang; die Beine sind beim Sitzen fortwährend in Bewegung und werden beim Gehen nachgezogen.[HC1,66] Der ganze Körper ist in ständiger Bewegung begriffen.

Agaricus muscarius Das **Mygale** ähnlichste Mittel bei Chorea ist Agaricus,[1] welches ebenfalls diese

[1] In dem Fall eines zweijährigen Kindes, das an einer Meningitis erkrankt war und unter *Apis, Sulfur* etc. keinerlei Besserung erfuhr, verschwanden durch das von Dr. Korndörfer glänzend gewählte *Agaricus* das Rollen des Kopfes und die beunruhigenden Anzeichen beginnender Imbezillität, und das Kind wurde wieder völlig gesund. Ich selbst setzte das Mittel bei einer Typhuserkrankung ein, die ebenso mit Rollen des Kopfes einherging, außerdem biss das Mädchen häufig in sein Nachthemd. Danach kam es zu einer leichten Besserung. Anschließend erhielt das Kind *Tarantula*, mit zunächst geringfügiger Verschlimmerung, dann aber anhaltender Besserung. An beide Mittel sollte bei drohender Imbezillität gedacht werden. *(E. A. Farrington)*

eckigen choreatischen Bewegungen zeigt. Als unterscheidendes Merkmal finden wir aber bei Agaricus Jucken der Augenlider [CK118] oder diverser anderer Bereiche des Körpers, wie nach Erfrierung.[SK15] „Oefteres Fippern [Zittern] in den Augenlidern …“ [CK135] Die ganze Wirbelsäule auf Druck [ZÖ2,436] und Berührung [GS] sehr empfindlich.

Cimicifuga racemosa An Cimicifuga muss bei Chorea gedacht werden, wenn die irregulären Bewegungen der Gliedmaßen hauptsächlich die linke Seite betreffen [GS] und das Leiden mit einer Myalgie oder mit rheumatischen Beschwerden verbunden ist, ferner wenn es die **Reflexwirkung einer Uterusverlagerung** darstellt.

Tarantula hispanica Tarantula ist indiziert bei einer Chorea, die überwiegend den rechten Arm und das rechte Bein befallen hat; die Bewegungen können sogar nachts anhalten.[GS]

Ignatia amara Ignatia wird oft bei Chorea emotionalen Ursprungs erforderlich [GS] [namentlich als Folge von Kummer [GS] oder Schreck [KE4,511]].

Zizia Zizia kommt in Betracht, wenn die Muskelzuckungen und choreatischen Bewegungen auch **im Schlaf** fortbestehen.[GS]

Stramonium Die Stramonium-Chorea ist durch folgende Symptome gekennzeichnet: Schnell wechselnde Gesichtszüge, verziehen sich immer wieder zu einem Lächeln, nehmen zwischendurch den Ausdruck des Erstaunens, des freudigen Erschreckens an, die Zunge fährt schnell zwischen den Lippen hervor und leckt hin und her; der Kopf wird bald vorwärts, bald rückwärts geworfen; das Rückgrat und der ganze Körper machen krampfhafte Windungen; alle Muskeln spielen, der ganze Körper und besonders Arme und Beine sind in ständiger Bewegung.[AZ86,19] Zuckungen der Extremitäten [MA1,819]; sie bewegen sich aber durchaus nicht immer ruckartig, mitunter vollführen sie auch drehende, windende und sogar **anmutige Bewegungen.** Bisweilen stammelnde Sprache.[AZ7,261] Wenn zusätzlich das Gemüt betroffen ist, so ist der Patient überaus schreckhaft [RA(472)]; fährt nachts voller Schreck aus dem Schlaf auf [RA(461,471)]; nimmt oft die Haltung eines Betenden an, mit gefalteten Händen und einem inbrünstigen Gesichtsausdruck. Reißt häufig den Kopf aus dem Kissen hoch.[GS]

Weitere Symptome

Um aber auf Mygale zurückzukommen … Zusätzlich zu den bereits beschriebenen möchte ich Ihnen noch folgende Symptome nennen: Wird am Abend **deliriös** und redet von geschäftlichen Dingen, die ganze folgende Nacht dann sehr unruhig.[EN1] Fürchtet zu sterben.[EN4] Niedergeschlagen, mit ängstlichem Gesichtsausdruck.[EN3] Übelkeit mit starkem Herzklopfen, trübem Sehen und allgemeiner Schwäche.[EN10] Zittrigkeit am ganzen Körper, abends.[EN17] Heftiger Frost, dreißig Minuten anhaltend, dann Fieberhitze mit Zittern.[EN21] Kopfschmerzen am Morgen, besonders im Bereich der Augen, von einer Schläfe zur anderen.

Mygale verursachte bei einem Jungen, nachdem es einige Zeit gegeben worden war, gleichzeitig mit Krampfsymptomen auch heftige Erektionen. Der Penis war in diesem Zustand krumm statt gerade, weswegen der Knabe große Schmerzen litt. Dr. Williamson, der diese Beobachtung gemacht hatte, gebrauchte das Mittel deshalb erfolgreich in einem Fall von **Chorda venerea.** Er benutzte eine niedrige Potenz, doch ist die Arznei seither auch ähnlich vorteilhaft in hoher Potenz zur Anwendung gekommen.

Tarantula hispanica

Bei den Vergiftungen durch den Biss der Tarantel zeigen die Symptome eine erstaunliche Ähnlichkeit mit denen der Schlangengifte. Der gebissene Körperteil schwillt an und verfärbt sich, und auch die Lymphknoten vergrößern sich und werden empfindlich [EN304]. Wenn das Gift zum Hals gelangt ist, wird auch das dortige Zellgewebe affiziert; der Hals schwillt äußerlich stark an und bekommt eine düsterrote bis purpurne Färbung.[EN304] Das Opfer droht, wie es scheint, zu ersticken, doch dann tritt Nasenbluten ein, mit Abgang von dunklen Blutklumpen [EN241], und die Symptome werden gelindert.[EN304]

Heftiges Klopfen der Karotiden weist auf zerebralen Blutandrang hin. Doch trotz all dieser Zeichen hat das Gesicht einen blassen, erdfahlen Teint.[EN245] Der Rachen ist entzündlich geschwollen und purpurfarben, das Schlucken schwierig, wie aufgrund einer partiellen Lähmung.[EN301] Der Kranke hat brennenden Durst auf große Mengen kalten Wassers.[EN324] Die Stühle sind dunkel und übelriechend[EN466], der Urin spärlich und nur schwer abgehend[EN507].

Bis hierher gibt es nur wenig, was uns helfen könnte, diesen Zustand von einem **Lachesis**-Fall zu unterscheiden. Es gibt jedoch andere Symptome – nervöse Erscheinungen –, die das Mittel näher kennzeichnen.

Nervensystem

Symptome seitens des Nervensystems finden sich bei allen Spinnengiften, doch Tarantula passt, mehr als andere Mitglieder der Gruppe, besonders für **Hysterie**[EN6]. Es besteht eine ausgeprägte Spinalirritation[GS] und, was ich sehr charakteristisch gefunden habe, eine übergroße Erregbarkeit der Nervenendigungen. Die Patientin bewegt unaufhörlich ihre Hände[EN705] und versucht so, ein Ventil für diese Übererregbarkeit zu schaffen. Das Spielen eines lebhaften Musikstücks erregt sie ungemein[EN4] und veranlasst sie, **wild zu tanzen** und sich wie eine Verrückte zu verhalten.[EN756] Wenn sie sich **unbeobachtet** fühlt, hat sie **keine hysterischen Anfälle**[EN14], doch sobald man die Aufmerksamkeit auf sie richtet, fängt sie an zu zucken usw. Wenn sie Kopfschmerzen hat, werden diese durch Druck und durch Reiben an einem Kissen gebessert.[GS] Warmes Reiben oder Frottieren scheint allgemein bei Schmerzen Erleichterung zu bringen.[EN822f]

Weibliche Geschlechtsorgane

Tarantula hat eine ausgeprägte Wirkung auf den **Uterus** und die **Ovarien.** Es ist ein Linderungsmittel bei Vergrößerung dieser Organe [bei Schwellung und Verhärtung des Uterus[EN530ff]]. Schmerzen in der Gebärmuttergegend, einhergehend mit heftigen, zusammenschnürenden Kopfschmerzen.[EN551] Auch brennende Schmerzen im Hypogastrium und in den Hüften, mit Gefühl eines schweren Gewichts im Becken.[EN448,451] Die Menses sind profus[EN565], anschließend oft starker Juckreiz im Bereich der Vulva[EN562]. Die Patientin fühlt sich am ganzen Körper wie wund und zerschlagen, besonders beim Umherbewegen. Sie sehnt sich nach Schlaf, ist aber so nervös und unruhig, dass sie **unmöglich Schlaf** finden kann.[EN906]

Konkordante Mittel von Tarantula

Lassen Sie uns nun einmal für einen Augenblick die konkordanten Mittel von **Tarantula** Revue passieren, und beginnen wir mit **Kalium bromatum**.

Kalium bromatum Es gibt in der ganzen Materia medica kein Mittel, das so viele **Reflexsymptome**[GS] aufweist wie Kalium bromatum. Jeder kleine Reiz, wie etwa bei Kindern die Zahnung oder auch Verdauungsstörungen, kann Konvulsionen auslösen. Das Symptom jedoch, das ich besonders hervorheben möchte, ist die ausgesprochene Reizbarkeit der Nervenperipherie, die [wie bei **Tarantula**] durch **Umherbewegen** oder durch Benutzen des betroffenen Körperteils gelindert wird.[(GS)]

Crocus sativus Crocus verdient hier Erwähnung wegen des hysterischen Zustands, den es zu erregen in der Lage ist, in Verbindung mit choreatischen Symptomen.[KE4,506] Die Kranke ist **„ungewöhnlich heiter,** lacht, tanzt, springt, pfeift und **singt,** versichert jedem ihre Liebe, will alle mit Zärtlichkeit umarmen und küssen."[KE4,507] Hüpfen in den Muskeln, was sich zeitweise verstärkt und in krampfhafte Zusammenziehungen einzelner Muskelpartien ausartet.[ST2,546] Gerät **schnell in Zorn,** dessen Ausbruch sie aber schon in der nächsten Minute wieder reut[GA1,314]; oder sie ist abwechselnd in einer ärgerlichen, zänkischen Stimmung und kurze Zeit später gesprächig und lustig[GA1,306]. Wie bei **Tarantula** hat Musik einen starken Einfluss auf sie: „Wenn jemand von ungefähr einen einzigen musikalischen Ton abgiebt, so fängt sie an, unwillkührlich zu singen …"[BE306] Doch Crocus hat nicht die durch die Musik bewirkte Linderung der Beschwerden, wie wir dies beim Spinnengift beobachten.

6

Cimicifuga racemosa Cimicifuga gleicht den Spinnen darin, dass es Schlaflosigkeit [EN423], Unruhe [EN378], Zittern [EN372] und Todesfurcht [GS] erzeugt; und wie bei **Tarantula** sind diese nervösen Zeichen auch bei Cimicifuga häufig Reflexwirkungen von uterinen Störungen.[GS] Bei Cimicifuga kommt es nach dem Zubettgehen auf der Seite, auf der die Patientin liegt, zu Zuckungen, die sie zu einem Lagewechsel zwingen [EN373]; allgemeines nervöses inneres Frösteln [EN431]; nervöse Schauder durch den Oberkörper [GS]. Gefühl, als ob der Scheitel bersten [KE6,112] oder davonfliegen [AZ85,7] wollte. Geistig-seelisch gibt es viele Unterschiede zwischen den beiden Arzneien. Die Cimicifuga-Patientin redet im Delirium unablässig und springt dabei von einem Gegenstand zum nächsten, erblickt seltsame Wesen auf ihrem Bett, Ratten, Schafe etc.[NR2,163] Große ängstliche Besorgnis [NR1,201] als Begleiterscheinung einer uterinen Reizung [Schwangerschaft [NR1,201]]. Schmerz über den Augen, von dort entlang der Gehirnbasis bis in den Hinterkopf ziehend.[NR2,165] Melancholie: grämt sich, ist zutiefst bekümmert, seufzt viel [NR2,162]; am nächsten Tag zittert sie dann vor Freude, ist fröhlich und ausgelassen.[GS] Das Cimicifuga-Symptom im Bereich des Scheitels ist nicht ganz dasselbe wie das bei **Theridion** beobachtete „Gefühl, als wenn der Scheitel nicht ihr gehörte; er scheint vom übrigen Kopfe getrennt zu sein, wie wenn sie ihn abheben könnte." [AZ85,7]

Hyoscyamus niger Hyoscyamus ist von Nutzen bei deutlich ausgeprägtem lokalen Rucken und **Zucken von Muskelgruppen.** Die Patientin kann vor nervöser Erregung nicht schlafen [GS], oder sie schluchzt und weint im Schlaf [GS]. „Hin und her Wanken mit dem Kopfe." [UE] Albernes Lachen über alles und jedes.[SK495] Sie stottert, ist sehr aufgeregt, nervös und geschwätzig [RA(408)]; **misstrauisch** [SK495] und für ihre Umgebung nur schwer erträglich, aber nicht wahnsinnig.

Causticum Auch die Causticum-Patientin zeigt diese nächtliche Ruhelosigkeit in hohem Maße, sie kann im Bett keine ruhige Lage finden.[CK1411] Auch abends hat sie eine unerträgliche Unruhe in den Gliedern [CK1361], ist dann ängstlich [CK1445] und voll furchtsamer Ideen [CK17]. Zittern im ganzen Körper.[CK1366f] „Alle Nächte sehr unruhig; wenn sie eine kurze Zeit geschlafen hatte, ward sie von grosser Angst und Unruhe aufgeweckt, die ihr kaum erlaubte, 10 Minuten auf einer Stelle liegen zu bleiben; … ihr Kopf warf sich unwillkührlich von einer Seite zur andern, bis sie ermattet wieder einschlief." [CK1446] Macht nachts im Schlaf viele Bewegungen mit den Armen und Beinen.[CK1448] Rucken und Zucken, zumeist auf der rechten Seite des Körpers. Konvulsive Bewegungen von Mund und Augen, mit Schlaflosigkeit und Unruhe, nach zurückgetretenen Hautausschlägen. Causticum passt besonders für Rheumatiker oder für solche Patienten, die an **Paresen** oder Lähmungen leiden, besonders einer Seite des Gesichts [SK271] oder der Zunge, mit entsprechender Verzerrung des Mundes beim Sprechen [SK273].

Belladonna Belladonna erzeugt eine körperliche Unruhe wie bei Chorea: „Er [ist] genöthigt, den ganzen Körper stets hin und her zu bewegen, besonders die Hände und Füße; er kann in keiner Lage lange ausdauern …" [RA1093] Die vorherrschende Richtung der Krampfbewegungen ist die nach hinten, wenngleich sie auch mit Beugung nach vorn abwechseln kann.[GS] Der Patient bohrt den Kopf tief in das Kissen [EN328], er reibt ihn nicht bloß daran, wie dies bei **Tarantula** der Fall ist. Auch Belladonna hat Konstriktionen, Hyperästhesie, Wahnsinn mit Lachen, Tanzen, wildem Schreien, etc. Doch unterscheidet es sich von **Tarantula** durch die Intensität und Heftigkeit seiner Symptome, typischerweise durch die heftigen Kongestionen, das Klopfen der Karotiden, den wilden Blick, die erweiterten Pupillen und die konjunktivale Gefäßinjektion.

Ignatia amara Bei hysterischen Zuständen hat Ignatia, auch wenn es in vieler Hinsicht mit **Tarantula** übereinstimmt, doch eine deutlich erkennbare eigene Individualität. Das Nervensystem ist übermäßig beeindruckbar, unkoordiniert in seiner Funktion und widersprüchlich in seiner Aktion. Die Patientin ist äußerst empfänglich für emotionale Einflüsse. Furcht und Kummer machen ihr sehr zu schaffen [SK504]; der geringste Widerspruch kränkt sie und bringt sie auf [RA766]; sie reagiert schnell verärgert [RA765ff] und vergrämt [RA788], weint und heult schon um Kleinigkeiten [RA776f]. Nur selten sind ihre Stimmungen jedoch von Heftigkeit, Zorn oder Wut geprägt; im Gegenteil, sie kultiviert ihre Sorgen und Kümmernisse, indem sie sich zurückzieht [SK504]

6

und verschließt[RA], und grübelt darüber nach[RA792], bis ihr ganzer Organismus von ihnen angegriffen ist. Auf diese Weise wird sie immer nervöser und reizbarer und zugleich körperlich immer schwächer. Ihr Herz klopft aufgeregt[RA455], der Puls ist äußerst wechselhaft[GS]. Häufiges, tiefes und schweres **Seufzen**[SK504]; ausgeprägte Schwäche-[RA267] und Leerheitsempfindung in der Magengegend mit fadem Mundgeschmack[RA263] und vergeblichem Brechreiz[RA231]. Gefühl eines Klumpens im Hals[RA162f], der entsprechend ihrer seelischen Befindlichkeit an- oder abschwillt. Schlaflosigkeit[RA649]; beim Einschlafen heftiges Zucken von Gliedmaßen[RA609]. Nagender Kummer[UE], großer Schreck[RA], unglückliche Liebe[UE] und ähnliche Ursachen können Anlass für hysterische oder choreatische Anfälle sein. Das Gemüt der Ignatia-Patientin ist unglaublich **wechselhaft,** bald spaßt und schäkert sie, bald ist sie den Tränen nah.[RA772] Ihr Verhalten zeigt eine Neigung zur Eile[RA757], sodass sie alles nur hastig und oberflächlich verrichtet[RA756] und ihr Handeln zunehmend ungeschickt und verbesserungsbedürftig wird[RA755]. Sie wird von heftigen Kopfschmerzen gequält, die überwiegend mit drückenden Empfindungen einhergehen.[RA33ff] Der Schmerz zieht häufig bis ins Auge, wo er ein Gefühl erzeugt, als würde der Augapfel herausgedrückt[RA37], oder auch bis in die Nasenwurzel[RA51]. Besonders typisch für Ignatia ist, wenn dieser Druckschmerz auf einen kleinen Fleck begrenzt ist, „wie von einem scharfen, spitzigen Körper“[RA297(Fußn.)] verursacht, beispielsweise „Kopfweh, wie von einem in's Gehirn eingedrückten Nagel“[RA297]; daher der alte Name für diese Art Kopfweh: **Clavus hystericus.**[RA297(Fußn.)] Auf dem Höhepunkt des Kopfschmerzanfalls wird die Patientin unruhig und fröstelig und beschreibt dann häufig eine eigentümliche Sehstörung: Sie sieht weiß glänzende, flimmernde Zickzacke außerhalb des Punktes, auf den sie ihren Blick richtet[RA104f] (vgl. **Theridion**). Schließlich beendet reichlicher Abgang eines wasserhellen Harns[RA392] den Anfall.[GS] Wenngleich beide Mittel, **Tarantula** und Ignatia, Traurigkeit, Gleichgültigkeit, tiefe Melancholie und hysterische Zustände hervorrufen, so ist doch allein Ignatia dieser **introvertierte** Gemütszustand eigen; und allein **Tarantula** hat das wilde Tanzen und diese listigen Versuche, Anfälle vorzutäuschen.

Platinum Platinum dürfte hier mit den Spinnengiften nicht zu verwechseln sein, weil es eine andere Art von Hysterie erzeugt. Zwar finden wir auch bei diesem Mittel diverse Koordinationsstörungen bei einigen Körperfunktionen, finden wir Angst und Zittern[CK7] sowie Furcht vor dem Tod, den die Patientin nahe glaubt[CK9ff]; ebenso finden wir ein Abwechseln von Traurigkeit mit Lachen und Frohsinn[CK24ff], übermäßig starke sexuelle Erregung[SK379] und auch Krampfanfälle[SK371]. Doch die Patientin hat ein **hochmütiges Wesen**[CK38], eine Neigung zur Überheblichkeit, die den anderen hier betrachteten Arzneien fremd ist. Ihre Gemütsstörungen entwickeln sich zu einer Überschätzung ihrer selbst[SK374], welche sie verächtlich auf alle Menschen ihrer Umgebung herabblicken lässt[CK36]. Ihre Lachanfälle sind nicht nur laut und übertrieben, sondern oft auch unpassend, indem sie sogar unter traurigen Umständen aus ihr hervorbrechen können[CK28]. Die Kopfschmerzen sind von zusammenschnürendem Charakter[CK59], wie bei **Tarantula**, doch besteht darüber hinaus häufig auch ein klammartiger, einwärts pressender Schmerz[CK60], der typischerweise mit Taubheitsempfindungen einhergeht[CK56]; die Schmerzen nehmen zumeist allmählich zu und ebenso allmählich wieder ab[CK59].

Verhärtung der Gebärmutter[CK] finden wir unter den Symptomen von Platinum wie **Tarantula**.

Palladium Palladium ist leicht an seinen einzigartigen Gemütssymptomen zu erkennen. Die Patientin ist **nicht hochmütig** [2], aber sie ist reizbar und „sehr geneigt, derbe und unmässige Ausdrücke“[AZ98,78] zu gebrauchen. Die Gesellschaft von Menschen, eine angeregte Unterhaltung oder ein musikalischer Abend regt sie über Gebühr auf und verursacht Schmerzen im rechten Ovar[AZ98,78]; am nächsten Tag ist sie entsprechend erschöpft. Ihr **übersteigertes Geltungsbedürfnis** [egotism] zeigt sich darin, dass

[2] Dass *Palladium* in Kents *Repertorium* unter der Rubrik „Haughty“ (Hochmütig) und im *Synthetischen Repertorium* sowie im Repertorium *Synthesis* zusätzlich unter der Rubrik „Contemptuous“ (Verächtlich) aufgeführt ist, ist ein Irrtum; *Palladium* sollte aus beiden Rubriken gestrichen werden. Eine ausführliche Analyse dieses Problems habe ich als Übersetzer in Margaret Tylers *Homöopathischen Arzneimittelbildern* (als Anhang zum dortigen *Palladium*-Kapitel) vorgenommen.

6

sie viel Wert auf die gute Meinung anderer legt [AZ98,78], daher fühlt sie sich schnell von ihren Mitmenschen vernachlässigt [AZ98,78] oder missachtet. Die Uterusbeschwerden sind gekennzeichnet durch eine schmerzhafte Schwäche, verbunden mit einem Gefühl von Vorfallen der Gebärmutter.[AZ98,101] Unangenehmes Gefühl in den Bauchseiten [3], als ob die Eingeweide entfernt wären; die Seiten des Bauchs sind schmerzhaft bei Druck und bei Kontraktion der Bauchmuskeln.[AZ98,94;GS]

Moschus Auch die Moschus-Patientin schimpft und gebraucht, wie **Palladium**, „derbe, unmässige Ausdrücke", doch „sie läßt sich durch nichts besänftigen, zankt fort, bis der Mund ganz trocken, die Lippen blau, die Augen starr, das Gesicht leichenblaß ist" [JH219] und sie schließlich ohnmächtig zur Erde fällt.[GS] Häufig besteht im Bereich des Kehlkopfes ein „plötzliches Gefühl, als wollte es ihr den Athem verschließen" [RA77], oder im Bereich der Brust ein erstickendes Zusammenschnüren [RA78] oder „eine Art Lungenkrampf" [JH148]. Die Patientin neigt zu Ohnmachten [RA126], Herzklopfen [RA150], Zittern durch den ganzen Körper [MT301], Kälte über den ganzen Körper [JH] und zu hysterischen Kopfschmerzen mit Ohnmachtsanfällen und viel Abgang wässrigen Harns [GS]. Angst vor dem Tod, wie bei **Platinum** und **Tarantula**, doch mit Leichenblässe und nachfolgender Ohnmacht.[JH216] „Sie sprach von nichts, als daß sie sterben müsse." [JH215] Schwindel mit Übelkeit [RA5] oder mit Trübheit vor den Augen [JH20]. „Schwindel ..., daß sich Alles im Kreise drehte." [JH] (Moschus lindert den durch **Theridion** hervorgerufenen Schwindel beim Schließen der Augen.) Drückender Kopfschmerz, wie von einer schweren Last, an verschiedenen Stellen des Kopfes, bald hier, bald da.[JH28f]

Unruhe der Beine

Ein häufig beobachtetes Symptom bei nervösen Menschen ist die große Unruhe der Beine, die bisweilen sogar am Einschlafen hindern kann. Neben **Tarantula** [das dieses Symptom in hohem Maße hat [EN715;RP1187]] sollten hierbei auch die folgenden Mittel in Betracht gezogen werden.

Zincum metallicum Zincum erzeugt vor allem ein nervöses Bewegen der Füße im Bett, das Stunden nach dem Niederlegen und selbst im Schlaf noch fortbesteht.[EN1475]

Asa foetida Dieses Mittel hat verschiedentlich Ruhelosigkeit gelindert [MT359], wie auch **Ammonium carbonicum** [Unruhe in den Beinen [CK594]]; **Cimicifuga** wurde ja bereits erwähnt.

Arsenicum album Arsenicum album, das in hartnäckigen Fällen von Chorea sehr nützlich ist, hat folgendes Symptom: „Unruhe in den Beinen, dass er Nachts nicht liegen kann, er muss die Füsse bald da, bald dorthin legen, oder herum gehen, um sich zu lindern." [CK827]

Mephitis putorius Durch Mephitis geheilt wurde „Unruhe in beiden Unterschenkeln, als sollten sie gefühllos werden." [GA]

Sticta pulmonaria Sticta hat ein Gefühl hervorgerufen, als würden die Beine [GS] [das linke Bein [HC2,234]] in der Luft schweben, ohne jede Empfindung des Aufliegens auf dem Bett.[HC2,234] Eine Prüferin wurde von dem Mittel so lebhaft, dass sie auf dem Sofa begann, mit den Beinen munter in die Luft zu treten; dazu erklärte sie ihrer Mutter, sie könne nicht anders, sie habe einfach das Gefühl, wegfliegen zu wollen.[HC2,235] Diese Erregtheit erinnert an das Bedürfnis von **Tarantula** umherzuspringen. (Vgl. **Stramonium**, **Agaricus**, **Cicuta**, **Hyoscyamus**, **Crocus** und **Natrium muriaticum**; Letzteres springt bei Chorea wild im Zimmer umher, ohne auf die Möbel zu achten, manchmal mehr als einen halben Meter hoch [KE4,512].)

Asarum europaeum Der Asarum-Patient „glaubt beim Gehen in der Luft zu schweben, wie ein vollendeter Geist." [RA(223)] Außerdem neigt er zu Kälteschauern bei jeder Gemütsbewegung.[GS] Das Mittel zeigt insgesamt keine wesentlichen Ähnlichkeiten mit **Tarantula**, wohl aber eine gewisse Übereinstimmung mit **Theridion** in Bezug auf seine **Überempfindlichkeit** gegenüber **Geräuschen.** Im Unterschied

[3] Farrington schreibt fälschlich, wie auch Allen (*EN* 53), „groins" (Leisten).

zu **Theridion** ist Asarum aber allgemein so hypersensibel, dass den Patienten schon „ein höchst widriges Gefühl durchschaudert …, **wenn er nur daran denkt** (und dieß muß er unaufhörlich), daß Jemand mit der Fingerspitze oder dem Fingernagel auf Leinwand oder dergleichen leise kratzen könne.“ [RA(216)]

Obwohl ich hier eine ganze Reihe von Arzneien angeführt habe, die eine symptomatische Ähnlichkeit mit den Spinnen aufweisen, stehen nur die folgenden in einer engeren Beziehung zu ihnen: **Ignatia**, **Moschus**, **Cimicifuga**, **Agaricus**, **Stramonium**, **Belladonna**, **Magnesium muriaticum** (Letzteres im Hinblick auf Uteruskrämpfe).

Tarantula cubensis

Tarantula cubensis, die „haarige Spinne“, erzeugt das perfekte Bild eines **Karbunkels,** bis hin zu den typischen Gewebseinschmelzungen, und es ist in dieser Hinsicht ein ernsthafter Konkurrent für **Arsenicum album** und **Carbo vegetabilis**. Es ist hilfreich, wenn dabei große Prostration und Durchfälle sowie intermittierendes Fieber mit abendlicher Verschlimmerung bestehen. Bei der Linderung der diesen Zustand begleitenden grauenhaften Schmerzen wirkt das Mittel wahre Wunder. Es sollte daher bei Karbunkeln mit **Arsenicum album** verglichen werden, ebenso aber auch mit **Lachesis**, **Anthracinum** und **Silicea**.

Aranea diadema

Aranea wurde von Grauvogl als eines jener Heilmittel der von ihm so bezeichneten **hydrogenoiden Konstitution** angesehen, also einer Konstitution, die keine Feuchtigkeit vertragen kann. Bei Aranea verschlimmern sich sämtliche Beschwerden bei feuchtem, regnerischem Wetter oder durch **Aufenthalt an feuchten Orten.** [LH330] Dies gilt besonders für jene Fälle, die wir chronische Wechselfieber nennen könnten, wo Aranea das passende Mittel ist, wenn die Symptome **bei jeder feuchten Witterung schlimmer** werden.[GS] Der Patient kann sich an einem sonnigen Tag völlig wohl befinden, doch sobald es draußen feucht wird, wird er krank. Während dieser Verschlimmerungszeit klagt er über anhaltendes Frieren mit einem Gefühl, als ob die Knochen aus Eis bestünden [GS]; auch über **Knochenschmerzen während des Frostes,** welchem nur wenig oder gar keine Fieberhitze folgt.[AZ1,123] Der **Schüttelfrost** kehrt typischerweise **täglich zur selben Stunde** [LH280], jeden zweiten Tag [GS], jede Woche oder zu irgendeinem anderen regelmäßigen Zeitpunkt wieder. Die Milz ist häufig vergrößert [GS], und der Patient neigt zu starken Blutungen [LH329]. Er mag wegen dieser periodischen Beschwerden zuvor mit Chinin behandelt worden sein oder auch nicht.

China officinalis China hat ebenso wie **Chininum sulfuricum** in Bezug auf die **periodische Wiederkehr** der Symptome große Ähnlichkeit mit **Aranea**, und ebenso können beide Mittel angezeigt sein in Fällen von Milzvergrößerung und bei Wechselfieber durch das Leben in einer feuchten Gegend.

Cedron Das Mittel, das beim Biss der Klapperschlange [allgemein bei Bissen von Giftschlangen und bei Stichen giftiger Insekten [GS]] wie auch bei Tollwut hilfreich sein soll, kann auch als Analogon zu **Aranea diadema** und allgemein den Spinnengiften angesehen werden. Es heißt, Cedron wirke am besten bei sinnlichen, sexuell sehr aktiven Menschen und bei solchen mit leicht erregbarer, nervöser Veranlagung, vorzugsweise bei Frauen.[EN237] Die Fieberanfälle und die Neuralgien kehren mit **uhrwerkartiger Regelmäßigkeit** wieder.[EN238;GS] Das Mittel findet Verwendung bei Malariaerkrankungen, die in warmen Ländern oder in niedrig gelegenen, sumpfigen Landstrichen auftreten [GS]; in Bezug auf Letzteres zeigt es damit einige Ähnlichkeit mit **Aranea**. Cedron hat sich jedoch hauptsächlich in **heißen Klimaten** bewährt, während das Gift der Kreuzspinne mehr bei Schüttelfrostanfällen in Frage kommt, die sich in kalten und nassen Gegenden einstellen; der Frost überwiegt bei **Aranea** deutlich, Fieberhitze ist nur gering oder fehlt ganz. Bei Cedron bestehen hingegen Kopfkongestionen [GS], fliegende Hitze im Gesicht, abwechselnd mit Frostanfällen [GS], sowie trockene Hitze mit vollem, schnellem Puls [EN272].

6

Weitere Symptome

Nach den bisherigen Prüfungen zu urteilen, hat Aranea nicht diese extreme Erregung der anderen drei Spinnen hervorgebracht, die bisher erwähnt wurden. Gleichwohl gibt es Hinweise darauf, dass es ebenfalls das Nervensystem affiziert. **Kopfweh**[HB87] und Eingenommenheit des Kopfes nach dem Essen, beides gemindert beim Tabakrauchen[AZ1,123]. Der Kopfschmerz hört im Freien ganz auf.[AZ1,123] „Nachts, unmittelbar nach und mit dem Niederlegen plötzlich heftige Schmerzen in den Zähnen des ganzen Ober- und Unterkiefers.“[LH329] „Unruhiger Schlaf mit öfterem Erwachen, stets mit dem Gefühle, als wären die Hände und Vorderarme stark geschwollen, gleichsam noch einmal so stark und groß als im natürlichen Zustande“[AZ1,123] – ein Symptom, das typischerweise bei Arzneien vorkommt, die eine Wirkung auf Gehirn und Rückenmark haben.

Aranea heilt auch **Diarrhö,** und die das Mittel benötigenden Patienten sind oft von dieser Störung betroffen. Die dünnflüssigen Stuhlgänge sind oft mit Leibweh[AZ1,123] und lauten Darmgeräuschen[GS] verbunden; starke Gärung im Unterleib[AZ1,123].

Die **Zahnschmerzen** verschlimmern sich besonders bei feuchtem Wetter[GS] und auch, sobald sich der Patient ins Bett begibt. Dies erinnert sehr an **Mercurius**.

Es gibt ein Symptom von Aranea, das ich in der Praxis bisher noch nicht beobachten konnte, und das ist ein Taubheitsgefühl in den vom Nervus ulnaris versorgten Ring- und kleinen Fingern beider Hände.[LH329]

Aranea greift auch die Knochen an, und besonders ist es angezeigt bei Affektionen des Fersenbeins, wenn der Patient über heftige, stumpfe, wühlende Schmerzen in diesem Knochen klagt.[AZ1,123] Diese mögen auf eine einfache Periostitis zurückzuführen sein, aber auch mit einer Knochenkaries zusammenhängen.[LH337] Manchmal klagt der Patient auch über ein Gefühl, als ob die **Knochen aus Eis** bestünden.

Theridion curassavicum

Theridion lässt sich in Bezug auf seine Kopfschmerzen, seine Nervosität und seine hysterischen Erscheinungen mit **Tarantula** vergleichen. Den Prüfungen zufolge findet sich ein ähnlich unruhiger, geschäftiger Gemütszustand: „Er will immer etwas thun, hat aber zu nichts Lust.“[GA3,103]

Ein sehr ausgeprägtes und unterscheidendes Merkmal ist aber die extreme **Empfindlichkeit** gegenüber **Geräuschen** aller Art, die den Theridion-Patienten charakterisiert. Diese Empfindlichkeit beeinflusst vor allem den Schwindel[GA3,25], die Kopfschmerzen und selbst die gastrischen Beschwerden [Übelkeit[GS]]. Schwindel und Übelkeit beim Schließen der Augen[GA3,95], durch die mindeste Bewegung[GA3,95] und jedes etwas lautere Geräusch[GS].[4] „Jeder Klang fährt ihm in die Zähne, z. B. Hähnekrähen.“[GA3,33] „Jeder durchdringende Schall und Klang dringt ihr durch den ganzen Körper …“[GA3,25] Das Kopfweh verschlimmert sich, wenn andere durch das Zimmer gehen. Ich habe die heftigsten Kopfschmerzen mit Theridion geheilt, wenn, neben der Übelkeit und der Verschlimmerung durch Bewegung, diese spezielle Überempfindlichkeit zugegen war. Die allgemeinen Begleiterscheinungen sind klassische Wirkungen der meisten Spinnengifte: Schwäche[GA3,18], Zittern[GA3,82f], Frost[GA3,98] und Angst[GS]. Auch **hysterische Beschwerden** unterliegen der Wirkung von Theridion[GA]: Die Zeit vergeht zu schnell[GA3,102]; Frohsinn[GA3,100]; Redseligkeit[GA3,101]. Gefühl, als hätte sie einen anderen, fremden Kopf[GA3,7] oder als gehörte der Scheitel nicht ihr – er scheint vom übrigen Kopf getrennt zu sein, wie wenn sie ihn abheben könnte[AZ05,7]. Flimmern vor den Augen.[GA3,18] „Lichtempfindlichkeit; wenn sie sich in hellem Licht aufhält, bemerkt sie ein ‚dunkles Funkeln‘ (‚Flubbern‘) vor den Augen, und sie sieht alles doppelt …“[MM57] Wird von jeder kleinen Anstrengung ohnmächtig.[GS] Präkordialangst[AR21,1,174]; heftige Schmerzen strahlen in den linken Arm und die linke Schulter aus.[GS] „Heftige Stiche hoch oben

[4] Bei Schwindel < durch Schließen der Augen vgl. *Lachesis, Apis, Arnica, Piper methysticum, Arsenicum, Thuja, Petroleum, Chelidonium, Sepia. (E. A. Farrington)*

in der Brust, unter der linken Schulter durch, bis in den Hals zu fühlen." GA3,64 Beißt sich im Schlaf oft in die Zungenspitze.GA3,94 All diese Symptome gehen in der Regel mit Schwäche, innerem Frost GA3,98 oder Ausbruch von kaltem Schweiß GA3,95 einher. Übelkeit und Schwinden der Gedanken beim Schließen der Augen.HC1,39

Kopfschmerzen

Theridion hat [mit seinem plötzlichen **morgendlichen Druckschmerz über dem linken Auge,** < durch Reden und die geringste Bewegung GS] große Ähnlichkeit mit **Spigelia**, das heftige neuralgische Schmerzen über dem linken Auge hat GS. Bei **Spigelia** entstehen die Schmerzen jedoch morgens im Nacken oder Hinterkopf, ziehen über die linke Kopfseite nach vorn und setzen sich über dem linken Auge fest.GS Die Migräneanfälle von **Spigelia** folgen in ihrem Verlauf typischerweise dem Lauf der Sonne; die Schmerzen beginnen regelmäßig jeden Morgen mit dem Sonnenaufgang, erreichen mittags ihren Höhepunkt, lassen dann allmählich nach und verschwinden mit dem Sonnenuntergang HC2,172 – und all dies auch bei wolkigem Wetter GS. Wenn Theridion Kopfschmerzen dieser Art hervorgerufen hat, heißt das Antidot **Moschus**.[5]

Bryonia ist Theridion manchmal bei Kopfschmerzen sehr ähnlich. Ich behandelte einmal eine Dame, die an heftigen Kopfschmerzen mit Übelkeit litt, verschlimmert durch die geringste Bewegung. **Bryonia** zeigte keinerlei Wirkung. Als die Patientin aber ergänzte, dass auch Geräusche ihre Kopfschmerzen und die Übelkeit verstärkten, fand ich ihr Simillimum in Theridion.

[5] Die einzige Quelle für eine *Moschus*-Wirkung auf eine durch *Theridion* ausgelöste Befindensveränderung (eine klinische Beobachtung Herings) ist das Symptom Nr. 20 der *Theridion*-Monographie in Herings *Materia Medica* von 1873. Es lautet übersetzt: „Anfälle von Schwindel und Erbrechen mit kaltem Schweiß wurden von *Theridion* in einer Weise verändert, dass die Übelkeit, die sonst stets durch Schließen der Augen hervorgerufen wurde, jetzt nur beim Öffnen derselben erscheint, sodass sie ihre Augen fortwährend geschlossen halten muss. *Moschus* linderte."

Bei Kopfschmerzen, die durch Erschütterung des Bodens, also etwa durch Schritte, vermehrt werden, sind vor allem auch **Belladonna** und **Sanguinaria** zu erwägen.

Seekrankheit

Eine weitere Nutzanwendung von Theridion ist die Seekrankheit GA, namentlich bei nervösen Frauen. Sie schließen ihre Augen, um die Bewegung des Schiffes nicht mehr zu sehen, und davon wird ihnen erst recht übel und elend.GA

Spinalirritation

Die Wirbelsäule ist überaus empfindlich, was auch als Spinalirritation bezeichnet wird. Die Untersuchung offenbart eine große Empfindlichkeit zwischen den Wirbeln. Diese Hyperästhesie ist so ausgeprägt, dass die Patientin seitwärts auf einem Stuhl sitzen muss, um jeden Druck der Stuhllehne gegen die Wirbelsäule zu vermeiden.GS

Tuberkulose

Eine eher ausgefallene Anwendung von Theridion – aber eine, die ich bestätigt gefunden habe – ist sein Gebrauch bei florider Schwindsucht MM. Es wird behauptet, dass die Arznei dem raschen Fortschreiten dieses normalerweise tödlichen Leidens Einhalt zu gebieten vermag, und in manchen Fällen soll es die Krankheit auch gänzlich ausgeheilt haben.[6] Ein Symptom, das ich hier als sehr zuverlässig ansehe, ist: „Heftige **Stiche hoch oben in der linken Brust,** bis in den Rücken hinein." Dr. Baruch gelang es, dieses Symptom mittels Theridion zu beseitigen, woran andere Ärzte zuvor gescheitert waren.

[6] In einem Brief an Dr. Hering (zitiert am Ende von dessen *Theridion*-Monographie) schreibt Dr. Baruch sogar: „Bei Phthisis florida ist *Theridion* unverzichtbar, und es bewirkt eine völlige Heilung, wenn es gleich zu Beginn der Krankheit gegeben wird."

Myrtus communis und **Pix liquida** wetteifern mit Theridion bei Schmerzen in der oberen linken Brust. Ersteres hat Stechen in diesem Bereich, das bis zum linken Schulterblatt reicht [AZ85,146] – ein Symptom, das es häufig bessert, selbst bei Tuberkulösen [GS]. **Pix** verursacht Schmerzen im Bereich des dritten linken Rippenknorpels, etwa wo dieser in die knöcherne Rippe übergeht [GS].[7] (Wenn das Mittel fehlschlägt, kommt **Anisum stellatum** in Betracht, das Schmerzen in diesem Bereich auf *beiden* Seiten hat [gewöhnlich auf der rechten [GS]].) Rasselgeräusche in den Lungen und mukopurulente Sputa [GS] sind weitere Symptome des Teers [Pix].

Knochenkaries

Dr. Baruch hat Theridion auch bei Knochenkaries und Knochennekrosen im Rahmen einer skrofulösen Konstitution erfolgreich als Zwischenmittel eingesetzt, wenn **Sulfur**, **Calcarea**, **Lycopodium** und die üblichen anderen Arzneien nichts bewirkt hatten.[MM] Ich bin der Ansicht, dass es auch bei skrofulöser Ozäna mit Karies der Nasenknochen heilsam sein müsste, da es sowohl die Knochen angreift als auch sehr häufig chronischen Nasenkatarrh mit gelblichen oder gelblichgrünen, dicken und stinkenden Nasenabsonderungen [GS] behoben hat.

[7] Wie aus den *Guiding Symptoms* hervorgeht, handelt es sich dabei in Wirklichkeit um eine Affektion des linken Hauptbronchus im Rahmen eines Bronchialkatarrhs oder auch einer fortgeschrittenen Lungentuberkulose.

KAPITEL

7 Vorlesung: Cantharis vesicatoria

Einleitendes

Das Mittel, das ich Ihnen heute näherbringen möchte, ist Cantharis vesicatoria, die sog. „Spanische Fliege". Dabei will ich mich auf die wichtigeren Symptome beschränken, die von Cantharis hervorgerufen wurden, und es dann mit einer Reihe anderer Arzneien vergleichen, die ähnliche Wirkungen gezeigt haben.

Lassen Sie mich aber zunächst der Vollständigkeit halber kurz von zwei anderen Mitteln sprechen, von **Lytta vittata** und **Cantharis strygosa**. Ersteres ist die Kartoffelfliege (nicht der Kartoffelkäfer, dessen Arzneiname **Doryphora** ist). Die Kartoffelfliege wirkt ganz ähnlich wie Cantharis, wenn sie auf die Haut gebracht wird. Es kommt zu einer Dermatitis, welche bald von Bläschenbildung gefolgt wird. Die affizierten Stellen röten sich und bekommen dabei fast ein erysipelatöses Aussehen. Die Bläschen brechen schließlich auf und hinterlassen eine ulzerierte Oberfläche. Am Ende kann das befallene Gewebe absterben.

Cantharis strygosa ist eine Cantharis-Spezies, die die Baumwollpflanze befällt. Auch sie hat Blasenbildung als Charakteristikum.

Es gibt noch weitere Arten der Gattung Cantharis, darunter Cantharis cinerea, Cantharis marginata, Cantharis atrata, Cantharis nutalli sowie Mycabis cichorii und Phalateria; die letzteren beiden wurden aus China importiert.

Gewebereizung, Blasenbildung

Cantharis, die „Spanische Fliege", wurde von den Allopathen lange Zeit als Gegenreizmittel eingesetzt; wenn das Mittel an irgendeiner Stelle der Körperoberfläche appliziert wird, ruft es dort eine heftige Entzündung hervor. Diese Entzündung beginnt natürlich mit einem Erythem und führt dann rasch zur Blasenbildung.[R1,784] Die so entstandenen Blasen sind mit einem gelblichweißen Serum gefüllt. Mit Fortschreiten der Entzündung vergrößern sie sich, und ihr Inhalt nimmt einen eitrigen Charakter an. Am Ende steht der Untergang des Gewebes, sofern die äußere Anwendung lange genug fortgeführt wird. Mitunter können sich auch sehr große Blasen bilden, sog. Bullae, nicht selten von der Größe eines halben Silberdollars. Sie erheben sich deutlich über das Hautniveau und sind mit einer wundmachenden Flüssigkeit angefüllt.

Diese das Gewebe extrem reizende Eigenschaft von Cantharis ist der Grundstein der gesamten Prüfung. Die mit dieser Art von Entzündung einhergehenden Schmerzen sind natürlich sehr heftig und haben einen brennenden Charakter. Gelegentlich kommt es, wenn die Nerven in den entzündlichen Prozess einbezogen zu sein scheinen, auch zu scharfen, lanzinierenden Schmerzen im Verlauf dieser Nervenbahnen.

Doch Cantharis ist keineswegs das einzige Arzneimittel, das bei äußerlichem oder innerlichem Gebrauch so heftig reizend auf den Organismus einwirkt. Folgende Arzneien führen bei äußerlicher Anwendung ebenfalls früher oder später zu **Blasenbildung** auf der **Haut:**

- diverse Arten von **Cantharis** und von **Formica rufa**
- die verschiedenen **Rhus**-Spezies und weitere Sumachgewächse wie **Anacardium orientale et occidentale**
- Hahnenfußgewächse (Ranunculaceae) wie **Clematis**, **Ranunculus bulbosus**, **Ranunculus sceleratus**, **Pulsatilla**, **Aconitum**, **Caltha**, **Helleborus** und **Actaea spicata**
- Aronstabgewächse (Araceae), insbesondere **Arum maculatum**, **Arum triphyllum** und **Caladium**[1]

[1] Farrington schreibt irrtümlich *Palladium.*

- **Pix liquida** und **Terebinthina**; **Thuja**; **Juglans regia**; **Chininum sulfuricum**
- mehrere Arten von **Plumbago**; **Allium sativum**
- Wolfsmilchgewächse (Euphorbiaceae), namentlich **Croton tiglium**, **Hura brasiliensis**, **Euphorbia corollata**, **Euphorbium officinarum (= Euphorbia resinifera)** und **Mancinella**
- **Sinapis nigra**; **Piper nigrum**; **Capsicum**; **Mezereum**; **Thapsia garganica**; **Chloralum**; **Drosera**; **Podophyllum**; **Chimaphila umbellata**; **Oleander**; **Chelidonium**; **Cochlearia armoracia**; **Veratrum album**; **Camphora**; **Picricum acidum**; **Ammonium causticum**; **Calcarea caustica**; **Sulfur**; **Sulfuricum acidum**; **Kalium hydrosulfuricum**; **Nitricum acidum**
- diverse Arsenpräparate
- **Carbolicum acidum**; **Mercurius**; **Cuprum arsenicosum**; **Antimonium tartaricum**, etc.

Rhus toxicodendron und Anacardium Diese beiden Mittel führen zu Blasenbildung mit starker Rötung der Haut und Infiltration. Anacardium hat zusätzlich Appetitlosigkeit und andere gastrische Erscheinungen als essenzielle Begleitsymptome. Rhus erzeugt Hautröte und zahlreiche Bläschen, umgeben von einem durch Infiltration bedingten roten Rand. Eine scharf begrenzte Entzündungslinie markiert das Voranschreiten der Erkrankung. Die vorherrschenden Empfindungen sind Jucken oder Kribbeln, während bei **Cantharis** Brennen und Beißen[GS] wie von aufgestreutem Salz dominieren. **Cantharis** ruft in manchen Fällen bei lokaler Anwendung einen ekzematösen Ausschlag[GS] in der Umgebung des Pflasters hervor, und in anderen Fällen bekommt die Haut unter dem Pflaster ein weiches, breiiges, fast brandiges Aussehen; aber die Haut hat nicht die rötlich-braune Färbung von Rhus.

Croton tiglium Das Crotonöl lässt Myriaden von kleinen, fürchterlich juckenden Bläschen auf rotem Grund entstehen. Wenn die Genitalien befallen sind, ist zusätzlich das Wasserlassen schmerzhaft, und manche der Bläschen werden sehr groß, andere brechen auf und hinterlassen eine rote, nässende Oberfläche. Die Bläschen können sich zu Pusteln entwickeln, die schließlich platzen und dann gräuliche Krusten bilden.

Hura brasiliensis Hura, mit **Croton** nahe verwandt, erzeugt „viele rote, vesikuläre Papeln“[EN641]. Beide Mittel verursachen ein Spannen der Haut, ein eingeengtes Gefühl, das besonders für **Croton** gut bestätigt ist[GS]; doch Hura überträgt dieses Merkmal auch noch auf die Blasenbildung: Die Blasen sind so gespannt, dass ihr seröser Inhalt beim Öffnen regelrecht herausspritzt[EN641]. Ein charakteristisches Zeichen von Hura ist die schmerzhafte Empfindung wie von einem Splitter unter dem Daumennagel.[EN540] Die Hura-Ausschläge befinden sich vorzugsweise über hervorstehenden Knochenpartien, wie etwa auf der Haut über den Wangenknochen.

Formica rufa Formica verursacht, lokal angewandt, entzündliche Röte mit Jucken und Brennen[EN269], geringfügiger Exsudation und Abschuppung. Der Urin ist eiweißhaltig und blutig, und es besteht großer Harndrang[EN158f].

Clematis erecta Das Mittel reizt, wie wir wissen, die Haut bis hin zur Bildung von brennenden Bläschen, die sich schließlich in Pusteln verwandeln und eine gelbliche, ätzende Jauche absondern.[GS] Der Harn kommt nur tröpfelnd heraus oder stockt sogar bisweilen[CK69], bedingt durch eine Harnröhrenverengung.[GS] Clematis crispa ist eine begehrte Nahrungsquelle für die Spanische Fliege.

Ranunculus bulbosus und Ranunculus sceleratus Die beiden Ranunculus-Arten haben eine ähnliche Wirkung. Während bei Ranunculos bulbosus die Bläschen eine dunkelblaue Farbe haben können und ihr Inhalt später einen hornähnlichen Schorf bildet,[GA2,250] lässt Ranunculus sceleratus Blasen entstehen, die eine (scharfe Flüssigkeit absondernde) erodierte Fläche hinterlassen[GS]; das Mittel hat bei **Pemphigus**[AZ30,345] viel Ähnlichkeit mit **Cantharis**. In Bezug auf die blaue Farbe ähnelt Ranunculus bulbosus eher **Lachesis**, welches tiefsitzende bläuliche Blasen hervorruft (die nach Kratzen entstehen). In Bezug auf die hornähnlichen Schorfe ist Ranunculus bulbosus mit **Antimonium crudum** zu vergleichen.

Euphorbium officinarum Die verschiedenen Wolfsmilchgewächse haben ebenfalls alle eine blasenziehende Wirkung, und das Euphorbium officinarum genannte Mittel ist erfolgreich bei **bullösem Erysipel** der Wangen[GS] zum Einsatz gekommen. „Rothe, ungeheure Geschwulst der Backen mit vielen gelblichen (erbsengroßen[CK56]) Blasen darauf … (vom Bestreichen mit dem Safte)." [CK55] Heftiges Fieber dabei. Wie **Hura** haben Euphorbium officinarum und **Euphorbia cyparissias** eine besondere Affinität zur Wangenregion. **Cantharis** greift bevorzugt die äußere Nase an[R2,40ff] (wie **Graphites**[CK225]). **Euphorbia peplus** befällt ebenfalls gern die Nase, aber auch die Wangen.

Mancinella Dieses Mittel ist so hautreizend, dass selbst von den Blättern des Manzinellenbaumes herabfallende Regentropfen auf der Haut Blasen erregen[AH2(B)136]; und das diese Blasen begleitende Erythem übertrifft noch bei Weitem jenes von **Cantharis**. Es ähnelt der Röte des Scharlachfiebers, und Mancinella wurde bei dieser Krankheit auch bereits erfolgreich angewandt.

Thapsia garganica Dieser Doldenblüter ähnelt **Croton** sehr, ruft jedoch mehr Pusteln hervor, die sich ungewöhnlich schnell entwickeln.

Mezereum Mezereum lässt zahlreiche kleine Bläschen aufschießen, die unerträglich jucken; hier bilden die Sekrete rasch dicke, erhabene Schorfe, unter denen sich viel Eiter ansammelt, der die Umgebung exkoriiert.[AZ61,103]

Capsicum anuum Bei Capsicum bilden sich die Bläschen nur sehr langsam, ebenso wie bei **Camphora, Terebinthina, Pix** und **Piper nigrum**. Einige dieser Mittel werden daher eher als Hautrötungsmittel eingesetzt. Capsicum lässt sich dadurch unterscheiden, dass die Bläschen vor allem in Bereichen erscheinen, die viel von Schweiß benetzt sind[EN315], und die Empfindung ist hauptsächlich die eines ätzenden Brennens[RA(61)], während es bei **Cantharis** eher ein beißendes Brennen ist, als wäre Salz darauf gestreut worden.

Camphora Der Kampfer verursacht, wenn er örtlich angewandt wird, eine erysipelähnliche Dermatitis[RA75], die leuchtend rot aussieht und am Ende zu Blasenbildung führt (durch die konzentrierte Lösung). Wir denken gewöhnlich an das Mittel, wenn ein Hautausschlag zurückgetreten ist und die typischen Symptome von Kreislaufversagen und Krämpfen erscheinen.

Pix und Terebinthina Beide Arzneien rufen heftigen Juckreiz hervor, besonders Pix[N717,140]. Die Haut reißt bei Pix leicht auf, blutet nach Kratzen, und der Patient kann vor Juckreiz nicht schlafen.[GS]

Kaliumsalze Die folgenden Kaliumverbindungen begünstigen eher das Entstehen von papulösen als von vesikulären Ausschlägen, wobei die Bläschen auch eher eine Zwischenform von Papel und Pustel darstellen. **Kalium hydrosulfuricum** und **Kalium nitricum** provozieren „papulöse Vesikel", wenn sie lokal appliziert werden. **Kalium bromatum** erzeugt Bläschen im Bereich der Haarfollikel (durch innerlichen Gebrauch), **Kalium bichromicum** solche mit eingedelltem Zentrum; die Bläschen eitern bei Letzterem rasch und hinterlassen bei ihrer Abheilung eine Narbe. **Kalium jodatum** verursacht „papulöse Vesikel" (durch innerlichen Gebrauch), und die sich daraus entwickelnden pustulösen Bläschen enthalten geringe Mengen an Jod. Keiner dieser Kali-Ausschläge ähnelt mithin den oberflächlichen Blasen der Spanischen Fliege.

Chloralum Das Mittel vermag verschiedenartige Ausschläge hervorzurufen. Seine Bläschen sind von einer ausgeprägten kapillären Hyperämie umgeben.

Chininum sulfuricum Erythematöse Hautveränderungen am ganzen Körper, die einem Scharlachexanthem sehr ähneln.[EN941f] Darüber hinaus erzeugt Chininum sulfuricum konfluierende Bläschen, die entweder ulzerieren oder, was zumeist der Fall ist, zu feinen Schorfen vertrocknen[EN949]. Auch Pemphigus kommt vor.

Pemphigus

Bei Pemphigus muss Cantharis u. a. mit **Causticum, Rhus toxicodendron** und **Ranunculus sceleratus** verglichen werden. Auch die folgenden Mittel haben diese Art von Ausschlag hervorgebracht und verdienen einen Versuch: **Caltha palustris, Nitricum acidum, Copaiva, Sulfuricum acidum, Chininum sulfuricum, Carboneum oxygenisatum**.

7

Caltha palustris Bei Caltha sind die Blasen von einem roten, stark juckenden Hof umgeben; nach drei Tagen sind diese zu Krusten eingetrocknet und beginnen abzufallen.[MA1,412]

Copaiva Copaiva affiziert zunächst die Schleimhäute[2], dann den Magen und das Intestinum und schließlich die Haut. Kleine, weiße, miliare Bläschen[3] bilden sich auf rotem Grund[HM317]; Nesselsucht[HB610]; pemphigusähnlicher Ausschlag, nach Aufplatzen der Blasen sickert aus den erodierten Stellen ein reichliches, übelriechendes und zähes Sekret[EN287].

Carboneum oxygenisatum Carboneum oxygenisatum neigt zur Bildung von Bläschen im Verlauf von Nervenbahnen (N. ischiadicus[EN340], N. trigeminus[EN338]) und ähnelt damit dem Herpes zoster, einer Krankheit, die auch **Cantharis** gelegentlich geheilt hat. Es hat auch „große und kleine Pemphigusbläschen“[EN336] hervorgerufen.

Harnorgane

7

Cantharis hat eine außergewöhnliche Affinität zu den Harnorganen, ja die Erfahrung zeigt, dass fast immer, wenn es indiziert ist, zugleich auch Blasen- und Nierensymptome zugegen sind. Ausgeprägte Symptome seitens der Nieren und der Blase können sogar durch den äußerlichen Gebrauch der Arznei entstehen. Erst recht gilt dies, wenn das Mittel innerlich eingenommen wird. Lassen Sie uns einen Blick auf einige seiner Symptome werfen. Wir finden „dumpf drückende Schmerzen in der Gegend beider Nieren“[ZÖ1,563]. Ein andermal bestehen heftig **schneidende, brennende Schmerzen**[EN744], die sich von den Nieren über die Harnleiter bis in die Blase erstrecken[AR21,2,106]. Die Nierengegend ist dabei höchst berührungsempfindlich.[EN744] Beständiger[R1,450] und heftiger Harndrang[R1,453]. Oft fahren diese schneidenden Schmerzen auch den Samenstrang hinab bis in die Hoden und den Penis hinein, wobei die Hoden hochgezogen werden. Zuweilen treten Schmerzen in der **Glans penis** auf, was bei Knaben daran erkenntlich ist, dass sie ständig am Penis ziehen. Dieser Schmerz im Bereich der Eichel muss gar nicht besonders ausgeprägt sein, es kann dort auch einfach ein unangenehmes oder unbehagliches Gefühl bestehen. Wenn Sie bei Knaben ein solches Verhalten beobachten, deutet dies gewöhnlich auf Cantharis hin, mitunter auch auf **Mercurius solubilis**. Freilich kann das Symptom auch eine Angewohnheit sein, die dem Kind nachgesehen wurde; dann bedarf es natürlich keiner dieser Arzneien.

Was die **Harnblase** selbst betrifft, so finden wir auch hier eine ungemeine Empfindlichkeit des Unterbauchs (besonders wenn die Blase voll ist), und es besteht ein fast **unerträglicher Tenesmus**[RA1,470]. Es kommt vor, dass der Patient in diesen Fällen alle drei oder vier Minuten das Bedürfnis hat, Wasser zu lassen.[R2,105] Der Urin fließt nicht ungehindert oder reichlich ab, sondern tröpfelt[R2,110] in siedend heißen, manchmal auch blutigen Tropfen heraus, mit schneidend brennenden Schmerzen durch die ganze Harnröhre[R2,113], die nicht schlimmer sein könnten, wenn stattdessen geschmolzenes Blei abginge. Dieses Brennen und Drängen bleibt auch nach dem Harnen bestehen[R1,553], sodass das bedauernswerte Opfer praktisch immer Qualen leidet. Alle paar Minuten exazerbieren die Schmerzen, wenn der Harndrang zu heftig wird, um ihm zu widerstehen. Der **Urin** ist von wechselnder Beschaffenheit. Zumeist ist ihm mehr oder weniger Blut beigemischt, je nachdem, aus welchem Bereich der Harnwege die Blutung stammt. Doch unabhängig von einer Blutbeimengung ist der Urin in der Regel sehr rot[R1,515], und er lagert ein schleimiges Sediment ab[R1,504]. Unter dem Mikroskop findet man Fibrinzylinder, Epithelien und kleine, zusammengerollte Membranfetzen der passierten Schleimhautauskleidungen – Nierentubuli, Harnleiter und Harnblase.

Dies ist das Bild der Cantharis-Wirkung in seiner stärksten Ausprägung. Von diesen extremen Symptomen abgesehen gibt es aber auch deutlich geringere Schweregrade der Harnwegsentzündung, bis hin zur leichten Reizung des Blasenhalses mit bloßer Verschlimmerung der Beschwerden nach dem Wasserlassen.

All diese Symptome sind für Cantharis charakteristisch und indizieren es bei einer Vielzahl von Er-

[2] Gemeint sind wohl vor allem die Schleimhäute des Urogenitaltrakts und der Respirationsorgane. (*HB* 609)

[3] Farrington schreibt irrtümlich: „A red, miliary rash …“

krankungen. So würden wir auch erwarten, dass es bei Nierenentzündung hilfreich ist, namentlich bei einseitiger **akuter Nephritis,** weniger bei der chronischen Bright-Krankheit.

Es hat sich ferner herausgestellt, dass Cantharis ein wertvolles Mittel beim Abgang von **Nierensteinen** ist, besonders wenn die Schmerzen ungewöhnlich heftig sind. In einer Diskussion wurde die Behauptung aufgestellt, dass es Unsinn sei, bei Nierenkoliken eine Schmerzlinderung durch homöopathische Arzneien zu erwarten. Der Ureter sei ein schmaler Gang und der abgehende Stein häufig relativ groß, und schon deswegen könne dies nicht ohne Schmerzen abgehen. Doch dies ist eindeutig falsch. Das angezeigte Mittel kann die lokale Irritabilität des Gewebes so herabsetzen, dass auch der mit dem Steinabgang einhergehende Schmerz bedeutend gemindert wird.

Sie werden Cantharis oft auch bei Nierengrieß von Kindern angezeigt finden, bei denen sich der dadurch ausgelöste Reizzustand der Harnwege bis in den Penis fortleitet [(GS)], was die Knaben veranlasst, fast unablässig an ihrem Glied zu ziehen.

Bei **akuter Blasenentzündung** ist Cantharis häufiger angezeigt als alle anderen Mittel zusammengenommen [4].

Auch bei **Hämaturie** [R1,510ff] entzündlichen Ursprungs ist es von eminenter Bedeutung.

Eine sekundäre Wirkung von Cantharis ist der Harnverhalt [R1,439], ein Effekt, der von der Schwere der vorher bestandenen Symptome abhängig ist.

Bei Gonorrhö ist Cantharis indiziert, wenn sich die Harnröhre in einem **extremen entzündlichen Reizzustand** befindet [R1,475]; es bestehen nicht bloß ein einfacher Eiterausfluss mit dem unvermeidlichen Brennen und Beißen, sondern außerdem höchst schmerzhafte Erektionen mit Krümmung des Gliedes [KE2,77], „unersättliche **Begierde zum Beischlaf**“ [R1,575] und Blutbeimengungen zu dem Eiterausfluss [AZ7,28]. Das Mittel kommt ferner in Betracht, wenn der Tripper durch lokale Einspritzungen unterdrückt wurde [GS] und das Leiden daraufhin auch den Blasenhals mit einbezogen hat.

Nun ein paar Worte zu verwandten Mitteln …

Cannabis sativa Cannabis sativa ist **Cantharis** in seinen urethralen Symptomen sehr ähnlich. Es hat die gleiche gelbe, eitrige Absonderung aus der Harnröhre, steht aber über **Cantharis**, wenn diese dünnflüssig ist [A1,370] und wenn während des Harnens brennend beißende Schmerzen bestehen [RA148]. In der Tat scheinen die Schmerzen bei Cannabis sativa mehr einen brennenden und beißenden Charakter zu haben, während **Cantharis** mehr Schneiden und mehr Tenesmus hat. Die Eichel ist bei Cannabis sativa dunkelrot [RA185] und geschwollen [RA172]. Der erigierte Penis kann verkrümmt sein. Während das Mittel bei der Bright-Krankheit nicht viel wird ausrichten können, muss es doch bisweilen bei akuter Nephritis erwogen werden, besonders wenn ein ziehender Schmerz von der Nierengegend bis in den Schoß [bzw. die Leistendrüsen [RA120]] herabgeht und von einer „ängstlichen, übeligen Empfindung“ [RA120] in der Magengrube begleitet wird. [ST1,490]

Cannabis indica Cannabis indica wird viel in den asiatischen Ländern angewandt. Es ruft die wunderlichsten geistigen Phänomene hervor und übertrifft in dieser Beziehung **Opium** bei Weitem. Die beiden zentralen Aspekte dieser geistigen Phänomene sind Täuschungen in Bezug auf Entfernungen und auf die Zeit. Zeit und Raum scheinen extrem ausgedehnt zu sein. [EN44] Beispielsweise kann Ihnen ein solcher Patient erzählen, dass er sehr hungrig sei und schon seit sechs Monaten nichts mehr zu sich genommen habe, während das Geschirr, von dem er eben noch gegessen hat, neben seinem Bett steht. Oder er sagt, dass Gegenstände, die sich ganz nah hinter seinem Fenster befinden, Hunderte von Metern entfernt seien. Doch im Augenblick sind es die Harnwegssymptome von Cannabis indica, die uns besonders interessieren. Es ist **Cantharis** ebenfalls sehr ähnlich, und es soll diesem Mittel bei Gonorrhö sogar noch überlegen sein, wenn die **Krümmung des Penis** [GS] stark ausgeprägt ist. Bei Nierenerkrankungen kommt Cannabis indica in Betracht, wenn brennende [EN570], stechende [EN572] und dumpf drückende [EN571] Schmerzen in den Nieren bestehen, vor allem wenn schon beim Lachen Schmerzen auftreten [EN569]. Man muss ferner an die Arznei denken, wenn bei einset-

[4] Nach V. Ghegas nur in etwa 10 % der Fälle. Vgl. dazu meine ausführliche Fußnote im *Cantharis*-Kapitel von Margaret Tylers *Homöopathischen Arzneimittelbildern.*

zender Urämie heftige Kopfschmerzen entstehen, mit dem Gefühl, als würde sich der Scheitel öffnen und schließen[GS]. Wenn es zu einem Delirium kommt, geht dieses mit den erwähnten Täuschungen bezüglich Zeit und Raum einher.

Equisetum hiemale Der Winterschachtelhalm wächst gern auf kalkhaltigen oder lehmigen, feuchten Böden[5] der nördlichen Erdhalbkugel. Die Pflanze enthält große Mengen an Kieselsäure. Equisetum wirkt ähnlich wie **Cantharis** stark auf Nieren und Blase ein, hat aber weniger Blutabgang und Blasenzwang. Der Urin brennt weniger beim Harnen und enthält nicht so viel Fibrinflocken wie **Cantharis**. Andererseits ist **Cantharis** nicht so oft vonnöten wie Equisetum, wenn der Urin von Schleim überladen ist.[EN132] Schmerzhafte Empfindlichkeit der Blasengegend und Wundheitsgefühl in den Hoden[EN101]; heftige, dumpfe Blasenschmerzen, nach Wasserlassen nicht gebessert[EN99], oft sogar verschlimmert[GS]. Beständiger Harndrang[EN110], nicht selten mit einem Gefühl von Ausdehnung der Blase[EN97f] und mit profusem Harnabgang verbunden[EN110]. Brennen in der Harnröhre beim Wasserlassen.[EN117] Equisetum hat sich die meisten Meriten erworben bei der Behandlung der **Enuresis.**[GS] Es hat sich in diesen Fällen selbst bei ausgeprägter Blasenreizung, namentlich von Frauen, als heilsam erwiesen, auch wenn der Urin bereits Blut und Eiweiß enthielt.[6]

Linaria vulgaris Linaria vulgaris ist ein weiteres Mittel, das Bettnässen hervorgerufen und geheilt hat, verbunden mit häufigem und schmerzhaftem Harndrang, der den Patienten nachts zum Aufstehen nötigt.[7]

[5] Farringtons Angabe, dass der Winterschachtelhalm im Wasser wachse, ist nicht richtig.

[6] Die häufigste Indikation für *Equisetum* ist jedoch: „Enuresis diurna et nocturna bei Kindern, ohne erkennbaren Grund, außer dass es eine ‚Angewohnheit' ist." (*GS; AZ* 101,23)

[7] Die Prüfung hat nur „reichlichere Harnausscheidungen" bzw. „lebhaften Harndrang" (*ZÖ* 1,42) ergeben, wobei unklar bleibt, ob diese Erscheinungen nur wegen der abendlichen Einnahme des Mittels nachts verstärkt aufgetreten sind. Von „schmerzhaftem Harndrang" oder gar „nächtlichem Einnässen" ist in den Prüfungen nirgends die Rede. Entsprechende Heilungen konnte ich anhand der mir zur Verfügung stehenden Literatur nicht verifizieren.

Eupatorium purpureum Das Mittel ist bei Blasenreizung von Frauen[GS] mit **Equisetum** vergleichbar, wogegen es von Dr. Richard Hughes aus England mit Vorliebe eingesetzt wurde.[MP477] Es ruft beständigen, schmerzhaften Drang hervor, mit entweder kopiösem oder spärlichem Fluss eines konzentrierten, viel Schleim enthaltenden Harns.[EN85]

Petroselinum sativum Diese Spezies der Petersilien-Gattung kommt bei häufigem[GA4,13], plötzlichem und **unwiderstehlichem Harndrang**[GS] infrage. Kinder werden z. B. unvermittelt von heftigem Harndrang befallen, und wenn sie ihm nicht augenblicklich nachgeben können, hüpfen sie vor Schmerzen auf und ab.[GS] Sie werden Petroselinum oft bei Gonorrhö hilfreich finden[KE2,92], wenn sie mit diesem häufigen[C105], plötzlichen, nicht zu unterdrückenden Zwang zum Harnen verbunden ist.[GS] **Cannabis**, **Cantharis** und **Mercurius** haben das Symptom zwar ebenfalls, doch ist es bei Petroselinum am ausgeprägtesten.

Clematis erecta Diese Arznei ist zu wählen, wenn der Urin zwar Schleimflocken[ZÖ2,400], aber keinen Eiter enthält[8], wenn der Harnfluss öfters stockt[CK69] oder wenn der Patient lange warten und pressen muss, bis der Harn kommt[AZ73,139], und wenn dieser dann zunächst nur herauströpfelt, einhergehend mit heftigem Brennen und Beißen[CK74] und endlich gefolgt von einem vollen, schmerzlosen Strahl.[GS] An Clematis muss bei „Erstinfektionen" mit Gonorrhö gedacht werden, wenn die [wiederholten] Entzündungen eine **Striktur der Harnröhre** haben entstehen lassen.

Conium maculatum Conium ist von Nutzen bei Erkrankungen der Harnröhre und Harnblase, wenn sich Eiter im Urin befindet; ansonsten hat es viel Ähnlichkeit mit **Clematis**. Auch Conium hat plötzliches **Stocken des Harnabgangs** beim Urinieren[CK]; Schneiden in der Harnröhre[CK] nach dem Wasserlassen[GS] [Hahnemann: *beim*[CK]]; der Urin fließt besser im Stehen **(Sarsaparilla)**.

[8] Dagegen steht: „Er harnt eiterige Materie aus." (*CK* 73)

Doryphora Angezeigt bei Urethritis von Kindern unter zehn Jahren, wenn das Übel durch Reizen der Genitalien entstanden ist. In solchen Fällen müssen Sie natürlich auch an **Hyoscyamus** denken.

Capsicum annuum Das Mittel ist bisweilen beim Tripper dienlich, besonders bei Fettleibigen[GS] von „schlaffer Faser" und eher phlegmatischem Temperament[UE]. Der Ausfluss ist gelb und dick.[RA139] Der Patient klagt über fein stechende Schmerzen in der Harnröhrenmündung gleich nach dem Urinieren[RA123] und über starkes Stechen daselbst, wenn er nicht uriniert[RA125].

Copaiva und Cubeba Diese beiden Arzneien sind [bei Gonorrhö] von den Allopathen so missbraucht worden, dass wir meines Erachtens zu sehr geneigt sind, sie zu vernachlässigen.

- **Copaiva** ruft Urethritis mit Brennen im Blasenhals und in der Harnröhre hervor.[AZ84,41] „Milchiger, scharfer, wundmachender Ausfluss mit schmerzhafter Urinabsonderung."[AZ84,41] Wundheitsschmerz, Entzündung, Geschwulst und weite Öffnung der Harnröhrenmündung.[HB608]
- **Cubeba** erzeugt Schneiden und Zusammenschnüren in Blase und Harnröhre nach dem Wasserlassen.[EN45] Der Ausfluss ist kopiös, schleimig und von blasser Farbe.[AZ35,30]

Beide Mittel sind hilfreich bei dem Reizzustand, der die katarrhalische Schwellung der Blasenschleimhaut begleitet. Doch keines von ihnen hat eine so heftige Wirkung auf die Harnwege wie **Cantharis**.

Thuja occidentalis Thuja liefert uns Symptome einer chronischen oder mehrmals durchgemachten Gonorrhö.[GS] Der Patient leidet unter beständigem Harndrang.[TH529] Doch auch wenn der Drang noch so heftig ist, kommen oft nur ein paar Tropfen blutigen Urins heraus[(GS)]; oder es fängt, wenn nichts herauskommt, in der Harnröhre stark an zu jucken. Der Ausfluss ist typischerweise dünn und grünlich.[KE2,102] Warzenartige Gebilde (**Feuchtwarzen**[RA187ff] [= Condylomata acuminata]) erscheinen an den Genitalien und am After[RA194]. Schmerzhafte Erektionen in der Nacht hindern am Schlafen.[RA150] Bei **Cantharis** hindern die Erektionen am Wasserlassen; das ist bei Thuja nicht der Fall.

Argentum nitricum Das salpetersaure Silber folgt **Cantharis**[9] bei Gonorrhö, wenn der Ausfluss eitrig wird und die Harnröhre sich wund und geschwollen anfühlt.

Mercurius solubilis, Mercurius corrosivus Eine dieser beiden Quecksilberverbindungen sollte folgen, wenn der **Ausfluss nachts schlimmer** wird und wenn er grün und eitrig ist. Letzteres Mittel hat den heftigeren Tenesmus, das stärkere Brennen und die größere Schwellung, und von daher ist es **Cantharis** besonders ähnlich. Die Harnröhrenmündung ist stark gerötet. Mercurius solubilis hat zwischen den Miktionen mehr Brennen als **Cantharis**.

Sulfur Sulfur tritt auf den Plan, wenn es gilt, etwaige Überbleibsel eines durchgemachten Trippers zu beseitigen.

Reizung des Blasenhalses: konkordante Mittel

Bei Reizung des Blasenhalses steht uns eine ganze Anzahl von Mitteln zur Verfügung, von denen ich hier einige anführen möchte.

Erigeron canadensis Blasenreizung mit oder ohne blutigen Urin.[GS]

Pulsatilla Pulsatilla ist angezeigt, wenn das Harnen von schneidenden Schmerzen im Blasenhals gefolgt wird und zudem Druck- und Wundheitsgefühl über der Schamgegend bestehen.

Ferrum phosphoricum Bei Ferrum phosphoricum verschlimmern sich die Beschwerden, je länger der Patient steht, und sie bessern sich nach dem Harnen.

[9] Farrington schreibt versehentlich *„Cannabis"*. (Bei einer ähnlichen Passage in der *Argentum-nitricum*-Vorlesung nennt er richtigerweise *Cantharis*.)

7

Epigea, Apis und Copaiva Sollten ebenfalls in diesem Zusammenhang studiert werden, **Copaiva** vor allem, wenn die Blasenreizung bei alten Frauen auftritt[GS].

Capsicum annuum Capsicum hat „krampfhaftes Zusammenziehen mit schneidendem Schmerze am Blasenhalse“[RA(31)], **Mercurius aceticus** „Schneiden in der Harnröhre beim letzten Tropfen Urin“, ähnlich wie **Natrium muriaticum**[CK703].

Digitalis purpurea Die Digitalis-Patientin erfährt eine Erleichterung im Liegen, denn diese Position nimmt viel Druck vom Blasenhals hinweg. [„Im Liegen kann sie den Harn länger halten.“[UE]]

Harngrieß, Nieren- und Blasensteine: Konkordante Mittel

Chimaphila umbellata Bewährt bei katarrhalischen Blasenentzündungen[AZ92,206f], besonders wenn sie durch Harngrieß oder Blasensteine hervorgerufen wurden.[GS] Es erzeugt häufiges nächtliches Wasserlassen[EN1], mit zunehmender Schwäche[GS] und beißenden Schmerzen vom Blasenhals bis zum Ende der Harnröhre[NR1,200].

Ipomoea nil Diese Varietät der Purpurprunkwinde ist ein Arzneimittel, das von dem verstorbenen Dr. Jacob Jeanes beim Abgang von Steinen aus den Nieren zur Blase eingesetzt wurde, wenn folgendes Symptom zugegen war: „Heftig schneidende Schmerzen in der Gegend einer Niere, die sich den Harnleiter der betroffenen Seite hinab erstrecken.“ Was dabei dieses Mittel von anderen unterscheidet, ist, dass die Schmerzen stets von **Übelkeit** und gelegentlichem Erbrechen begleitet werden.[AZ101,134]

Hydrangea arborescens Das Mittel ist ebenfalls mit Erfolg gegen die intensiven Schmerzen zur Anwendung gekommen, die Harngrieß und Nierensteine mit sich bringen.[AZ158,102]

Sarsaparilla officinalis Sarsaparilla ist nützlich bei Harngrieß von Kleinkindern[GS], wenn diese besonders gegen Ende des Wasserlassens vor Schmerzen schreien.[MM544] [10] Meist ist dann gräulicher oder weißer[GS] Sand in der Windel zu finden.

Ocimum canum Der Basilikumkampfer kann bei Nierenkolik indiziert sein, wenn diese mit erheblichem Blutabgang [sowie heftigem Erbrechen alle 15 Minuten[EN1]] einhergeht; wenn der Urin nicht nur Ziegelmehlsediment aufweist[EN7], sondern auch, wie bei **Pareira brava**, viel Blut. Ocimum bevorzugt die rechte Seite.

Terebinthina Hat wie **Cantharis** eine ausgeprägte Wirkung auf die Nieren, mit dem Unterschied, dass der Urin durch die Blutbeimengungen stets dunkel, wolkig und rauchig aussieht[GS]; dies hängt mit einer Kongestion der Nieren zusammen.

Cochlearia armoracia Der Meerrettich ist ein wertvolles Arzneimittel. Es erzeugt Brennen und Schneiden in der Eichel vor, während und nach dem Harnen[EN15] sowie insgesamt viel schmerzhaften Harndrang [„Harnstrenge“[HB563]]. Der Urin wird dick wie Gelee, wenn er länger gestanden hat.

Uva ursi Dieses Mittel hat nicht seinesgleichen, wenn Blasen- und Harnröhrenbeschwerden auf Steine in der Harnblase zurückzuführen sind.[HB1189] Als typisch für Uva ursi kann das überaus heiße Brennen beim Wasserlassen angesehen werden[HB1188]; der Harnfluss kommt plötzlich zum Stillstand, als ob ein Stein vor den inneren Beginn der Harnröhre gerollt wäre. Der Harn ist beim Abgang zähflüssig durch die Beimengung von Schleim und Blut.[GS] Das Mittel scheint die entzündliche Schwellung der Blasenwand zu vermindern, und es lindert das Leiden, bis der Stein operativ entfernt werden kann.

Pareira brava **Uva ursa** sehr ähnlich ist Pareira brava – ein ausgezeichnetes Mittel bei Harngrieß und Blasensteinen, wenn der Kranke nur auf Hände und Knie gestützt Wasser lassen kann.[AZ113,70] Der Tenesmus ist enorm, und der Urin geht nur tropfenweise ab.[GS] Schmerzen fahren bei der Anstrengung

---

[10] Nicht erst „nach“ dem Wasserlassen, wie Farrington sagt; oft schreien die Kinder auch währenddessen oder sogar schon vorher *(GS)*, weil sie wissen, wie weh es tun wird.

zu harnen von den Nieren bis in die Schenkel herab [AZ113,70], manchmal sogar bis in die Füße.[GS] Im Urin bildet sich oft ein dicker Bodensatz aus Harnsäurekristallen [GS] und auch aus Blut.

Berberis vulgaris Diese ausstrahlenden Schmerzen lassen sogleich an Berberis vulgaris denken. Berberis passt bei Nierenaffektionen mit heftig stechenden Schmerzen, die aus der Nierengegend in alle Richtungen ausstrahlen, vorwiegend aber nach unten [JH407] und nach vorn [JH572], sodass das ganze Becken mit Schmerzen angefüllt zu sein scheint. Sie können bis in die Lenden [JH578] und die Hüften [JH572] ziehen. Der Urin ist beim Abgehen schleimiger als der **Pareira-brava**-Urin und lagert beträchtliche Mengen eines lehmähnlichen Sediments von gelblich-trübem Aussehen ab.[JH482ff] Berberis ist ein hervorragendes Heilmittel bei Steinen im Nierenbecken oder Harnleiter. Sie erkennen jetzt den Unterschied: **Pareira** hat Schmerzen, die bis in die Schenkel ausstrahlen, Berberis mehr [11] solche in Richtung Lenden und Hüften.

Canthariden-Missbrauch: Antidote

Es kommt gelegentlich vor, dass Sie **Camphora** einsetzen müssen, wenn sich durch den Missbrauch des Cantharidengifts Strangurie, Harnretention etc. eingestellt haben.

In manchen Fällen werden Sie vielleicht auch stattdessen **Kalium nitricum** geben müssen, wenn das Gift zu Nierenbeschwerden geführt hat.

Apis wiederum soll die Blasenentzündungen gelindert haben, die von der Spanischen Fliege hervorgerufen wurden.

Aconitum passt häufig zu Beginn von Nieren- und Blasenaffektionen, die unbehandelt sich zu einem Cantharis-Zustand entwickeln würden. Der Harndrang, die Dysurie und die Hämaturie gehen mit einer ängstlichen Ruhelosigkeit und mit hohem Fieber einher, welche von dem Cantharis-Bild gänzlich verschieden sind.[12]

Hirnreizung

Genauso wie Cantharis auf die Körpergewebe einwirkt und dort Entzündungen verursacht, so wirkt es auch reizend auf das Gehirn. Der Patient kann dabei gewalttätig werden und zu Wutanfällen neigen, bei denen er seine Kleider zerreißt und nach jedem beißt, der in seine Nähe kommt. „Wuth, mit Schreien, Bellen und Schlagen." [UE] Die leiseste Berührung verschlimmert die Symptome, ebenso wie der Anblick von blendenden oder glänzenden Gegenständen, wie z. B. einem Spiegel oder Wasser.[CM; R1,31] All diese Zeichen erinnern stark an die einer **Tollwut.** Auch weisen sie auf Cantharis als potenzielles Heilmittel bei Wochenbettkrämpfen und bei Gehirnentzündung hin. Die Augen glänzen, und die Pupillen sind stark erweitert [R2,32], doch das Gesicht ist fahl [R1,136] oder gelb verfärbt [R1,137] und zeugt von tiefsitzendem Leiden [„Krankhaftes Aussehen, verfallenes, **blasses Gesicht**" [R1,140]].

Belladonna Diese Symptome, die alle auf einen entzündlichen Prozess im Bereich des Gehirns und der Meningen hindeuten, finden ihr nächstverwandtes Mittel in Belladonna, das einen Großteil oder fast alle der erwähnten Symptome ebenfalls hat. Selbst die **Intoleranz von Wasser** ist ihm eigen. Der Unterschied zwischen den beiden Mitteln zeigt sich im Gesichtsausdruck: Belladonna hat ein leuchtend rotes Gesicht und klopfende Karotiden, **Cantharis** hingegen ein bleiches, gelbliches und faltiges Gesicht, mit beständigem Stirnrunzeln und einem Ausdruck starken Leidens. Außerdem ist, wenn **Cantharis** die passende Arznei ist, fast stets Dysurie zugegen.

Auch **Camphora** und **Arsenicum** sind nahe mit Cantharis verwandt. Bei allen drei Arzneien deuten die Angst, die Ruhelosigkeit und der leidende Ge-

[11] Farrington sagt irrtümlich „nur"; doch auch *Berberis* hat Nierenschmerzen, die sich bis in die Oberschenkel und selbst bis in die Waden verbreiten (*JH* 567).

[12] Auch *Cantharis* hat „heftiges Fieber" (*R* 1,920ff) und z. B. „Bangigkeit mit Unruhe, die zu stetem Bewegen nöthigt" (*HH* 91).

sichtsausdruck auf die Schwere der Erkrankung und ein Sinken der Lebenskraft hin.

Arsenicum album Arsenicum ähnelt **Cantharis** stark in Bezug auf die heftigen Entzündungen und das damit verbundene intensive Brennen, die Schmerzensqualen, den Durst und die nachfolgende ausgeprägte Kreislaufschwäche. Auch bei bestehender Urämie kommen beide Mittel in Betracht. Arsenicum mangelt es jedoch an der sexuellen Überreizung, und sein Delirium geht mit einer Neigung zu Selbstverstümmelung oder Suizid einher, was **Cantharis** nicht hat. Auch zeigt der Patient, im Gegensatz zu **Cantharis**, eine ausgesprochene Angst zu sterben, und die Ruhelosigkeit wechselt [bei Fieber[RP73]] typischerweise mit schläfrigen oder soporösen Phasen ab.

Camphora Kampher erzeugt wie die Spanische Fliege Delirium[RA(236)], Krämpfe[RA(195)], sexuelle Enthemmung[GS], Priapismus[RA(118)], Strangurie[RA(114)], innerliches Brennen bei äußerlicher Kälte und Hyperämie oder Entzündung von inneren Organen, wie Gehirn, Magen, Blase etc. Die Kälte sowie das „schnelle Sinken der Kräfte“[UE] bei Camphora werden gewöhnlich als dessen charakteristischste Wirkungen angesehen, die Symptome der Erregung hingegen als Reaktion darauf. Im Gegensatz dazu sind bei **Cantharis** die Symptome der Erregung die Erstwirkung, und die Kälte ist das Ergebnis von dessen verlängerter oder anhaltender Wirkung. In der Praxis bedeutet dies, dass Sie sich für Camphora entscheiden sollten, wenn Delirium, Raserei[RA(239)] oder Krämpfe gleichzeitig mit Kälte und extremer **Prostration** auftreten, besonders wenn all dies durch die Unterdrückung eines Hautausschlags verursacht worden ist.

Halsentzündung

An den Schleimhäuten ruft Cantharis eine ebenso heftige Entzündung hervor wie an der Haut. Es ist bei Halsentzündung von diphtherischem Charakter angezeigt[EN376], die mit starkem Brennen und Wundheitsgefühl[EN389] einhergeht, mit schmerzhaftem **Zusammenschnürungsgefühl** im Rachen[EN388] und Kehlkopf, das bei jedem Versuch, Wasser zu schlucken, fast einem Erstickungsanfall gleichkommt[R1,626f]. Selbst die Blasenbeschwerden werden durch Wasser verschlimmert: Es hat den Anschein, als würde der Anblick oder das Geräusch von Wasser eine Konstriktion der Sphinkteren herbeiführen. Cantharis ist bei **Diphtherie** erfolgreich eingesetzt worden, wenn diese Halssymptome und die Dysurie vorhanden waren und zudem ausgeprägte Schwäche bestand.

Belladonna Auch Belladonna zeigt das Zusammenschnürungsgefühl im Hals[RA517], das durch Schlucken von Flüssigkeit vermehrt wird[RA521f], ebenso wie die heftige Entzündung daselbst[RA497]; doch hat es nicht das intensive Brennen[13], die Blasenbildung etc., welche für **Cantharis** so charakteristisch sind.

In ihren Halssymptomen deutlich näher mit **Cantharis** verwandt sind **Mercurius corrosivus**, **Arsenicum**, **Arum triphyllum**, **Dieffenbachia**[14] und **Capsicum**.

Mercurius corrosivus Von den Symptomen her fast identisch, müssen hier deshalb die typischen Quecksilbermerkmale die Wahl entscheiden, wenngleich Mercurius corrosivus doch deutlich mehr Schwellung verursacht als **Cantharis,** besonders im Bereich der Zunge.[EN200ff] Auch bilden sich bei dem Quecksilberpräparat eher tiefe Geschwüre[GS] als ausgedehnte Blasen.

Arum triphyllum Arum triphyllum lässt sich anhand der wunden, rissigen Zunge[EN88] und Mundwinkel[EN85], des ätzenden Schnupfens[GS] und des wundmachenden Speichels[GS] leicht unterscheiden.

Dieffenbachia Das Mittel hat heftige Stomatitis mit Blasen und Brennschmerz hervorgerufen.

Capsicum annuum Bei Capsicum finden wir brennende Bläschen im Mund und auf der Zunge [Scharlach[KE4,46]], Schwellung und dunkelrote Verfärbung von Mund und Rachen[GS], krampfhafte Zusammenziehung des Schlundes[RA58] sowie kleine,

[13] „Brennen im Halse“ wird in der Pathogenese von *Belladonna* mehrfach aufgeführt. (*RA* 494ff.)

[14] Zu dieser nicht näher identifizierbaren Arazeen-Art vgl. die Fußnote zu Beginn der 19. Vorlesung.

flache, brennende Geschwüre im Mund und Rachen [GS]. Die Halsschmerzen sind besonders heftig, wenn man **nicht** schluckt.[RA54f]

Cinnabaris Kommt vor allem bei skarlatinöser Halsentzündung in Betracht, wenn diese mit Klumpen von zähem, schmutzig-gelbem Schleim in den hinteren Nasenöffnungen [EN103] einhergeht und wenn nachts viel Trockenheit im Mund und Hals besteht, die den Patienten aufweckt und zum Trinken nötigt [RA7].

Apis mellifica Das Mittel zeigt eine gewisse Ähnlichkeit mit **Cantharis** bei erysipelatösen Zuständen von Mund und Rachen sowie bei Diphtherie; doch tritt die Schwäche bei der Apis-Diphtherie ziemlich frühzeitig auf, während sie bei **Cantharis** eher eine Folgeerscheinung ist.

Dysenterie

Im Verdauungstrakt erzeugt Cantharis eine Entzündung der Magenschleimhaut [R1,290] von derselben Art wie die bereits erwähnten Halssymptome, mit heftigem Brennschmerz [UE], Wundheitsgefühl, unauslöschlichem Durst bei Widerwillen gegen Getränke [AZ56,115] sowie mit Erbrechen.

Das Mittel ist oft bei Ruhr [R1,394] von Nutzen. Die Ausscheidungen sind blutig und schleimig und mit Stückchen vermischt, die wie Abschabsel von Gedärmen aussehen.[GA1,35f] Meines Erachtens handelt es sich bei diesen jedoch nicht um wirkliche Bestandteile der Darmschleimhaut, sondern um fibrinöse Abscheidungen der entzündeten Darmabschnitte. Der Tenesmus im Bereich des Afters ist ausgeprägt und fast durchgängig mit Dysurie verbunden. Heftige, kolikartige Unterleibschmerzen [R1,326ff], die zum Zusammenkrümmen zwingen; sie haben zumeist einen schneidenden [R1,335], brennenden [GA1,28], kneifenden [R1,332] und umherziehenden [R1,337] Charakter. Cantharis hat bei Ruhr mehrere konkordante Mittel.

Colocynthis Colocynthis hat ebenfalls kolikartige, kneifende Bauchschmerzen, die den Kranken zum Vorwärtsbeugen nötigen [ÖZ1,82]. Die wässrigen Stühle sind schleimig und später auch blutig [CK146], und sie verstärken [GS] oder erneuern sich durch das geringste Essen [CK135] oder Trinken.[HC1,10] Auch sie enthalten sog. Schleimhautfetzen.[KE5,443] Colocynthis unterscheidet sich von **Cantharis** darin, dass die Bauchschmerzen nach dem Stuhlgang nachlassen [CK143] oder kurzzeitig ganz verschwinden [CK138]. Der Colocynthis-Patient erfährt durch Zusammenkrümmen und starken Druck auf den Bauch eine deutliche Linderung seiner Schmerzen.[CK103] Von einem pathologischen Standpunkt aus betrachtet, neigt **Cantharis** mehr zu Entzündungserscheinungen und Colocynthis mehr zu Nervensymptomen.

Colchicum autumnale Ein anderes Mittel, das **Cantharis** sehr ähnelt, ist Colchicum, das sich besonders durch seine tympanitische Bauchauftreibung [GS] auszeichnet. Die Darmausscheidungen bestehen aus weißen [SK349] oder durchsichtigen Klumpen von gallertartigem Schleim [GA1,165], gefolgt von heftigem Tenesmus [ZÖ1,380] und Krampf des Afterschließmuskels [GA1,171], was den Patienten mehr quält als das Drängen während des Stuhlgangs.

Capsicum annuum Ein weiteres verwandtes Mittel ist Capsicum, an das vor allem bei Dysenterien gedacht werden muss, die bei feuchtem Wetter entstanden sind. Es eignet sich am besten für eher korpulente Personen [GS] von „schlaffer Faser und phlegmatischem Temperament“ [UE]. Schmerzen und andere Symptome verschlimmern sich durch kühle Luft und besonders durch Zugluft [RA238], selbst wenn diese warm ist. Jegliches Trinken verursacht Schauder und Frostschütteln [RA242] und erhöht die Schmerzen.

Sulfur Sulfur passt am besten in chronischen Fällen, besonders wenn der Tenesmus zwischen den einzelnen Stuhlentleerungen fortbesteht [CK865], wie bei **Nux vomica**, oder wenn das Bluten und der Stuhlzwang zwar nachgelassen haben, aber die Stühle weiterhin schleimig sind [CK887] und häufig plötzlicher Stuhldrang [CK861] auftritt.

Zincum sulfuricum Das Mittel hat mehrere Male subakute Fälle von Dysenterie geheilt. Die Schmerzen betreffen insbesondere die Bauchseiten, also offenbar den Verlauf des Kolons.[AZ60(MB)27]

Kalium bichromicum Kalium bichromicum folgt auf **Cantharis**, wenn dieses die „Schleimhautfetzen" zum Verschwinden gebracht hat und sich stattdessen gallertartige Stühle einstellen.[GS [15]]

Geschlechtsorgane

Wir müssen noch über die Wirkung von Cantharis auf die Geschlechtsorgane sprechen. Cantharis „entflammt" das sexuelle Verlangen, indem es „unmässige Geilheit und unersättliche Begierde zum Beischlaf"[R1,575] erzeugt, mit heftigen und **anhaltenden Erektionen** bis hin zum Priapismus[R1,579ff]; selbst der vollzogene Koitus vermindert die Erektionen nicht immer [oder nur kurzzeitig[R1,588]]. Diese Symptome indizieren das Mittel bei Penisverkrümmung im Verlauf einer Gonorrhö. Doch auch wenn sie als Begleiterscheinung irgendeiner anderen Krankheit, sei sie geistiger oder körperlicher Art, auftreten, kann dies als Ruf nach Cantharis angesehen werden.

Der **Priapismus** von Cantharis darf nicht mit dem von **Picricum acidum** verwechselt werden. Bei letzterem Mittel geht der Priapismus mit einer spinalen Krankheit einher, wie z.B. Myelitis[GS], Meningitis oder Tabes dorsalis[AZ93,37]. „Ausserordentliche Erectionen, sehr heftig und lange anhaltend, als ob das Glied bersten sollte, darauf eine profuse Pollution."[AZ93,38]

Cantharis wirkt auch auf die weiblichen Geschlechtsorgane, indem es u.a. **Nymphomanie** erzeugt, wogegen es ebenfalls erfolgversprechend eingesetzt werden kann.

Auch bei Geburten kann Cantharis hilfreich sein. Das Mittel hat die Fähigkeit, Molen und andere „Fremdkörper" [abgestorbene Feten[GS]] aus dem Uterus auszutreiben. Wir können von diesem Effekt bei **Plazentaretention** Gebrauch machen, sei es nach einer regulären, sei es nach einer Fehlgeburt.

Hauterkrankungen

Cantharis ist von Nutzen beim **Erysipel,** namentlich bei der vesikulären Form.[GS] Die Rose beginnt auf dem Nasenrücken (mit oder ohne Bläschenbildung) und breitet sich dann zu den Wangen hin aus, besonders zur rechten[R1,14]; Bläschen bilden sich, die dann aufbrechen und eine wundmachende Flüssigkeit absondern. Auch bei **Graphites** beginnt der Rotlauf häufig auf der Nase [oder im Gesicht[CK241]], doch eignet sich das Mittel eher für chronische Fälle.

Sie sollten Cantharis auch als höchst nützliches Mittel bei **Verbrennungen**[AZ33,258ff] keinesfalls vergessen![16] Es ist erstaunlich, in welchem Maß diese Arznei zur Linderung der schmerzhaften Symptome und zur Beschleunigung der Heilung der verbrannten Stellen beizutragen vermag. Cantharis kann in solchen Fällen gleichzeitig sowohl innerlich in Potenz wie auch äußerlich [„Cantharidentinctur in der zweiten und dritten Verdünnung"[AZ33,259]] verabreicht werden. Wenn es bei leichteren Verbrennungen frühzeitig gegeben wird, kann die Bildung von Blasen nicht selten ganz verhütet werden.

Bei Verbrennungen vergleiche man Cantharis-Lösung mit Natronseife, doppeltkohlensaurem Natron, **Arsenicum** und **Carbolicum acidum** – Letzteres, wenn die verbrannten Stellen zu ulzerieren beginnen.

[15] Farrington schreibt: „*Kali bichromicum* follows *Cantharis* when, though the 'scrapings' continue, the discharges become more jelly-like." Dies steht im Gegensatz zu den *Guiding Symptoms,* wo es heißt (Bd. 6, S. 330): „After *Cantharis* has removed stools like scrapings, jellylike stools will sometimes appear; *Kali bichromicum* will then complete cure. (Dysentery.)" Letzteres erscheint mir u.a. deshalb wahrscheinlicher, weil die sog. Gedärmabschabsel oder Schleimhautfetzen (scrapings) nicht in der Pathogenese von *Kalium bichromicum* vorkommen.

[16] Zum praktischen Vorgehen bei Verbrennungen ist die genannte Quelle überaus lesenswert. Titel des Artikels: „Ueber Verbrennung und Erfrieren und deren Heilung durch Canthariden."

KAPITEL

8 Vorlesung: Hymenoptera – Apis mellifica

Hymenoptera

Aus der Insektenordnung der Hautflügler (Hymenoptera) „beziehen" wir **Apis mellifica**, **Vespa crabro**, **Formica rufa** und **Bombus silvestris**. Die lokalen Wirkungen der Gifte dieser Insekten sind wohlbekannt. Die Haut rötet sich und schwillt an; brennende Schmerzen treten auf, und am Ende kann das Gewebe sogar nekrotisch zerfallen. Bei empfindlichen Menschen oder nach „Injektion" einer größeren Giftmenge können sich auch Allgemeinsymptome entwickeln, wie Ohnmacht, körperliche Schwäche, Frostschauer und Kälte; weitere mögliche Folgen sind große Unruhe, Taubheitsgefühl am ganzen Körper bis hin zum Tod.

Der Biss bestimmter Ameisenarten (besonders solcher der Formica-Gattung, nicht aber der Biss der Termiten, die einer ganz anderen Ordnung, nämlich den Isoptera [1] entsprechen) setzt ein Gift frei, dessen Hauptbestandteil Ameisensäure (**Formicum acidum**) genannt wird. Diese stark reizende Säure findet sich auch in den Brennhaaren der Brennnessel [2], in einigen Raupen sowie in altem Terpentinöl.

Apis mellifica

Für dieses Mittel haben wir zwei Namen, je nach Art der Zubereitung, und zwar Apis mellifica für die ganze Honigbiene und **Apium virus** für das reine Bienengift. Die ursprüngliche Zubereitung von **Apium virus** geschah auf folgende Weise: Eine große, weiße Schale wurde unter eine Glasglocke gestellt, die mit einer Öffnung versehen war, durch die ein Holzstöckchen eingeführt wurde. Dann wurden mehrere hundert Bienen unter die Glasglocke gebracht und der Stock umherbewegt, sodass die Bienen gereizt und dazu veranlasst wurden, die Glocke und die Schale zu „stechen". Nach einer Weile wurden die Bienen wieder freigelassen, und auf dem Glas und der Schale blieben zahllose Flecken des Gifts zurück. Nun wurde Alkohol darübergegossen und so eine kräftige Lösung des Bienengifts hergestellt. Dies ist die Vorgehensweise bei **Apium virus**. Alternativ kam auch die ganze Biene zur Anwendung. Zu diesem Zweck wurden einige Bienen getötet, getrocknet, pulverisiert und schließlich mit Milchzucker verrieben.[AA] Dies ergibt unser Apis mellifica. Die von diesen beiden Präparaten gewonnenen Symptome wurden in der Pathogenese nicht getrennt aufgeführt.

Vergiftungsbild

Apis mellifica ist ein nicht zu überschätzender Gewinn für unsere Materia medica. Um seine Symptomatologie zu verstehen, lassen Sie uns zunächst einen Blick auf die Toxikologie des Mittels werfen. Nehmen wir als Beispiel einen Stich in den Finger oder in die Hand. Direkt nach dem Bienenstich, der einen brennenden oder scharf stechenden Schmerz verursacht, kommt es sehr schnell zu einer Anschwellung des betroffenen Areals, einhergehend mit starkem Wundheitsgefühl. Es fühlt sich wie gequetscht oder zerschlagen an. Die Schwellung hat zuerst eine rosarote Farbe, und sie breitet sich rasch aus. Die Schmerzen intensivieren sich, sind weiterhin brennend und stechend, nur selten einmal klopfend. Mit den Schmerzen nimmt auch die äußerlich

[1] Farrington schreibt irrtümlich „Neuroptera".

[2] Allerdings nur in geringsten Mengen. Für die Quaddelbildung verantwortlich zu machen ist wohl vor allem eine in deutlich höherer Konzentration vorhandene histaminähnliche Substanz.

wahrnehmbare lokale Hitze zu. Dieser Zustand kann sich sehr schnell wieder zurückbilden, er kann aber auch fortdauern. Wenn Letzteres der Fall ist, werden Sie feststellen, dass die rosige Farbe an Intensität zunimmt und sogar ein erysipelatöses Aussehen bekommen kann. Noch etwas später kann sich die Farbe verändern und eine blasse, aber livide Tönung annehmen. Die Schwellung lässt jetzt auf Druck Dellen zurück, was anzeigt, dass das Gewebe ödematös geworden ist. Nach einer Weile kann der Bereich, wenn der Zustand des Organismus dies erlaubt, sogar gangränös werden.

Die Erfahrung zeigt, dass in jedem Fall, der Apis als Heilmittel benötigt, irgendwelche dermalen oder zellulären Symptome vorhanden sind. Sie verdienen es daher, hervorgehoben zu werden. Das Wundheitsgefühl ist genauso wichtig wie die häufiger beschriebenen brennenden, stechenden Schmerzen und variiert von einem wunden, wie zerschlagenen Gefühl bis zu einer außerordentlichen Empfindlichkeit gegenüber Berührung. Die Schwellung ist das Ergebnis eines raschen Ergusses seröser Flüssigkeit ins Unterhautzellgewebe. Es ist ein bei Apis regelmäßig und überall auftretendes Allgemeinsymptom.

Die von Apis hervorgerufene Entzündung ist daher nicht von sthenischem Charakter. Sie ist nicht, um ein Beispiel zu nennen, von der Art, wie sie von **Aconitum** geheilt wird, mit plötzlicher Geschwulst des befallenen Körperteils, die ebenso rasch wieder verschwindet; noch ist sie von der Art, wie sie von **Belladonna** geheilt wird, mit einer leuchtend roten Geschwulst, die mit klopfenden Schmerzen einhergeht und sich entweder wieder zurückbildet oder in Eiterung übergeht. Die Apis-Entzündung ist ausgesprochen asthenisch, mit weißlicher Verfärbung verbunden sowie mit einer Neigung zu brandigem Zerfall des Gewebes.

In einem Fall, bei dem das Opfer in die Hand gestochen worden war, kam es anschließend auch zur Bildung eines Karbunkels[BI45] im Bereich des Nackens.

Unter dem Einfluss des Bienengifts wird die Lebenskraft sehr schnell und manchmal auch besorgniserregend herabgesetzt. Dies zeigt sich in der ungeheuren Mattigkeit[AA990], dem unwiderstehlichen Bedürfnis, sich hinzulegen[AA1001ff], dem sterbenselenden Schwächegefühl[EN797], dem Vorgefühl des nahen Todes, dem nervösen Zittern[AA980], dem allgemeinen Frösteln[AA1078] und dem Bewusstseinsverlust[AA1021], namentlich in Verbindung mit Ausschlagskrankheiten. Das Herz ist schwach, schlägt langsam[AA819] oder kaum wahrnehmbar, der Puls am Handgelenk ist kaum[AA818] oder gar nicht tastbar.

Nervensystem, Geist und Gemüt

In der Mehrzahl der Fälle, die nach Apis verlangen, ist das Nervensystem aufs Heftigste angegriffen[AA970], die Nerven überaus reizbar[AA971], trotz der gleichzeitigen Hinfälligkeit und Schwäche[AA1009]. Die Patientin ist sehr aufgeregt[AA22], springt und tanzt ständig herum, wie „unter höchstem Frohsinn“[AA34]; über das größte Unglück lacht sie wie über ein Lustspiel[AA34]. Liebt in allen Dingen den Wechsel, ändert stets ihren Aufenthalt[AA31]; wechselt die Arbeit, will bei nichts bleiben[AA30].

Wie man aus diesen Symptomen folgern kann, mag Apis in manchen **hysterieähnlichen Gemütszuständen** hilfreich sein. Die zappelige Unruhe[AA29], die übermäßige Erregbarkeit, die überspannte Heiterkeit[AA38] und das Lachen zur Unzeit im Verein mit der Unbeständigkeit bei der Arbeit haben zu seiner erfolgreichen Verschreibung bei nervösen Mädchen geführt. Darüber hinaus hat man beobachtet, dass diese Mädchen sehr ungeschickt sind, dass „sie Alles fallen lassen oder zerbrechen, was sie in die Hand nehmen, und darüber lachen und jeden Verweis im Augenblicke wieder vergessen.“[AA33] Der Geschlechtstrieb ist sehr erhöht[AA671], und sie neigen zu krankhafter **Eifersucht**[AA49]. Die Eifersucht[AA49] der Arznei reicht in ihrer Intensität fast an die von **Hyoscyamus** und **Lachesis** heran.

Die **Ungeschicklichkeit**[AA33] der Arznei zeigt sich in besonders ähnlicher Weise auch bei **Natrium muriaticum,** außerdem bei Mitteln wie **Bovista**, **Lachesis**, **Aethusa**, **Ignatia** und **Nux vomica**.

Die „Eingenommenheit des Kopfes“[AA73] und die erwähnte Bewusstlosigkeit lassen das Mittel auch bei manchen schweren, adynamischen Krankheitsformen angezeigt erscheinen, wie etwa bei malignem Scharlach, bei Diphtherie oder bei Bauchtyphus. Tiefer Sopor[GS] nach Schlaganfall soll Apis gewichen sein, nachdem **Opium** versagt hatte.

8

Scharlach

Bei Scharlach steigt das Fieber sehr hoch, und die damit einhergehende Unruhe ist überwiegend nervös bedingt. Mund und Hals sind hochrot[GS], die Zungenränder von Bläschen besetzt[AA408], der Rachen geschwollen und aufgedunsen. Brennend stechende Schmerzen im Mund und Hals[AA437], mit einem rohen Gefühl wie verbrüht daselbst[AA433]. Zudem stichelt und prickelt es in der Haut[AA1142], wie von Nadeln[AA1136], und das Scharlachexanthem ist überall von einem miliaren Ausschlag untermischt. Irgendein Teil der Körperoberfläche ist stets angeschwollen. Prostration entwickelt sich frühzeitig, die Harnausscheidung ist spärlich oder völlig unterdrückt, dabei hohes Fieber und große Schläfrigkeit.

Hirnhautreizung, Meningitis

Bei Meningitis oder Hirnhautreizung ist Apis eines unserer wichtigsten Heilmittel. Um welche Krankheit es sich auch immer handeln mag, ist es oft das passende Mittel, wenn **gellendes Aufschreien im Schlaf**[GS] die Vermutung nahelegt, dass eine zerebrale Reizung besteht. Solche Fälle beginnen häufig mit der nervösen Unruhe[AA972], die so typisch für das Bienengift ist, und schreiten dann zu ernsteren Zuständen fort. Bei tuberkulöser Meningitis oder bei akuter Hirnwassersucht ist ein unterdrückter, zurückgetretener oder mangelhaft entwickelter Hautausschlag ein guter Wegweiser zur Wahl von Apis.

Sehr hilfreich ist hier ein Vergleich von Apis mit **Belladonna**, **Helleborus**, **Arsenicum**, **Bryonia**, **Zincum**, **Sulfur**, **Cuprum**, **Glonoinum**, **Lachesis**, **Rhus toxicodendron**, **Hyoscyamus**, **Natrium muraticum**, **Bovista**, etc.

Belladonna Diese Arznei wird ohne Zweifel häufig eingesetzt, wo eigentlich **Apis** besser passen würde. Es braucht jedoch nur ein wenig Sorgfalt seitens des Arztes, um die nervöse Unruhe von **Apis** und die intensivere zerebrale Reizung von Belladonna auseinanderhalten zu können. Die Kongestionen von Belladonna sind deutlich heftiger, und sie gehen mit klopfenden Karotiden, rot injizierten Augen und einer Schläfrigkeit einher, die immer wieder von Zusammenfahren und erschrecktem Aufschreien unterbrochen wird. Die Adynamie ist weitaus geringer als bei **Apis**. Wenn es sich um Scharlach handelt, ist der Ausschlag glatt und leuchtend rot, aber nicht miliar bzw. frieselähnlich. Die Haut ist heiß und das Gesicht rot oder auch – in wenigen Fällen – blass; aber es ist nicht blass und ödematös, wie wir es bei **Apis** sehen. Die Halslymphknoten können geschwollen sein, doch kommt es zu keiner zellulären Infiltration mit erysipelatöser Röte, wie es beim Bienengift die Regel ist.

Bei einer Reizung der Hirnhaut wird Belladonna benötigt, wenn die kongestiven Symptome sehr intensiv sind, und **Apis**, wenn nervöse Unruhe vorherrscht und die gellenden Schreie auftreten, die ein Anzeichen für stechende, durchbohrende Schmerzen oder auch nur erregungsbedingt sind. Bei einer Meningitis ist Belladonna umso weniger angezeigt, je mehr die ödematösen Symptome zunehmen, während **Apis** dann umso stärker indiziert ist – solange nur Symptome der Hirnhautreizung vorhanden und die Cris encéphaliques sehr ausgeprägt sind.

Helleborus niger Helleborus hat den Vorrang, wenn die Reizbarkeit von **Apis** einer geistigen Stumpfheit[RA8] oder Benommenheit[RA1] weicht, die auch mit Reaktionsmangel verbunden ist. Die Stirn ist gerunzelt[SK477; RA(36)], die Pupillen sind erweitert[RA18], der Unterkiefer hängt herab[KI394]; tiefer Sopor[UE; GS]. Unwillkürliche Bewegungen eines Arms und eines Beins.[GS] Kalter Schweiß auf der Stirn.[KI394] In solchen Fällen vermag Helleborus die Reaktionsfähigkeit wiederherzustellen, sodass anschließend ein anderes Mittel die Heilung vollenden kann. Bei Typhus unterscheiden sich die beiden Mittel sehr. **Apis** hat trotz großer Schwäche, Apathie und Bewusstseinstrübung eine trockene und bläschenbesetzte Zunge und eine ausgeprägte Schmerzhaftigkeit des Abdomens. Helleborus hat eine völlige Abstumpfung der Sinne[RA8(Fußn.)], schmutzige[KI394], rußige Nasenlöcher[AZ19,39], einen verlangsamten Puls[RA71; NZ15,101] [3] und keinerlei Reaktion auf Berührung oder Druck.

8

[3] Bei dem von Knorre in der *AHZ* (Bd. 19, S. 39ff) geschilderten Hydrozephalus-Fall war der Puls „beschleunigt, jedoch weich, ab und zu aussetzend". In den *Guiding Symptoms* (Bd. 5, S. 532 oben) ist dies falsch übersetzt worden, nämlich mit „Puls slow …".

Bryonia alba Bryonia ähnelt **Apis** besonders darin, dass es wie dieses bei Gehirnwassersucht im Gefolge von unterdrückten Exanthemen angezeigt sein kann. Das Sensorium ist betäubt [(RA33)], aber die Sinne sind nicht in dem Maße beeinträchtigt wie bei **Apis** oder **Helleborus**. Der Mund vollführt ständige Kaubewegungen [GS], das Gesicht ist dunkelrot, die Lippen sind trocken [SK189]; ein angebotenes Getränk wird hastig und ungeduldig in großen Zügen getrunken [(RA733)]. Wenn das Kind im Bett bewegt wird, schreit es vor Schmerzen auf. Wenn später die sensorische Depression bis zum Sopor fortschreitet, folgt in der Regel **Helleborus** gut, selbst wenn die unwillkürlichen Kaubewegungen und die Neigung zu hastigem Trinken fortbestehen. **Apis** folgt, wenn der Sopor von – verglichen mit den anderen Mitteln – mehr schrillen Cris encéphaliques begleitet wird.

Cuprum metallicum Cuprum ist mit **Apis** zu vergleichen, wenn eine Meningitis auf ein unterdrücktes Exanthem zurückzuführen ist; aber die Symptome sind ganz verschieden. Cuprum hat laute Schreie vor den Krampfanfällen [GS]; die Daumen sind eingeschlagen [KE4,558], und das Gesicht ist blass [CK92], die Lippen sind blau [CK94]; beständiges Verdrehen der Augen [KE4,558]. Wenn in einem **Apis**-Fall Krampfanfälle entstehen, sind sie weniger heftig und bestehen vornehmlich aus Unruhe und „Zittern der Glieder, die nicht selten halbseitig zucken und auf der andern Seite gelähmt erscheinen“[BI6].

Sulfur Sehr viel näher mit **Apis** verwandt ist bei Meningitis infolge unterdrückter Exantheme Sulfur. Diese beiden Mittel folgen einander auch gut.

Glonoinum Wie bei **Apis** finden wir auch hier Cris encéphaliques; der Patient empfindet seinen Kopf als zu groß [AA84ff]. Zerebral bedingtes krampfhaftes Erbrechen [z. B. bei Hydrozephalus [HC4,43] oder Sonnenstich [GS]] ist bei Glonoinum ein sehr hervorstechendes Symptom, ebenso wie heftige Kopfkongestion [AA115ff] und starkes Klopfen im Kopf [AA130ff].

Zincum metallicum Zincum erzeugt zerebrale Reizung; das Kind wacht mit Angst auf [CK1325], rollt den Kopf ängstlich hin und her [GS]; Aufschrecken [CK1331] und lautes Aufschreien im Schlaf [CK1332]. Die Füße sind unruhig und ständig in Bewegung. [GS] Das Mittel ist bei anämischen Kindern indiziert, die in exanthematischen Fiebern zu geschwächt sind, um einen Ausschlag zu entwickeln [GS]. Bei Typhuserkrankungen ist die Entkräftung sehr groß, und es droht Hirnlähmung. [Z1,85] Es kommt zu Bewusstlosigkeit, eiskalter Haut am ganzen Körper, bläulichen Händen und Füßen und kaum fühlbarem, schwachem Puls [AZ31,240]; der Unterkiefer kann herabhängen. In Fällen wie diesen ist auch das Oxid [**Zincum oxydatum**] erfolgreich zur Anwendung gekommen.

Rhus toxicodendron Der Giftsumach weist, auch wenn er mit **Apis** unverträglich ist, viele ähnliche Symptome auf. Bei Scharlach beispielsweise decken beide Mittel die Adynamie ab, den geschwollenen Rachen, die erysipelatöse Hautentzündung am Hals, den miliaren Ausschlag, die Schläfrigkeit und die Ödemneigung. Bei Rhus ist der Ausschlag jedoch dunkler, das Erysipel düsterrot, und es besteht große körperliche Unruhe – nicht die nervöse Unruhe von **Apis**.

Arsenicum album Arsenicum ähnelt **Apis** in vieler Hinsicht. Beide haben ängstliches Wechseln des Ortes, Furcht zu sterben, Ruhelosigkeit und große Schwäche. (Siehe auch die weiteren Beispiele unten.) Übermäßige Reizbarkeit kommt bei beiden Mitteln vor, doch hängt sie bei Arsenicum mehr mit Angst und Furcht zusammen, während sie bei **Apis** mehr einer nervösen Unruhe entspricht.

Wenn sich die beiden Mittel in ihren Symptomen bei Gehirnaffektionen überschneiden, was namentlich beim Hydrozephaloid [4] leicht passiert, ist Arsenicum aufgrund der heißen Haut und des blassen, aber heißen Gesichts [(CK1004)] zu wählen. Das Kind liegt bewusstlos darnieder, und plötzlich zieht es den Mund hin und her; der Anfall endet schließlich mit einem Ruck durch den ganzen Körper [CK1004]; oder das Kind liegt wie tot da, mit halboffenen Augen, getrocknetem Schleim auf den Bindehäuten und ganz ohne Reaktion auf Berührung der Augenlider.

[4] Nach *Roche Lexikon Medizin* gleichbedeutend mit **Encephaloenteritis acuta**. Nach Pschyrembel *(Klinisches Wörterbuch)* sind damit „die durch Exsikkose im Hirn, z. B. nach Durchfällen, bei Kindern vorgetäuschten Erscheinungen des Hydrocephalus acutus" gemeint.

8

Wassersucht: Anasarka

Ich habe schon darauf hingewiesen, dass Apis ein wichtiges Mittel bei wassersüchtigen Anschwellungen ist. Die auf Apis hinweisenden Symptome sind dabei kurz gefasst die folgenden: Bei allgemeiner Anasarka [AA1241] finden wir es durch das eigentümliche Aussehen der Körperoberfläche indiziert. Die Haut zeigt eine wächserne, fast transparente Blässe [GS], mit einer weißlichen [GS] oder auch leicht gelblichen Tönung. Der Harn ist spärlich [AA667], und es besteht fast immer Durstlosigkeit [AA1264]. Die für Apis charakteristischen Symptome sind hier die fast durchsichtige Hautbeschaffenheit und das gänzliche **Fehlen von Durst.** Nun zu den Ursachen. Apis ist besonders hilfreich bei Ödemen renalen Ursprungs, ob als Folge von Scharlach oder auch nicht. Der Harn ist spärlich, stark eiweißhaltig [GS] und enthält Ausgüsse der Nierentubuli. Die Augenlider sind ödematös geschwollen.[AA290] Die ganze Körperoberfläche fühlt sich wie wund und zerquetscht an [AA969]; in manchen Fällen hat der Schmerz auch einen brennenden Charakter [AA1146]. Wenn die Ödeme kardialen Ursprungs sind, sind die Füße geschwollen [AA956], besonders nach Gehen. Dies geht mit fast unerträglichem Wundheitsschmerz und Brennen einher.

Wassersucht: Hydrothorax

Selbst wenn die Wassersucht die Brust befallen und sich ein Hydrothorax [AA774] entwickelt hat, kann Apis das Heilmittel sein, besonders wenn das Leiden kardial bedingt ist. Der Patient ist unfähig, waagerecht zu liegen.[AA768] Er hat das gleiche Gefühl von Zusammenschnürung in der Brust [AA775] [5], wie wir es auch bei **Lachesis** finden. Reizhusten, der von Kitzel an einer kleinen Stelle in der Luftröhre [AA737ff] oder im Kehlkopf (gewöhnlich aber in der Luftröhre) herrührt und nicht eher vergeht, als bis sich von dieser Stelle etwas Schleim gelöst hat [AA738f]. Bis hierher gleichen die Beschwerden exakt denen bei **Lachesis**. Doch der Apis-Patient hat darüber hinaus noch ein Gemütssymptom, das seinen Ursprung in der Brust hat, nämlich ein stetes **Vorgefühl des Todes,** als ob er unmöglich noch länger leben könne.[AA12ff] Es ist keine Empfindung wirklicher Atemnot, vielmehr scheint es eine Art Seelenqual zu sein; er kann sich nicht vorstellen, wie er in der Lage sein sollte, noch einen weiteren Atemzug zu tun [AA16], so deutlich ist das Erstickungsgefühl. Mit diesen Brustsymptomen geht häufig das sonderbare, aber von großer Gewissheit getragene Gefühl einher, dass er im Sterben begriffen sei.[AA15] Wir sehen bei Apis allerdings nicht die ungeheure Angst und das sthenische Fieber von **Aconitum**, noch sehen wir die große Ruhelosigkeit von **Arsenicum**, sondern eher eine ängstliche, nervöse Unruhe.

Bei **exsudativer Pleuritis** haben wir in Apis eines der wichtigsten Mittel, um eine Resorption der Flüssigkeit in Gang zu bringen.[AZ47,44] Apis und **Sulfur** werden die Mehrzahl dieser Fälle heilen.

Wassersucht: Gelenkerguss

Apis wirkt auch auf die Gelenkinnenhäute ein, und es bringt ein vollkommenes Bild einer **Synovitis** hervor, besonders im Bereich der Kniegelenke.[GS] Es ist angezeigt, wenn scharfe, lanzinierende, stechende Schmerzen durch das Gelenk schießen, verschlimmert durch die geringste Bewegung.

Bryonia Affiziert ebenfalls die Gelenke und ihre Synovialhäute, wobei die stechenden Gelenkschmerzen mit einem ausgeprägten Spannungsgefühl [RA534] einhergehen. Doch bessern sich die Schmerzen bei Bryonia in der Bettwärme, während die **Apis**-Schmerzen durch kalte Umschläge Linderung finden.

Jodum Hat sich bei Kniegelenkwassersucht [AZ5,169] als nützlich erwiesen, und es folgt hier auch gut auf **Apis**, besonders bei skrofulösen Kindern. (Vgl. auch **Kalium jodatum**.)

Wassersucht: Hydrozephalus

Es gibt noch eine weitere Form von Wassersucht, wo **Apis** heilend wirken kann, nämlich bei Gehirnwas-

8

[5] In der Symptomenübersicht Herings heißt es (wohl fälschlich) „im Halse", während es im Zusammenhang der „Zeichen bei Kranken" (S. 268, Fall 1 von Marcy) **in der Brust** heißt. Korrekturbedürftig ist entsprechend das Symptom Nr. 569 in Allens *Encyclopedia*.

sersucht, auch Hydrozephalus genannt. Es ist nicht so häufig indiziert beim eigentlichen [= chronischen] Wasserkopf, wenn also durch irgendeine mechanische Ursache eine entzündliche Reizung der Hirnhäute eingetreten ist, in deren Gefolge es dann zur Anhäufung von Liquor in den Ventrikeln kommt; vielmehr ist es die **tuberkulöse Meningitis,** wo sich das Mittel hilfreich gezeigt hat. Apis ist hier im ersten Stadium indiziert. Die Symptome, die für das Mittel sprechen, sind folgende: Das Kind bohrt den Kopf tief in das Kissen [BI6], rollt ihn auch bisweilen hin und her; immer wieder wird der soporöse Schlaf von gellendem Aufschreien unterbrochen [BI6]. Dieses eigentümliche Schreien hat seinen Grund in den plötzlich einsetzenden heftigen Schmerzen. Zuckungen auf einer Seite des Körpers, während die andere gelähmt erscheint.[BI6] Schielen [BI6] ist gewöhnlich vorhanden. Der Puls ist stark beschleunigt [BI6] und schwach, der Urin spärlich.[BI6] Außer Apis gibt es kein Mittel, das in diesem Stadium etwas zu leisten vermag. Apis ist eine Besonderheit eigen, die ich noch erwähnen sollte, und das ist die **Langsamkeit seiner Wirkung.** Manchmal müssen Sie drei oder vier Tage warten, ehe Sie irgendeine Wirkung sehen können. Die günstige Wirkung der Arznei zeigt sich zuerst in Form einer Zunahme der Harnsekretion.

Arsenicum album Bei allgemeiner Wassersucht sollte **Apis** vielleicht als Erstes mit Arsenicum verglichen werden, welches die gleiche durchscheinende, wächserne [GS] Beschaffenheit der Haut hat und ebenfalls bei Ödemen renalen, kardialen oder hepatischen Ursprungs von Nutzen ist. Der wichtigste Unterschied zwischen den beiden Mitteln ist, dass Arsenicum heftigen, fast unauslöschlichen [CK378] Durst hat; der Patient trinkt dabei aber gewöhnlich nur wenig auf einmal [CK384], weil Wasser den Magen irritiert. Trinken wie Essen führen beide Erbrechen herbei.[CK443] Ich habe Fälle gesehen, bei denen selbst ein Teelöffel Medizin Erbrechen provoziert hat. Der Kranke zeigt eine außerordentliche Ruhelosigkeit.

Apocynum cannabinum Ein weiteres Vergleichsmittel ist Apocynum cannabinum. Dieses Mittel wird viel im Westen [der Vereinigten Staaten] eingesetzt bei allgemeiner Wassersucht, bei Ödemen der verschiedensten Körperteile, bei Aszites, Hydrothorax etc.[GS], gewöhnlich ohne irgendeine spezifische organische Krankheitsursache. Der Patient verträgt keinerlei Speisen; Essen oder auch Wasser bereitet Magenschmerzen oder wird sofort wieder erbrochen.[GS] Es besteht ein ausgeprägtes Schwächegefühl im Magen.[NZ2,173]

Aceticum acidum Das nächste Mittel, das hier Ähnlichkeiten mit **Apis** zeigt, ist Aceticum acidum. Dieses Arzneimittel ist bei Wassersucht dienlich, wenn das Gesicht und auch die Gliedmaßen ein wächsernes [GS] oder alabasterfarbenes Aussehen haben. Es ist besonders dann angezeigt, wenn die untere Körperhälfte, d. h. das Abdomen und die Extremitäten, angeschwollen sind; daher sein Nutzen etwa bei Aszites.[GS] Insoweit ist es **Apis** ähnlich. Aber es hat heftigen Durst [EN29], was **Apis** nicht hat, und fast immer sind irgendwelche **gastrischen Störungen** zugegen [EN40ff]; saures Aufstoßen [GS], Wasserzusammenlaufen im Mund, Durchfall.[EN53] Aceticum acidum wird bei Wassersucht unverdientermaßen oft vernachlässigt. Wie Sie erkennen können, steht es hierbei zwischen **Apis** und **Arsenicum**. Es unterscheidet sich von den beiden Mitteln durch seine allgegenwärtigen Magensymptome.

Sulfur Bei Hydrozephalus im Exsudationsstadium ist Sulfur das **Apis** am nächsten stehende Mittel. Doch ist Sulfur weniger wegen einer besonderen Affinität zu den Hirnhäuten in Betracht zu ziehen als vielmehr aufgrund allgemeiner Merkmale. Eine tuberkulöse Meningitis kann bei einem ansonsten gesunden Kind nicht vorkommen; dem Leiden muss schon eine spezielle Diathese zugrunde liegen. Sulfur hilft im selben Stadium wie **Apis**, wenn **Apis** keine Reaktion hervorzubringen vermag, insbesondere wenn das Kind skrofulös ist und auch noch andere Sulfur-Symptome aufweist. Das Kind liegt in soporösem Schlaf [GS], mit kaltem Schweiß auf der Stirn, mit Zuckungen in den Gliedmaßen, vor allem den Beinen [CK1488], mit Krämpfen in den großen Zehen [CK1611] und manchmal auch in den Daumen. Die Harnsekretion ist unterdrückt. Sulfur ist umso eher angezeigt, wenn vor der Entstehung des Hirnleidens irgendein Hautausschlag zurückgetreten ist.

Helleborus niger Auch Helleborus ist **Apis** bei Hydrozephalus ähnlich. **Apis** hilft, solange noch eine Hirnreizung fortbesteht, erkennbar etwa an den

8

Cris encéphaliques. Helleborus tritt auf den Plan, wenn Torpidität vorherrscht und das Kind immer mehr in Bewusstlosigkeit versinkt. Die Augen verlieren ihre Empfindlichkeit gegen das Licht[AR15,2,25], der Harnfluss versiegt[GS]. Automatische Bewegungen der Gliedmaßen einer Seite.[GS] Sie werden außerdem ein eigentümliches **Stirnrunzeln**[AR15,2,25] bemerken: Durch Kontraktion vornehmlich des Musculus occipitofrontalis legt sich die Stirn in [horizontale] Falten. In milderen Fällen, in denen der Sopor noch nicht so weit fortgeschritten ist, können Sie Helleborus an folgenden Symptomen erkennen: Diese Faltenbildung auf der Stirn ist vorhanden, zusammen mit häufigen Kaubewegungen der Kinnladen[KI394]. Das Kind scheint keine Bedürfnisse zu haben, „nur Verlangen nach Getränk [ist] da, das begierig und in reichlicher Menge genossen wird“[KI394].

Belladonna Im Folgenden ein paar Bemerkungen zum Unterschied zwischen Belladonna und **Apis**. Belladonna ist gewöhnlich bei tuberkulöser Meningitis nicht indiziert. Es ist vor allen anderen das Heilmittel bei einfacher Meningitis, nicht aber bei der tuberkulösen Form dieser Erkrankung. In der Pathogenese von Belladonna spiegelt sich der Inbegriff von Akutheit wider: Jedes Symptom erscheint plötzlich und mit großer Intensität. Tuberkulöse Meningitis ist jedoch eine sich langsam entwickelnde Krankheit. Wenn die Frühsymptome dieses Leidens allerdings ungewöhnlich heftig sind, können Sie Belladonna auch bei tuberkulöser Meningitis im Stadium der Hyperämie einsetzen, einhergehend mit heftigen Schmerzen, ruhelosem Umherwälzen, Aufschreien im Schlaf und Hineinbohren des Kopfes in das Kissen. Doch sobald die Exsudation in Gang gekommen ist, hört es auf, das passende Mittel zu sein. Der Wirkungskreis von Belladonna endet, wo der von **Apis** beginnt.

Bryonia alba Es gibt ein Mittel, das manchmal zwischen **Belladonna** und **Apis** zum Einsatz kommen muss, und das ist Bryonia – mit seiner speziellen Wirkung auf die serösen Häute, die es zu massiver Ausschwitzung anregt. Es ist, wenn überhaupt, nach **Belladonna** angezeigt. Das Kind wird durch den zunehmenden Druck auf das Gehirn immer benommener. Das Gesicht rötet sich plötzlich stark und wird dann ganz blass, was normalerweise ein schlechtes Zeichen ist. Das Kind schreit schon auf, wenn es nur geringfügig bewegt wird; das ist sehr charakteristisch. Der Bauch ist aufgetrieben[AR15,2,24] und die Zunge gewöhnlich weiß belegt[RA220] (mehr in der Mitte). – So viel zu **Apis** und seinen konkordanten Mitteln bei Wassersucht.

Haut: Erysipel

Ein weiterer Anwendungsbereich von Apis ist das Erysipel. Es ist vor allem bei Gesichtsrose von Nutzen[AA356ff], wenn die Entzündung unter dem **rechten Auge** oder in der Umgebung des rechten Auges beginnt und sich von dort zur linken Gesichtshälfte ausbreitet, wobei die befallenen Areale rasch ödematös werden und zunächst eine blassrosafarbene Tönung annehmen.[AA358] Der Wundheitsschmerz wird bald immer heftiger und geht schließlich in brennend-stechende Schmerzen über.[KE4,131] Es besteht hohes Fieber, mit trockener Haut und gewöhnlich ohne Durst. Wenn nun der Krankheit in diesem Stadium nicht Einhalt geboten wird und das Gesicht eine livide, blaurötliche Farbe[AA353] annimmt, wie z. B. in phlegmonösen Fällen, bei denen die Entzündung auch auf die tiefer liegenden Gewebe übergreift und diese teilweise zerstört, so kann **Apis** gleichwohl noch das passende Mittel sein.

Belladonna Es gibt bei Erysipelas mehrere konkordante Arzneien, die mit in Betracht gezogen werden müssen. An erster Stelle wäre hier Belladonna zu nennen. Der Unterschied zu **Apis** ist: Belladonna wird benötigt, wenn der befallene Hautbezirk glatt und hellrot ist[KE1,133], wenn er strahlenförmig ausläuft[ST1,332] oder auch, bei einer heftigeren Entzündung, bereits dunkelrot geworden ist. Es besteht keine sonderliche Neigung zur Bildung eines Ödems oder von Bläschen oder Blasen. Die Schmerzen sind stets heftig, mit Klopfen in den leidenden Teilen. Das Gehirn ist fast immer stark in Mitleidenschaft gezogen, mit Klopfen im Kopf und optischen Halluzinationen, sobald der Patient die Augen schließt. Zuckungen im Schlaf.[RA1145] Der Puls ist voll und härtlich.[HY5,103]

Rhus toxicodendron Ein anderes Mittel, das **Apis** sogar noch näher steht als **Belladonna**, ist Rhus toxicodendron. **Apis** und Rhus müssen sehr genau differenziert werden, denn sie sind einander feindlich „gesinnt", und das eine folgt schlecht auf das andere. Bei Rhus ist die Gesichtsfarbe eher düsterrot [GS], nicht leuchtend rot wie bei **Belladonna** und auch nicht rosarot oder bläulichrot wie bei **Apis**. Fast immer bilden sich frühzeitig Blasen, welche brennende [ST1,333] und stechende [GS] Schmerzen verursachen. Sie unterscheiden sich von den **Apis**-Blasen durch das meist gleichzeitig bestehende starke **Jucken** [AZ37,311]. Zudem wandert bei Rhus die Krankheit, wenn sie das Gesicht befällt, eher von der **linken** auf die rechte Seite.[GS] Im Hinblick auf die nervöse Erregbarkeit steht **Apis** zwischen Rhus und **Belladonna**, indem es zum einen etwas von der körperlichen Unruhe des Ersteren, zum anderen etwas von der zerebralen Erregung des Letzteren an sich hat. Von der lividen oder bläulichroten Färbung der Gesichtsrose, wie sie in vielen **Apis**-Fällen beobachtet wurde, ist bei den beiden anderen Mitteln wenig zu bemerken. In dieser Hinsicht ist es **Lachesis**, das **Apis** am nächsten steht; die anderen Symptome werden es Ihnen aber ermöglichen, hier eine Wahl zu treffen.

Cantharis Wenn das Erysipel hauptsächlich die **Nase** befallen hat, muss **Apis** mit Cantharis verglichen werden [R1,114], das aber größere Blasen hat und stärkeres Brennen.

Wenn das Gesicht nach einem überstandenen Erysipel kälteempfindlich wird, müssen u. a. auch **Rhus toxicodendron**, **Belladonna**, **Hepar sulfuris**, **Silicea** und **Sulfur** in Erwägung gezogen werden.

Haut: Urtikaria

Apis kann bei Urtikaria [AA1198ff] von Nutzen sein, wenn plötzlich am ganzen Körper längliche, weißliche [AA1210] bis rosafarbene Quaddeln aufschwellen. Das Jucken, Brennen und Stechen dieses Nesselausschlags ist fast unerträglich. Der Ausschlag kann infolge einer Erkältung oder im Verlauf eines Wechselfiebers [während der Apyrexie [GS]] herauskommen.

Arsenicum album Die Nesselsucht von Arsenicum ist der von **Apis** recht ähnlich.

Urtica urens Gleiches gilt für die Brennnessel, bei der die Quaddeln allerdings deutlich kleiner sind als bei **Apis**. Das Jucken und Brennen ist bei Urtica urens unerträglich. Das Mittel ist besonders dann angezeigt, wenn das Leiden durch den Genuss von Schalentieren [Muscheln etc.] [6] verursacht wurde.

Terebinthina und Copaiva Auch diese beiden Mittel können bei Urtikaria nach Genuss von Schalentieren hilfreich sein [7].

Kalium bromatum Kalium bromatum kommt in Betracht, wenn die Nesselsucht in Verbindung mit Nervenleiden auftritt.

Rhus toxicodendron An Rhus muss gedacht werden, wenn die Urtikaria Begleiterscheinung eines Wechselfiebers oder eines Rheumatismus ist.

Bovista Diese Arznei wird benötigt, wenn die Nesselsucht mit Durchfall einhergeht, dem jedes Mal Stuhlzwang und Brennen im After folgen. [GS(R3,354)]

Pulsatilla Pulsatilla tritt auf den Plan, wenn die Quaddelbildung gastrischen oder uterinen Ursprungs ist [durch Schweinefleisch oder fettes Backwerk ausgelöst [GS; SK398]; durch zögernden Eintritt der Regel [GS; SK414]].

Calcarea carbonica Calcarea eignet sich besonders für chronische Fälle von Nesselsucht.

Sepia und Rumex Kommen infrage, wenn sich das Übel regelmäßig an der freien Luft verschlimmert [GS], Letzteres besonders auch dann, wenn dies beim Auskleiden geschieht [(GS)].

[6] Engl. „shellfish" bedeutet nicht „Schellfisch", wie in den meisten Büchern, selbst in Kellers Übersetzung des Kent-Repertoriums (KK 1, S. 513), zu lesen ist.

[7] Die Quellen sind nicht eindeutig. Bez. *Copaiva* schreibt Jahr im *Symptomen-Kodex:* „Folgen vom Genusse giftiger Muscheln." Noch fragwürdiger als Quelle für obige Indikation ist das *Terebinthina*-Symptom in den *Guiding Symptoms* (Bd. 10, S. 295): „Erythematous, scrofulous, even vesicular eruptions, analogous to those appearing after eating shell fish."

8

Pocken

Apis kann bei Pocken [GS] hilfreich sein, wenn der Ausschlag von heftigem Juckreiz und ödematöser Schwellung begleitet wird.

Rheumatismus

Auch bei Gelenk- und Muskelrheumatismus [GS] kann Apis dienlich sein, häufiger aber beim sog. **akuten Gelenkrheumatismus.** Die befallenen Gelenke sind geschwollen und extrem druckempfindlich, fühlen sich sehr steif, wie „straff gespannt" oder auch taub an. Die Geschwulst ist eher blassrot, und in der Umgebung des Gelenks sind nicht selten Fluktuationen tastbar. Brennende [GS], stechende Schmerzen, vermehrt bei jeder Bewegung.

Lähmungen

Apis ist häufig bei Lähmungen im Gefolge sehr schwächender Erkrankungen zum Einsatz gekommen, wie z. B. nach Diphtherie oder Typhus, desgleichen bei Lähmungserscheinungen nach Hirnhautentzündung mit vermehrtem meningealen Restexsudat [(BI6)]. In all diesen Fällen stellen unterdrückte oder **vorher vorhandene Exantheme** eine herausragende Indikation für die Anwendung des Bienengifts dar, und dann macht es das Wiedererscheinen von Hautsymptomen notwendig, dass die Apis-Medikation ausgesetzt wird, solange die so in Gang gesetzte Besserung anhält. **Sulfur** ist hier mitunter eine große ergänzende Hilfe.

In diesen Fällen von großer Prostration ist der Patient entweder leicht erregbar, unruhig und überempfindlich, oder er ist heiß und schläfrig; Durst kann dabei vorhanden sein oder auch nicht.

Fieber

Apis erzeugt einen **intermittierenden Fiebertyp** [BI23] und steht daher zu Diensten, wenn dieser Fiebertyp bei einem Patienten vorkommt. Der Frost tritt typischerweise gegen 15 Uhr nachmittags auf [AA1081] und ist mit Durst verbunden [AZ57,98] sowie mit Beklemmung der Brust [GS], als ob diese zu voll wäre, was bei der Kongestion der Brustorgane auch tatsächlich der Fall sein mag. Der Frost verschlimmert sich in der Wärme.[GS] Dem Froststadium folgt brennende Hitze [AZ57,98] am ganzen Körper [AA1103], mit Zunahme des Beklemmungsgefühls in der Brust, mit Schläfrigkeit, aber gewöhnlich ohne Durst, und die Zimmerwärme wird unerträglich. Dann kommt das Schweißstadium, das aber auch fehlen oder nur schwach ausgeprägt sein kann.[GS] Durst ist dabei nie vorhanden [GS]; das ist charakteristisch.

In der Phase der **Apyrexie** finden sich viele charakteristische Symptome. Der Patient klagt oft über heftige Schmerzen unter den kurzen Rippen beider Seiten.[AA535] Die Füße um die Knöchel sind ödematös geschwollen, der Harn spärlich[AA581]; die Haut ist blass [AA1129] oder wachsfarben[AA1133]; Urtikaria bricht aus [GS]. Symptome dieser Art zeigen sich bei eher schweren Verlaufsformen des Wechselfiebers, wenn massiver Chininmissbrauch den Fall verdorben hat, sowie in chronischen Verläufen, die die Gesundheit untergraben und die Leber, die Milz etc. in Mitleidenschaft gezogen haben.

Das ähnlichste konkordante Mittel von Apis ist hierbei **Natrium muriaticum**. Es ist bei genau derselben Art von Wechselfieber angezeigt wie Apis; der Hauptunterschied zwischen den beiden Arzneien liegt im Zeitpunkt des **Frostbeginns:** um 10 Uhr vormittags[GS] bei **Natrium muriaticum**, um 15 Uhr nachmittags bei Apis.

Bei **typhösen** [kontinuierlichen] **Fieberformen** muss Apis in erster Linie aufgrund der psychischen Symptome des Patienten bestimmt werden. Das Delirium ist nicht vom aktiven Typ; der Patient liegt mit delirierendem Murmeln soporös darnieder [BI20]. Das Gesicht ist entweder gerötet [AA349] oder, häufiger noch, blass und wächsern; es hat einen ängstlichen Ausdruck [AA10], wie von einer Erkrankung der Bauchorgane herrührend, oder auch einen seltsam glücklichen Ausdruck [GS]. Die Haut ist bei dieser Fieberform an manchen Orten brennend heiß, während sie an anderen unnatürlich kühl ist [BI20]. Fast immer ist die Haut dabei trocken [AA1114]; Schweiße treten gewöhnlich nur sehr flüchtig auf[AA1124f]. Die Schwäche ist so groß, dass der Kranke im Bett herunterrutscht [BI20]; er kann nicht genügend Muskelkraft aufwenden, um die Lage des Kopfes auf dem Kissen beizubehalten. Die Zunge

8

ist trocken, rissig und rot, und wie bei **Lachesis** verfängt sie sich bei dem Versuch, sie herauszustrecken, an den Zähnen [BI20], oder sie zittert beim Herausstrecken [GS]. Der Zungenrücken ist häufig weißlich oder braun [GS] belegt, während die Ränder und besonders die Zungenspitze gerötet und mit kleinen Bläschen besetzt sind.[(AA410f)] Sehr wichtig ist auch das ausgeprägte Wundheits- [AA569] und Quetschungsgefühl [AA567] in dem aufgetriebenen Abdomen.

Apis ähnelt in diesen Fällen **Muriaticum acidum**, das ebenfalls diese ungemeine Schwäche hat, jedoch in Verbindung mit den charakteristischen Merkmalen einer Säure.

Scharlach

In Bezug auf Scharlach sind die meisten für Apis sprechenden Indikationen bereits genannt worden. Auch hier finden wir dieselbe unzureichende Bemühung seitens der Natur, ein „ordentliches" Fieber hervorzubringen. Der Körper ist an manchen Stellen sehr heiß, an anderen wiederum kühl.[BI36] Das Exanthem hat eine tiefrote Farbe [GS], ganz ähnlich dem von **Belladonna**; doch unterscheidet es sich von **Belladonna**, wie Sie sich erinnern werden, durch das Vorhandensein dieses miliaren, frieselähnlichen Ausschlags, welchen **Belladonna** nicht hat. Das Kind ist schläfrig [AA1036] und schläft die meiste Zeit; oder es ist schläfrig, kann aber nicht einschlafen. Dieses letztere Symptom müssen Sie sich einprägen, denn es ist, isoliert betrachtet, zugleich auch ein **Belladonna**-Symptom. Gleichzeitig mit diesem schläfrigen oder schlaflosen Zustand ist der Apis-Patient aber stets auch von einer ausgeprägten **nervösen Unruhe** erfasst. Und Sie werden bemerken, dass er missmutig [AA21] ist und jedes nur erdenkliche Zeichen größter Reizbarkeit [AA19f] aufweist.

Dieser Unruhezustand muss von jenem bei **Rhus toxicodendron** und bei **Belladonna** unterschieden werden. Bei **Rhus** handelt es sich um eine allgemeine Ruhelosigkeit sowohl des ganzen Körpers wie auch des Gemüts.[RA961f] Der Kranke dreht sich im Bett von einer Seite zur anderen, seine Glieder sind fast ständig in Bewegung [RA961]; doch ist er nicht von einer solchen Ängstlichkeit ergriffen wie etwa der **Arsenicum**-Patient. Bei Apis resultiert die Unruhe bzw. das Bedürfnis nach Bewegung aus einer allgemeinen Nervosität. Unfähigkeit, Schlaf zu finden, hängt bei **Belladonna** mit einer Entzündung oder Kongestion des Gehirns zusammen. Die Hyperämie erzeugt diesen schläfrigen Zustand, doch ist das Gehirn zugleich so erschöpft [8], dass der Patient nicht einschlafen kann.

Zusätzlich zu den schon erwähnten Scharlach-Symptomen finden wir Apis besonders auch dann indiziert, wenn der Zustand in Richtung einer Ausschwitzung von Serum ins Gehirn fortgeschritten ist. Die Rachensymptome sind in diesem Zusammenhang ohne Belang. Auf den Mandeln sind häufig weißliche Beläge [GS] zu erkennen. Der Hals ist innerlich geschwollen [GS] und rosarot, während er äußerlich hyperämisch wirkt und eine erysipelatöse Röte zeigt. Apis kann auch noch im Spätstadium der Krankheit gegen deren Folgen von Nutzen sein, d. h., wenn die Nieren in Mitleidenschaft gezogen sind und sich eine **postskarlatinöse Wassersucht** mit Proteinurie [GS] entwickelt hat.

Diphtherie

Auch bei Diphtherie erweist sich Apis oft als hilfreich. Die Krankheit entwickelt sich entweder so schleichend, dass man kaum einen Verdacht auf ihr Bestehen hat, oder das Kind ist gleich von Beginn an völlig entkräftet, hat hohes Fieber und ist schläfrig.[GS] Der Puls ist stark beschleunigt [GS], aber nicht kräftig. Zunächst sieht der Hals wie glasiert aus, als wären Rachen und Mandeln von einem glänzenden, roten Firnis überzogen.[GS] Die Membran kann sich auf beiden Tonsillen bilden, häufiger aber auf der rechten Seite, und sie ist dick und sieht aus wie schmutziges Waschleder. Die Zunge ist oftmals geschwollen [AA420], sodass es dem Kleinen schwerfällt zu schlucken. Wenn das Kind alt genug ist, klagt es über ein Vollheitsgefühl im Hals, das zu häufigem Schlucken nö-

[8] Farrington schreibt „exhausted" (erschöpft); doch muss es – übereinstimmend mit der *Belladonna*-Pathologie – wohl eher *excited* (erregt, gereizt) heißen. (Vgl. J.T. Kent, *Homöopathische Arzneimittelbilder.* 2. Aufl. Stuttgart: Haug. S. 189f).

tigt, dieses aber auch sehr erschwert. Die Erklärung hierfür findet sich in folgendem Symptom: **Zäpfchen** so geschwollen [AA471f], dass es wie ein **Wassersack** herunterhängt. Dies trägt erheblich zu dem Gefühl von Vollheit bei. Wenn Sie den Hals näher untersuchen, werden Sie die Stimmritze rot und ödematös geschwollen [GS] vorfinden; durch diese Verengung des Kehlkopfeingangs ist das Atmen höchst mühsam [AA762]. In manchen dieser Fälle ist der Atem sehr stinkend [AA766], während in anderen Fällen nur wenig oder gar kein Foetor vorhanden ist. In noch anderen Fällen finden Sie, was für Apis charakteristisch ist, ein rotes Exanthem auf der Haut, das den Fall wie ein Scharlachfieber erscheinen lässt. Der äußere Hals ist ebenfalls angeschwollen und erysipelähnlich gerötet. Die meisten der oben genannten Symptome können Apis auch bei einem Glottisödem nicht-diphtherischer Genese indizieren.

Arsenicum album Es gibt mehrere Mittel, die **Apis** bei Diphtherie ähnlich sind. Eines von ihnen ist Arsenicum. Arsenicum ist erwartungsgemäß bei eher schweren Fällen angezeigt. Der Hals ist innerlich wie äußerlich stark angeschwollen, der Belag hat eine dunkle Farbe, und es besteht übler Mundgeruch[CK]. Wässrige, wundmachende Absonderungen aus der Nase.[CK668] Der Rachen ist ödematös, genau wie bei **Apis**; der Patient ist sehr unruhig, besonders nach Mitternacht [CK1093]; verminderter Harnabgang [CK621]; entweder Stuhlverstopfung [CK562] oder übelriechende, wässrige Durchfälle [CK574ff].

Natrium arsenicosum Wenn trotz der dunkelpurpurnen Farbe und der starken Schwellung des Rachens und trotz der großen Prostration kaum Schmerzen vorhanden sind, heißt das passende Mittel Natrium arsenicosum; auch hier ist die Uvula stark von Flüssigkeit infiltriert und hängt wie ein Wassersack herab.[GS]

Kalium permanganicum Ein weiteres Mittel bei Diphtherie ist Kalium permanganicum. Es wird nur selten in hohen Potenzen gebraucht und ist angezeigt, wenn der Hals innerlich und äußerlich ödematös geschwollen ist, der Atem entsetzlich stinkt und eine wässrige, jauchige Flüssigkeit aus den Nasenlöchern rinnt.[GS] Das große Charakteristikum dieser Arznei ist der extreme, unerträgliche **Foetor.**[GS]

Untere Atemwege, Atemnot

Apis verursacht eine Reizung der Schleimhäute von Kehlkopf und Luftröhre [GS], ferner ein Gefühl von Wundheit und Zerschlagenheit in den Brustwänden [AA803].

Es ist von großem Nutzen, wenn Erysipele oder auch unterdrückte Hautausschläge mit laryngealen Symptomen einhergehen, namentlich mit **Ödemen** im Bereich des Rachens, der **Glottis** oder des ganzen Kehlkopfes; weniger oft wird es benötigt bei einfacher Laryngitis oder bei simplem Kehlkopfkatarrh.

Mühsames Atmen [AA760] und besonders das einzigartige Symptom „Er weiß nicht, wie er es schaffen soll, noch einen weiteren Atemzug zu tun" [9] haben zur erfolgreichen Anwendung des Mittels bei Hydrothorax [AZ47,44], Hydroperikard [GS], Lungenödem und **Asthma** [GS] geführt.

Die lanzinierenden, schießenden Schmerzen, das Herzklopfen [EN615], die Orthopnoe etc. machen Apis zu einem wertvollen Mittel bei Perikarditis [GS] und Hydroperikard. Die am meisten für Apis sprechenden Symptome scheinen dabei die allgemeine Ödemneigung oder plötzliche Anschwellungen von Schleimhäuten zu sein, ferner Dyspnoe, plötzliche lanzinierende oder stechende Schmerzen, Unruhe sowie Angst. Zu vergleichen sind hier u. a.: **Lachesis**, **Arsenicum**, **Sulfur**, **Belladonna**, **Kalium carbonicum**, **Spigelia**, **Digitalis**, **Asparagus**, **Apocynum cannabinum.**

Arsenicum album Arsenicum und **Apis** haben bei diesen Zuständen viele Gemeinsamkeiten. Die Unruhe, der ständige Orts- oder Lagewechsel und die Atemnot ähneln einander so sehr, dass häufig das eine Mittel gegeben wird, während in Wirklichkeit das andere passend wäre. Das beste Unterscheidungskriterium ist die für **Apis** so charakteristische nervöse Unruhe. Wenn Wassersucht besteht, kommen beide Arzneien bei blassen, prall geschwollenen Gliedmaßen in Betracht, aber bei **Apis** ist darüber

[9] In den Quellen sind nur ähnlich lautende Symptome zu finden, etwa „Feels as if each breath would be the last" *(GS)* oder „Empfindung, als würde er nicht mehr atmen können" (*AA* 757).

hinaus oft noch Röte, Juckreiz oder eine rotlaufähnliche Hautveränderung zugegen – und, nicht zu vergessen, Durstlosigkeit.

Belladonna Belladonna wird allzu oft bei Kehlkopfaffektionen mit **Apis** verwechselt. Letzteres hat mehr ödematöse Geschwulst in diesem Bereich und daraus resultierend Dyspnoe, Ersteres mehr krampfhaftes Zusammenschnüren.

Herz

Bei Herzbeschwerden haben **Arsenicum**, **Apocynum**, **Digitalis** und **Asparagus** eine gewisse Ähnlichkeit mit Apis, vor allem im Hinblick auf die große Schwäche und die Wassersucht.

Apocynum cannabinum Diese Arznei wird benötigt, wenn der Puls klein und schwach ist [GS] und der Herzschlag unregelmäßig [GS], mal schwach, mal kräftiger; typisch ist auch ein zeitweiliges Schwächegefühl in der Magengegend [NZ2,173].

Asparagus Asparagus passt vor allem bei älteren Menschen mit schwachem Puls und Schmerzen im Bereich der linken Schulterhöhe (Akromion).[GS]

Digitalis purpurea Digitalis erzeugt ein teigiges Aussehen der Haut;[10] der **Puls** ist stark **verlangsamt** und schwach [GS], wird aber durch die geringste Körperbewegung wieder beschleunigt [CK675]; ein ungemeines Schwächegefühl entwickelt sich in der Magengegend, als ob das Leben verlöschen sollte [CK333], vor allem gleich nach dem Essen [UE].

Husten

Husten begegnet man häufig in Fällen, wo Apis benötigt wird. Das Mittel ähnelt in dieser Hinsicht mehr oder weniger **Lachesis**, **Carbo vegetabilis**, **Rumex**, **Belladonna**, **Chamomilla**, **Crotalus horridus**, **Nux vomica**, **Bryonia**, **Ignatia**, **Arsenicum**, **Hyoscyamus.**

Von diesen haben **Lachesis**, **Nux vomica**, **Bryonia** und **Hyoscyamus** festhaftenden Schleim mit Apis gemein.

Lachesis Lachesis hat jedoch Unverträglichkeit von Berührung im Halsbereich, und sei es auch nur die der Kleidung [WS1768f], ein Symptom, das bei **Apis** nicht sonderlich hervortritt, außer wenn bereits ein Erstickungsgefühl vorhanden ist [EN562].

Rumex crispus Charakteristisch ist ein hartnäckiger Husten, der durch **Kitzel im Halsgrübchen** [AA147] oder in der Luftröhre [AA155] erregt wird, vermehrt beim Einatmen **kalter Luft** [AA171] oder durch alles, was die Menge oder Geschwindigkeit der eingeatmeten Luft erhöht.

Chamomilla Unterscheidet sich von den anderen Mitteln deutlich durch seine Gemütssymptome.

Nux vomica Husten durch festhaftenden Schleim oben in der Luftröhre [RA663], aber auch durch Rauheit und Kratzen im Hals bzw. in der Kehle [RA665f].

Bryonia Der Bryonia-Husten wird nicht nur durch Reiz in der Luftröhre [RA407ff], sondern auch durch „Krabbeln und Kitzeln" [RA398] in der Magengrube erregt, und er geht mit heftig **stechenden Schmerzen** u. a. im Hals [RA416], in der Luftröhre, im Brustbein [RA418] oder anderen Bereichen der Brustwand [RA417] einher; nach längerem Husten entsteht ein aus Wundsein und Druck gemischter Schmerz in der Luftröhre [RA407].

Ignatia amara Erzeugt einen nervösen Husten [GS], wobei der Hustenreiz umso stärker wird, je mehr sich der Patient dem Husten überlässt [RA448].

Arsenicum album Der Arsenicum-Husten wird besonders von einem brennenden Kitzel in der Luftröhre und im Halsgrübchen veranlasst [KH]; da das Mittel aber so oft mit **Apis** konkurriert, sollte es unbedingt mit diesem verglichen werden, zumal wenn der Husten Wassersucht, ein Herzleiden etc. begleitet.

[10] Wahrscheinlich ist folgendes Symptom aus der Prüfung Hahnemanns gemeint: „Pralle weisse Geschwulst des ganzen Körpers, mit grosser Schmerzhaftigkeit bei jeder Berührung ..." (*CK* 588)

Belladonna Mitunter fälschlich statt **Apis** gegeben, lässt sich Belladonna gleichwohl gut von diesem durch das stärkere Zusammenschnürungsgefühl im Hals und durch die intensivere entzündliche Röte unterscheiden.

Carbo vegetabilis Das Mittel hat „Heiserkeit und Rauhheit der Kehle" CK716 sowie Kitzel, Jucken und Kribbeln daselbst CK726, und es stimmt in dieser Beziehung mit **Apis** überein; doch der Hustenreiz wird, im Gegensatz zu **Apis**, oft so wahrgenommen, als würde er durch Schwefeldampf ausgelöst CK735.

Weibliche Geschlechtsorgane

Apis ist oft bei Erkrankungen der weiblichen Geschlechtsorgane angezeigt. Fast alle Prüferinnen bekamen Symptome an der Gebärmutter und den Eierstöcken. Es besteht stark erhöhter Geschlechtstrieb AA671f mit stechenden Schmerzen in den Ovarien. Dies ist manchmal eine Beschwerde von Witwen [11], und Apis wird sie in der Regel beseitigen. **Abortneigung** in den ersten Schwangerschaftsmonaten. AA717ff Apis verursacht und verhütet Fehlgeburten, wenn die Symptome übereinstimmen. Deshalb darf es während einer Schwangerschaft nur mit größter Vorsicht verabreicht werden AA721, denn in häufigen und niedrigen Potenzen vermag es durchaus einen Abort herbeizuführen, besonders vor AA718 dem oder im dritten Monat. Wir können das Mittel bei **Amenorrhö** einsetzen AA715, wenn Kopfkongestion als Folge eines Ausbleibens der Regelblutung besteht AA1253, mit herabdrängenden Schmerzen im Uterus AA699, Durstlosigkeit und Wärmeunverträglichkeit. Es kommt besonders während der Pubertät junger Mädchen in Betracht, wenn die Regel ausbleibt.[12] Diese Mädchen werden dann nervös, hysterisch, tollpatschig und albern. Es ist keine natürliche Ungeschicklichkeit, sondern eine, die aus einer sich entwickelnden Inkoordination der Muskeln resultiert. Mit diesen Symptomen geht Röte des Gesichts AA348 einher.

Apis ist eines unserer wichtigsten Mittel bei Affektionen der Ovarien, besonders solchen des rechten Ovars. Die Beziehung zum **rechten Ovar** ist genauso ausgeprägt wie die Beziehung zum linken Ovar bei **Lachesis**. Apis ist bei Eierstockentzündung AA693 angezeigt, wenn diese mit starkem Wundheitsgefühl sowie Brennen und Stechen AA692 in der rechten Ovarialregion AA691 einhergeht, bisweilen auch mit Geschwulst daselbst, tastbar über dem Beckenknochen oder, noch charakteristischer, durch Rektum oder Vagina.

Bei **Ovarialzysten** GS; AA694 ist Apis ein ausgezeichnetes Mittel, um deren weiteres Wachstum einzudämmen, besonders im Frühstadium. Neben den brennenden und stechenden Schmerzen stellt sich zusätzlich Taubheit im rechten Unterleib ein, die bald auch den rechten Oberschenkel und die rechte Rumpfseite einnimmt AA689; zudem besteht ein Beengungsgefühl über der ganzen Brust sowie Husten HC2,151. Dies ist kein Zeichen einer Lungenerkrankung, sondern Reflex des Reizzustandes in der Uterusgegend.

Es gibt ein homöopathisches Mischpräparat aus Honig und Salz, das unter dem Namen **Mel cum sale** verkauft wird und das in Deutschland viele Jahre ein beliebtes Hausmittel bei Blasenbeschwerden und Frauenleiden war. Ich habe dieses Mittel bei Uterusprolaps und selbst bei chronischer Metritis eingesetzt, vor allem wenn die Erkrankungen mit Subinvolution und Entzündung der Zervix verbunden waren. Das spezielle Leitsymptom zur Wahl dieses Präparats ist ein Wundheitsgefühl quer durch den Unterbauch, von einem Darmbein zum anderen.

Augen

Apis ist auch ein überaus nützliches Augenmittel. Ich habe mehrere Fälle von Asthenopie damit ge-

[11] Ebendieses Symptom führt Farrington auch in seiner *Comparative Materia Medica* an (S. 286), jedoch nicht in Bezug auf Witwen. Diesen attestiert er im Gegenteil ein „herabgesetztes sexuelles Verlangen" (an mehreren Stellen jenes Buches: S. 118, 126, 131). Eine Quelle für diese widersprüchlichen Indikationen konnte ich nicht finden. Knerrs *Repertory of Hering's Guiding Symptoms* hat (in Bezug auf Witwen) nur die Rubrik "Sexual excitement, suppressed, in widows", mit den Einträgen *Apis, Con., Phos.* – aber die *GS* enthalten bei *Apis* nichts dergleichen. Kents Repertorium wiederum führt diesbezüglich nur an: „(Sexual) desire, violent, widows, in: Apis, Orig."

[12] Unklar bleibt, ob eine primäre oder eine sekundäre Amenorrhö oder auch beides gemeint ist. Bei Hering heißt es nur: „Amenorrhoe bei jungen Mädchen in vielen Fällen." (*AA* 715)

heilt, wenn Lesen zu beißenden Schmerzen in den Augen führte, mit Tränen derselben, Jucken der Lider und auch Brennen und Stechen. Es ist ein Heilmittel von Staphylomen[AA239], sowohl solchen der Kornea[GS] wie auch solchen der Sklera. Bei äußerlichen Augenerkrankungen [Bindehautentzündung etc.] ist es ebenfalls von großem Wert; neben Lichtempfindlichkeit[AA236] besteht eine lebhafte Röte der Konjunktiva[AA232], die chemotisch aufgetrieben[GS] ist und die dabei wulstartig die Hornhaut umgibt.

Rhus toxicodendron Rhus ist **Apis** bei diesen äußerlichen Entzündungen sehr ähnlich, besonders im Hinblick auf die ödematöse Geschwulst der Lider, die Chemosis, die heißen, herausschießenden Tränen und die erysipelatösen Erscheinungen. Doch hat **Apis** weniger Neigung zur Eiterbildung – ein Symptom, das für Rhus höchst charakteristisch ist[RA142f]. Bei **Apis** sind die Schmerzen stechend, die Verschlimmerungszeit ist der Abend, und kaltes Wasser lindert die entzündeten Lider; ist die Entzündung von erysipelatösem Charakter[AA292], so sind die Lider bläulichrot verfärbt[AA295], wässrig verschwollen und halb durchsichtig. Bei Rhus sind die Schmerzen schlimmer nachts[RA140], besonders nach Mitternacht, > durch warme Anwendungen[GS]; bei einer Rose sind die Lider dunkelrot und, zusammen mit den Wangen, von vielen, mit gelblichem Wasser angefüllten Bläschen besetzt[KE4,153]. Die Rhus-Schmerzen haben gewöhnlich einen ziehenden, reißenden Charakter, wenngleich sie bei Erysipelas auch einmal brennend oder stechend sein können[KE4,153], allerdings mit mehr Juckreiz verbunden als beim Bienengift. Die Augenlider fühlen sich oft schwer und starr an, wie gelähmt.[RA151]

Arsenicum album Arsenicum gleicht **Apis** in Bezug auf die heißen Tränen, die heftigen Schmerzen und die ödematösen Lider. Doch die Tränen sind schärfer und wundmachend[CK207], und die geschwollenen Lider[CK195f] sind blass, nicht bläulichrot. Die Lidbindehaut wie auch die Lidränder sind stark gerötet. Die Unruhe ist ausgeprägter. Normalerweise lindern warme Anwendungen, wenngleich der Patient bei skrofulöser Ophthalmie seine Augen in kühler, freier Luft zu öffnen vermag, nicht aber in der warmen Stube, selbst wenn sie abgedunkelt ist[GS]. Die Symptome verschlimmern sich gegen und nach Mitternacht.

Um noch einmal auf die Augensymptome von Apis zurückzukommen … Die Lider sind ödematös geschwollen[AA293] und gerötet[AA235]. Brennen der Lider[AA284] oder Lidknorpel; Zusammenkleben der Lider[AA281]. Ganz unvermittelt schießen heftigste Schmerzen durch die Augen[AA215ff], was durch die Applikation von kaltem Wasser gelindert wird. Allgemein verschlimmern sich die Augenbeschwerden in der ersten Nachthälfte. Apis ist häufig bei skrofulöser Ophthalmie angezeigt, wobei es oft von **Kalium bichromicum** gefolgt wird.

Diarrhö

Es bleiben zum Schluss nur noch die intestinalen Symptome von Apis zu besprechen. Das Mittel kann gelegentlich bei Durchfall hilfreich sein, wie er beispielsweise im Verlauf eines Abdominaltyphus[BI20] oder eines Scharlachfiebers[BI35] auftritt, wie überhaupt als Folge des schwächenden Einflusses langwieriger Fieberhitze[GS].

Sie werden es bei Diarrhö von Kindern nützlich finden, die sehr geschwächt sind. Zusätzlich ist gewöhnlich eine Hirnreizung vorhanden, in Verbindung mit dem Zustand, der unter dem Namen **Hydrozephaloid** [= Encephaloenteritis acuta] bekannt ist. Die Symptome ähneln dabei jenen, die Apis bei Hydrozephalus indizieren. Das Kind wacht mit einem schrillen Schrei auf. Die Stühle sind dünn, wässrig und gelblich, schlimmer zumeist am Morgen.[AA603] Sie kommen bei jeder Bewegung des Körpers, als ob der After keinerlei Kraft hätte oder überhaupt stets offen stünde.[AA593f] Die Durchfälle können übelriechend sein oder auch nicht.

Bryonia hat wie Apis Durchfall am Morgen[RA345], der durch Bewegung verstärkt wird. Doch bei Apis verschlimmert Bewegung den Durchfall nicht aufgrund einer allgemein negativen Wirkung von Bewegung, wie bei **Bryonia**, sondern einfach weil der After so kraftlos ist.

In schwereren Apis-Fällen ist die Harnmenge deutlich vermindert.[AA663ff]

Panaritium

Apis kommt auch bei Panaritien oft in die engere Wahl.[BI47] Typisch ist dabei das rasche Anschwellen des Fingers, die gespannte, glänzend rote Haut und die heftigen brennenden, stechenden Schmerzen.[GS]

Apis gleicht hier in hohem Maße **Sulfur**, und **Sulfur** ist auch das wichtigste Folgemittel, wenn sich die Wirkung von Apis als unzureichend erweist.[BI49f]

Modalitäten

Apis findet allgemeine Linderung durch kalte Anwendungen.[GS] Viele Beschwerden verschlimmern sich abends und nachts, Durchfall hingegen tritt verstärkt am Morgen auf.

Bewegung verschlimmert allgemein, ebenso der Aufenthalt in warmen Räumen.

Arzneimittelbeziehungen

Apis wird von **Plantago** und **Lachesis** antidotiert, und es ist komplementär zu **Natrium muriaticum**.

Ledum wurde von Teste als Antidot gegen Insektenstiche vorgeschlagen, und Dr. Drysdale hat damit nächtliches Jucken der Füße geheilt.

Zum Schluss möchte ich Sie noch einmal an die Beziehung von Apis zu **Arsenicum**, **Aceticum acidum**, **Belladonna** und **Sulfur** erinnern. Denken Sie auch an sein feindliches Verhältnis zu **Rhus toxicodendron**.

KAPITEL

9 Vorlesung: Moschus

Einleitendes

Die Unterordnung der Wiederkäuer (Ruminantia) liefert uns eine Substanz, die Moschus genannt wird und vom männlichen Moschushirsch, Moschus moschiferus, gewonnen wird. Sie findet sich in einem behaarten Beutel direkt hinter dem Nabel und besteht aus einem Sekret, das wahrscheinlich von Vorhautdrüsen abgesondert wird.

Der zweite Namensbestandteil „moschiferus" ist eine notwendige Ergänzung, denn mehrere andere Arten der Moschustiere, wie Tragulus javanicus und Tragulus meminna, verfügen nicht über einen solchen moschusgefüllten Beutel.[1]

Der Geruch dieser Substanz ist so durchdringend und hartnäckig, dass er kaum aus einem Zimmer wieder vertrieben werden kann, auch nicht durch die intensivste Reinigung oder sonstige Maßnahmen.

Moschus ist ein wertvolles Mittel bei manchen nervösen Beschwerden[SK155], aber auch bei einer Reihe von ernsten Krankheitsformen. Wenn die Substanz Tieren in die Venen injiziert wurde, erzeugte sie Betäubung[HB243] mit Muskelkrämpfen, blutige Stühle und schließlich Exitus. Wood erachtet die Wirkung des Mittels auf den Menschen als schwach und ungewiss, obgleich er ihm einen klinischen Wert zugesteht, wenn das Nervensystem erschöpft ist, mit begleitender Unruhe, etc. Ringer betrachtet es als für die Medizin ungeeignet aufgrund seines heftigen Geruchs. Bartholow, Flint, Hammond und Rosenthal verwenden es nicht bei Hysterie, während deutsche Autoren wie etwa Jolly ihm dabei einen temporären Nutzen zugestehen. Wie auch einige amerikanische Allopathen verwenden sie es mit größerer Zuversicht bei Pneumonie [„nervöse Pneumonie mit Delirien"[HB242]] sowie bei Stimmritzenkrampf[MA4,954]. Trousseau verwirft in dem für ihn typischen Konservatismus die überzogenen Lobreden der älteren Autoren, um dann in der ihm eigentümlichen Art die genaue Anwendung von Moschus bei Krankheiten festzulegen.[2]

Das präzise Verschreiben unserer eigenen Schule hat erheblich dazu beigetragen, die Heilkräfte von Moschus klarer zu definieren und so vernünftige Grenzen seiner Wirksamkeit zu ziehen. Die Arzneiprüfungen von Jörg und Sundelin, die Allen für geeignet hielt, in seine *Encyclopedia* aufgenommen zu werden, werden von manchen als widersprüchlich angesehen. Dennoch stehen sie nicht im Gegensatz zu anderen Prüfungen, die mittels Potenzen oder durch Inhalation vorgenommen wurden, und deshalb haben sie durchaus ihren Wert und verdienen es, weiterhin berücksichtigt zu werden.

Nervöse und hysterische Beschwerden

Homöopathisch angewandt, ist Moschus bei verschiedenen Beschwerden von Nutzen, wenn die nervösen Symptome deutlich vorherrschen. Die Krankheit nimmt in diesen Fällen nicht ihren normalen Verlauf, sondern bleibt ungeheilt oder entwickelt ernste Symptome, was auf eine Erschöpfung des Nervensystems hinweist. Auch bei Hysterie und Hypochondrie wird das Mittel bisweilen benötigt.[RA123ff]

[1] Dies ist die wörtliche Übersetzung des Originals, sie bedarf aber einer Richtigstellung. Die von Farrington genannten zwei Arten rechnet man heute nicht mehr zur Familie der Moschustiere (Moschidae), sondern zur Familie der Hirschferkel (Tragulidae). Ihre deutschen Namen sind Kleinkantschil und Fleckenkantschil. Die bis heute bekannten sieben Arten der Moschustiere tragen alle besagten Beutel am Unterbauch.

[2] Trousseau scheint das Mittel auch einer Prüfung an sich selbst unterzogen zu haben, wie ein in der *AHZ* (Bd. 24, S. 318) veröffentlichtes Prüfungsfragment zeigt (es ist in Allens *Encyclopedia* nicht enthalten).

Moschus erzeugt viele Symptome, die einen Bezug zum Nervensystem haben. Die folgenden sind dabei besonders beachtenswert: Leichte Aufregung, wie von geringem Weinrausch, mit schnellerem, vollerem und weicherem Puls.[WI3,302] Körpertemperatur leicht erhöht [„behagliches Gefühl von natürlicher Wärme durch den ganzen Körper“[RA140]]. Vermehrter Andrang des Blutes zum Gehirn.[MT296] Fantasiert[JH]; schnelles und verwirrtes Sprechen[JH195]. Zankt, bis „die Lippen blau, die Augen starr, das Gesicht leichenblaß ist und sie so zur Erde fiel.“[JH219] Sehr ängstlich, schreckt bei jedem Geräusch zusammen.[JH214] Große Angst, sterben zu müssen[JH215]; wird leichenblass und bald darauf ohnmächtig[JH216]. Gesichtsblässe und Kälte über den ganzen Körper, bevor er bewusstlos wird.[JH] Hysterie; weint im einen Augenblick, um im nächsten in unbändiges Gelächter auszubrechen.[GS] Delirium. Schlaflosigkeit.[SK156] Muskelzuckungen.[HB241] Koordinationsstörungen. Erstaunter Gesichtsausdruck. Krämpfe, mehr tonisch[RA120] als klonisch[RA121].

Begleiterscheinungen: Herzklopfen, wie von ängstlicher Erwartung.[RA150] Nervöse Geschäftigkeit, doch fällt ihr vor Schwäche gleich alles wieder aus der Hand.[JH199] Zittern am ganzen Körper.[MT301] Ohnmachtsanfälle mit Blässe des Gesichts und Kälte am ganzen Körper. Große Schläfrigkeit am Tage.[SK156] Blutandrang zum Kopf, mit starren Augen.[JH] Schwindelartiges Wanken vor den Augen, als bewegte sich etwas schnell auf und ab, bei der geringsten Bewegung des Kopfes.[RA3] Schwindel.[RA1] Kopfschmerzen und Schmerzen im Rücken und in den Gliedern, die z. T. auch als ein Gefühl des Spannens[JH36] oder des Erstarrens[RA107f], als Druck- oder Ziehschmerz[SK160] beschrieben werden. Muskeln und Haut wie straff gespannt (bei tonischen Krämpfen). Sie klagt häufig über Übelkeit, wobei der Nabel eingezogen wird, mit „klammartiger Empfindung“[RA43]; oder auch „ruckweises Zusammenraffen über dem Nabel“[RA57]. Unruhe in den Beinen beim Sitzen, muss sie immer bewegen.[RA108f] Starke Blähsucht bei hysterischen Frauen, mit Ohnmachtsanwandlungen.[GS] Reichlicher, wasserheller Urin.[JH] Laryngospasmus.[RA77;GS] Menses zu früh und sehr stark[RA72], mit vorangehendem Spannen[JH100] und Ziehen im Unterbauch oder mit Ziehen und Drängen nach den Geschlechtsteilen[RA71]. „Stark erregter Geschlechtstrieb beiderlei Geschlechter, mit unausstehlichem Kitzel.“[JH117]

„Oben in der Kehle, plötzliches Gefühl, als wollte es ihm den Athem verschließen …“[RA77] „Eine Art Lungenkrampf, der mit einem Reiz zum Husten anfängt, sich allmählig erhöht und bis zur höchsten Verzweiflung bringt.“[JH144] „Erstickende Zusammenschnürung der Brust.“[RA78]

Die wichtigsten hysterischen Symptome von Moschus sind: **Ohnmachtsanwandlungen** bis hin zur Bewusstlosigkeit; Kälte der Körperoberfläche; Gesichtsblässe; Erstickungsanfälle; Zanken und Schimpfen bis zur Ohnmacht.

Camphora antidotiert viele Moschus-Symptome, besonders wenn Bewusstlosigkeit und Kälte zugegen sind.

Moschus muss mit folgenden Mitteln verglichen werden: **Castoreum**, **Nux moschata**, **Valeriana**, **Ignatia**, **Ammoniacum gummi**, **Asa foetida**, **Magnesia muriatica**.

Castoreum Das Bibergeil wird aus den Bauchdrüsen des Bibers gewonnen [deren Ausführungsgänge in die Vorhaut bzw. Vagina münden]. Wie **Moschus** ruft es nervöse Zustände, Muskelzuckungen[AN3,252] und Menstruationsstörungen[AN3,169ff] hervor. Doch Castoreum eignet sich mehr für die nervösen Symptome, die einer voll entwickelten Hysterie vorausgehen. Es passt für Frauen, die unter reizbarer Schwäche mit vorherrschenden Bauchsymptomen leiden. [HB461]Chargé beispielsweise wendet es bei Frauen an, die während der Rekonvaleszenz von einer erschöpfenden Krankheit, wie etwa einem Bauchtyphus, unter Krampfbeschwerden und Muskelzuckungen leiden, einhergehend mit äußerster Erschöpfung. Der Reaktionsmangel des Nervensystems bringt es in diesen Fällen mit sich, dass sich die Genesung über Gebühr verzögert, und Castoreum vermag dem durch Stärkung der Nerven entgegenzuwirken. Trousseau gebraucht das Mittel bei nervös bedingten Bauchschmerzen mit Blässe, kaltem Schweiß und plötzlichem Kräfteverlust, verursacht durch starke Gemütserregung, Kaltwerden der Füße, etc.[HM544] Ferner bei Amenorrhö, die mit schmerzhafter Aufblähung des Unterleibs[AN3,129] einhergeht, namentlich in jenen Fällen, wo durch eine Art uterinen Tenesmus' nur wenige Tropfen Blut aus der Gebärmutter abgehen.[HM544] Teste stimmt hier im Wesentlichen mit ihm überein.

Die Prüfungen von Castoreum liefern eine Reihe von Symptomen, die diesen klinischen Indikationen weitgehend entsprechen. Die Patientin ist wehmütig, furchtsam und traurig [AN3,1ff], und während der Regel wird sie darüber hinaus sehr verdrießlich [AN3,173 [3]]. Allenthalben reißende Schmerzen, die durch Reiben [AN3,242ff] und Daraufdrücken [AN3,221] vergehen. Reißen [AN3,19] oder Druck [PM3,29] in verschiedenen Körperteilen während der Regel.

Bauch von Blähungen aufgetrieben.[AN3,126ff] „Drängen in beiden Schössen, mit Wehthun im Bauche, und Neigung zu Stuhl, der später auch erfolgte; Nachmittags, während des Monatlichen." [AN3,140] „Schneiden um den Nabel." [AN3,134]

Stühle aus blutigem Schleim [AN3,149]; oder aus weißlichem Wasser, mit jedesmaligem Brennen im After [AN3,153]. „Der Stuhl war grünlichter Schleim, der sie zu brennen schien." [AN3,152] Schneidender Bauchschmerz, vor dem Stuhlgang [AN3,146]; > durch Daraufdrücken [AN3,135], durch Wärme und Zusammenkrümmen [AN3,122].

Die Castoreum-Modalität **Schmerzen > durch Druck** wurde von einem spanischen Arzt bestätigt. Wir können aus der Behandlung nervöser Beschwerden durch französische und spanische Homöopathen viel Nutzen ziehen, denn aufgrund der nationalen Besonderheiten haben diese Kollegen reichlich Gelegenheit, solche Fälle zu therapieren.

Die Ähnlichkeiten zwischen **Moschus** und Castoreum bestehen eher in der Art der Leiden, bei denen sie indiziert sind, als in speziellen Symptomen. Gleichwohl stellt Trousseau diese Mittel bei nervösen Anfällen gleichwertig nebeneinander, wenn die Aura ihren Anfang in den Baucheingeweiden nimmt. Doch nur **Moschus** hat deutlich ausgebildete hysterische Anfälle, mit Krampf der Glottis und der Bronchien [KE5,762] sowie Bewusstlosigkeit.

Und, nebenbei bemerkt, nur Castoreum hat wässrige oder grünschleimige Durchfälle bei zarten, nervösen Kindern geheilt, die durch Sommerhitze oder Zahnung geschwächt waren und dann unter den üblichen Arzneien nicht genesen wollten.

Nux moschata Die Muskatnuss übt auf Geist und Gemüt einen höchst ungewöhnlichen Einfluss aus. Der Zustand der Patientin variiert von einer geistigen **Verwirrung** [UE], bei der ihr die eigentlich vertraute Umgebung ganz fremd oder verändert erscheint und sie sich immer wieder in Traumbilder verliert [WI3,309], bis hin zu einem Zustand von Geistesabwesenheit [HE197] und Gedankenlosigkeit [HE201], von Schläfrigkeit [HE487] und schließlich von tiefstem Sopor, in welchem sie aller Bewegung und Empfindung beraubt ist [HE497]. Auch die Gemütsstimmung ist sehr wechselhaft. Mal reizt sie alles zum Lachen, als ob alles, was sie umgibt, lächerlich wäre [HE181f], und sie macht selbst über ernste Dinge Scherze. Dann schlägt ihre Stimmung plötzlich in Traurigkeit um, mit Weinen [HE178] und lautem Heulen; oder sie bekommt einen dummen Gesichtsausdruck [HE181], alle Gedanken schwinden dahin [HE196], und sie sieht aus, als sollte sie jeden Augenblick vom Schlaf überwältigt werden [HE494]. Darüber hinaus kommen Wahrnehmungsstörungen vor: Eine nur momentane Bewusstlosigkeit scheint ihr von sehr langer Dauer gewesen zu sein [EN52]; die Hände kommen ihr doppelt so groß vor [EN154]; Gegenstände werden allmählich kleiner, wenn sie sie länger betrachtet [(AZ8,351)].

Die Körperfunktionen unterliegen demselben Einfluss: „Kreuz und Beine sind wie zerschlagen und sehr matt" [HE463]; großes Schwächegefühl in den Knien, wie von einer weiten Reise [HE475]; größte Mattigkeit [HE473ff]; Ohnmachtsanwandlungen [HE476]; Beklemmung auf der Brust und Blutandrang zum Herzen [HE426]; Haut kühl und trocken [SK252]. Die Patientin liegt so erschlafft darnieder, dass die Atmung kaum hörbar, der Puls kaum tastbar ist.[EN482] Der Kopf fällt nach vorn, das Kinn ruht auf der Brust.[EN77] Der Kopf ist ihr so schwer [HE214], dass er fast unkontrollierbar umherrollt.[EN88] Der Bauch ist von Blähungen enorm aufgetrieben [GY6], wie von schwacher Verdauung. Selbst weiche Stühle gehen nur schwer ab.[HE374]

Es ist dieser psychische und physische Tonusmangel, der zu den exzellenten Heilungen mit Nux moschata geführt hat, nicht nur bei hysterischer Schwäche, sondern auch bei Typhus abdominalis und Cholera infantum. Die hysterisch-krampfhaften Symptome der Arznei sind mit den obigen Beschwerden eng verknüpft: krampfhaftes Rucken des Kopfes nach vorn [GS]; Zusammenpressen der Kiefer [GS]; Gefühl, als ob das Herz fest gepackt würde [EN417]; plötzliche Herzbeklemmung [GS] mit Erstickungsgefühl; tonische Krämpfe, gefolgt von klonischen; Bewusstlosigkeit oder Ohnmacht.

[3] Statt *fretful* schreibt Farrington versehentlich „fitful".

Begleiterscheinungen sind: Großes **Trockenheitsgefühl** von Mund, Zunge und Hals [HE282], worüber sie – bei ihrer Neigung zu übertreiben – außerordentlich klagt. [4] Die geringste unangenehme Gemütserregung erneuert die Symptome, die Bauchauftreibung etc.[HC2,184] „Kühle, trockne, nicht leicht zu Schweiß geneigte Haut." [SK252] Herzklopfen.[HE434] Herzschlag und Puls sehr unregelmäßig.[GS]

Valeriana officinalis Valeriana ist von der Schulmedizin so sehr als Spasmolytikum missbraucht worden, dass Homöopathen nur allzu sehr geneigt sind, es zu vernachlässigen. Dennoch hat es in der Behandlung der Hysterie seinen ganz eigenen Platz und unterscheidet sich sehr wohl von **Moschus, Asa foetida** und all den anderen „Nervenmitteln". Es eignet sich nicht so sehr, wie die bereits besprochenen Arzneien, bei mit Ohnmacht einhergehenden hysterischen Krampfzuständen, als vielmehr bei allgemeinen Zuständen nervöser und vaskulärer Erregung. Geist wie auch Körper sind in einem Zustand ungemeiner **Überreiztheit.**[GA] Die Patientin ist ungewöhnlich heiter und lustig [MT136], sie redet schnell, Gedanken und Ideen wechseln einander in großer Geschwindigkeit ab [GA3,6]. Manchmal bildet sie sich ein, sie werde von lauter Gefahren bedrängt [EN1], oder sie hat das Gefühl, als wären die umgebenden Gegenstände ihr entfremdet und sie von ihnen abgesondert [GA3,235]. Sie leidet unter Kopfschmerzen [GA3,23], Schwindel [GA3,5] und Unruhe [GA3,230]. Ihre Muskulatur ist so gereizt, dass sie unmöglich ruhig bleiben kann; sie *muss sich* bewegen. Eben dieser Zustand beeinflusst auch ihre Schmerzen. Die Prüfungen zeigen zwickende [GA3,171], ziehende [GA3,193], stechende [SK707], „klammartig zuckende" [GA3,137] oder reißende [GA3,143] Schmerzen, die alle im Sitzen schlimmer und beim Gehen besser werden.[GA] Auch die Blutzirkulation ist gesteigert, mit Vollheitsgefühl im Kopf [MT138], als ob er platzen wollte; beständige Hitze im ganzen Körper und Unruhe [GA3,220]; trockene Hitze im Gesicht und im ganzen Körper, abends im Sitzen [GA3,221], ferner „Hitzüberlaufen über die Wangen" [GA3,222]. „In den Abendstunden ungewöhnlich munter, brachte die Nacht ziemlich unruhig hin, konnte nur erst gegen Morgen einschlafen und träumte auch dann noch sehr lebhaft." [MT146] Die Verdauung ist gestört. Vor dem Mittagessen Geschmack und Geruch wie von stinkendem Talg [GA3,59]; morgens nach dem Erwachen hingegen ein „lätschig [= fade] schleimiger Geschmack im Munde" [GA3,57]. Brechübelkeit, im Nabelbereich entstehend und allmählich bis in den Rachen aufsteigend, mit Gefühl, als hinge von da ein Faden herab.[GA3,69] „Aufgetriebenheit des Leibes." [GA3,82]

Aus der Familie der Doldenblütler (Umbelliferae) beziehen wir zwei Gummiharze, die häufig bei nervösen Affektionen angewandt worden sind. Ich meine **Ammoniacum gummi** und insbesondere **Asa foetida**.

Asa foetida Der Stinkasant wirkt in ganz besonderer Weise auf die Bauchganglien (Ganglia coeliaca) und von da aus auch reizend auf das Gehirn und das übrige Nervensystem.[MT382] Seine charakteristischsten Wirkungen sind die folgenden: **Umkehr der peristaltischen Bewegungen** von Darm, Magen und besonders der Speiseröhre [MT371]; scharf und ranzig schmeckendes Aufstoßen [MT361], verbunden mit reichlicher Speichelabsonderung [MT350]; ranzig-fettiger Mundgeschmack [MT370]; Eingenommenheit des Kopfes, gefolgt von drückendem Schmerz, als sollte das Gehirn zusammengepresst werden [MT347]; Brennen im Magen und in der Speiseröhre [MT377]; enormer Meteorismus des Magens [GS]; schwarzbraune, breiige, ekelhaft riechende Stühle [MT360]; krampfhafte Beengung der Brusthöhle, als könnten sich die Lungen nicht gehörig ausdehnen [MT350]; die Brustbeklemmung steigert sich zu ängstlicher Behinderung der Atmung [MT355]; drückender Schmerz in der Herzgegend, wie von Überfüllung und Ausdehnung des Herzens, [5] begleitet von einem kleineren Puls [MT345]. Ziehen [GA1,304] und unschmerzhaftes Spannen [GA1,56] hier und da; Puls klein und zusammengezogen [MT350], mit Kälteschauern in der Lendengegend [(NZ13,131)]. Drückende Schmerzen, gewöhnlich von

[4] Es gibt zum Thema Mundtrockenheit zahlreiche Prüfungssymptome, und bei den meisten handelt es sich auffallenderweise nur um ein *Trockenheitsgefühl*, ohne wirkliche Trockenheit und auch *ohne Durst*. (Symptome Nr. 282 bis 302 in der Prüfung Helbigs.)

[5] Bei Farrington wie auch in Allens *Encyclopedia* (Sy. Nr. 346) ist irrtümlich von tatsächlicher „Kongestion und Ausdehnung des Herzens" die Rede.

innen nach außen, an verschiedenen Stellen des Körpers.[GA1,15f] Wehenartige, drängende und schneidende Schmerzen in der Gegend des Uterus.[MT376] Urin dunkelbraun, ziemlich stark und stechend riechend.[MT352] Später kommt es dann mit zunehmender Schwäche zu allgemeinem Unwohlsein mit Schwindel, Vergehen der Augen und Ausbruch von kaltem Schweiß an Stirn und Extremitäten[MT353]; die Patientin muss viel gähnen[MT359] und wird von Zeit zu Zeit von Schauern am ganzen Körper überlaufen[MT355].

Klinisch hat sich gezeigt, dass Asa foetida für nervöse Frauen[GS] geeignet ist, wenn ihr Krankheitszustand direkte Folge der Unterdrückung einer chronischen Absonderung ist, wie etwa die äußerliche Heilung eines eiternden Geschwürs[GA], das plötzliche Unterdrücken eines anhaltenden Durchfalls, etc. Auch nach Quecksilbermissbrauch[SK113] ist es erfolgreich zur Anwendung gekommen, wenn neben der Nervosität **Affektionen von Knochen und Periost,** wie z. B. Knochenfraß[SK113], zugegen waren, mit äußerster Empfindlichkeit und heftigsten nächtlichen Schmerzen im Bereich des kariösen Geschwürs.[GA1,311ff] Frauen erfahren bisweilen Hilfe durch Asa foetida, wenn ein chronischer Auswurf beseitigt worden ist und stattdessen Brustbeengung und hysterische Symptome entstanden sind. Hier zeigt das Mittel eine familiäre Ähnlichkeit mit **Ammoniacum gummi**, das häufig für derartige Lungenerkrankungen eingesetzt worden ist.

Moschus und Asa foetida ist gemeinsam, dass sie ein **hysterisches Globusgefühl,** Bronchospasmus und Herzklopfen erzeugen. **Moschus** eignet sich am besten für voll ausgebildete hysterische Krampfzustände, mit Ohnmacht oder Bewusstlosigkeit. Asa foetida hat mehr übelriechende Absonderungen, und das Globusgefühl ist Teil einer ausgedehnten umgekehrten Peristaltik. Ohnmachten sind in den Prüfungen nicht vorgekommen (außer in einem Fall, als eine Ohnmacht durch die Heftigkeit der Schmerzen veranlasst war [„fainting with colic"[GS]]). Starke Aufblähung des Unterleibs[MT356] hat sich bei Asa foetida ebenfalls eingestellt.

Magnesia muriatica Die salzsaure Bittererde ist sowohl **Asa foetida** als auch **Moschus** ähnlich. Wie andere Magnesiumverbindungen affiziert auch dieses Salz stark den Magen-Darm-Trakt und das Nervensystem. **Magnesia carbonica** und **Magnesia phosphorica** kommen in erster Linie bei Neuralgien in Betracht, besonders in Fällen, die aufgrund ihrer nervösen Schwäche zu wiederholten Anfällen neigen, während sich Magnesia muriatica vor allem bei hysterischen Zuständen als überaus nützlich erwiesen hat. Wir finden bei Magnesia muriatica eine Vielzahl an Bauchsymptomen: häufige Übelkeit mit Wasserzusammenlaufen im Mund[CK248]; Vergrößerung und Verhärtung der Leber[KE1,698f], mit großer, schlaffer, gelber Zunge[GS]; eiliger Drang zum Stuhl, der bröcklig und wie verbrannt ist[R3,268]. Und wie um eine Kombination aus abdominalen und nervösen Symptomen zu demonstrieren, finden wir außerdem Kollern im Bauch mit Drängen[R3,254], Kneifen[R3,257] und Schneiden[R3,241]; Spannen in der Magengegend, gefolgt von heftigem Schmerz, als wären die Gedärme zerschnitten,[6] „es trieb ihr Hitze in den Kopf, und endlich kam es ihr in den Hals, wie eine Kugel, und benahm ihr fast den Athem" – all dies schließlich durch Aufstoßen und Blähungsabgang gebessert[R3,204]. Blähungen häufen sich im Magen und Darm an[CK320] und verursachen durch die so veranlasste Nervenreizung reflexartig Krampfbeschwerden.

Diese Verbindung von abdominalen und nervösen Symptomen wird darüber hinaus durch die folgenden Zeichen bestätigt: „Beim Mittagessen, ein ohnmachtartiger Zufall: sie wird ängstlich, mit Uebelkeit und Gesichtsblässe; es wird ihr grün und rot vor den Augen und sie zittert am ganzen Körper; sodann Aufstossen, worauf es ihr besser wurde."[R3,493] Oder auch: „Beim Mittagessen, plötzlich eine Schwere auf der Brust, dass es ihr den Athem versetzte, mit Uebelkeit im Magen und Wasserzusammenlaufen im Munde. Dabei stieg ihr Hitze ins Gesicht, sie musste ins Freie, und es dünkte sie, dass Aufstossen oder Erbrechen sie erleichtern würde …"[R3,351]

Fantasietäuschungen. [„Als sie in einem Buche las, war es ihr, als ob ihr Jemand nachläse und sie nöthigte, geschwinder zu lesen; dabei brummte und summte es um sie herum. Beim Aufrichten glaubte sie über sich grosse Wolken und Felsen zu sehen …"[R3,12]] Wichtig sind auch die Kopfschmerzsymptome von Magnesia muriatica, namentlich diese: „Abends nach dem Niederlegen, ein Greifen und Toben in beiden Schläfen, mit dem Gefühle, als woll-

[6] Hahnemann schreibt in seinen *CK* (Sy. Nr. 261) stattdessen irrtümlich: „Schmerz, wie zerschnitten, im Magen …"

te Schwindel und Bewusstlosigkeit entstehen; durch Zusammendrücken des Kopfes mit beiden Händen vergehend.“ [R3,67] „Durch Einhüllen des Kopfes werden die Kopfschmerzen erleichtert.“ [R3,76]

Die Regelblutung geht in schwarzen Stücken ab.[R3,312] „Kreuzschmerz, der sich bis in die Oberschenkel erstreckt, während des Monatlichen; im Kreuze ist es ärger beim Gehen, in den Schenkeln beim Sitzen.“ [GY14(R3,317)] Gebärmutterkrämpfe [CK], mit Spannen in den Leisten (laut Hale in den breiten Mutterbändern). [7] Schneidende Schmerzen im Unterbauch [R3,241] während der Regel. „Krämpfe im Unterleibe, mit heftigem Pressen auf den Mastdarm und die Geburtstheile …“ [CK289]

Herzklopfen, nicht (wie bei **Moschus**) „wie von ängstlicher Erwartung“, aber doch nicht-organisch, weil es im Sitzen entsteht und dann beim Aufstehen und Bewegen vergeht.[R3,358] [8] Dies ist mehrere Male bestätigt worden.

[7] Eine klinische Angabe Hahnemanns *(CK)* lautet: „Hysterische Mutter- und Unterleibs-Krämpfe, die selbst in die Oberschenkel sich erstrecken …“

[8] Dieses Symptom ist m. E. seit seiner Erstveröffentlichung in Hartlaub/Trinks' *Reiner Arzneimittellehre* ständig missverstanden worden. Es lautet im Original: „Herzklopfen im Sitzen und beim Aufstehen vom Sitze, bei Bewegung vergehend, Nachmittags.“ Da das Aufstehen bereits Bewegung ist, gebietet es die Logik, für dieses ebenfalls die Besserung des Herzklopfens zu reklamieren. Nur diese Deutung passt auch zu Farringtons Aussage, dass *das Herzklopfen von Magnesia muriatica nicht-organischen Ursprungs* sei; wenn es nämlich organisch bedingt wäre, also im Herzen selbst seine Ursache hätte, so müsste man annehmen, dass jede Mehranforderung an die Herzleistung (wie sie Bewegung mit sich bringt) zu einer *Verstärkung* des bereits vorhandenen Herzklopfens führen würde. Durch das Einfügen eines Kommas nach dem Wort „Herzklopfen“ hat Hahnemann bei der Übertragung des Symptoms in die *CK* (Sy. Nr. 484) dessen Sinn entscheidend verändert – und widersprüchlich gemacht. Diese Widersprüchlichkeit hat sich dann bis in alle späteren Arzneimittellehren (einschl. Farringtons) und auch bis ins Kent'sche Repertorium fortgepflanzt, indem eine Besserung des Herzklopfens wohl durch Bewegung festgestellt wird, nicht aber auch bereits durch das Aufstehen vom Sitzen.
Wenn Farrington von einer (wohl klinisch gemeinten) Bestätigung dieser Modalitäten spricht, so kann daher m. E. nur das Herzklopfen im Sitzen gemeint sein, das durch Bewegung gebessert wird. Ein in der *AHZ* (Bd. 113, S. 139) geschilderter Fall unterstreicht diese These: Herzklopfen bei einer 60-jährigen Frau, das *„nur in der Ruhe eintritt* und beim *Liegen* auf der *rechten Seite*. Bewegung, besonders Bewegung im Freien thut ausserordentlich wohl und macht nie Beschwerden.“

Übersicht über Moschus und seine Vergleichsmittel

Hier noch einmal, kurz zusammengefasst, eine Skizze der in dieser Vorlesung besprochenen Arzneien.

- **Moschus**: Aufgeregt, zankt, wird leicht ohnmächtig; Kälte; Krampf der Glottis und der Bronchien.
- **Castoreum**: Erschöpft; Schmerzen besser durch Druck; Dysmenorrhö mit Blässe und kaltem Schweiß.
- **Nux moschata**: Wahrnehmungsstörungen, schläfrig; Ohnmachtsanwandlungen; große Blähsucht; Herzbeklemmung mit Erstickungsgefühl; Haut trocken und kühl.
- **Valeriana**: Nerven überreizt, kann nicht ruhig bleiben; krampfartige oder reißende Schmerzen, besser durch Bewegung; talgähnlicher oder schleimiger Mundgeschmack.
- **Asa foetida**: Umgekehrte Peristaltik, ranziges Aufstoßen, übelriechende Stühle und Blähungen; Brustbeklemmung; unterdrückte Absonderungen.
- **Magnesia muriatica**: Ohnmacht bei Tische; Aufstoßen bessert; Kopfschmerzen besser durch Druck und Einhüllen; Herzklopfen besser durch Bewegung; Stühle bröcklig.

Moschus wird von allopathischen Ärzten gewöhnlich eingesetzt, wenn im Verlauf einer Pneumonie ein rein nervös bedingtes Delirium obwaltet. Das Gehirn ist dabei heftig erregt, und die Patientin redet mit größter Lebhaftigkeit schieren Unsinn (Trousseau).

Wir haben einen Bedarf an Arzneien für ebensolche Fälle, an Arzneien, die die reizbaren, schwachen Nerven zu beruhigen vermögen und es der Krankheit erlauben, ihren normalen Verlauf zu nehmen.

Die folgenden Arzneien können bei Krankheiten dienlich sein, die durch Reaktionsmangel aufgrund reizbarer Schwäche kompliziert sind: **Moschus**, **Ambra grisea**, **Asa foetida**, **Valeriana**, **Castoreum**, **Coffea**, **Scutellaria**, **Cypripedium**, **Coca**, **Zincum oxydatum**, **China**, **Camphora**, **Agaricus**, **Tarantula**.

9

KAPITEL

10 Vorlesung: Sepia

Einleitendes

Ein zu den Weichtieren (Mollusca) gehörendes Tier ist der Tintenfisch oder Sepia officinalis. Die harte Kalkschale des Tintenfisches wird, wie Sie wissen, gerne Käfigvögeln als Bestandteil des Futters [und zum Wetzen des Schnabels] geboten. Der Tintenfisch besitzt einen kleinen Beutel oder eine Blase, die eine dunkelbraune, fast schwarze Flüssigkeit enthält. Wenn das Tier von einem größeren Fisch verfolgt wird, stößt es diese Tinte nach vorne aus, wodurch es das Wasser um sich her verdunkelt und sich so vor seinem Feind verbirgt. Lange Zeit nahm man an, dass dies der einzige Nutzen der Flüssigkeit sei und dass sie, wenn sie vom menschlichen Organismus aufgenommen wurde, völlig wirkungslos sei. Seit Hahnemanns Arzneiprüfungen die Irrigkeit dieser Annahme gezeigt haben, darf man wohl ferner davon ausgehen, dass der Tintenfisch seine Tinte auch dazu benutzt, die kleinen Fische, auf die er selbst Beute macht, besser fangen zu können[1]. Der Name Sepia ist der in unserer Materia medica gebräuchliche Ausdruck für dieses Mittel, obwohl es eigentlich nur der schwarzbraune Saft ist, der bei uns Verwendung findet. Darüber hinaus wird er auch zu künstlerischen Zwecken als Farbe eingesetzt. Die Geschichte der Einführung dieser Substanz in unsere Materia medica ist folgende: Durch Dr. Hering ist überliefert, dass ein enger Freund und Patient Hahnemanns, ein Maler, die Gewohnheit hatte, seinen Sepiafarbe enthaltenden Pinsel mit seinem Speichel anzufeuchten. Weil Hahnemann ihn nicht von seinen chronischen Beschwerden heilen konnte, vermutete er die Sepiafarbe als wahrscheinliche Ursache für die hartnäckigen Symptome. Der Künstler bezweifelte dies, änderte aber trotzdem seine Gewohnheit, indem er die Lippen mit einer dünnen Lage eines mit Wasser befeuchteten Schwamms versah, wobei der Mund durch eine wasserundurchlässige, aber biegsame Folie geschützt wurde – und binnen Kurzem war die obskure Krankheit verschwunden. Hahnemann führte daraufhin Prüfungen mit dem Sepia-Saft durch, und die von ihm dabei beobachteten Symptome sind seither so gut wie alle bestätigt worden. Das *American Institute of Homoeopathy,* das es sich zum Ziel gesetzt hat, unsere alten Arzneien erneut zu prüfen, unterzog sich dieser Aufgabe im Jahre 1874. Es wurden etwa 25 Prüfungen mit der Arznei angestellt, von der 3. bis zur 200. Potenz, und die Ergebnisse bei der Versammlung der Gesellschaft 1875 mitgeteilt. Sie legen einmal mehr Zeugnis davon ab, dass die Prüfungen, die uns von Hahnemann hinterlassen wurden, nicht verbessert werden können.

Sepia ist ein Arzneimittel von unschätzbarem Wert. Es wirkt besonders auf den **weiblichen Organismus** ein, wenngleich es auch eine Wirkung auf das männliche Geschlecht hat. Es eignet sich vor allem für schwächliche Frauen mit feiner, zarter Haut [SK516], die empfindlich sind gegenüber allen äußeren Eindrücken; sie sind in der Regel dunkelhaarig, aber nicht notwendigerweise, und das Gesicht ist zumeist blass [CK323] oder gelb [CK325], die Augen blau umrandet [SK527].

Sepia wirkt gleichermaßen auf die Lebenskräfte wie auf den materiellen Körper. Es beeinflusst frühzeitig den Blutkreislauf, der mit fortgesetzter Prüfung immer mehr beeinträchtigt wird. Bereits in der vierten Stunde der Prüfung entwickeln sich Anfälle von fliegender Hitze [CK1634] oder Hitzewallungen [CK1638]. Diese Hitzeanfälle enden in starken Schweißen [CK1422] mit daraus resultierender großer Mattigkeit.[CK1649]

[1] Farrington verweist diesbezüglich auf Testes *Homoeopathic Materia Medica* (S. 299 der engl. Übers.), doch dieser gibt dort nur das wieder, was Hahnemann bereits in seinem Vorwort zur Sepia-Prüfung vermutet hat. Ob die Tinte tatsächlich in der Lage ist, die kleinen Fische direkt zu töten, wie Farrington schreibt, darf bezweifelt werden.

Schon geringe Bewegung oder Anstrengung führt zu fliegender Hitze[CK1414] und starkem Schwitzen.[CK1421]

Mit den **Blutwallungen**[CK1407] geht zugleich auch ein **Erethismus des Nervensystems** einher, der die Ursache ist für große Unruhe[CK27], Ängstlichkeit[CK26] etc.

Diese zwei Gruppen von Symptomen weisen auf den störenden Einfluss des Mittels auf das Nervensystem wie auf die Vasomotoren hin. Daraus entwickeln sich dann Kopfschmerzen, diverse lokale Kongestionen, etc.

Auf diese Symptome folgen rasch solche, die durch **Erschlaffung der Gewebe** und nervöse Schwäche gekennzeichnet sind. Die Prüferin wird müde[CK1484], träge[CK1474] und erschöpft[CK1465]. Die Gelenke fühlen sich schwach an, als könnten sie leicht verrenkt werden.[CK1398] Die Eingeweide drücken nach unten[CK896] und tragen so zu dem wohlbekannten Flauheits- und Leeregefühl im Magen- und Bauchbereich bei.[GS] **Venöse Blutstauungen** bestehen weiterhin fort und nehmen wegen der vasomotorischen Schwäche sogar noch zu. Der prolabierte Uterus[SK535] schwillt immer mehr an, die Stauung im Pfortadersystem nimmt zu, und die Leber wird schwer und arbeitet träge. Die Blutgefäße sind gestaut, und daher rührt das Gefühl von Wundheit, Zerschlagenheit und Müdigkeit in den Gliedmaßen[CK1298f]. Der allgemein niederdrückende Einfluss auf die Lebenskräfte zeigt sich des Weiteren in großer Schwäche[CK1482], Ohnmachtsanwandlungen[CK1468] und häufigem Zittern im ganzen Körper[CK1405]. Gefühl von Schwere und Lähmigkeit in den Gliedern.[SK540] Steifheit und Schwerfälligkeit der Beine, besonders nach Schlaf.

Die Schließmuskeln sind schwach, wie alle anderen Strukturen auch, die von der Kraft glatter Muskulatur abhängen. Daher neigt der Mastdarm zum Prolaps, erfolgen die Entleerungen von Darm und Blase nur verspätet und träge; gleichwohl besteht keine vollständige Lähmung.

Es finden auch organische Veränderungen statt, wie sich an der gelben, erdfahlen Gesichtsfarbe[GS] zeigt, an den stinkenden, sauren oder wundmachenden Sekreten, am Zustand der Haut, die zu übelriechenden Ausdünstungen ebenso neigt wie zu Ausschlägen, Verfärbungen, Schuppenbildung, Geschwüren, etc.

Von den **Modalitäten,** die einen Sepia-Fall beeinflussen, ist keine so bedeutsam wie die Wirkung von Bewegung. Zwei oder drei Prüfer/Prüferinnen erfuhren eine deutliche Erleichterung ihrer Symptome durch intensive körperliche Betätigung (bei einer Prüferin mit der Ausnahme des Reitens[CK1381]). Andererseits verschlimmern sich aber auch viele Beschwerden durch körperliche Anstrengung. Wie sollen wir hier unterscheiden? Da viele der Symptome durch die Schlaffheit und Trägheit der Gewebe und vor allem auch durch die Blutfülle der Venen bedingt sind, hat Bewegung wegen der Förderung des Blutrückstroms zum Herzen einen lindernden Effekt. Reiten oder die Bewegung eines Schiffes vermehrt dagegen zwangsläufig die Beschwerden, weil diese Fortbewegungsarten die empfindlichen Körperteile erschüttern und zudem die venöse Stauung eher noch erhöhen. Die Kopfschmerzen, die Schwäche und Erschöpfung, die lumbosakralen Schmerzen und oft auch der Gebärmuttervorfall werden, was leicht nachzuvollziehen ist, durch Gehen intensiviert.

Kurz gefasst könnte man sagen: Sepia wirkt gut bei Männern und häufiger noch bei Frauen, die aufgedunsen und schlaff sind, seltener bei abgemagerten Menschen; es wirkt gut bei Personen mit gelben, schmutziggelben oder gelbbraunen Flecken auf der Haut; bei solchen, die leicht schwitzen, besonders im Bereich der Genitalien, der Achselhöhlen und des Rückens; bei solchen, die unter Hitzewallungen und morgendlichen Kopfschmerzen leiden, die steif und müde aus dem Schlaf erwachen und die zu Erkrankungen der Geschlechtsorgane neigen. Der Sepia-Mann ist sexuell leicht erregbar, hat aber nur wenig Energie[CK875], und nach dem Beischlaf ist er lange abgespannt und nervlich angeschlagen[CK890]. Die Sepia-Frau neigt zu gesteigerter Reizbarkeit[CK39], mit hysterischen Erscheinungen, Uterusprolaps, Herzklopfen[CK1094], Blutwallungen, ohnmachtartiger Schwäche, etc. In beiden Fällen kann portale Stauung vorhanden sein, mit eingeschränkter Leberfunktion, Dyspepsie bei Magenatonie, Darmträgheit, Harnsäuresediment im Urin und damit einhergehend Anzeichen von gestörter Verdauung und Assimilation. Die allgemeine Körperhaltung ist nie von Kraft und Wohlbehagen geprägt, sondern vielmehr von Schlaffheit des Bindegewebes, Mattigkeit und leicht entstehender Muskelschwäche.

Darüber hinaus ist zu bedenken, dass sich die Sepia-Symptome am Vormittag[CK1381] und am Abend[CK1382] deutlich verstärken, während der Nachmittag eine Zeit allgemeiner Linderung ist. Dies ist vielfach bestätigt worden.

Wir sind nun genügend vorbereitet, die Symptome im Detail zu betrachten und herauszufinden, ob sie die bisher aufgestellten Behauptungen stützen.

Kreislauf

Um die Symptomatologie eines so bedeutenden Mittels wie Sepia zu verstehen, das in seiner Pathogenese über zweitausend – mehr oder weniger wichtige – Symptome aufweist, müssen wir die Wirkung der Substanz auf die verschiedenen Gewebe und Organe im Einzelnen studieren. Nehmen wir als Erstes das Blut. Sepia beeinträchtigt in starkem Maße die Blutzirkulation; viele seiner Symptome scheinen von **venöser Kongestion** herzurühren, und besonders deutlich zeigt sich dies beim Pfortaderkreislauf. Sehen wir uns einige Symptome mit diesem pathologischen Hintergrund an: Wir finden Hitzewallungen, die im Brust-[CK1092] bzw. Rumpfbereich zu beginnen scheinen und dann zum Kopf aufsteigen, einhergehend mit Ängstlichkeit und Beklommenheit[CK1415] und bald in Schweiß endend[CK1422]; Klopfen im ganzen Körper[CK1409], besonders in der Magengrube[CK1092], in der Lebergegend[CK629], in der Uterusregion und im Kreuz[GS]. Diese Erscheinungen kommen sehr oft bei Hysterie und Bleichsucht vor. Nasenbluten, sei es aus mechanischen Gründen, etwa nach der geringsten Erschütterung der Nase oder dem mindesten Stoß daran[SK526], sei es durch Aufenthalt in einem warmen Raum [oder nach der geringsten Erhitzung[SK526]], sei es bei Ausbleiben der Regel [oder auch während der Regel[CK934]]. Klopfender Schmerz im Uterus; der Uterus zeigt sich bei der Untersuchung angeschwollen, von Blut kongestioniert, empfindlich gegen Berührung und, wie wir bei der Besprechung der Lokalsymptome noch sehen werden, verlagert. Die Hände sind warm und die Füße eiskalt – oder umgekehrt[CK1423]; oder sobald die Füße warm werden, werden die Hände kalt. Dies ist eine hervorragende Indikation für Sepia.

Haut

Wenn wir uns die Hautsymptome ansehen, zeigt sich wieder jene Wirkung von Sepia, die mit dem gestörten venösen Blutkreislauf zusammenhängt. Wir wissen, dass bei einer Trägheit der vasomotorischen Nerven die Haut empfindlicher ist auf Reize aller Art und dass sie dann vorzugsweise zur Entwicklung von **flechtenartigen Ausschlägen** neigt, namentlich im Bereich der Armbeugen und Kniekehlen[GS; CK1440]. Geschwüre können sich bilden, vor allem an den Gelenken und hier besonders an den Fingergelenken; bei Sepia sind sie in aller Regel schmerzlos[UE]. Meines Wissens gibt es nur zwei weitere Mittel mit solchen Geschwüren an den Fingergelenken, und das sind **Borax** und **Mezereum**.[RP1220] Sepia hat sich vielfach als Heilmittel bei Ringflechten[KE4,260] erwiesen.

Sepia erzeugt gelbbräunliche Flecken[AR19,3,187], Juckreiz[CK1438], Röte der Haut[SK518], Bläschenausschlag[EN2032], nässende Wundheit[GS], rasch abschuppende Pusteln. Nesselausschlag bei jedem Aufenthalt in freier Luft, verschwindend bei Rückkehr in die Wohnung[KE4,202]. „Nadelstiche über die Haut, Abends im Bette, wenn er warm wird."[CK1437] Dunham empfiehlt das Mittel – wegen dessen Neigung zur Abschuppung – als Antidot bei einer **Rhus**-Vergiftung.

Bei der Behandlung der **Schuppenflechte**[AZ108,94] nimmt Sepia einen prominenten Platz ein, muss sich aber in seiner Bedeutung hinter **Arsenicum** und **Arsenicum jodatum** einreihen.

Diese **gelbbraunen Flecken** sind auch durch **Lycopodium**, **Nux vomica** und **Sulfur** beseitigt worden; Dr. Baruch aus New York war hier mit **Curare** erfolgreich.

Neben Sepia sind u. a. auch **Calcarea**, **Baryta carbonica** und **Tellurium** bei der **Ringflechte** [Herpes circinatus (– Trichophytie)] empfohlen worden. **Baryta carbonica** hat sich in meinen Händen hierbei nie bewährt. **Tellurium** ist hilfreich, wenn diese Flechte an einem großen Teil des Körpers auftritt und sich die Ringe dabei teilweise überschneiden.[GS]

Bei **Krätze** ist Sepia nach Schwefelmissbrauch angezeigt, wenn zwischen den Krätzebläschen immer wieder große, eiternde Pusteln aufschießen.[GS]

Bindegewebe

Sepia hat eine ausgeprägte Wirkung auf das Bindegewebe, indem es dieses schwächt und so eine Vielzahl an Symptomen generiert. So kommt es bei-

10

spielsweise zu einer Schwäche der Fußgelenke, welche beim Gehen leicht verrenkt werden[CK1398]; oder zu einem Schwäche- und Leeregefühl in der Magengegend[CK529], das durch Essen kaum zu bessern und offenbar die Folge eines schlaffen Herabhängens der Eingeweide ist. Diese Wirkung von Sepia auf das Bindegewebe kann man sich daher in Fällen zunutze machen, die zu einem leichten **Verrenken der Gelenke** geneigt sind.

Gemüt

Nehmen wir uns jetzt die Organe der Reihe nach vor und betrachten zunächst die deutliche Einwirkung von Sepia auf die Psyche. Das Mittel ruft einen Gemütszustand hervor, der sehr charakteristisch ist und der vorhanden sein sollte, wenn Sepia das Heilmittel ist. Der Patient bzw. die Patientin (zumeist Letzteres) ist niedergeschlagen und traurig[CK1] und überaus weinerlich[CK13]. Diese **Traurigkeit** ist gewöhnlich auch mit **Reizbarkeit** verbunden.[CK8] Es ist nicht ratsam, eine Sepia-Frau zu kritisieren [„sehr leicht gekränkt"[CK34]]. Zu anderen Zeiten wiederum kann sie in einem Zustand völliger **Gleichgültigkeit** sein.[CK61] Sie kümmert sich dann nicht um ihren Haushalt, und selbst ihre Familie ist ihr egal[CK].

Dieser Gemütszustand von Sepia muss besonders von dem von **Pulsatilla, Natrium muriaticum** und **Causticum** unterschieden werden.

Pulsatilla Pulsatilla steht in dieser Hinsicht **Sepia** ohne Zweifel am nächsten. Wie **Sepia** gerät auch die Pulsatilla-Patientin leicht in einen Zustand der Weinerlichkeit[RA], der ängstlichen Hitze[RA1099], der mürrischen Übellaunigkeit[RA1125ff], der ängstlichen Sorge um ihre Gesundheit[RA1115], etc. Aber nur Pulsatilla hat das milde, nachgiebige Gemüt[RA], die übergroße Anhänglichkeit und das Heischen nach Trost[GS]. Wohl können Missmut und Verdrießlichkeit[RA1136] oder „höchste Unentschlüssigkeit"[RA1119] vorhanden sein, aber es fehlen die ärgerliche Reizbarkeit[CK46ff] und die kalte Gleichgültigkeit von **Sepia**.

Natrium muriaticum Komplementär zu **Sepia**; beide Mittel rufen weinerliche Stimmung hervor, Niedergeschlagenheit, ständiges Denken an vergangene Unannehmlichkeiten, Reizbarkeit, Gleichgültigkeit, Gedächtnisschwäche und sehr wechselhafte Gemütszustände. Ersteres hat eine ausgesprochene Verschlimmerung durch Trost[CK20], und Gleiches können wir klinisch auch von **Sepia** sagen. Beide Mittel haben außerdem die Verschlimmerung von Beschwerden durch Ärger oder Zorn. Beide gleichen sich augenscheinlich auch darin, dass sie Schwäche und Reizbarkeit der Nerven verursachen, doch ihre komplementäre Beziehung zueinander beruht auf der Tatsache, dass **Sepia** mehr vaskulären Erethismus erzeugt; so kommt es, dass bei **Sepia** emotionale Erregung Blutandrang zur Brust[CK1090] und zum Kopf[CK114] hervorruft, angeregte Unterhaltung ein heißes Gesicht veranlasst[CK332] und nach Aufregung starke Schweiße folgen. Bei Natrium muriaticum deuten die Symptome eher allein auf nervöse Erregbarkeit oder Nervenschwäche hin, weshalb stärkere Gemütsbewegungen zu Kopfschmerzen[CK155] und Ziehschmerz im Rücken aufwärts[CK934] führen; und unangenehme Gedanken haben traurige Stimmung[CK4;13], lähmungsartige Schwäche[CK8] und Reizbarkeit zur Folge – ohne irgendwelche Blutwallungen. Wenn die Patientin hypochondrisch ist[CK22], so ist sie zugleich in einem Zustand melancholischer Niedergeschlagenheit[CK5], die ihre Ursache in Darmträgheit hat, während bei **Sepia** derselbe Zustand außerdem mit einer Pfortaderstauung zusammenhängt und deshalb länger persistiert und mit einer reizbareren Stimmung verbunden ist. Natrium muriaticum ist zu erwägen, wenn der Gemütszustand durch Menstruationsstörungen oder durch eine Erkrankung der Gebärmutter bedingt ist, doch handelt es sich hierbei allenfalls um einen Gebärmuttervorfall, niemals um eine uterine Kongestion, wie wir sie bei **Sepia** sehen. Die Gleichgültigkeit von Natrium muriaticum entsteht aus Hoffnungslosigkeit[CK21] und mangelnder Gefühlsansprechbarkeit, während die von **Sepia** eine unverhohlene Abneigung selbst gegen jene einschließt, die ihr am nächsten stehen und naturgegeben auch am liebsten sind.

Causticum Causticum ruft eine schwermütige Stimmung[CK2] hervor, besonders in den Tagen vor der Menstruation[CK802]. Das Gesicht ist ebenfalls oft gelb[CK317] (besonders während der Regel[CK810]); aber die Angst dieses Mittels entspricht eher einer allgemeinen Verzagtheit, die bei allen möglichen Umständen zu großen Befürchtungen disponiert.[CK14f]

Die Patientin ist voller böser Vorahnungen[CK7] und befürchtet die Möglichkeit, dass ihr selbst oder anderen ein Unglück widerfahren könnte[CK6; 20].

Lilium tigrinum Dieses Mittel steht **Sepia** sehr nahe. Es beeinträchtigt die Blutzirkulation, besonders den venösen Kreislauf, und als Reflexsymptom von uteriner und ovarialer Reizung kommt es zu einer ausgeprägten nervösen Erregbarkeit. „Dauerndes Gefühl von Gehetztsein, wie von drängenden Pflichten, gleichzeitig ein Gefühl völliger Unfähigkeit, diesen nachzukommen.“[EN30] Die Patientin ist niedergeschlagen und überaus weinerlich, hat ständig die Befürchtung, sie könnte an einer schlimmen, unheilbaren Krankheit leiden, sie könnte verunglücken, o. Ä.[GS] Hat das Gefühl, als sei sie im Begriff, verrückt zu werden.[EN16]

Beide Arzneien eignen sich besonders für den geschwächten Organismus des weiblichen Geschlechts. Die Frauen sind sehr um ihre Gesundheit besorgt; immer in Eile, nervös, unruhig; so nervös, dass die geringste Aufregung kalt-schweißige Hände, heftiges Herzklopfen etc. verursacht. Bei beiden Arzneien scheint der Grund für die Schwäche eine Erschlaffung der Sehnen und Bänder, der serösen Häute [besonders des Peritoneums] und der Venen zu sein. Die beiden ersten Punkte erklären das Leere- und Flauheitsgefühl im Bauchbereich, die schwachen Knie (die bei Lilium mangels Synovialflüssigkeit sogar knacken können), die Prolapsneigung, etc.; letzterer Punkt – die Erschlaffung der Venen – erklärt die Neigung zu portaler Stauung (**Sepia**), das Vollheitsgefühl in Brust und Herz und die Blutfülle in den peripheren Venen.

Ein wesentlicher Unterschied zwischen den beiden Arzneien besteht jedoch darin, dass die Lilium-Patientin durch Ablenkung Erleichterung erfährt, etwa indem sie sich intensiv mit etwas beschäftigt[EN413], während die vielen nervösen Symptome der **Sepia**-Patientin besonders durch starke körperliche Betätigung gelindert werden. Im ersteren Fall ist es vor allem sexuelle Erregung, die durch Beschäftigtsein unterdrückt werden kann[GS]; im Fall von **Sepia** findet die Patientin allgemeine Linderung durch Bewegung, weil dadurch der venöse Rückstrom des Blutes befördert wird, wobei der nervöse Erethismus insgesamt geringer ausgeprägt ist und zudem mit vermindertem sexuellen Verlangen oder auch Abneigung gegen Geschlechtsverkehr einhergeht. Darüber hinaus hat Lilium ein deutliches Nachlassen der Symptome am Vormittag, während **Sepia** eher am Nachmittag Erleichterung erfährt.

Hepar sulfuris Erzeugt einen Gemütszustand, den wir in diesem Zusammenhang durchaus mit berücksichtigen sollten. Die Patientin ist traurig und niedergeschlagen[CK3], und in dieser Stimmung fällt ihr alles ein, was ihr jemals unangenehm im Leben war[CK12]. Am Abend steigert sich die Traurigkeit bis zu Selbstmordgedanken.[CK4] Ärgerlich und verdrießlich über Kleinigkeiten[CK17]; das Geringste bringt sie bis zur größten Heftigkeit auf[CK18]. Sie möchte allein sein[CK9], erträgt nicht einmal den Anblick ihrer Angehörigen[CK7].

Dieser letztere Zustand entspricht nicht ganz der Gleichgültigkeit von **Sepia**, weil er seine Ursache mehr in einer abweisenden Stimmung[CK7] hat. Abgesehen davon ist nur Hepar zu einem derart heftigen Gefühlsausbruch fähig, wie ich ihn eben beschrieben habe.

Platinum Auch Platinum ähnelt **Sepia** in seinem Trübsinn.[CK11] „Gleichgültigkeit, es war ihm gleich, ob seine abwesende Gattin sterbe.“[CK40] Worin es sich jedoch unterscheidet, ist die Vermischung dieser Zustände mit dem für Platinum charakteristischen Hochmut[CK38] oder mit der Angst, bald selber sterben zu müssen[CK10], oder auch mit jenem bornierten Gemütszustand, der mit dem Gefühl eigener Überlegenheit[CK35] verwandt ist, nämlich der Empfindung, dass ihm alles zu eng ist, verbunden mit Weinerlichkeit[CK15]. Und abgesehen davon unterscheiden sich (beim weiblichen Geschlecht) die Uterussymptome grundlegend voneinander, wie wir später noch sehen werden.

Kopfschmerzen, Migräne

10

Lassen Sie uns nun die Kopfbeschwerden von Sepia näher betrachten. Es gibt eine Kopfschmerzart, die als **Hemikranie**[AZ34,10] bezeichnet wird und bei der Sepia eines unserer Hauptmittel ist. Die Symptome, die es hier indizieren, sind die folgenden: Schmerzen über einem Auge (gewöhnlich dem linken) von klopfendem Charakter; tiefe, stechende Schmerzen, die in den Hirnhäuten zu sitzen scheinen; die

Schmerzen schießen fast immer nach oben [in Richtung Scheitel [CK168]] oder von innen nach außen [zu den Augen heraus [CK176]]; sie sind so heftig, dass sie zum Schreien zwingen [CK], und oft sind sie mit Übelkeit und Erbrechen verbunden [KE1,201]. Die Anfälle werden erneuert oder verschlimmert durch Bewegung [AZ7,133], jedes Geräusch [AZ10,203], Licht [KE1,201] oder auch Gewitter [CH157], und sie werden gelindert durch Schlaf oder Ruhen in einem dunklen Zimmer [KE1,198]. Die Kopfschmerzen sind bei Frauen gewöhnlich mit Schmerzhaftigkeit des Gesichts, Verlagerung der Gebärmutter oder Menstruationsstörungen [AZ29,191] verbunden. Gelegentlich kommt es bei Sepia vor, dass der Kopf unwillkürlich nach vorn [CK209] und hinten [EN142] zuckt [UE], besonders vormittags und im Sitzen.[GS] Dieses Symptom hat man sich bei nervösen Frauen (z. B. bei Hysterie) und auch bei Kindern mit verzögertem Schluss der Fontanellen [GS] zunutze machen können. In solchen Fällen sollten Sie nicht **Sulfur**, **Calcarea** oder andere Mittel dieser Art geben. Studieren Sie die Symptome, und Sie werden sehen, dass Sepia angezeigt ist.

Sepia kann auch bei rheumatischen und **gichtigen Kopfschmerzen** [AZ36,234] hilfreich sein, besonders wenn diese, wie bei **Nux vomica**, am Morgen schlimmer sind und mit Übelkeit und Erbrechen einhergehen. Die Leber ist dabei natürlich mit beeinträchtigt, und der Urin ist mit Harnsäure überladen.

Bei **Kopfschmerzen** durch **Gehirnermüdung** ist Sepia aufgrund seines kachektischen Allgemeinzustands in Betracht zu ziehen. Es soll hier besonders wirksam sein, wenn eine sehr einseitige Beschäftigung zur Erschöpfung des Gehirns beigetragen hat. Zu vergleichen sind dabei ferner **Natrium muriaticum**, **Nux vomica**, **Sulfur** und **Picricum acidum**.

Bei Hemikranie oder Migräne wollen wir Sepia mit **Belladonna**, **Sanguinaria**, **Iris versicolor**, **Pulsatilla**, **Nux vomica**, **Arsenicum**, **Theridion**, **Silicea** und **Thuja** vergleichen.

10

Belladonna Belladonna muss bei Hemikranie gegeben werden, wenn heftige Hyperämie des Kopfes besteht, mit klopfenden Karotiden [HY5,209], rotem Gesicht, Unerträglichkeit der geringsten Erschütterung, von Licht und jedem Geräusch [AZ34,9]. Es ist vor allem bei plethorischen Patienten [AZ36,224] angezeigt, nicht bei kachektischen wie z. B. **Sepia**.

Sanguinaria canadensis Die Blutwurzel ruft typischerweise einen rechtsseitigen Kopfschmerz hervor, wobei die Schmerzen allmählich vom Hinterkopf nach vorn wandern.[AZ112,77] Sie kommen und gehen mit dem Lauf der Sonne und haben ihren Höhepunkt in der Mittagszeit.[(GA3,39)] Die Anfälle enden mit profusem Harnfluss [GS] (wie bei **Silicea**, **Gelsemium** und **Veratrum album**). Sie kehren in wöchentlichen Abständen wieder.[GA3,39] Sanguinaria hat darüber hinaus menstruelle Kopfschmerzen, die eine starke Regelblutung begleiten.[GA3,213] Bei **Sepia** fallen die Menses dagegen spärlich aus. Bei Sanguinaria sind die Kopfschmerzen gewöhnlich auf der rechten Seite, bei **Sepia** können sie jede Seite befallen.

Iris versicolor Iris kommt bei Migräne zum Einsatz, die mit einem Schleier vor den Augen beginnt und von saurem, wässrigem Erbrechen begleitet wird.[GS] Benommen machende und betäubende Kopfschmerzen [EN29], mit neuralgischen Gesichtsschmerzen, die u. a. auch den Nervus infraorbitalis mit den Ästen für die Oberkieferzähne und den Nervus alveolaris inferior mit den Ästen für die Unterkieferzähne mit einbeziehen.[GS]

Pulsatilla Pulsatilla hat hier viel Ähnlichkeit mit **Sepia**. Beide kommen bei spärlichen Menses in Betracht; beide haben berstende, klopfende, bohrende oder stechende Schmerzen auf einer Seite des Kopfes, vorübergehendes Dunkelwerden vor den Augen, weiße Zunge, Übelkeit und Erbrechen. Pulsatilla hat mehr Erbrechen und eine dick belegte Zunge, mit klebrigem Mund und mit Besserung in kühler Luft; die Schmerzen wandern mehr umher und sind mit allgemeinem Frösteln verbunden; Verschlimmerung zum Abend hin.[GS] Bei **Sepia** kehren die Schmerzen in heftigen Schlägen [GS] oder wellenartigen Rucken [CK130] zurück, mit entsprechender Zunahme der Hitze im Kopf; die Sehstörungen während der Anfälle gehen oft mit großer Schwere der Augenlider einher.[GS] Das Gesicht, das bei beiden Mitteln während der Kopfschmerzen gerötet ist, ist bei **Sepia** normalerweise gelblich und bei Pulsatilla blass.

Nux vomica Anders als **Sepia** ist Nux vomica eher für Männer geeignet. „Der Schmerz ist am häufigsten ein ziehend-drückender, oft ist das Gefühl, als sei ein Nagel in der einen Hälfte des Kopfes eingeschlagen, auf der leidenden Seite ist das Gehirn wie zertrümmert, zerschlagen." [AZ34,11] Die Gesichtsfarbe ist „elend, blaß, erdfarben, gilblich" [RA109] oder auch gerötet mit gelegentlich hinzutretender Blässe [(SK269)]. Die Anfälle beginnen am frühen Morgen und steigern sich dann gewöhnlich, bis der Patient halb rasend ist.[KE1,185] Wie bei **Sepia** können die auslösenden Ursachen Hämorrhoiden sein, Plethora des Unterleibs oder auch große geistige Anstrengung.[AZ34,11] Im Großen und Ganzen sind die beiden Mittel jedoch sehr verschieden.

Arsenicum album Das Arsenik erzeugt einen klopfenden [CK143f] oder auch betäubenden, drückenden Stirnkopfschmerz [CK121], vorwiegend über dem linken Auge [CK119]. In dieser Beziehung ist es mit **Sepia** vergleichbar, allerdings sind die Erschöpfung und die Unruhe der beiden Mittel sehr verschieden ausgeprägt, ebenso wie die Intensität der ärgerlichen Reizbarkeit, die bei Arsenicum bis zum Fluchen und Wütendwerden [CK61] gehen kann. Anders als am übrigen Körper erfährt der Arsenicum-Patient bei seinen Kopfschmerzen eine vorübergehende Linderung durch Applikation von kaltem Wasser am Kopf.

Theridion curassavicum Bei Theridion geht den Kopfschmerzen häufig Flimmern vor den Augen voraus [GA3,20], ebenso das Gefühl eines Schleiers vor den Augen [GA3,18]. Die Übelkeit dieses Mittels wird bei geschlossenen Augen [GA3,95] und durch laute Geräusche [GA3,25] vermehrt. Die Wirkung von Geräuschen auf den Patienten ist bei Theridion wesentlich stärker ausgeprägt als bei **Sepia**; sie scheinen die Schmerzen zu erhöhen und den ganzen Körper zu durchdringen, bis in die Zähne hinein [GA3,25] – so empfindlich sind die Nerven gegen diese Art von Schwingungen.

Silicea Silicea kommt bei Kopfschmerzen in Betracht, wenn diese nach jeder ungewohnten [vor allem geistigen [CK90]] Anstrengung [CH160] auftreten, und sei sie auch nur mäßig groß gewesen. Die Schmerzen können Übelkeit und Mattigkeit fast bis zur Ohnmacht herbeiführen [CK105]; danach Schwarzwerden vor den Augen [CK131].

Augenerkrankungen

Sepia ist ein sehr nützliches Mittel bei Erkrankungen der Augen. Es ist hilfreich bei **Asthenopie** im Zusammenhang mit Uterusleiden.[GS] Sepia kann von anderen Mitteln häufig anhand der Verschlimmerungszeit unterschieden werden. Sowohl in Bezug auf die Augen wie auch allgemein betrachtet sind die Beschwerden „bei weitem schlimmer Abends und Nachts als am Tage" [CK1382]; am Vormittag und Nachmittag ist die Patientin relativ beschwerdefrei.

Bei **Konjunktivitis** finden Sie Sepia angezeigt, wenn die Entzündung eher von trägem, asthenischem [AZ23,124] Charakter ist und hauptsächlich skrofulöse Kinder befällt [GS]. Die Symptome sind subakut. Viel purulente Schleimabsonderung in den Vormittagsstunden; vergleichsweise wenig Beschwerden im Verlauf des Tages, doch zum Abend hin zunehmende Trockenheit der Bindehäute mit Brennen und Lichtscheu.[AZ51,162]

Die übrigen Augensymptome von Sepia können wir wie folgt zusammenfassen: Katarakt [GS]; Trachom, mit oder ohne Pannusbildung [GS]; Schuppen oder Schorf auf den Lidern [CK245] und Lidrändern [CK,GS]; Pusteln an den Lidrändern [GS] bei Ausschlag im Gesicht; Augen sehr lichtempfindlich [GS], die Lider schließen sich unwillkürlich [CK228]; Herunterhängen der oberen Lider [EN395]; stechende [CK229] oder drückende Schmerzen in den Augen, durch Reiben verschlimmert [CK219]. Ursachen hierfür können sein: Uterus- oder Lebererkrankungen, Skrofulose, Teetrinken [GS]. Verschlimmerung der Augensymptome morgens und abends, bei heißem Wetter [2]; besser durch Baden mit kaltem Wasser [3] sowie am Nachmittag.

[2] Die Modalität bezieht sich wohl auf die folgenden beiden Symptome aus den *Guiding Symptoms*, die offenbar *allergisch* bedingt sind: „Severe conjunctivitis, every summer for twenty years, from beginning of warm weather in spring until its close in the fall; … marked aggravation in morning and usually in evening." Und: „Follicular conjunctivitis …, which is observed only during the summer, or always < in hot weather." Im Kent'schen Repertorium findet sie sich in der Form „Eye, inflammation, summer" wieder; einziges Mittel: *Sepia*.

[3] Bezieht sich in den *GS* auf „beißende Augenschmerzen" (S. 307). Bei Hahnemann heißt es dagegen: „Entzündung der Augen, welche kein kaltes Wasser verträgt." (*CK* 236)

10

Ich habe Sepia viele Jahre lang bei **Trübsichtigkeit**[CK258] u. Ä. eingesetzt, wenn diese mit Uterusvorfall einherging. Gleichermaßen habe ich es dienlich gefunden bei **Asthenopie,** die mit Erschöpfung durch Samenverluste im Zusammenhang stand[GS], seien diese willentlich oder unwillentlich zustande gekommen. In letzter Hinsicht ist das Mittel **Natrium muriaticum**, **Lilium tigrinum**, **Jaborandi** und **Kalium carbonicum** ähnlich.

Natrium muriaticum Kann wie **Sepia** bei Augenaffektionen als Reflex eines uterinen Leidens angezeigt sein[GS]; die Lider können ebenfalls herunterhängen. Doch bei Natrium muriaticum sehen wir mehr krampfhaftes Zusammenziehen der Lider[CK254], insbesondere bei Konjunktivitis; die Absonderungen sind dünn und scharf[ÖZ4,33] [wundmachende, scharfe Tränen[CK245]]; Fissuren in den Augen- und auch in den Mundwinkeln[GS]; heftige Schmerzen über den Augen, < beim Nach-unten-Sehen[(GS)].

Natrium muriaticum hat darüber hinaus eine allgemeine Schwäche der Augenmuskeln, namentlich der inneren geraden Muskeln[GS], Steifheitsgefühl in den Augenmuskeln beim Bewegen derselben[GS], etc.; Buchstaben oder Nähstiche fließen beim Sehen ineinander[CK264]. Doch finden wir nicht das plötzliche „Vergehen der Augen“[CK259], das bei **Sepia** so deutlich hervortritt.

Lilium tigrinum Lilium ruft Beißen in den Augen hervor; verschwommenes Sehen mit Hitze in Augen und Lidern[EN141]; heftiger Schmerz über dem linken Auge[EN130]. In diesen Symptomen ist es **Sepia** ähnlich. Es hat ferner Brennen und Beißen in den Augen nach Lesen oder Schreiben[EN125], > in der freien Luft[GS], wie bei **Pulsatilla**. Sehschwäche vermutlich aufgrund eines Spasmus des Ziliarmuskels [„spasm of accommodation“[GS], demzufolge Weitsichtigkeit]. (Vgl. **Jaborandi**.)

Cyclamen europaeum Auch Cyclamen muss, zusammen mit **Pulsatilla** und **Sepia**, bei plötzlichem Sehverlust in Betracht gezogen werden; Cyclamen, wenn die Regelblutung in großer Menge, schwarz und in Klumpen abgeht[ZÖ2,469], **Pulsatilla** bei zwar ebenfalls schwarzer, aber eher spärlicher Blutung[RA571]. Die Cyclamen-„Blindheit“ ist jedoch Begleiterscheinung eines halbseitigen Kopfschmerzes in der linken Schläfe und geht mit Gesichtsblässe, Übelkeit im Hals[RA(56)] und Verdauungsschwäche einher.[(GS)]

Pulsatilla Die Küchenschelle ist außerdem ein Heilmittel bei Konjunktivitis mit eitriger Schleimabsonderung, doch ist diese mild und tritt verstärkt abends und nachts auf[GS], mit Zusammenkleben der Lider am frühen Morgen[RA132]. Trachom mit Bildung feiner Körner, etc.[GS] Neigung zu stark entzündeten Gerstenkörnern[(RA114)], vorzugsweise am oberen Augenlid[UE].

Graphites Ein wichtiges Mittel bei chronischer Blepharitis ciliaris, besonders im Bereich der äußeren Augenwinkel, die leicht rissig werden und bluten; Lidränder leicht geschwollen und blassrot; viel Schuppen, Krusten oder trockener Eiterschleim[SK451] an Lidern und Wimpern.[GS]

Thuja occidentalis Häufig angezeigt bei Augenaffektionen von Teetrinkern. Bräunliche, kleieartige Schuppen sammeln sich an den Wimpern[(TH167)], und auf den Lidplatten bilden sich kleine, warzenähnliche Wucherungen[(GS)].

Nux vomica Nux wird bei Augenleiden benötigt, die mit Lebererkrankungen [Alkoholabusus[KE5,133]] einhergehen. Die Symptome verschlimmern sich am Morgen, und manche Augenschmerzen finden durch Anwendung von kaltem Wasser Linderung.[GS]

Alumina Auch Alumina hat Herunterhängen der Augenlider[CK190ff], Brennen und Trockenheit der Augen[CK182f] sowie Trübsichtigkeit[CK205]. Doch die Beschwerden nehmen bei Alumina vor allem abends und nachts zu[CK193f], und es sind vor allem die inneren Canthi betroffen[CK183].

Abdomen

Als Nächstes wollen wir die Wirkung von Sepia auf die Bauchorgane betrachten. Es ist bei der bereits erwähnten Form von **Dyspepsie** zu erwägen wie auch bei der mit Uterusleiden verbundenen Verdauungsstörung, wenn diese mit einem Schwäche- und Leeregefühl in der Magengegend[CK529] und im Abdomen[CK715] einhergeht, mit saurem[CK496] oder bitterem[CK499] Mundgeschmack und mit einem Verlangen nach Essiggurken und anderen sauren Dingen[CK521], welche diese Symptome zu lindern scheinen. Die Zunge ist weiß belegt[CK432], der Darm gewöhnlich obstipiert[UE], die Stühle „hart, auch wohl knotig und ungenüglich"[CK747], und selbst wenn sie nicht hart sind, gehen sie nur sehr schwierig ab[CK745f]. Der Bauch ist angeschwollen[GS] oder von Blähungen aufgetrieben, und fast immer ist die Lebergegend schmerzhaft[CK638ff]. Bei der körperlichen Untersuchung finden Sie die Leber vergrößert[GS], und zwar nicht aufgrund einer fettigen oder amyloiden Degeneration, sondern durch Kongestion.

Hämorrhoiden sind ein weiterer Hinweis auf Sepia, wenn beim Stuhlgang Blut abgeht[CK754], verbunden mit einem Vollheitsgefühl im Mastdarm, als würde dieser von einem Fremdkörper ausgedehnt, was Stuhldrang zu erregen scheint.

Der Urin hat einen eigentümlich fötiden Geruch, ist sehr trübe und setzt beim Stehen einen Harnsäureniederschlag ab[CK835], der am Geschirr fest anhaftet.

Lycopodium Lycopodium ist bei diesem Zustand ein würdiger Rivale. Der Unterschied zwischen den beiden Mitteln lässt sich in wenigen Worten zusammenfassen:
Ein Gefühl von Leere in der Magengegend spricht eher für **Sepia**, ein Völlegefühl nach dem Essen eher für Lycopodium[CK544]. Tatsächlich überschattet bei letzterem Mittel das Völlegefühl nicht selten alle anderen Symptome und ist oft auch ohne jede Veränderung im Erscheinungsbild der Zunge vorhanden. Saurer Mundgeschmack[CK501] und saures[CK574] oder brennendes[CK580] Aufstoßen kommen hingegen sehr häufig vor. Im Abdomen findet ein starker Gärungsprozess statt.[GS] Nach dem Essen ist der Blutkreislauf gestört, und der Patient wird unüberwindlich müde und schläfrig.[CK563ff] Der Urin enthält reichlich roten Sand.[CK805] Neigung zu Verstopfung[CK], mit Stuhldrang und krampfhaft verengtem Mastdarm[CK729] und After[CK732]. Der Urin ist jedoch nicht so übelriechend wie der von **Sepia**.

Sulfur Ähnelt **Sepia** in vieler Hinsicht. Beide Mittel eignen sich in torpiden Fällen mit mangelhafter Reaktion. Wir finden bei Sulfur abdominelle Plethora, Leberkongestion, Hämorrhoiden[CK935], Stuhlverstopfung[CK847], Hunger um 11 Uhr vormittags[GS], bitteren[CK566] oder sauren[CK565] Mundgeschmack, saures[CK661] oder nach faulen Eiern riechendes[CK659] Aufstoßen, Völlegefühl nach wenigem Essen[CK627], etc. Das Gesicht ist bei Sulfur aber normalerweise stärker gerötet[CK379] als bei **Sepia** und zeigt häufig rote Flecken[CK381]. Speichel erregt Ekel bis zur Übelkeit[4]. Neigung zum „Erbrechen des Genossenen"[CK696]. Verlangen nach Branntwein[GS] oder Bier[CK609] und nach Süßigkeiten[CK600], die aber Beschwerden machen können[GS]. Der Sulfur-Patient verspürt gegen 11 Uhr großen Appetit, der ihn zum Essen nötigt[GS], während bei **Sepia** in dieser Zeit nur ein flaues, leeres Gefühl im Magen besteht [„mit Uebelkeit, sobald sie an eine zu geniessende Speise nur denkt"[CK530]]. Die Verstopfung geht bei Sulfur oft mit vergeblichem Drängen zum Stuhl einher[CK860], wie bei **Nux vomica**.

Leere- oder Flauheitsgefühl

Hinsichtlich des Schwäche-, Leere- oder Flauheitsgefühls in der Magengegend kann Sepia mit folgenden Mitteln verglichen werden: **Calcarea carbonica**, **Cocculus**, **Kalium carbonicum**, **Stannum**, **Ignatia**, **Carbo animalis**, **Sarsaparilla**, **Niccolum**, **Oleander**, **Ipecacuanha**, **Thea**, **Staphisagria**, **Cimicifuga** und **Hydrastis**.

Cocculus indicus Leeregefühl im Magen[RA133;152], das auch im ganzen Unterleib [„als ob sie keine Eingeweide hätte"[RA173]] und selbst in der Brust[RA254] verspürt werden kann. Sprechen erhöht alle Symptome[RA411] und ermüdet besonders die Brust[RA265]. Die Beschwerden werden durch jede Art von Anstrengung[(RA441)] und vor allem durch Schlafmangel[RA454] erneuert oder verstärkt.

Kalium carbonicum Der Patient hat vor dem Essen ein fast schmerzhaftes Leeregefühl im Magen[GS], das in keinem Verhältnis steht zu dem allein durch

[4] In dieser Form in den Quellen nicht zu finden. Zwei ähnliche Symptome sind: „Ekel bis zur Übelkeit vor allen Ausdünstungen seines Körpers." *(GS)* „Uebelkeit mit Speichel-Zufluss im Munde …" (*CK* 679)

Hunger ausgelösten Leeregefühl. Dann aber Vollheit und starke Aufgetriebenheit des Unterleibs schon nach wenigem Essen [CK525], namentlich nach Suppe [GS].

Stannum metallicum Der Patient verspürt trotz Leeregefühls im Magen [CK194] und Bauch keinen Hunger [CK279], und dieses Leeregefühl hält auch nach Essen an [CK280] und kann sich sogar auf die ganze Brust ausdehnen [CK377].

Ignatia amara Ein Gefühl von Leerheit [RA263], Nüchternheit [RA265] oder Schwäche [RA267] in der Magengegend ist für Ignatia besonders charakteristisch und geht typischerweise mit Seufzen [GY3] einher.

Carbo animalis Bei diesem Mittel hängt das Leeregefühl im Magen [GY3] und Bauch [CK295] oft mit Säfteverlust [z. B. durch Stillen eines Säuglings [GS]] zusammen.

Oleander Typisch für Oleander ist ein Leeregefühl in der Magengegend bei gleichzeitigem Völlegefühl im Bauch [RA156]; auch die Brust kann sich leer anfühlen, „wie ausgeweidet" [RA200]; äußerlich ein „plötzliches Kälte-Gefühl auf der linken Brust" [RA199] [5].

Sarsaparilla Das Leeregefühl im Bauch ist bei Sarsaparilla mit „Kollern und Glucksen" darin verbunden. [CK253]

Niccolum Niccolum hat „Empfindung im Magen, wie von Leerheit, und doch kein Hunger" [AN3,167].

Cimicifuga racemosa Die Arznei eignet sich hervorragend, wenn mit dem flauen, leeren Gefühl im Epigastrium [EN194] zugleich ein Gefühl von Zittern im Magen [EN205] besteht, das sich von dort über den ganzen Körper ausbreitet.

Hydrastis canadensis Hydrastis lindert, wenn das Flauheitsgefühl mit Herzklopfen [EN201] einhergeht und wenn der Stuhl klumpig und mit Schleim bedeckt ist [AZ88,71].

Thea chinensis Ein ausgeprägtes Schwäche- und Leerheitsgefühl im Magen [AZ42,329]; Migräne, bei der die Schmerzen im linken Ovar und im Magen zu beginnen und von dort auf den Kopf überzugehen scheinen [EN46] [6].

[5] Farringtons Angabe „the chest feels empty and cold" ist daher irreführend, ebenso wie das *GS*-Symptom „Sensation of emptiness and coldness in chest".

[6] Farrington schreibt: „Migräne, die von einem Punkt ausstrahlt, und Schmerzen im linken Ovar." Obiges Symptom von Wesselhöft aus Allens *Encyclopedia* scheint mir die Grundlage für Farringtons offenbar verkürzte Darstellung zu sein.

KAPITEL

11 Vorlesung: Sepia (Forts.)

Uterusbeschwerden

Wir wollen heute unser Studium von Sepia fortsetzen und uns zunächst mit der Gebärmutter beschäftigen, zu der Sepia einen ganz besonderen Bezug hat. Die schon in der letzten Vorlesung erwähnte Kongestion führt zur **Verlagerung des Uterus,** meist in Form eines Vorfalls [SK535] oder einer Rückwärtsneigung [AZ74,78]. In weiter fortgeschrittenen Fällen ist der Uterus deutlich vergrößert und die Zervix verhärtet [SK535]. **Leukorrhö** ist ein sehr ausgeprägtes Symptom, oft gelblichgrün von Ansehen [CK946] und mitunter auch übelriechend [CK948]. Im Verein mit diesen objektiven Symptomen bestehen herabpressende Schmerzen im Unterbauch [EN1040] und Kreuzschmerzen [CK1105], zeitweise so heftig, dass sie die Atmung zu beeinträchtigen scheinen [rufen Brustbeklemmung hervor [CK896; GS]]. Manchmal hat die Patientin dabei das Gefühl, als würde der ganze Bauchinhalt zur Scheide herausgedrängt, was sie abmildern kann, wenn sie sich hinsetzt und die Beine übereinanderschlägt.[CK896] Die **Empfindung des Herabdrängens** ist zumeist mit Rückenschmerz verbunden, der von der Lenden- oder Kreuzbeingegend ausgeht.[GS] Das Drängen nach unten wird deutlich vermehrt, wenn die Patientin steht oder geht.[RP583] Brennende Schmerzen im Uterus [während der Regel [RP737]], manchmal auch stechende [EN1286], lanzinierende Schmerzen, die nach oben schießen [EN1290]; ferner kann das Gefühl bestehen, als ob der Uterus fest von einer Hand umklammert (und plötzlich wieder losgelassen [EN1284]) würde, ein Symptom, das auch bei **Cactus** und **Lilium tigrinum** zu finden ist. Die Menses kommen gewöhnlich zu spät [CK918] und zu schwach [CK], nur ausnahmsweise zu früh [CK905ff] und zu stark.

Lilium tigrinum Das Mittel, das **Sepia** hier am ähnlichsten ist, ist Lilium tigrinum, dessen Prüfungen wir Dr. William E. Payne aus Bath, Maine, verdanken. Anlass für die Prüfungen war der Zeitungsbericht über ein Mädchen, das sich mit den Pollen der Blüte vergiftet hatte und schließlich in Krämpfen daran gestorben war.[NR2,389] [1] Payne dachte daher, dass sich Lilium möglicherweise als wertvolles Mittel bei Krampferscheinungen von an Hirnhautreizung leidenden Kindern erweisen könnte.[NR2,390] Bei diesen Prüfungen wurde er von Dr. Dunham und einer Reihe von Frauen unterstützt. Im Verlauf der Prüfungen wurden durchaus Krampferscheinungen [vor allem schmerzhafte Muskelkrämpfe an Fingern [EN468] und Zehen [EN511]] beobachtet, gleichzeitig wurden aber auch in fast jedem Fall Funktionsveränderungen an Uterus und Ovarien festgestellt.

Die Uterussymptome von Lilium tigrinum gleichen jenen, die häufig auch Schwangerschaft und Geburt begleiten oder folgen. Von daher kann es z. B. in Fällen von **Subinvolution** [GS] angezeigt sein. Der Uterus gewinnt nach einer Geburt nicht seine normale Größe zurück, und die Lochien halten zu lange an.[GS] Wenn sich die Patientin erhebt, um zu gehen, sinkt die Gebärmutter durch ihr eigenes Gewicht herab.[EN317f] Sie klagt über das Gefühl, als würde – hauptsächlich in ihrem Unterbauch – ein schweres Gewicht nach unten zerren, wobei sie das Bedürfnis hat, die Bauchorgane mit den Händen zu stützen.[EN246f] Dies ist ganz ähnlich wie bei **Sepia**. Die **Sepia**-Patientin sitzt deshalb, wie schon erwähnt, gern mit gekreuzten Beinen und gewährt damit der Gebärmutter eine gewisse Unterstützung. Auch die Leukorrhö der beiden Mittel zeigt manche Gemeinsamkeiten. Bei **Sepia** ist der Ausfluss leicht fötide [EN1310], gelblichgrün oder milchig und oft zwischen den Beinen wundmachend [CK947]. Bei Lilium ist, wie ich glaube, der charakteristischste Ausfluss wässrig, gelblich oder gelblich-

[1] In dem Bericht über diesen Vergiftungsfall, der von Hughes (*CY* 3,138) ausführlich wiedergegeben wird, ist von Krämpfen nichts zu lesen.

braun und **wundmachend.**[GS] Diese Neigung zu Exkoriationen ist für Lilium typisch. Die Prüferinnen erlitten in zwei Fällen einen wirklichen Gebärmuttervorfall[EN313f] und in einem Fall eine Retroversion.[2] Es besteht häufiger Harndrang, und nach jedem Wasserlassen brennt und beißt es in der Harnröhre[EN290], ein ähnlicher Schmerz, wie ihn der Ausfluss in der Vulva erzeugt. Ebenso findet sich häufiger Stuhldrang[EN269]; **morgendlicher Durchfall,** der die Patientin aus dem Bett treibt [oder mit dem Aufstehen einsetzt[EN274]]; Stühle oft gelb[EN279] und breiig, hinterlassen ein wundes Gefühl im After[EN280]. In diesem Punkt stimmt Lilium mit **Sulfur** überein, das ebenfalls ganz typisch den frühmorgendlichen Durchfall hat. Die Lilium-Symptome verschlimmern sich gewöhnlich am Nachmittag[GS], während die von **Sepia** eher vormittags schlimmer sind.

Lilium hat einige bemerkenswerte Brustsymptome. Die Kranken bemerken ein Vollheits-[EN362] und Hitzegefühl in der Brust, als ob diese von Blut überfüllt wäre[EN364]; sie möchten die Fenster geöffnet haben, weil ihnen die frische Luft guttut[EN371]. Dieses beklemmende Gefühl wird durch venöse Stase hervorgerufen und geht nicht selten mit einem Blutgeschmack im Mund[NR1,406] einher, der an **Pulsatilla** und **Hamamelis** erinnert. Gefühl einer Niete oder einer Kugel in der Gegend der Mammae[RP880]; ferner ein **Kältegefühl in der Herzgegend**[GS]. **Natrium muriaticum** heilt letzteres Symptom, wenn es bei geistiger Anstrengung auftritt[CK909], **Lilium**, wenn es Folge einer Uteruserkrankung ist.

Kalium bichromicum, **Kalium chloricum** und **Carbo animalis** haben ebenfalls Kälte um das Herz, und Dr. Hughes berichtet, er habe ein „Gefühl, als befände sich ein kalter Stein im Herzen" mittels **Petroleum** geheilt[MP715].

Helonias dioica Helonias verursacht laut Dunham eine „tiefe Melancholie, eine große, unerklärliche Niedergeschlagenheit, verbunden mit einer Empfindung von Wundheit und Schwere in der Gebärmutter; die Kranke ist sich stets **des Vorhandenseins ihrer Gebärmutter bewusst.**"[GS] Zur Psyche von **Lilium** schreibt er: „**Lilium** trübt den Verstand[EN34], erzeugt ein Gefühl ständigen Gehetztseins[EN30], einhergehend mit großer Schwäche und der quälenden Befürchtung, an einer tödlichen oder unheilbaren Krankheit zu leiden[EN9]."

Helonias ist darüber hinaus ein ausgezeichnetes Mittel bei dumpfem Ermüdungsschmerz und Brennen im Rücken[EN103] und in den Beinen. Diese Beschwerde kommt relativ häufig bei Frauen vor, und kein Mittel, von **Picricum acidum** abgesehen, bringt hier raschere Erleichterung. Die Schwäche und Müdigkeit von Helonias ist das Ergebnis mangelhafter Ernährung. Experimente haben eindeutig ergeben, dass die Einnahme von Helonias zu einer Verminderung der roten Blutkörperchen und zu allgemeiner Blutarmut führt.

Sulfur Wird oft benötigt, um **Sepia** in einem chronischen Fall zu unterstützen. Die komplementäre Beziehung zueinander basiert auf der gemeinsamen Macht der beiden Mittel, **abdominale Kongestion** und andere vaskuläre Störungen zu korrigieren. Manchmal entwickelt sich unter der Wirkung von **Sepia** ein allgemeines Flauheitsgefühl am Vormittag zu einem ausgeprägten Schwäche- und Hungergefühl um 11 Uhr; oder Hitzewallungen bleiben trotz guter Wirkung von **Sepia** bestehen. Oder ein halbseitiger Kopfschmerz kehrt ständig wieder und schwächt die Patientin. Vorhandene Hämorrhoiden verschlimmern sich. Das Herabdrängen im Unterleib wird zu einer anhaltenden Beschwerde, verbunden mit Erschlaffung und Schwäche der Vaginalmuskulatur[RP744]. In einem solchen Fall ist Sulfur gefragt, und die Besserung lässt danach nicht lange auf sich warten. Nach einer Weile verändern sich die Symptome jedoch wieder nachdrücklich in Richtung **Sepia**, und so wechseln die beiden Mittel einander häufiger ab. Es sind mehrere Fälle dieser Art beobachtet worden. Eine Patientin aus dem Westen, die jahrelang krank gewesen war, wurde auf diese Weise völlig wiederhergestellt.

Murex purpurea Die ebenfalls zu den Mollusken zählende Purpurschnecke weist einige Familienähnlichkeiten mit **Sepia** auf. Die Prüfungen sind bis jetzt zwar eher mager, doch die klinischen Erfahrungen

[2] Als klinisches Symptom ist eine Retroversio uteri überliefert *(GS)*, als Prüfungssymptom nur eine Anteversio uteri: „I found by examination that the womb was anteverted; this is something that never took place before in my experience." (*EN* 319)

haben durchaus eine Reihe von Symptomen bestätigt. Dr. Dunham [LM2,158ff] und nach ihm Dr. B. F. Betts haben zwischen Murex und **Sepia** Vergleiche angestellt, die zu ihrer Unterscheidung hinreichend sind.

- Murex verursacht, wie sein Verwandter, uterine Kongestion [AZ95,189], Flauheitsgefühl in der Magengegend [EN29f], Blasenreizung, Schwäche sämtlicher Muskeln [EN90] und große Niedergeschlagenheit [EN2] und Traurigkeit [SK161]. Es unterscheidet sich von **Sepia** aber vor allem darin, dass es große **sexuelle Erregung** hervorbringt, „mit heftigem Triebe zum Beischlafe, fast bis zur Unvernunft; die geringste Berührung erneuert den Trieb." [SK162]
- Die Absonderungen sind bei Murex kopiöser als normalerweise bei **Sepia**. So fließen die Menses z. B. reichlich [GS] und nicht spärlich. Starker Harnfluss um Mitternacht, der Harn dabei farblos [SK162]; „schreckhaftes Erwachen, mit starkem Harndrange und reichlicher Ausleerung" [SK161]. All dies ist bei **Sepia** nicht so ausgeprägt. Beide haben jedoch intermittierende Menses.
- Sowohl Murex als auch **Sepia** können bei Affektionen des Gebärmutterhalses hilfreich sein. Murex hilft bei einem Wundheitsgefühl in der Zervixregion oder einem „Gefühl, als würde etwas auf eine wunde Stelle im Becken drücken" [GS]. (Betts) Dabei heftige Schmerzen in der rechten Seite des Uterus, die durch den Bauch bis in die linke Mamma (oder Thorax [GS]) fahren.[EN48;SK162] Dicker, grünlicher oder blutiger Ausfluss.[SK162] Hinsichtlich der sexuellen Erregbarkeit stimmt Murex eher mit **Lilium** und **Platinum** überein, hinsichtlich der Harnsymptome eher mit **Kreosotum**.

Klinisch ist Murex bei Polyurie eingesetzt worden, vor allem bei häufigem nächtlichen Harndrang.[SK162] Auch **Kreosotum** hat nachts häufigen [GA2,207] und teils sehr heftigen und plötzlichen Harndrang, sodass die Kranke nicht schnell genug aus dem Bett kommen kann, um den Urin zu lassen.[GA2,208] „Täglich 6–7 mal Urinabgang, es treibt sie eilig denselben zu lassen, und es geht jedesmal viel ab." [GA2,214] „Urin ist heiß und riecht widerlich …" [GA2,210]

Kreosotum Kreosotum hat aber auch mit **Sepia** einige Gemeinsamkeiten. Es hat, wie **Sepia**, zeitweise aussetzende Regelblutungen [GA2,233], nach unten ziehende oder drängende Schmerzen im Kreuz [GA2,344ff], schmerzhaftes Drängen und Pressen nach den Genitalien [JB2,233f], schmerzhaften Koitus [GA2,225], Erbrechen in der Schwangerschaft [GS], rötliches Harnsediment [GA2,202] sowie trüben [GA2,197] und übelriechenden [GA2,198] Urin.

Doch die Menses sind normalerweise reichlich [GA2,235], und sie gehen mit Reflexsymptomen einher, die von denen bei **Sepia** abweichen, namentlich mit Schwerhörigkeit [GA2,239] oder mit „Summen und Brummen im Kopfe" [GA2,240]. Die Rückenschmerzen werden bei Bewegung gelindert [GA2,344+349], nicht wie bei **Sepia** verstärkt. Der Weißfluss ist meist schärfer und reizender und macht die Teile wund, über die er fließt [GA2,260]; mitunter ist er auch gelblich [GA2,255], oder er ist „ganz weiß und riecht dann wie frische Kornähren" [GA2,263].

Diese **Schärfe der Leukorrhö** markiert einen deutlichen Unterschied zwischen Kreosotum einerseits und **Sepia** wie auch **Murex** andererseits. Sie führte zur Anwendung der Arznei bei kanzerösen und anderen Ulzerationen des Gebärmutterhalses.[GS] Wir wählen Kreosotum heute bei Brennschmerz, Empfindlichkeit und Schwellung der Zervix, verbunden mit stinkender Ausscheidung von blutigwässriger, scharfer Jauche und mit großer Empfindlichkeit gegen Berührung oder Koitus.[HY23,139] Kreosotum ist eine Putreszenz der Gebärmutter [HY8,31] eigen, die den anderen erwähnten Mitteln fremd ist.

Stannum metallicum Stannum ähnelt **Sepia** bei Prolaps des Uterus und der Vagina, beim Leere- und Flauheitsgefühl im Bauchbereich, beim Gefühl des Herabdrängens im Unterbauch [CK340] bzw. der Gebärmuttergegend [GS] sowie bei der schwermütigen Stimmung [CK2]. Charakteristisch für Stannum ist jedoch **Vorfall des Uterus** [GS] und **der Scheide bei hartem Stuhl** [CK339]. Dr. Hughes berichtet zustimmend über den Gebrauch des Mittels zwecks Erleichterung dieses „Bearing-down"-Gefühls, das bei den Frauen so häufig auftritt, und er fügt hinzu: „Sehr erstaunt bin ich auch über seine Fähigkeit, Prolapsleiden zu bessern. Es scheint besonders eine kräftigende Wirkung auf die Mutterbänder zu haben." [MP831] (*A Manual of Pharmacodynamics,* 4. Aufl.)

Nux vomica Nux stimmt mit **Sepia** in der Erzeugung portaler Stauung überein; auch hat es uterine Kongestion [GS], Hämorrhoiden [RA516], vergeblichen Stuhldrang [RA506], Kreuzschmerzen mit Verschlimmerung bei Bewegung[RA766] sowie nächtliches Erwachen gegen 3 Uhr[RA1091]. Doch Nux ruft eine eigentümliche Reizbarkeit der Gewebe hervor, welche die Patientin höchst empfindlich macht und die Körperfunktionen nur sporadisch, verkrampft und unharmonisch ablaufen lässt. Gastrische Symptome herrschen bei diesen nervösen Menschen vor und sind in der Regel das Ergebnis des übermäßigen Gebrauchs von Stimulanzien[SK259], stark gewürzten Speisen, etc. Nach einer Mahlzeit fühlen sie sich meist beschwert[RA376ff] und in ihrer Kleidung eingeengt[RA393]; Brechreiz[RA355] überwiegt dabei tatsächliches Erbrechen. „Nach Tische, weichlich [= leicht übel], ängstlich [= beengt], übel und weh und so krank, wie nach starken Purganzen …“[RA350] Dies ist ein völlig anderer Zustand als das Leere- und Flauheitsgefühl von **Sepia** und **Murex**. Häufiges, aber vergebliches Drängen zum Stuhl[RA507] – keine Trägheit oder Atonie des Mastdarms wie bei **Sepia**.

Die Regel kommt bei **Nux** typischerweise zu früh und in geringerer Menge[RA608], und sie geht mit mehr Krampfschmerzen und krampfhaften Bewegungen im Unterleib einher[RA615] als bei **Sepia**, auch hält das Herabdrängen und Herabzerren nicht so lange an. Ein Symptom tritt bei Nux oft nach einem Dammriss auf, nämlich „Innere Geschwulst der Mutterscheide, einem Vorfalle ähnlich, mit brennendem Schmerze …“[RA602]

Aloe socotrina Das Mittel wirkt auf die Leber, vermehrt die Gallensekretion[AA474], verursacht Bauchkneifen[AA571] und Durchfall[AA695]. Seine Wirkung auf den Darm und die Gebärmutter erinnert an **Sepia**, denn es erzeugt einen Blutzudrang zu den Beckenorganen, mit Überfüllung besonders der Venen und mit nachfolgenden Reizzuständen dieser Organe.[AA1040] Doch die Erschlaffung, die sich bei **Sepia** als Herabdrängen und großes Leere- und Flauheitsgefühl mit Schwäche der Sphinkteren bemerkbar macht, wird von der Aloe-Patientin noch mehr im Sinne einer Lähmung oder Atonie wahrgenommen[AA726ff]. Sie wird als Empfindung einer Schwere oder eines Gewichts beschrieben, als ein Drücken oder Drängen nach unten[AA865]. Diese Schwere bezieht sich auf das Becken[AA861], den Uterus[AA1036], das Perineum, den Mastdarm[AA868], das Kreuz und die Kreuzbeingegend[AA1136], auf den unteren Darmbereich insgesamt[AA870]; ja, sie ist eigentlich universell und charakterisiert sogar die Kopfschmerzen: „Dumpfes Kopfweh über die Stirne herüber, mit Schwere in den Augen, und Uebelkeit.“[AA85] Die Patientin muss die Augen vor Schmerzen klein machen.[AA91] „Kopfweh in der Stirne und auf dem Scheitel, wie von einer Last.“[AA87] Dass die Kopfschmerzen mit Darm- und Uterusaffektionen zusammenhängen, zeigt die Tatsache, dass sie oft mit Symptomen dieser Organe alternieren (wie bei **Podophyllum**).

Mit der Schwere und der Kongestion geht eine **Schwäche des Afterschließmuskels** einher. Die Patientin kann sich nicht darauf verlassen, dass dieser seiner Aufgabe gerecht wird.[GS] Stets muss sie befürchten, dass mit den Blähungen zugleich auch Stuhl abgeht[AA750f]. Auch „beim Harnlassen jedesmal Gefühl, als wollte etwas dünner Stuhl mit abgehen.“[AA763] Schneller Stuhldrang am frühen Morgen, aus dem Bett treibend[AA786] oder gleich beim Aufstehen[AA762].

Aloe ist demzufolge erforderlich, wenn zusammen mit Kongestion und Prolaps des Uterus ein Schweregefühl im Unterleib und Kreuz besteht und zudem eben diese Unsicherheit in der Kontrolle des Rektums vorhanden ist. Die Aloe-Patientin leidet außerdem häufig unter Durchfall; ohne jede Vorwarnung fühlt sie sich dabei plötzlich ganz schwach und hat das dringende Bedürfnis, die Toilette aufzusuchen. Beim Stuhlgang gehen oft mehr Winde als Stuhl ab[(AA860)], anschließend ist sie äußerst erschöpft und von kaltem Schweiß bedeckt[GS]. Wenn sie Hämorrhoiden hat, treten diese beim Stuhlgang hervor[AA931] und werden durch Kaltwasserumschläge gelindert[AA942].

Podophyllum Auch Podophyllum drängt sich in diesem Zusammenhang auf. Es wirkt ebenfalls stark auf die Leber, erzeugt Durchfall sowie Prolaps des Uterus[AH2(B)160] und Rektums[AH2(B)132]. Hohlheitsgefühl im Oberbauch.[AH2(B)88] „Schmerz in den Ovariengegenden, besonders rechts.“[AH2(B)146] „Schmerz beginnt im rechten Ovar und zieht dann mit zunehmender Intensität den N. femoralis herab …“[GS] „Verzögerte Menses, mit Ovarialschmerzen und Brennen in Hypogastrium und Sakralregion.“[GS]

Der Uterusprolaps dieses Mittels ist jedoch am ehesten mit dem von **Stannum** vergleichbar; die Patientinnen haben beim Stuhlgang eine Empfindung von Herabdrängen, „als wollten die Geschlechtstheile herausfallen“[AH2(B)112]. Tatsächlicher Prolaps von Rektum oder Vagina zeigt sich bei **Stannum** aber, den Prüfungen zufolge, erst bei hartem Stuhl[CK339]; von daher kann man sagen, dass Podophyllum die größere Erschlaffung in der Beckenregion hervorruft.

Podophyllum affiziert, wie es scheint, zuerst den Magen und die Leber und dann die Gebärmutter und den Mastdarm. Am wirksamsten finden wir es deshalb, wenn die gastrischen Symptome gemeinsam mit solchen der Uterusregion auftreten. Während es **Sepia** ähnelt beim Herabdrängen im Unterbauch und in der Kreuzbeingegend, gebessert im Liegen, bei den Ovarialschmerzen etc., unterscheidet es sich bei den gastrohepatischen Symptomen: Vollheit im rechten Hypochondrium[AH2(B)78] [3]; Schweregefühl und Hinunterziehen daselbst[4]; Schmerz in der Lebergegend, durch Reiben gebessert[GS]. Typisch ist außerdem Durchfall nur am frühen Morgen[GS] oder auch noch am Vormittag[5] anhaltend.[AH2(B)114] Manchmal haben die Stühle auch eine natürliche Beschaffenheit, kommen aber viel zu häufig.[GS; AH2(B)117] Wässrige, herausschießende Durchfälle[GS], von morgens 3 oder 4 Uhr bis spät in den Vormittag hinein.[AH2(B)118f] After- oder Mastdarmprolaps bei Durchfällen[AH2(B)131f], manchmal auch schon davor, beim geringsten Drang[AH2(B)135]. Nach dem Stuhlgang großes Schwächegefühl im Bauch[AH2(B)89+113] und Rektum[GS]; Analprolaps[GS]. Diese Schwäche gleicht jener von **Aloe** und entspricht der Parese, wie sie von einem heftigen Abführmittel induziert wird; es ist nicht diese allgemeine Erschlaffung von **Sepia**.

Pulsatilla Pulsatilla steht **Sepia** sehr nahe. Es heilt spärliche, verspätet[RA] einsetzende Menses[UE]; herabdrängende Schmerzen; Gebärmutterkrämpfe[SK414]; Rückenschmerzen; Ohnmachtsneigung[UE]; halbseitige Kopfschmerzen[RA74]; Clavus hystericus [„Heftiger Schmerz in einer Seite des Hinterkopfs, als würde dort ein Nagel eingeschlagen“[GS]]. Es eignet sich besonders für Frauen, die unentschlossen, nachgiebig und weinerlich sind[RA], ebenso aber auch für schweigsame, verdrießliche und schwer zufriedenzustellende Charaktere[RA1137ff]. Die Patientin neigt zu „Aengstlichkeitsempfindung um die Magengegend“[RA388] oder zu „Angst in der Gegend des Herzens, … mit Empfindung von Brecherlichkeit in der Herzgrube“[RA1112]. „Aengstlichkeit, als wenn er in einer heißen Luft wäre.“[RA1098] „Nachts Aengstlichkeit, wie von Hitze.“[RA974] Ohnmachtsanwandlungen[SK399], mit Bedürfnis nach frischer Luft[RA893]. Die Patientin friert leicht[RA1020], dennoch geht es ihr gewöhnlich im Freien besser[RA893]. Frost bei Schmerzen.[RA1011] Anämie; Chlorose.[GS]

Die Uterusschmerzen von Pulsatilla sind schneidend[RA557] oder pressend[RA558], mit der Empfindung einer Schwere, die in Richtung Vulva drückt [vor und während der Regel[RA568f]]. Diese Schwere wird von der Patientin mit der eines Steins verglichen, und sie wird im Unterleib und Kreuz wahrgenommen.[RA569] Insgesamt herrschen aber zusammenziehende[RA560], wehenartige Krampfschmerzen[SK414] vor, während wirkliches Herabdrängen nicht so ausgeprägt ist. Von daher verwenden wir Pulsatilla häufig bei zögerndem Eintritt der Menses[SK414] und bei Geburten. Die Beschwerden des Mittels haben einen anfallsartigen Charakter; dies zeigt sich z. B. bei den Uterusschmerzen, aber auch die Regelblutung „kommt blos ruckweise, nur ein paar Mal des Tages“[RA571]; Wehen sind krampfhaft[SK415], unregelmäßig[GS], und am Ende besteht Wehenschwäche[GS] oder völliger Wehenmangel[SK415]. Schon von Beginn an ist die Austreibungskraft ungenügend, erkennbar an dem nur sporadischen Auftreten der Kontraktionen, bis schließlich auch diese sistieren. Die Gebärmutterkrämpfe von **Sepia** sind mit deutlich mehr herabdrängenden Empfindungen verbunden. Während einer Geburt ist es dann angezeigt, wenn der verhärtete Gebärmutterhals[SK535] nicht nachgibt und die Geburt deshalb keine Fortschritte macht. Krampfhaftes Zusammenziehen des Os uteri und stechende, nach oben lanzinierende Schmerzen in der Zervix.[GS] In Bezug auf diese stechenden Schmerzen ähnelt **Sepia Gelsemium** und **Calcarea**, während Pulsatilla bei Geburtskomplikationen vor allem mit **Caulophyllum** und **Secale** verglichen werden muss.

Von ihrem Gemüt her ist die Pulsatilla-Patientin schüchtern, weinerlich und mild[RA] veranlagt, kann

[3] *Sepia* hat immerhin „Vollheits-Gefühl in der Leber-Gegend“. (*CK* 641)

[4] Laut Prüfung tritt diese Empfindung allerdings „im linken Hypochonder“ auf. [*AH* 2(B)86]

[5] Farrington schreibt „during the day“, was aber weniger charakteristisch ist.

aber auch mürrisch[RA1133], launisch[RA1121f] und übelnehmerisch[RA1132] sein; die **Sepia**-Patientin neigt mehr zu Depressivität[CK1ff] und zu reizbarer Weinerlichkeit[CK14f], regt sich schnell über Dinge auf[CK38] oder ist im Gegenteil höchst gleichgültig und apathisch[CK61].

Aurum metallicum Wie schon erwähnt, ist **Sepia** von Nutzen bei kongestionierter oder indurierter Zervix, einhergehend mit Wundheit und Brennen daselbst. Aurum ist **Sepia** in dieser Beziehung ähnlich, ebenso wie **Aurum muriaticum** und **Aurum muriaticum natronatum**. Es ruft ebenfalls hyperämische Zustände hervor, ist aber insgesamt von **Sepia** sehr verschieden. Beim Studium seiner Wirkungen imponiert besonders das Hervortreten von zwei Gruppen von Symptomen, die miteinander im Zusammenhang stehen, nämlich zum einen diejenigen, die von nervöser Erregung geprägt sind, und zum anderen diejenigen, die sich durch vaskuläre Reizung auszeichnen. Gleichwohl steht Ersteres ebenso wenig für einen vermehrten Zustrom an nervöser Energie, wie Letzteres für eine echte Plethora [also eine wirkliche Volumenvermehrung des Blutes]. Vielmehr weisen sie allesamt auf eine reizbare Schwäche des Organismus hin. Leber-, Nieren- und Uteruskongestion scheinen bei Aurum sekundär aufzutreten, im Gefolge einer Herzaffektion mit allgemeiner Neigung zu solchen lokalen Hyperämien.

Bei fortgesetzter Einwirkung von Aurum entwickelt sich ein Fieberzustand, der dem von **Mercurius** nicht unähnlich ist, mit starkem Schwitzen, Speichelfluss und reichlichem Harnabgang. Ferner entsteht eine Neigung zu überschießendem Wachstum von fibrösem Gewebe, woraus u. a. Zirrhosen resultieren. Die Drüsen, deren Sekretion zunächst nur angeregt worden ist, schwellen schließlich an[SK124] und verhärten sich. Das Periost wird befallen, und am Ende werden die Knochen kariös[GS].

Zusätzlich zu diesen Veränderungen stellen sich besonders charakteristische Symptome ein. Unter dem Einfluss von Aurum wird das Gefühlsleben stark in Mitleidenschaft gezogen. Die Patientin wird schon durch den geringsten Widerspruch zum größten Zorn gereizt.[CK30] Sie kann zwar auch einmal heiter, lustig und zufrieden sein[CK38f], doch der beständigste Gemütszustand ist von Melancholie[CK5] und **Lebensüberdruss**[CK22] geprägt, sodass sie sich mit Selbstmordgedanken trägt[CK5]. Sie glaubt, die Zuneigung ihrer Freunde verloren zu haben[CK3]; das Schicksal hat sich gegen sie gewendet[CK4]; „glaubt nicht in die Welt zu passen und sehnt sich daher nach dem Tode"[CK5]. „Oeftere Anfälle von Herzensangst und zitternder Bangigkeit."[CK8] Blutandrang zur Brust[CK] bei schnellem oder auch längerem Gehen, mit einem Gefühl berstender Vollheit verbunden. Überaus große Schmerzempfindlichkeit[CK386], „zitterndes Beben der Nerven"[CK40]. Gebärmutterschmerz wie von einer Quetschung.[GY15] Der Uterus ist kongestioniert und durch sein eigenes Gewicht vorgefallen[(CK)]. „Geschlechtstrieb sehr erhöht."[CK244]

Obwohl wir sowohl bei Aurum als auch bei **Sepia** und **Murex** Kongestionen, Uterusprolaps und Melancholie finden, ist doch der Verlauf der Symptome verschieden, und ganz besonders unterscheiden sich die Gemütssymptome.

- Bei Aurum besteht melancholische Niedergeschlagenheit aufgrund des vermuteten Verlustes der Zuneigung oder Liebe anderer, während bei **Sepia** eher Gleichgültigkeit gegenüber den Angehörigen[CK] vorherrscht.
- Angst entspringt bei der Aurum-Patientin vor allem in der Gegend des Herzens, und sie treibt sie von einem Ort zum anderen[CK6] (wie bei **Arsenicum**); sie ist so besorgt, dass schon ein Geräusch vor der Tür sie ängstlich macht[CK14]. Bei der **Sepia**-Patientin geht die Angst zwar auch mit Kreislaufstörungen einher [„Arge Angst im Geblüte"[CK23]], aber es ist keine spezielle „Herzensangst", vielmehr wird sie zumeist von Hitzeschauern und Gesichtsröte begleitet[CK26].
- Beide Mittel erzeugen höchsten Lebensüberdruss und den Wunsch zu sterben, was bis zu wirklicher Suizidneigung gehen kann; bei Aurum hängt dies jedoch mit dem erwähnten vermeintlichen Liebesverlust zusammen (Talcott), bei **Sepia** hingegen mit schierer Abscheu vor dem Leben.

Platinum Die Arznei ähnelt sowohl **Aurum** als auch **Sepia**. Allen dreien ist der Lebensüberdruss gemein. Die Platinum-Patientin hat dabei aber große Angst vor dem Tod und wähnt ihn nahe bevorstehend.[CK11] Wie die **Aurum**-Patientin fühlt sie sich ganz verlassen und allein in der Welt[CK2]. „Uneins mit der ganzen Welt, ist ihr alles zu enge …"[CK15] Besonders typisch ist ein seltsamer Gemütszustand, der auch eine physische Parallele im Sehvermögen

11

hat: „Es ist ihr, als gehöre sie gar nicht in ihre Familie; es kommt ihr, nach kurzer Abwesenheit, Alles ganz anders vor.“ [CK41] Sie **blickt auf andere Menschen herab,** weil sie ihr geistig weit unterlegen, verachtenswert und unbedeutend erscheinen.[CK36] Und entsprechend scheinen auch optisch die Personen und Gegenstände ihrer Umgebung kleiner, als sie wirklich sind.[CK35]

Weder **Aurum** noch **Sepia** lassen sich mit Platinum hinsichtlich der ausgeprägten **Nymphomanie**[SK379] dieses Mittels und dem „wohllüstigen Kriebeln in den Geburtstheilen“ vergleichen. Die Regelblutung ist bei Platinum sehr stark [CK294] statt spärlich, und es geht dabei viel geronnenes Blut ab [CK297].

Platinum und **Sepia** haben beide Uteruskrämpfe, doch bei Letzterem sind diese mit dem Gefühl verbunden, als würde die Gebärmutter umklammert und dann plötzlich wieder losgelassen; bei Platinum ist es ein deutlicher Krampf [CK288], dem schließlich ein **Taubheitsgefühl** folgt – eine Empfindung, die bei dieser Arznei überall auftreten kann.

Wir sollten auch die Kohlemittel mit **Sepia** vergleichen. Sie kommen in Betracht, wenn Verhärtungen und Ulzerationen vorhanden sind, zusammen mit „Venosität“, übelriechenden und wundmachenden Absonderungen sowie gastrischen Störungen, die durch Ansammlung und Abgang von stinkenden Blähungen gekennzeichnet sind.

Carbo animalis Die tierische Kohle hat sich bei **Zervixindurationen** gegenüber **Sepia** als wenigstens gleich bedeutsam erwiesen. Die Verhärtung geht mit brennenden Schmerzen einher.[GE] Typisch ist ferner ein „Reissen quer über das Schambein und dann durch die Scham, bis zum After“ [CK373]. Wehenartige Schmerzen im Becken, die sich bis ins Kreuz und die Schenkel hinab erstrecken.[KE2,352] „Scheidefluss, welcher die Wäsche gelb färbt.“ [CK418] „Nach dem Eintritte der Regel, so grosse Mattigkeit, dass sie kaum sprechen konnte …“ [CK416] Schwäche- und Leeregefühl in der Magengrube, das durch Essen nicht gebessert wird.[HC3,115] Die Patientin möchte allein sein und vermeidet jedes Gespräch.[CK6] „Nachts so arge Angst und Blutwallung, dass sie sich aufsetzen muss.“ [CK674] Carbo animalis wirkt, wie die anderen Kohlemittel auch, stark auf die Venen und begünstigt die Entstehung stinkender Blähungen und Absonderungen sowie die Neigung zu oberflächlichen Exkoriationen der Haut mit unregelmäßigem Rand. Entzündungen verlaufen träge und neigen zu Eiterung oder Nekrotisierung der Teile, mit brennenden Schmerzen, großer Schwäche und Kreislaufkollaps.

Carbo animalis hat „bei der Regel heftiges Pressen in den Schössen, im Kreuze und den Schenkeln, mit vergeblicher Neigung zum Aufstossen, Frostigkeit und Gähnen.“ [CK414] Es unterscheidet sich von **Sepia** durch einen nach der Regel auftretenden klopfenden Kopfschmerz [< im Freien][AZ82,104]. Wie **Sepia** neigt auch Carbo animalis zu Gesichtsakne [„Kupfer-Ausschlag im Gesichte“ [CK161]].

Carbo vegetabilis Die vegetabilische Kohle hat herabdrängende Schmerzen im Mastdarm und in der Scheide; der Muttermund steht gewöhnlich offen; Gefühl eines Gewichts im Uterus und im rechten Ovar. [6] „Das abgehende **Monats-Blut** ist dick und **von starkem Geruche.**“ [CK665] Der Ausfluss ist wundmachend.[CK677] Die Vulva ist stellenweise wund.[CK659] Schründender Schmerz [CK660], Brennen [CK656], Jucken [CK654] oder Aphthen [CK658] im Bereich der Scham. „Abends sehr aufgeregt, bei aufgelaufenen Adern.“ [CK1179] [7] Ein widerwärtiges, gereiztes Gefühl im Uterus, das schließlich am stärksten in den Oberschenkeln empfunden wird. [8] Nervös, beklommen [CK2], unruhig [CK6]. Niedergeschlagenheit vor der Regel.

Carbo vegetabilis vermag **variköse Venen an der Vulva** [SK257] oder in der Scheide [GY24] zu heilen, verbunden mit Lividität und Brennen in diesem Bereich. „Kavernöse Hämangiome [Adergeschwülste] im Genitalbereich, bläulich und sehr hart, mit fein stechendem Schmerz“ [GY41] (**Carbo animalis** ist vor-

[6] Von all diesen Zeichen ist in den üblichen Quellen nichts zu finden, lediglich bezüglich des letzteren Symptoms wird im Kent-Repertorium in der Rubrik „Heaviness, ovaries, right“ ein Mittel genannt: *Carbo animalis!*

[7] Farrington schreibt: „Anxiety, with distended veins.“ Da das Symptom sowohl in der *Encyclopedia* als auch in den *Guiding Symptoms* korrekt übersetzt worden ist, liegt möglicherweise ein akustischer Übermittlungsfehler vor („anxiety“ statt „excited“).

[8] „A wretched, nervous feeling in the uterus, which culminates in the thighs.“ Ohne Quellen ist die Übersetzung dieses Symptoms sehr interpretationsabhängig.

zuziehen, wenn sie brennend schmerzen GS [9]). Kleine Geschwüre.(CK659) Scheidenfisteln.GS Der vaginale Fluor ist wundmachend CK677, dünn CK676 und jauchig, während er bei **Sepia** weniger wundmachend und dickflüssiger ist. Brennen in der Sakralregion (bei Menorrhagie).GS „Gleich vor der Regel, Zieh-Schmerz vom Unterbauche bis ins Kreuz." CK668 Brennen tief im Becken, zunehmend und wieder abnehmend (Leadam).

Graphites Besteht aus mineralischem Kohlenstoff, der als Beimischung Spuren von Eisen enthält. Die Arznei vereint in sich die übelriechenden Absonderungen, die Flatulenz und die Hauterscheinungen der Kohlemittel, zusätzlich bestehen anämische Symptome.

Der Beginn der Menses geht, wie Dunham schreibt, mit einer Vielzahl von Begleitsymptomen einher, wie bei **Sepia**.LM1,398 Das Mittel wird bei Uterusprolaps nicht oft benötigt, ist aber deutlich angezeigt, wenn das schmerzhafte Gefühl besteht, als würde die Gebärmutter nach unten pressen; die Patientin klagt außerdem über drängende Schwere im Unterbauch CK451 und über Schmerzen, die wie elektrische Schläge bis in die Oberschenkel fahren RP743 (Leadam).

Starke Leukorrhö CK650, stoßweise kommend und wundmachend.GS Graphites hat einen größeren Einfluss auf die Eierstöcke als **Sepia**; der linke Eierstock ist geschwollen und verhärtet, „mit heftigem Schmerze theils beim Befühlen, theils schon beim Einathmen oder Räuspern" CK622.

Wie **Sepia** bewirkt auch Graphites, dass sich die Brustwarzen entzünden und rissig werden CK732; GS. Es ist ein sehr nützliches Mittel, um **Narbengewebe in den Brüsten** zu erweichen oder zu beseitigen GY34 (wie **Phytolacca**).

Graphites ist jedoch am besten für anämischeG91 Frauen geeignet, die zugleich korpulent GY43, verfroren CK1110 und verstopft CK sind und außerdem zu einer rauen GS, mit Flechten CK behafteten Haut neigen. Die Ausschläge sind gewöhnlich nässend UE und der Schweiß übelriechend CK1143, wie bei **Sepia**, doch die klebrige Beschaffenheit der von den Ausschlägen abgesonderten Feuchtigkeit GY45 finden wir nur bei Graphites so ausgeprägt. Haut und Hautveränderungen werden leicht hart, springen auf und fangen an zu bluten.GS Es besteht eine geringere Neigung zur Abschuppung als bei **Sepia**.

Graphites müsste sich eigentlich aufgrund seines Einflusses auf Narbengewebe und Indurationen bei der Erweichung des Gebärmutterhalses als hilfreich erweisen, wenn ein Zervixriss, wie es oft der Fall ist, ungeheilt geblieben ist und eine Quelle ständiger Reizung in diesem Bereich darstellt.

Natrium carbonicum Wie andere Natriumsalze ist auch das kohlensaure Natrium komplementär zu **Sepia**. Das Karbonat wird gelegentlich benötigt, wenn herabdrängende Schmerzen im Unterbauch bestehen, „als wenn Alles zum Leibe heraus ... wollte" CK602. Die Patientin ist überaus schwermütig und ängstlich R3,5 und reagiert überempfindlich auf Musik CK32. Sie neigt zu Rückenschmerzen ganz ähnlich denen von **Sepia**: „Schmerz im Kreuze, wie grosse Schwere, der plötzlich im Sitzen entsteht und durch Bewegung vergeht ..." R3,432 Heftiger Zerschlagenheitsschmerz im ganzen Rücken weckt sie gegen Mitternacht auf.R3,429 „Spann- und Ziehschmerz zwischen den Schulterblättern." R3,412 „Bohrender Schmerz in der Spitze des linken Schulterblattes; sie fühlt den Schmerz bis vor rechts am Schwertknorpel." R3,420 „Die Haut des ganzen Körpers wird trocken, rauh und springt hie und da auf." CK925 [10]

Klinisch war Natrium carbonicum dienlich bei Vergrößerung der Zervix mit Verhärtung GY10f und Unförmigkeit des Muttermundes SK184. Dr. Betts erzielte mit der Arznei gute Ergebnisse bei einer Missbildung der vorderen Scheidenwand, wo zugleich dieser unförmige Muttermund vorhanden war.

Natrium muriaticum Das Mittel passt für **anämische Frauen** GS mit schmalem, angegriffen ausse-

[9] Farrington schreibt: „ ... if they are indurated." Die Korrektur erfolgte nach den Angaben in den *Guiding Symptoms*. Der Begriff „erectile tumors", der sich in den *GS* (Bd. 3, S. 343 u. 364) findet, ist nach *Dorland's Medical Dictionary* als *kavernöses Hämangiom* zu verstehen. Die deutschsprachigen Repertorien übersetzen diesen Begriff allesamt wörtlich und damit unverständlich.

[10] Dieser ganze Absatz erscheint als zusammengefasstes „Symptom" in den *Guiding Symptoms* (Bd. 7, S. 547), wobei Farrington offenbar als Quelle gedient hat.

hendem Gesicht und allgemeiner Abmagerung[CK1161]. Sie sind sehr melancholisch[CK2], aber leicht zu erzürnen[CK62]; sie leiden unter nervöser Schwäche, verbunden mit Herzklopfen[CK905], Zittern am ganzen Leibe[ÖZ4,1,75], Ängstlichkeit[CK27] und vorherrschender Frostigkeit[CK]. Leichtes Schwitzen, besonders unter den Armen[CK1339], mit Frösteln über den Rücken[ÖZ4,1,66]. Uterusvorfall[GS]; schmerzhafte Uteruskrämpfe[GS]; Menses eher spärlich[CK767]; Urin mit rotem Satz[CK694f]; schmerzhafter Beischlaf[CK760]. Im Hinblick auf all diese Beschwerden ähnelt es sowohl **Pulsatilla** als auch **Sepia**. Doch Trost verschlimmert bei Natrium muriaticum[CK20] (**Pulsatilla** ist dagegen leicht zu beruhigen und sucht eher Trost[GS]); die Kopfschmerzen sind kongestiv, pseudoplethorisch [Blutandrang zum Kopf[ÖZ4,1,127]], mit drängendem Schmerz, als sollte der Kopf platzen[CK148]; Kopfschmerzen < durch die geringste Bewegung, selbst durch Bewegen der Augen.[GS] Die Schleimhäute brennen und beißen, wie bei **Sepia**, aber es besteht eine ungewöhnliche **Trockenheit der Schleimhäute**: die Zunge ist trocken[CK439], die Augen und besonders die Augenwinkel fühlen sich trocken an[CK247f] [11] Trockenheit und schründender Schmerz[CK] in Mastdarm und After[GS], etc. Mit dieser Trockenheit geht eine Neigung zu Erosionen einher, die ein beißendes Brennen verursachen, etwa im Mund, am Zahnfleisch oder an der Zunge, mit Blasen, Wundheit und geschwürigen Stellen daselbst[CK409ff]; Bluten des Zahnfleisches[CK406]. Die Haut ist unnatürlich trocken. „Nach den Geburtstheilen zu ein Pressen und Drängen aus der Seite des Bauches, früh, dass sie sich ruhig hinsetzen musste, um einen Mutter-Vorfall zu verhüten."[CK759] „Uterusvorfall mit dumpfen Kreuzschmerzen, durch Liegen auf dem Rücken gebessert."[GS] Die Patientin klagt über ein schmerzhaftes Spannen im Unterbauch, besonders in der Leistengegend[ÖZ4,1,40], als ob die Haut zu straff sei (**Apis**). Grünliche Leukorrhö[CK798], mit „schründendem Schmerz"[CK799] dabei; Trockenheit der Scheide[CK760]. Schneiden in der Harnröhre, besonders nach dem Harnen.[CK703] Menses spärlich[CK767] – oder den ersten und zweiten Tag gering und dann sehr reichlich[CK768].

[11] Farrington schreibt allzu einschränkend: „The eyelids are dry."

Natrium hypochlorosum Dieses Natriumsalz unterscheidet sich etwas von seinen Verwandten. Seinem Prüfer Robert T. Cooper zufolge ist das Mittel hilfreich bei sehr geschwächten[ES600] Menschen von „schlaffer Faser", die geistig und körperlich träge sind. Die Schwäche geht mit rascher Abmagerung[ES599], nervöser Erschöpfung und anderen Zeichen tiefgreifender Veränderungen im Organismus einher. Oft besteht Schwindel mit Neigung zum Fallen in Verbindung mit einem drückenden Schmerz quer über die Stirn[ES596], im Wechsel mit herabdrängenden Empfindungen in der Uterusgegend[ES599f]. Schwimmendes Gefühl oben auf dem Kopf, als würde der Scheitel wegtreiben.[ES596] Schmerzen in Augen und Scheitel oder in der Stirn[ES596] – bei Uterussymptomen. Lähmungsartiges Gefühl im Gehirn, mit ähnlichem Gefühl in den Gliedmaßen, Taubheit der Fingerspitzen und wiederholten Ohnmachten.[ES596] Zunge geschwollen[DI], mit Zahneindrücken an den Rändern. Flatulenz[ES598], Verstopfung[ES598], Aufblähung des Bauches nach dem Essen mit dadurch bedingter Dyspnoe[ES597f] – all dies Hinweise auf eine abdominelle Plethora.

Diese Symptome stehen in Zusammenhang mit Uteruserkrankungen. Schwarze, klumpige Regelblutung; Schläfrigkeit, besonders nach den Mahlzeiten[ES600]; dunkle Ringe um die Augen. Herabdrängen des Uterus[ES598], der kongestioniert, vergrößert und empfindlich sein kann; beständiges Heraussickern von Blut, < durch jede Anstrengung. Die Gebärmutter fühlt sich an, als würde sie sich öffnen und wieder schließen[ES598] – also nicht ganz das Umklammerungs- und Erschlaffungsgefühl von **Sepia**. Die Patientin hat beim Hinsetzen das Gefühl, als würde die Gebärmutter nach oben gedrückt (eine ähnliche Empfindung hat **Ferrum jodatum**[GS]). „Schwellung tief unten im Bauch, die bis in die Brust aufsteigt und Atemnot verursacht, < nach dem Essen."[ES597f] Eine Last scheint von der Mitte der Brust in Richtung Bauchhöhle zu drücken, dabei ein dumpfes, drückendes Gefühl auf dem Scheitel.[ES597] Geschwulst in der linken Ovarialregion zur Zeit der Periode. Das Mittel scheint eine Hebung des prolabierten Uterus in seine normale Lage zu bewirken, was an die Experimente von Dr. Jackson mit **Sepia** erinnert. Fürchterlicher Pruritus der Vagina.[CY3,344] Schwächegefühl im Bereich der Brust. Leichtes Entstehen von Hitzewallungen. Letzteres ist ebenfalls ein Symptom von

Sepia, ebenso wie von **Natrium muriaticum** und **Natrium carbonicum**.

Cimicifuga racemosa Cimicifuga ist ein wertvolles Mittel bei der Behandlung von Frauen. Es eignet sich besonders für jene Frauen, die zu Muskelrheumatismus und **Myalgien** neigen.[GS] Es ruft eine Hyperämie des Gehirns und des Rückenmarks hervor, bis hin zu Entzündungen im Bereich der Hals- und Brustwirbelsäule. Daher rühren seine Hinterkopfschmerzen[EN72], seine blitzartigen Schmerzen, seine Delirien, etc. (s. u.). Bezüglich dieser kongestiven Beschwerden ähnelt es **Absinthium**, **Abrotanum** und **Gelsemium**; letztgenanntes Mittel hat dabei aber mehr Schläfrigkeit und Muskelschwäche und weniger Erregung. **Sepia** erzeugt ebenfalls Vollheit der spinalen Blutgefäße, doch ist diese weniger ausgeprägt als bei Cimicifuga, mehr passiver [= venöser] und torpider Natur.

Die sensorischen Nerven sind bei Cimicifuga gereizt, zugleich aber asthenisch, und dasselbe gilt für die motorischen Nerven und die Muskeln. Schwache und „nervöse" [unregelmäßige[GS]] Herztätigkeit, der Puls ist entweder sehr rasch und schwach[EN297] oder zu langsam und intermittierend[EN304]. Damit einher geht eine spärliche Harnsekretion[GS], mit gelbem[EN252] oder rotem Bodensatz. Es besteht ein allgemeines Gefühl von Unbehagen[EN383], Unruhe[EN380] und Nervosität[EN386]; auch Zittern am ganzen Körper[EN372] oder nervöse Schauer über den Rücken[EN370]. Allgemeines Wundheits- und Zerschlagenheitsgefühl sowie Steifheit des ganzen Körpers.[EN401f] Heftige Myalgien[GS], mit Taubheitsempfindung. Die Schmerzen sind heftig und blitzartig. Phillips empfiehlt Cimicifuga sogar bei Anasarka, wenn der erwähnte Zustand des Herzens und der Harnausscheidung vorherrscht, „selbst wenn zuvor **Digitalis** versagt hat".

Cimicifuga ist in erster Linie ein Mittel für die sog. „reizbare Schwäche". Wie bei **Sepia** finden wir Nervosität, Ruhelosigkeit, Melancholie, spärliche Menses mit Herabdrängen, etc. Doch Cimicifuga erzeugt eine deutlich größere nervöse Erregung, die sich bis zum Delirium mit Halluzinationen von Ratten o. Ä. steigern kann.[NR2,163] Ohne ersichtlichen Grund leidet die Patientin unter einer ungeheuren Angst, die sie nicht überwinden kann und die sie zur Verzweiflung treibt. In ihrem aufgeregten Zustand hat sie nicht selten das Gefühl, als ob ihr Scheitel abgesprengt und sie verrückt würde.[GS] Sie wird misstrauisch und höchst reizbar[GS]; Schwindel[EN11], sie fühlt sich wie berauscht. All diese Symptome sind Teil des nervösen Allgemeinzustands, der seine Ursache in einer Reizung des Uterus und der Ovarien hat oder zumindest dadurch aufrechterhalten wird. Die Uterusstörung scheint in einer rheumatischen Veranlagung begründet zu sein.[GS] Die Cimicifuga-Patientin leidet häufiger an neuralgischen Beschwerden als die **Sepia**-Patientin. Beständiger, dumpf drückender Schmerz im Hinterkopf, der sich bis zum Scheitel erstreckt[EN29]; drückender, wunder Schmerz in den Augäpfeln, von dort dann scharfe Schmerzen zum Scheitel, mit stark geröteten Augen – all dies im Verein mit einer abgewinkelten oder gereizten Gebärmutter. Sehr wichtig sind auch neuralgische Schmerzen direkt in oder im Bereich der Gebärmutter[NR1,205]; der Uterus ist empfindlich gegen Druck[GS] und Berührung; Schmerzen schießen von einer Seite zur anderen[GS]; herabdrängende Beschwerden[GS] mit Spannen um die Hüften; spärliche Menses[GS], mit Schmerzen, die selbst nach Ingangkommen der Blutung fortbestehen. Das Schwäche- und Leeregefühl in der Magengegend[EN194] entspricht nicht ganz dem von **Sepia**, insofern als es von großer Nervosität und Zittern oder einem zittrigen Gefühl im Magen[GS;EN205f] begleitet wird, das sich mitunter von dort in Wellen über den ganzen Körper ausbreitet – ein Gefühl wie erschreckt. **Sepia** kann bei Asthenopie angezeigt sein, die durch den Reflexreiz einer Uterusstörung bedingt ist[GS]; Cimicifuga ist, bei der gleichen Störung, eher hilfreich, wenn eine Hyperästhesie der Netzhaut oder eine Ziliarneuralgie[HC2,286] vorliegt. Beide Mittel können im Klimakterium von Nutzen sein, **Sepia** bei den Hitzewallungen, Cimicifuga, laut Hughes, bei großer Reizbarkeit, Schmerzen im Scheitelbereich und Schwächegefühl im Epigastrium[MP169].

Kalium ferrocyanatum Dieses Mittel hat ebenfalls herabdrängende Beschwerden im Unterleib gelindert[EN14;GS]; reichlicher, eiterähnlicher, aber nicht reizender Fluor[GS]; Traurigkeit mit Neigung zum Weinen[EN1]; flaues, leeres Gefühl in der Magengegend[EN10]; passive, kopiöse Uterusblutungen (auch Menorrhagien) mit nachfolgender großer Schwäche (Bell, McClatchey). Diese Wirkungen sollten aber nicht mit denen von **Sepia** verwechselt werden. Kalium ferrocyanatum ist nämlich ein starkes Gift, das u. a. intensiv auf die Muskeln und das Herz einwirkt. So ist etwa das Flauheits- und Leeregefühl im Epigastrium mit Schwäche des Herzens [GS] verbunden; die Herzschläge werden an Kraft und Zahl vermindert [EN15], und demzufolge entwickeln sich Schwindel, Kälte und Taubheitsempfindungen, zusammen mit dem gastrischen Schwächegefühl und mitunter auch allgemeinem Zittern [wie bei einem Wechselfieberanfall [EN3]]. Das Mittel eignet sich mithin für geschwächte Fälle, bei denen das Herz zu versagen droht. Kalium ferrocyanatum ist bei Herzschwäche nah mit **Kalium carbonicum** verwandt.

Calcarea carbonica „Drücken im Unterbauche, bei angestrengter Körper-Bewegung“ [CK708]. Herabdrängen im Becken, < im Stehen. [GS] Die Uterusschmerzen strahlen bis in die Oberschenkel aus. „Wundheits-Schmerz im Unterbauche, mit schmerzhaftem Spannen beim Geradehalten und Zurückbiegen des Körpers.“ [CK753] „Feines Stechen im Ostium uteri und Stiche in der Zervix.“ [GS] Die Menses sind bei Calcarea aber allzu stark und kommen zu früh [CK], und die Allgemeinsymptome sind bekanntermaßen von denen bei **Sepia** sehr verschieden.

Calcarea phosphorica Der phosphorsaure Kalk erzeugt (wie **Phosphorus**) ein großes Schwäche- und Leeregefühl im Bauch [EN227] und in der Magengegend [EN214]. Uterusprolaps mit Schmerzhaftigkeit und Schwäche der Uterusgegend, alles vermehrt beim Stuhlgang und Wasserlassen. [EN333] Dumpfes Drücken in der Gebärmutter. [EN334] Schneiden im Uterus, bis zum Kreuzbein fühlbar. [EN336] Rahmähnlicher Weißfluss. [EN339] „Brennen in der Scheide, mit Schmerzen auf beiden Seiten der Blase und des Uterus; Brennen wie Feuer bis hoch in die Brust.“ [EN346] Hitzewallungen vom Kopf bis in die Zehen. [EN633] Ängstlichkeit. [EN7] Ausgeprägte Schwäche und Mattigkeit. [EN529] Neigung zum Schwitzen. [GS]

Die Menses sind jedoch, im Gegensatz zu **Sepia**, eher reichlich, und der Geschlechtstrieb ist erhöht [EN350]. Die Patientin ist schwächlich und abgemagert, vielleicht sogar tuberkulös [GS]; sie leidet unter starken Nachtschweißen an einzelnen Körperteilen [EN637f], aber diese sind nicht übelriechend wie bei **Sepia**. Jede Kälteexposition verstärkt ihre rheumatischen Schmerzen und mit diesen auch die Beschwerden seitens des Uterus. [GY;GS]

Von den sonstigen Arzneimitteln will ich nur kurz auf die folgenden eingehen.

Mitchella repens Geschwollener, dunkelrot kongestionierter Gebärmutterhals. [EN70] Dies geht mit einer Blasenhalsreizung [EN66] und vermehrtem Harndrang [EN64] einher. Es gibt allerdings keine allgemeinen Ähnlichkeiten mit **Sepia**. Bei entzündlicher Blasenreizung der Frauen muss Mitchella eher **Eupatorium purpureum** zur Seite gestellt werden (Hughes [MP477]); es muss bei Reizung des Blasenhalses mit **Hydrocotyle asiatica** verglichen werden, das sich neben der Röte der Zervix außerdem durch Hitze tief in der Vagina sowie Stechen und Jucken am Scheideneingang auszeichnet [AZ56,47] (klinisch durch Dr. Mitchell bestätigt); es kommt neben **Vespa** bei Geschwüren am Muttermund in Betracht [12] und neben **Apis** bei Dysurie [GS].

Secale cornutum, Ustilago maydis **Sepia** sollte in diesem Zusammenhang auch deutlich von Secale und Ustilago abgegrenzt werden; denn obwohl alle drei Herabdrängen, Kongestion, Schmerzhaftigkeit und Vorfall der Gebärmutter hervorbringen, sind die pathologischen Verhältnisse doch ziemlich verschieden. Secale wie Ustilago wirken hemmend auf die Muskelschicht der Blutgefäße und überhaupt auf die glatte Muskulatur ein. So kommt es sekundär durch die übermäßige Erschlaffung der Muskelfasern zu Anschwellung von Geweben und zu passiven Blutungen. Das „Herabdrängen“ dieser Arzneien ist deshalb sehr viel anhaltender und ausgeprägter (wie das von **Caulophyllum**). Ustilago hat Gebärmutterblutungen gelindert [GS], ferner Bluterbrechen [GS] bei einer Dame mit einer Uteruserkrankung; passive Blutungen; der untersuchende Finger findet die Zervix weich und offenstehend, und er ist anschließend blutbefleckt (Woodbury).

Viburnum opulus Viburnum hat Schmerzen im Bereich des Beckens und der Gebärmutter hervorge-

[12] Dieses Symptom findet sich für *Mitchella* in keiner der Arzneimittellehren.

rufen und geheilt, wie sie in ähnlicher Weise auch bei **Sepia** vorkommen; ebenso das Schwäche- und Leeregefühl in der Magengegend [GS], das Herabdrängen [GS] und die Nervosität [GS]. Doch das Herabdrängen ist deutlich heftiger und gipfelt in intensiven Krampfschmerzen im Uterus [GS]; in dieser Hinsicht ähnelt es **Caulophyllum, Cimicifuga, Secale** etc. viel eher als **Sepia**.

Inula, Hedeoma Dies sind zwei geprüfte Mittel, doch mangelt es uns bisher an klinischer Erfahrung. Wie **Sepia** rufen sie Uterusschmerzen und herabdrängende Empfindungen hervor. Inula ist u. a. gekennzeichnet durch Zerren in den Genitalien mit heftigsten Rückenschmerzen [EN56] und dabei starkem Stuhl-[EN53] und Harndrang [EN51]; Hedeoma hat herabdrängende Schmerzen im Unterleib mit großer Schwäche in den Beinen [EN13].

Zizia aurea Von den Mitteln, die **Sepia** hier ähnlich sind, sollten wir Zizia nicht vergessen. Es verursacht Blutanschoppung im Uterus mit Rückenschmerzen; beißend-brennende Schmerzen im Kreuz [EN102]; krampfartige Bewegungen der Muskeln des Gesichts und der Gliedmaßen [EN115]. Das Gemüt ist zunächst heiter gestimmt, doch dann herrscht Niedergeschlagenheit und schließlich Gleichgültigkeit vor.[EN1ff] Das charakteristischste Merkmal von Zizia sind jedoch ruhelose, choreatische Bewegungen und krampfhafte Zuckungen im Schlaf [EN126]. Auch **Sepia** hat – im Zusammenhang mit Menstruationsstörungen – gelegentlich Chorea geheilt [„uterine Chorea …, > nach der Regel“ [GS]]; plötzliches Rucken des Kopfes nach vorn [CK] und nach hinten; „Anfall, als würde sich etwas im Magen herumwinden und bis in den Hals aufsteigen“ [GS].

Wenn Uterusprolaps ein Symptom allgemein gestörter Ernährung ist und nur wenig oder gar keine lokale Kongestion vorhanden ist, steht Sepia hinter folgenden Mitteln zurück: **Aletris, Caulophyllum, Abies canadensis, Lac defloratum, Calcarea phosphorica, Natrium muriaticum, Helonias, Natrium hypochlorosum.**

Drohender Abort

Bei drohendem Abort ist Sepia weniger durch die Schmerzen als vielmehr durch die Zeichen einer gestörten Blutzirkulation angezeigt. Diese Kreislaufstörung, im Verein mit Reizbarkeit der Nerven und Schlaffheit der Gewebe, kann als die Ursache des drohenden Unglücks angesehen werden. Man wird feststellen, dass Vollheit und Blutandrang im Kopf- und Brustbereich bestehen oder bestanden haben, ferner Schweregefühl im Unterleib sowie allgemeine Hitzewallungen mit Ohnmachtsanwandlungen und phasenweisem Schwarzwerden vor den Augen – was besonders zu beobachten ist, wenn sich die Patientin in warmen oder geschlossenen Räumen aufhält, wenn sie in der Kirche kniet, die Augen überanstrengt o. Ä.

Eine häufige Begleiterscheinung, die für den Sepia-Fall besonders typisch ist, ist das herausragende „Keynote“ von Dr. H. N. Guernsey: Schweregefühl im Mastdarm oder After, als ob sich dort eine Kugel oder eine „Kartoffel“ befände [KM]. Dieses letztere Symptom ist ziemlich einzigartig; es unterscheidet sich grundlegend von dem ständigen Drängen bei **Nux vomica** und **Sulfur**, von dem Druck bei **Lilium** und von dem Vollheits- und Schweregefühl bei **Aloe**. **Aloe** hat außerdem ein Gefühl von einem zwischen Schambeinfuge und Steißbein eingekeilten Pflock.[AA860]

KAPITEL

12 Vorlesung: Nosoden

Diese Gruppe von Arzneimitteln besteht, wie bereits in der Einführungsvorlesung erwähnt, aus Krankheitsprodukten. Vielen dieser Krankheitsprodukte hat man mittlerweile arzneiliche Eigenschaften nachweisen können, und sie leisten auch bereits einen nicht unerheblichen Beitrag zur Behandlung der Krankheiten des Menschen. Ihr Einsatzgebiet ist jedoch gewiss noch längst nicht voll erschlossen, denn wir stehen heute erst ganz am Anfang unserer Bemühungen in dieser Richtung. Doch die Zeit wird kommen, wie ich meine, wo die zu dieser Gruppe gehörenden Arzneien sich vor allem bei der Behandlung chronischer Krankheiten als überaus hilfreich erweisen werden. Einige der Nosoden sind auch aus Krankheiten von Tieren gewonnen worden, andere wiederum aus solchen von Pflanzen.

Gegen die Nosoden als Heilmittel in der homöopathischen Praxis sind massive Einwände erhoben worden. Es ist deshalb wichtig, dass Sie die Vorurteile kennen, denen Sie sowohl aufseiten der Laien wie auch der Ärzteschaft begegnen werden. Einwände gab es z. B. gegenüber **Psorinum**, das bekanntlich aus dem Inhalt von Krätzebläschen gewonnen wird, und auch gegenüber **Syphilinum**, der Nosode des Syphiliserregers, mit der Begründung, dass sie abstoßend und ekelhaft seien. Dieser Einwand ist natürlich absurd, weil es niemandem einfallen würde, diese Substanzen in niedriger Potenz zu verabreichen; und weil dies so ist, wird doch wohl niemand ernsthaft sagen wollen, dass es widerwärtig oder abstoßend sei, einem Patienten z. B. **Psorinum** in der 200. Potenz zu geben.

Ein anderer Einwand, der gegen die Nosoden vorgebracht worden ist und der auch durchaus einiges Gewicht hat, ist der, dass der Gebrauch dieser Substanzen die Fortentwicklung der Homöopathie behindere, indem er diese mit Isopathie vermische. Soviel wir hier aber auch an Argumenten austauschen mögen, so müssen wir uns letztlich doch immer an den Fakten orientieren, die uns ein Krankheitsfall darbietet. All unsere Verschreibungen müssen am Ende immer nur vor einem einzigen Tribunal bestehen, und das ist die Erfahrung. Ich bin mir nicht genau im Klaren darüber, wieweit ich auf dieses Thema der Nosoden eingehen sollte. Jedenfalls sind sie, wenn sie korrekt eingesetzt werden, keine isopathischen Mittel. Was ich dagegen als reine Isopathie bezeichnen würde, ist die Vorgehensweise, die von Dr. S. Swan aus New York vorgeschlagen wurde. Wenn beispielsweise ein Patient so veranlagt ist, dass er keine Erdbeeren essen kann, ohne davon Beschwerden zu bekommen, so potenziert Dr. Swan die Erdbeere, verabreicht das Mittel und behauptet, dass auf diese Weise die spezifische Idiosynkrasie ausgelöscht werde. Isopathie beruht auf der kühnen Behauptung, dass das, was eine Krankheit verursacht, diese auch zu heilen vermag, wenn es in hoher Potenz verabfolgt wird. Der Gebrauch der Nosoden in der homöopathischen Praxis unterscheidet sich indes grundlegend von dieser Art des Vorgehens, weil wir in der Homöopathie stets von experimentell gewonnenen Tatsachen ausgehen. Bevor wir sie am Krankenbett verordnen, haben wir alle Substanzen an Gesunden geprüft. Nur auf diese Weise haben wir die Nosoden wirksam gefunden, und deshalb können wir sie mit demselben Recht als Arzneimittel einsetzen wie jedes andere Mittel auch. Lassen Sie uns nun mit ihrer Symptomatologie fortfahren, und beschäftigen wir uns zunächst mit **Psorinum**.

Psorinum

Psorinum ist hinreichend geprüft worden, um das Mittel erfolgreich bei der Behandlung von Kranken anwenden zu können. Wir finden es besonders angezeigt bei Menschen, die eine psorische (um

Hahnemanns Ausdruck zu gebrauchen) Konstitution haben, also bei Patienten, die zu Drüsen- und Hauterkrankungen neigen, aber auf die gut gewählt erscheinenden Arzneien nicht reagieren. Nehmen wir z. B. an, das zu einem Fall passend erscheinende Mittel ist **Pulsatilla** – die bestehenden Symptome sprechen, so scheint es, deutlich für dieses Mittel. Die Verschreibung steht in jeder Hinsicht im Einklang mit den Regeln unserer Schule, und doch ist die Besserung nur vorübergehend. In einem solchen Fall liegt der Krankheit irgendeine Dyskrasie zugrunde, und diese Dyskrasie muss zuerst beseitigt oder abgeändert werden, bevor man es erfolgreich mit der Krankheit aufnehmen kann. Oder es kann passieren, dass in einigen Scharlachfällen Ihre Verschreibungen nichts bewirken und die Kinder sterben. Viele dieser Fälle könnten jedoch gerettet werden, wenn wir diesen Bereich unserer Materia medica gründlicher erforschen würden. Die verschiedenen Konstitutionen oder Dyskrasien, die chronischen und akuten Übeln zugrunde liegen, sind nicht wenige, und bis heute kennen wir sie noch gar nicht alle. Was wir aber wissen, ist z. B., dass eine von ihnen auf die **Gonorrhö** zurückzuführen ist. Diese Krankheit kommt so erschreckend häufig vor, dass Patienten mit einer davon herrührenden Dyskrasie an Zahl außerordentlich rasch zunehmen. Und ich will Ihnen auch verraten, warum das so ist. Es hängt damit zusammen, dass die allopathischen Ärzte und auch viele Homöopathen die Krankheit nicht richtig ausheilen. Die Gonorrhö ist keine lokale Krankheit, und wenn sie nicht von Grund auf geheilt wird, entwickelt sich eine tief in der Konstitution verankerte Dyskrasie, die auch noch an die nachgeborenen Generationen weitergegeben werden kann. Ich weiß aus jahrelanger Erfahrung und Beobachtung, dass der Tripper nicht leicht zu therapieren ist und dass er darüber hinaus viele der Fälle, die wir zu behandeln haben, zu komplizieren vermag. Dasselbe gilt, in abgeschwächtem Maße, auch für die **Syphilis.** Die Gonorrhö scheint bevorzugt die ‚edleren' Gewebe anzugreifen – die Lunge, das Herz und das Nervensystem –, welche von der Syphilis alle erst nach etlichen Jahren erreicht werden.

Um von dieser Abschweifung wieder zurückzukehren: An Psorinum muss, wie auch an **Sulfur**, gedacht werden in Fällen, die eine deutliche psorische Belastung erkennen lassen und bei denen selbst gut gewählte Arzneien versagen. Lassen Sie uns einen Blick auf einige der Symptome werfen und dabei auf die Art und Weise achten, wie Psorinum die Gewebe affiziert.

Haut

Das Mittel ruft einen Hautausschlag hervor, der gewöhnlich von **flechtenartigem Charakter** ist und mit heftigem **Juckreiz** einhergeht.[GS] Dieser Juckreiz wird vollends unerträglich, sobald dem Patienten im Bett warm wird.[GS] Irgendwann werden Sie vielleicht auch bemerken, dass die Haut ein schmutziges, **ungepflegtes Aussehen** hat, als ob sich der Patient niemals waschen würde[GS] (was freilich auch der Fall sein mag). An manchen Stellen sieht die Haut derb und schmierig[KN] aus, wie in Öl gebadet[GS]; die Talgdrüsen sezernieren im Übermaß. Bei Kindern ist der Ausschlag am Kopf besonders ausgeprägt. Er kann die ganze Kopfhaut bedecken, breitet sich aber typischerweise von dort über beide Gesichtshälften aus und bezieht auch die Wangen und Ohren mit ein – wie eine Tinea capitis, was es auch wirklich ist. Dieser Ausschlag ist mitunter nässend und sondert einen höchst übelriechenden Eiter ab.[GS] Er kann aber auch trocken und kleieartig schuppend sein und regelmäßig im Sommer verschwinden, nur um dann mit Einsetzen der kalten Witterung wiederzukehren.[GS] Mit diesen Hautveränderungen geht gewöhnlich eine **Otorrhö** einher[GA2,99]; der Ausfluss aus dem Ohr ist oft dünn-jauchig und riecht entsetzlich, wie verfaultes Fleisch.[GS] Geschwüre entstehen an den Unterschenkeln, zumeist im Bereich der Schienbeine und Knöchel oder auch anderer Gelenke.[GS] Charakteristisch für diese **Geschwüre** ist, dass sie indolent sind, nur **sehr langsam verheilen.**[GS] Ich möchte an dieser Stelle noch anmerken, dass die erwähnten flechtenartigen, juckenden Ausschläge von Psorinum vorzugsweise in den Gelenkbeugen erscheinen, vor allem in den Ellenbeugen und Kniekehlen.

Psorinum ist häufig bei den üblen Folgen **unterdrückter Krätze** angezeigt. Diese Krankheit wird, wie Sie wissen, durch die Krätzemilbe hervorgerufen. Sie dürfen in diesen Fällen lokal alles anwenden, was das Insekt abzutöten vermag, aber Sie dürfen nicht die Krankheit unterdrücken.[1] Ein solches Abtötungsmittel steht Ihnen z. B. mit *Lavendelöl* zur Verfügung, das sowohl die Milben als auch deren Eier vernichtet. Wenn der Skabies-Ausschlag unterdrückt worden ist, ist Psorinum ein ausgezeichnetes Mittel, um das Übel wieder an die Oberfläche zu bringen; danach wird gewöhnlich die ganze Krankheit samt Ausschlag geheilt.

Psorinum ist auch von Nutzen, wenn nach einer Heilung der Krätze durch ein anderes Mittel noch Pusteln oder Furunkel bestehen bleiben.

Kinder

Das Psorinum-Kind ist blass, kränklich und zart[GS] oder stark abgemagert. Der ganzen Körperoberfläche entströmt ein widerwärtiger Geruch[GS], der auch trotz gründlichen Waschens nicht zu tilgen ist. Dies ist auf eine Dysfunktion der Hautdrüsen zurückzuführen; sie scheiden ihre Sekrete nicht hinreichend aus, weswegen sie im Körper verbleiben, der Zersetzung anheimfallen und dann diesen üblen Geruch abgeben, der so lange nicht beseitigt werden kann, bis die Haut des Kindes insgesamt geheilt ist.

Während des Sommers sind Psorinum-Kinder sehr dazu geneigt, an **Cholera infantum** zu erkranken.[GS] Es gibt kein Mittel, das hinsichtlich seines Symptomenspektrums Psorinum bei dieser Säuglingsintoxikation ersetzen kann. Als Frühsymptom der Erkrankung sind die Kinder nachts oft ungewöhnlich nervös und unruhig; wie durch einen Schreck erwachen sie plötzlich oder schreien im Schlaf laut auf; zwei oder drei Nächte später setzen dann die Durchfälle ein: kopiöse, wässrige Durchfälle von dunkelbrauner oder auch schwarzer Farbe, sehr übel, fast faulig riechend und < nachts[GS] oder den Patienten am frühen Morgen aus dem Bett treibend.

[1] D. h., die verschiedenen Erscheinungsformen der Hauterkrankung mit Salben o. Ä. beseitigen.

Kopfschmerzen

Psorinum heilt eine Art **chronisch-rezidivierenden Kopfschmerz,** mit berstenden[GA2,15], klopfenden[GA2,24] Schmerzen im Kopf, denen Trübsichtigkeit, Flimmern oder Flecken vor den Augen vorausgehen und die von großem Hunger begleitet werden.[GS] Nicht selten ist der Patient auch den ganzen Tag vor dem Anfall außergewöhnlich hungrig.[GS] Dieses Hungergefühl ist eine häufige Begleiterscheinung von Psorinum-Beschwerden. Heißhunger vor Ausbruch einer Durchfallerkrankung.[GS] Hunger in der Nacht, muss aufstehen und etwas essen, wie bei **Phosphorus** und **China** – ein Zustand, wie er manchmal in der Schwangerschaft auftritt.

Reaktionsmangel

Es gibt einen weiteren Anwendungsbereich von Psorinum, den ich bisher noch nicht erwähnt habe, der aber ebenso wichtig ist: Es kommt nicht selten vor, dass Patienten nach akuten oder anderen heftigen Erkrankungen kräftemäßig nicht wieder auf die Beine kommen, dass eine große **Erschöpfung** zurückbleibt. So kann etwa ein Patient nach einer Typhuserkrankung neben einer körperlichen Schwäche auch seelisch niedergedrückt[GA2,426] und melancholisch[GA2,423] sein und keine Hoffnung mehr auf eine Genesung haben[GS]; gleichwohl gibt es objektiv keinerlei Hinweise, warum er nicht wieder ganz gesund werden sollte; er hat keine organischen Schäden davongetragen. Nachts leidet er unter starkem Schwitzen, was ihn zusätzlich erschöpft.[GS] Möglicherweise ist bereits **Sulfur** [als Reaktionsmittel] ohne Erfolg verabreicht worden. In solchen und ähnlichen Fällen ist Psorinum oft das heilende Mittel.

China officinalis China ist hier ebenfalls in Betracht zu ziehen; es ist ein sehr gutes Mittel bei schnell sich entwickelnder Schwäche im Gefolge akuter Krankheiten, besonders wenn es dabei zu großem Blutverlust gekommen ist, zu anhaltendem oder profusem Durchfall oder zu heftigen Schweißen[RA]. Es gleicht **Psorinum** in der Ausprägung der Nachtschweiße; das Mittel der Wahl heißt aber **Psorinum**, wenn der beschriebene Gemütszustand vorhanden ist – die **Verzweiflung an der Genesung.**

Laurocerasus An Laurocerasus ist zu denken bei „mangelnder Energie der Lebenskraft und fehlender Reaktion auf gereichte Arzneien“[SK3], besonders im Rahmen von Erkrankungen der Brust.

Capsicum Der Spanische Pfeffer ist indiziert, wenn der Reaktionsmangel[GS] bei Personen von „schlaffer Faser“[GS(RA)] auftritt.

Opium Schlafmohn ist in diesen Fällen ein überlegenes Mittel, wenn der Patient benommen[RA15] und schläfrig[RA472] ist.

Valeriana, Moschus und Ambra grisea Diese Arzneien sind bei nervösen Affektionen zu erwägen, wenn scheinbar gut gewählte Mittel versagen.

Carbo vegetabilis Ist bei abdominellen Erkrankungen angezeigt, wenn große „Kälte und Frostigkeit des Körpers“[CK] bestehen. Selbst der Atem ist kalt[CK775], der Puls schwach und sehr beschleunigt[GS].

Arzneimittelbeziehungen

Psorinum hat, wie Sie sehen, insgesamt sehr viel Ähnlichkeit mit **Sulfur**, und es ergänzt dieses Mittel oft. Es ist inkompatibel mit **Lachesis** und wird von **Coffea** antidotiert.

Ambra grisea

Ambra grisea ist, wie man annimmt, ein pathologisches[2] Stoffwechselprodukt aus dem Darm des Pottwals. Es hat eine ausgeprägte arzneiliche Wirkung, und wie alle stark riechenden Substanzen wirkt es besonders auf das Nervensystem ein. Wenn in einem Fall keinerlei nervöse Symptome vorhanden sind, können Sie von dem Mittel kaum Hilfe erwarten.

Ambra affiziert das Zentralnervensystem und ruft dadurch in verschiedenen Körperregionen Krämpfe[SK37] hervor. Die Gesichtsmuskeln zucken[RA62] oder zittern krampfhaft[RA61]. Es kann ferner bei Schlaflosigkeit[RA427ff] von Nutzen sein, die aus seelischer Beunruhigung resultiert, wie etwa aufgrund geschäftlicher Sorgen.[GS] Der Patient kann sich in solchen Fällen müde zu Bett begeben, doch sobald sein Kopf das Kissen berührt, ist er hellwach. Ein Fall wie dieser wird häufig durch Ambra geheilt. Das Mittel eignet sich vor allem für magere[UE], schmächtige Männer, die eine überaus nervöse Veranlagung haben und bei denen die Nervosität auf Kosten der Ernährung geht. Es ist angezeigt bei nervösen Beschwerden alter Leute[(UE)], besonders wenn diese vergesslich sind[RA7] und sich die einfachsten Dinge nicht merken können. Schwindel tritt auf, wenn sich der Patient umherbewegt[RA3]; er ist unsicher auf den Beinen[RA361] und schwankt beim Gehen. Er leidet unter Taubheit der Füße[RA382] und Kribbeln in den Gliedmaßen[RA382]; Gefühl, als seien Arme[RA313] und Beine[RA361] eingeschlafen. Diese Symptome zeigen Ihnen, dass eine funktionelle oder auch organisch bedingte Schwäche des Zentralnervensystems vorliegt. Von daher kommt das Mittel in Betracht in Fällen von Gehirn- und Rückenmarkerweichung, sei diese nun altersbedingt oder nicht.

Reaktionsmangel

Es gibt noch eine weitere Anwendung von Ambra grisea. Da es ein sehr schnell wirkendes Mittel ist, können wir es bei Nervenleiden einsetzen, wenn eine mangelhafte Reaktion besteht. Wir haben bereits über einen ähnlichen Nutzen von **Psorinum** gesprochen. Bei letzterem Mittel ist der Reaktionsmangel konstitutionell bedingt, während er bei Ambra aus einer **nervlichen Schwäche** resultiert. Wir sehen solche Fälle ziemlich häufig, namentlich bei Männern.

Brust

Wir müssen an die Arznei denken bei **Husten,** der sich in der Gegenwart von Fremden verschlimmert (bzw. wenn der Patient unter vielen Menschen

[2] Ob es sich bei dieser grauen, wachsartigen Substanz tatsächlich um ein „Krankheitsprodukt“ handelt, wie Farrington vermutet, ist durch keine Quelle zu belegen.

ist[KH]) – oder unter sonstigen Umständen, die dazu geeignet sind, das Nervensystem zu erregen. Es handelt sich folglich um einen Husten, der einen **Reflex auf seelische Einflüsse** darstellt. Ambra gleicht in dieser Hinsicht exakt **Phosphorus**.

Ambra grisea kann auch bei Husten oder Keuchhusten indiziert sein, wenn dieser von vielem Luftaufstoßen gefolgt oder begleitet[KH;RA269] wird. Es gibt nicht viele Mittel, die dieses Symptom haben, und Ambra ist eines der wichtigsten; andere sind **Sulfuricum acidum**, **Arnica**, **Sanguinaria** und **Veratrum album**. Manchmal kommt das Aufstoßen auch direkt beim Hustenstoß, was gewöhnlich sehr unangenehm und schmerzhaft ist. Hierin deckt sich Ambra mit **Arsenicum**, **Cimex**, **Lachesis** und **Angustura**.

Wir müssen **Ambra** ferner in Erwägung ziehen bei **Asthma,** das mit Herzbeschwerden einhergeht[GS], besonders wenn neben der Atembeengung ein drückendes Gefühl in der linken Brust besteht, als wenn dort ein Gewicht oder ein Klumpen läge[RA289], verbunden mit einer flatternden Empfindung in der Herzgegend. Dies ist wahrscheinlich eine Art Zusammenschnürungsgefühl – nicht als ob das Herz von einer Hand gepackt würde, sondern als ob etwas in der linken Brustseite zu einem Klumpen zusammengepresst würde. Die Empfindung wird zumeist von starkem Herzklopfen[RA289] begleitet.

Weibliche Geschlechtsorgane

Ambra hat eine ausgeprägte Wirkung auf die weiblichen Geschlechtsorgane, und diese Wirkung ist von großer Bedeutung und ziemlich einzigartig. Es ruft eine **Atonie** des **Uterus**[GS] hervor. Die Menses kommen zwar in regelmäßigen Abständen oder auch ein paar Tage zu früh[RA237f], aber sie sind sehr reichlich[GS] und gehen mit Nasenbluten einher[GS] sowie mit einer Anschwellung der Krampfadern (sofern vorhanden) an den Unterschenkeln.[RA241] Es kommt auch leicht zu Blutabgang zwischen den Perioden. Jede kleine Aufregung oder körperliche Anstrengung, wie z. B. das Pressen zum Stuhl, führt zu einer Blutabsonderung aus der Scheide[GY5], was darauf hinweist, wie blutüberfüllt die Gebärmutter ist und wie schlaff und schwach die Gewebe. Die Leukorrhö besteht hauptsächlich aus Schleimstücken von bläulicher oder bläulichweißer Farbe[RA243].

Sie können Ambra auch während des **Wochenbetts** einsetzen, besonders wenn dabei hartnäckige Stuhlverstopfung besteht.[GS] Es passt für jene nervösen Frauen, die mager und elend aussehen und unter häufigem, aber vergeblichem Stuhldrang leiden, verbunden mit großer Angst und Unruhe. Sie können besonders dann keinen Stuhl entleeren, wenn sich die Krankenschwester oder jemand anderes mit im Zimmer aufhält.[RA185]

asiatica.[GS] Es ist angezeigt, wenn der Patient kalt und fast pulslos ist, mit krankhaften Muskelzuckungen oder schmerzhaften Krämpfen[KE1,960] in verschiedenen Teilen des Körpers; das **Auseinanderspreizen der Finger** ist hier ein besonders auffallendes Symptom[AZ35,279]. Die Augen sind eingesunken, das Gesicht spitz und hager. Stetes, quälendes Würgen, aber nicht viel Erbrechen.[AZ37,84] Die Haut ist spröde, welk und trocken[AN3,362f], als besäße der Organismus kaum noch Feuchtigkeit. Anurie.[HV2,89] Kribbeln oder Ameisenlaufen am ganzen Körper. Stühle profus und wässrig[KE1,961], werden mit großer Heftigkeit entleert.[GS] Obwohl die Körperoberfläche kalt ist[EN1032], **verträgt der Patient keinerlei Zudecken**[EN934].

Bei Cholera infantum ist Secale insbesondere durch kopiöse lienterische Stühle indiziert; sie sind wässrig und stinken außerordentlich, werden stoßweise entleert, und anschließend ist das Kind sehr erschöpft.[GS]

Vergleichsmittel bei Cholera

Secale muss von den Mitteln, die ihm ähnlich sind, klar unterschieden werden, sonst ist sein Nutzen sehr begrenzt.

Arsenicum album Bei einer Fabrik, die arsenhaltige Produkte herstellte, wurde beobachtet, dass die aus den Schloten entweichenden Arsendämpfe und Arsenstäube die die Fabrik umgebende Vegetation zerstörte – mit Ausnahme des Roggens, der unter diesem Einfluss üppiger gedieh als an anderen Orten. Wenn wir nun die arzneilichen Wirkungen von **Secale** und Arsenicum vergleichen, fällt auf, dass sie viele Symptome gemeinsam haben. Beide erzeugen Schrumpfung der Gewebe, beide erzeugen gangränöse Veränderungen, beide erzeugen choleraähnliche Symptome, und beide folgen auch gut aufeinander. Doch die nachfolgenden wenigen Kriterien reichen zur Unterscheidung völlig hin:

Zunächst einmal werden die Gangrän und fast alle anderen Symptome von Arsenicum durch Kälte verschlimmert und durch Wärme gebessert; der Kranke möchte warm eingehüllt sein. Der **Secale**-Patient findet dagegen Linderung durch Kälte. Gleiches gilt beispielsweise auch für Geschwüre. Wenn Sie ein indolentes Geschwür zu behandeln haben, das nicht verheilen will, brennend schmerzt und einen jauchigen, stinkenden Eiter absondert, so werden Sie fast immer zuerst an Arsenicum denken. Doch ist **Secale** hier das heilende Mittel, wenn der Patient dabei durch Kälte Linderung erfährt.

Bei **Cholera** haben beide Mittel profuse, übelriechende, wässrige Stühle, die den Patienten sehr erschöpfen. Arsenicum fehlt dabei aber das Kribbeln am Körper, das fast stets zugegen ist, wenn **Secale** das Heilmittel ist. Arsenicum hat mehr Unruhe, Angst, ängstliches Umherwerfen und ‚Reizbarkeit der Faser'. Der Patient möchte warm zugedeckt sein, während es der **Secale**-Patient gern kühl hat.

Carbo vegetabilis Im Stadium des **Kollapses** der Cholera ist **Secale** durch die Symptome angezeigt, die ich erwähnt habe. Es ist hier Carbo vegetabilis sehr ähnlich, das bei so großer Prostration indiziert ist, dass der Kranke vor Schwäche bewegungslos, wie tot daliegt[GS], mit häufigem, passivem (venösem) Bluten aus der Nase[CK236;GS] und mitunter auch aus dem Darm. Der Körper ist eiskalt[KE1,935], vor allem von den Knien abwarts. Puls frequent, fast fadenförmig, der Atem kalt.[GS] In solchen hoffnungslos erscheinenden Fällen kann Carbo vegetabilis manchmal noch das Leben des Patienten retten.

Camphora Ein weiteres ähnliches Mittel, Camphora, ist bei der asiatischen Cholera[SK218] **Secale, Arsenicum** oder **Carbo vegetabilis** vorzuziehen, wenn der Organismus durch die Plötzlichkeit oder **Heftigkeit der Toxineinwirkung** überwältigt worden ist, bevor überhaupt Erbrechen oder Durchfall einsetzen konnte, und wenn zudem größte Schwäche und Eiseskälte des Körpers[UE] bestehen. Die Stimme ist hohl und heiser[AR11,1,123] oder auch piepsig. Camphora wird hier in der Urtinktur verwendet, ein paar Tropfen in Wasser aufgelöst und davon alle 15 Minuten eine Dosis verabreicht, bis eine Reaktion eintritt, und dann wird eventuell ein anderes Mittel benötigt.

Veratrum album Veratrum ähnelt **Secale** hinsichtlich der Kälte und Zyanose der Körperoberfläche sowie den profusen, wässrigen Durchfällen; doch es unterscheidet sich von **Secale** vor allem durch ein Symptom, nämlich den **kalten Schweiß auf der Stirn**[RA23]. Keines der bisher besprochenen Mittel hat dieses

Symptom – mit Ausnahme von **Arsenicum**, doch hier ist die Unruhe deutlich größer als bei **Veratrum**, während der kalte Stirnschweiß weniger ausgeprägt ist.

Vergleichsmittel bei Uterusblutungen

Bei den Uterussymptomen und vor allem den Uterusblutungen müssen wir noch auf einige Mittel eingehen, die Secale sehr nahestehen.

Carbo vegetabilis Auch hier wäre wieder Carbo vegetabilis zu erwähnen, das **Secale** auch in Bezug auf hartnäckiges Nasenbluten ähnelt. Die Uterusblutung hält tagelang an, ohne erkennbar nachzulassen, wobei das Blut dunkel und ungerinnbar bzw. dünnflüssig ist. Unterscheiden können wir die beiden Arzneien hier nur anhand ihrer anderen Charakteristika.

Ustilago maydis Ustilago können wir als Verwandten von **Secale** ansehen. Es handelt sich dabei um einen auf dem Mais schmarotzenden Pilz (Maisbrand), der am Menschen eine ähnliche physiologische Wirkung entfaltet wie das Mutterkorn. Sorgfältige chemische Analysen haben ergeben, dass die Substanz ebenso wie **Secale** ergotinartige Alkaloide enthält[2]. Die Hämorrhagien des Mittels haben einen etwas anderen Charakter als die von **Secale**. Die Blutungen, die am besten auf Ustilago ansprechen, sind die der Gebärmutter, wenn das Blut hellrot und teils flüssig, teils klumpig ist.[NR1,639] [3] Wenn dieser Zustand vorhanden ist, können Sie Ustilago einsetzen, gleichgültig ob die Blutung im Klimakterium eintritt, während einer Geburt, bei einem Abort oder im Zusammenhang mit der Menstruation. Anders als **Secale** ruft dieses Mittel eine chronische, passive Kongestion des Uterus hervor.[NR2,734] Es ist besonders dann angezeigt, wenn schon eine geringfügige Irritation wie die digitale Untersuchung der Zervix ein Heraussickern von [dunklem, dünnem[NR2,733]] Blut veranlasst. Ein weiterer Zustand, bei dem Ustilago heilsam sein kann, ist Menorrhagie durch Retroflexion des Uterus. Ich habe das Mittel gewöhnlich in der 6. Potenz angewandt. Es scheint dem Uterus Tonus zu verleihen, sodass sich Os und Zervix für den untersuchenden Finger nicht länger weich und schwammig[NR2,733] anfühlen. Der Blutabfluss aus der Gebärmutter wird verbessert, sodass es weniger leicht zu Blutungen kommt.

Es gibt noch einige weitere Mittel, die bei diesen kongestionsbedingten Gebärmutterblutungen hilfreich sein können, und da dieser Zustand so schwer zu heilen ist, will ich sie im Folgenden näher beschreiben.

Bovista Eines dieser Mittel ist Bovista, der Riesenbovist. Wenn dieser Pilz reif ist, platzt seine Hülle auf, und eine Wolke aus bräunlichem Pulver wird nach außen geschleudert, die die Sporen des Pilzes enthält. Dieses Pulver erregt, wenn es auf die Haut gebracht wird, einen flechtenartigen Ausschlag[SK175], der leicht blutet. Bovista beeinflusst die Blutzirkulation in einer ihm ganz eigentümlichen Weise. Es scheint eine Erschlaffung des gesamten Kapillarsystems zu verursachen, doch ob es dies mittels des Blutes oder des Nervensystems vollbringt, vermag ich nicht zu sagen. Die Erschlaffung der Kapillaren begünstigt natürlich die Blutungsneigung außerordentlich. Aufgrund dieser einzigartigen Wirkung ist Bovista ein nützliches Mittel bei Nasenbluten[R3,416], sei es im Gefolge einer Verletzung oder im Zusammenhang mit Menstruationsstörungen.

Bovista ist bei Uterusblutungen indiziert, wenn diese wiederholt **zwischen den Perioden** auftreten[R3,387], häufig schon nach geringer körperlicher Anstrengung. Dies ist genauso wie bei **Ambra grisea**[SK42], doch im Gegensatz zu diesem fließt die **Monatsblutung** von Bovista hauptsächlich oder gar ausschließ-

[2] Dies soll laut *Leesers Lehrbuch der Homöopathie* (Bd. 3, S. 248) doch nicht der Fall sein. Nach Vonarburg (*Homöotanik,* Bd. 2, S. 536) enthalten die Brandsporen von *Ustilago* u. a. „das mit dem Mutterkorn verwandte Alkaloid Ustilaginin".

[3] Woodbury, der mit *Ustilago* viele Erfahrungen gesammelt hat, ist hier genau gegenteiliger Ansicht. Er schreibt in einem ausführlichen Artikel über das Mittel (abgedruckt in Hales *New Remedies,* Bd. 2, S. 732): „Bei aktiven Blutungen aus einem vergrößerten Uterus mit dilatiertem Ostium und Kollum würde ich es nicht geben, wenn das Blut von hellroter Farbe ist und leicht gerinnt; … wo aber über viele Tage hinweg ein langsames, aber anhaltendes Heraussickern von dunklem Blut mit kleinen, schwarzen Koageln (aus dem weichen, schwammigen, schlaffen, geschwollenen Gebärmutterhals) stattgefunden hat, … da ist *Ustilago* ein Heilmittel von höchst zufriedenstellender Promptheit und Effizienz."

lich in der **Nacht** [R3,385] oder am **frühen Morgen** [R3,392]. Der Grund dafür dürfte sein, dass die körperliche Betätigung während des Tages und der dadurch aktivierte Blutkreislauf die Hyperämie der Gebärmutter vermindert.

Gebärmutterblutungen bei Anschoppung des Uterus finden sich gleichermaßen bei **Ustilago** und **Secale**.

Eine weitere Besonderheit von Bovista, die ich hier erwähnen möchte, ist eine Art **Aufgedunsenheit der Körperoberfläche.** Eine Frau, die mit einer Schere gearbeitet hat, bemerkt danach beispielsweise, dass das Instrument tiefe Eindrücke an ihren Fingern hinterlassen hat [R3,500], was darauf hinweist, dass durch den trägen Blutfluss in den Venen ein leichter ödematöser Zustand entstanden ist.

Bovista erzeugt eine Reihe von **Erstickungssymptomen.** Der beim Verbrennen des Pilzes entstehende Rauch wird in manchen Ländern zur Betäubung der Bienen benutzt, um das Einsammeln des Honigs zu erleichtern [4]. Die Erstickungssymptome ähneln jenen sehr, die durch das Einatmen von Kohlendämpfen hervorgerufen werden, und Bovista hat sich als Antidot bei dieser Art von Vergiftung erwiesen [5]. Weitere Antidote gegen die Vergiftung durch Kohlendämpfe [6] sind **Arnica** und **Opium**.

Ergänzend zu diesen Beschwerden von Bovista sollte noch eine weitere Gruppe von Symptomen Erwähnung finden, die ebenfalls mit dem Blutkreislauf zusammenhängen: Das **Herz** fühlt sich stark vergrößert an [7], einhergehend mit Beklemmung der Brust [R3,431] sowie Herzklopfen [R3,452], insbesondere nach einer Mahlzeit und während profuser Menses [GS]. Mit den Herzbeschwerden und den Regelstörungen gehen oft Kopfschmerzen einher, die tief im Gehirn empfunden werden [R3,120] und das Gefühl vermitteln, als ob der Kopf größer wäre [R3,118] oder als ob er größer würde [GS].

Mitchella repens Kommt in Betracht bei einem hyperämischen Uterus [NR1,442], wenn die Blutung aktiver ist als bei den bisher genannten Mitteln. Das Blut hat eine hellere Farbe, und die Menorrhagie ist gewöhnlich mit Dysurie verbunden.[GS]

Trillium pendulum Das nächste Mittel, das ich hier wegen seiner Ähnlichkeit mit **Secale** bei Gebärmutterblutungen anführen möchte, ist Trillium pendulum. Trillium ist allerdings bei einer völlig anderen Art von Blutung hilfreich als jener, die nach **Secale** verlangt. Es ist angezeigt, wenn die **Blutung hellrot** ist und **sehr stark** fließt und wenn sie zudem einhergeht mit Schwäche- und Flauheitsgefühl in der Magengegend, Rückenschmerzen, Kälte der Extremitäten, Prostration und raschem, schwachem Puls. [(GS)] Es steht **China** näher als alle bisher erwähnten Arzneien. Es zeichnet sich mehr durch aktive, akute Blutungen aus als durch chronische Sickerblutungen, wie sie für **Secale** so typisch sind. Schwallartiges Hervorquellen von hellrotem Blut aus dem Uterus bei jeder kleinen Bewegung.[GS] Die Patientin hat dabei das Gefühl, als wollten die **Sakroiliakalgelenke auseinanderfallen,** und möchte deshalb das Becken fest umwickelt haben.[GS]

---

[4] Farrington schreibt – wohl irrtümlich –, dass der *Bovista*-Staub selber zu diesem Zweck benutzt werde. Dagegen heißt es in den *Guiding Symptoms:* „The smoke from burning Bovista acts more on bees than other smoke."

[5] Der bei der Verbrennung von Kohle entstehende Kohlendampf besteht im Wesentlichen aus einem Gemisch von Kohlendioxid und Kohlenmonoxid. Im *Brockhaus* von 1838 werden die Vergiftungssymptome wie folgt beschrieben: „Die ersten Wirkungen des Kohlendampfs sind Ekel, Erbrechen, Athmungsbeschwerden und heftiger Kopfschmerz. Darauf folgen Ohnmachten, Verzuckungen, Heraustreten der Augen, Aufschwellen des Gesichts, Blauwerden der Lippen, Schwellen des Unterleibs, Scheintod und Tod." Warum bei derartigen Symptomen *Bovista* eine Indikation darstellen soll und nicht auch unzählige weitere Mittel, ist m. E. nicht nachzuvollziehen. Die einzige Quelle für diese Empfehlung von *Bovista,* die ich ausfindig machen konnte, sind die *Guiding Symptoms* (Bd. 2, S. 498), wo es heißt: „Suffocation from carbon vapors." Kents Repertorium hat die Rubrik: „Generalities, coal gas, [ailments ?] from: Arn., bov., *carb-s.,* carb-v."

[6] Farrington schreibt wörtlich „charcoal fumes", also Holzkohlenrauch.

[7] Eine Quelle für dieses Symptom war nirgends auszumachen; möglicherweise liegt eine Verwechslung von „heart" und „head" vor (siehe Ende des Absatzes). Ein Symptom, das dem Vergrößerungsgefühl des Herzens vielleicht nahekommt, ist: „Vollheit und Beängstigung in den Präcordien." (*PM*3,68; *R*3,278)

13

Hamamelis virginiana Hamamelis wirkt, wie Sie wissen, in erster Linie auf die **Venen** und muss allgemein bei Blutungen in Erwägung gezogen werden. Es wird benötigt, wenn hämmernde Kopfschmerzen [GS] bestehen, besonders im Bereich der Schläfen.[8] Seltsam mutet an, dass die Patientin wegen der Blutungen meist nicht sonderlich besorgt oder ängstlich zu sein scheint [„Blutungen werden mit Gelassenheit ertragen" [GS]]. Der Blutfluss ist in der Regel dunkel und von passiv-venöser Natur [AZ50,78], und der betroffene Körperteil fühlt sich **wund** an.[GS] Unverhältnismäßig große Erschöpfung durch den Blutverlust.[GS]

Erigeron canadensis Erigeron ist bei [profusen, hellroten [GS]] Uterusblutungen angezeigt, die mit **Blasenreizung** und schmerzhaftem Wasserlassen einhergehen.[GS] Wie können wir es in dieser Hinsicht von **Mitchella** unterscheiden? Nun, die Erigeron-Blutung kommt eher stoßweise oder schwallartig, mit zwischenzeitlichem Stocken des Flusses.

Es kommt hin und wieder vor, dass nach einer Zahnextraktion die entstandene Höhle kontinuierlich blutet. Wenn Sie den Blutkoagel aus dieser Höhle entfernen und dort ein in **Trillium**-Tinktur getränktes Baumwollstück applizieren, werden Sie dadurch die Blutung oft noch zum Stillstand bringen, wo andere Styptika versagt haben. Ich habe Erigeron nie so eingesetzt und kann daher nichts über eine diesbezügliche Wirkung des Mittels sagen. **Trillium** habe ich in gleicher Weise auch bei Nasenbluten erfolgreich angewandt.

Ferrum phosphoricum Ich will in diesem Zusammenhang auch noch auf Ferrum phosphoricum eingehen, das ähnlich wie **Hamamelis** stark auf die Blutzirkulation einwirkt. Es ist ein exzellentes Heilmittel in jenem Entzündungsstadium, das durch Gefäßerweiterung bzw. **Reizungshyperämie** [AT14] gekennzeichnet ist. Wenn es zu diesem Zeitpunkt verabreicht wird, verhindert es die weitere Entwicklung und Ausdehnung des Krankheitsprozesses. So verhütet es z. B. bei Lungenanschoppung die nachfolgende Pneumonie.[AT32] Die Brust fühlt sich wund und wie zerschlagen an [TT68]; der Puls ist voll und rund [TT68], aber nicht hart und stark wie bei **Aconitum** [GA4,49]. Der Auswurf ist nur spärlich und blutgestreift.[TT68] Wann immer der Auswurf Blut enthält und nicht dieses sthenische Fieber [9] besteht, das zu **Aconitum** gehört, können Sie sich auf Ferrum phosphoricum verlassen. Manchmal erweitern sich bei der Sommerdiarrhö der Kleinkinder [Cholera infantum] die Blutgefäße des Verdauungstrakts erheblich. Die Stühle sind dann wässrig, schleimig und blutig, und es kann geringer Stuhldrang bestehen, aber kein Tenesmus.[TT66] Ferrum phosphoricum ist hier das Mittel der Wahl, doch sobald Tenesmus hinzutritt, hört es auf, das Heilmittel zu sein. Auch wenn es dann im weiteren Verlauf zu eitrigen oder schleimig-eitrigen Absonderungen kommt, kann Ferrum phosphoricum nichts mehr bewirken.

Sie können Ferrum phosphoricum auch bei beginnendem Hydrozephaloid noch verabreichen, wenn das Kind während einer heftigen Sommerdiarrhö schläfrig und schwerfällig wird [TT64], die Augen blutunterlaufen sind [TT64] und ein voller, weicher Puls besteht – kein harter, gespannter Puls wie bei **Aconitum** oder **Belladonna**.

[8] Von hämmernden Schmerzen speziell in den Schläfen ist in den gängigen Quellen nichts zu finden. Von nicht näher charakterisierten Schläfenschmerzen ist bei T. F. Allen zu lesen (*EN*102–105) und in den *GS* von „Hämmern über dem linken Auge …"

[9] Das sthenische Fieber zeichnet sich nach *Dorland's Medical Dictionary* durch folgende Zeichen aus: Voller, starker Puls, heiße und trockene Haut, hohe Temperatur, Durst und aktives Delirium. Von diesen Zeichen fehlt es dem *Ferrum phosphoricum*-Fieber an dem starken, kräftigen Puls, dem großen Durst und dem ausgeprägten Delirium.

KAPITEL

14 Vorlesung: Pflanzenreich

Einleitendes

Wir haben jetzt die Mehrzahl der Arzneimittel aus dem Tierreich abgehandelt, ebenso wie die wichtigsten Nosoden, und kommen als Nächstes zur zweiten großen Abteilung der Naturreiche, dem Pflanzenreich. Das Pflanzenreich liefert uns viele verschiedene arzneiliche Substanzen; einige von ihnen sind für uns von größtem praktischen Nutzen, andere haben nur einen sehr begrenzten Anwendungsbereich.

Die arzneilichen Wirkungen der Pflanzenmittel gehen entweder zurück auf die Säfte, die sie enthalten, oder auf bestimmte Eigenschaften, die den Wurzeln, den Blüten oder den Samen innewohnen. Die spezifischen Wirkstoffe einer Arzneipflanze können aus verschiedenen Teilen derselben gewonnen werden, und sie können je nach dem verwendeten Pflanzenteil ziemlich variieren. So heißt es beispielsweise von der Tollkirsche, dass ein Teil dieser Pflanze uns mehr von den scharfen, erregenden, ein anderer mehr von den betäubenden **Belladonna**-Eigenschaften liefert. Bei der Prüfung einer pflanzlichen Arznei müssen wir uns daher vergewissern, um welchen Teil der Pflanze es sich jeweils handelt; und wenn wir diese Prüfung dann veröffentlichen, müssen wir genau angeben, ob die ganze Pflanze verwendet wurde oder nur ein Teil von ihr, etwa nur die Wurzeln, die Blüten oder die Samen.

Ein Studium der Arzneien aus dem Pflanzenreich schließt zu einem gewissen Teil auch die mineralischen Mittel mit ein, denn viele arzneiliche Eigenschaften der Pflanzenmittel verdanken ihre Existenz Substanzen, die ihren Ursprung zum Teil in den Mineralien des Bodens haben, auf dem diese Pflanzen wachsen. Die Hauptwirkungen einiger Gräser rühren z. B. von der großen Menge an Kieselsäure (**Silicea**) her, die ein Bestandteil von ihnen ist. 99 % der Wirkungen von **Laurocerasus** sind auf die Blausäure (**Hydrocyanicum acidum**) zurückzuführen, die gewöhnlich unter die anorganischen Verbindungen eingereiht wird. Gleiches kann von **Amygdalus persica** gesagt werden. Nun, diese Substanzen, die aus dem Mineralreich stammen und in Pflanzen enthalten sind, gewinnen in ihrer neuen Umgebung an arzneilicher Wirksamkeit; mit anderen Worten, eine chemische Substanz, die synthetisch im Labor hergestellt wurde, besitzt gewöhnlich geringer ausgeprägte Arzneikräfte als die gleiche Substanz, die vegetabilischer Herkunft ist. Diese Bemerkungen gelten ebenso in Bezug auf das Tier- und Pflanzenreich: Substanzen, die im Tierreich vorkommen und gleichermaßen im Pflanzenreich zu finden sind, sind deutlich wirksamer in ihrem animalischen Zusammenhang. So erzeugt etwa der Kartoffelkäfer, der sich von der Kartoffelpflanze ernährt und so deren Alkaloid Solanin aufnimmt, deutlich stärkere Vergiftungssymptome als das Solanin selbst.

Wir werden die aus dem Pflanzenreich stammenden Arzneimittel entsprechend ihrer botanischen Klassifikation abhandeln, wenngleich diese in ihrer derzeitigen Form einige Ungereimtheiten aufweist. So gehört etwa zur Familie der Leguminosen, in der sich so nahrhaftes Gemüse wie Erbsen und Bohnen findet, auch die Saatplatterbse (**Lathyrus sativus**), die sehr giftige Eigenschaften [1] hat. Trotz der äußerlichen Ähnlichkeit der Saatplatterbse und der

[1] In Wirklichkeit sind die Platterbsen dieser *Lathyrus*-Art nur in größeren Mengen und über einen langen Zeitraum aufgenommen giftig, was auch aus der Tatsache erhellt, dass sie als Tierfutter Verwendung finden und, zu Mehl vermahlen, besonders in Notzeiten als Beimengung beim Brotbacken dienen. (Vgl. *Leesers Lehrbuch der Homöopathie*, Bd. 4, S. 54.)

Gartenerbse[2] erscheint es doch ziemlich widersinnig, diese beiden Pflanzen in eine Gruppe einzuordnen, wenn ihre Wirkungen so verschieden sind.[3]

Die fünf Arten von Verwandtschaftsbeziehungen zwischen den Arzneien, die ich bereits [in der ersten Vorlesung] erwähnt habe, gelten für das Pflanzenreich in gleicher Weise wie für das Tierreich. Rufen Sie sich bitte in Erinnerung, dass Substanzen, die denselben familiären Ursprung haben, im Allgemeinen nicht gut aufeinander folgen. Wenn Sie z. B. **Ignatia** verabreicht haben, so ist es nicht gut, **Nux vomica** darauf folgen zu lassen – und umgekehrt –, weil beide Mittel Strychnin enthalten. Sie haben natürlich schon allein deswegen viele Symptome gemeinsam, doch gehen sie in ihrer Wirkung auch insgesamt zu sehr in die gleiche Richtung. Ein weiteres Beispiel liefert uns die Beziehung zwischen **Glonoinum** und Wein. Bei den Prüfungen von **Glonoinum** zeigte sich regelmäßig eine außerordentlich starke Wirkung auf die Pulsfrequenz. Sämtliche Symptome wurden verschlimmert, wenn die Prüfer zusätzlich Wein zu sich nahmen.[AA854f] Wein ruft eine Erregung hervor, die der von **Glonoinum** sehr ähnlich ist, doch auch insgesamt scheint die Wirkung des Weins in die gleiche Richtung zu gehen, und die Konsequenz ist eine Erhöhung der bereits bestehenden **Glonoinum**-Beschwerden.

Die verschiedenen Familien, Unterordnungen, Ordnungen etc., in die die Botaniker die Pflanzen einteilen, sind allerdings so umfangreich und basieren auf so vagen Ähnlichkeiten, dass wir uns in Bezug auf die Abfolge der Arzneimittel nicht allzu streng nach diesen botanischen Klassifikationen richten können. Nehmen wir z. B. die Ranunculaceae, die uns Mittel wie **Pulsatilla**, **Aconitum**, **Helleborus** und **Staphisagria** liefern. Die Ähnlichkeiten zwischen diesen vier Mitteln sind nicht so groß, dass sie nicht problemlos aufeinander folgen könnten. Wenn wir also bei unserem Studium der Symptomatologien bestimmter Arzneien feststellen, dass keine ausgesprochenen Ähnlichkeiten zwischen diesen bestehen, so ist die Regel, dass Arzneien gleichen familiären Ursprungs nicht gut aufeinander folgen, außer Kraft gesetzt. Bei den Anacardiaceae gilt die Regel beispielsweise nicht für **Anacardium** und **Rhus toxicodendron**. Diese Arzneien haben zwar Familienähnlichkeiten, doch die Punkte, in denen sie voneinander abweichen, sind so bedeutend, dass sie durchaus als Antidote zueinander fungieren können. Die Regel hat jedoch ihre Gültigkeit etwa im Verhältnis zwischen **Ignatia** und **Nux vomica** oder zwischen **Pulsatilla nuttaliana** und **Pulsatilla pratensis**.

Apocynaceae

In der Familie der Hundsgiftgewächse gibt es eine Reihe von Pflanzen, die wir als Arzneien nutzen. Von diesen seien hier folgende erwähnt: **Apocynum cannabinum et androsaemifolium, Vinca minor**, **Oleander** und **Alstonia**. Die früher hier ebenfalls eingereihten Arten **Gelsemium sempervirens**, **Nux vomica**, **Ignatia**, **Curare** und **Spigelia** werden heute der Familie der Loganiaceae zugerechnet. Letztere sind hochgiftig; sie schwächen das Nervensystem, erzeugen Prostration bis hin zu tiefer Bewusstlosigkeit und Lähmung, und manche können auch den Tod zur Folge haben.

Apocynum cannabinum

Apocynum[4] soll, wie Plinius berichtet, eine für Hunde tödliche Pflanze sein, und aus diesem Umstand erklärt sich wohl sein Name [gr.: apo = von etwas weg; kyon = Hund]. Die Rinde des „Hanfarti-

[2] Farrington schreibt „sweet-pea", womit im Englischen eigentlich die „Spanische Wicke" (auch „Wohlriechende Wicke" oder „Gartenwicke" – *Lathyrus odoratus*) bezeichnet wird. Doch er wird wohl „sweet pea" (ohne Bindestrich) im Sinne von „süßer oder essbarer Erbse" gemeint haben.

[3] Die jeweilige Giftigkeit für den Menschen kann für den Botaniker natürlich *kein* Kriterium für die Klassifikation einer Pflanze sein.

[4] Farrington schreibt *„Apocynum cannabinum"*. Da diese Pflanze aber, ebenso wenig wie *Apocynum androsaemifolium,* nicht in Europa heimisch ist, muss Plinius vor 2.000 Jahren wohl eine der anderen *Apocynum*-Arten gemeint haben.

gen Hundswürgers“ besitzt wie der Hanf eine kräftige Faser, die u. a. zur Herstellung von Tauwerk genutzt wurde.

Apocynum cannabinum zeichnet sich vor allem dadurch aus, dass es die Harnausscheidung zu steigern vermag.[FN29] Gleichwohl reicht es für diese Vorlesungsreihe nicht aus, das Mittel nur als Diuretikum zu studieren, denn es übt auf die Lebenskraft insgesamt eine so entschiedene Wirkung aus, dass wir uns ausgedehnter mit ihm beschäftigen müssen. Die Lebenskraft wird durch Apocynum cannabinum sehr geschwächt[GS], was sich u. a. in einer ausgeprägten Erschlaffung des Blasensphinkters[ES316] und des Sphincter ani[ES311f] zeigt, in allgemeiner Kraftlosigkeit[EN47], etc. Dieser **Verlust an Muskelkraft** ist ein wichtiges Allgemeinsymptom, da er, wie wir bald sehen werden, auch die kardialen, renalen und intestinalen Symptome beeinflusst und modifiziert.

Wassersucht

In den letzten Jahren ist Apocynum cannabinum bei der Behandlung vieler Formen von Wassersucht sehr in Gebrauch gekommen.[GS] Wenn ich Ihnen gleich einen Abriss seiner Symptome gebe, werden Sie sehen, dass sein unterschiedsloser Gebrauch bei wassersüchtigen Zuständen alles andere als streng homöopathisch ist. Wenn es nicht genau durch die Symptome angezeigt ist, müssen notwendigerweise große Dosen verabreicht werden, damit überhaupt irgendeine Wirkung stattfinden kann. Auch **Sarothamnus scoparius**, der Besenginster, und ebenso die Hülsen einiger anderer Leguminosen rufen eine gesteigerte Nierentätigkeit hervor und tragen so zur Ausschwemmung hydropischer Ergüsse bei. Doch wir Homöopathen befassen uns mit einer Heilkunst, die solche Arten des Verschreibens nicht zulässt. Unsere Heilkunst verallgemeinert nicht, sondern sucht zu individualisieren, strebt nach Eindeutigkeit und Bestimmtheit bei den Verordnungen. Sie lehrt die Wahl eines Simillimums, nicht die eines nur temporär wirkenden Palliativums.

Folgende Symptome sind u. a. zu erwarten, wenn Apocynum cannabinum das Heilmittel ist: Verwirrheit[EN1] und Schwere des Kopfes[EN2]; Schläfrigkeit[EN51] und Mattigkeit[EN47], dann aber gestörter, unruhiger Schlaf[EN49f]. Trägheit der Körperfunktionen. Puls verlangsamt.[EN41f] Neigung zu Stuhlverstopfung[EN23], obwohl die Fäzes nicht hart sind[EN25]. Die Nieren arbeiten nur träge[EN33], die **Harnsekretion** ist stark **vermindert**[EN32]; andererseits kann sie auch vermehrt sein[EN29], der Harn aufgrund der Schwäche des Blasensphinkters fast unwillkürlich abgehen. „Früh, beim Erwachen dicker, gelber Schleim im Hals und in der Nase.“[NZ2,173] So starkes Gefühl von Druck und Beklemmung in Brust und Magengegend, dass der Kranke vor Luftnot kaum sprechen konnte; dies geschah schon nach deutlich geringeren Mahlzeiten als gewöhnlich.[EN40;NZ2,173] Kurzes, oberflächliches Atmen[EN39], mit häufigen, tiefen Atemzügen oder Seufzern[EN38]. Flatternde Empfindung in der Herzgegend[ES311]; schießende Schmerzen daselbst[ES317]; Erschöpfungs- oder Schwächegefühl in Herznähe[ES317]. Puls unregelmäßig, aussetzend und zuweilen schwach, dann verlangsamt.[ES317] „(Auskultation:) Das Herz schlägt für kurze Zeit regelmäßig, dann flattert es gelegentlich und schlägt sehr schwach, dann wieder langsam und anscheinend mühsam, mit zeitweiligem Aussetzen eines Schlages.“[ES317] Das ist genau die Symptomengruppe, die wir oft bei **kardial bedingten Ödemen** vorfinden, und sie zeigt, welch große Affinität Apocynum zum Herzen hat. Fettige Herzdegeneration bei alten Leuten, die mit Wassersucht einhergeht, erfährt durch Apocynum oft noch palliative Besserung.

Mehrere Mittel sollten hier zum Vergleich herangezogen werden, an erster Stelle **Arsenicum album**. Diese Mittel hat gleich viel Durst wie Apocynum und das gleiche Schwächegefühl im Epigastrium; doch es ist in weiter fortgeschrittenen Fällen indiziert, und der Patient zeigt stets mehr „Reizbarkeit der Faser“.

Den Unterschied zwischen den ödematösen Zuständen von Apocynum cannabinum, **Aceticum acidum** und **Apis** habe ich Ihnen in der Vorlesung über Apis [Nr. 8] dargelegt.

Helleborus und **Digitalis** gleichen Apocynum cannabinum hinsichtlich der Torpidität, der Pulsverlangsamung, etc. Doch würde ich Apocynum bei Wassersucht in der Regel vorziehen, es sei denn, die Symptome weisen deutlich auf eines der beiden anderen Mittel hin.

Gelenke

Apocynum zeigt auch eine gewisse Wirkung auf die Gelenke, indem es dort **rheumatoide Beschwerden** verursacht.[EN44] Die Gelenke fühlen sich steif an[GS], besonders morgens beim Bewegen.

Hydrozephalus

Apocynum cannabinum ist ferner ein wichtiges Heilmittel bei Hydrozephalus. Allgemeine Vergrößerung des Kopfes, mit ausgeprägter Vorwölbung des Stirnbeins und weitem Auseinanderklaffen der Kopfnähte[AZ4,370] und Fontanellen. Die Augen schielen, und in extremen Fällen ist auch das Sehvermögen ein- oder beidseitig verschwunden[AZ4,370]. Lähmung einer Körperhälfte; Arm und Bein der anderen Seite fortwährend in unwillkürlicher Bewegung[AZ4,370]. Die Symptome haben viel Ähnlichkeit mit **Apis**, doch fehlt das plötzliche Aufschreien des Säuglings. Apocynum ist darüber hinaus in weiter fortgeschrittenen Fällen als **Apis** angezeigt. In der Literatur findet sich der eine oder andere Fall, der durch fortgesetzten Gebrauch von Apocynum völlig geheilt wurde.[AZ4,370]

Diarrhö, Sphinkterschwäche

Es gibt eine Art von Diarrhö, die Apocynum erforderlich machen kann. Die Stühle sind kopiös und wässrig, gelb oder bräunlich, und sie enthalten bisweilen auch unverdaute Speisereste; sie gehen kraftvoll und mit lautem Geräusch plötzlich ab, ähnlich einem Korken beim Öffnen einer Champagnerflasche.[ES315f] Der **Sphincter ani** ist so schwach, dass Stuhl, vor allem beim Abgang von Blähungen, unwillkürlich entweichen kann. Nach dem Stuhlgang fühlt sich der Patient völlig erschöpft und innerlich wie ausgeweidet.[ES315] Das Gesicht ist blass und von kaltem Schweiß bedeckt.[ES310]

Aloe socotrina Aloe hat eine ähnlich schwächende Wirkung auf den Afterschließmuskel und ebenfalls große Erschöpfung nach dem Stuhlgang; aber die Stühle enthalten bei diesem Mittel **gallertartigen Schleim**[AA944], der Durchfall tritt verstärkt am Morgen auf[AA578], und er geht mit kneifenden Bauchschmerzen einher, die durch Zusammenkrümmen gebessert werden[AA587].

Gambogia Bei Gambogia gehen dem Durchfall heftige, schneidende Schmerzen um den Nabel herum[HB805] sowie häufiges, vergebliches Drängen[HB804] voraus; dann entweicht der Stuhl mit großer Gewalt[HB805] und in einer einzigen, etwas länger währenden Anstrengung, gefolgt von einem Gefühl großer Erleichterung.[GS]

Hämorrhoiden

Der Apocynum-Patient neigt außerdem zu Hämorrhoiden, die mit großen Schmerzen verbunden sind, als ob Hammerschläge einen Keil in den After treiben würden.[ES314]

Anacardium ist ein weiteres Mittel bei Hämorrhoiden[CK]; der Patient hat oft vergeblichen Stuhldrang und dabei die Empfindung, als ob „im Mastdarm alles eingepfropft“[CK291] wäre.[5]

Oleander

Der Oleanderstrauch (Nerium oleander, Rosenlorbeer) ist in Vorderasien heimisch, wächst aber auch wild überall in den Ländern Südeuropas [und Nordafrikas]; in den Treibhäusern und Gärten dieser Welt wird er allenthalben gern gezüchtet und angepflanzt; er gedeiht bevorzugt an feuchten Standorten. Als Zierpflanze ist er überaus dekorativ, und besonders hübsch sind seine großen, rosafarbenen Blüten. Allerdings ist die Pflanze höchst giftig.

Oleander schwächt und erschöpft das Nervensystem außerordentlich, verbunden mit Sympto-

[5] Farrington zieht hier Anacardium nicht wegen der Hämorrhoiden als Vergleichsmittel heran, sondern wegen einer vermeintlich ähnlichen Empfindung: „ … sensation as though a plug were being forced into the anus.“ Diese „dynamischer“ erscheinende Variante des Pflockgefühls wird allerdings von den Quellen nicht unterstützt.

men von Bewusstseinseinschränkung und Betäubung[SK282]. Diesen hemmenden und dämpfenden Charakter des Mittels sollten Sie sich unbedingt einprägen. Oleander verursacht **Stumpfheit des Geistes**[RA9] und Schwäche des Erinnerungsvermögens[RA14]. Doch das ist nicht die einzige Wirkung, es ruft auch eine verlangsamte Wahrnehmung hervor. Der Patient hat große Schwierigkeiten zu verstehen, was ihm gesagt wird.[HV11,158] Mit diesen Geistessymptomen geht ein **Schwindel** einher, der seine Ursache in körperlicher Schwäche hat.[GS;RA5] Alles deutet auf eine Depression des Sensoriums hin. Oleander ist ein wichtiges Mittel, wenn die eben erwähnten Symptome Vorboten von Lähmungserscheinungen sind.

Vor einigen Jahren gelang es mir, einen Fall von **Kopfschmerzen** mit Oleander zu heilen. Die Patientin war eine junge Dame, und ihr Kopfweh wurde gebessert, wenn sie kräftig schielte.[HC2,193] Als ich die Materia medica nach diesem Symptom durchforstete, fand ich heraus, dass Oleander Kopfschmerzen hervorgebracht hat, die durch Seitwärtssehen gebessert werden.[6] Auf der Grundlage dieses Symptoms verordnete ich das Mittel.

Leeregefühl im Magen

Beim Studium der Oleander-Wirkung auf die Bauchorgane finden wir Leere- und Flauheitsgefühl in der Magengegend[RA156], selbst nach dem Essen, gelindert durch Branntwein.[GS] Dieses Leeregefühl tritt bei sehr geschwächten Oleander-Müttern besonders dann auf, wenn sie gerade ihr Kind gestillt haben.[GS] Direkt nach dem Stillen werden sie ganz zittrig und so matt, dass sie kaum noch gehen können.[GS]

Auch **Carbo-animalis**-Mütter kennen dieses Leeregefühl im Magen nach dem Stillen.[GS]

[6] In den üblichen Quellen ist dieses Symptom nicht nachweisbar. Es findet sich wohl in Kents Repertorium, möglicherweise aber aufgrund dieser Angabe Farringtons. Dagegen fehlt im Repertorium die Besserung durch Schielen, obwohl sie als einzige Modalität in den *Guiding Symptoms* verzeichnet ist.

Lienterie

Oleander kann auch bei lienterischen Durchfällen von Nutzen sein. Der Stuhl ist dünn und wässrig[RA191] und enthält **Unverdautes,** wobei typischerweise die **am Vorabend gegessene Speise** ziemlich unverdaut abgeht[RA189]. Sie können dieses Symptom bei marastischen Kindern mit Cholera infantum beobachten. Oleander muss hier vor allem mit **Ferrum**, **Arsenicum**, **Argentum nitricum** und **China** verglichen werden.

Ferrum metallicum Eisen hat ebenfalls Durchfall und „unverdaute Ausleerungen"[SK434]. Der Durchfall ist zumeist schmerzlos und setzt oft schon während einer Mahlzeit ein.[GS]

Arsenicum album Dies ist ein wichtiges Mittel, wenn der [lienterische] Durchfall durch plötzliche Abkühlung des Magens, durch kaltes Essen oder Trinken ausgelöst wird, namentlich durch Eiscreme.[GS] Die Durchfallstühle sind typischerweise von gelber Farbe und gehen mit Brennen im Mastdarm und After einher.[CK579] Dem Patienten geht es nach Mitternacht schlechter, und es besteht der charakteristische Arsenicum-Durst [immer nur wenig auf einmal[CK383]].

Argentum nitricum Silbernitrat ist angezeigt, wenn der Durchfall einsetzt, sobald der Patient etwas trinkt.[GS]

China officinalis Ist bei sehr schwächenden Durchfällen[UE] von Nutzen, die wässrig sind und unverdaute Speisereste enthalten[RA178]; sie werden durch **Obstgenuss** hervorgerufen[SK306] oder verschlimmert. Die Stühle können auch unwillkürlich abgehen[SK305], vor allem gleich nach dem Essen[SK306].

Sphinkterschwäche

Ein auf Oleander hinweisendes Symptom bei Säuglingen und Kleinkindern ist, dass sie bei jedem Abgang von Blähungen ihre Windel oder Kleidung mit Stuhl beschmutzen[GS].

14

Phosphorus, Aloe Diese Patienten können ebenfalls unter unwillkürlichem Stuhlabgang leiden; sie haben, so könnte man vielleicht sagen, kein Vertrauen in die Funktion ihres Afterschließmuskels. Bei Phosphorus geht der Stuhl ab, sobald dieser in den Mastdarm eintritt [EN1971] – als ob der After offenstünde.

Apis mellifica Apis ist hilfreich bei Cholera infantum [GS] mit weit offenstehendem After und häufigem, unwillkürlichem Stuhlabgang [bei jeder Bewegung des Körpers [AA593f]].

Lähmungen

Oleander kann bei schmerzlosen Lähmungen [SK282] der einen oder anderen Extremität [der Füße und Beine [SK287]] indiziert sein. Gewöhnlich geht solchen Lähmungen über längere Zeit Schwindel voraus.[GS] Ich glaube allerdings, dass Oleander, wie **Gelsemium**, nur bei funktionellen Lähmungen angezeigt ist; Lähmungen zentralen Ursprungs vermag es m. E. nicht zu heilen. Es reicht jedoch in seiner Wirkung insofern weiter als **Gelsemium**, als es sowohl die sensiblen wie auch die motorischen Nerven affiziert.

Haut

Oleander hat auch eine Wirkung auf die Haut. Es verursacht „große Empfindlichkeit der Haut des ganzen Körpers; von wenigem Reiben der Kleider wird sie wund, roh und schmerzt, z. B. am Halse vom Halstuche, an den Oberschenkeln von geräumigen Beinkleidern beim Gehen.“ [RA311] Beißendes Jucken am ganzen Körper beim Entkleiden.[RA316] Es erzeugt ferner einen **milchschorfähnlichen Ausschlag** auf dem Kopf und hinter den Ohren, mit heraussickernder Feuchtigkeit, die sich zu Schorfen verhärtet, unter denen oft Läuse nisten.[GS; RA40ff] Oleander ist bei dieser Erkrankung ein ebenso wichtiges Mittel wie **Sulfur**, **Mezereum**, **Viola tricolor** etc. Unterscheiden lassen sich diese Mittel nur anhand der anderen Symptome; d. h., nur wenn auch die charakteristischen Magen-Darm-Symptome vorhanden sind, heißt das Heilmittel Oleander.

Antidote

Bei akuten Vergiftungssymptomen durch diese Pflanze ist **Camphora** das beste Antidot. Bei chronischen Symptomen, insbesondere wenn sie mit Hautveränderungen verbunden sind, ist wahrscheinlich **Sulfur** das beste Mittel, weil es Oleander am ähnlichsten ist. Doch bin ich mir des Wertes dieser Empfehlung nicht ganz sicher. Ich gebe Ihnen den Hinweis nur als das, was er ist – eine Vermutung.

Vinca minor

Vinca minor ist eine Art der Gattung Immergrün. Die Pflanze enthält einen bitteren und adstringierenden Wirkstoff, der es – in der Sprache der alten Schule – als „Tonikum“ wie auch (zur Blutstillung) als Styptikum nützlich werden lässt. Diese Eigenschaften behält es auch in den Potenzen bei. So kann es etwa bei übermäßiger Menstruation oder bei **passiven Menorrhagien** eingesetzt werden, wenn das Blut unaufhörlich heraussickert und dabei große Schwäche entsteht.[GA4,44]

Dr. Richard Hughes berichtet in seinem *Manual of Pharmacodynamics* von vier Fällen postklimakterischer **Uterusblutungen,** die alle durch Vinca minor gebessert wurden.[MP909f] In einem Fall kam es zu einer bleibenden Heilung, in den anderen drei Fällen kehrten die Blutungen später zurück und erwiesen sich als Initialsymptom eines Uteruskarzinoms.[7]

Vinca minor erzeugt und heilt, wie sein Verwandter **Oleander**, einen chronischen, nässenden und übelriechenden Ausschlag auf dem Kopf, im Gesicht und hinter den Ohren [AR14,3,178], in dem gern Ungeziefer lebt [AZ17,40]. Die sich unter den Schorfen ansammelnde Feuchtigkeit zersetzt sich und bietet einen idealen Nährboden für diverses Ungeziefer. Das Haar fällt an den betroffenen Stellen aus und wird durch graues Haar ersetzt.[GS]

[7] Entsprechend den etwas modifizierten Angaben in der 6. Auflage des *Manual,* die Farrington noch nicht vorlag, habe ich den Text in Bezug auf die Fallzahlen aktualisiert.

Vinca minor ist ferner ein hilfreiches Mittel bei „weichselzopfähnlicher Verfilzung der Haupthaare“ [GA4,10].

Bei Hautveränderungen dieser Art ist Vinca mit folgenden Arzneimitteln zu vergleichen.

Viola tricolor Diese Arznei kann bei Milchschorf [SK724] dienlich sein, besonders wenn dieser viel Feuchtigkeit ausschwitzt. Wie bei **Vinca** verkleben [GS] und verfilzen die Haare leicht, doch ist Viola tricolor eine Besonderheit eigen, die Sie die beiden Mittel immer gut auseinanderhalten lässt: Viola hat nämlich einen überaus penetrant stinkenden Uringeruch, der am ehesten mit dem von **Katzenurin** zu vergleichen ist.[GA3,85f] Sie sollten ferner an das Mittel denken, wenn ein hartnäckiges Ekzem mit gestörter Harnsekretion verbunden ist, sei es ein zu häufiger und starker Harnabgang [GA3,81] oder ein plötzliches Sistieren der Harnsekretion.

Arctium lappa Ein anderes Mittel ist Arctium lappa, das bei nässenden, übelriechenden Ausschlägen am Kopf hilfreich ist, die gräulichweiße Krusten bilden.[NR1,55] Lappa ist besonders dann angezeigt, wenn die regionalen Lymphknoten geschwollen sind; die axillären Lymphknoten können sogar in Eiterung übergehen [NR1,55]. Es bestehen Polyurie und häufig auch Schmerzen in der Blase nach dem Wasserlassen.[NR1,55]

Juglans regia Ein weiteres Mittel bei Milchschorf oder auch bei Tinea favosa [HY22,68]. Wie **Graphites** hat Juglans regia Ausschläge [EN166] und wunde, nässende Stellen auf und hinter den Ohren; die Kopfhaut ist gerötet und juckt heftig. Schorfe und flechtenartige Ausschläge erscheinen auf den Armen und in den Achselhöhlen [HY22,77ff] (auch **Arsenicum jodatum**).

Staphisagria Staphisagria eignet sich für einen juckenden, nässenden, fötiden Ausschlag [RA20; SK598], namentlich am **Hinterkopf** [RA23], mit starkem Haarausfall [GS; RA21]. Kratzen scheint den Juckreiz allenfalls an einen anderen Ort zu vertreiben [GS] [oder es verschlimmert sogar [RA(46)]]. Das Mittel passt besonders für kränkliche Kinder mit blassem Gesicht und blauumränderten Augen [RA(83)]. Sie sind schnell aufgebracht und weisen selbst angebotene Geschenke bockig zurück [HC1,10], ganz wie bei **Chamomilla**. Staphisagria ist besonders nach Quecksilbermissbrauch angezeigt.[GS]

Ustilago maydis Ustilago hat einen scheußlichen entzündlichen Ausschlag auf der ganzen Kopfhaut hervorgerufen – wenngleich noch nicht geheilt –, bei dem ein Großteil der Haare ausfiel und der Rest völlig verfilzt wurde; wässriges Serum sickerte beständig daraus hervor, sodass die Haare fortwährend nass waren.[EN142]

14

Alstonia scholaris [8]

Alstonia verursacht, soweit es geprüft worden ist, große Schwäche, erschöpfendes, schleichendes Fieber, das oft mit Durchfällen verbunden ist, sowie, wenn es häufig genug gegeben wird, Schüttelfrost, kalte Schweiße und andere **wechselfieberähnliche Symptome.**[ES284] „Heftige Darmentleerungen, Darmkrämpfe, Schwindel und allgemeine Mattigkeit.“ [EN1] Klinisch ist es bei fieberhaften Erkältungen und anderen Fieberzuständen zur Anwendung gekommen, bei **malariabedingter Diarrhö** (wo es mit **China** konkurriert) und bei chronischen, intermittierenden Fiebern, die durch Chinin unterdrückt wurden.

Alstonia scholaris enthält Ditain, das wie **Curare** die peripheren motorischen Nervenfasern lähmt. Diesen Lähmungen geht aber nicht, wie beim Chinin, eine gesteigerte Reflexerregbarkeit voraus. Darüber hinaus hat Ditain offenbar auch eine lähmende Wirkung auf die Vasomotoren. Es scheint **China** zu ähneln in Bezug auf Durchfallsymptome, Frostzustände etc., hat aber nicht die Reizbarkeit dieser Arznei.

[8] Farrington nennt hier *Alstonia scholaris,* den südostasiatischen Ditarindenbaum, doch die Symptome, die er nennt, gehören teilweise zu *Alstonia constricta,* dem australischen Fieberrindenbaum (vgl. Allen, *Encyclopedia,* Bd. 10, S. 284). Die Wirkungen der beiden Mittel sollen nach Clarke *(Dictionary)* wahrscheinlich identisch sein.

KAPITEL

15 Vorlesung: Gelsemium sempervirens

Gelsemium sempervirens, der Gelbe Jasmin, ist ein gelbblühender, immergrüner Schlingstrauch, der im Süden der Vereinigten Staaten heimisch ist und seine wohlriechenden Blüten schon im zeitigen Frühling heraustreibt. Die Pflanze ist hochgiftig, und besonders wirksam ist in dieser Hinsicht der äußere Teil (die Rinde) der Wurzeln.[NR1,320] Während unseres Bürgerkrieges [1861–1865] wurde diese Pflanze in den Südstaaten häufig als Betäubungsmittel – als Ersatz für Opium – eingesetzt.

Gelsemium gehört der Familie der Loganiaceae an, deren Mitglieder alle mehr oder weniger giftig sind. Wir beziehen aus dieser Pflanzengruppe u. a. auch **Nux vomica**, **Ignatia** und **Spigelia**.

Sein Alkaloid Gelsemin ist ein Mydriaticum wie Atropin und Duboisin; lokal oder in großen Dosen innerlich angewandt, erweitert es die Pupillen. Wenn es innerlich in kleinen Dosen verabreicht wird, verengt es die Pupillen jedoch.

Vergiftungsbild

Eine gründliche Kenntnis des Mittels zu erlangen wird Sie nicht übermäßig strapazieren, ist sein Wirkungskreis doch sehr klar umrissen. In Vergiftungsfällen sehen wir als am meisten hervorstechendes und allgemeines Symptom eine **Lähmung der motorischen Nerven.** Behalten Sie diese Tatsache stets im Hinterkopf, dann werden Sie die Symptome dieser Arznei leicht verstehen, zumal wenn Sie die lähmende Wirkung sowohl auf die willkürliche wie auf die unwillkürliche Muskulatur beziehen. Die Wirkung von Gelsemium lässt den Geist zunächst unbeeinträchtigt, oder es kommt zu einer leichten **Benommenheit,** wie bei einem Alkoholrausch[AZ66(MB)I], zu einer Verlangsamung des Denkens und Fühlens. Eine später einsetzende Vergiftungserscheinung ist die Erschlaffung der Schließmuskeln: Der After steht offen und lässt Stuhl entweichen; ebenso geht Urin häufig und unkontrolliert ab.[NR1,324f] Noch später wird auch die Atmung beschwerlich[AZ66(MB)VII], als ob die Rippenmuskeln nicht mehr die Kraft hätten, den Brustkorb zu heben. Am Ende versagt das Herz, und das Vergiftungsopfer stirbt. Wenn wir nun diese Symptome betrachten, die uns die Wirkung der Arznei wie in einer Nussschale präsentieren, so können wir sagen, dass es sich bei Gelsemium um ein allgemein herabstimmendes, dämpfendes oder hemmendes Mittel handelt. Es wirkt auf das Zerebrospinalsystem und hier besonders auf die [aus motorischen Wurzelzellen bestehende] Vordersäule der Grauen Substanz des Rückenmarks. Aus der Trägheit des Denkens, der geistigen Benommenheit können wir außerdem schließen, dass es auch einen Effekt auf das Gefäßsystem haben muss. Mittels der Vasomotoren erzeugt es eine **passive Kongestion,** und diese kann sowohl venös als auch arteriell sein. Passive Kongestion oder Hyperämie ist normalerweise venösen Ursprungs, doch bei Gelsemium tragen auch Arterien und Arteriolen zur Blutanhäufung bei.

Neben dieser Wirkung auf die Nerven hat Gelsemium auch eine gewisse Affinität zu den Schleimhäuten, wo es leicht zu **katarrhalischen Entzündungen** kommt. Es wird Ihnen nun nicht mehr schwerfallen, diesen Grundriss von Gelsemium mit seinen Charakteristika aufzufüllen.

Augen

Entsprechend seiner allgemein lähmenden Wirkung ruft Gelsemium eine **Parese der Augenmuskeln** hervor, was u. a. **Doppeltsehen**[AZ66(MB)IV] zur Folge hat.

Lidptose bzw. Lähmung der Oberlider verlangt nach Gelsemium, wenn sie mit schwerfälliger Sprache und starker Gesichtsröte einhergeht.[AZ66(MB)V]

Die Augäpfel fühlen sich wie wund an[GS], was sich durch Bewegen der Augen verstärkt, ähnlich wie bei **Bryonia**.

Bei **Lidptose** sollten wir Gelsemium mit **Causticum**, **Rhus toxicodendron**, **Sepia**, **Kalmia** und **Alumina** vergleichen.

Rhus toxicodendron Rhus ist hier – wie überhaupt bei Lähmung jedweden Augenmuskels – hilfreich, wenn das Leiden bei zu Rheumatismus neigenden Menschen als Folge von **Durchnässung** auftritt.[GS]

Sepia officinalis Sepia ist angezeigt, wenn das Herabhängen der Lider[CK215] mit Menstruationsanomalien einhergeht.

Kalmia latifolia Kalmia ist ebenfalls bei Lidptose rheumatischer Genese von Nutzen, wenn sie von einem „Gefühl von Steifheit um die Augen herum und an den Augenlidern“[AA69] begleitet wird.

Causticum Ein weiteres wichtiges Mittel bei Lidptose[CK226f] von Rheumatikern.

Alumina Hilft bei Schwäche oder Herabhängen der Lider[CK190ff], wenn zugleich der **Mastdarm untätig** ist[CK573] und entsprechende Stuhlverstopfung besteht.

Hals und Kehlkopf

Im Bereich des Halses entwickeln sich bei Gelsemium nicht selten **Schluckbeschwerden,** weil auch die Rachen- und Speiseröhrenmuskulatur von Lähmung befallen ist; es kommt zur sog. paralytischen Dysphagie.[AZ66(MB)V]

Gelsemium affiziert ferner den Kehlkopf – in Form von **Stimmlosigkeit;** der Patient kann wegen einer Parese oder Lähmung der Kehlkopfmuskeln und Stimmbänder[GS] allenfalls flüstern, aber kaum einen normalen Ton hervorbringen. Dieses Symptom ist oft bei hysterischen Frauen zu beobachten, besonders nach Emotionen niederdrückender Art. Lähmungen nach Gemütserregung kennen wir auch von anderen Mitteln, etwa von **Natrium muriaticum**: „Der Arm verlor fast all seine Kraft nach einem Zornesausbruch.“[GS] **Stannum** hat [nach Schreck entstandene[ST2,338]] halbseitige Lähmungen, namentlich der linken Seite, verbunden mit starken Nachtschweißen[ST2,332] oder auch mit Schwitzen nur der betroffenen Teile[GS]. **Staphisagria**: „Halbseitige Lähmung von Aerger.“[UE]

Herz

Das Herz wird von Gelsemium stark in Mitleidenschaft gezogen. Besonders charakteristisch ist, dass der Patient beim Einschlafen plötzlich von dem Gefühl aufgeweckt wird, als ob das Herz aufhören wollte zu schlagen, was er nur durch ständiges Umherbewegen oder Umhergehen verhindern zu können glaubt.[HC2,159] Der Herzmuskel ist geschwächt, und der Patient hat dabei das instinktive **Bedürfnis, sich zu bewegen,** um ihn zu stimulieren.

Digitalis purpurea Der Fingerhut hat ein ähnliches Symptom, aber mit genau entgegengesetzter Modalität, nämlich „plötzlich ein Gefühl, als stände das Herz still, mit großem Angstgefühl dabei und der Nothwendigkeit, den Athem anzuhalten“[DP55+57] und jede Bewegung zu vermeiden. Oder der Patient befürchtet oder hat das Gefühl, das Herz würde aufhören zu schlagen, wenn er sich nur geringfügig bewegt.[KN]

Grindelia robusta Grindelia hat große Schwäche des Herzens und der Lunge.[GS] Immer wenn der Patient einschläft, werden die Atembewegungen geringer, bis er schließlich in Erstickungsnot erwacht.[GS] [1]

Postdiphtherische Lähmung

Bei postdiphtherischen Lähmungen ist Gelsemium unser wertvollstes Heilmittel. In einem sehr schweren Fall dieser Art, den ich zu behandeln hatte, bewirkte Gelsemium eine vollständige Heilung. Das Mädchen hatte nicht genügend Kraft, sich aufrecht

[1] Der Patient hat nicht nur das *Gefühl*, als hätte die Atmung aufgehört, wie Farrington schreibt, sie setzt auch tatsächlich aus (vgl. *GS*).

zu halten. Die Wirbelsäule war in der oberen Zervikalregion nach hinten gebogen. Eine Seite des Körpers war gelähmt. Beim Versuch zu gehen schlurfte das Kind über den Boden, als hätte es keine Kontrolle über seine Muskeln. Wenn es versuchte, sich umzudrehen, fiel es hin. Das Sprechen war schwierig und kloßig, als ob die Zunge zu groß wäre für den Mund. Es bestand ein ausgeprägter Strabismus. Die Sensibilität war jedoch fast völlig intakt. Ich veranlasste, dass die Patientin zweimal täglich entkleidet aufs Bett gelegt und kräftig massiert und gerieben wurde. Innerlich verabreichte ich Gelsemium, und unter diesem Mittel wurde das Mädchen vollständig wiederhergestellt.

Ich bezweifle allerdings, dass Gelsemium organisch bedingte Lähmungen zu heilen vermag, bei denen wir es mit Gewebsveränderungen im Gehirn, im Rückenmark oder in den peripheren Nerven selbst zu tun haben.

Kopfschmerzen

Gelsemium ist in einigen Fällen von Kopfschmerzen nützlich. Ich sagte vorhin, dass Gelsemium passive Kongestion erzeugt, und damit meine ich keinen heftigen, plötzlichen Zustrom von Blut zu einem Körperteil, sondern eine Gefäßdilatation, wie wir sie etwa bei **Ferrum phosphoricum** finden. Der Kopfschmerz beginnt im **Nacken,** zieht von dort über den Kopf und setzt sich schließlich über den Augen fest.[GS] Er ist gewöhnlich am Morgen schlimmer[AZ66(MB)III] und mit Hals- und Nackensteifigkeit verbunden[GS], oder er beginnt um 14 oder 15 Uhr und erreicht dann seinen Höhepunkt im Laufe des Nachmittags. Dabei besteht „Unfähigkeit zum Denken oder die Aufmerksamkeit auf etwas zu richten.“[AZ66(MB)I] Der Kranke wird abgestumpft und geistig benommen, „mit Kopfschwere, Trübsichtigkeit und Schwindel“[AZ66(MB)II], was jedes Mal durch Abgang wässrigen Harns entschieden erleichtert wird.[AZ66(MB)VII]

Oleum animale hat Migräne geheilt, wenn diese mit Polyurie völlig klaren Harns einherging.[GS] Bezüglich der **Besserung der Kopfschmerzen durch reichlichen Harnabgang** vergleichen Sie auch **Ignatia**, **Sanguinaria**, **Kalmia**, **Melilotus**, **Aconitum** und **Silicea**.

Das **Gesicht** des Gelsemium-Patienten ist bei den Kopfschmerzen von einer **tiefen Röte** überzogen.[GS] Die Augen werden schwer und sind blutunterlaufen; der Patient kann kaum seine Lider heben. Oft ist auch die Sprache schwerfällig und undeutlich, als ob die Zunge zu groß wäre.[AZ66(MB)V] Insgesamt vermittelt das Gesicht den **Eindruck eines Betrunkenen.**[GS; AZ66(MB)I] Weil auch das Denken sehr verlangsamt ist, beantwortet der Patient Fragen nur zögerlich oder unvollkommen. Dieser Zustand geht mit einem vollen[AZ66(MB)VIII] und **runden Puls** einher, der unter den Fingern wie ein stetiger Wasserstrom zu fließen scheint. Er ähnelt etwas dem **Aconitum**-Puls, hat aber nicht dessen Gespanntheit; er ist nicht hart und nicht so schwer zu unterdrücken wie dieser. Nicht selten geht den Gelsemium-Kopfschmerzen, ähnlich wie bei **Psorinum**, vorübergehende Blindheit voraus.

All die hier genannten Symptome legen Gelsemium auch bei einer Vielzahl weiterer Erkrankungen nahe. Wie nützlich müsste es beispielsweise im kongestiven Stadium des Fleckfiebers sein! Neben den bereits erwähnten Symptomen gibt es noch ein anderes Gelsemium-Zeichen, das auch für Fleckfieber charakteristisch ist, nämlich allgemeine Minderung der Lebensfunktionen; der Organismus scheint sich mit der Wirkung irgendeines Gifts abzumühen, die er nicht überwinden kann. Mithin weist alles auf den Nutzen von Gelsemium bei dieser gefürchteten Krankheit hin. Schreiten die entzündlichen Prozesse jedoch weiter fort oder kommt es irgendwo zur Bildung von Ergüssen, muss Gelsemium gegenüber anderen Mitteln zurückstehen.

Neben den eben beschriebenen Kopfschmerzformen gibt es noch eine weitere Art von Kopfschmerz, die von der Empfindung begleitet wird, als läge ein eng anliegendes Band um den Kopf[EH290] oder die Stirn.

Fieber

Lassen Sie uns nun die Fieberarten von Gelsemium näher in Augenschein nehmen. Es ruft **Wechselfieber** von remittierendem oder intermittierendem Charakter hervor. Es ist ein wertvolles Mittel bei den **remittierenden Fiebern,** wie sie so oft bei **Kindern** vorkommen [sei es bedingt durch Zahnung, intestinale Affektionen, Würmer oder malariale Einflüsse[GS]]. In der Phase des Fieberanstiegs sind die Kinder sehr erregbar und unruhig, wälzen sich ständig hin und her (Sie dürfen hier nicht **Aconitum** geben, es sei denn, die Gemütssymptome dieses Mittels sind deutlich vorhanden). Das Gesicht nimmt immer mehr die tiefrote Farbe an, von der ich gesprochen habe, und das Kind wird allmählich immer schläfriger. Wenn es dann aus diesem schläfrigen Zustand geweckt wird, ist es mürrisch, nervös und reizbar, aber es kommt nie zu dem heftigen Umherwerfen, wie es z. B. **Aconitum** auszeichnet. In Extremfällen kann die Schläfrigkeit in konvulsive Bewegungen übergehen. Die Gesichtsmuskeln fangen an zu zucken, und das Kind wird ganz steif, als sollte es jeden Augenblick einen Krampfanfall erleiden. Es besteht gewöhnlich nicht viel Durst. Das Kleine scheint so schwach und hinfällig zu sein, dass es sich kaum bewegen kann, und jeder Körperteil so schmerzhaft empfindlich, dass es aufschreit, sobald man es bewegt. All diese Symptome lassen dann nach, und am nächsten Morgen treten möglicherweise noch leichte Schweiße auf. Am Nachmittag darauf kehren sämtliche Beschwerden wieder zurück.

Bei **intermittierenden Fieberformen** kommt Gelsemium unter Umständen während des Beginns der Erkrankung in Betracht. Die Frostschauder laufen typischerweise den Rücken hinauf[AZ66(MB)XI], können aber auch in Händen oder Füßen ihren Anfang nehmen und dann nach oben ziehen.[GS] Manchmal gehen sie mit reichlichem Wasserlassen und Zerschlagenheitsschmerz am ganzen Körper einher. Der Patient möchte fest gehalten werden, damit es ihn vor Frost nicht so schüttelt.[GS] Dann kommt die Fieberhitze, mit den Symptomen, die ich schon erwähnt habe. Manchmal ist der Patient dabei sehr reizbar und reagiert überempfindlich auf Licht und Geräusche[GS]. Das Schweißstadium ist meist nur gering ausgeprägt oder beschränkt sich auf einzelne Körperbereiche, doch lindert es stets sämtliche Schmerzen.[GS] Die Zunge ist während des Frostes dick belegt, weißlich oder auch gelb.[AZ66(MB)V] Das Sprechen fällt sehr schwer. Neigung zu Stuhlverstopfung, die Fäzes oft gelb.[GS] Gelsemium ist besonders angezeigt bei intermittierenden Fiebern nichtmalarialen Ursprungs.

Bei **Erwachsenen** ist Gelsemium nicht selten das Heilmittel von **biliösen Fiebern,** besonders wenn diese remittierend sind.[GS] Der Grund für seinen Nutzen bei Gallenfiebern hängt damit zusammen, dass es eine passive Leberkongestion verursacht. Das Blut fließt nur sehr langsam durch die Leber. Es handelt sich aber nicht um eine portale Stauung, wie z. B. bei **Nux vomica**, sondern nur um einen trägen Blutfluss. Entsprechend wird die Leber mit Blut überladen, und die Galle kann deshalb nicht genügend abfließen, weshalb das Fieber mit biliösen Symptomen einhergeht.

Bei **Typhus abdominalis** kommt Gelsemium vor allem im Anfangsstadium in Betracht[GS], wenn sich der Kranke während der ersten Woche am ganzen Körper wie wund und zerschlagen fühlt, als sei er verprügelt worden. Er scheut jede Bewegung, hat Kopfschmerzen und keinerlei Kraft in den Muskeln. Er ist sehr schläfrig, und das Gesicht ist purpurrot verfärbt.[GS] In Fällen dieser Art mäßigt Gelsemium den Verlauf des Fiebers so, dass der Patient es mit vergleichsweise milden Symptomen durchmacht.

Schnupfen

Gelsemium ist bisweilen bei katarrhalischen Entzündungen des Nasenrachenraums indiziert, die durch **warmes, feuchtes, ermattendes Wetter** ausgelöst werden, mit scharfem, wässrigem Nasensekret, das Nasenlöcher und Nasenflügel wund macht.[(GS)] Dabei häufige Niesanfälle, besonders morgens, und Halsschmerzen mit geröteten, geschwollenen Mandeln und Schluckbeschwerden.[GS] Diese Schwierigkeiten beim Schlucken sind, nebenbei bemerkt, völlig verschieden von denen bei **Belladonna**. Bei **Belladonna** resultieren die Schluckbeschwerden aus dem Ausmaß der Geschwulst sowie dem krampfhaften Zusammenschnüren des Schlundes aufgrund einer Überempfindlichkeit der Nerven. Sobald ein Schluck Wasser die Rachenwand berührt, wird es durch die Nase wieder herausbefördert.

Bei Gelsemium ist die Dysphagie Folge der muskulären Parese, und diese Muskelschwäche kann auch schon bestanden haben, als sich der Patient den Schnupfen zugezogen hat. Der Schnupfen geht gewöhnlich mit Reizhusten durch Kitzel und Trockenheit im Rachen einher, verbunden mit nur ganz geringem Auswurf.[GS] Im Mund ein Gefühl von Trockenheit[EN215], obwohl er nicht wirklich trocken ist, was an **Nux moschata** und **Natrium muriaticum** erinnert. Bei den roten und wunden Nasenlöchern hat der Patient beim Naselaufen das Gefühl, als würde heißes Wasser über die Schleimhäute fließen[GS]; Linderung in der Nähe des Ofens. Begleitend zum Schnupfen finden wir allgemeine Prostration und oft auch neuralgische Gesichtsschmerzen[HC1,105].

Quillaya saponaria, der Seifenrindenbaum, heilt ebenfalls Schnupfen, der bei warmem, ermattendem Wetter entstanden ist. Wie bei Gelsemium bestehen muskuläre Schwäche und Abgespanntheit, Verlangen nach Ruhe und Stille, allgemeines Zerschlagenheitsgefühl, selbst in den Augäpfeln, etc. **Quillaya** hat jedoch mehr Nasenverstopfung, Gelsemium mehr wundmachenden Fließschnupfen mit Neuralgien im Kopf- und Gesichtsbereich.

Trigeminusneuralgie

Bei Trigeminusneuralgie ist Gelsemium häufig hilfreich, wenn das Leiden nur eine Seite des Gesichts befällt und von intermittierendem Charakter ist.[HC2,182] [2] Der Nervus facialis kann dabei mit betroffen sein, was alle möglichen Grimassen und Tics zur Folge hat.

Masern

Gelsemium hat auch eine gewisse Wirkung auf die Haut. Es ruft ein Erythem der Haut[AZ66(MB)XI] hervor sowie einen Juckreiz, der so heftig ist, dass er den Patienten am Einschlafen hindert.[GS] Ein feiner, papulöser Ausschlag kann sich entwickeln, der dem [makulopapulösen] Exanthem der Masern nicht unähnlich ist.[AZ66(MB)XI] Gelsemium entspricht daher dem **Beginn des Exanthemstadiums** [3] dieser Krankheit, wenn das Fieber ein vorherrschendes Symptom ist und eine wässrige Nasenabsonderung besteht, welche die Nasenflügel und die Oberlippe wund macht.[GS] Damit verbunden ist oft ein harter, bellender, kruppähnlicher[GS] Husten mit Heiserkeit.

Aconitum napellus Wenn auch die übrigen Symptome passen, ist Aconitum das beste Mittel, das wir für das Prodromalstadium [4] der Masern haben. Wenn Sie einen Fall haben, von dem Sie annehmen, dass er sich zu Masern entwickeln wird, mit Fieber, Unruhe, Lichtscheu, Schnupfen, Niesen und hartem, kruppösem Husten, dann ist die Gabe von Aconitum gerechtfertigt.

Pulsatilla Pulsatilla ist nicht zu Beginn der Masern angezeigt, wenn das Fieber hoch ist.[GS] [5]

Belladonna Wenn bei dem Masern-Fieber die Haut feucht ist, heißt das Heilmittel eher Belladonna.

Wenn die charakteristische Schläfrigkeit und das tiefrote Gesicht vorhanden sind, können Sie Gelsemium zu Beginn jeder exanthematischen Krankheit verabreichen, selbst wenn Krämpfe zugegen sind.

[2] In zwei durch *Gelsemium* geheilten Fällen von Trigeminusneuralgie (*HC*1,104f), die in verkürzter Form auch in den *Guiding Symptoms* (Bd. 5, S. 375 unten) dokumentiert sind, waren die Schmerzen keineswegs von intermittierendem Charakter, sondern mehr oder weniger heftig ständig vorhanden; in einem dieser Fälle wechselten sie nur die Lokalisation, d. h. den Trigeminusast.

[3] Farrington schreibt „zu Beginn der Masern". Damit kann nicht das klassische, noch exanthemfreie Prodromalstadium (mit Koplik-Flecken etc.) gemeint sein, dem vor allem Mittel wie *Aconitum, Belladonna, Ferrum phosphoricum, Euphrasia* und *Allium cepa* entsprechen.

[4] Auch hier schreibt Farrington, wie oben, „for the beginning of measles". Aus dem Nachfolgenden geht aber hervor, dass es sich jetzt in der Tat um das klassische Prodromalstadium handelt.

[5] Farrington schreibt: „If there be any fever *Pulsatilla* is not the remedy." Dies steht im Gegensatz zu Farringtons Aussage in der *Pulsatilla*-Vorlesung (Nr. 34), die allein durch Quellen gestützt ist (u. a. *KE*4,98ff, *K*I603ff) und die ich deshalb vorgezogen und an dieser Stelle wiedergegeben habe. Doch selbst die Behauptung, dass *Pulsatilla* zu Beginn der Masern bei hohem Fieber nicht angezeigt sei, wird nicht von allen Autoren geteilt (vgl. Hartmann, *Kinderkrankheiten*, S. 604).

Männliche Geschlechtsorgane

Als Nächstes möchte ich über die Wirkung von Gelsemium auf die Geschlechtsorgane sprechen. Beim Mann ruft es einen Zustand hervor, der dem der Impotenz sehr nahekommt. Nachts häufige, **unwillkürliche Samenergießungen** ohne Erektion [EH295], ohne sexuelle Träume und oft mit kaltem Schweiß auf dem Skrotum [6]. Gelsemium ist hier besonders in jenen Fällen indiziert, die ihre Ursache in übermäßigem Masturbieren haben.[GS]

Dioscorea villosa Ein wichtiges Mittel in diesem Zusammenhang ist auch Dioscorea. Es leistet hervorragende Dienste bei jenen Pollutionen, die man als atonische nächtliche Samenergüsse [EN863] bezeichnen könnte. Die Genitalien sind so erschlafft, dass in einer einzigen Nacht zwei oder drei Träume mit Samenergüssen vorkommen können.[GS] [7] Am Tag danach fühlt sich der Patient niedergeschlagen und sehr **schwach,** vor allem **in den Knien.**[GS] [8] Ich weiß von keinem Mittel, das in solchen Fällen Dioscorea gleichkäme. Ich gebe es gewöhnlich zuerst in der 12. und anschließend in der 30. Potenz.

Caladium seguinum Caladium passt bei üblen Folgen sexueller Ausschweifungen, wenn es während der Träume häufig zu Pollutionen kommt, dabei aber keinerlei Wollust oder sexuelle Erregung besteht.

Agnus castus Das passende Mittel bei Spermatorrhö [BE96+98] [auch „Nachtripper mit Mangel an Geschlechtslust und Geschlechtsvermögen“ [KE2,71]] „alternder Wüstlinge“ [KE2,71]. „Erschlaffte Zeugungskraft, mit schlaffen, reizlosen, kalten, zum Beischlafe nicht aufgelegten Theilen.“ [SK22] Melancholisch-hypochondrische Gemütsstimmung.[GA1,130]

Weitere Mittel, die mit Gelsemium in Bezug auf dessen Neigung zu Samenverlusten verglichen werden können, sind **Digitalis**, **Phosphorus**, **Nux vomica**, **Calcarea**, **Lycopodium** und **Camphora**. **Sepia**, **Selenium** und **Conium** verursachen eine ähnliche Neigung zu Impotenz [9] bei gleichzeitiger sexueller Übererregbarkeit und allzu häufigem Samenabgang.

Bei **Gonorrhö** ist Gelsemium zu Beginn des entzündlichen Stadiums [GS] angezeigt, wenn eine ausgeprägte Wundheit der Harnröhre besteht, mit Brennen am Meatus und entlang der ganzen Urethra beim Wasserlassen [GS]. Der Ausfluss ist zu diesem Zeitpunkt nur gering [GS] und noch nicht eitrig. Die Krankheit kann auch unterdrückt worden [GS] und als Folge davon durch eine Nebenhodenentzündung kompliziert sein. Bei tripperbedingtem Rheumatismus ist Gelsemium eines der möglichen Heilmittel.[GS]

Weibliche Geschlechtsorgane

Bei Erkrankungen der weiblichen Geschlechtsorgane ist Gelsemium ein unschätzbares Heilmittel. Zunächst einmal ist es von großem Nutzen bei **Rigidität des Muttermundes.**[NR1,325] Sie dürfen diesen Zustand jedoch nicht mit dem häufiger vorkommenden einfachen Krampf des Muttermundes verwechseln, der **Belladonna** erfordert. Es kommt bei Geburten, die Gelsemium benötigen, nicht selten vor, dass sich der Muttermund auch nach stundenlangen Wehen kaum geöffnet hat. Der untersuchende Finger findet diesen starr, verhärtet und verdickt. Die Patientin ist sehr aufgeregt und hysterisch.[GS] Die Wehen verlassen den Uterus und ziehen durch den ganzen Körper oder in Richtung Rücken und dann nach oben.[GS] Ein andermal gehen die Wehen von vorn nach hinten, und der Uterus scheint sich dabei zu heben statt zu senken.[GS] Oder es besteht die Empfindung einer Welle, die vom Uterus zum Hals aufsteigt und dort ein Ersti-

[6] In den *Guiding Symptoms* findet sich nur das Gegenteil – „*mit* sexuellen Träumen“ und „viel *warmer* Schweiß auf dem Skrotum“; wohl aber „kalte, erschlaffte Genitalien“.

[7] Es gibt diesbezüglich in den *Guiding Symptoms* eine ganze Reihe von Beobachtungen. Danach scheint es so zu sein, dass die nächtlichen Samenergüsse entweder *mit* Erektionen *und* sexuellen Träumen erfolgen, oder sie finden *ohne* Erektionen statt, dann aber auch *ohne* sexuelle Empfindungen und Träume. Mit den „atonischen Samenergüssen“, von denen Farrington spricht, kann demnach nur die letzte, traumlose Kategorie gemeint sein.

[8] In Allens *Encyclopedia* beziehen sich nicht weniger als 36 Symptome auf die Schwäche und Lahmheit der Kniegelenke!

[9] Farrington schreibt „seminal weakness“, wo es vermutlich „sexual weakness“ heißen sollte.

ckungsgefühl auslöst; dieser Zustand ist ein Ruf nach Gelsemium.

Aber auch ein Zustand, der diesem genau entgegengesetzt ist, erfordert Gelsemium, nämlich völlige **Atonie des Uterus** [GS]. Der Gebärmutterhals ist dabei wachsweich und vollkommen schlaff, und die Gebärmutter kontrahiert sich überhaupt nicht [GS]; die Fruchtblase ragt weit aus dem Ostium hervor [GS], doch es sind keinerlei Bemühungen erkennbar, die Frucht auszutreiben. In solchen Fällen geben Sie ein paar Dosen Gelsemium!

Bei **drohender Eklampsie** [GS] ist Gelsemium ein vortreffliches Mittel. Proteinurie [GS] kann dabei vorhanden sein. Den Krampfanfällen gehen Schläfrigkeit und Zuckungen verschiedener Körperteile voraus. Der Muttermund ist entweder rigide [GY3], wie bereits erwähnt, oder der ganze Uterus ist träge und wehenschwach (inert [GS]); der Puls ist voll und groß, aber weich [GS]. Übermäßig heftige, schneidende Wehen, die von vorn nach hinten und dann den Rücken aufwärts ziehen [GS;GY1–3], und bei jeder Wehe errötet das Gesicht.

Gelsemium kommt auch bei Nichtschwangeren in Betracht. Der **Uterus** ist deutlich **anteflektiert** und fühlt sich an, als ob er **von einer Hand zusammengequetscht** würde.[GS] Bisweilen wechseln die Uterusbeschwerden mit Kopfschmerzen ab: [10] „Heftiger, drückender Schmerz in der Stirn und im Scheitel mit Trübsichtigkeit, Ohrenbrausen; Gefühl von Vergrösserung des Kopfes und Gedankenverwirrung, fast bis zu Delirien. Der Kopfschmerz verschwand zuweilen, und die begleitenden Symptome besserten sich, dafür aber traten … heftige, wehenartige Schmerzen in der Uterusgegend [auf], bis in den Rücken und die Hüften sich erstreckend; dies wiederholte sich mehrmals …" [EH290(EN74)]

Gelsemium ist oft hilfreich bei **Dysmenorrhö,** sei diese nervöser oder auch kongestiver Natur [AZ105,128], wenn sie zugleich mit Herabdrängen im Unterleib einhergeht [GS].

[10] Sie werden nicht von Kopfschmerzen „begleitet", wie Farrington schreibt. Außerdem war die Prüferin im 5. Monat schwanger! (*EN*74)

Caulophyllum Die Frauenwurzel ist Gelsemium bei Dysmenorrhö ähnlich und zugleich ein gutes Folgemittel.

Cimicifuga racemosa, Sepia Diese beiden Mittel neigen zu reflektorischen Kopfschmerzen aufgrund einer Uterusreizung.

Folgen von Gemütserregung

Gelsemium ist ein nützliches Mittel bei üblen Folgen von Gemütserregung, namentlich nach **Schreck** und **Furcht.** [GS] Ein plötzlich einsetzender Durchfall wegen einer aufregenden Situation, wie z. B. „Lampenfieber" oder die **Erwartungsspannung** vor einer schweren Prüfung, erfordert zumeist Gelsemium.[GS] Der Stuhl ist dabei gewöhnlich kopiös, dunkelgelb und breiig [AZ66(MB)VII], die Zunge weißlich bis gelb belegt [AZ66(MB)V].

Andere Mittel, die bei **Durchfall durch emotionale Erregung** infrage kommen, sind **Opium**, **Veratrum album**, **Argentum nitricum** und **Pulsatilla**.

Opium Opium ist zu wählen bei Beschwerden infolge von Schreck [UE], besonders wenn das Bild der schreckerregenden Situation oder Sache dem Opfer **immer wieder vor Augen** tritt.

Veratrum album Bei heftigem Durchfall nach Schreck, einhergehend mit kaltem Schweiß auf der Stirn.[GS]

Argentum nitricum Bei Durchfall nach großer Aufregung, besonders wenn übermäßige Phantasie und Einbildung [GS] dabei eine Rolle gespielt haben. Durchfall durch Erwartungsspannung.

Pulsatilla Bei Durchfall infolge Schrecks, wenn die Stühle aus grünem [RA455] oder gelbem Schleim [RA452] bestehen, insgesamt sehr veränderlich [GS] sind und nachts vermehrt auftreten [RA460]. Viel Zittern und Weinen.

Gelsemium vermag sogar eine **drohende Fehlgeburt** aufgrund plötzlicher, trauriger Gemütserschütterung zu verhüten [GS], wenn dabei die oben erwähnten [siehe Eklampsie] eigentümlichen Wehen in Erscheinung treten. **Aconitum** und **Opium** sollten Sie in diesem Zusammenhang zum Vergleich heranziehen.

Arzneimittelbeziehungen

Conium, **Physostigma** und **Tabacum** verstärken die Wirkung von **Gelsemium**.

Gelsemium wird durch Stimulanzien sowie durch **Belladonna**, **Digitalis**, **China** und **Coffea** antidotiert.

KAPITEL

16 Vorlesung: Strychninum und Nux vomica

Strychnos nux vomica, ein weiteres Mitglied der Familie der Brechnussgewächse (Loganiaceae), ist ein Arzneimittel, das bereits im Jahre 1540 bemerkenswert genau von einem gewissen Valerius Cordus beschrieben worden ist. Die Frucht des Baumes hat etwa die Größe einer kleinen Orange und enthält ein bitter schmeckendes, gallertiges Fruchtfleisch. Dieses Fruchtfleisch, so heißt es, wird von manchen Vogelarten Indiens gefressen, obwohl es Strychnin enthält, wie man heute weiß. Die eigentliche „Nuss" ist der von Fruchtfleisch und Schale befreite scheibenförmige Samen, mit einem Durchmesser von etwa zwei und einer Dicke von einem halben Zentimeter. Seine samtartige Oberfläche entsteht durch eine dichte Lage fest anhaftender, radial verlaufender feiner Härchen.

Nux vomica und **Ignatia** enthalten beide, wie bereits erwähnt, als Hauptwirkstoffe zwei Alkaloide namens **Strychnin** und **Brucin.** Brucin ist dabei in deutlich geringerer Menge vorhanden, und es findet sich mehr in der Rinde des Baumes als in den Samen selbst. Es wirkt ähnlich wie Strychnin, nur schwächer. Beide Alkaloide sind an eine Säure gebunden, die Igasursäure [heute: Chlorogensäure], die identisch ist mit der in Äpfeln und Birnen vorkommenden Apfelsäure.[1] Strychnin, das Hauptalkaloid von **Ignatia** und **Nux vomica**, hat eine umfassend beschriebene Symptomatik und ist ein Gift, das nicht selten für Mord- und Selbstmordzwecke wie auch zur Tötung niederer Lebewesen wie Katzen, Ratten etc. verwendet wurde.

Strychninum

Strychninum verursacht Unruhe[HB1518], Zittern der Gliedmaßen[EN749+800], Steifheit der Nacken-[EN635], Hals-[EN630] und Kiefermuskeln[EN277], Zusammenschnüren des Schlundes[EN348] und allgemeine **tetanische Krämpfe**[HB1517] mit **Opisthotonus**[HB1518]. Diese tetanischen Krämpfe unterscheiden sich von jenen des Wundstarrkrampfes nur darin, dass die Muskeln zwischen den Krampfanfällen phasenweise erschlaffen[HB1518]. Die Körpertemperatur ist nicht so erhöht[EN1205] wie beim wirklichen Tetanus, und Trismus[HB1518] setzt bei der Strychninvergiftung vergleichsweise spät ein. Diese Strychninkrämpfe können jederzeit durch Sinnesreize erneut ausgelöst werden, besonders durch leiseste Berührung[EN942], während sanftes Reiben eher lindert; der Patient ist während des Krampfanfalls fast immer bei vollem Bewusstsein[HB1518]. Nur bei sehr hohen oder häufig wiederholten Strychnindosen werden auch sensible Nerven gelähmt. Schließlich kommt es zum Kollaps als Folge einer Erschöpfung der motorischen Nervenzentren.

Ich teile Ihnen hier diese Strychninsymptome aus zwei Gründen mit: Einmal, damit Sie mit ihnen vertraut genug sind, um sie wiedererkennen zu können, falls einer Ihrer Patienten eine solche Vergiftung erleiden sollte. Zum anderen, damit Sie umso besser die Wirkung von **Nux vomica** verstehen können, denn da Strychnin dessen Hauptbestandteil ist, zieht sich diese übermäßige Empfänglichkeit für Sinnesreize aller Art auch durch die gesamte **Nux-vomica**-Symptomatik. Äußere Sinnesreize wie Klänge, Geräusche[EN963] oder Gerüche regen den Kranken über alle Maßen auf, und dieses Symptom ist für das Mittel höchst charakteristisch.

Die minimale letale Dosis der Brechnuss soll 0,2 g, die des Strychnins bereits 0,03 g betragen.

[1] Das ist nicht korrekt, wie schon aus den Summenformeln der Apfelsäure ($C_4H_6O_5$) und der Chlorogensäure ($C_{16}H_{18}O_9$) ersichtlich ist.

Die Wirkungen des Strychnins gleichen in besonderer Weise der Symptomatik des **Wundstarrkrampfes,** und das Gift muss in dieser Hinsicht vor allem mit folgenden Mitteln verglichen werden: **Picrotoxinum**, **Veratrinum**, **Cicuta virosa**, **Thebainum**, **Hydrocyanicum acidum**, **Belladonna**, **Stramonium**, **Aconitum**, **Physostigma**, **Passiflora**, **Curare**, **Camphora**, **Phytolacca**.

Picrotoxinum Das Krampfgift der Kokkelskörner wirkt laut Bartholow synergistisch mit **Strychninum**. Allerdings wird durch Picrotoxinum „der Lungenvagus gereizt, was anfänglich zu einer Beschleunigung der Atmung und zu Aufblähung des Thorax in Inspirationsstellung führt; die Ursache für Letzteres ist ein Spasmus der Glottis, welcher die Ausatmung behindert.“ [CY2,281] [2] Bei Picrotoxinum besteht zudem eine geringere Empfindlichkeit gegenüber leichter Berührung als bei **Strychninum**. Gubler behauptet, dass Picrotoxinum auch mehr choreatische Symptome errege.

Veratrinum Dieses Alkaloid der Sabadillasamen ruft Inkoordination hervor, indem es einige Muskelfasern zur Erschlaffung, andere aber zur Kontraktion veranlasst; d. h., nach einer langanhaltenden [tetanischen [AZ74(MB)52]] Muskelkontraktion kommt es zu einer nur partiellen Relaxation, indem einzelne Muskelfasern in einem kontrahierten Zustand verharren. In dieser Beziehung ähnelt Veratrinum etwas dem **Strychnin**; doch es unterscheidet sich von diesem grundlegend dadurch, dass es mit den Krämpfen zugleich auch Erbrechen und Durchfall verursacht [Z4,171], ferner dadurch, dass die nachfolgende allgemeine Lähmung nicht, wie bei **Strychnin**, durch Erschöpfung der motorischen Nervenzentren bedingt ist, sondern durch eine direkte Schwächung der Muskeln.

[2] Farrington schreibt: „But respiration is accelerated, not so much from spasm of the respiratory muscles as from spasm of the glottis“, was keinen Sinn ergibt. Quelle für diese Textpassage ist vermutlich der Artikel von Boeck in Ziemssens *Cyclopedia*, den ich hier (in Anlehnung an dessen Übersetzung in Mezgers *Gesichtete Homöopathische Arzneimittellehre,* Bd. 1, S. 511) stattdessen auszugsweise wiedergegeben habe.

Thebainum Thebainum ruft ebenso Starrkrampf hervor, unterscheidet sich aber von **Strychnin** durch seine zusätzlich schlaffördernden Eigenschaften. [3] Es soll von allen **Opium**-Alkaloiden das giftigste sein.

Physostigma Die Kalabarbohne, welche das Alkaloid Eserin [Physostigmin] enthält, kann mit **Strychninum** nur in einem begrenzten Symptomenspektrum verwechselt werden. Das Gift erhöht, wie jenes, die Reizbarkeit der sensiblen Nerven und ruft tetanische Krämpfe der glatten Muskulatur hervor. Doch im Großen und Ganzen unterscheidet es sich deutlich von **Strychninum**, indem es **Spinalparalyse** und **Hyporeflexie** verursacht. Wenn daher Symptome wie Zusammenschnürung des Schlundes [EN315], schmerzhafte Krämpfe im Magen [EN383] und Darm, Tenesmus recti [EN480], Steifheit des Rückens [EN610] und der Beine [EN677], Spannungsgefühl in den Augen und der Augenumgebung etc. eine Ähnlichkeit zu **Strychnin** andeuten, dienen doch die folgenden eindeutigen Zeichen von spinaler Lähmung zur Unterscheidung zwischen den beiden Mitteln:

- **Physostigma**: Zittern [EN711]; so schwach, dass er kaum gehen kann [EN733]; hat große Schwierigkeiten, die Muskeln dazu zu bringen, seinem Willen zu gehorchen [GS; EN736] (wie bei **Gelsemium** und **Conium**); unsicher auf den Beinen beim Gehen mit geschlossenen Augen [EN695].
- Bei **Strychnin** kommt es zum Tod durch Ersticken aufgrund eines Starrkrampfes der Atemmuskulatur, bei Physostigma aufgrund einer Lähmung derselben.

Die Pupillen unterscheiden sich ebenfalls: **Strychnin** erweitert die Pupillen während der Krampfzu-

[3] Thebain (Paramorphin) hat keine morphinähnlichen und somit vor allem keine analgetischen Wirkungen, vielmehr ist es ein reines Krampfgift *(Roche Lexikon Medizin)*. Von einer hypnogenen Wirkung oder von „hypnotic symptoms“, wie es bei Farrington heißt, kann daher m. E. nicht die Rede sein. Lewin *(Gifte und Vergiftungen)* schreibt über die Wirkung von Thebain: „Hunde und andere Tiere bekommen danach Reflexkrämpfe mit Opisthotonus, Zittern, Parese der Extremitäten, Herzverlangsamung, Blutdrucksteigerung durch Reizung des vasomotorischen Zentrums und gehen an Herzlähmung zugrunde.“

stände und zieht sie in der Zeit dazwischen zusammen[EN188], Physostigma führt dagegen zu länger anhaltender Miosis[EN203] mit gestörter Akkommodation und Zuckungen der Augenlider[EN182].

Auch bei den Spätfolgen von **Strychninum** – also jenen Wirkungen, die im Anschluss an eine schwere, aber nicht tödliche Strychninvergiftung auftreten, oder solchen Symptomen, wie sie von Potenzen oft hervorgerufen werden – bleibt ein Unterschied zu Physostigma erkennbar, indem die charakteristische Übererregbarkeit der Sinne bei **Strychninum** sehr viel ausgeprägter ist: Alle äußeren Reize machen einen zu starken Eindruck auf den Organismus[EN1085]; Gerüche führen beispielsweise Ohnmacht herbei; Aufregung bewirkt Zittern der Muskeln; starkes Bedürfnis nach Geschlechtsverkehr, doch während des Beischlafs erschlafft der Penis frühzeitig.

Curare Dieses Pfeilgift wirkt[4] aufgrund seines Alkaloids Curarin völlig entgegengesetzt zu **Strychnin**. Die Substanz **hemmt die Erregungsübertragung** in den Endorganen der motorischen Nervenfasern [den motorischen Endplatten] auf die willkürlichen Muskeln, lässt aber die Muskeln selbst völlig intakt. Dadurch werden auch die Reflexe vermindert oder aufgehoben, und die Atmung wird gelähmt. Die Sinneswahrnehmung wird dagegen nicht nennenswert beeinträchtigt. Wegen Lähmung des Vagus ist die Herzaktion beschleunigt, aber der Blutdruck steigt nicht an, weil sich durch gleichzeitige Lähmung der Vasomotoren die Gefäße erweitern und so dem Blutstrom geringeren Widerstand entgegensetzen. Die Steigerung der Peristaltik, die wir beobachten, ist nicht Folge von Krämpfen des Darmtraktes, sondern von Lähmung der die Darmtätigkeit hemmenden Splanchnikusfasern.

Wir haben von Curare keine sonderlich vertrauenswürdigen Prüfungen. Baruch hat das Mittel bei sog. „Leberflecken" eingesetzt, und Dr. Paul Pitet berichtet über mehrere interessante Heilungen von **Muskelschwäche;** von erschwerter Atmung durch Mangel an Muskelkraft; von Unbeweglichkeit mit starrem Blick beim Erwachen; von Säuglingsekzem, < im Gesicht und hinter den Ohren, besonders bei skrofulösen Kindern (*World's Homoeopathic Convention,* Vol. 1).

Curare ist ferner (meines Wissens auch von Baruch) bei Katalepsie mit Kaumuskelkrampf angewandt worden [antipathisch?], außerdem bei lähmiger Schwäche der Hände und Finger von Pianisten[GS].

Phytolacca decandra Phytolacca unterscheidet sich von **Strychninum** wesentlich durch seine kaustisch-ätzenden[NR2,496] sowie seine betäubenden[NR2,498] Eigenschaften, ferner durch seine sehr verzögert einsetzende gastrointestinale Reizung [mit Erbrechen und Durchfall[NR2,497f]] sowie die große Prostration[MM922] und Kraftlosigkeit[MM932]. Gleichwohl hat die Krampfsymptomatik des Mittels einige Ähnlichkeit mit **Strychnin**: Die Gliedmaßen sind steif, die Hände zur Faust geballt, die Füße gestreckt und die Zehen gebeugt; die Zähne sind fest zusammengebissen, die Lippen straff gespannt und nach außen gewendet, sodass die Zähne sichtbar sind; allgemeine Rigidität der Muskeln mit Opisthotonus. Später verkrampfen auch die Muskeln von Gesicht und Hals, wobei das Kinn fest ans Brustbein gezogen wird, im Wechsel mit teilweiser Erschlaffung derselben.[NR2,509f]

Passiflora incarnata Das Mittel hat Fälle von Tetanus in heißen Ländern geheilt, wo diese bedauerlicherweise nur allzu häufig vorkommen.

Dr. Archibald Bayne aus Barbados berichtet diesbezüglich über zwei Heilungen mit der Urtinktur und der D1 (*Hahnemannian Monthly,* Mai 1881).[5]

---

[4] Farrington ergänzt „obwohl es auch Strychnin enthält". Dies scheint, nach den modernen Arzneimittellehren zu urteilen, nicht der Fall zu sein, wenngleich das Mittel ebenfalls von einer Strychnos-Art gewonnen wird, nämlich hauptsächlich aus der Wurzel- und Stammrinde der südamerikanischen Kletterpflanze Strychnos toxifera. Der eingedickte Sud daraus ist wohl der wesentliche Bestandteil des von den Indianern benutzten Pfeilgifts. Bereits Mitte des 19. Jahrhunderts wurde in chemischen Untersuchungen festgestellt, „dass in dem Gifte keine Spur von Strychnin zu finden sei" (Possart, *Homöopathische Arzneimittellehre,* Bd. 3, S. 231).

[5] Die beiden Kasuistiken werden auch in der *AHZ* (Bd. 104, S. 126) ausführlich wiedergegeben.

Angustura vera Angustura wird zu den aromatischen Bitterstoffen gerechnet und auch als Tonikum bezeichnet. Doch es ist mehr als das. Es erzeugt Ziehen, schmerzhaftes Spannen und Steifigkeit in Muskeln und Gelenken[SK73], verbunden mit einem Wundheitsgefühl, wie verrenkt[RA70] oder zerschlagen[RA55]. Das Spannen im Schläfenmuskel[RA11] und im Masseter[RA13] ist so ausgeprägt, dass es an **Trismus** erinnert. Ein weiterer wichtiger Angriffspunkt der Arznei sind die **Knochen** [„Knochenfraß und sehr schmerzhafte Geschwüre, welche die Knochen angreifen und bis aufs Mark hineindringen“[UE]]. Ähnlichkeiten bestehen zwischen Angustura und einem anderen Mitglied der Rautengewächse, nämlich **Ruta graveolens**. **Verletzungen der Knochenhaut** bedürfen häufig der Gartenraute, doch wenn auf solche Verletzungen zunehmend **Muskelverspannungen** folgen, ist sehr wahrscheinlich Angustura das Mittel der Wahl.

Dr. Hering, der sich der möglichen Verwechslung von Angustura mit **Strychninum** sehr bewusst war, berichtete dennoch über eine Heilung von Wundstarrkrampf mit ersterem Mittel und publizierte die Symptome dieses Falles in seinen *Guiding Symptoms* [Bd. 1, S. 332 unten]. [6] Auch Dr. Hubbard veröffentlichte einen mittels Angustura geheilten Tetanus-Fall (*Medical Investigator*, April 1870). [7]

Dass Angustura vera einen Einfluss auf die Knochen hat, hat sich vollkommen bestätigt. Aegidi setzte es bei Knochenfraß ein[HY2,33], besonders solchem der langen Röhrenknochen[HC4,84] (siehe Raues *Special Pathology*).

Dr. C.G. Raue teilte mir mit, dass das Präparat, mit dem er eine tuberkulöse Fußgelenkentzündung geheilt hatte, ohne Zweifel Angustura vera war. Es handelte sich um ein Präparat Jenichens, und dieser Hersteller unterschied sorgfältig zwischen Angustura vera und **Angustura falsa (spuria)** bzw. **Nucis vomicae cortex** oder **Brucea antidysenterica**.

Dr. August Korndörfer sen. verwendete Jenichens C 200 bei einer Nekrose [8] des Unterkiefers. Auf einer Seite des Unterkiefers war bereits erfolgreich exzidiert worden, doch dann erschien das Leiden auch auf der anderen Seite; die von Angustura bewirkte Heilung war vollständig.

Häufig auftretende Charakteristika von Angustura sind die übermäßige Empfindlichkeit gegenüber geringsten Kränkungen [9]; das unwiderstehliche **Verlangen nach Kaffee** (eine klinische Beobachtung, aber von Dunham, Bönninghausen und Aegidi bestätigt) [10]; Tenesmus ani bei weichem Stuhl[RA(85)], starker Harndrang, mit reichlichem Abgang[RA(89)] (siehe Dr. Edmundsons Fall im *Hahnemannian Monthly*, Okt. 1876). Ich kann deshalb Dr. Hughes nicht zustimmen, wenn er behauptet, Angustura besitze „keinerlei anerkannten therapeutischen Nutzen“[MP196].

Aconitum napellus Aconitum erzeugt allgemeine nervöse Übererregbarkeit und erhöhte Gefäß-

[6] Bereits im Jahr 1828 berichtete Hering über einen weiteren Tetanus-Fall im *Archiv* (Bd. 7, H. 1, S. 89).

[7] In dt. Übersetzung in *AHZ*, Bd. 129, S. 22; dort findet sich auch ein weiterer Fall von Dr. Bayliss.

[8] Die einzige Knochenaffektion im Bereich des Unterkiefers, von der in den Quellen berichtet wird, ist „Knochenauftreibung am Unterkiefer" *(UE)* bzw. „Exostosis of lower jaw" (*GS*, im höchsten Grad).

[9] Farringtons in Klammern gesetzter Zusatz „bei Knochenkaries" bedeutet, dass bei Vorliegen dieser Erkrankung die spezielle psychische Disposition im Verein mit starkem Verlangen nach Kaffee differentialdiagnostisch wertvolle Hinweise für die Mittelwahl sind. Die auf Aegidi zurückgehende Empfehlung lautet wörtlich: „In caries, especially of the long bones, if the patients have an unconquerable desire for coffee, and are easily offended." (*HC*4,84) Das entsprechende Gemütssymptom aus der Prüfung Hahnemanns lautet vollständig: „Mißmuth, Unzufriedenheit mit seiner Lage, widrige Empfindlichkeit gegen Scherz, geringe Beleidigungen erfüllen ihn mit Bitterkeit." (*RA*[199])

[10] Zwar trat das Kaffeeverlangen seltsamerweise auch bei dem von Hahnemann im Vorwort zu seiner Angustura-Prüfung wiedergegebenen Vergiftungsfall mit der falschen Angustura-Rinde bei dem $5^1/_2$-jährigen Knaben auf (möglicherweise weil der Kaffee die heftigen tetanischen Krämpfe gelindert hat), doch teilt Bönninghausen *(Uebersicht)* **unabhängig davon** folgende Beobachtung mit: „Gänzliche Appetitlosigkeit zu festen Speisen; er will bloß Kaffee trinken." Das Symptom „Unwiderstehliches Verlangen nach Kaffee", das sich dort ebenfalls findet, könnte dagegen auf besagten Vergiftungsfall zurückgehen (dort heißt es: „Großes, öfteres Verlangen nach Kaffee"), wie Bönninghausen überhaupt in seiner *Uebersicht* sämtliche Symptome dieses Falles fälschlicherweise integriert hat.

spannung, die sich u. a. in der wohlbekannten ruhelosen Angst, in großer Fieberhitze etc. äußern (vgl. Hughes' *Pharmacodynamics*[MP156]). Daneben kann es aber auch Trismus[GS], Steifheit der Gliedmaßen und selbst Opisthotonus[EN1351] hervorbringen, weshalb z. B. Reynol es mit Erfolg bei Trismus von Pferden einsetzen konnte (Trousseaus *Therapeutics,* Vol. 2); weiterhin erklärt dies, warum Aconitum bei beginnendem Wundstarrkrampf empfohlen wird.

Das Mittel ruft jedoch keine erhöhte Reflexerregbarkeit hervor, wie sie für **Strychninum** so typisch ist. Eher finden wir dagegen eine verminderte Sensibilität oder auch Parästhesien, namentlich in Form von Taubheit[RA378] oder Kribbeln[RA364].

Bei **drohendem Tetanus** stehen uns wirksame Verhütungsmittel der voll ausgebildeten Krankheit zur Verfügung:

- **Aconitum** – mit Fieber, Angst, erhöhtem Muskeltonus, Kribbeln und Taubheit
- **Veratrum viride** und **Hypericum** – mit größter Schmerzhaftigkeit der Wunde
- **Belladonna**, **Cicuta**, **Silicea** und möglicherweise **Angustura** – wenn die Wunde eitert oder auch plötzlich aufhört zu eitern

Hydrocyanicum acidum Die Blausäure wurde erstmals von Bégin bei Wundstarrkrampf empfohlen; und Dr. Hughes berichtete in seinem 1876 auf dem Weltkongress gehaltenen Referat über diese Säure von Vergiftungsfällen, die ebenfalls die Homöopathizität des Mittels bei Tetanus wie auch bei Epilepsie belegen. Die Beziehung von Hydrocyanicum acidum zum Tetanus ist in Hughes' *Pharmacodynamics* noch deutlicher herausgearbeitet; wir lesen dort: „Hydrocyanicum acidum verursacht ohne Zweifel Tetanus.[R1,919] Im Gegensatz zu **Strychninum** gibt es keine Hinweise auf eine gesteigerte Reflexerregbarkeit, wohl aber, wie bei **Aconitum** und **Cicuta**, anhaltende tetanische Krämpfe; sie werden durch direkte Einwirkung auf das Rückenmark ausgelöst.“[MP116]

Das Mittel scheint besonders dann hilfreich zu sein, wenn sich die tetanischen Symptome in den Muskeln von Gesicht, Kiefer und Rücken zeigen[GS]; es kommt zu **Trismus**[R1,285], **Risus sardonicus** und **erschwerter Respiration**[R1,676], mit livider Hautfarbe[GS] und Schaum vor dem Mund. Dr. Charles A. Barnard berichtet über zwei Fälle von Wundstarrkrampf, die durch diese Säure Linderung erfuhren. In beiden Fällen wurden jedoch nur die Gesichts-, Kiefer- und Brustkrämpfe gebessert, für die anderen Symptome wurden andere Mittel benötigt (siehe *New England Medical Gazette,* Okt. 1882). Diese Affinität von Hydrocyanicum acidum zur oberen Körperhälfte kontraindiziert das Mittel jedoch nicht bei Opisthotonus und allgemeiner tetanischer Starre, denn bei Blausäurevergiftungen wurden zumeist Rumpf wie auch Extremitäten von Krämpfen befallen.[EN404ff] In einem Fall begannen die Krämpfe sogar in den Zehen und breiteten sich von dort über den Körper aus. Doch zweifellos affiziert die Säure am stärksten das obere Rückenmark und die Medulla oblongata[GS], und entsprechend leiden unter dem Einfluss des Nervus vagus besonders Lunge, Herz und Kehlkopf. Hydrocyanicum acidum zeigt nur wenig Ähnlichkeit mit **Strychninum**, deutlich mehr dagegen mit **Cicuta**, **Lachesis** und **Nicotinum**.

Lachesis Lachesis hat geholfen, wenn bei Trismus[WS644], Schlund-[WS644] und Stimmritzenkrampf[GS] die Haut durch die Erstickungsnot blau verfärbt war und der Patient in den Anfall hineinschlief[(WS2820f)].

Cicuta virosa Cicuta enthält ein flüchtiges Alkaloid namens Cicutin, das chemisch identisch ist mit Coniin. Laut Böhm erzeugt die Pflanze Erbrechen, Durchfall und tetaniforme Krämpfe[RA(173)], beim Menschen außerdem Ohnmacht[R3,2] und Strabismus[GS]. Cicutoxin ist das mächtigste der Cicuta-Alkaloide; es verursacht bei Fröschen einander abwechselnde tonische und klonische Krämpfe. Die Atmung ist beschleunigt, wobei die Einatmung stärker ausgeprägt ist als die Ausatmung, sodass das Tier rasch von Luft aufgebläht wird. Bei Säugetieren ist der erste Effekt starker Speichelfluss[AZ51,109], Zittern der Muskeln und bald darauf Krämpfe. Die Atemfrequenz nimmt stark zu, und dann entwickeln sich plötzlich allgemeine Konvulsionen[RA(178)]. Die Respiration wird, wie bei **Strychninum**, durch eine Verkrampfung der Atemmuskeln verhindert. Die Krampfanfälle können durch äußere Reize wiederholt ausgelöst werden; wenn die Anfälle schließlich aufgehört haben, liegt das Tier völlig erschöpft und wie tot darnieder[RA(182)].

16

Diese Aspekte der Wirkung von Cicuta müssen noch durch die Charakteristika angereichert werden, die die Homöopathen seit vielen Jahren bei der Wahl dieser machtvollen Arznei geleitet haben: plötzliche Steifheit des ganzen Körpers [GS; RA(170)]; sodann Zuckungen [RA(146)] und krampfhafte Verdrehungen der Glieder [RA(177)], gefolgt von **größter Prostration** [GS]; tetanische Krampfanfälle, die sich durch jede Berührung erneuern [AZ10,187]; **starke Beklemmung des Atems** [WI2,115]; Kinnbackenzwang [RA(65)]; Gesicht bei den Krämpfen dunkelrot, Schaum tritt vor den Mund [MA1,39]; Opisthotonus [RA(131)]; **Bewusstlosigkeit** [RA(182)].

Der Anfall ist in einem Cicuta-Fall mehr von epileptiformem Charakter als bei Strychninum, und am Ende kommt es gewöhnlich zu Bewusstlosigkeit. Die Reflexerregbarkeit ist bei Cicuta hingegen weniger stark ausgeprägt. Die Prostration ist nur noch mit der von **Chininum arsenicosum** zu vergleichen.

Tabacum Tabak und sein Alkaloid Nikotin, welches ebenfalls eng mit Coniin verwandt ist, rufen Zurückziehen des Kopfes hervor, mit Steifheit der Hals- und Rückenmuskulatur [EN1116]. „Krampfhafte Zusammenziehungen der Lider und stärkere der Masseteren.“ [NZ13,112] Zischende Atmung durch Krampf der Kehlkopf- und Bronchialmuskulatur [GS]; abwechselnd tonische und klonische Krämpfe, gefolgt von allgemeiner Erschlaffung und Zittern [GS]; Bauchmuskeln eingezogen [GS]; Kontraktionen von Organen mit glatter Muskulatur, wie etwa dem Intestinum, den Ureteren etc., einhergehend mit heftigen Schmerzen, Übelkeit, kaltem Schweiß und baldigem Kollaps sowie Erstickungsnot [GS].

Der Tabak wirkt außerdem auf das Rückenmark und vor allem auf die Medulla oblongata, ferner auf die Bauchganglien. Seine mit Asphyxie einhergehenden tetanischen Symptome ähneln eher denen von **Hydrocyanicum acidum** als jenen von **Strychninum**. Ein charakteristischer Unterschied zwischen Tabacum und **Nux vomica** tritt deutlich hervor, wenn diese Mittel bei **Nierenkolik** zur Anwendung kommen: Bei **Nux** bestehen Schmerzen entlang dem rechten Harnleiter, die sich bis in die Genitalien und das rechte Bein erstrecken, verbunden mit Übelkeit und Erbrechen [GS], während bei Tabacum die Schmerzen entlang dem Harnleiter mit **ungeheurer Übelkeit und kaltem Schweiß** einhergehen [GS].

Veratrum album Dieses Mittel erzeugt Trismus [RA66] mit „krampfhafter Zusammenschnürung der Kehle“ [RA161] und der Brust [RA166], bis hin zu drohender Erstickung [RA167]; Handflächen und Fußsohlen werden krampfhaft einwärts geschlagen [UE], und die Pupillen sind verengt [RA161]. Veratrum kann von **Strychninum** anhand der Tatsache unterschieden werden, dass bei ihm die Krämpfe sekundär – als Folge von erschöpfenden Krankheiten – auftreten, aber niemals primär, wie bei **Strychninum**.

Stramonium Der Stechapfel ruft ebenso wie **Strychninum** tetanische Krämpfe [GS] hervor, die durch Berührung oder **Licht** erregt oder verschlimmert werden [RA(342f)]. Der Hauptunterschied ist, dass der Stramonium-Patient dabei fast immer „wahnsinnig und verstandlos“ [RA(431)] ist, während der **Strychninum**-Patient bis in seine letzten Lebensstunden einen klaren Geist behält [HB1518].

Camphora Auch der Kampfer ist unserem Mittel in Bezug auf die Starrkrämpfe [RA(181)] ähnlich. Dabei werden die Mundwinkel typischerweise nach oben gezogen, sodass die Zähne sichtbar werden [GS]; doch ist Camphora nur dann bei tetanischen Krämpfen angezeigt, wenn zugleich die charakteristische extreme **Kälte des Körpers** [RA90] vorhanden ist.

Nux vomica

Wenn wir uns nun Nux vomica zuwenden, sollten Sie diese einleitenden Bemerkungen im Hinterkopf haben. Lassen Sie mich zunächst anmerken, dass Nux vomica in einem komplementären Verhältnis zu **Sulfur** steht. Damit meine ich, dass, wenn Nux vomica alles in seiner Macht Stehende geleistet hat, die übrig bleibenden Symptome sehr oft in **Sulfur** das Mittel finden, das die Heilung vollenden wird.

Geist und Gemüt, Konstitution

Betrachten wir als Erstes die psychische und konstitutionelle Verfassung des Nux-vomica-Patienten. Wenn die Konstitution nicht dem entspricht, was ich gleich beschreiben werde, folgt daraus nicht zwangsläufig, dass Sie Nux nicht verschreiben dürfen, wohl aber würde es bei passender Konstitution besser wirken. Nux eignet sich vor allem für schlanke, magere Personen [UE], offenbar aber weniger für wohlbeleibte. Es ist besonders angezeigt, wenn der Patient **aufbrausend und zornmütig** [RA1264] ist, hastig [RA1269] und lebhaft in seinen Bewegungen. Er hat eine nervöse Veranlagung, reagiert **übermäßig empfindlich gegen alle Sinneseindrücke,** verträgt deshalb keine Geräusche, keine starken Gerüche, kein helles Licht.[RA1271f] Der Patient neigt zu blasser oder gelblicher Gesichtsfarbe [RA109]; außerdem zu einer Art falscher Plethora, bei der die Wangen auf gelbem Grund gerötet sind [GS]. Darüber hinaus leidet er gewöhnlich unter jeder geistigen Anstrengung und nervlichen Belastung, zumal wenn diese auch noch durch eine **sitzende Lebensweise** befördert und damit schädlicher gemacht wird. Daher ist das Mittel für all jene Menschen von großem Wert, die sich, um ihre Studien voranzutreiben, nicht genügend Schlaf und Bewegung gönnen. So finden Sie Nux vomica z. B. oft bei Geistlichen indiziert, die sich nur wenig körperlich betätigen und infolgedessen an Verdauungsstörungen leiden. Sie haben Kopfschmerzen und sind morgens beim Erwachen müde [RA1097] und unausgeschlafen. Der Nux-vomica-Patient liegt nachts häufig wach [RA1071], weil er geistig so überreizt ist, dass er nicht wieder einschlafen kann [RA1068]; viele Gedanken und Ideen jagen durch seinen Kopf und durchkreuzen sich [RA1051]. Erst weit nach Mitternacht findet er etwas Schlaf [RA1060], nur um bald darauf, vielleicht um 4 oder 5 Uhr, abermals zu erwachen. Auch nach erneutem Einschlafen wacht er bald wieder auf, mit einem Gefühl, als wäre er auf einer Zechtour gewesen und als hätte ihm der Schlaf überhaupt nicht gutgetan. Er hat einen bitteren Geschmack im Mund [RA287], die Zunge ist belegt [RA221]. Er klagt morgens über drückende Kopfschmerzen [RA45ff], ja eigentlich über jedes Symptom, das entstehen kann, wenn man den Organismus so durch Überarbeitung erschöpft hat. Dies ist die typische Art von Patient, bei dem Sie Nux vomica höchst wirksam finden werden.

Nux vomica kann unter Umständen eine drohende Gehirnerweichung abwenden, besonders wenn eine sitzende Lebensweise und große geistige Beanspruchung vorausgegangen sind, desgleichen wenn im Vorfeld Trunksucht bestanden hat.[GS] Der Patient klagt über Kopfschmerzen, wenn er sich geistig anstrengt; sein Gedächtnis lässt ihn immer öfter im Stich. Schon morgens beim Erwachen kommt Schwindel auf, und sein Gang ist unsicher und schwankend.[GS] Im Anschluss an Nux kommen in solchen Fällen vor allem **Phosphorus** [KE5,55], **Picricum acidum** und **Sulfur** in Betracht.

16

Reizmagen

Der Nux-Patient hat viele Probleme mit seinen Verdauungsorganen. Er leidet unter Kopfschmerzen, die meist entweder im Hinterkopf [RA46] oder über einem Auge lokalisiert sind, gewöhnlich über dem linken [RA44]. Wenn der Schmerz über dem Auge auftritt, so beginnt er in der Regel am frühen Morgen [RA45] und nimmt bis zur folgenden Nacht immer mehr zu; er geht im Allgemeinen mit saurem (seltener bitterem) Mundgeschmack einher [RA262], mit Anhäufung von Blähungen im Unterleib [RA434] sowie mit quälendem Brechwürgen [RA361]. Dieses Würgen kann in wirkliches Erbrechen [RA362] von Speisen oder saurem Schleim [RA365] münden, aber das hervorstechende Merkmal der Brechanstrengungen ist das **heftige Würgen,** das mehr oder weniger **vergeblich** ist – ein Hinweis darauf, in welch gereiztem Zustand sich der Magen befindet. Auch dieser Dyspeptiker zeigt die charakteristische Besonderheit, schon sehr früh am Morgen aufzuwachen und dann wieder einzuschlafen, nur um kurz darauf erneut zu erwachen und sich dabei schlechter zu fühlen als beim ersten Mal. Der Leib ist verstopft [RA501], und diese Verstopfung äußert sich typischerweise in einem „**vergeblichen Drängen** zum Stuhle“ [RA506]. Sie sehen daran, dass die Obstipation des Nux-Patienten nicht durch eine Atonie des Rektums bedingt ist, sondern durch eine anfallsweise auftretende irreguläre Darmtätigkeit [eine Art Antiperistaltik (Kent)]. Der Patient leidet außerdem unter **Magenschmerzen,** die normalerweise durch Essen[RA377], vermehrt werden manchmal aber auch durch Leere des Magens. Der Schmerz beginnt im Epigastrium[RA390] und strahlt dann in verschiedene Richtungen aus, in den Rücken usw. Die Anfälle kehren gewöhnlich **jeden Morgen** wieder[RA386] und werden häufig von saurem Erbrechen und vergeblichem Stuhldrang begleitet. Die Schmerzen selbst sind von klemmendem[RA394] oder auch kratzendem Charakter, als würde eine Hand an der Innenwand des Magens entlangscharren[RA370]; sie werden oft durch heiße Getränke gelindert[GS]. All die hier erwähnten Magensymptome von Nux vomica wären, pathologisch gesprochen, wohl unter der Überschrift **gastrische Reizbarkeit** einzuordnen. Die Nerven sind in einem derart überempfindlichen Zustand, dass jede Nahrungsaufnahme zu einer Verkrampfung des Magens samt Ausstoßung seines Inhaltes führt. Dies entspricht, wie Sie unschwer feststellen werden, pathologisch genau den Verhältnissen im Bereich des Rektums.

Bei dieser ungeheuren gastrischen Reizbarkeit haben wir in Nux vomica ein Heilmittel, ohne das wir schwerlich auskommen könnten. Sie behandeln einen Patienten, der durch eine Krankheit sehr mitgenommen worden ist; sobald er einen Speisebissen herunterschluckt, kommt dieser gleich wieder hoch. Hier ist Nux eines jener Mittel, an die wir denken müssen, besonders bei Kindern, die schnell über Dinge aufgebracht sind, sowie bei Männern, die sich im Übermaß dem Essen und sonstigen Ausschweifungen hingegeben haben.

Bismutum subnitricum In anderen Fällen, die sich neben dem heftigen Erbrechen durch viel Brennen in der Magengegend[W11,419] auszeichnen, ist Bismutum das Mittel der Wahl.

Die basische Salpeterverbindung dieses Metalls, Bismutum subnitricum, ist das Heilmittel bei rein **nervösen Gastralgien**[HB270], die den Patienten ohne irgendwelche katarrhalischen Begleiterscheinungen oder Zeichen von Verdauungsschwäche quälen. Die Schmerzen im Oberbauch können brennend, kneifend oder lanzinierend sein und sich bis in die nahegelegene Wirbelsäule erstrecken[NZ14,141]. Druck[RA(26)], Schwere wie von einem Gewicht[NZ14,141] und **Brennen im Magen;** heftiges, krampfhaftes[GS] Brechwürgen[SK167]. Erbrechen, das sich alle paar Tage erneuert, sobald der Magen mit Speisen angefüllt ist; zieht sich mitunter über 24 Stunden hin, wobei enorme Mengen des Mageninhaltes ausgeleert werden.[AZ45,287] [11] Wasser wird erbrochen, sobald es den Magen erreicht.[NZ14,141] Doch im Gegensatz zu **Nux vomica** werden die Schmerzen bei Bismutum gewöhnlich durch kalte Getränke gelindert,[12] und die Körperoberfläche ist warm, obwohl der Patient sehr hinfällig ist.

Arsenicum album In wieder anderen Fällen mag Arsenicum das Heilmittel sein, wenn zu den brennenden Magenschmerzen die für das Mittel so typische Unruhe und Angst hinzutreten, ebenso wie Durst usw. Arsenicum erzeugt ein perfektes Bild einer **subakuten Gastritis.**

Dyspepsie

Eine andere Form von Magenleiden, bei der Nux vomica passt, ist eine Dyspepsie mit deutlicher Verschlimmerung der Beschwerden[13] etwa eine Stunde nach dem Essen[GS]. Ungefähr 24 Stunden vor einem solchen Anfall hat der Patient großen Hunger.[GS] Er hat Appetit auf Fleisch, Bratensoße und auf fette Speisen[GS], aber Widerwille gegen Kaffee[RA305]. Heftiger Durst, dennoch beschweren die Getränke den Magen[RA342] und verursachen Übelkeit und Brechreiz[RA343] sowie Blähungsauftreibung im Unterleib[RA435]. Schon nach einer leichten Mahlzeit muss

---

[11] Dieses Symptom soll laut *Guiding Symptoms* (Bd. 2, S. 468 oben) bei einer Patientin mit Magenkrebs aufgetreten sein, während im Original *(AHZ)* ein „Scirrhus des Pylorus" vermutet wurde. Allerdings spricht der Verlauf der Krankheit – Bestehen des Leidens seit 16 Jahren und ziemlich prompte Besserung unter Bismutum – gegen einen malignen Prozess.

[12] Bei den durch kalte Getränke gelinderten Schmerzen handelt es sich aber, nach den *Guiding Symptoms* zu urteilen, **nicht** um Magenschmerzen, was auch ein Widerspruch zu dem zuvor Gesagten wäre. Durch Trinken von Kaltem wurden lediglich Kopfschmerzen gebessert, durch das fortwährende In-den-Mund-Nehmen von kaltem Wasser Zahnschmerzen *(GS)* sowie mehrere Fälle von Prosopalgie *(AZ*38,32).

[13] *Guiding Symptoms:* Drücken im Magen ein bis zwei Stunden nach dem Essen; Aufblähung des Oberbauchs zwei bis drei Stunden nach dem Essen.

der Patient seine Kleidung lockern.[(RA399)] Er wird oft ohne Veranlassung von Schluckauf geplagt[RA340], aber auch von saurem oder bitterem Aufstoßen[RA336].

Kreosotum Ein wertvolles Mittel bei gastrischen und dyspeptischen Beschwerden ist auch Kreosotum, besonders bei der sog. „irritablen Schwäche" des Magens. Die Speisen können nicht verdaut werden. Doch das kennzeichnende Merkmal von Kreosotum besteht darin, dass die Speisen **stundenlang im Magen** liegen bleiben, um am Ende doch unverdaut wieder ausgebrochen zu werden.[GA]

Carbo vegetabilis Bei Magenbeschwerden nach ausgiebigem Zechen und Schwelgen ist, wenn **Nux** versagt, nicht selten Carbo vegetabilis ein gutes Mittel[SK254], wenngleich in Einzelfällen auch **Sulfur** angezeigt sein mag.

Pulsatilla Diese Arznei ist **Nux vomica** vorzuziehen, wenn die Beschwerden nach allzu vielem Durcheinanderessen entstanden sind, wie etwa von Fleisch, Torte, Nüssen, Eiscreme etc.[(SK410)], erst recht, wenn auch der Typus übereinstimmt.

Obstipation

Bei Stuhlverstopfung muss Nux vomica von einigen anderen Mitteln abgegrenzt werden.

Lycopodium Hat ebenfalls Verstopfung mit vergeblichem Drang[CK729f], doch ist die Ursache dafür bei dieser Arznei eine krampfhafte Verengung des Mastdarms[CK731] und des Afters[CK732].

Carbo vegetabilis Der Stuhldrang von Carbo vegetabilis ist dem von **Nux** ähnlich, vergeht aber durch den Abgang von Blähungen[CK541], was unmittelbar auf die Ursache des Dranges hinweist.

Opium Bei Opium, **Bryonia** und **Alumina** geht die Stuhlverstopfung nicht mit Drang einher. Opium hat äußerst hartnäckige Verstopfung aufgrund einer ausgeprägten Trägheit oder gar Lähmung der Darmbewegung[RA238f]; die Stühle bestehen aus harten[RA249], runden, schwarzen Kugeln[GS].

Bryonia alba Die Bryonia-Obstipation ist Folge einer Trockenheit des Verdauungskanals; die Stühle sind dick geformt[RA339], sehr hart[RA352] und trocken, wie verbrannt[SK191].

Alumina Bei Alumina ist der Mastdarm untätig, wie gelähmt[CK573f]; selbst weicher Stuhl kann nur durch große Anstrengung der Bauchmuskeln entleert werden[CK573].

Lebererkrankungen

Nux vomica hat eine deutliche Wirkung auf die Leber. Es ist besonders bei Leberaffektionen von Menschen angezeigt, die allzu sehr dem Alkohol zugesprochen und gern und häufig stark gewürzte Speisen genossen haben oder die Missbrauch mit Abführmitteln getrieben haben. Überhaupt ist Nux eines unserer besten Mitteln, um den **Folgen von allopathischem Medikamentenkonsum** entgegenzuwirken. Wenn Sie einen Fall übernehmen, der zuvor schulmedizinisch behandelt worden ist, werden Sie häufig Nux vomica indiziert finden, um ein klares Symptomenbild zu erhalten. In Fällen dieser Art ist nicht selten die Leber vergrößert, verhärtet und schmerzhaft empfindlich gegen Berührung, selbst gegen den Druck der Kleider.[SK273] Bauchschmerzen kommen häufig vor, vor allem durch die Anhäufung von Blähungen, die entweder in die Höhe steigen und die Brust beim Atmen beengen[RA438] oder nach unten drängen und Druck auf Blase und Mastdarm ausüben[RA454]. Es können aber auch „Hämorrhoidalkoliken" entstehen; damit meine ich Bauchschmerzen, die im Gefolge eines plötzlichen Sistierens hämorrhoidaler Blutungen auftreten. Der Patient hatte vielleicht seit Jahren Hämorrhoiden, die beim Stuhlgang geblutet haben. Wenn nun aus irgendeinem Grund dieser rezidivierende Blutfluss plötzlich ausbleibt und sich Kopf- oder Bauchschmerzen entwickeln, wird ihm Nux vomica eine Hilfe sein. Wenn die Leber [in diesen allopathisch vorbehandelten Fällen] vergrößert ist, sollten Sie Nux in wiederholten Gaben versuchen, und Sie werden oft erfreut feststellen, dass die Leber unter dieser Behandlung ihre normale Größe wiedererlangt. Wenn nicht, müssen Sie wahrscheinlich auf **Sulfur**, **Sepia** oder **Magnesia muriatica** zurückgreifen.

Bei **Lebervergrößerung von Trinkern**[GS] ist Nux vorrangig mit **Sulfur**, **Lachesis**, **Fluoricum acidum**, **Arsenicum** und **Ammonium muriaticum** zu vergleichen.

Ikterus

Nux vomica ist auch bei Gelbsucht[UE] von Nutzen, die durch heftigen Ärger oder Zorn[SK259]ausgelöst wurde, durch Chininmissbrauch[(SK264)] oder durch Völlerei.[GS] „Gelbsucht, mit Abscheu vor dem Essen und kurzen Ohnmacht-Anfällen; darauf schwach und krank.“[RA407] [14]

Chamomilla Auch Chamomilla kommt bei Gelbsucht nach einem Zornesausbruch[(GS)] in Betracht, ebenso wie **Bryonia**, **Natrium sulfuricum** und **Aconitum**.

Bryonia alba Die Zaunrübe ist bei Ikterus[RA607] vor allem dann hilfreich, wenn der Fall durch Missbrauch von Quecksilberpräparaten verdorben worden ist.

Carduus marianus Die Mariendistel ist bei Gelbsucht[AZ97,179] angezeigt, die einhergeht mit dumpfen Kopfschmerzen[HV3,479], bitterem Mundgeschmack[HV3,479], weißlich belegter Zunge[HV3,480], besonders in der Mitte, dabei die Ränder und Spitze gerötet[AZ97,178]. Es besteht heftige Übelkeit mit Erbrechen einer sauren, grünlichen Flüssigkeit.[HV3,480] Weiche, nur wenig von Galle gefärbte Stühle.[HV3,480] Reichlicher Abgang von goldgelbem Urin.[AZ98,28] Unbehagliches Gefühl von Vollsein in der Lebergegend.[HV3,480]

Bei Gelbsucht infolge Chininmissbrauchs vergleiche man Nux mit **Hepar**, **Mercurius**, **Pulsatilla** und **Arsenicum**.

[14] Farrington schreibt nur: „The patient has attacks of faintness, after which he feels very weak." Der Zusammenhang mit der Gelbsucht geht erst aus dem hier zitierten Originalsymptom hervor.

Hämorrhoiden

Bei Hämorrhoiden[RA516] kann Nux vomica nützlich sein, wenn sie mit so starkem **Juckreiz**[RA536] verbunden sind, dass sie den Patienten nachts nicht schlafen lassen und bisweilen sogar nötigen, sich zur Linderung in eine Wanne mit kaltem Wasser zu setzen [GS]. Es besteht häufiger, aber vergeblicher Stuhldrang[RA506], und dabei fangen die Knoten leicht an zu bluten[RA519ff]. Doch wenn Nux in solchen Fällen nicht klar indiziert ist, sollte es besser nicht verschrieben werden, denn obwohl es die Hämorrhoiden zum Verschwinden bringen kann, wird es wahrscheinlich irgendein anderes Übel auslösen, das noch schwerer zu ertragen ist als das eine, das es beseitigt hat.

Es gibt eine ganze Reihe von Arzneien, die Nux vomica bei Hämorrhoiden analog sind.

Aesculus hippocastanum Die Rosskastanie ist ein wunderbares Mittel bei abdominaler Plethora. Typischerweise besteht dabei ein Klopfen tief im Bauch und besonders [bei Frauen] im Hypogastrium bzw. in der Beckenhöhle.[GS] Die nur selten blutenden Hämorrhoiden gehen mit einer unangenehmen Trockenheitsempfindung im Rektum einher, was sich anfühlt, als würden lauter Nadeln oder **Holzsplitter** in die Schleimhautfalten piken. Dies ist das große Leitsymptom von Aesculus. Aesculus hat darüber hinaus ein **Lähmigkeitsgefühl** im Bereich der **Iliosakralgelenke,** das besonders beim Gehen zu rascher Ermüdung führt und die Empfindung vermittelt, als wollte der Rücken an dieser Stelle nachgeben.[GY2f]

Aloe socotrina Das nächste Mittel, das in diesem Zusammenhang erwähnt werden muss, ist Aloe. Es hat abdominale Plethora und Flatulenz wie **Nux** und **Sulfur** sowie Neigung zu Hämorrhoiden wie **Nux**, **Sulfur** und **Aesculus**. Doch es unterscheidet sich von diesen Arzneien darin, dass es fast ausschließlich auf das **Rektum** wirkt, wo es u. a. einen Katarrh der Schleimhaut hervorruft. Mit den Stühlen gehen zugleich viele Blähungen ab.[AA746ff] Hämorrhoidalknoten treten in großen Mengen traubenartig aus dem After hervor[AA926]; große Linderung durch Kaltwasserumschläge[AA942]. Der Patient verspürt im Bereich des Mastdarms oft eine Art **Unsicherheit**[AA821ff], die sich z. B. in dem Gefühl äußert, als wollte beim Stehen Stuhl abgehen[AA833]. Wie **Nux vomica** hat auch Aloe über den Augen lokalisierte Kopfschmerzen[AA81] geheilt, die von dem Gefühl begleitet wurden, als würde ein Gewicht die Augenlider niederdrücken[AA161], erleichtert durch teilweises Schließen derselben[AA172].

Collinsonia canadensis Kommt ebenfalls bei Hämorrhoiden infrage, wenn im Rektum ein Gefühl wie von Holzsplittern besteht.[GS] Gewöhnlich werden die Hämorrhoiden von **Stuhlverstopfung** begleitet.[NR1,238] Die Hämorrhoidalbeschwerden und Missempfindungen im Mastdarm nehmen zum Abend und zur Nacht hin zu.[GS] Collinsonia ist auch bei **Uterusprolaps**[NR1,238] von Nutzen, wenn dieser von Hämorrhoiden begleitet wird. Es ist bei diesem Zustand ebenso häufig angezeigt wie **Podophyllum** bei Uterusprolaps mit Diarrhö und Mastdarmvorfall. Wir finden bei Collinsonia auch ein Symptom, das wir von **Opium** kennen: Aus dem Rektum gehen unter großer Anstrengung trockene Kotballen ab.[GS] Doch unterscheiden sich diese von jenen bei **Opium** dadurch, dass sie hell gefärbt[GS] sind.

Hamamelis virginiana Diese Arznei wird bei Hämorrhoiden benötigt, die häufig und stark bluten, einhergehend mit brennendem Wundheitsgefühl, Vollheit und Schwere im Rektum sowie mit Rückenschmerzen, als ob das Kreuz zerbrechen wollte.[GS]

Diarrhö, Dysenterie

Nux vomica kommt in Betracht, wenn es nach einem opulenten Mahl zu Durchfall kommt[GS], besonders am **frühen Morgen**[RA485]. Die Stühle sind weich[RA497] bis breiig oder auch wässrig[SK275], kommen nur spärlich, aber häufig[RA496], und gehen gewöhnlich, dem Charakter des Mittels entsprechend, mit viel Drängen einher[RA509]. Morgens muss der Patient oft würgen oder aufstoßen, wobei vielleicht ein wenig Schaum oder saure Flüssigkeit[RA336] herauskommt. Es verlangt ihn nach Hochprozentigem, doch ist sein Magen so gereizt, dass er es gleich wieder erbricht, sobald es im Magen angekommen ist.[GS] Menschen in diesem Zustand scheinen besonders Milch schlecht zu vertragen.[RA267f]

Auch bei **Dysenterie** kann Nux dienlich sein, wenn häufiger, vergeblicher Stuhldrang[RA506f] besteht, der aber nachlässt, sobald die Ausleerung stattgefunden hat.[15] Die Stühle sind blutig, schleimig, wässrig und spärlich.[GS] Verschlimmerung der Beschwerden am frühen Morgen. Nux ist bei diesen Symptomen vor allem dann angezeigt, wenn sie Folge einer Erkältung oder durch die Unterdrückung einer Absonderung bedingt sind, etwa durch Schweißsuppression.[GS]

Mercurius solubilis Unterscheidet sich von **Nux vomica** bei Ruhr vornehmlich dadurch, dass der Drang auch nach Stuhlentleerung nicht nachlässt[RA530], unabhängig davon, wie viel oder wenig ausgeschieden wurde.

Aloe socotrina Ein weiteres konkordantes Mittel bei Ruhr ist Aloe. Aloe ist hierbei hilfreich[AA816], wenn vor dem Stuhlgang kneifende Schmerzen im Unterbauch vorhanden sind, ganz ähnlich wie bei **Nux**. Die Stühle bestehen aus Blut und gallertartigen Schleimklumpen.[GS] Das Kneifen im Unterbauch kann nach dem Stuhlgang aufhören, muss es aber nicht. Die ausgeschiedenen Schleimmengen sind darüber hinaus bei Aloe ungewöhnlich groß.

Hernien

Nux vomica ist bei Leisten-[RA476] wie auch bei Nabelhernien[GS] ein überaus wertvolles Mittel.[KE1,785ff] Es ist besonders dann angezeigt, wenn der Patient schon früh im Bett über eine Schwächeempfindung oder einen Schmerz im Bauchring klagt, „als wenn ein Bruch entstehen wollte“[RA474f]. Die linke Seite scheint mehr betroffen zu sein.[16]

Lycopodium muss bei rechtsseitigem Leistenbruch in Erwägung gezogen werden.[17] **Cocculus**

16

[15] Doch auch *Nux vomica* hat „nach gehöriger Leibesöffnung öfteres vergebliches Drängen zum Stuhle." (*RA*507)

[16] Die zahlreichen Fälle, die in Rückerts *Klin. Erfahrungen* dokumentiert sind (Bd. 1, S. 785ff; Bd. 5, S. 381ff), sprechen eher für ein Überwiegen der *rechten* Seite!

[17] Hier wird die besondere Beziehung des Mittels zur rechten Seite von den Quellen (s. obige Fußnote) gestützt.

kommt bei Nabelbruch in Betracht, nachdem Nux vomica versagt hat. [18]

Augen

Lassen Sie uns nun die Wirkung von Nux vomica auf die Augen studieren. Wir finden das Mittel bei vielen Augenleiden indiziert. So können Sie es z. B. bei gewöhnlicher **Bindehautentzündung** [GS; SK268] geben, besonders wenn diese am frühen Morgen mehr Beschwerden macht [RA120]. Diese Verschlimmerungszeit ist allgemein so ausgeprägt, dass sie für Nux als charakteristisch angesehen werden kann. Am Morgen sind die Augenlider verklebt [RA124], und der Patient ist morgens besonders lichtempfindlich [RA143]. Das Kind vergräbt beispielsweise am Morgen und Vormittag seinen Kopf im Kissen, während es seine Augen am Nachmittag ohne Probleme benutzen kann. Diese Symptome können das Mittel auch bei **skrofulöser Ophthalmie** [SK268] und bei **Blepharospasmus** [GS] anzeigen.

Bei derartigen Entzündungen muss Nux natürlich mit **Euphrasia** verglichen werden. **Euphrasia** hat ebenfalls das morgendliche Verklebtsein der Lider [„nächtliches Zuschwären der Augen“ [SK428]], doch macht sich die Lichtscheu hier in besonderer Weise bei künstlichem Licht bemerkbar. [19] Der Tränenfluss ist reichlich und scharf und verursacht Beißen in den Augen [RA9], während bei Nux vomica die Lidränder jucken und brennen [(RA119)] ohne Tränenabsonderung.

Bei krampfhafter Zusammenziehung der Augenlider (Blepharospasmus) ist im Allgemeinen **Agaricus** das passendste Mittel [CK127ff], doch sollten hierbei neben Nux vomica und einigen anderen Mitteln auch **Belladonna**, **Natrium muriaticum**, **Euphrasia** und **Pulsatilla** erwogen werden.

Nux vomica kann auch angezeigt sein, wenn tiefere Gewebsstrukturen des Auges angegriffen sind. So kann es beispielsweise bei der gefürchteten **Netzhautatrophie** hilfreich sein, ob diese nun infolge einer Chorioretinitis [GS] entstanden ist oder nicht.

Auch bei einer anderen Netzhauterkrankung, nämlich bei **retinaler Hyperästhesie** [GS], ist es des Öfteren von Nutzen. Hierbei treten typischerweise auf: Unverträglichkeit von Licht, < morgens; der geringste Versuch, die Augen zu benutzen, zieht heftige Schmerzen und krampfartige Bewegungen der Augenmuskeln nach sich; dabei bestehen nicht selten wundmachender Tränenfluss und Schmerzen oben auf dem Scheitel. [GS]

Bei **toxischer Amblyopie** oder sonstiger Sehbehinderung aufgrund übermäßigen Konsums von Tabak und Alkohol [GS] oder aufgrund allgemeiner Schwelgerei vermag kein Mittel bei der Wiederherstellung des geschwächten Sehnerven mehr zu leisten als Nux vomica. Selbst bei beginnender Optikusatrophie [GS] kann Nux vomica hilfreich sein, wenn es diese nicht sogar völlig heilt.

Eine weitere Indikation stellen **subkonjunktivale Blutungen** dar, wenn sie bei zu Dyspepsie neigenden Personen im Anschluss an zu reichliches Essen und Trinken oder nach langem nächtlichen Studieren auftreten. [GS]

Wenn solche Ekchymosen jedoch traumatisch bedingt sind, kommen in erster Linie **Ledum**, **Arnica** und **Hamamelis** in Betracht.

Schnupfen, Erkältungen

Wir kommen nun zum Einsatz von Nux vomica bei katarrhalischen Erkrankungen [RA653]. Nux eignet sich für die Anfangsstadien des gewöhnlichen Schnupfens [SK269], [20] besonders wenn dieser durch **trockenes, kaltes Wetter** oder durch Sitzen an kalten Or-

[18] Eine besondere Beziehung von *Cocculus* zu Nabelbrüchen lassen die Quellen nicht erkennen. Überliefert sind nur Heilungen von Skrotal- und vor allem Leistenhernien. *(SK; KE; GS)*

[19] Auch im Kapitel über *Euphrasia* (Vorlesung 37) betont Farrington diesen Punkt. Dagegen steht z. B. 1., dass auf den vier (!) Seiten der Augensymptome in den *Guiding Symptoms* nirgends *expressis verbis* von einer größeren (!) Empfindlichkeit gegenüber künstlichem Licht (im Vergleich zu natürlichem Licht) die Rede ist; 2., dass das elektrische Licht, das wir heute haben, gewiss anders zu bewerten ist als das zu Farringtons Zeit übliche; und 3., dass bereits Bönninghausen genau das Gegenteil hervorhebt: „Lichtscheu, besonders gegen Tages- und Sonnen-Licht.“ *(UE)*

[20] Jahr ergänzt: „Fast specifisch … in der entzündlichen, dem Schnupfenflusse vorangehenden Periode, besonders wenn dabei starke, drückende, dumpfe Eingenommenheit des Kopfes statt findet.“ (*SK*269)

ten, vor allem auf kalten Stufen, ausgelöst worden ist.[GS] Das Leiden geht mit viel Niesen[RA642] und mit Nasenverstopfung in der Nacht[RA635f] sowie im Freien einher, während der Schnupfen am Tage[RA636] und in einem warmen Zimmer[GS] stark fließt. Die Augen tränen besonders während des Stockschnupfens[RA135], und es besteht ein raues[RA656], scharriges[RA641] Gefühl im Hals. Diese Symptome sind mit Schmerzhaftigkeit des ganzen Körpers sowie allgemeinem Frostgefühl verbunden[RA1118], was sich durch jede Bewegung vermehrt, selbst wenn man warm zugedeckt im Bett liegt.

Nux vomica kann ferner bei **Tubenkatarrh** hilfreich sein, wenn es entlang der Ohrtrompete juckt und kribbelt und dies zu häufigem Schlucken nötigt[RA152].

Mercurius solubilis Der Mercurius-Patient hat bei einer Erkältung nicht dieses Gefühl von Rauheit und Kratzen im Hals, wie es für **Nux vomica** typisch ist, sondern eher ein wundes, rohes Gefühl in Nase und Hals, als hätte sich die Schleimhaut abgelöst, was sich bei feuchtem Wetter noch verschlimmert.

Pulsatilla Die Wiesenkuhschelle ist das Heilmittel bei einem „reifen" Schnupfen, bei dem das Sekret dick, grünlichgelb und mild ist. Wenn Pulsatilla bereits zu Beginn einer Erkältung gegeben wird, verdirbt es oft den Fall.

Phosphorus Wenn trotz der Gabe von **Nux** die Erkältung weiter nach unten wandert und auch die Brust befällt, ist nach meiner Erfahrung Phosphorus ein gutes Folgemittel.

Nasenbluten

Es gibt ein besonderes Nasenbluten[RA629], das durch Nux vomica heilbar ist. Es tritt bei Menschen mit Neigung zu Hämorrhoiden auf [namentlich nach Unterdrückung derartiger Blutungen[GS]], und zumeist gehen ihm Kopfschmerzen und Wangenröte voraus[GS]. Das Nasenbluten kann zu jeder Tageszeit einsetzen, doch vorzugsweise kommt es **nachts** während des Schlafs[GS].

Stomatitis

Gelegentlich finden sich Symptome im Bereich des Mundes, die auf Nux vomica als Heilmittel hindeuten: **Geschwüre** an den Lippen, die stechende oder brennende Schmerzen verursachen[RA176ff]; desgleichen schmerzhafte Geschwüre am Zahnfleisch[RA191]. Die ulzeröse Stomatitis von Nux vomica wird in der Regel durch irgendein Magenleiden ausgelöst.[GS]

Husten

Husten ist kein sonderlich hervorstechender Zug von Nux vomica. Sie können das Mittel aber bei nervös bedingtem Husten einsetzen, etwa bei solchem, der durch **geistige Anstrengung** [Lesen und Nachdenken[RA672]] entsteht. Auch bei Hustenformen **gastrischen Ursprungs** mag es dienlich sein. Der Patient bekommt besonders dann Husten, wenn er etwas gegessen hat[RA674] sowie am frühen Morgen[RA676], vor dem Aufstehen[RA677]. Häufig erregt der Husten heftiges Kopfweh, „als wenn der Schädel zerspringen sollte"[RA688], oder auch Zerschlagenheitsschmerz in der Oberbauchgegend[RA689].

Bei **Hämoptoe** oder Bluthusten ist Nux zu wählen, wenn das Übel nach einer kulinarischen Ausschweifung, insbesondere nach einer Zecherei entstanden ist; auch heftige Gemütserregungen wie Ärger oder Zorn können eine solche Folge zeitigen und ebenso das Unterdrücken einer hämorrhoidalen Blutung.[GS]

Asthma bronchiale

Bei Lungenerkrankungen finden wir Nux vomica nicht sehr häufig angezeigt. Es ist manchmal bei Asthma eine Hilfe, weniger bei der rein nervösen Form als vielmehr bei jener, die sich aus **gastrischen Irritationen** entwickelt. Die asthmatische Zusammenschnürung geht mit einem Gefühl der Völle und der Beengung im Magen einher, besonders nach einem reichlichen Mahl. Schon während des Essens und Trinkens muss der Patient seine Kleidung am Oberbauch lockern, um freier atmen zu können[RA696+709], und gleich danach ist der Bauch von Blähungen aufgetrieben[RA434f]. Die Atemnot wird außer nach dem Essen vor allem nach Mitternacht[SK278] und in der Frühe[RA698]

16

verschlimmert, stets aber auch in kühler Luft[GS] und bei jeder Anstrengung, namentlich beim Treppensteigen[RA694f]; Aufstoßen erleichtert[RA719].

Es gibt ein Arzneimittel, das Nux in dieser Hinsicht analog ist, aber von den Homöopathen oft übersehen wird, und das ist **Zingiber**.

Zingiber officinale Ingwer hat, wenn er nicht zu häufig genossen wird, eine den Magen „stärkende" Wirkung. Das Gewürz ist für Kinder nicht ganz unbedenklich, ebenso wenig für Menschen mit gestörter Nierenfunktion[HC2,275], da es die Entstehung von Morbus Brightii begünstigt. Als Arznei kann Zingiber bei **Asthma**[GS] **gastrischen Ursprungs** eingesetzt werden. Die Anfälle treten bevorzugt nachts und morgens auf.[GS] Der Patient muss sich aufsetzen, um besser atmen zu können[EN207], doch trotz der Erstickungsnot scheint er nicht im Geringsten ängstlich zu sein[GS].

Carbo vegetabilis, Lycopodium Diese beiden Arzneien ähneln Nux vomica bei Asthma, das seine Ursache in abdominaler Reizung mit ausgeprägter Flatulenz hat.

Nierenkolik

Nux vomica ist ein nützliches Mittel bei Erkrankungen der Harnorgane. Es ist bei Nierenkolik vor allem dann angezeigt, wenn die **rechte Niere** der Ursprung der Beschwerden ist und sich die Schmerzen bis in die Genitalien und das rechte Bein erstrecken[GS], zumal wenn dabei heftige Rückenschmerzen bestehen.

Wir müssen Nux vomica bei Nierenkolik von **Lycopodium**, **Cantharis**, **Belladonna** und **Berberis** abgrenzen.

Lycopodium Bevorzugt wie **Nux** die rechte Seite, doch enden die Schmerzen nach ihrem Verlauf durch den Harnleiter in der Blase[GS], statt bis in das Bein zu ziehen. Die Rückenschmerzen hören auf, sobald der Patient Wasser lässt.[AZ74,78] Lycopodium kann gut im Anschluss an **Nux** verabreicht werden.

Cantharis vesicatoria Eines der wichtigsten Mittel bei derartigen Koliken ist Cantharis. Es verschafft dem Leidenden Linderung, indem es den lokalen Reizzustand vermindert und der Natur so erlaubt, den Nierenstein mit weniger Qualen für den Patienten loszuwerden.

Belladonna Ein weiteres wichtiges Mittel bei abgehenden Nierensteinen.[GS] Die Schmerzen sind von scharfem, stechendem Charakter, und sie unterscheiden sich von jenen bei **Nux** dadurch, dass sie ganz **plötzlich** einsetzen und dann vom Reizzentrum in alle Richtungen ausstrahlen. Der Patient wird dabei außerdem fiebrig und sehr reizbar. Belladonna löst die vom Stein verursachte krampfhafte Zusammenschnürung des Ureters und lässt ihn so leichter abgehen.

Berberis vulgaris Die Berberitze ist ein ausgezeichnetes Mittel bei Nierensteinleiden. Die Schmerzen sind zumeist stechender Art.[JH572ff] Der Patient kann nicht die geringste Bewegung machen und muss zur schmerzhaften Seite vorgebeugt sitzen, um Erleichterung zu bekommen. Wenn er darüber hinaus über scharfe, lanzinierende Schmerzen klagt, die dem Verlauf des Harnleiters folgen und bis in die Beine fahren, dann kommt kein anderes Mittel Berberis gleich. Sie finden im Urin ein rotes Sediment[AZ93,96], das aus Schleim[JH482f], Epithelien und amorphen Uraten besteht.

Der Berberis-Patient neigt manchmal im Zusammenhang mit seiner Nierenerkrankung auch zur Bildung von **Gallensteinen**[AZ70,69]. **Belladonna** kann ebenfalls bei Cholelithiasis nützlich sein, doch dasjenige Mittel, das diesen Zustand dauerhaft zu heilen vermag, ist **China**. Der Einsatz von **China** bei Gallensteinleiden ist von Dr. Thayer aus Boston sehr empfohlen worden. Sofern es nicht irgendwelche Symptome gibt, die nachdrücklich ein anderes Mittel verlangen, verordnen Sie Ihrem Patienten eine Kur mit **China**, und lassen Sie ihn diese Arznei über mehrere Monate regelmäßig einnehmen.

Wenn beim Abgang von Gallensteinen kein anderes Mittel helfen wollte, habe ich mit *Äther*, innerlich wie äußerlich angewandt, sehr gute Erfahrungen gemacht, bessere als z. B. mit Chloroform.

Blase

Auch bei Blasenerkrankungen kann Nux vomica eingesetzt werden, besonders bei **schmerzhaftem Harn-**

drang[RA548] mit nur tropfenweisem Harnabgang unter Brennen und Reißen[SK276] und anderen unangenehmen Empfindungen. Mit diesem Harndrang geht oft ein ähnlich beschwerlicher Stuhldrang einher.

Bei **Hämaturie**[SK276] ist Nux vomica indiziert, wenn sie auf dieselbe Ursache zurückzuführen ist wie das oben beschriebene Bluthusten, nämlich vor allem auf übermäßigen Alkoholkonsum[GS].

Männliche Geschlechtsorgane

Bei **Gonorrhö** ist Nux vomica hilfreich, wenn zuvor missbräuchlich **Cubeba** oder **Copaiva** verwendet wurde und der Ausfluss dünn ist.[GS] Mitunter klagen Patienten, deren Gonorrhö – zumindest in Bezug auf den Ausfluss – geheilt worden ist, über einen **Reizzustand weit hinten in der Harnröhre,** vermutlich im Bereich der Prostata. Diese Harnröhrenreizung verursacht ein fortwährendes unangenehmes Gefühl, welches der Patient im Bereich der Peniswurzel lokalisiert. In derartigen Fällen hat Nux, wie ich beobachtet habe, häufig große Erleichterung gebracht.

Nux ist auch ein nützliches Mittel bei Beschwerden nach **sexuellen Ausschweifungen,** besonders bei den üblen Folgen früher Masturbation.[GS] Es gehört zu einer Gruppe von Arzneien, die in solchen Fällen seit den Tagen Hahnemanns Anwendung gefunden haben. Diese Gruppe besteht aus **Nux vomica, Sulfur, Calcarea carbonica** und **Lycopodium.** Nux ist hier zu verabreichen, wenn der Patient unter Kopfschmerzen leidet[GS], unter häufigen nächtlichen Samenergüssen[RA587;GS], besonders zum Morgen hin, sowie unter Rückenschmerzen und Schwierigkeiten beim Gehen[GS]. Wiederholen Sie das Mittel nicht zu oft, und wenn die Besserung unter Nux keine weiteren Fortschritte macht, wird fast immer **Sulfur** das als Nächstes angezeigte Mittel sein.

Calcarea carbonica Calcarea folgt gewöhnlich auf **Nux** und **Sulfur**, vor allem wenn es nach jeder Pollution zu Nachtschweißen kommt[GS] oder wenn nach jedem Geschlechtsverkehr körperliche und geistige Schwäche besteht[CK925].

Lycopodium Lycopodium ist noch später angezeigt, wenn bereits völlige **Impotenz** vorherrscht[CK844]; Erektionen kommen nur schwach oder gar nicht zustande[SK43]. Das männliche Glied ist klein und kalt[CK846], die Genitalien insgesamt sind schlaff und wie geschrumpft.

Staphisagria Dieses Mittel wird benötigt bei „bösen Folgen von Selbstbefleckung“[SK594], besonders wenn starke Abmagerung vorhanden ist, mit tiefliegenden, blau umränderten Augen[RA(83)] und blassem Gesicht sowie ausgeprägter Verdrießlichkeit[RA(426ff)] und Schüchternheit.

Cobaltum Es gibt noch ein weiteres Mittel, das ich in diesem Zusammenhang erwähnen möchte, und das ist Cobaltum. Cobaltum ist ein hervorragendes Mittel bei **Kreuzschmerzen,** die im Gefolge von Samenergüssen auftreten[AZ90,134], gleichgültig ob sie willkürlich zustande kommen oder unwillkürlich im Schlaf[AZ90,127]. Diese Schmerzen im Kreuz verschlimmern sich hauptsächlich **im Sitzen.**[AZ90,134]

16

Weibliche Geschlechtsorgane

Nux vomica ist bei einer Vielzahl von Erkrankungen der weiblichen Geschlechtsorgane angezeigt. **Gebärmuttervorfall** wurde von Nux hervorgerufen [21] und entsprechend auch geheilt[SK277]. Es kann eingesetzt werden, wenn das Leiden noch nicht lange besteht und die Folge von plötzlicher, ruckartiger Anstrengung des Körpers[GS] oder von Verheben[SK277] ist. Die Prolapsbeschwerden gehen oft mit Stuhlverstopfung und vergeblichem Stuhldrang einher[GS]. Wenn Nux diese nicht völlig zu heilen vermag, ist das erfolgversprechendste Folgemittel **Sepia**.

Die **Menstruation** fließt bei Nux fast immer zu stark und ist gewöhnlich von dunkler Farbe[UE]; sie wird oft von vielem Würgen und von Krämpfen im Bauch[RA615] begleitet. Die Patientin neigt während ihrer Periode zu Ohnmachtsanfällen[RA614], vor allem wenn sie sich in einem warmen Raum aufhält.[GS]

In der **Schwangerschaft** kann Nux vomica bei der so häufig auftretenden morgendlichen Übelkeit hilf-

[21] Das einzige in dieser Richtung zu deutende Prüfungssymptom lautet: „Früh, im Bette, ein Drängen, wie zu den Geburtstheilen heraus.“ (*RA*603)

reich sein.[HY19,25] Die Patientin hat schon am frühen Morgen beim Aufstehen ein elendes, brechreizähnliches Gefühl in der Magengegend. Je mehr dabei **Würgen** tatsächliches Erbrechen überwiegt, desto mehr können wir von Nux erwarten. Selbst Gelbsucht kann in der Schwangerschaft vorkommen.[GS] Die Haut ist bleich[SK261], der Darm obstipiert[SK277], der Appetit verloren. Später klagt die Schwangere zudem über starkes Aufwärtsdrücken im Bauch, sodass sie nur schwer Luft holen kann.[GS]

Während der **Wehen** ist Nux vonnöten, wenn diese durch eine zugleich bestehende Stuhlverstopfung beeinträchtigt werden. Die Wehen können dabei sehr heftig und krampfhaft sein und mit fortwährendem, zumeist vergeblichem Harn- und Stuhldrang einhergehen.[(SK277)] Dieses Symptom ist, wenn Nux passt, nicht auf mechanische Ursachen zurückzuführen, wie etwa den Druck des Kindskopfes, sondern rein reflektorisch bedingt. Häufig kommt es während der Wehen auch zu **Ohnmachten**[GS], oder die Wehenschmerzen beginnen im Rücken[GS] und wandern von dort ins Gesäß und in die Oberschenkel hinab. Wir können Nux aber auch verabreichen, wenn die Wehen ganz oder teilweise sistieren[GS], genau wie bei **Pulsatilla**. Die Gemütsverfassung der Gebärenden wird Sie hier aber leicht das richtige Mittel erkennen lassen.

Nux ist oftmals erfolgreich beim Auftreten von **Uterusblutungen** im Klimakterium eingesetzt worden, desgleichen bei „Mutterblutfluß nach der Entbindung“[SK277]. Ankündigungen dafür können der vergebliche Stuhldrang sein, die Ohnmachtsanwandlungen und andere typische Nux-Zeichen.

Lumbago

Lassen Sie uns nun die Wirkung von Nux vomica auf die Wirbelsäule bzw. das Rückenmark erörtern. Das Mittel erzeugt, wie wir bei der Besprechung von **Strychninum** gesehen haben, eine Reizung der motorischen Nervenzentren und der efferenten Nerven. Die Rückenschmerzen, die von Nux geheilt werden, sind vornehmlich im Bereich der Lendenwirbelsäule lokalisiert. Sie sind gewöhnlich nachts im Liegen schlimmer, und der Patient **kann sich nur im Bett umdrehen, wenn er sich dazu aufsetzt.**[GS, RA760] Diese Lumbago wird umso schlimmer, je länger er morgens im Bett liegen bleibt.

Torticollis

Nux vomica kann bei Torticollis[GS] oder steifem Hals[HY13,368] angezeigt sein, wenn die Ursache dafür Kälteexposition oder eine spinale Erkrankung ist.[GS]

Belladonna Das wichtigste Heilmittel bei **Hals-** und **Nackensteifigkeit**[EN1848], die rheumatischen Ursprungs oder durch Kälteeinwirkung bedingt ist. Die Steifheit betrifft mehr die linke Seite.[EN1848]

Causticum Das Mittel hat „Steifigkeit der rechten Hals-Seite, mit Spann-Schmerz“[CK1005], namentlich des rechten M. sternocleidomastoideus. Der Schiefhals von Causticum kann mit einer lähmungsartigen Schwäche dieses Muskels zusammenhängen, etwa bei Affektionen der spinalen Wurzelfasern des N. accessorius. Hier sind auch **Agaricus** und **Lachnanthes** zum Vergleich heranzuziehen.

Spinalirritation, Nervosität

Bei Spinalirritation ist Nux erforderlich, wenn der erwähnte Rückenschmerz [die Lumbago, < im Bett] mit folgenden Symptomen einhergeht: Gefühl einer plötzlichen Kraftlosigkeit der Beine am Morgen[RA898]; leichtes Einschlafen der Hände[RA835] und Füße[RA944]; Steifigkeit und Spannen in den Kniekehlen[RA910]; Gefühl, als ob die Kleider um die Taille zu fest anlägen[(RA393)] oder als ob dort ein Gürtel straff gespannt wäre; Bedürfnis, sich hinzulegen[RA1037]; **Taubheit** und **Ameisenlaufen** entlang dem Rücken und in den Gliedmaßen.[GS] Diese Symptome indizieren Nux auch bei Myelitis[AZ37,151] sowie den Frühstadien der lokomotorischen Ataxie, besonders wenn die Beschwerden durch Kälteexposition oder sexuelle Ausschweifungen ausgelöst worden sind.[GS]

Phosphorus Wie in vieler Hinsicht ist Phosphorus auch hier **Nux vomica** sehr ähnlich. Beide Arzneien verstärken die „Beeindruckbarkeit“ des Nervensystems; beide rufen spinale Anämie[GS] hervor. Doch Phosphorus neigt bei seinen Rückenmarkerkrankungen zu vollständigen **Lähmungen, Nux vomica** gewöhnlich nur zu partiellen Lähmungen, abhängig vom Ausmaß der Erschöpfung. Beide Arzneien haben sich bei Rückenmarkerweichung als nützlich erwiesen.

Physostigma Diese Arznei hat eine Symptomatik, wie sie für Spinalirritation besonders charakteristisch ist. Jeder Nerv spinalen Ursprungs wird bei Physostigma gereizt, und jeder Fingerdruck zwischen die Wirbel lässt den Patienten augenblicklich zusammenzucken.[GS] Physostigma erzeugt Rigidität der Muskeln aufgrund meningealer Reizung, und am Ende führt es Trismus und allgemeinen Starrkrampf herbei.[GS]

Picricum acidum In diesem Zusammenhang dürfen wir auch Picricum acidum nicht unerwähnt lassen. Die Substanz ist auch unter der chemischen Bezeichnung Trinitrophenol bekannt, und sie ist ein starkes Gift. Man muss an das Mittel denken, wenn der Patient nach jeder größeren geistigen Anstrengung unter heftigen Kopfschmerzen von klopfendem Charakter leidet, die besonders im Bereich der Hirnbasis verspürt werden.[GS] Diese Beschwerden werden oft von einer **Kongestion des Rückenmarks** begleitet, verbunden zudem mit gesteigerter sexueller Erregbarkeit und außerordentlich heftigen, lange anhaltenden Erektionen[AZ93,38], die man durchaus auch als **Priapismus** bezeichnen könnte.

Ambra grisea Ambra passt wie **Nux** besonders für magere[AZ55,22], „vertrocknete"[22], nervöse[SK39] Menschen. Die Haut ist wie taub und gefühllos[RA409]; verschiedene Teile des Körpers, hauptsächlich Arme[RA313ff] und Beine[RA361], schlafen leicht ein. Selbst Penis und Skrotum können sich taub anfühlen.[RA235] Darüber hinaus neigt der Patient nach längerem Sitzen zu „Steifheit im Kreuze"[SK42] und besonders nach Erwachen zu „schmerzhaftem Spannen in den Lendenmuskeln"[RA302]. Patienten, die über solche Beschwerden klagen, sind in aller Regel äußerst nervös und geistig[RA6f] wie körperlich sehr schwach[RA415f]. In Gesellschaft sind sie verlegen.[SK39] „Bei geistigen Arbeiten, Hastigkeit"[RA471]; auch hastiges Sprechen und Handeln. Vor Nervosität sind Ambra-Patienten überaus redselig, werden vom Sprechen aber sehr angegriffen[RA473] (wie **Cocculus**, **Veratrum album**, **Calcarea**, **Alumina**, **Sulfur** und **Kalium carbonicum**). Jede Unterhaltung, jede körperliche Betätigung führt rasch zu Erschöpfung.

Asarum europaeum Die Haselwurz eignet sich für eine weitere Art von Nervosität, nämlich vor allem für leicht erregbare Frauen[SK119], deren **Nerven** so **überempfindlich** sind, dass schon der *Gedanke,* es könnte jemand mit dem Fingernagel auf Leinwand kratzen oder ein ähnliches Geräusch erzeugen, eine Verschlimmerung ihrer Beschwerden herbeiführt.[RA(216)]

Castoreum Castoreum ist angezeigt, wenn Frauen nervös sind und nach einer erschöpfenden Krankheit an **Reaktionsmangel** des Nervensystems leiden und sich nur schwer erholen. Daher kann es z. B. nach Bauchtyphus zum Einsatz kommen, wenn die Kranken Kopfschmerzen haben und anschließend eine große Berührungsempfindlichkeit der Kopfhaut[AN3,23] zurückbleibt. Die Schmerzen gehen oft mit kribbelnden oder kriechenden Empfindungen einher, die durch Schlaf gebessert werden.

Rheumatismus

Nux vomica ist bei Rheumatismus hilfreich, wenn die großen Gelenke[GS] und Muskeln befallen sind, besonders die großen Muskeln des Rückens und der Brust[SK259]. Die Gelenkschwellungen sind gewöhnlich eher blass.[GS] Die Beschwerden sind fast immer gegen Morgen schlimmer

Akne

Nux ist als Heilmittel bei **Akne von Säufern** empfohlen worden und ebenso bei Akne durch den übermäßigen **Verzehr von Käse**[GS]. (Stuhlverstopfung durch Käsegenuss erfordert dagegen **Colocynthis**.)

Sulfur sollte bei Säuferakne vorgezogen werden, wenn, neben anderen wahlanzeigenden Symptomen, das Gesicht fleckig gerötet ist[GS], und **Ledum** ist zu wählen, wenn außer roten Flecken Knötchen im Gesicht vorhanden sind, die schon bei leiser Berührung stechend schmerzen[RA8f]. **Kreosotum** und **La-**

[22] „Trockenheit der Haut." *(UE)*

16

chesis sollten bei diesem Leiden ebenfalls mit Nux verglichen werden.

Typhus abdominalis

Als Nächstes wollen wir Nux vomica bei Typhus abdominalis[KE4,759] betrachten. Sie sollten sich bei der Wahl von Nux in solchen Fällen von den gastrischen und biliösen Symptomen leiten lassen: bitterer Mundgeschmack, besonders morgens[RA287]; Übelkeit[RA347]; Galleerbrechen[GS]; die typische Verstopfung der Arznei[AZ12,225]. Die dem typhösen Zustand eigene Schwäche zeigt sich beim Nux-Patienten in dem starken Bedürfnis, sich niederzulegen[RA1037]. Die Nächte vergehen in sehr unruhigem, traumvollem Schlaf[AZ12,225], aus dem er schon beim geringsten Geräusch schreckhaft erwacht[RA1064]. Er stöhnt und wimmert im Schlaf[RA1084], und seine Träume handeln oft „von emsig zu besorgenden Geschäften“[RA1078]. „Delirirende, schreckliche Schwärmereien des Nachts.“[RA1072]

Wechselfieber

Nux ist auch bei intermittierenden Fieberformen von Nutzen[KE4,953ff], wenn vor und bei dem Frost die Fingernägel blau werden[AZ44,379] und häufiges, starkes Gähnen auftritt[KE4,966]; Glieder- und Rückenschmerzen sind stets vorhanden[RA1146]. Auf diesen Zustand folgen Fieberhitze und schließlich Schweiß. Während der Apyrexie treten gastrische und biliöse Symptome deutlich hervor.[AZ5,279f]

Schlaf

Dem Nux-Patienten geht es ausnahmslos besser nach einem ungestörten Schlaf. Durch diese Modalität geleitet, heilte einst Dr. P.P. Wells seinen Freund und Kollegen Dr. Dunham mittels Nux von einer Diphtherie, nachdem sich als charakteristisch für den Fall eine deutliche **Linderung der Beschwerden durch ein Nickerchen** herausgestellt hatte. Wird der Schlaf hingegen gestört, geht es dem Nux-Patienten stets schlechter. Typisch für das Mittel ist außerdem eine unüberwindliche **Schläfrigkeit am frühen Abend,** mehrere Stunden vor der eigentlichen Schlafenszeit.[RA; RA1060]

Nux wirkt am gelindesten, wenn es abends einige Stunden vor dem Schlafengehen eingenommen wird.[RA] Nach Hahnemann sollten empfindliche Personen das Mittel nicht morgens im nüchternen Zustand oder gleich nach dem Erwachen anwenden, weil es dann seine häufigsten und stärksten Symptome entwickelt; ebenso wenig sollte es direkt vor oder nach einer Mahlzeit oder während geistiger Arbeit eingenommen werden.[RA]

Arzneimittelbeziehungen

Eine besondere Eigenschaft von Nux vomica, die unbedingt erwähnt werden sollte, ist die, dass es die Wirkung von **Sepia** zu intensivieren scheint. Eine vergleichbare Beziehung besteht zwischen **Sepia** und **Lilium tigrinum** sowie zwischen **Sulfur** und **Mercurius**. Feindlich oder inkompatibel ist dagegen das Verhältnis zwischen Nux vomica und **Zincum**.[GS]

KAPITEL

17 Vorlesung: Ignatia amara

Einleitendes

Ignatia amara oder besser gesagt Strychnos ignatii ist ein hochwachsender Kletterstrauch, der auf einigen Inseln der Philippinen und im Süden Indochinas heimisch ist. Die Frucht ist kugelig oder eiförmig und hat einen Durchmesser von etwa 10 cm. Ihre Schale ist glatt und hart [1] und schließt etwa 20 bis 30 Samen ein. Jesuiten benannten diese Samen in ehrendem Andenken an ihren Ordensgründer Ignatius von Loyola „Ignatiusbohnen".[2] Obwohl Ignatia chemisch **Nux vomica** ähnlich ist und auch starke botanische „Familienbande" vorhanden sind, unterscheidet es sich doch in seiner Symptomatik deutlich von diesem Mittel.

Traurigkeit, Weinerlichkeit

Ignatia wirkt, wie **Nux vomica**, massiv auf das Rückenmark ein. Wie dieses scheint es die Beeindruckbarkeit aller Sinne zu steigern, vielleicht sogar noch mehr als **Nux**. Bei **Nux** zeigt sich die Übererregbarkeit jedoch in Heftigkeit, zänkischer Ärgerlichkeit [RA1263] und „Zornmüthigkeit" [RA1264], bei Ignatia eher in Melancholie [RA787] und Weinerlichkeit [RA772].

Trotz ihrer traurigen Stimmung ist die Ignatia-Patientin aber bestrebt, ihren Kummer zu unterdrücken und vor anderen zu verbergen, womit sie ihn andererseits ständig nährt und unterhält. Der **Nux-vomica**-Patient macht seinem Ärger dagegen Luft [RA1262] und kann sogar handgreiflich werden [RA1267], wenn man ihm zu widersprechen wagt [RA1261]. Er hat ein so hochfahrendes und tyrannisches Wesen, dass man seine Gegenwart kaum ertragen kann. Wir müssen den Trübsinn der Ignatia-Patientin von jenem der **Pulsatilla**-Patientin abgrenzen.

Die **Pulsatilla**-Frau weint sehr schnell [RA], ist traurig [RA1129] und niedergeschlagen wie Ignatia, aber wir sehen nicht diese in sich gekehrte Stimmung [RA788f], wie sie sich bei Ignatia leicht entwickelt. Sie scheut sich nicht, jeden in ihrer Umgebung an ihrem Kummer teilhaben zu lassen, weil sie des Mitgefühls bedarf [GS]. Sie ist von schüchternem, nachgiebigem Gemüt.[RA]

Folgen von Kummer

Ignatia ist bei nervlich überreizten Frauen angezeigt, die mit irgendeinem Kummer belastet sind, besonders wenn sie diesem insgeheim immer wieder in Gedanken nachhängen [RA792]. Fälle wie diese erfahren durch Ignatia Linderung, vor allem dann, wenn der Anlass für den Kummer noch nicht lange zurückliegt.

Phosphoricum acidum Für die chronischen oder lange anhaltenden Folgen von Kummer haben wir Phosphoricum acidum und **Natrium muriaticum**. Wenn ersteres Mittel indiziert ist, klagt die Patientin über Nachtschweiße [CK], die nicht etwa von irgendwelchen organischen Krankheiten herrühren, sondern von schierer **Erschöpfung.** Die Patientin hat wenig oder gar keinen Appetit [CK322], und sie verspürt einen starken Druck oben auf dem Kopf, als würde ein schweres Gewicht den Scheitel eindrücken [(GS; CK91)]. Abmagerung [CK732], **Apathie** [SK361] [3] und Nachtschwei-

[1] So heißt es in Hahnemanns *Apothekerlexikon* und in vielen anderen Werken über Arzneipflanzen; Farrington schreibt stattdessen seltsamerweise „brittle", also „zerbrechlich" oder „brüchig".

[2] Wohl eher nicht, „um ihre (der Samen) Eigenschaften zu ehren", wie Farrington schreibt.

[3] „Langeweile" (ennui) heißt es – wohl versehentlich – bei Farrington.

ße sind charakteristische Symptome. In manchen Fällen sprechen die Symptome auch eher für **Phosphorus** als für Phosphoricum acidum.

Natrium muriaticum Der Gemütszustand von Natrium muriaticum ist dem von **Ignatia** sehr ähnlich, doch ist die Melancholie mehr von zornigen Empfindungen [CK62] untermischt. Wenn man die Patientin trösten möchte, greift sie dies nur noch mehr an [CK20], und man riskiert eine verärgerte Abfuhr. Sie neigt ebenfalls zu Kopfschmerzen im Bereich des Scheitels und zu Abmagerung [CK], außerdem aber auch zu zitterndem Herzklopfen bei jedem ungewöhnlichen Geräusch. Wenn **Ignatia** die Symptome nicht völlig zu beseitigen vermag, tritt häufig Natrium muriaticum auf den Plan, um die Heilung zu vollenden.

Hysterie

Wir finden in Ignatia aber nicht nur ein hilfreiches Mittel gegen die nachteiligen Folgen von Kummer und Gram. Aufgrund der übergroßen Empfindlichkeit gegen äußere Eindrücke, die das Mittel, mehr noch als **Nux vomica**, hervorruft, ist es darüber hinaus auch bei hysterischen Zuständen angezeigt, besonders wenn die Patientin abwechselnd weinerlich und spaßhaft ist oder allgemein eine große **Veränderlichkeit des Gemüts** zeigt [RA772]. Das Gesicht errötet bei jeder Gemütserregung.[RA767] Das Lachen der Patientin kann bisweilen krampfhaft werden und in Schreien ausarten, bis hin zu Verkrampfung der Brust und Blauwerden des Gesichts. Oft kommt es zu einem Globus hystericus [RA162] oder einem Gefühl, als ob eine **Kugel im Hals** aufsteigen würde. Dies wird zumeist durch Aufstoßen gelindert, während das Trinken von Wasser eine Verschlimmerung des Zusammenschnürens im Hals bewirkt. Die Patientin kann in einen halb bewusstlosen Zustand geraten, mit eingeschlagenen Daumen und blauem Gesicht, wie wir es auch bei **Cuprum** sehen. Am Ende kündigen ein tiefer Seufzer und ein langer Atemzug die Wiederkehr des Bewusstseins an.

Lassen Sie uns nun einige der konkordanten Mittel von Ignatia bei diesen hysterischen Zuständen in Augenschein nehmen.

Platinum Dieses Edelmetall ist angezeigt bei hysterischen Frauen mit heftiger Manie [4] oder bei solchen, die ein stolzes, hochmütiges Wesen [CK38] an den Tag legen.

Hyoscyamus niger Das Bilsenkraut wird benötigt, wenn der Gemütszustand der Patientin von ausgeprägter Eifersucht [RA102] gekennzeichnet ist. Sie ist voller **Misstrauen** [SK495] und hegt Befürchtungen, dass man sie vergiften wolle [RA(473)], weswegen sie z. B. die Einnahme von Medizin oder durch andere Personen zubereitete Speisen verweigert.

Asa foetida Wie **Ignatia** neigt auch Asa foetida zu einem Globus hystericus [MT355]; Blähungen häufen sich im Abdomen an [SK116], drücken nach oben gegen die Lungen und erschweren so das Atmen. Das Mittel ist vor allem nützlich bei hysterischen Krämpfen nach Unterdrückung von Absonderungen.[(GS)]

Moschus Dieses Arzneimittel eignet sich besonders dann, wenn die Patientin leicht in **Ohnmacht** fällt.[RA126] Sie setzt sich zum Essen an den Tisch, fällt dann aber in tiefe Ohnmacht, sobald die kleinste Speisemenge in den Magen gelangt. Heftige Zusammenschnürung der Brust, die sie fast zu ersticken droht [RA78], mit Blaufärbung des Gesichts und Schaum vor dem Mund.[GS] Die Patientin kann sehr zum Schimpfen und Zanken geneigt sein, und selbst dies kann eine Ohnmacht herbeiführen.[JH219]

Valeriana officinalis Valeriana ist bei diesen hysterischen Frauen hilfreich, wenn die geringste Anstrengung heftige Kopfschmerzen hervorruft. Sie haben oft ein Gefühl von Übelkeit und Brechreiz, als ob ein **Faden im Hals** herunterhängen würde.[GA3,69] Neigung zu überlaufender Hitze im Gesicht und im ganzen Körper, am späteren Abend.[GA3,221f] Der leichteste **Schmerz löst Ohnmacht aus.** In Verbindung mit einem Globus hystericus „ein Gefühl, als ob etwas Warmes aus dem Magen aufstiege, was ihr den Athem unterbricht …“ [GY1] Gelegentlich werden Sie Valeriana bei rheumatismusähnlichen Glieder-

[4] Gemeint ist wohl vor allem Nymphomanie und Mania puerperalis. (*HY* 24,12)

schmerzen angezeigt finden, die in der Ruhe und besonders beim Sitzen entstehen und durch Umhergehen vermindert werden.[GA]

Cocculus indicus Cocculus ist von seinem Gemüt her **Ignatia** ähnlich. Die Patientin ist überempfindlich[RA543], ängstlich[RA534] und sehr schreckhaft[RA], hat oft einen erschrocken wirkenden Gesichtsausdruck[GS]; sie ist zerstreut und vergesslich[RA9], benommen[RA10] und wie benebelt im Kopf[RA16]; ihr wird schnell schwindelig[RA3]; Neigung zu Uteruskrämpfen[SK339]; höchste Schwäche[RA452] und Übelkeit[RA142] bis hin zur Ohnmacht[GS]. Eine lähmungsartige Unbeweglichkeit erfasst den ganzen Körper.[RA436ff] „Eine Art würgendes Zusammenschnüren oben im Schlunde, was den Odem beengt …“[RA101] Hysterische Lähmungen. All diese Beschwerden sind bei Cocculus gewöhnlich das Ergebnis von **Schlafmangel** oder nächtlichem Wachen.[GS;RA454]

Nux moschata Die Muskatnuss ist bei Hysterie mit sehr veränderlicher Gemütsstimmung[HE179f] und enormer **Auftreibung des Unterleibs** schon nach leichten Mahlzeiten[AZ18,106] indiziert. Die Patientin klagt über ungemeine **Schläfrigkeit**[HE489] und ein extremes **Trockenheitsgefühl** im Mund, selbst wenn dieser bei der Untersuchung normal feucht erscheint[HE290]. Es besteht außerdem eine ausgeprägte Neigung zu Ohnmacht.[SK251]

Belladonna Die Tollkirsche passt bei hysterischen Zuständen mit großer Ausgelassenheit[RA1364] und Wildheit, mit Gesichtsröte[RA180] etc.

Zincum valerianicum Diese Zink-Baldrian-Verbindung habe ich gegen ein häufig bei hysterischen und allgemein bei nervösen Personen auftretendes Symptom eingesetzt, und zwar bei dem, was man vielleicht am besten als **Zappeligkeit** bezeichnen könnte. Diese Patienten können nicht still sitzen, zumindest müssen sie ihre Beine oder Füße[DI] in ständiger Bewegung halten. Ich kann mich nicht erinnern, dass das Mittel in solchen Fällen jemals fehlgeschlagen hätte. Diese **Unruhe der Füße** ist vor allem bei chronischen Uterusleiden kein seltenes Phänomen. Ich gebe die Arznei gewöhnlich in der zweiten oder dritten Potenz.

Kopfschmerz

Der Kopfschmerz von Ignatia ist in der Regel auf eine Stelle des Kopfes konzentriert, so als würde dort ein **Nagel ins Gehirn** eingedrückt.[RA297; 59] Jede geistige Anstrengung, ja eigentlich jede Art von Arbeit, die nicht ganz willkommen oder die etwas mühsamer als gewohnt ist[(RA67)], kann diesen Kopfschmerz hervorrufen, desgleichen jeder stärkere Geruch[SK506], ob angenehm oder unangenehm, und ebenso jede Gemütserregung, die von jemandem, der nervlich in guter Verfassung ist, problemlos bewältigt würde. Der Anfall endet häufig mit Erbrechen. Die Ignatia-Kopfschmerzen treten oft **periodisch** auf; typischerweise kehren sie jeden zweiten Tag wieder.[5] Auf dem Höhepunkt der Schmerzen kommt es nicht selten zu reichlicher Sekretion eines wasserhellen Harns, die ein rasches Nachlassen der Beschwerden nach sich zieht.

Mehrere andere Arzneien haben Kopfschmerzen, die durch kopiösen **Harnfluss gebessert** werden; es sind dies vor allem **Aconitum**, **Gelsemium**, **Kalmia**, **Melilotus**, **Sanguinaria**, **Silicea** und **Veratrum album**.

Mitunter haben die Ignatia-Kopfschmerzen einen klopfenden Charakter[RA69], besonders in und über den Augen[RA70] sowie an der Nasenwurzel; sie vergehen oft für eine Weile, wenn man die Lage verändert[CH158]. Ignatia kann auch bei Schwere des Kopfes angezeigt sein, als wäre dieser zu sehr mit Blut angefüllt[RA19], und doch bessert sich der damit einhergehende Schmerz, wenn die Patientin den Kopf nach vorn auf den Tisch legt[RA17]; manchmal vermehrt sich das Kopfweh aber auch durch Vorbeugen[RA20f] und liefert uns so ein Beispiel dafür, was Hahnemann eine Wechselwirkung nannte[RA16Fußn.]. Die Ignatia-Kopfschmerzen werden durch Sprechen oder aufmerksames Zuhören vermehrt[RA66f], desgleichen durch Kaffee[SK506].

Krämpfe durch Gemütserregung

Die Fähigkeit von Ignatia, eine gesteigerte Erregbarkeit der Nerven zu erzeugen, macht es zu einem nützlichen

[5] In den *Guiding Symptoms* findet sich nur wöchentliche, zweiwöchentliche und monatliche Periodizität.

17

Mittel bei Krämpfen nicht allein hysterischen Ursprungs, sondern auch bei solchen, die bei zarten und sensiblen[SK501], aber nicht hysterisch veranlagten Frauen sowie bei Kindern[SK502] auftreten. Die Krämpfe können durch Gemütserregungen wie Schreck, Ärger[SK501] oder Furcht ausgelöst werden. So kann ein Kind beispielsweise nach einer Bestrafung einen Krampfanfall bekommen und anschließend, nach dem Zubettgehen, noch im Schlaf stöhnen[RA657] und wimmern[RA664]. Unter normalen Umständen wird das Kind ohne jede Behandlung über derlei Unbill hinwegkommen; doch wenn es übermäßig empfindlich sein sollte oder wenn der Vorfall in der Zahnungsperiode stattgefunden hat oder anderweitige Gründe bestehen, Krampfanfälle oder Hydrozephalus zu befürchten, dann kann Ignatia dem Kind viele Unannehmlichkeiten ersparen.

17

Während der Anfälle ist das Gesicht, wenn Ignatia das Heilmittel ist, gewöhnlich leichenblass, wenngleich es phasenweise auch gerötet sein kann.[SK502] Einzelne Muskeln fangen an zu zucken[RA609f], besonders im Bereich der Lider oder des Mundes[RA735], oder das Kind wird am ganzen Körper steif[RA689]. Wie ich schon sagte, ist Ignatia vor allem dann indiziert, wenn die Krämpfe im Anschluss an Kummer, Schreck oder irgendeine andere heftige Emotion entstanden sind.

Nervös veranlagte **Gebärende** benötigen mitunter beim Auftreten von Krämpfen Ignatia. Diese Krämpfe müssen jedoch von jenen unterschieden werden, die **Belladonna**, **Stramonium** etc. erfordern, und zwar zeichnen sie sich durch das **Fehlen von Fieber** oder heftigen Kongestionen aus, und im Gegensatz etwa zu **Hyoscyamus** kommt es bei Ignatia auch nicht zu Bewusstlosigkeit oder zu psychotischen Erscheinungen.

Wenn Sie die Unterscheidungskriterien zwischen den infrage kommenden Arzneien nicht sicher kennen, kann sich bei diesen durch Gemütserregung ausgelösten Krämpfen die Heilung nicht so prompt einstellen, wie es sein sollte. Daher hier eine Übersicht der wichtigsten Mittel.

Opium Wie **Ignatia** ist Opium ein Heilmittel bei den noch nicht lange bestehenden Folgen von starken Emotionen[SK300], hingegen bewirkt es nur wenig oder nichts bei etwaigen chronischen Folgen. Es hat, wie **Ignatia**, nachteilige Wirkungen von Bestrafung, **Schreck** oder Furcht[SK300]. Der ganze Körper wird starr[RA411], und Mund und Gesichtsmuskeln zittern oder zucken[RA108]. Insoweit gleicht das Symptomenbild exakt dem von **Ignatia**. Der Unterschied besteht in folgender Besonderheit: Das Gesicht ist **dunkelrot**[RA94] und aufgedunsen[RA92], und die Krämpfe werden häufiger als bei **Ignatia** von lautem Schreien begleitet[RA414].

Opium ist wahrscheinlich auch das beste Mittel bei Stuhl- und Harnverhaltung eines Kindes, wenn die stillende Mutter vor dem Anlegen des Kindes an die Brust zornig gewesen ist oder einen argen Schreck erlitten hat.[CH290]

Glonoinum Nitroglyzerin erzeugt plötzlichen, heftigen Blutandrang zum Kopf[AA117], wie **Opium**. Wie **Opium** und **Ignatia** kann es bei **akuten** Folgen heftiger Gemütserregung hilfreich sein.[GS] Doch bei den Krämpfen werden typischerweise die **Finger gespreizt**[AA778], ein Symptom, das Sie auch bei **Secale** finden.

Veratrum album Auch Veratrum kann bei Krämpfen infolge plötzlicher, starker Emotionen geeignet sein[GS], doch ist das Gesicht dabei kalt und bläulich verfärbt[RA43f], die **Stirn** von **kaltem Schweiß** bedeckt[RA(351)].

Hyoscyamus niger Hyoscyamus hat Rucken und **Zucken von Muskeln** und Gliedmaßen[RA91], mehr als **Ignatia**; mal ruckt der eine Arm, mal zuckt es im anderen, und die Bewegungen sind alle eckig[GS]. Viel Schaum vor dem Mund.[RA(357)] Die Patientin erscheint wild und ungestüm.[SK495]

Belladonna Dieses Mittel ist wohl häufiger als jedes andere angezeigt, wenn im Gefolge heftiger Emotionen, wie z. B. Zorn, Krämpfe auftreten; sie gehen einher mit leuchtend rotem Gesicht[RA180ff], wild blickenden, stieren[6], funkelnden Augen[RA498], heißem Kopf[RA151] und Stimmritzenkrampf[AR20,2,175].

Cuprum metallicum Bei Krämpfen und Konvulsionen [nach Ärger oder Schreck[GS]], wenn dabei die Daumen in die Handteller eingeschlagen werden[GS] und sich danach die Finger fest darüber zusammenschließen.[7] Verbunden sind sie zudem mit bläuli-

[6] Farrington schreibt versehentlich „straining" statt *staring*.

[7] So schildert Kent in seinen *Homöopathischen Arzneimittelbildern* den Ablauf der Verkrampfung der Hände. Farrington schreibt lediglich: „… when the fingers are clenched."

chem Gesicht und blauen Lippen[CK94]. Jeder Versuch zu trinken verursacht ein **gluckerndes Geräusch** in Schlund und Speiseröhre.[CK120]

Chamomilla Nützlich bei Krämpfen von Kindern[RA336] nach starker Gemütserregung [Zorn und Ärger[SK282]; Bestrafung[RP1355]; vor allem auch während der **Zahnung**[GS]]. Chamomilla ist von **Ignatia** leicht zu unterscheiden durch die bockige[RA433], gereizte[RA453] und **zanksüchtige**[RA454] **Stimmung** des Kindes; oft ist dabei eine Backe rot und die andere blass[HC1,140], und es besteht heißer Schweiß an Stirn und Kopf und selbst in den Haaren[SK284].

Hals, Husten

Es gibt auch eine **Halsentzündung,** die durch Ignatia heilbar ist. Die Patientin klagt dabei über ein Gefühl, als würde ein großer Bissen oder Pflock im Halse stecken, der sich mehr bemerkbar macht, **wenn sie nicht schluckt.**[RA162f] Wenn Sie die Mandeln untersuchen, finden Sie diese von kleinen, oberflächlichen Geschwüren übersät, die mit gelblichweißem Eiter gefüllt sind.[GS] Würgende, zusammenziehende Empfindung im Schlund[RA163], verbunden mit viel nervöser Erregung und Schlaflosigkeit[RA649].

Der **Husten** von Ignatia wird durch eine zusammenschnürende Empfindung im Bereich des Kehlkopfes bzw. des Halsgrübchens erregt[RA451], oft auch durch einen Reiz daselbst, als hätte man Staub[8] eingeatmet[RA448f]. Doch je mehr die Patientin hustet, desto häufiger erneuert sich der Hustenreiz [> durch Unterdrückung des Hustens].[RA448f]

Wechselfieber: Frost

Ignatia kann bei Wechselfieber hilfreich sein, wenn während des Fieberfrostes **Durst** besteht[RA697] und wenn Frost und Kälte durch Ofenhitze und sonstige äußere **Wärme gelindert** werden[RA701]. Letzteres ist keineswegs so häufig, wie man denken könnte.

Nux vomica Es ist z. B. ganz anders als bei Nux vomica, dessen Frost gewöhnlich weder durch Ofen- noch durch Bettwärme[RA1133] noch durch Zudecken zu mildern ist.

Capsicum annuum Der Capsicum-Patient findet im Frost vor allem dadurch Linderung, dass er am Rücken eine Wärmflasche appliziert.[GS]

Lachesis Dem Lachesis-Patienten tut es gut, wenn er sich in der Nähe eines Kamins hinlegen kann[WS2868], doch wird das Froststadium dadurch nicht abgekürzt.[GS]

Arsenicum album Auch bei Arsenicum wird der Frost durch äußere Wärme gebessert, ebenso bei **Rhus toxicodendron**, **Menyanthes**, **Nux moschata** und **Sabadilla**.

Dysmenorrhö

Auch die Wirkung von Ignatia auf die weiblichen Geschlechtsorgane muss hier besprochen werden. Das Mittel ist bisweilen bei Dysmenorrhö[NZ3,183] indiziert, die mit sog. Menstrualkoliken einhergehen, also mit heftigen, herabdrängenden Schmerzen im Unterbauch. Daneben zeigen sich etliche hysterische Symptome. Die Schmerzen sind von krampfhaftem, wehenartigem Charakter[RA432] und werden durch Aufdrücken sowie in Rückenlage erleichtert[SK512], außerdem durch Lagewechsel. Die Menses sind entweder gering und dunkel[RA434], oder sie kommen zu früh (alle 10, 14 Tage) und fließen zu stark[SK512].[9]

Cocculus indicus Das **Ignatia** hierbei am nächsten stehende Mittel ist Cocculus indicus. Cocculus hat ebenfalls die Gebärmutterkrämpfe[SK339] und das dunkle Regelblut[GY22], doch die dabei auftretenden Rückenschmerzen ermöglichen es Ihnen immer, dieses Mittel von anderen zu unterscheiden. Cocculus hat Schwäche und **lähmigen Schmerz im Kreuz**[RA278], als ob die Patientin im

[8] Farrington schreibt fälschlich „wie von einer Feder dort", während es eigentlich „wie von eingeathmetem Federstaube" (Hahnemann) heißen muss.

[9] Farringtons Charakterisierung „The menses are dark, frequent and copious" findet in dieser Kombination in den Quellen keine Bestätigung.

Begriff sei, dort völlig lahm zu werden. Die Gliedmaßen zittern[RA434], sobald sie anfängt zu gehen. Zusätzlich zu diesen Beschwerden klagt sie oft über ein Gefühl von Leere oder Hohlheit in diversen Körperhöhlen, besonders im Unterleib[RA170] und in der Brust[RA254].

Pulsatilla Auch Pulsatilla ist gelegentlich bei Dysmenorrhö[RA569f] angezeigt, besonders wenn die Regel von dunkler Farbe[RA571] ist und verzögert eintritt[SK414]. Das Blut kommt gewöhnlich nur ruckweise.[RA571] Die Patientin fröstelt leicht, und sie friert umso mehr, je heftiger die Schmerzen sind[RA1011].

Chamomilla Chamomilla ist ein weiteres Mittel, das mit **Ignatia** bei Uteruskrämpfen vergleichbar ist. Es ist vor allem an seinen Gemütssymptomen zu erkennen; die Patientin ist beim Ausbruch der Regel so verdrießlich und unleidlich[RA221], dass sie außerstande ist, eine Frage höflich zu beantworten.

Magnesia muriatica Auch Magnesia muriatica möchte ich diesbezüglich in Erinnerung rufen; es ist bei „hysterischen Mutter- und Unterleibs-Krämpfen“[CK] in Verbindung mit Verhärtung des Os uteri angezeigt, sei diese szirrhöser Natur[AZ1,127] oder nicht.

Cimicifuga racemosa Ist bei Uteruskrämpfen indiziert, wenn die Schmerzen von einer Seite des Unterbauchs zur anderen schießen[GS].

Appetitstörungen, Magenbeschwerden

Bei Verdauungsstörungen[RA178f] ist Ignatia dienlich, wenn die Patientin dabei über bitter oder sauer schmeckenden Schleim im Mund[RA191f] und vermehrten Speichelfluss[RA182f] klagt. Sie entwickelt seltsame Abneigungen gegen bestimmte Speisen[RA210ff;221]; so kann sie beispielsweise ihr Lieblingsgetränk Milch plötzlich nicht mehr mögen, nachdem sie bereits angefangen hat, sie mit Wohlgeschmack zu trinken[RA208f]. Auch können Speisen bisweilen wieder regurgitiert werden.[RA223] Schmerzen in der Magengegend kommen ebenfalls häufig vor.[RA256] Es besteht ein Gefühl von Leere[RA263] oder Schwäche[RA267] im Magen mit „vergeblicher Brecherlichkeit“[RA231]. In manchen Fällen kommt es zu leerem Brechwürgen, welches dann durch Essen gebessert wird.[GS] Nächtliches Erbrechen der am Vorabend genossenen Speisen.[RA226] Viele Störungen der Darmfunktion.

Singultus

Ignatia-Patienten haben eine Neigung, Schluckauf zu bekommen, besonders nach Essen und Trinken[RA249], durch Tabakrauchen[RA203] und durch heftige Gemütserregung[NZ3,183]. Letzteres zeigt sich vor allem bei Kindern.[GS]

Hyoscyamus niger Hyoscyamus ist eines unserer ersten Mittel bei Schluckauf[RA(161)] nach Bauchoperationen.

Stramonium, Veratrum album Diese beiden Mittel passen meist bei Schluckauf nach heißen Getränken.

Arsenicum album, Pulsatilla Bei Schluckauf nach kalten Getränken kommen vor allem diese beiden Mittel infrage.

Teucrium marum verum Teucrium hilft Säuglingen, die unter starkem Schluckauf[GA3,66] leiden, nachdem sie gestillt worden sind.[HC3,53]

Cajuputum Dieses ätherische Öl eignet sich für hartnäckigen Schluckauf, der durch den geringsten Anlass (Reden, Lachen, Essen, Bewegung) ausgelöst wird[DI] (**Sulfuricum acidum**). Weitere typische Zeichen: Krampfhafte Einschnürung der Speiseröhre.[NR1,471] Die Zunge fühlt sich geschwollen an[GS], als würde sie den ganzen Mund ausfüllen[ES395]. Blähungsauftreibung des Abdomens.[GS]

Ammonium muriaticum Das salzsaure Ammonium ist durch Schluckauf mit heftigem Stechen in der (linken) Brust[AN4,114] charakterisiert. „Nagen oder Graben im Magen, als wenn Würmer darin wären.“[AN4,125] „Leerheitsgefühl im Magen oder Gefühl wie von Hunger.“[AN4,120] „Nüchternheitsgefühl im Magen, und doch wie voll. Nach dem Frühstücke wird es einige Zeit noch ärger.“ AN4,119 [10]

Rektum, After

Ignatia ist bisweilen ein nützliches Mittel bei **Anal- und Rektumprolaps** RA351; der Prolaps kann mit Hämorrhoiden RA383 vergesellschaftet sein oder auch nicht. Charakteristisch für das Mittel sind heftige **Stiche,** die vom After **tief in den Mastdarm hinein** schießen. RA370 Die Prolapsbeschwerden entstehen bei bloßem Stuhldrang RA354 und schon bei nur mäßig angestrengtem Stuhlgang RA351, selbst wenn der Kot ganz weich ist. **Schmerzhaftes Zusammenziehen des Afters,** besonders nach dem Stuhlgang SK511 und beim Stehen, unschmerzhaft aber im Sitzen RA368. Bei Jucken und Kribbeln im unteren Mastdarm und im After, wie von **Madenwürmern** RA374 (die tatsächlich vorhanden sein können RA385), ist Ignatia manchmal ausgezeichnet wirksam. **Indigo** soll ein gutes Mittel bei Madenwürmern GS sein, besonders wenn diese bei melancholischen AN3,3;GS Kindern auftreten [und wenn sie Krämpfe zur Folge haben [11]]. Honig, nachts und morgens verabfolgt, vermag als Palliativum zu lindern. [12]

An **Teucrium** sollte in diesem Zusammenhang ebenfalls gedacht werden. [13]

[10] Farrington schreibt: „Empty, gnawing sensation in the stomach after a full meal." Es ist fraglich, ob dies eine zulässige Zusammenfassung der oben wiedergegebenen drei Originalsymptome ist oder ob es dies überhaupt sein soll. Schwer vorstellbar ist das im dritten Symptom beschriebene gleichzeitige Gefühl von Nüchternheit und Vollheit im Magen, ebenso ist aber auch zu hinterfragen, ob es wirklich das Gefühl von Leere und/oder Nagen im Magen ist, welches – laut Farrington – nach einer üppigen (full!) Mahlzeit entsteht oder auch nur schlimmer wird.

[11] Diese Indikation gibt Farrington im Kapitel 23 als einzige für *Indigo* an.

[12] Gemeint ist wahrscheinlich: Linderung des Juckreizes am After durch lokale Applikation von Honig.

[13] „Bei einem Wurmkranken leerte 1/10.000 Gran *Marum verum* eine sehr große Menge Madenwürmer aus und benahm ihm auf 2 Monate alle damit verbundenen Beschwerden, Kriebeln am After und Mangel an Appetit." (*GA* 3,89)

Augen

Ignatia erzeugt eine Vielzahl an Augensymptomen, die es zu einem nützlichen Mittel bei Erkrankungen dieses Organs werden lassen. Wie **Agaricus** hat auch Ignatia krankhaftes Blinzeln der Lider (Blepharospasmus nictitans) mit gleichzeitiger Verkrampfung diverser Gesichtsmuskeln. GS Heftigste Ziliarneuralgien kommen vor, die mit Globus hystericus abwechseln. GS [14] Ignatia kann auch bei phlyktänulärer Keratokonjunktivitis hilfreich sein, verbunden mit großer Lichtscheu RA101 und Sandkorngefühl im Auge RA86.

Zahnschmerzen

Die Zahnschmerzen von Ignatia treten eher nach oder **zwischen den Mahlzeiten** RA140; GS als während derselben auf. Dies steht in völliger Übereinstimmung mit den Halssymptomen des Mittels, also vor allem dem Globusgefühl, das sich weniger während als vielmehr zwischen den Schluckakten bemerkbar macht. Der „Knollen" mag sich beim Niederschlingen wund anfühlen RA164, doch deutlicher ausgeprägt ist der Schmerz gerade dann, wenn die Patientin nicht schluckt RA166. Dieses Symptom hat zur Wahl von Ignatia geführt in Fällen von aphthöser Halsentzündung (mit geschwollenen Mandeln, die von weißen, flach erhabenen Plaques bedeckt waren) und selbst bei Diphtherie GS.

Arzneimittelbeziehungen

Zincum hat eine besondere Beziehung zu Ignatia und **Nux vomica**, in dem Sinne, dass es einerseits gut auf **Ignatia** folgt, andererseits aber sich mit **Nux vomica** nicht verträgt.

Natrium muriaticum folgt gut auf Ignatia, insbesondere bei seelischen Belastungen.

[14] Laut Farrington sollen die beiden Erscheinungen gemeinsam auftreten.

KAPITEL

18 Vorlesung: Spigelia, Curare und die Juglandaceae

Spigelia anthelmia

Auch Spigelia gehört zur Familie der Loganiaceae oder Brechnussgewächse. Es ist nicht schwer, dieses Arzneimittel zu verstehen, wenn wir es in erster Linie als ein Mittel begreifen, das auf die Nerven wirkt und dort als Hauptcharakteristikum Neuralgien hervorruft. In Begleitung dieser [zumeist im Kopfbereich auftretenden] neuralgischen Beschwerden finden wir fast immer auch Symptome, die mit den Kopfschmerzen zusammenhängen, und sie können sowohl neuralgischer als auch anderer Natur sein. Gemütsmäßig ist der Patient von ängstlichen Ahnungen bezüglich seiner Zukunft oder seines Schicksals erfüllt [RA(530ff)], als würde ihm irgendein Unheil bevorstehen. Dies ist ein häufiges Symptom bei nervösen, zu Neuralgien geneigten Menschen, besonders bei jenen, deren Nerven sehr geschwächt sind. Ein anderes Symptom, das sich manchmal einstellt, ist **Furcht vor spitzen Gegenständen,** wie z. B. vor Nadeln.[GS] Auch **Präkordialangst** [RA(333)] ist ein häufiges Symptom bei diesem Mittel.

Neuralgien

Die **Kopfneuralgien** beginnen typischerweise am Hinterkopf, ziehen dann nach vorn und setzen sich schließlich über dem linken Auge fest; sie können aber auch die Wangen mit einbeziehen, vorzugsweise die linke. Brennende [RA(70)], zuckend-reißende [KE1,204] und viele andere Arten von Schmerz kommen vor [KE1,207], schlimmer vornehmlich durch Bücken [KE1,203], bei jedem starken Geräusch [RA(62)] und jeder Erschütterung des Körpers [HE4]; auch Wetterwechsel und vor allem stürmisches Wetter wirken sich meist nachteilig aus. Auf dem Höhepunkt der Schmerzen kommt es nicht selten zu galligem Erbrechen. Es gibt bei Spigelia eine charakteristische Verschlimmerung in Bezug auf die **Tageszeit,** und zwar fangen die Kopfschmerzen morgens mit Sonnenaufgang an, nehmen zum Mittag hin zu und dann wieder ab, bis sie schließlich mit Sonnenuntergang verschwinden.[HC2,172]

Das Mittel ist oft auch bei **Migräne**[GS] indiziert, wenn der Patient weder laute Geräusche noch Erschütterung vertragen kann.

Ziliarneuralgie

Spigelia ist unsere Hauptstütze bei Ziliarneuralgien.[HC2,211] Die Schmerzen können in jedem Auge auftreten, häufiger ist aber das linke betroffen. Bedingt durch eine leichte Retinitis kann große Lichtempfindlichkeit [SK566] vorhanden sein; es bestehen scharf stechende oder schneidende Schmerzen im Auge, die von dort in alle möglichen Richtungen ausstrahlen [HC2,211]. Die Supraorbitalregion ist empfindlich gegen Berührung. Der Augapfel fühlt sich geschwollen an oder als sei er zu groß für die Augenhöhle [AZ89,94]. Mit diesen Symptomen gehen Tränenfluss und Schnupfen einher.

Mezereum Drei Mittel müssen hier mit **Spigelia** verglichen werden, zunächst Mezereum, das ebenfalls bei Ziliarneuralgie hilfreich sein kann [besonders wenn diese nach einer Augenoperation entstanden ist[GS]]. Die Schmerzen strahlen in die Umgebung aus und schießen nach unten. Es besteht ein **Kältegefühl am Auge,** als würde ein kalter Luftstrom darauf blasen. An Mezereum ist besonders dann zu denken, wenn gleichzeitig die Knochen mit affiziert sind, was z. B. eine häufige Folge von Quecksilberbehandlungen ist.

Thuja occidentalis Ein anderes Mittel, das bei Ziliarneuralgie von Nutzen sein kann, ist Thuja. Es hat, ähnlich wie **Mezereum**, ein Kältegefühl in den Augen [TH188], doch nehmen die Schmerzen die entgegengesetzte Richtung – statt nach unten ziehen sie vorzugsweise nach oben und nach hinten.

Cedron Ein weiteres Mittel, an das wir hierbei denken müssen, ist Cedron. Die Neuralgien dieser Arznei haben allesamt die Besonderheit, dass sie mit uhrwerkähnlicher Regelmäßigkeit **stets zur selben Stunde** wiederkehren.[GS]

Herz

Spigelia ist ein auch wertvolles Herzmittel. Es kommt in Betracht, wenn heftige Stiche in der linken Brustseite[RA(323)] bestehen, die in den linken Arm und in den Hals ausstrahlen [Angina pectoris[GS]]. Beim Auflegen der Hand auf die Herzgegend ist nicht selten ein deutliches **Schwirren** zu spüren.[AZ85,181] Dieses zittrige Gefühl wird durch die geringste Bewegung der Arme und selbst der Hände verstärkt.[AZ3,110] Der Patient kann wegen starker Engbrüstigkeit nur mit aufgerichtetem Oberkörper liegen.[SK569] Der Puls stimmt nicht mit dem Herzschlag überein.[AZ3,110]

Wurmleiden

Spigelia kann auch bei Wurmbefall erforderlich werden. Es sollte zum Einsatz kommen, wenn das Kind aufgrund der abdominalen Reizung zu **schielen** beginnt[NZ2,6], mit supraorbitalen Zuckungen, Gesichtsblässe[PM3,5] und blau umränderten Augen. Der Patient klagt „gleich des Morgens nach dem Aufstehen über Uebelkeit, Brecherlichkeit, Unterleibschmerzen und grosse Abgeschlagenheit …, was sich aber alles nach dem Frühstücken sogleich bessert."[HY18,507] Viel Hunger und viel Durst.[PM3,6] Bauchkneifen[PM3,6], besonders in der Nabelgegend. Die Stühle sind ein Gemisch aus Schleim, Fäzes und Würmern.[GS]

Curare

Curare, das berühmte Pfeilgift der südamerikanischen Indianer, wird vor allem aus der Wurzel- und Stammrinde von Strychnos toxifera gewonnen. Das handelsübliche Präparat ist eine bräunlichschwarze Paste von etwas variabler Zusammensetzung, deren Hauptwirkstoff das Alkaloid Curarin ist.

Curare wirkt auf die Peripherie der motorischen Nerven und verursacht dort eine **Lähmung der Bewegung,** während die **Sensibilität völlig ungestört** bleibt. Wenn es innerlich eingenommen wird, erzeugt es heftige Symptome, so etwa plötzlichen Schwindel mit großer Schwäche oder Lähmung der Beine.[GS] Früher oder später wird dies dann gefolgt von **Galleerbrechen**.

Vor einiger Zeit behandelte ich einen Mann, der an Leberzirrhose litt und jeden Morgen gegen 10 oder 11 Uhr einen Anfall von Galleerbrechen bekam, gefolgt von Schüttelfrost. Dieses Erbrechen wiederholte sich drei oder vier Wochen lang täglich, und nichts schien es stoppen zu können. Weil er aber außerdem das eben beschriebene Schwindelgefühl hatte, gab ich ihm schließlich Curare C 500, was dem Erbrechen prompt ein Ende setzte. Der Mann hatte danach noch zwei oder drei Monate zu leben.

Dr. Pitet aus Paris empfiehlt Curare bei **Lungenemphysem,** wenn der Patient durch die ständige Atemnot sehr mitgenommen und erschöpft ist. Er gibt das Mittel in der 3. oder 6. Potenz.

Juglandaceae

Nahe mit **Nux vomica** verwandt sind einige Mittel aus der Familie der Juglandaceae. Alle Mitglieder dieser Familie der Walnussgewächse scheinen eine veränderte Zusammensetzung des Blutes zu bewirken[HB1464], wobei das Blut eine dunkle, pechähnliche Farbe annimmt. Und all diese Mittel rufen Blutungsneigung hervor.

Juglans regia Diese Arznei [Tinktur aus den grünen Fruchtschalen sowie den Blättern des Walnussbaums[HY22,70]] ist von Nutzen bei **Menorrhagie,** wenn die **Menses zu früh** erscheinen und „sehr reichlich in **schwärzlichen, oft großen Stücken**"[HY22,91] abgehen.

Juglans cinerea Alle Vertreter der Walnussgewächse rufen **Hautausschläge** hervor. Das wichtigste Mittel hierbei ist Juglans cinerea, der graue Walnussbaum, der in Nordamerika heimisch ist. Juglans cinerea ist eines unserer wichtigsten Mittel bei **Schmerzen im Hinterkopf,** und die Schmerzen sind von scharfem, stechendem[1] Charakter.[GS] Wenn dieses Symptom vorhanden ist, können Sie die Arznei bei verschiedenen Erkrankungen des Gehirns und des Rückenmarks einsetzen.

Juglans cinerea verursacht auch **Gelbsucht,** genauso wie **Nux vomica**, mit stechenden Schmerzen in der Lebergegend[EN54] und Schmerzen unter dem rechten Schulterblatt[EN92f] (**Chelidonium, Bryonia**); der Patient wacht nachts um 3 Uhr auf und kann nicht wieder einschlafen[EN146]. Diese Symptome sind oft mit den erwähnten Hinterkopfschmerzen verbunden. Die durchfälligen Stühle sind biliös[EN67] oder grünlichgelb[EN74], rufen Brennen im After hervor und gehen mit Tenesmus einher[EN66].

Bei **Pleuraerguss** (rheumatischen Ursprungs[GS]) ist Juglans cinerea dienlich, wenn zudem rote Flecken auf der Haut erscheinen[GS], die denen von Flohbissen sehr ähnlich sehen.

18

[1] Im Englischen „shooting", das, wenn es einen Schmerzcharakter bezeichnet, mit „schießend" nicht passend übersetzt wäre. Im Kent-Repertorium herrscht diesbezüglich viel Verwirrung, welche aufzulösen einer Lebensaufgabe gleichkäme.

KAPITEL

19 Vorlesung: Araceae

Einleitendes

Die Pflanzenfamilie, die wir uns heute vornehmen wollen, sind die Aronstabgewächse, die Araceae (oder, korrekter gesagt, die Aroideae). Alle Pflanzen dieser Gruppe enthalten in ihrem Saft in unterschiedlichen Mengen einen scharfen, ungemein reizenden Stoff [„Aroin"]. Die **Dieffenbachia**[1] erzeugt, wenn ein Pflanzenteil in den Mund genommen wird, eine fürchterliche Stomatitis; der Mund wird rasch von gelblichweißen Belägen überzogen, und es entwickeln sich Geschwüre auf den Lippen, der Zunge und der Rachenschleimhaut. Das Arzneimittel wurde von einem Studenten dieses Colleges geprüft. Seitdem ist es verschiedentlich bei der Behandlung heftiger Fälle von Mundfäule zum Einsatz gekommen.

Die Mitglieder dieser Familie (➤ Tab. 19.1), auf die wir hier eingehen werden, sind **Arum triphyllum**, **Arum (Arisaema) dracontium**, **Caladium seguinum**, **Ictodes foetida**, **Calamus aromaticus** (= **Acorus calamus**, von dem wir nur wenig oder nichts wissen) und **Dieffenbachia**.

Arum triphyllum

Als Erstes wollen wir uns mit der Zehrwurzel, Arum triphyllum, beschäftigen. Das Mittel hat eine interessante Geschichte. Vor etwa 25 Jahren gab es hier eine Scharlachepidemie, in deren Verlauf fast jeder Fall, der nicht gleich zu Anfang umgehend geheilt wurde, tödlich endete. Der Prozentsatz der Todesfälle unter homöopathischer wie auch anderweitiger Behandlung war erschreckend hoch. Der Grund dafür war, dass wir kein Mittel besaßen, welches die für diese Epidemie typischen Symptome abdeckte. In einer armen Familie waren fünf Kinder an diesem bösartigen Scharlachtyp erkrankt. Der sie behandelnde Arzt hatte bereits so viele Fälle unter den üblichen Arzneien verloren, dass er es für sinnlos hielt, erneut zu diesen Zuflucht zu nehmen. Er hielt es für besser, etwas Neues zu probieren. Mit Arum triphyllum waren bis dahin nur wenige Versuche angestellt worden, doch immerhin wusste man, dass es bestimmte Symptome hervorgerufen hatte, und diese veranlassten ihn nun zur Wahl des Mittels, das er in einer niedrigen Potenz verabfolgte. Alle fünf Kinder wurden wieder gesund. Anschließend wurde die Arznei auch in anderen Fällen derselben Epidemie

Tab. 19.1 Homöopathische Mittel der Araceae (Aronstabgewächse)

Homöopathische Mittel der Araceae	Vergleichsmittel
Arum triphyllum	• *Ailanthus, Ammonium causticum, Nitricum acidum* • *Muriaticum acidum, Lycopodium* • *Selenium* • *Graphites*
Caladium seguinum	–
Arum dracontium	• *Balsamum peruvianum* • *Pix liquida* • *Guajacum* • *Eriodictyon californicum*
Ictodes foetida	–
Calamus aromaticus	–
Dieffenbachia	–

[1] Die weiter unten angesprochene Prüfung dieser Pflanze ist offenbar nicht veröffentlicht worden, jedenfalls hat diese Arazeen-Art in keiner Arzneimittellehre und in keinem Repertorium irgendwelche Spuren hinterlassen. Da Farrington sie von *Caladium seguinum* (= Dieffenbachia seguine) gesondert aufführt, ist davon auszugehen, dass sie mit dieser Art nicht identisch ist.

eingesetzt, mit ebenso großem Erfolg. Seit dieser Zeit wird Arum triphyllum als wertvolles Mittel bei der Behandlung von Diphtherie, malignen Formen von Scharlach und anderen Fiebererkrankungen vom typhösen [kontinuierlichen] Typ angesehen.

Scharlach

Bei Scharlach können wir Arum triphyllum verwenden, wenn eine **scharfe, ätzende Absonderung** aus der Nase besteht, die Nasenlöcher, Nasenflügel und Oberlippe wund macht.[GS] Die Zunge ist angeschwollen, und ihre vergrößerten und geröteten Papillen verleihen ihr eine Rauheit, die der einer Katzenzunge gleicht. Der Hals ist entzündet und sehr schmerzhaft[EN113], die Mandeln stark geschwollen[GS]. Oft besteht ein trockener Reizhusten[GS], der dem Kind so wehtut, dass es sich zusammenkrümmt und unwillkürlich seine Hände an den Hals legt, um dadurch vielleicht die Schmerzen zu mildern. Auch die Absonderungen aus dem Mund machen die Lippen und die ganze umgebende Haut so wund und rissig, dass sie bluten; übermäßige Sekretion von Speichel, und selbst dieser ist scharf und ätzend.[GS] Es bilden sich Schorfe im Mundbereich, und wegen all dieser Wundheit mag das Kind seinen Mund nicht öffnen. Es ist seelisch wie körperlich sehr leicht erregbar.[EN2;GS] Sie sehen, welch außerordentliches Reizmittel Arum triphyllum ist. Das Kleine findet bei all diesen Beschwerden keine Ruhe und keinen Schlaf, es ist verdrießlich und mürrisch, und nachts wirft es sich unruhig im Bett umher.[GS]

Das **Scharlachexanthem** kann einerseits gut herauskommen und die Abschuppung in Schüben zwei- oder dreimal erfolgen[GS]; andererseits kann es aber auch **dunkel** und nur **unvollständig** entwickelt sein. Das Kind verspürt den Drang, mit dem Finger in der Nase zu bohren, oder es zupft nervös immer wieder an derselben Stelle von Nase oder Lippen, bis diese zu bluten beginnt.[GS] In milden Fällen fließt der Urin reichlich, in schweren Fällen kann er aber spärlich werden, und dann ist das Wiedererscheinen kopiöser Harnsekretion ein Zeichen, dass das Mittel gut wirkt und der Patient auf dem Weg der Besserung ist.[GS] In ganz schweren Fällen jedoch, in denen sich die Malignität sowohl in äußerlichen wie auch innerlichen Symptomen zeigt, bietet sich Ihnen ein vollkommenes Bild von **Urämie**[GS] dar. Das Kind wälzt sich bewusstlos im Bett umher[GS] und zeigt dieses **unwillkürliche Zupfen** an einer Stelle im Mundbereich oder das **Bohren in der Nase;** die Harnsekretion ist dabei vollständig unterdrückt[GS]. Das Gehirn ist stark gereizt, wie es in dem ruhelosen Umherwälzen und im Bohren des Kopfes in das Kissen zum Ausdruck kommt. Selbst in solchen Fällen ist Arum triphyllum noch in der Lage, den Patienten zu retten, wenngleich ein glücklicher Verlauf alles andere als sicher ist.

Ich habe noch nie erlebt, dass eine **Gehirnentzündung** unter Arum triphyllum zurückgegangen ist, wenn nicht wenigstens ein paar der für das Mittel typischen Symptome vorhanden waren: entweder der ungemeine Reizzustand von Rachen, Mund oder Nase, oder auch dieses eigentümliche Bohren in der Nase oder das Zupfen an einer Stelle, bis es blutet. Ich glaube, dass es in der Regel nur dann angezeigt ist, wenn die zerebrale Entzündung von der Unterdrückung eines heftig einwirkenden Erregers [„poison"] herrührt, wie er beim Scharlach oder bei der Diphtherie zugegen ist. Und auch bei einer Urämie würde ich Arum nicht verabreichen, wenn sich diese bloß im Verlauf einer gewöhnlichen Brightschen Nierenerkrankung entwickelt hat. Arum triphyllum kann m. E. bei Erkrankungen dieser Art niemals das Heilmittel sein, wenn nicht die genannten charakteristischen Symptome vorhanden sind.

Lassen Sie uns nun auf die mit Arum triphyllum verwandten Mittel in Fällen von **Scharlach** oder **Diphtherie** eingehen.

Nitricum acidum Dies war früher das einzige Mittel, das uns bei malignem Scharlach zu Gebote stand. Es hat ebenfalls dieses scharfe, ätzende Nasensekret[GS], und kein Mittel hat es in stärkerem Maße, nicht einmal **Arum triphyllum**. Die Absonderung macht **Nasenlöcher und Lippen wund und geschwürig.**[GS; CK267] Der Patient ist in diesem Zustand äußerst schwach und erschöpft.[CK1239ff] Der Hals ist sehr schmerzhaft, wie wund[CK422], und von gelblichweißen oder auch dunklen, übelriechenden diphtheroiden Belägen bedeckt. Der Mund ist (bei

Diphtherie wie bei Scharlach) von zahlreichen Geschwürchen übersät[CK374], hauptsächlich im Bereich der Wangenschleimhaut[CK373], der Lippen und des Zungenrandes[GS]. Diese Ulzerationen werden von starker Salivation begleitet, wobei der Speichel gewöhnlich wässrig und sehr scharf ist.[(GS)] Der Puls setzt häufig jeden dritten, vierten[CK1408] oder fünften[EN1083] Schlag aus – ein sehr ungünstiges Zeichen.

Bei einer Diphtherie mit diesen wundmachenden Absonderungen ist Nitricum acidum auch dann allen anderen Arzneien vorzuziehen, wenn die Krankheit weiter fortschreitet und den **Magen** mit befällt (ob sich die Pseudomembranen in diesen Fällen auf den Magen ausdehnen, kann ich nicht sagen) bzw. wenn – gleichzeitig mit der großen Prostration und den diphtherischen Belägen auf Mandeln, Rachen- und Nasenschleimhaut[GS] – in der Magengegend ein schmerzhaftes Unbehagen empfunden wird und jede Speise bald nach dem Hinunterschlingen wieder erbrochen wird[EN548].

Muriaticum acidum Die Salzsäure ist ein weiteres Mittel in diesen bösartigen Fällen von Scharlach und Diphtherie.[GS] Bei dieser Arznei sehen wir die **allergrößte Hinfälligkeit** und Mattigkeit.[CK506] Der Patient scheint kaum noch die Kraft zu haben, sich zu bewegen.[CK498] Eine besondere Verschlimmerungszeit ist der Vormittag, speziell die Zeit zwischen 10 und 11 Uhr.[2] Der Mund ist von tiefen Geschwüren mit dunklem oder schwärzlichem Grund überzogen, die die Neigung haben, die unter ihnen gelegenen Gewebe zu perforieren.[GS] Muriaticum acidum hat dabei häufig, wie **Nitricum acidum**, einen intermittierenden Puls, doch gehen mit diesen Symptomen typischerweise auch unwillkürlich Stuhl und Harn ab.[GS]

Alkohol Zusätzlich zu **Nitricum acidum** und **Muriaticum acidum** sollten Sie in Fällen, die diese gefährliche Symptomenkombination aufweisen, auch an Alkohol denken. Wie Dr. von Grauvogl herausfand, können diphtherische Pseudomembranen durch mehrere Substanzen aufgelöst und in ihrem Wachstum gehemmt werden, und eine von ihnen ist Alkohol.[3] So ist auch diese Substanz zu einem Heilmittel bei Diphtherie geworden. Alkohol in Form von Branntwein plus Wasser hat nicht nur die Fähigkeit, das weitere Wachstum der Beläge zu verhindern, es hilft auch, der schrecklichen Prostration[GA1,95] entgegenzuwirken.

Lycopodium Auch Lycopodium weist bei diesen Krankheiten Ähnlichkeiten mit **Arum triphyllum** auf. Es hat eine ähnlich wundmachende Nasensekretion[GS; CK914], doch geht sie normalerweise mit dumpfen, klopfenden Schmerzen[CK157] an der Nasenwurzel oder über den Augen einher. Die Nase ist so verstopft, dass das Kind nachts kaum atmen kann.[CK905ff] Es bohrt, zupft oder reibt[GS] an der Nase, ganz in der Art von **Arum triphyllum**. Doch im **Lycopodium**-Fall beginnen die Hals- und Nasenbeschwerden einschließlich der diphtherischen Beläge auf der **rechten Seite** und gehen dann auf die linke über.[GS] Das Befinden ist stets **schlechter nach Schlaf,** selbst nach einem kleinen Nickerchen. Das Kind erwacht plötzlich mitten aus dem Schlaf, schreit, als hätte es sich erschreckt[CK1515ff], und ist durch nichts zu besänftigen[GS]; dabei ist es reizbar und verdrießlich[GS]. In weiter fortgeschrittenen Fällen ist es bewusstlos und in soporösen Schlaf versunken[GS]; der Unterkiefer hängt herab[GS], die Harnsekretion ist spärlich[GS] oder sogar ganz aufgehoben, und der wenige abgehende Harn färbt die Wäsche rötlich und hinterlässt dort **roten Sand**[CK805]. Beschleunigtes, rasselndes Atmen, mit **fächerartiger Bewegung der Nasenflügel**[GS] und Schnarchen. Die Rachenschleimhaut ist ödematös ge-

19

[2] Bezieht sich laut *Guiding Symptoms* auf ein Schwäche- und Leeregefühl in der Magengegend.

[3] Grauvogl beschreibt die dabei nötige Vorgehensweise ausführlich in seinem sehr lesenswerten Artikel „Therapie der diphtheritischen Entzündung der Rachenschleimhaut …" (*AHZ*, Bd. 74, S.185, 193, 201) Zwar unterliegt er darin dem Irrtum, dass es sich bei den Pseudomembranen um Pilzwucherungen handele, doch ändert dies nichts an dem offensichtlichen Vermögen des *Alkohols*, als eines der ganz wenigen Lokaltherapeutika diphtherische Beläge zu zerstören. Zusätzlich zu diesen lokalen Maßnahmen (mittels Gurgeln mit 50-prozentigem Weingeist, Inhalationen etc.) empfiehlt Grauvogl dringend die gleichzeitige innerliche Behandlung mit stündlichen Gaben von *Arsenicum* D6, um eine fortschreitende Gangräneszenz, Sepsis und die gefürchteten Nachkrankheiten sicher zu verhüten (vgl. S. 201ff.).

schwollen und ulzeriert. Jedes Symptom deutet auf drohende Gehirnlähmung hin.

Ailanthus glandulosa Zuletzt möchte ich noch auf Ailanthus glandulosa [Chinesischer Götterbaum] zu sprechen kommen. Diese Pflanze ist ein Mitglied der Familie der Simaroubaceae und u. a. verwandt mit **Quassia amara**, **Cedron** und **Brucea antidysenterica** [= weitere Arten anderer Gattungen dieser Familie], die alle einen bitteren Geschmack aufweisen und antimalariale Eigenschaften haben. Die Geschichte dieser Arznei ist folgende: Dr. P.P. Wells aus Brooklyn hatte zwei Vergiftungsfälle von Kindern [4] zu behandeln. Die von ihm aufgezeichneten Symptome sprachen ziemlich eindeutig dafür, dass er es mit Fällen von bösartigem Scharlach zu tun hatte; da es aber zu jener Zeit keine derartige Epidemie gab, suchte er nach anderen Ursachen und fand heraus, dass die Kinder beim Spielen mit Zweigen des Götterbaums eine gewisse Menge Saft aus der Rinde zu sich genommen haben mussten.[CY1,208; AZ75,111] Dies verriet ihm sogleich, dass Ailanthus wahrscheinlich ein wichtiges Heilmittel bei Scharlach sein würde. Er stellte Prüfungen mit der Arznei an und sah, dass sie vollkommen das bestätigten, was er bereits aus den Vergiftungsfällen erfahren hatte. Seither ist Ailanthus viele Male erfolgreich in diesem Sinne eingesetzt worden. Vor einem Jahr hatte ich selber einen Jungen zu behandeln, der an Scharlach erkrankt war. Das Kind befand sich in einem soporösen Zustand; der Mund war weit geöffnet, der Hals geschwollen, die Nase verstopft, und das leichte Exanthem, das seinen Körper überzog, war dunkel und mit bläulichen Flecken untermischt. Ich verabreichte **Lycopodium** – ohne irgendwelchen positiven Effekt. Dem Jungen ging es schlechter anstatt besser. Dann dachte ich an Ailanthus und gab es ihm in der 6. Potenz, mit dem Erfolg, dass er vollständig geheilt wurde. Ich glaube, mein kleiner Patient wäre gestorben, hätte es nicht Ailanthus gegeben. Ailanthus ähnelt **Arum triphyllum** hinsichtlich der Schärfe seiner Sekretionen. Es bestehen exkoriierende Absonderungen aus Mund und Nase, die die Lippen wund machen. Auch finden wir eine ähnliche Anschwellung des Halses, innerlich wie äußerlich. Soweit es diese oberflächlichen Symptome betrifft, sind beide Mittel identisch. Doch man erkennt einen großen Unterschied im Hinblick auf die anderen Symptome: Der Ailanthus-Patient wird in seinem Fieberzustand **schläfrig**[EN193] oder soporös, und daher ist das Mittel angezeigt, wenn eher **allgemeine Torpidität**[GS] vorherrscht als das unruhige Umherwälzen, das wir bei **Arum triphyllum** beobachten. Das Ailanthus-Exanthem kommt nur unvollständig heraus; es ist düsterrot oder bläulich, und dazwischen sind vereinzelt **Petechien** eingesprengt.[GS]

Diphtherie

Vor einiger Zeit wurde ich von mehreren Teilnehmern unseres Kurses gebeten, einmal über die bei Diphtherie nützlichen Arzneien zu sprechen, und da wir uns gerade mit Arum triphyllum und seinen in Bezug auf diese Krankheit konkordanten Mitteln beschäftigen, will ich die Gelegenheit nutzen, noch etwas ausführlicher diesem Wunsch zu entsprechen.

Baptisia tinctoria Baptisia genießt schon lange eine Reputation als Heilmittel bei Typhus abdominalis.[GS] Doch erst in letzter Zeit wird es auch bei Diphtherie und ebenso bei Scharlach eingesetzt, wenn das Kind außerordentlich erschöpft ist und halb bewusstlos daliegt[GS], wie ein stark Betrunkener. Das Gesicht ist dunkelrot und hat ein **berauschtes Aussehen**[GS], und die Absonderungen aus Mund und Nase stinken so entsetzlich, als seien die befallenen Teile bereits gangränös geworden.

Rhus toxicodendron Rhus ist in eher schweren Fällen indiziert, wenn die Pseudomembranen eine dunkle Farbe haben und im Schlaf **blutiger Speichel** aus dem Mund rinnt[GS]. Diese Symptome gehen mit entzündlich vergrößerten Drüsen und Lymphknoten im Halsbereich einher[GS], über denen sich die Haut dunkel und erysipelatös verfärbt.

[4] Nach Allen *(Encyclopedia)* waren es seine eigenen, ein Mädchen und ein Junge (Quellen 10 und 11), nach Hughes/Dake *(Cyclopaedia)* „zwei Mädchen".

19

Phytolacca Diese Arznei ist von Nutzen, wenn zu Beginn der Krankheit kriechende Frostschauer und beständige Kreuzschmerzen [MM778] vorhanden sind. Der Patient kann sich vor Schwäche nicht im Bett aufrichten [MM383] oder wird beim Aufrichten sogleich **ohnmächtig** [MM379]. Bei der Inspektion des Rachens erscheint dieser dunkelrot [GS], fast purpurn verfärbt. Starkes **Brennen** im Hals [GS], durch warme Getränke vermehrt.

Amygdalae amarae aqua Bittermandelwasser ist angezeigt, wenn scharfe, lanzinierende Schmerzen in den geschwollenen Mandeln auftreten. Gaumen und Rachen haben ein dunkelrotes Aussehen, und der Patient ist außerordentlich matt und kraftlos [EN122].

Naja tripudians Das Gift der Kobra ist bei Diphtherie zu verabreichen, wenn Herzversagen oder Herzlähmung droht.[GS] Der Kranke ist **zyanotisch** und erwacht nach Luft schnappend aus dem Schlaf. Der Puls ist intermittierend und fadenförmig [EN387]. Dr. Preston aus Norristown hatte mit Naja großen Erfolg, wenn diese Symptome zugegen waren.

Apis mellifica Apis kommt bei Diphtherie in Betracht, wenn das Kind von Beginn an sehr geschwächt ist.[GS] Es ist fiebrig und schläfrig, besonders am Nachmittag gegen 15 Uhr. Der Puls ist mit 130–140 Schlägen/Min. beschleunigt und sehr schwach. Der Hals ist hochgradig entzündet und sieht anfangs wie lackiert aus, als wären Mandeln und Rachen von einem glänzend roten Lack überzogen.[GS] Die Beläge können sich auf beiden Tonsillen bilden, häufiger und stärker ist jedoch die **rechte Seite** befallen, und die Beläge sind so dick wie Waschleder. Oft ist die Zunge angeschwollen.[AA420] Wenn das Kind alt genug ist, um zu sprechen, wird es vielleicht über ein Vollheitsgefühl im Hals klagen, das zu ständigem Schlucken nötigt, es aber zugleich sehr schwierig macht [AA471f]. Das Zäpfchen, die Mandeln und der ganze Rachen sind **ödematös geschwollen.**[AA471] Schwieriges Atmen durch gleichzeitiges Ödem der Stimmritze.[GS] In manchen dieser Fälle besteht ein überaus fötider Mundgeruch [GS], während dies in anderen überhaupt nicht so ist. Mitunter erscheint auch ein rötliches Exanthem auf der Haut, welches sehr an Scharlach erinnert.[5] Das Kind ist trotz des Bestehens von Fieber zumeist **durstlos.**[AA488]

Arsenicum album Arsenicum wird in eher schweren Diphtheriefällen benötigt [„brandige Hals-Bräune" [CK335]], wenn der Hals innerlich wie äußerlich stark angeschwollen ist und wenn die Beläge dunkel gefärbt sind und einen üblen Geruch verbreiten. Es besteht eine dünnflüssige, wundmachende Schleimsekretion aus der Nase.[CK668] Der Rachen ist ödematös, genauso wie bei **Apis**. Der Patient ist **ruhelos** [CK27], besonders **nach Mitternacht** [CK12], und ungeheuer schwach, ohne jede Kraft [CK954f]. Harnabgang vermindert [CK621]; Stuhlverstopfung [CK562] oder auch stinkende [CK585], wässrige Durchfälle [CK578].

Natrium arsenicosum Dieses Natriumsalz ist das Heilmittel, wenn der Hals ödematös geschwollen und dunkelrot ist; dabei allgemeine Prostration, aber nur **wenig Schmerzen.**[GS]

Kalium permanganicum Das übermangansaure Kali ist hilfreich, wenn die diphtherischen Beläge einen entsetzlichen Gestank verströmen; der Rachen ist ödematös, und aus der Nase fließt eine dünnflüssige Jauche.[GS] Das Hauptcharakteristikum dieser Arznei ist der **unerträgliche Foetor ex ore.**

Lachesis An Lachesis muss gedacht werden, wenn die Membranen zuerst auf der **linken** Mandel entstehen und erst danach auf die rechte übergreifen.[GS] Lachesis ist von anderen, ähnlich wirkenden Arzneien dadurch zu unterscheiden, dass die Halsschmerzen durch Trinken und **Leerschlucken verschlimmert** und oft durch den Verzehr von **festen Speisen gebessert** werden.[WS889+996] Der Kranke hat ständig das Gefühl, als wäre ein Knoten oder Knopf hinten links im Hals, der fest angewachsen ist; er schiebt sich beim Schlucken etwas nach unten, kehrt aber sogleich zurück.[WS896ff] Manchmal sticht es nachts beim Erwachen im Hals, wie mit tausend Nadeln, was ein Erstickungsgefühl verursacht.[WS830] Wenn die

[5] In Wirklichkeit handelt es sich hierbei um Scharlach, der mit einer diphtherieähnlichen, pseudomembranös-nekrotisierenden Schleimhautentzündung einhergeht.

Tonsillen sehr geschwollen sind, muss sich der Patient beim Trinken in Acht nehmen, sonst kommt die Flüssigkeit wieder zur Nase heraus.[WS891] Der Rachen ist purpurn verfärbt, und es besteht extreme Prostration.[GS] Herzaktion und Puls sehr schwach.[GS] Alle Beschwerden sind auffallend schlimmer nach jedem Schlaf.[WS906] Der Hals ist empfindlich gegen leiseste Berührung oder Druck.[WS931ff]

Ammonium causticum Ammoniakwasser wurde erstmals von Dr. J.P. Dake als Heilmittel bei Diphtherie vorgeschlagen, die vor allem die **Nasenhöhlen** befällt, mit brennenden, wundmachenden Absonderungen aus der Nase sowie großer Prostration. Die genannten Symptome veranlassten Dr. Dake, das Mittel bei einer Epidemie einzusetzen, die in Nashville, Tennessee, ausgebrochen war.

Belladonna Belladonna ist bei Diphtherie von geringerer Bedeutung. Wenn Sie es dennoch bei diesem Leiden geben, vergewissern Sie sich, dass es wirklich passt, sonst verlieren Sie nur wertvolle Zeit. Es kann allerdings im **Frühstadium** indiziert sein, wenn die Heftigkeit der Beschwerden an das Mittel denken lässt – sofern eine deutliche Kopfkongestion besteht und die Beläge noch nicht zum Vorschein gekommen sind.

19

Weitere häufiger angezeigte Mittel bei Diphtherie sind **Kalium bichromicum**, **Jodum**, **Bromum**, **Mercurius jodatus ruber**, **Mercurius cyanatus**, etc. Wir werden in späteren Vorlesungen auf diese zu sprechen kommen, manche haben wir aber auch schon abgehandelt.

Kehlkopf

Arum triphyllum hat eine ausgeprägte Wirkung auf den Kehlkopf. Es erzeugt eine **Heiserkeit**[EN152], die sich durch mangelnde Kontrolle über die Stimmbänder auszeichnet. Wenn der Sprechende z. B. versucht, lauter zu reden, so überschlägt sich die Stimme plötzlich.[GS] Bei Vorhandensein dieses Symptoms können Sie Arum Predigern, Rednern oder Sängern mit entzündetem Hals bzw. **Laryngitis** verabreichen, sei dieses Leiden Folge einer Überbeanspruchung der Stimme oder auch erkältungsbedingt.[GS; AZ82,151]

Graphites Das Mittel, das **Arum triphyllum** bei dieser Art von Heiserkeit und Unsicherheit der Stimme vielleicht am nächsten steht, ist Graphites. Es ist ein ausgezeichnetes Mittel für Sänger, die ihre Stimmbänder nicht ausreichend unter Kontrolle haben; ihre Stimme klingt besonders zu Beginn des Singens nicht rein[CK], sie ist belegt oder rau[RP760f] und überschlägt sich leicht.

Carbo vegetabilis Der Carbo-vegetabilis-Patient hat eine „tiefe Rauhheit der Stimme, die ihm versagt, wenn er sie anstrengt“[CK718]; er kann deshalb kaum laut sprechen[CK714].

Selenium Ein anderes Mittel für diese Beschwerde ist Selenium. Die Stimme neigt zu „vermehrter Heiserkeit beim Singen, besonders beim Ansetzen dazu.“[GA3,72]

Weitere Mittel gegen die Folgen von Überbeanspruchung der Stimme sind **Arnica**, **Rhus toxicodendron**, **Causticum**, **Phosphorus**, **Natrium muriaticum**.

Caladium seguinum

Caladium ist bei eher korpulenten Personen von „schlaffer Faser“ angezeigt, die zu **katarrhalischem Asthma**[GS] neigen; der in den Bronchien sezernierte Schleim kann nur schwer abgehustet werden[(GA1,51)], und nur wenn dies gelingt, bekommt der Patient Erleichterung.

Es ist ein Mittel, an das wir sowohl bei Spermatorrhö als auch bei Ausbleiben des Samenergusses beim Koitus[GA1,44] denken müssen. Besonders hilfreich ist es bei nächtlichen **Pollutionen ohne jede Erektion** und ohne irgendwelche Träume, und wenn sie doch mit einem Traum verbunden sind, so hat dieser zumindest keinerlei sexuelle Thematik. Caladium ist ein wichtiges Heilmittel in weit fortgeschrittenen Fällen von **Impotenz.**[GA1,41]

Arum dracontium

Ich möchte Ihnen dieses Mittel vor allem deshalb zur Kenntnis bringen, um damit verbunden auch ein paar Bemerkungen zu jenen Arzneien anzufügen, die ihm ähnlich sind. Arum dracontium [Grüne Drachenwurzel] ist nie in den höheren Potenzen geprüft worden. [6] Es ruft Symptome hervor, die denen von **Arum triphyllum** ähnlich sind, aber seine Wirkungsrichtung zielt mehr auf die tieferen Abschnitte der Atemwege. Während **Arum triphyllum** einen laryngealen Reizhusten [GS] erzeugt, wirkt Arum dracontium zusätzlich auch auf die Luftröhre und die Bronchien [7] und führt so zu heftigen Anfällen von **Bronchialkatarrh,** wobei es frühzeitig zur Bildung eines wässrigen, brennenden Sekrets kommt, später dann zu purulentem oder mukopurulentem Auswurf [ES366]. Seine wichtigsten Symptome sind demnach: gelblich-eitrige Schleimsekretion in den unteren Atemwegen, mit starkem Brennen, Rohheit und anderen heftigen Entzündungszeichen daselbst.[ES366]

Neben Arum dracontium habe ich auf die Tafel eine Reihe von Arzneien geschrieben, von denen Ihnen einige unbekannt sein mögen.

Balsamum peruvianum Perubalsam etwa sollten Sie als vortreffliches Heilmittel bei Bronchialkatarrh im Gedächtnis behalten, bei dem viel eitriger Schleim expektoriert wird.[NR1,84] Wenn Sie Ihr Ohr auf die Brustwand legen, nehmen Sie laute Rasselgeräusche wahr, und der Auswurf ist dick, cremefarben bis gelb oder grünlich und übelriechend.[NR1,84] Balsamum peruvianum wirkt auch dann noch ausgezeichnet [im palliativen Sinne [NR2,58]], wenn Nachtschweiße und hektisches Fieber anzeigen, dass die Krankheit [= Tb] bedrohlich voranschreitet. Ich benutze dieses Mittel in niedriger Potenz.

Pix liquida Als nächstes Mittel in dieser Reihe sehen Sie Pix liquida, welches nicht nur ein sehr gutes Mittel bei Bronchialkatarrh ist, sondern auch bei Lungenschwindsucht.[GS] Es ist gekennzeichnet durch übel riechenden und schmeckenden, eitrigen Auswurf in Verbindung mit einem **Schmerz,** der im Bereich des **dritten linken Rippenknorpels** verspürt wird, (tatsächlich aber im linken Hauptbronchus entsteht); dieser Schmerz kann bisweilen bis in den Rücken ausstrahlen.[GS] In einem solchen Fall heißt das passende Mittel Pix liquida. Es ist vor allem im dritten Stadium der Lungentuberkulose angezeigt.[GS]

Guajacum Das dritte Mittel unserer Liste ist Guajacum, an das wir ebenfalls im **Spätstadium der Lungentuberkulose** denken müssen, namentlich wenn in der linken Lungenspitze heftige pleuritische Stiche auftreten [CK84;GS], im Verein mit häufigem, übelriechendem Eiterauswurf [SK472].

Eriodictyon californicum Dieses Mittel, auch **Yerba santa** genannt, hat bisher nur eine begrenzte Symptomatologie offenbart, doch ist es bereits erfolgreich bei einem Leiden eingesetzt worden, das man vielleicht als **bronchiale Phthise** [DI] bezeichnen könnte. Der Patient neigt zu Nachtschweißen und magert ab. Speisen werden schlecht vertragen [schon von wenigen Bissen Übelkeit, Völle- und Auftreibungsgefühl im Magen und Abdomen, Durchfall [ES514]]. Es wird benötigt bei Schwindsucht im Gefolge häufiger Bronchialkatarrhe [ES515] sowie bei asthmatischen Beschwerden mit viel Ansamm-

[6] Die Prüfung von C. P. Hart wurde mit der 1. Dezimalpotenz durchgeführt. Sie wird in chronologischer Form als Supplement in Bd. 10 von Allens *Encyclopedia* (S. 363) wiedergegeben, desgleichen in Hughes' *Cyclopaedia* (Bd. 1, S. 475) – dort allerdings fälschlich unter dem Namen *Arum dracunculus* (= Gemeine Drachenwurz, Schlangenkraut). Letztere Pflanze ist im östlichen Mittelmeerraum heimisch, während *Arum dracontium* aus Nordamerika stammt. Die Darstellung des Mittels in *Leesers Lehrbuch der Homöopathie* (Bd. 4, S. 1.130) ist unbrauchbar, weil sie die beiden Pflanzen unter der Überschrift *Arum dracunculus* zusammenmischt, wobei sich der größere Teil des Textes aber in Wirklichkeit auf *Arum dracontium* bezieht.

[7] Farrington schreibt: „*Arum* produces a laryngeal cough. *Dracontium* acts on the trachea and bronchial tubes …" Da die entzündliche Reizwirkung von *Arum dracontium* auf den Kehlkopf aber zumindest ebenso ausgeprägt ist wie bei *Arum triphyllum* (vgl. z. B. die *Guiding Symptoms*), habe ich den Text leicht abgewandelt.

lung von Schleim, besser durch Expektoration desselben.[DI; EN29] [8]

Ictodes foetida

Ictodes foetida (Pothos foetidus) ist ein Mittel, an das Sie bei **Asthma** denken sollten. Es ist bei Asthma hilfreich, das durch jedes **Einatmen von Staub** ausgelöst oder verschlimmert wird[GS], wie z. B. durch das Einatmen des Staubes auf einem Heuboden; gebessert werden diese und andere Beschwerden u. a. durch den Abgang von Stuhl[SK393].

Zu seinem Wirkungskreis gehören auch deutliche hysterische Züge.[GS] Geistesabwesenheit.[SK393] „Aergerlichkeit, Neigung zu Widerspruch, Heftigkeit.“[SK392] Hysterische, tetaniforme Anfälle, mit enormer Aufblähung und Spannung des Bauches[SK393].

[8] In Allens *Encyclopedia* (Bd. 4) sind die von Dr. G. M. Pease durchgeführten Prüfungen von Eriodictyon aufgrund einer falschen Schreibweise („Eriodyction“) nicht am richtigen Ort zu finden, was dazu geführt hat, dass sie in *Leesers Lehrbuch der Homöopathie* übersehen wurden; dort wird nur auf zwei weitere, aber ebenso wichtige Prüfungen Bezug genommen, die im Ergänzungsband (Nr. 10) abgedruckt sind. In Clarkes *Dictionary* ist es genau umgekehrt, dort werden nur die Symptome von Dr. Pease („Payne“) referiert.

KAPITEL

20 Vorlesung: Anacardiaceae

Einleitendes

Heute möchte ich Sie in eine Pflanzenfamilie einführen, die als Anacardiaceae oder Sumachgewächse bezeichnet wird. Sie ist für uns eine sehr wertvolle Gruppe von Gewächsen, denn sie liefert uns mehrere überaus nützliche Arzneimittel.

- **Anacardium orientale**, ein vor allem in Indien heimischer Baum (> Tab. 20.1).
- **Anacardium occidentale**, die westliche Verwandte der Anacardium-Gattung; der Baum ist in Mittel- und Südamerika heimisch und bei uns als Cashew-Nussbaum bekannt.
- **Comocladia dentata**, ein im Süden der Vereinigten Staaten und auf Kuba wachsendes Sumachgewächs. Zu bestimmten Zeiten des Jahres ernähren sich Bienen von den Blüten dieses Strauchs, und Menschen, die dann etwas von dem Honig zu sich nehmen, bekommen leicht einen erysipelähnlichen Ausschlag. **Comocladia** hat viel Ähnlichkeit mit **Rhus toxicodendron**: beide Mittel haben Schmerzen, die durch Bewegung gebessert werden; beide können bei **Erysipel** hilfreich sein; beide verursachen Scharlachröte der Haut mit Brennen und Jucken; beide erzeugen Schwäche, Taubheitsempfindungen, Unruhe etc. Sie unterscheiden sich hingegen in ihren Augensymptomen. **Comocladia** hat **Schmerzen im rechten Auge,** verbunden mit dem Gefühl, als wäre es vergrößert und als würde es aus dem Kopf herausgedrückt.[EN24f] Die Augenbeschwerden verschlimmern sich in der Nähe eines warmen Ofens[EN30], während sie bei **Rhus toxicodendron** durch Wärme gelindert werden[GS]. Auch die Augensymptome von **Apis** verschlimmern sich durch Strahlungswärme, desgleichen die von **Mercurius, Argentum nitricum** und **Antimonium crudum**. **Comocladia** ähnelt **Euphorbium officinarum**[CK199] in Bezug auf die Hautsymptome, selbst hinsichtlich der roten Striemen auf der Haut.[DI]
- **Rhus toxicodendron**, der Giftefeu; auf ihn werde ich in der nächsten Vorlesung ausführlich eingehen.
- **Rhus glabra**, der Scharlachsumach; er ist weniger giftig als **Rhus toxicodendron** und hat sich besonders als Heilmittel heftigster **Hinterkopfschmerzen** bewährt[NR2,618]; eine weitere Besonderheit ist **Nasenbluten aus der linken Seite**[EN9].
- **Rhus radicans**, der von vielen als identisch mit **Rhus toxicodendron** angesehen wird.
- **Rhus venenata** (Giftesche, Giftsumach), eine extrem giftige Art der Gattung Rhus. Es handelt sich um einen baumähnlichen Strauch von etwa drei Metern Höhe, mit großen, aufrecht stehenden Blütenrispen von dunkler, rötlichbrauner Farbe; das Gewächs ist in mancher Hinsicht dem **Ailanthus**-Baum sehr ähnlich.

Alle Pflanzen dieser Familie sind giftig; sie greifen das Blut an und erzeugen einen Hautausschlag, der

Tab. 20.1 Organsysteme und Vergleichsmittel von Anacardium orientale

Organe, Organsysteme	Vergleichsmittel
Geist und Gemüt	• *Lachesis* • *Nitricum acidum* • *Stramonium* • *Belladonna*
Magen und Darm	• *Nux vomica* • *Sulfur* • *Sepia* • *Lamium album*
Haut	–
Rücken	–
Gelenke	–
Herz	–

Anacardium orientale antidotiert *Rhus tox.*, es wird antidotiert durch *Juglans*

zuerst eine vesikuläre und am Ende eine pustulöse und ekzematöse Form annimmt. Ebenso können sie ein Erythem hervorrufen, das mehr und mehr ein erysipelatöses Aussehen annimmt. Trotz all der bisher genannten Ähnlichkeiten gibt es aber auch große Unterschiede in ihren physiologischen Wirkungen, ja die Unterschiede können so groß sein, dass dadurch einige der Familienmitglieder in ein gegensätzliches Verhältnis zueinander geraten.

Anacardium orientale

Anacardium orientale übt eine depressorische Wirkung auf den Organismus aus, sowohl geistig-seelisch wie auch körperlich. Es erzeugt große **Gedächtnisschwäche.**[CK27f] Diesem Symptom begegnen wir oft im Anschluss an akute Krankheiten, wie etwa exanthematische Fieber, namentlich Pocken.[Z2,164] Nun hat auch der Ausschlag von Anacardium einige Ähnlichkeit mit den Pocken[Z2,44], und in Anbetracht dieser beiden Symptome, Gedächtnisschwäche und **pockenähnlicher Ausschlag,** haben wir allen Grund, das Mittel zu verordnen, wenn ein schwaches Gedächtnis als eine der Folgen von Pocken in Erscheinung tritt. Anacardium kann auch hilfreich sein, wenn solche Gedächtnisstörungen bei alten Leuten oder als Folge von Gehirnerweichung auftreten.

Geist und Gemüt

Zusätzlich zu dieser Wirkung auf den Intellekt ist auch die Gemütsebene stark in Mitleidenschaft gezogen. Der Anacardium-Patient kann sich z. B. einbilden, von weit her **Stimmen zu hören,** die ihn rufen[CK45], ähnlich wie bei **Stramonium**[GS]. Oder er hat den Eindruck, „als habe er **zwei Willen,** von denen der eine rückgängig macht, wozu ihn der andere treibt.“[CK] Dies kommt nicht selten beim Typhus vor, und bei ebendieser Krankheit können Pflanzen, die das Blut vergiften, wie die hier in Rede stehenden, von außerordentlichem Nutzen sein. Das Gefühl, unter dem Einfluss von zwei Willen zu stehen, ist auch anderen Arzneien eigen. Sie finden es z. B. beim **Lachesis**-Patienten, der, wie Sie sich erinnern werden, im typhösen Fieberwahn glauben kann, unter der Kontrolle einer übernatürlichen Macht zu stehen[GS]. Ein ähnliches Symptom ist von **Belladonna** bekannt.

Ein weiterer Gemütszustand, der für Anacardium charakteristisch ist, ist die unwiderstehliche **Neigung, zu fluchen** und zu lästern.[TG115] Glauben Sie nun aber nicht, dass ich Anacardium als Heilmittel bei Gotteslästerlichkeit empfehlen würde, wenn diese aus einer niederen Moral resultiert – das sei fern. Wenn allerdings der Hang zum Fluchen und Lästern Folge einer psychischen Krankheit ist, vermag Anacardium ein gutes Werk zu tun. Ich behandelte einmal einen Geistlichen, der eine auffallende Neigung zum Fluchen und Schimpfen an den Tag legte; so sehr er sich auch bemühte, diese Verhaltensweise zu unterdrücken, konnte er sie doch nicht zähmen. Das Übel entwickelte sich ungefähr gleichzeitig mit einem eigentümlichen Kopfschmerz, der durch die drückende Empfindung gekennzeichnet war, als ob ein Pflock im Kopf stecken würde[CK69]. Anacardium bewirkte eine vollständige Heilung dieses Patienten.

Ein anderes Mittel mit dieser Neigung zu „Flüchen und Verwünschungen“[CK50] ist **Nitricum acidum**; ich habe das Mittel aber in solchen Fällen nie etwas bewirken sehen – außer nach Quecksilbermissbrauch.

Nicht unerwähnt lassen möchte ich ein Symptom von Anacardium, das Dr. Talcott aus Middletown, N. Y., beobachtet hat, nämlich die Neigung, sich durch Erschießen das Leben zu nehmen – etwas, was Sie z. B. auch bei **Antimonium crudum** finden[CK8].

Anacardium ist auch ein wichtiges Mittel bei den üblen Folgen von Überanstrengung des Geistes[GS] – von geistiger Ermüdung, anders ausgedrückt. Jede **Geistesanstrengung führt zu reißenden Kopfschmerzen**[CK79], hauptsächlich in der Stirn und im Hinterkopf[CK43+81] [1]. In manchen Fällen können die Kopfschmerzen auch einen anderen Charakter annehmen; dann klagt der Patient beispielsweise über das eben erwähnte **Pflockgefühl im Kopf** oder über das schmerzhafte Gefühl, „als ginge ein **straff gezo-**

[1] Farrington schreibt irrtümlich: „… in the back part of the forehead“ (statt head).

genes Band vom Nacken nach beiden Ohren hin" [CK75]. Diese Kopfschmerzen von Anacardium gehen mit Missmut [CK83] oder „höchst verdrießlicher Laune" [CK75] einher, was für den Patienten aber nicht gleich Anlass sein muss, in Lästerungen und Schmähungen zu verfallen.

Der Anacardium-Patient ist sehr dazu geneigt, in eine hypochondrische, mutlose und verzagte Stimmung zu geraten, verbunden mit einer Unbeholfenheit, in der alle Bewegungen äußerst ungeschickt und träge erscheinen.[CK10] Unheiterkeit [CK] und Traurigkeit [CK1]. Die **Idee von Dualität** offenbart sich auch darin, dass er das Gefühl hat, „als sey der Geist ohne Zusammenhang mit dem Körper" [CK] oder als sei ständig ein Fremder an seiner Seite [GS]. Diese psychischen Symptome haben häufig ihren Ursprung in gastrischen Störungen. Bei Frauen können sie auch nach der Geburt eines Kindes auftreten; die Wöchnerin kann dann melancholisch werden und das Gefühl für die Realität verlieren. So kann sie etwa behaupten, dass ihr Mann nicht ihr Mann, ihr Kind nicht ihr Kind sei – und ähnliche Vorstellungen.[NZ4,76]

Magen-Darm-Trakt

Die gastrischen Symptome von Anacardium sind die folgenden – und sie sind höchst charakteristisch: Der Patient ist die meiste Zeit hungrig [CK214], und fast all seine **Beschwerden verschwinden während des Essens,** kehren aber bald danach wieder [zwei Stunden nachher [CK215] bzw. sobald der Magen leer wird (Nash)]; oder Beschwerden entstehen oder verschlimmern sich direkt nach dem Essen [CK217ff].[2] Es besteht eine besondere Art von Stuhlverstopfung: Zwar verspürt der Patient öfters des Tages **Stuhldrang, doch wenn er sich dazu setzt, ist der Drang stets weg,** und er kann nichts loswerden.[CK289f] Der Mastdarm scheint keinerlei Kraft zu haben, und oft ist dies mit einem Gefühl verbunden, als steckte ein Pfropfen [CK291] oder ein sonstiger Fremdkörper im Rektum, was aber keineswegs mechanisch durch zurückgebliebene Fäzes bedingt ist. Auch hier haben Sie wieder die **Empfindung eines pflockähnlichen Fremdkörpers,** der die normale Funktion eines Organs beeinträchtigt. Nun, derartige Symptome kommen häufiger vor, als man meinen sollte. Und wenn sie vorkommen, denken wir eher an Mittel wie **Nux vomica**, **Ignatia** und **Sulfur**, und dabei vergessen wir gewöhnlich Anacardium.

Nux vomica Unser Mittel gleicht Nux vomica besonders in seiner Neigung zu **morgendlicher Übelkeit** [CK242]; es ist wie Nux oft in der Schwangerschaft angezeigt, wenn sich dieses Symptom einstellt. Die **Anacardium**-Patientin erfährt dabei eine deutliche Linderung, während sie etwas isst [GS], doch kehrt die Übelkeit danach bald zurück.[3] Auch gibt es etliche Gemeinsamkeiten hinsichtlich der Gemütssymptome beider Arzneien. Worin aber unterscheiden sie sich nun? Ein wesentlicher Unterschied besteht in der Pathologie der Fälle, die nach diesen Mitteln verlangen. **Anacardium** hat über den [beiden Mitteln gemeinsamen] häufigen Stuhldrang hinaus zusätzlich eine ausgeprägte Kraftlosigkeit oder „Ineffizienz" des Rektums und offenbart damit eine Parese dieses Darmabschnitts, die Nux vomica überhaupt nicht eigen ist; vielmehr zeichnet sich Nux durch eine gänzlich **irreguläre Darmperistaltik** aus [eine Art Antiperistaltik, bei der der Stuhl aktiv zurückgedrängt wird (Kent)]. Außerdem fehlt Nux dieses Gefühl eines Pfropfens im Mastdarm.

Diesen Unterschied zwischen **Anacardium** und Nux vomica dürfen Sie bitte nie vergessen, denn es passiert oft genug – ich weiß es aus eigener Erfahrung –, dass wir Nux verabreichen, wo eigentlich **Anacardium** am Platz gewesen wäre.

Sepia officinalis Sepia ist **Anacardium** in dieser Beziehung sehr ähnlich. Auch Sepia hat vergeblichen Stuhldrang mit einem Gefühl im Mastdarm, „als ob ein Pflock darin wäre" [CK742]; ein ständiges Gefühl von Vollheit oder einem Gewicht [GS] im Rektum, selbst nach dem Stuhlgang.

20

[2] Farrington schreibt lediglich: „… the patient is hungry much of the time; he feels better while eating, but worse after eating."

[3] Der Unterschied zu *Nux vomica* besteht wohl genau darin, dass diese Linderung der Übelkeit während des Essens bei *Nux* nicht stattfindet und dass sich die Übelkeit nach dem Essen bei *Nux* sehr viel rascher und stärker verschlimmert.

Es hat ebenso die Trägheit und Untätigkeit des Mastdarms, sodass selbst weicher Kot nur schwer abgeht.[CK743] Allerdings ist bei diesen Symptomen in der Regel irgendein **uterines Leiden** zu erwarten, wenn Sepia als Heilmittel infrage kommen soll.

Hämorrhoiden

Ein französischer Arzt hat Anacardium als unschätzbares Heilmittel bei **inneren Hämorrhoiden**[GS; CK301] empfohlen. Er lässt das Mittel über einige Wochen mehrmals täglich in der 30. Potenz einnehmen und behauptet, auf diese Weise viele Heilungen bewerkstelligt zu haben. Ich habe seine Erfahrung bisher nicht bestätigen können.

Derselbe Arzt verordnet **Lamium album** bei äußeren Hämorrhoiden. Diese Arznei hat Kopfschmerzen, die mit eigentümlichen Rückwärts- und Vorwärtsbewegungen des Kopfes einhergehen.[4]

Haut

Lassen Sie uns nun die Wirkung von Anacardium auf die Haut betrachten. Das Mittel ist hilfreich, wenn das Gesicht, besonders auf der linken Seite[Z2,131] [5], stark angeschwollen und mit vielen **pockenartigen Bläschen** überzogen ist.[Z2,131] Diese Bläschen sind zentral eingedellt [daher „pockenartig"] und können auch in anderen Körperregionen entstehen. Wenn sie aufreißen, sickert eine gelbliche, durchsichtige Flüssigkeit heraus, welche an der Luft zu einer gelben, durchsichtigen Masse verhärtet.[Z2,131] Der Juckreiz ist so groß[CK527ff], dass er den Patienten regelrecht zwingt, seine Fingernägel in die befallene Haut zu graben. Diese Hauterscheinungen werden oft von den schon erwähnten und anderen gastrischen Symptomen begleitet.

Anacardium occidentale Der ölige Saft aus der Fruchtschale der Cashewnuss erzeugt, auch wenn der Kern essbar ist, einen **bläschenförmigen Ausschlag**[GS], meist im Gesicht, ebenso aber auch an anderen Orten[6], verbunden mit fast unerträglichem Jucken[GS], und er ruft ebenfalls Pusteln mit pockenartigen Dellen hervor. Der Saft verursacht einen **erysipelähnlichen Ausschlag** im Gesicht[GS], der sich von links nach rechts ausbreitet. Nun, dies ist in der Prüfung so gewesen.[7] Wenn sich in einer Prüfung die Symptome in eine bestimmte Richtung entwickeln – Sie werden sich erinnern, dass ich in meinen Vorlesungen über die Grundprinzipien der Homöopathie bereits darüber sprach –, dann sollte das Mittel, das diese Symptome hervorgerufen hat, eine Krankheit heilen, die

[4] Hier handelt es sich wahrscheinlich um einen Irrtum. *Lamium* hat in seiner Prüfung tatsächlich viele Kopfschmerzen hervorgebracht (*GA* 2,2–13), davon aber keine mit der von Farrington genannten Begleiterscheinung. Wohl aber kommt vor – ohne begleitenden Kopfschmerz: *„Große Beweglichkeit des Kopfs, vorzüglich von vorne nach hinten."* (*GA* 2,14) Boericke und Clarke erwähnen ersteres (falsche?) Symptom ebenfalls, beziehen sich dabei aber wohl auf Farrington. In Allens *Encyclopedia* ist das Symptom richtig übersetzt, und klinische Quellen gibt es im deutschen Sprachraum für *Lamium* offenbar nicht. Da Farrington sich in Bezug auf dieses Mittel auf einen französischen Arzt (wohl über ein franz. Homöopathiejournal) beruft, ist es m. E. am wahrscheinlichsten, dass das fragliche Symptom durch einen Übersetzungsfehler (dt. – franz. oder franz. – engl.) zustande gekommen ist. In Kents Repertorium erscheint *Lamium* in folgender Rubrik: „Head, motions of head, backward and forward"; es sollte aus o. g. Gründen mit einem Fragezeichen versehen werden.

[5] Da die Lokalisation der Schwellung und des Ausschlags durch eine direkte Einwirkung des *Anacardium*-Saftes entstanden ist (beim Mörsern der Samen ist der Saft ins Gesicht gespritzt), ist sie gewiss bedeutungslos. Das entsprechende Symptom in den *GS* (Bd. 1, S. 291) sollte daher als Artefakt gekennzeichnet werden. In der Repertoriumsrubrik „Face, swelling, left" ist *Anacardium* zu streichen.

[6] Auch hier ist die Lokalisation in erster Linie expositionsbedingt, hängt also davon ab, welcher Körperteil mit dem ätzenden Öl aus der Schale der Nüsse (enthält die giftigen Substanzen Anacardsäure und Cardol) in Berührung gekommen ist. (Vgl. *Guiding Symptoms*.)

[7] Eine Arzneimittelprüfung von *Anacardium occidentale* hat es nie gegeben. Was in den *Guiding Symptoms* niedergelegt wurde, ist eine Mischung aus größtenteils toxikologischen Wirkungen und einigen Symptomen aus Heilungsberichten.

sich in entgegengesetzter Richtung ausbreitet.[8] In der Prüfung von **Rhus toxicodendron** z. B. dehnt sich die erysipelatöse Entzündung von rechts nach links aus, daher heilt es derartige Leiden, die von links nach rechts wandern.[9] Da Anacardium occidentale viele **Rhus** ähnliche [Haut-] Symptome aufweist, die aber in die entgegengesetzte Richtung ziehen [„Red itching spots like nettlerash, similar to that of *Rhus tox.*, spreading from left to right“ GS], kann es als Antidot von **Rhus** dienen.

Herz

Anacardium orientale ist bisweilen bei **Herzklopfen** angezeigt, namentlich bei älteren Menschen, wenn es so geringe Beschwerden wie einen gewöhnlichen Schnupfen kompliziert CK324. Dieses Herzklopfen geht dann oft auch mit Gedächtnisschwäche einher.

Wir finden das Mittel außerdem bei **rheumatischer Perikarditis** GS indiziert, die durch scharfe Stiche in der Herzgegend CK370f gekennzeichnet ist, wobei die Stiche typischerweise doppelt auftreten, d. h., ein Stich folgt kurz auf den anderen, und dann tritt eine längere Pause ein CK372.

Wirbelsäule, Extremitäten

Anacardium kann auch bei **Rückenmarkerkrankungen** in Betracht kommen. Die Symptome, die es hierbei anzeigen, sind das Gefühl, als ob ein Band oder ein **Reifen um den Rumpf** gespannt wäre GS, sowie die Empfindung, als ob ein **Pflock in der Wirbelsäule** steckte, sodass jede Bewegung einen Schmerz veranlasst, als würde der Pflock dadurch noch ein Stück weiter in den Körper hineingetrieben.

Die **Knie** scheinen bei diesen spinalen Affektionen besonders geschwächt zu werden, sodass sie sich wie gelähmt anfühlen können und der Patient kaum gehen kann CK486. Zusätzlich kann in den Knien, besonders im Sitzen, ein Gefühl von Steifheit entstehen, „als wären diese Theile umwickelt oder eingespannt“.CK485 Ein Blick in das Symptomenregister Hahnemanns [10] verrät Ihnen, wie massiv Anacardium insgesamt auf die **Kniegelenke** einwirkt [11].

Arzneimittelbeziehungen

Anacardium wird – und prägen Sie sich dies bitte ein – nicht durch **Rhus toxicodendron** antidotiert, wenngleich es unter bestimmten Umständen [12] selbst ein Antidot zu **Rhus** ist. Es wird aber durch

[8] Die hier von Farrington angesprochenen Vorlesungen scheinen schriftlich nicht überliefert zu sein, sie finden sich auch nicht in seinen *Lesser Writings*. Gern hätte der Übersetzer Näheres zur Begründung dieser angeblichen Regel erfahren, die doch so offensichtlich dem Ähnlichkeitsprinzip zu widersprechen scheint; so bleibt ihm nur, an dieser Stelle ein dickes ? zu hinterlassen.

[9] Das Beispiel *Rhus toxicodendron* taugt m. E. nicht als Begründung für Farringtons These. Wenn in den zahlreich überlieferten Vergiftungsfällen durch das Berühren der Pflanze die rechte Seite zuerst und verstärkt betroffen ist, ist dies doch wohl der Tatsache geschuldet, dass die meisten Menschen Rechtshänder sind, und die regelrechten Prüfungen untermauern die Wirkrichtung rechts – links *nicht*, ebenso wenig wie die vielen klinischen Erysipelfälle (z. B. *KE* 4, S. 147ff.) als Beleg für die umgekehrte Richtung dienen können.

[10] Farrington schreibt: „Looking into Boenninghausen's works, you will find that *Anacardium* has an action on the knee-joint." Doch ist in „Bönninghausens Werken" nichts zu finden, was nicht bereits von Hahnemann gesagt worden wäre. Die Liste der Kniesymptome in den *CK* (Nr. 473–487) ist vergleichsweise umfangreich, und auch Hahnemanns klinische Angabe „Liegen [= es liegt ihm] in den Gliedern, besonders in den Knieen" deutet darauf hin, dass die Kniegelenke ein „Schwachpunkt" der *Anacardium*-Konstitution sind.

[11] Farrington beschließt diesen Absatz mit der vom Kontext wie vom Inhalt her unverständlichen Bemerkung: „The swelling of *Anacardium* [?] is of ahronic character, and is attended by a sensation as of subcutaneous ulceration." Sowohl in Bezug auf die Kniegelenke als auch allgemein ist in der Pathogenese von *Anacardium* nirgends etwas über „chronische Schwellungen mit einem Gefühl von Geschwürigkeit unter der Haut" zu finden.

[12] In den *Guiding Symptoms* heißt es: „*Anacardium* antidotiert *Rhus tox.*, besonders wenn gastrische Störungen bestehen oder Symptome von rechts nach links ziehen."

Juglans[13] antidotiert, desgleichen durch starken Kaffee ohne Milch oder Zucker.[14]

Rhus radicans, Rhus-Vergiftungen

Im Folgenden noch ein paar Worte zu Rhus radicans und zur antidotarischen Behandlung von Rhus-Vergiftungen – auf **Rhus toxicodendron** werde ich dann, wie schon gesagt, in der nächsten Vorlesung ausführlich eingehen. Rhus radicans wird sehr empfohlen bei **Hinterkopfschmerzen** in Verbindung mit rheumatischer Steifheit des Nackens.

Bei Rhus-Ver**giftungen** sind viele Gegenmittel vorgeschlagen worden, daruner die folgenden.

Croton tiglium Croton ist eines der besten Gegenmittel und erzeugt, sowohl bei lokaler Anwendung wie bei innerlicher Einnahme, einen Ausschlag, der mit dem von **Rhus toxicodendron** fast identisch ist. Zunächst erscheint ein Erythem[GA1,443] mit deutlicher Entzündung der Haut und Dellenbildung auf Fingerdruck.[15] Dann bilden sich dicht beieinander stehende kleine Bläschen[GA1,442], verbunden mit fast unerträglichem Jucken, Brennen[GA1,440] und Stechen[GS]. Die Bläschen füllen sich mit gelblicher, seropurulenter Flüssigkeit, brechen schließlich auf und hinterlassen eine mehr oder weniger dicke Kruste.[(GA1,443); GS]

20

Ammonium carbonicum Auch das Hirschhornsalz ist in solchen Fällen vorgeschlagen worden.[GS] Es kann sowohl innerlich als auch äußerlich eingesetzt werden. Es verursacht einen feinen, roten [scharlachähnlichen[CK657]] Ausschlag, mit heftigem Jucken und Brennen[CK654], das sich nachts verschlimmert.

Grindelia robusta Ärzte aus dem Westen [der Vereinigten Staaten] haben in letzter Zeit bei **Rhus**-Vergiftungen von Grindelia robusta Gebrauch gemacht[GS]; hier im Osten wird es nur wenig angewendet.

Das Mittel hat im Übrigen eine bemerkenswerte Wirkung auf den Vagus. Es scheint eine Parese dieses Nerven herbeizuführen, sodass der Patient bald nach dem Einschlafen aufhört zu atmen und dann durch den Sauerstoffmangel entweder von selbst erwacht oder geweckt werden muss.[GS] Wie Sie sehen, hat es in dieser Hinsicht viel Ähnlichkeit mit **Lachesis** und **Gelsemium**.

Arsenicum album An Arsenicum müssen wir denken, wenn der Ausschlag wie Feuer brennt und große Unruhe besteht.

Chronische Rhus-Vergiftungen finden ihr bestes Heilmittel in **Graphites**, doch sind **Sulfur** und besonders **Sepia** bei der Heilung hartnäckiger Fälle ebenfalls von großem Nutzen.

---

[13] Wahrscheinlich sind beide Arten, *Juglans cinerea* und *Juglans regia,* gemeint, sodass es ratsam erscheint, unter einer *Anacardium*-Behandlung den Verzehr von Walnüssen zu meiden.

[14] Hahnemann schreibt *(CK):* „Riechen an rohen Kaffee [ist] kräftig wirksam gegen den Zorn und die Heftigkeit von *Anacardium.*"

[15] In der Prüfung ist ein solcher ödematöser Zustand nicht aufgetreten, stattdessen ist von einer blassroten Färbung die Rede, „die unter dem Druck des Fingers verschwindet". (GA 1,444)

KAPITEL

21 Vorlesung: Rhus toxicodendron

Einleitendes

Das Mittel, von dem ich heute sprechen möchte, ist der Hauptvertreter der Anacardiaceae, nämlich der Giftefeu oder Rhus toxicodendron (➤ Tab. 21.1).

Prägen Sie sich gut ein, dass Rhus in komplementärer Beziehung zu **Bryonia** steht, eine Tatsache, die Hahnemann entdeckt hat, als er mit einer Kriegstyphus-Epidemie konfrontiert war, bei der er viele Fälle behandelte und nur eine alte Person verlor.[1] Der Erfolg, den er damals errang, wurde von allen Seiten anerkannt [siehe jedoch die Fußnote]. Viele Menschenleben sind seither durch die alternierende Gabe dieser beiden Arzneien gerettet worden – alternierend in dem Sinne, dass man **Bryonia** verabreicht, wenn **Bryonia**-Symptome vorherrschen, und Rhus toxicodendron, wenn der Patient Rhus-Symptome zeigt. Dies ist eine legitime Art des Wechselns von Arzneien. In diesem Zusammenhang möchte ich auch noch einmal an die wichtige Tatsache erinnern, dass Rhus toxicodendron in einer feindlichen Beziehung zu **Apis mellifica** steht. Obwohl die Symptome dieser beiden Mittel, äußerlich betrachtet, einander ähnlich sind, folgen doch Rhus und **Apis** aus Gründen, die ich nicht erklären kann, nicht gut aufeinander.

Rhus toxicodendron bildet in gewisser Weise das Zentrum einer sehr großen Gruppe von Arzneien (➤ Tab. 21.2), und es würde mehrere Stunden in Anspruch nehmen, wenn wir sie alle hier vergleichend darstellen wollten. So hat Rhus beispielsweise einen ausgesprochenen Bezug zu typhösen Fieberzuständen, und dabei gruppieren sich viele Arzneien um Rhus herum, die dort ebenfalls Anwendung finden können. **Bryonia** steht ihm hier, wie schon gesagt, besonders nahe. In eine andere Richtung zielt **Arsenicum**, und in noch eine andere **Muriaticum**

Tab. 21.1 Rhus toxicodendron: betroffene Gewebe/Organe und Anwendungsbereiche

Gewebe/Organe	Anwendungsbereiche
Blut	• Herz; Puls • Typhöse Symptome • Fiebererkrankungen
Fibröse Gewebe	• Aponeurosen, Sehnen • Gelenke • Zellulitis • Überanstrengung
Haut	• Ausschläge • Erysipel
Schleimhäute	• Grippe • Durchfall
Organe	

Tab. 21.2 Rhus toxicodendron: Vergleichsmittel bei speziellen Indikationen

Vergleichsmittel	Indikationen
Arn., Brom., Acon., Kalm., Puls., Cimic. Phyt.	Herzerkrankungen
Phos., Ars., Mur-ac., Carb-v., Bapt., Arn., Ph-ac., Tarax., Bry.	Typhus abdominalis
Arn., Ars., Sulf., Petr., Ruta, Staph., Kali-c., Led., Valer., Anac., Con., Lyc., Puls., Ferr., Rhus-r., Kalm., Colch., Rhod.	Rheumatische Beschwerden
Lach., Ail., Arum-t., Bell., Calc.	Scharlach
Mez., Jug-c., Jug-r.	Ekzeme
Chin., Sulf-ac., Bell., Spig., Carb-an.	Kopfsymptome
Calc., Sep., Gels., Kalm.	Augensymptome

[1] So schreibt es Ernst Stapf in einer Anmerkung zu Hahnemanns Zeitungsartikel „Heilart des jetzt herrschenden Nerven- oder Spitalfiebers" (*Kleine medizinische Schriften*, Bd. 2, S. 155). Hahnemann selbst schreibt im Vorwort zur *Rhus-toxicodendron*-Prüfung (*RAML*, Bd. 2, S. 358) in einer Fußnote: „Mir starb nicht ein einziger von 183 Kranken in Leipzig, was bei der damals russischen Regierung in Dresden viel Aufsehn erregte, aber von den medicinischen Behörden in Vergessenheit gebracht ward."

acidum, **Phosphorus**, **Carbo vegetabilis**, **Baptisia** und eine Reihe weiterer Mittel.

Herz und Kreislauf

Lassen Sie uns zunächst die Wirkung von Rhus toxicodendron auf das kardiovaskuläre System betrachten. Rhus führt zu einer heftigen Erregung im Gefäßsystem [KE4,779], einer Zunahme der Blutzirkulation bis hin zu Blutwallungen. Auch das Zentrum des Kreislaufs, das Herz, wird in Mitleidenschaft gezogen. Wir finden das Mittel angezeigt bei unkomplizierter, d. h. nicht mit Klappenfehlern verbundener **Hypertrophie** des Herzens; diese Hypertrophie ist bei Rhus eine **Folge von Überanstrengung** [GS], wie sie häufig bei Athleten vorkommt oder bei Handwerkern, die mit schweren Werkzeugen hantieren müssen. Andere nützliche Mittel bei diesem Zustand sind **Arnica** und **Bromum**. Diese Arzneien müssen, wenn sie indiziert sind, fortgesetzt über mehrere Tage und sogar Wochen eingenommen werden, bis der Überschuss an Herzmuskelmasse ausreichend reduziert ist.

Rhus toxicodendron ist ferner bei chronischem **Herzklopfen** [RA497] als Folge übermäßiger körperlicher Anstrengung [GS] angezeigt. Der Patient verspürt ein unangenehmes Gefühl von Schwäche und Zittern in der linken Brust bzw. der Herzgegend [RA498;GS], als ob der Herzmuskel müde wäre, und dies verschlimmert sich nach jeder Anstrengung. Das Herzklopfen ist nicht selten gerade dann besonders stark, wenn der Patient still sitzt.[RA497]

Wenn Rhus bei organischen Herzerkrankungen das Heilmittel ist, besteht gewöhnlich gleichzeitig eine **schmerzhafte Lähmigkeit und Taubheit des linken Arms** [GS; SK464] und der linken Schulter.

21

Aconitum napellus Aconitum hat bei Herzleiden ein Kribbeln in den **Fingern** der linken Hand [GS], mit einem Gefühl, als wären diese eingeschlafen [RA340]. Angst ist bei diesem Mittel allgegenwärtig.

Kalmia latifolia Auch Kalmia neigt, ähnlich wie **Rhus**, bei Herzerkrankungen zu Taubheit im linken Arm.

Cactus grandiflorus Typisch für Cactus ist diese Empfindung in Verbindung mit einem Zusammenschnürungsgefühl am Herzen, „wie wenn eine eiserne Hand dessen normale Bewegung hemmte“ [AZ69,152].

Sumbulus moschatus Die Sumbuls- oder Moschuswurzel hat bei nervösen Herzbeschwerden kribbelnde Taubheit mit Schwere und Müdigkeit des linken Arms [EN432f], dabei heftige, nadelähnliche [wiry = dünn wie Draht] Stiche in den Fingern [EN447].

Pulsatilla Die Pulsatilla-Patientin neigt zu Taubheits- oder Eingeschlafenheitsempfindungen in den Armen [RA752f], besonders im Bereich der **Ellbogen,** sehr oft in Verbindung mit Hypertrophie oder Dilatation der rechten Herzkammer.

Cimicifuga racemosa Actacea racemosa hat [bei Angina pectoris [GS]] das Gefühl, als wäre der linke Arm taub und seitlich fest am Körper angebunden.[GS]

Phytolacca decandra Dieses Mittel affiziert dagegen mehr die rechte Körperhälfte. Es hat im rechten Arm die gleichen Empfindungen wie **Aconitum**, **Kalmia** und **Rhus** im linken. [2]

Kommen wir zum **Puls** von Rhus toxicodendron. Rhus verursacht eine Depression des Kreislaufs, daher ist der Puls normalerweise nicht so voll und kräftig, wie wir es z. B. bei **Aconitum** finden. Er ist beschleunigt [RA942], aber der Herzschlag ist dabei in der Regel schwach.[GS] Der Puls kann aber auch unregelmäßig sein [RA941] oder sogar aussetzen; all dies ist für Rhus charakteristisch. Mit diesen Pulsveränderungen geht oft besagte Taubheit des linken Arms einher.

Typhus abdominalis

Wir wollen uns nun mit den typhösen Symptomen von Rhus befassen; damit meine ich typhusähnliche

[2] Also Taubheit und Kribbeln – doch davon ist weder etwas in den Quellen noch im Repertorium zu lesen. Dagegen findet sich, als klinisches Symptom bei Angina pectoris in den *Guiding Symptoms* bestätigt, folgendes Prüfungssymptom in Herings *Materia Medica* von 1873 (auch *EN* 423): „Gelegentliche Schmerzstöße in der Herzgegend, und sobald diese im Herzen aufhören, erscheinen ähnliche Schmerzen im rechten Arm." (*MM* 749)

Symptome, also solche, die ein Schwächerwerden der Lebenskraft anzeigen, wie dies bei Krankheiten vorkommt, die einen **schleichenden, adynamischen Verlauf** nehmen. Sie können sich, sofern das Symptomenbild ansonsten unverändert bleibt, auf Rhus verlassen, wann immer eine akute Krankheit solch typhusähnlichen Züge bekommt. Eine **Dysenterie,** die diese Form annimmt, erfordert häufig Rhus, und dasselbe gilt – unter ähnlichen Umständen – für **Peritonitis, Pneumonie, Scharlach** und **Diphtherie,** solange die Symptome kein anderes Mittel deutlich anzeigen. Aus der Tatsache, dass Rhus in all diesen Fällen hilfreich ist, können wir schließen, dass die Arznei eine vergiftende Wirkung auf das Blut haben muss.[KE3,329]

Die Symptome, die auf Rhus beim eigentlichen **Bauchtyphus** hindeuten, sind die folgenden: An erster Stelle sollte die Gemütsverfassung berücksichtigt werden, die beim Rhus-Patienten eher durch Milde oder Sanftmut gekennzeichnet ist. Auch das Delirium hat einen milden Charakter[GS]: Der Kranke wird nicht gewalttätig, wenngleich er mitunter dazu neigen kann, aus dem Bett zu springen[RA837] oder wegzulaufen. Doch wenn er einigermaßen bei Bewusstsein ist, zeigt er nur wenig Reizbarkeit; auch heftiger Ärger oder Zorn ist kein das Mittel charakterisierender Gemütszustand.

Dagegen werden Sie feststellen, dass das Delirium mit **großer Unruhe** verbunden ist, nicht nur in psychischer, sondern auch in physischer Hinsicht. Der Kranke wälzt sich andauernd im Bett umher[RA845]; mal liegt er auf der einen Seite, mal auf der anderen, mal sitzt er aufrecht im Bett, mal liegt er flach darnieder. Er hat ständig das Bedürfnis, sich zu bewegen, und es hat den Anschein, als würde ihm der fortwährende Lagewechsel Erleichterung verschaffen. Ausnahmsweise kann es – zu Beginn der Krankheit – vorkommen, dass er infolge größter Schwäche und Erschöpfung ganz ruhig liegen möchte; doch ist die Schwäche tatsächlich nur ein Frühsymptom, das zu diesem Zeitpunkt alle anderen Symptome gewissermaßen überwältigt und dominiert.

Der Patient ist im typhösen Fieber gleichgültig[RA951] gegenüber allem und jedem, doch hat er manchmal auch Wahnvorstellungen und fürchtet dann besonders, **vergiftet** zu werden[RA966]. Er nimmt die Medizin nicht ein, die Sie ihm dalassen, oder verweigert das ihm ans Bett gebrachte Essen und Trinken, weil er meint, die ihn betreuenden Personen seien Feinde und hätten das Bestreben, ihn zu vergiften. Mit fortschreitendem Sopor[KE3,329] beantwortet er Fragen nur noch sehr langsam, fast widerwillig und wie pikiert, aber er reagiert dabei nie heftig.

Der Kranke hat starke Kopfschmerzen, und er vergleicht diese mit einem Gefühl, als wäre ein Brett quer vor die Stirn gebunden[GS]. Sie gehen oft mit Blutandrang zum Kopf einher, äußerlich erkennbar am plötzlichen Erröten des Gesichts.[GS] Das dabei leicht entstehende Nasenbluten[RA176] lindert die Kopfschmerzen etwas[GS], und das entweichende Blut ist von dunkler Farbe.

Der Typhus kann auch die Lungen angreifen und zu einer Pneumonie führen[KE3,328ff], mit dem üblichen Husten, der Schweratmigkeit und dem rostbraunen Sputum.

Bei all diesen Symptomen ist die Zunge bräunlich bis dunkelbraun, rissig, rau und trocken[HY15,508], wobei die Risse beträchtlich auseinanderklaffen[AZ24,233] und auch bluten können. Mitunter sind Zunge und Mund von einem braunen[(EN359)], zähen Schleim überzogen[(GS)]. Auch kann die Zunge bisweilen Zahneindrücke[GS] erkennen lassen – was Sie natürlich nicht dazu verleiten darf, gleich zu **Mercurius** zu greifen! **Mercurius** hat nur einen geringen Bezug zu Typhus abdominalis; es wird Ihren Fall verderben, es sei denn, es sind zugleich deutliche Zeichen von Gelbsucht vorhanden. Die Zunge von Rhus weist außerdem sehr oft ein **rotes Dreieck an der Zungenspitze** auf[EN361] – und bietet damit insgesamt ein völlig anderes Erscheinungsbild als die eher gleichmäßig belegte, schlaffe Zunge von **Mercurius.**

Störungen seitens des Magen-Darm-Trakts zeigen sich beim typhuskranken Rhus-Patienten in Form von Durchfällen mit grünlichen oder gelblichbraunen, aashaft stinkenden Stühlen, die bevorzugt nachts[KE4,779] im Schlaf unwillkürlich abgehen.[GS(AZ24,234)] Auch der Urin geht, besonders in der Ruhe, unwillkürlich ab[SK462] und hinterlässt manchmal rötliche Flecken in der Wäsche.

Der Kranke klagt über reißende Gliederschmerzen[KE4,786] und fast unerträgliche Rückenschmerzen.[GS] Der Schlaf ist entsprechend unruhig[RA832], und er träumt, er würde über Felder und Wiesen wandern oder er würde hart arbeiten, rudern, schwimmen oder klettern.[GS] Bisweilen träumt er auch, wie der **Bryonia**-Patient, von den Geschäften des Tages.[RA853f]

(Die erwähnte nächtliche Unruhe, besonders der Gliedmaßen, findet sich u. a. auch bei **Causticum**, **Aurum** und **Aurum muriaticum**.)

Die Körperoberfläche ist trocken, heiß und oftmals gerötet und von roten Fleckchen übersät.[KE4,786] Wenn Schweiße auftreten, sind diese meist kopiös[RA930] und sauer riechend[RA933] und von einem frieselähnlichen Ausschlag begleitet[KE4,787].

Der Bauch ist meteoristisch aufgetrieben[KE4,781f] und vor allem an zwei wichtigen Stellen schmerzhaft druckempfindlich, zum einen in der Blinddarmgegend[AZ24,234], zum anderen unter dem linken Rippenrand, in der Gegend der Milz, die nebenbei erwähnt deutlich vergrößert ist.[KE4,785] Die Stühle werden schließlich spärlich und grünlich und gehen nicht mit Tenesmus einher. Bei Frauen können kurzzeitige Uterusblutungen hinzutreten, sie bringen aber keine Erleichterung der Beschwerden.[KE4,786]

Zeichen von pulmonaler Blutüberfüllung treten auf, mit Rasselgeräuschen über der ganzen Brust, besonders über den unteren Lungenlappen.[KE4,786] Der Husten ist zunächst trocken und wird dann stärker, häufiger und lockerer und bringt etwas blutstreifigen Auswurf heraus.[KE4,786]

Dies sind die wichtigsten Symptome, die Sie bei der Behandlung von Bauchtyphusfällen dazu veranlassen sollten, Rhus toxicodendron den Vorzug zu geben. Lassen Sie mich im Anschluss kurz darauf eingehen, wie Rhus hier von seinen konkordanten Mitteln unterschieden werden kann, und als Erstes werde ich einige jener Mittel abhandeln, die gut auf Rhus folgen.

Phosphorus Phosphorus folgt gut auf **Rhus**, wenn die **pneumonischen Symptome** nach jenem Mittel nicht gewichen sind und der Durchfall fortbesteht. Die Stühle sind gelb-wässrig[GS] und **blutig tingiert,** manchmal wie Fleischwasser aussehend[JB3,335].

21

Arsenicum album Arsenicum folgt auf **Rhus** bei der **erethischen** Form des Typhus. Ungeachtet der fürchterlichen Prostration ist der Arsenicum-Patient leicht reizbar und **ängstlich**[KE4,703], selbst noch in seinen letzten Lebensstunden. Trotz **Rhus**-Medikation bleibt die **profunde Schwäche** bestehen, der Belag im Mund wird immer dunkler [schwarzbraun[KE4,704]], und auch die Durchfälle halten an. Lassen Sie mich an dieser Stelle aber zur Vorsicht mahnen, neigen doch Anfänger dazu, Arsenicum zu früh zu verabreichen. Wenn sie dies nämlich tun, befördern sie nur die Leiden, die sie eigentlich verhindern wollen. Arsenicum ist ein ausgezeichnetes Mittel, wenn es wirklich indiziert ist, aber ein gefährliches, wenn es zur Unzeit gegeben wird. Darum sage ich: Geben Sie Arsenicum bei typhösen Erkrankungen nicht zu schnell und unbedacht, sondern nur, wenn die Symptome eindeutig danach verlangen! Arsenicum hat wie **Rhus** große Ruhelosigkeit und Erschöpfung sowie markante abdominale Symptome. Der **Durst** ist gewaltig [„er trinkt aber nur wenig auf einmal“[CK384]]. Schmerzen haben in der Regel einen **brennenden** Charakter. Die Stühle sind schwärzlichbraun, äußerst übelriechend und blutig[HY18,462f], und sie kommen häufiger **nach Mitternacht.**

Muriaticum acidum Das Mittel ist ebenfalls bei der erethischen Form des Typhus von Nutzen. Es hat viele Symptome mit **Rhus** gemein und ist vorzuziehen, wenn die Blutzersetzung noch stärker hervortritt. Es besteht ausgesprochene Hinfälligkeit[KE4,754], der Patient ist so schwach, dass er immer wieder **im Bett herunterrutscht**[CK526]. Stuhl und Urin gehen unkontrolliert ab.[AZ36,50]

Hyoscyamus niger Hyoscyamus hat wie **Rhus** die Furcht, vergiftet zu werden[RA(473)], aber in noch ausgeprägterem Maße; ansonsten zeigen die beiden Mittel nicht viele Gemeinsamkeiten.

Carbo vegetabilis **Rhus** ähnelt aber auch solchen Arzneien, die für die **torpide** Form der Erkrankung passen, und an erster Stelle steht bei diesen Mitteln Carbo vegetabilis[AZ53,161]. Der **Rhus**-Patient gerät nicht selten in einen Carbo-vegetabilis-Zustand, und in diesem Fall liegt er völlig **apathisch** und regungslos da, ohne irgendwelche Zeichen der Reaktion auf äußere Reize.[KE4,724] Die Gliedmaßen sind kalt, besonders die Beine von den Füßen bis zu den Knien, und von kaltem Schweiß bedeckt.[AR11,3,135] Der Puls ist beschleunigt, aber kaum tastbar; die Darmentleerungen verbreiten einen aashaften Geruch.[JB1,145]

Baptisia tinctoria Eine weitere Arznei ist hier Baptisia. Für das Mittel spricht eine braun[KE6,50] oder schwärzlich belegte Zunge (wie wir sie auch bei **Rhus** sehen) sowie sehr hohes Fieber. Das Gesicht hat ein **düsterrotes, berauschtes Aussehen**[GS], wie das eines Betrunkenen. Die Darmentleerungen sind dunkel, flüssig und höchst übelriechend.[GS] Der Patient ist schläfrig und benommen, und wenn man ihn etwas fragt, schläft er mitten in der Antwort ein.[GS] Er kann sich aber auch ruhelos im Bett umherwälzen und sich einbilden, doppelt vorhanden zu sein[GS]; oder er hat das Gefühl, sein Kopf oder Körper läge **in Stücken verstreut im Bett,** und er kann nicht einschlafen, weil er vergeblich versucht, die Teile zusammenzusuchen.[HC1,33] Das Bett fühlt sich so hart an, als läge er auf einem bloßen Brett.[GS] Die Zunge ist häufig von aphthösen Geschwüren übersät.[(EN114)]

Arnica montana Wie **Baptisia** hat auch Arnica einen schläfrigen, benommenen Zustand; der Patient klagt über zu große **Härte des Bettes** und schläft über der Beantwortung einer Frage ein. Doch der Arnica-Patient neigt dabei mehr zu völliger Apathie und Gleichgültigkeit[RA622], zu durchgelegenen Stellen und zur Bildung von **Ekchymosen** am ganzen Körper sowie zu unwillkürlich abgehendem Stuhl und Harn[AZ67,20], und wenn die Lungen betroffen sind, außerdem zu starkem **Bluthusten**[AZ67,20].

Phosphoricum acidum Die Phosphorsäure folgt gut auf **Rhus**, wenn der torpide Charakter des Typhus mehr in den Vordergrund rückt[KE4,770], mit ausgeprägter **Apathie,** Abspannung und Reizlosigkeit[AZ53,154]. Die Durchfälle sind schleimig und enthalten Blutspuren.[KE4,775] Nasenblutungen bringen, wenn sie auftreten, keine Erleichterung, sondern verschlimmern eher noch.[KE4,775]

Taraxacum officinale Auch an Taraxacum sollten wir bei Typhus abdominalis denken. Bönninghausens Sohn wurde einst von dieser Krankheit befallen und von seinem Vater behandelt.[3] Eines seiner Symptome war die für **Rhus** so charakteristische große Unruhe, doch das Mittel half nicht. Als er in der *Reinen Arzneimittellehre* nachschlug, fand er auch bei Taraxacum diese Unruhe sowie „die besonders in der Ruhe unerträglichen reißenden Schmerzen in den Beinen“[AR18,2,16], und Taraxacum hatte außerdem ein Symptom, das auch bei seinem Sohn auffiel: eine **Landkartenzunge**[RA(74)]. Der Erfolg dieser Medikation war ebenso prompt wie unerwartet.

Bryonia alba Die Indikationen für Bryonia in typhösen Zuständen möchte ich noch bis zum nächsten Monat zurückstellen, denn dann werde ich auf Bryonia in einer eigenen Vorlesung [Nr. 29] detailliert eingehen.

Wechselfieber

Als Nächstes wollen wir die für Rhus typischen Kreislaufphänomene bei einer anderen Fieberform betrachten, nämlich dem Wechselfieber. Rhus eignet sich bei intermittierenden Fieberformen, wenn der **Frost** in einem Bein, gewöhnlich im **Oberschenkel** [in den Beinen, gewöhnlich den Oberschenkeln[GS]; im Kreuz und den Oberschenkeln[AN1,166]] beginnt oder auch zwischen den Schulterblättern[RA906] bzw. über einem Schulterblatt. Es ist bei dieser Krankheit stets sehr wichtig, darauf zu achten, in welchem Körperteil der Frost seinen Ausgang nimmt. So beginnt er etwa bei **Eupatorium purpureum** und manchmal auch bei **Natrium muriaticum**[GS] im Kreuz[HC1,17] [bei **Eupatorium perfoliatum** eher im ganzen Rücken[GS]]. Bei **Gelsemium** laufen Frostschauder den Rücken hinauf, von den Lenden zum Genick[AZ65(MB)11] [oft auch Frostbeginn in Händen oder Füßen[GS]].

Im Falle von Rhus besteht während des Froststadiums ein trockener, quälender, erschöpfender **Husten**[GS], ein Symptom, das Sie u. a. auch bei **China**, **Sulfur**, **Bryonia** und **Sabadilla** finden. Bei äußerem Frost verspürt der Patient oft zugleich innere Hitze.[4] Während des Frostes gewöhnlich kein Durst.[AR18,2,28] Im Stadium der **Hitze** kommt es häufig zu Hautsymptomen, etwa zu Nesselausschlag[KE4,979] oder zu **Fieberbläschen** um den Mund herum[GS]. **Schweiße** treten am ganzen Körper auf, **mit Ausnahme des Gesichts.**[RA923]

[3] In den Quellen (*Archiv,* Bd. 18, H. 2, S. 15ff.) findet sich nur Bönninghausens Schilderung, wie er seine ganze Familie einschließlich dreier Dienstmädchen von diesem Leiden kurierte. Danach war es nicht der Sohn, sondern eines der Dienstmädchen, das dieses seltene Mittel benötigte.

[4] „Den ganzen Tag ist's ihr inwendig zu heiß, und äußerlich friert sie, und ist doch gehörig warm anzufühlen, und ohne besondern Durst …“ (*RA* 897)

21

Fibröse Gewebe

Wir wollen nun die Wirkung von Rhus auf die fibrösen Gewebe studieren, wozu ich auch die Aponeurosen und Sehnen der Muskeln, die Bänder der Gelenkkapseln und das Bindegewebe rechnen möchte. Kein anderes Mittel übt eine tiefere Wirkung auf die fibrösen Gewebe aus als Rhus toxicodendron. Das Mittel ist von Nutzen, wenn die Sehnen entzündet sind, sei es aufgrund von **Überanstrengung** oder von einer **plötzlichen Überlastung,** wie im Falle einer **Zerrung** oder Distorsion [GS]. Doch wir können Rhus auch bei andersartigen Beschwerden verabreichen, die auf Überanstrengung zurückzuführen sind. Erleidet z. B. ein Blasmusiker nach einem langen Auftritt eine Lungenblutung, wird Rhus sein Heilmittel sein. Wenn jemand nach starker körperlicher Anstrengung von einer Lähmung befallen wird, wird das Leiden wahrscheinlich Rhus weichen. Bei **Verrenkungen** oder **Verstauchungen** folgt auf Rhus **Calcarea carbonica**, wenn Rhus eine Linderung, aber keine völlige Ausheilung gebracht hat.

Lassen Sie mich hier noch auf zwei weitere Mittel eingehen, die bei üblen **Folgen von Überanstrengung** manchmal erforderlich sind, damit Sie sie von der hier in Rede stehenden Arznei unterscheiden können.

Arnica montana Arnica wirkt mehr auf das Muskelgewebe als auf die Sehnen und Bänder. Daher finden wir es angezeigt, wenn als Folge einer längeren Anstrengung ein ausgeprägter **Wundheitsschmerz in den Muskeln** besteht. Der Patient hat das Gefühl, als ob er verprügelt worden wäre, aber nicht dieses Zerrungsgefühl, wie es für **Rhus** so typisch ist. Wenn ein Gelenk eindeutig verstaucht wurde, ist Arnica nicht das beste Mittel,[5] es sei denn, es besteht eine erhebliche Entzündung der Weichteile (anstelle der Ligamente).

Arsenicum album An Arsenicum muss bei Folgen von Überanstrengung vor allem dann gedacht werden, wenn die Anstrengung in dem Erklettern steiler Hügel oder Berge bestand. Wir haben es hier mit einer Kombination der Folgen von zu großer Anstrengung und des **Atmens dünner Luft** zu tun. Arsenicum ist ferner hilfreich bei Entzündung und Wundheitsgefühl in **Kugelgelenken** als Folge von **Stauchung** derselben, etwa wenn der Femurkopf heftig in die Hüftgelenkpfanne hineingepresst worden ist.

Das allgemeine Charakteristikum jedoch, das Ihnen in all diesen Fällen hilft, sich für Rhus toxicodendron zu entscheiden, ist folgende Modalität: **Der Patient erfährt eine Linderung seiner Beschwerden durch fortgesetzte Bewegung [RA580], doch zu Beginn der Bewegung eine Verschlimmerung.**

Der Grund für dieses Symptom ist, dass die fibrösen Gewebe durch die fortgesetzte Bewegung erwärmt und aufgelockert und dadurch geschmeidiger gemacht werden.

Lumbago

Es gibt allerdings eine Ausnahme von dieser Regel, und die zeigt sich in jenem schmerzhaften Leiden, das als Lumbago bezeichnet wird. Ich habe immer wieder festgestellt, dass Rhus zu Beginn dieses Leidens das passende Mittel ist, unabhängig davon, ob es dem Patienten durch Bewegung besser geht oder nicht.[RA582] Die Symptome, die in einem solchen Fall zusätzlich für Rhus sprechen, sind große Rückenschmerzen beim Versuch, sich aufzurichten oder zu erheben [RA575]; rheumatische Nackensteifigkeit [RA558] durch Sitzen in zugiger Luft; rheumatischer Schmerz zwischen den Schulterblättern, nur durch Wärme gelindert, aber durch Kälte verschlimmert [RA573]. Auch zusammenschnürende Schmerzen in den Rückenmuskeln im Sitzen kommen vor, die beim Zurücklehnen vermindert, doch beim Vorbeugen vermehrt werden.[RA578]

Sulfur Auch Sulfur hat rheumatische Rückenschmerzen, mit Steifheit in der Lendengegend und plötzlichem Kräfteverlust beim Versuch, sich zu bewegen.

Petroleum, Ruta graveolens Diese beiden Mittel sind nützlich, wenn rheumatische Rückenschmerzen vor allem morgens im Bett auftreten, bevor der Patient aufgestanden ist.

[5] Doch sollte *Arnica* bei einer Verstauchung, etwa des Fußgelenks, als Erstes gegeben werden, wenn diese mit einer Gelenkschwellung, also mit Blutaustritt ins Gewebe verbunden ist.

Staphisagria Der Staphisagria-Patient erwacht vor Kreuzschmerzen früh am Morgen und muss deshalb aufstehen, dann verschwinden sie.[RA(201)]

Kalium carbonicum Dieser Patiententypus hat scharf stechende Schmerzen in der Lendengegend, die ihn um 3 Uhr früh aus dem Schlaf wecken und zwingen, aufzustehen und umherzugehen; die Schmerzen fahren oft nach unten, bis ins Gesäß hinein.[GS]

Ledum palustre Ledum hat schmerzhafte Steifigkeit des Rückens und der Lenden, wenn der Patient längere Zeit still gesessen hat.[RA83] Krampfschmerzen über den Hüften am Abend. Die Füße sind am Morgen starr und steif.[RA115]

Valeriana officinalis Baldrian erzeugt – und heilt entsprechend – plötzlich erscheinende, heftig ziehende Schmerzen in den Gliedmaßen[GA3,139] und wiederholtes flüchtiges Zucken daselbst[GA3,154]. Die Schmerzen vermehren sich gewöhnlich im Sitzen und vermindern sich bei Bewegung.[GA] In der Lendengegend leidet der Patient bisweilen unter empfindlichen Schmerzen, „als hätte er sich schwer verhoben"[GA3,126], und diese sind denselben Modalitäten unterworfen wie die Gliederschmerzen.

Rheumatismus

Bei Rheumatismus ist Rhus weniger bei der akuten, entzündlichen Form angezeigt als vielmehr bei der **chronischen rheumatischen Diathese** mit den erwähnten charakteristischen Modalitäten, wenn zudem die Beschwerden bei **feuchtem Wetter** oder durch Aufenthalt an feuchten Orten verschlimmert werden.[GS] Eine weitere Besonderheit von Rhus ist, dass **Knochenvorsprünge** wie etwa die Jochbeine sehr **berührungsempfindlich** sind[GS(RA154)] – ein Hinweis darauf, dass Rhus auch die Knochenhaut affiziert. Typisch für Rhus ist außerdem, dass der Patient keinerlei Exposition gegenüber **kalter Luft** vertragen kann.[GS] Das Mittel ist ferner bei Menschen (aber z. B. auch bei Pferden) hilfreich, wenn diese durch körperliche Anstrengung warm geworden und das einsetzende **Schwitzen** dann durch Regen oder Feuchtigkeit **unterdrückt** wird.

Anacardium orientale Bei derartigen rheumatischen Leiden ist **Rhus** zunächst mit Anacardium zu vergleichen, das z. B. schmerzhafte Nackensteifigkeit hat, ebenfalls schlimmer zu Beginn der Bewegung [„bei steter Bewegung weniger"[CK393]].

Conium maculatum Auch bei Conium entstehen viele Beschwerden in der Ruhe[CK727] (und vor allem nachts[CK728]) und verschlimmern sich zu Beginn der Bewegung[SK357], während fortgesetzte Bewegung deutlich bessert[CK721].

Lycopodium, Pulsatilla Diese Patienten dürfen sich, nach anfänglicher Verschlimmerung, nur **langsam** bewegen, um Erleichterung ihrer Schmerzen zu bekommen.

Ferrum metallicum Das metallische Eisen hat neuralgische und rheumatische Schmerzen, die **abends im Bett** schlimmer werden und sich durch langsames Umhergehen bessern.[RA209ff]

Capsicum annuum Bei Capsicum sind viele Beschwerden „bei anfangender Bewegung am heftigsten und [sie] mildern sich durch fortgesetzte."[UE]

Rhus radicans Diese Rhus-Art hat ziehende, reißende Schmerzen in den Beinen; typisch sind zudem rheumatische [dumpfe[AZ64,191]] Schmerzen im **Hinterkopf.** Es ist hilfreich bei **Pleuralgie** (oder falscher Pleuritis), wenn der Schmerz von der Brustwand bis in die Schulter und den Arm ausstrahlt.[AZ64,175] In den von Dr. Joslin angestellten Prüfungen hat Rhus radicans Schmerzen hervorgerufen, die dem Verlauf des Nervus ulnaris folgen.

Kalmia latifolia Kalmia hat reißende **Schmerzen die Beine herab,** von den Hüftknochen bis in die Füße[AA40], ohne jede Schwellung oder Fieber, aber mit großer Müdigkeit und **Schwäche** in den Beinen[AA279] (ähnlich wie bei **Colchicum**).

Rhododendron Dieser Arznei ist eine große Empfindlichkeit gegenüber Veränderungen des Wetters[BE591] eigen, besonders von warmem zu kaltem Wetter [„Erneuerung fast aller Symptome **bei eintretender rauher Witterung**"[BE604]], sowie gegenüber **elektrischen Veränderungen in der Atmosphäre**

[„bei Annäherung von Gewittern“[BE]]. Diese Wetterfühligkeit zeigt sich u. a. in **Einschlafen der Gliedmaßen** und Ameisenkribbeln darin[SK447f], darüber hinaus in Gliederschmerzen, vor allem in den **Knochen** einschließlich Periost[BE591] von Unterarmen, Handgelenken[BE540], Fingern[BE571] und Füßen[BE494]. Wie bei **Rhus** treten die Schmerzen vermehrt in der Ruhe auf.[BE] Mitunter klagt der Patient auch über allgemeine lähmungsartige Schwäche[BE606], besonders in den Gliedmaßen[BE588]. Zwischen mehreren Stunden und vielen Tagen können die Beschwerden vollständig pausieren.[BE] Rhododendron ist vor allem bei chronischem Rheumatismus der **kleinen Gelenke** und ihrer Bänder dienlich.[GS] Es ist eines unserer vorzüglichsten Mittel bei der sog. rheumatischen Gicht, namentlich der **harten, rheumatischen Geschwulst des Großzehengrundgelenks**[6], die so oft als chronische Bursitis bei Hallux valgus oder Entzündung des Großzehenballens [engl.: bunion] fehldiagnostiziert wird.[GS]

Ledum ist ein unschätzbares Heilmittel bei **Gicht** und bei rheumatischen Affektionen[SK16], besonders der kleinen Gelenke.[7] Die rheumatischen Schmerzen breiten sich typischerweise **von unten nach oben** aus.[GS] „Schmerzhafte, harte Knoten und Tophen an den Gelenken.“[RA145] Bei Gicht ist Ledum von Nutzen, wenn die Schmerzen durch **Bettwärme verschlimmert**[UE(RA149)] und durch **kalte Anwendungen gebessert** werden;[8] wenn ödematöse Geschwulst der Füße und Unterschenkel besteht[SK22]; wenn missbräuchlich große Dosen **Colchicum** angewendet worden sind und der Patient durch dieses asthenieerzeugende Mittel sehr hinfällig geworden ist[GS].

Ledum verursacht, wie **Colchicum**, heftige, reißende Schmerzen in den Gelenken[SK16f], lähmige Mattigkeit der Gliedmaßen[SK71], „Taubheit und Eingeschlafenheit der Glieder“[RA152] sowie äußerliche Kälte des Körpers (ohne Frostempfindung)[RA169]. Wie bei **Rhus toxicodendron** wird das Gehirn schmerzhaft erschüttert, wenn der Patient einen falschen Tritt tut.[RA3] „Nach dem Genuß von **Wein** vermehren sich die ziehenden Schmerzen in einzelnen Gelenken und Gliedern.“[AZ39,326] Die Muskeln schmerzen, als ob sie nicht ihre gehörige Lage hätten.[RA(99)]

Bindegewebe

Dem obigen Schema (➤ Tab. 21.1) können Sie entnehmen, dass Rhus auch eine Wirkung auf das lockere Bindegewebe (Zellgewebe) ausübt, was seinen Nutzen bei Zellulitiden erklärt, etwa bei peritonsillären **Phlegmonen** im Rahmen einer Diphtherie oder bei eitrigen Orbitalphlegmonen.[GS] Hinsichtlich der Eiterung besteht ein deutlicher Unterschied zu **Apis**, welches niemals abszedierende Zellgewebsentzündungen entstehen lässt.

Bei **Karbunkeln**[KE4,194], einer anderen Form von Bindegewebsentzündung, ist Rhus zu Beginn der Erkrankung angezeigt, wenn der Schmerz groß und das betroffene Areal dunkelrot verfärbt ist. Wenn es frühzeitig gegeben wird, vermag Rhus das ganze Übel abortiv verlaufen zu lassen.[GS] [9] Wenn dies nicht der Fall ist, muss später u. U. auf Mittel wie **Arsenicum**, **Carbo vegetabilis** oder auch **Anthracinum** zurückgegriffen werden.

Haut

Rhus hat eine höchst bemerkenswerte Wirkung auf die Haut. Es ruft ein Erythem hervor, das sehr rasch in **Bläschenbildung** übergeht, oft begleitet von ödematöser Geschwulst des befallenen Bezirks und schließlich mit der Bildung von Eiter und Schorfen endend; die Umgebung des Ausschlags ist gerötet und stark entzündet.[GS]

Rhus ist ein wichtiges Heilmittel bei **ekzematösen Hautveränderungen.** Wenn das Gesicht betroffen

---

[6] Im engl. Kent-Repertorium zu finden unter „Extremities, Arthritic nodosities, Toes, fibrous, of first toe“ (dt.: Extr., Knochen, Gichtknoten, Zehen, fibrös …“). Einziges Mittel: *Rhod.*

[7] Letzteres ist durch die Quellen (*GS* etc.; Repertorium) nicht zu belegen.

[8] In den *Guiding Symptoms* heißt es bei „Temperature and Weather“ (Bd. 7, S. 43) fälschlich: „Cold applications of ice water: rheumatic swelling and pain in knee and legs <“ (statt >).

[9] Auch in fortgeschrittenen Fällen kann *Rhus* noch hilfreich sein, wie ein Fall von Groß (*AR* 16,2,99) zeigt, bei dem ein Nackenkarbunkel bereits seit vier Wochen bestand, mit Herausquellen von übelriechendem Eiter, starkem Fieber und nächtlicher Unruhe. Heilung unter *Rhus* D6 binnen 14 Tagen.

ist, ist das lockere Zellgewebe um die Augenlider aufgedunsen, und es bestehen an der Geschwulst brennende [RA106], **juckende** [RA107] und kribbelnde Empfindungen [GS] – in feinem Unterschied zu **Apis**, bei dem es vorzugsweise brennt und sticht. Das Ekzem selbst ist bei Rhus nässend, übelriechend und eiternd, bisweilen auch impetiginös. Eine rote Linie markiert die Ausbreitung des Krankheitsprozesses.

Mezereum Bei Ekzemen sollte **Rhus** mit Mezereum verglichen werden, besonders in skrofulösen Fällen, wenn sich harte, dicke, kreideweiße Borken bilden, die rissig werden und reichlich Eiter absondern. Juckreiz tritt bei Mezereum am stärksten nachts in Erscheinung [AZ14,168], wenn der Patient warm zugedeckt ist. Manchmal umgeben Pusteln die Ränder des Hauptherdes der Erkrankung.[AZ17,2]

Juglans regia Auch diese Arznei ist hier ein bedeutendes Mittel [HB1458], namentlich bei Tinea favosa[HY22,68], wenn diese neben dem behaarten Kopf auch den Bereich hinter den Ohren befällt. Juckreiz tritt verstärkt in der Nacht auf, sodass der Patient sehr in seinem Schlaf gestört ist. Schorfe bilden sich auf den Armen und in der Achselhöhle.[HY22,77ff]

Psorinum Die Krätzenosode ruft eine schuppige, schmutzig wirkende Haut mit ekzematösen Herden hervor, die ebenfalls vermehrt in der Bettwärme zu jucken beginnen.[GS]

Graphites Die Haut von Graphites-Patienten ist insgesamt rauer, und die Ausschläge neigen zur Absonderung einer klebrigen Flüssigkeit.

Rhus bietet uns darüber hinaus das vollkommene Bild eines **vesikulären Erysipels** dar. Die Gewebe, zu denen es hier eine besondere Affinität hat, sind die Kopf- und Gesichtshaut sowie der Genitalbereich.[KE4,147ff] Die von der Blasenrose befallenen Hautbereiche sind dunkelrot, und die Entzündung wandert bevorzugt von links nach rechts.[GS] [10]

Bei **Apis** breitet sich die Rose in der Regel von rechts nach links aus; die affizierten Stellen haben eine rosige, livide [KE4,133] oder auch purpurne [GS] Farbe; Durst fehlt; [11] doch ist, wenn **Apis** helfen soll, das Vorhandensein ödematöser Schwellungen unabdingbar.

Bei **Pocken** ist **Rhus** angezeigt, wenn die Pusteln durch Bluteintritt schwarz werden und mit dunklem Blut vermischte Durchfälle einsetzen.[GS]

Scharlach

Bei Scharlach ist Rhus besonders in den **adynamisch** [bzw. typhusähnlich [AZ31,230]] verlaufenden Fällen [GS] angezeigt, und es sollte sehr schnell **Belladonna** ablösen, wenn folgende Symptome auftreten: Das Kind wird schlummersüchtig und unruhig.[KE4,63] Die Zunge ist rot und glatt [GS] – eine bei Scharlach sehr ungewöhnliche Erscheinung. Der Rachen nimmt eine dunkelrote Färbung an und sieht seltsam verschwollen aus. Die Halslymphknoten sind vergrößert, mitunter auch die linke Ohrspeicheldrüse, und diese Teile können sogar zu eitern drohen.[GS] Das Unterhautzellgewebe im Halsbereich ist entzündet, was der Hautoberfläche ein dunkelrotes oder bläuliches, erysipelatöses Aussehen verleiht.[GS] Wenn das Kind delirant wird, so stets auf eine milde Weise.[GS] Das Exanthem kommt nur unvollständig heraus, und was herauskommt, ist von dunkler Farbe und von eher miliarem Charakter.

Rhus wirkt, wie Sie sehen, massiv auf die Lebenskraft ein; es dämpft das Sensorium, wie sich an der Schläfrigkeit und dem milden Delirium zeigt. Die Absonderungen verändern sich und werden scharf. Nicht nur die Halslymphknoten, auch alle übrigen Drüsen und Lymphknoten können anschwellen, besonders jene der Achselhöhlen. Der Körper magert ab, und der Patient wird immer schwächer.

Lachesis und **Ailanthus** folgen bei diesem Zustand gut auf Rhus, zeigen aber insgesamt ein noch ausgeprägteres Bild von Adynamie.

21

[10] In den *Guiding Symptoms,* in denen dieser Textabschnitt wiedergegeben wird, heißt es irrtümlich „von rechts nach links". (Bd. 9, S. 106 unten.)

[11] Dieses sonst für *Apis* so typische Zeichen ist in den drei Erysipelfällen, die in der *AHZ,* Bd. 52, S. 5, von Fielitz mitgeteilt wurden, ins Gegenteil verkehrt – in jedem dieser *Apis*-Fälle bestand „viel Durst".

Ailanthus glandulosa Diese Arznei ist besonders dann angezeigt, wenn die Haut nur stellenweise und spärlich von einem dunklen bis lividen Exanthem bedeckt ist.[GS] Der Hals ist innerlich angeschwollen, das Unterhautzellgewebe des äußeren Halses infiltriert. Es besteht ein wundmachendes Nasensekret, und das Kind ist schläfrig und benommen.

Arum triphyllum Die Zehrwurzel gleicht **Ailanthus** im Hinblick auf den wundmachenden Schnupfen. Die Mundwinkel sind wund und rissig und bluten leicht. Selbst der Speichel ist von ätzender Beschaffenheit. Das Arum-triphyllum-Kind ist reizbar und ruhelos. (Siehe die Vorlesung über die Araceae.)

Belladonna Auch Belladonna hat bei Scharlach, wie **Rhus**, diese **Vergrößerung der axillären Lymphknoten**[(RA901)], wird dabei aber oft nicht ausreichend berücksichtigt. Das Mittel ist übrigens oft auch hilfreich, wenn diese axilläre Geschwulst bei Frauen in den Wechseljahren auftritt.

Calcarea carbonica Calcarea ist bei Scharlach zu erwägen, wenn die Parotiden anschwellen[AZ30,221], der Ausschlag im Gesicht zurücktritt und selbiges blass und aufgedunsen hinterlässt[GS].

Atemwege

Als Nächstes wollen wir die Wirkung von Rhus auf die Schleimhäute der Atemwege studieren. Das Mittel erzeugt einen kopiösen **Schnupfen**[RA489], mit Röte und ödematöser Anschwellung des Rachens. Es ist bei **Influenza** angezeigt[AZ36,13], die mit heftigen Knochenschmerzen, fürchterlichem Niesen[KE3,48] und Husten einhergeht.[GS] Der **Husten** ist **trocken** und besonders schlimm **von Abend bis Mitternacht**[RA533] sowie beim Aufdecken des Körpers[GS]. Kurzer Husten von Kitzel und Reiz hinter der oberen Hälfte des Brustbeins.[AZ64,175] **Grippesymptome nach Exposition gegenüber Feuchtigkeit** und Nässe.[GS]

Mezereum hat Husten von Sonnenuntergang bis Mitternacht.[(KH)] **Sanguinaria** hat, ebenso wie **Pulsatilla**[RA617f], Husten abends nach dem Niederlegen[GA3,232], besser durch Aufrichten im Bett, **Sanguinaria** außerdem Besserung durch Aufstoßen und Abgang von Blähungen[GA3,233].

Hepar sulfuris ähnelt Rhus hinsichtlich der übermäßigen Empfindlichkeit gegenüber kalter Luft, sodass schon das Entblößen einer Hand den Hustenreiz auslösen kann[CK377]; allerdings ist der Husten bei **Hepar** in der Regel mit Auswurf verbunden[CK388].

Abdomen

Die für Rhus typischen **Durchfälle** sind bisweilen von dysenterischem Charakter, also mit Blut und rotem und gelbem Schleim vermischt[RA412f]. Bei dieser Stuhlbeschaffenheit ist Rhus in Fällen von **Ruhr** dann indiziert, wenn sich während der Defäkation **reißende Schmerzen in die Oberschenkel hinein** verbreiten[GS]. Ich heilte mit Rhus einmal einen Fall von Pocken, die einen hämorrhagischen Typus angenommen hatten, wobei sich die Pusteln durch das Blut schwarz verfärbten. Die Indikationen für das Mittel waren: Stühle aus schwarzem Blut, die beim Abgang reißende Schmerzen die Oberschenkel hinab verursachten.

Auch bei anderen **abdominalen Entzündungen,** die einen typhusähnlichen Verlauf nehmen, kann Rhus, wie schon erwähnt, angezeigt sein, gleichgültig ob es sich um Peritonitis, Enteritis, Appendizitis, Perityphlitis oder Metritis handelt. Bei Erkrankungen im Wochenbett[KE2,453] ist Rhus eines unserer Hauptmittel, wenn sich typhoide Symptome einstellen.

Es gibt eine Form von **Bauchschmerzen,** ob rheumatischen Ursprungs oder nicht, die durch Rhus heilbar ist, mit Besserung durch Zusammenkrümmen und gleichzeitiges Umherbewegen [„Schmerz und Zusammenziehen im Unterleibe, daß sie **gebückt gehen** mußte“[RA405]]. Rhus unterscheidet sich dabei von **Colocynthis**, welches auch die Besserung durch Zusammenkrümmen [sowie durch Druck[CK103]] hat, aber keine Besserung durch Bewegung, wenngleich die Heftigkeit der Schmerzen den Patienten mitunter durchaus dazu nötigen mag, sich umherzuwälzen.

Schwindel

Wir kommen zu den Kopfsymptomen von Rhus. Es gibt eine Form von Schwindel, die man oft bei alten Leuten findet: Der Schwindel setzt ein, sobald sich der Patient **vom Sitzen erhebt.** Er ist mit Schweregefühl in den Gliedmaßen verbunden und zweifellos auf irgendwelche altersbedingten Veränderungen im Gehirn zurückzuführen. Rhus ist eines der Mittel, die eine lindernde Wirkung auf diesen Zustand haben können.[RA18]

Rhus-Patienten neigen mitunter zu **schwankenden** oder **schwappenden Empfindungen** im Gehirn[RA70], besonders beim Gehen[RA72] oder Umherbewegen. Bei diesem Schwappen sollte Rhus besonders mit **China**, **Sulfuricum acidum**, **Belladonna**, **Spigelia** und **Carbo animalis** verglichen werden.

Augen

Rhus ist bei vielen Augenleiden hilfreich, so etwa bei der **skrofulösen Ophthalmie**[KE1,241], wenn sich in der Umgebung und auf der Hornhaut **Phlyktänen** bilden[GS] [= Keratoconjunctivitis phlyctaenularis]. Es besteht größte Lichtempfindlichkeit; die Augenlider, von dem entzündlichen Prozess ebenfalls betroffen, sind krampfhaft verschlossen, und beim Versuch, sie auseinanderzuziehen, ergießt sich gelber Eiter; die Schmerzen in den Augen verschlimmern sich in der Nacht.[GS]

Rhus kommt auch bei akuter **Bindehautentzündung als Folge von Durchnässung**[GS] in Betracht (neben **Calcarea carbonica**).

Iritis ist ein weiterer Anwendungsbereich, sei diese rheumatischen oder traumatischen Ursprungs, wobei die Entzündung die Aderhaut mit einbeziehen kann; Schmerzen schießen durch die Augen in Richtung Hinterkopf, besonders nachts; beim Öffnen der Augen quellen heiße Tränen heraus; in manchen Fällen geht die Entzündung in Eiterung über.[GS]

Bei **Glaukom**[GS] hat sich Rhus vereinzelt als nützlich erwiesen.

Orbitalphlegmone ist eine fast spezifische Indikation für Rhus, und es sollte hierbei immer dann verabreicht werden, wenn die Symptome nicht eindeutig für ein anderes Mittel sprechen.

Rhus ist ferner ein wichtiges Mittel bei **Lidptose** [Schwere und lähmungsartige Starrheit in den Augenlidern[RA151]], vor allem wenn Rheumatiker davon befallen werden und wenn sie infolge von Kälte- oder Nässeeinwirkung auftritt.[GS]

Causticum ist hier das Rhus am nächsten stehende Mittel, doch sind bei diesem Symptom auch **Gelsemium**, **Sepia** und **Kalmia** zu erwägen. Bei **Kalmia** geht die Lidptose mit einem „Gefühl von Steifheit um die Augen herum und an den Augenlidern“[AA69] einher.[12]

Ohren

Ohrenschmerzen.[RA161] „Schmerzhaftes Pochen, die Nacht, im innern Ohre.“[RA160] „Vor dem rechten Ohre Empfindung, als wenn etwas hineinbliese oder davor läge.“[RA163] Klingen[RA158], Piepen[RA165] oder Sausen[RA164] im Ohr. Knall im Ohr, als wenn das Trommelfell geplatzt wäre, beim Liegen während des Einschlafens.[RA159]

Kiefergelenke

Ein lokales Gesichtssymptom, das bei zu Rheumatismus Geneigten Rhus toxicodendron erfordert, sind **Schmerzen im Kiefergelenk** wie zerschlagen, oder als wenn es bei seiner Bewegung zerbrechen wollte[RA194]. Jede Bewegung des Unterkiefers, selbst die beim Trinken, verursacht ein **Knacken oder Knarren** im Gelenk.[RA196f] **Leichtes Ausrenken** des Unterkiefers[GS;RA195] erfordert oft Rhus toxicodendron; **Ignatia** und **Petroleum** sind Rhus hierin ähnlich.

Zähne

Bei Zahnschmerzen kann Rhus dienlich sein, wenn die Schmerzen durch Kälte verschlimmert und durch Wärme gemildert[KE1,474f] werden. Es gibt dabei aber eine Ausnahme: Zuckende Schmerzen in den Zahnnerven werden durch Auflegen der kalten Hand auf die Wange für kurze Zeit gelindert.[RA205ff] Die Zähne fühlen sich locker und zu hoch an[RA219] [oder sie sind es tatsächlich[RA220]], mit zeitweisem schmerzhaften Kribbeln darin, „wie in einem einge-

[12] Weitere, ausführlichere Mittelvergleiche finden sich im *Gelsemium*-Kapitel (15. Vorlesung).

21

schlafenen Gliede“[RA217]. Wundheitsschmerz im Zahnfleisch[RA214], teils mit Klopfen und Schneiden, als ob es geschwürig würde[RA215].

Lähmungen

Rhus kann bei verschiedenartigen Lähmungen das heilende Mittel sein, namentlich bei rheumatischen Patienten, wenn das Leiden seine Ursache in ungewohnter großer **Anstrengung, Durchnässung** oder **Liegen auf feuchtkaltem Boden** hat.[KE4,482] In letzterem Fall hängt das Übel wahrscheinlich mit einer rheumatischen Entzündung der Rückenmarkhäute zusammen.

Wenn die Einwirkung von Kälte und Nässe jedoch zu einer **Myelitis** geführt hat, ist **Dulcamara** das passende Mittel.[GS]

Rhus kann auch bei spinaler Kinderlähmung hilfreich sein.[GS]

Bei diesen verschiedenen Formen von Lähmung ist **Sulfur** oft komplementär zu Rhus.

KAPITEL

22 Vorlesung: Compositae

Einleitendes

Die nächste Pflanzenfamilie, die wir betrachten wollen, sind die Korbblütler oder Compositae. Dies ist eine sehr große Familie, aus der wir zahlreiche Arzneien (➤ Tab. 22.1) beziehen, insbesondere **Arnica**, **Chamomilla**, **Cina**, **Eupatorium perfoliatum** und **Eupatorium purpureum**, **Artemisia vulgaris**, **Artemisia abrotanum**, **Artemisia tridentata**, **Absinthium**, **Millefolium**, **Taraxacum** und **Calendula**.

Arnica montana

Arnica montana wird [im engl. Sprachraum] oft auch als „German Leopard's Bane" bezeichnet [dt.: Bergwohlverleih]. Die Tinktur dieser Arznei sollte vorzugsweise aus den Wurzeln der Pflanze gewonnen werden, nicht aus den Blüten, weil diese in der Regel mit kleinen Insekten behaftet sind, welche (zusammen mit den Eiern) die Wirkung der reinen Arzneisubstanz verfälschen und natürlich Symptome hinzufügen würden, die mit der eigentlichen Arnica-Wirkung nichts zu tun haben. Außerdem findet sich in den Blüten ein ätherisches Öl, das sich von dem in den Wurzeln etwas unterscheidet. Ich weiß nicht, wie die Pflanze im Volksmund zu ihrem Namen „Leopard's Bane" [etwa: Leopardentod] gekommen ist, da sie kaum oder nur wenig giftig ist. Von den wenigen Todesfällen, die es durch ihren übermäßigen Gebrauch gegeben hat, waren die meisten auf Präparate zurückzuführen, bei denen die Blüten verarbeitet worden waren, sodass die tödlichen Folgen wahrscheinlich mit besagten Insekten zusammenhingen. Die in unserer Materia medica offizinelle Spezies Arnica montana wächst nicht in unserem Land,[1] sondern ist in den europäischen Hoch- und Mittelgebirgen heimisch. Ihr ätherisches Öl enthält ein nur unvollständig bekanntes Alkaloid namens Arnicin sowie die stärkehaltige Substanz Inulin.

Tab. 22.1 Homöopathische Arzneimittel aus der Familie der Compositae (Korbblütler)

Arzneimittel	Anwendungsbereiche
Arnica	• Kapillaren • Typhus • Verletzungen • Organe
Chamomilla	• Nervensystem • Verdauungstrakt
Cina	• Abdomen • Gehirn und Rückenmark • Fieber • Organe
Artemisia vulgaris	• Gehirn und Medulla
Absinthium	
Millefolium	• Blutungen
Eupatorium perfoliatum	• Fieber
Eupatorium purpureum	
Taraxacum	• Leber

Blutgefäße

Um Arnica in seiner Gesamtheit richtig zu verstehen, muss man wissen, dass es einen bedeutenden Einfluss auf die Blutgefäße ausübt. Wie es dies genau tut, ist mir selbst kaum erklärlich; doch ich kann Ihnen die Folgen dieser Wirkung mitteilen: Arnica affiziert die Wände der Adern und vor allem der Kapillaren in ei-

[1] Die meisten Arten der Gattung Arnica – es sollen etwa 30 Arten bekannt sein – sind in den kühleren Regionen Nordamerikas heimisch.

ner Weise, dass es zu einer Erweiterung der kleinen Gefäße kommt und der Austritt von Blut ermöglicht wird. Diese **Schwächung der Kapillarwände,** die **Blutextravasate** erlaubt, erklärt die Anwendbarkeit von Arnica bei Verletzungen wie auch die Beziehung des Mittels zu typhösen Zuständen. Sie werden seine Symptome verstehen, wenn Sie sich diese Tatsache vor Augen führen. Auch die venöse Stase, die dabei offenbar besteht, begünstigt die Extravasation von Blut. In gesunden und nicht alterierten Blutgefäßen kommt diese Art des Heraussickerns von Blut nicht vor.

Verletzungen

Arnica eignet sich sowohl bei akuten wie bei chronischen Folgen von Verletzungen. Die akuten Verletzungen, bei denen es sinnvoll einzusetzen ist, sind

- einfache **Prellungen,** bei denen ein deutlicher **Bluterguss** entstanden ist,
- **Erschütterung von Gehirn** [KE4,1022] oder Rückenmark [SK92] oder von beidem.

Wir haben kein Mittel, das Arnica in diesen Kommotionsfällen gleichkäme. Aber auch eine Kompression des Gehirns fällt in den Wirkungskreis von Arnica, sei diese (bei einer Schädelfraktur) durch ein disloziertes Knochenfragment oder durch einen Bluterguss innerhalb des intakten Schädels bedingt. Natürlich kann Arnica in ersterem Fall nicht allein eine Heilung herbeiführen – eine Operation ist zur endgültigen Wiederherstellung der Gesundheit unerlässlich.

Auch bei einer Hirnkompression aufgrund eines blutungsbedingten **apoplektischen Insults** [SK90] ist Arnica ein bedeutendes Mittel, zumal wenn neben der Hemiplegie ein schmerzhaftes Wundheitsgefühl am ganzen Körper besteht und sich sehr schnell Dekubitalgeschwüre entwickeln.

Arnica ist darüber hinaus bei **Muskelverletzungen** durch Überdehnung oder plötzliche Zerrung angezeigt, wie dies etwa bei schwerem Heben geschehen kann, desgleichen bei Blutungen in den Muskel durch mechanische Ursachen.

Knochenbrüche können den – innerlichen wie auch äußerlichen – Gebrauch der Arznei erforderlich machen, um die Anschwellung der Extremität zu lindern und das etwaige Zucken einzelner Muskeln [RA505] zu bessern, das oft als Reflexsymptom der Fraktur in Erscheinung tritt.

Aber auch bei **chronischen Verletzungsfolgen** sollten wir stets an Arnica denken, also immer dann, wenn krankhafte Zustände klar auf einen traumatischen Ursprung zurückzuführen sind, selbst wenn diese Zustände von ihrem Erscheinungsbild her der überlieferten Symptomatologie des Mittels ganz und gar unähnlich sind. Um welche Erkrankung es sich auch handeln mag, um eine des Gehirns, der Augen, der Lungen oder der Nerven, wenn eine Verletzung die auslösende Ursache für diese Erkrankung ist, ist die Verabreichung von Arnica sinnvoll und richtig.

In Verletzungsfällen sind die folgenden Arzneien im Zusammenhang mit Arnica mit zu bedenken.

Rhus toxicodendron Rhus ist **Arnica** vorzuziehen, wenn bei einer Verletzung eher die Bänder eines Gelenks als die Weichteile in Mitleidenschaft gezogen worden sind.[2] Rhus wirkt vornehmlich auf die **fibrösen Gewebsstrukturen**, während **Arnica** mehr bei verletzungsbedingter Anschwellung anderer Gewebearten indiziert ist.

Calendula An Calendula muss gedacht werden, wenn die Verletzung zu einer zerfetzt aussehenden **Risswunde** geführt hat, möglicherweise auch mit Substanzverlust.[GS] Calendula beseitigt den entzündlichen Zustand des verletzten Areals und fördert so die Bildung von normalem Granulationsgewebe.

Hypericum perforatum Hypericum muss statt **Arnica** gegeben werden, wenn zusammen mit den Weichteilen auch **Nerven** verletzt worden sind.[GS] [3] So kommt beispielsweise bei einer Fingerquetschung nichts Hypericum gleich. Es lindert umgehend den Schmerz und befördert die Heilung. Bei Erschütterung des Rückenmarks [GS] folgt es oft auf **Arnica**. Für Dr. Ludlam aus Chicago war **Hypericum** bei diesem Leiden das bevorzugte Mittel, und das aus gutem Grund: Nicht nur damit heilte er einige schwere Fälle, auch die Prüfungen liefern uns ein vollkommenes Bild der Folgen von spinalen Verletzungen.

[2] Da dies oft nicht genau zu differenzieren ist, sollte das „Vorziehen" besser nicht im Sinne eines Entweder-Oder verstanden werden, sondern im Sinn einer zeitlichen Abfolge.

[3] Auch hier gilt das in der vorigen Fußnote Gesagte.

Staphisagria Ein weiteres Verletzungsmittel ist Staphisagria. Es ist das Heilmittel bei glatten, sauberen Schnitten, wie etwa jenen des Skalpells, und daher wird es auch bei Symptomen benötigt, die auf einen **operativen Eingriff** zurückzuführen sind.[SK595] Selbst wenn diese scheinbar nichts mit der Pathogenese von Staphisagria zu tun haben, kann man von der Gabe dieser Arznei große Linderung der Beschwerden erwarten.

Ledum palustre Ledum ist nach **Arnica** von Nutzen, wenn letzteres Mittel keine ausreichende Besserung des Wundheitsgefühls gebracht hat [oder den Bluterguss nur ungenügend resorbiert hat[GS]]. Zudem eignet es sich hervorragend bei Verletzungen durch spitze Gegenstände, also bei **Stichwunden**[GS] aller Art.

Symphytum officinale Der Beinwell ist das passende Mittel bei allen **Knochenbrüchen,** z. B. auch, wenn nach einem Schlag auf das Auge die Orbitalwandung geborsten ist.[GS] Es ist ebenfalls hilfreich, wenn nach einer Amputation der Stumpf sehr gereizt ist, desgleichen bei großer Empfindlichkeit des Knochens an der Stelle der Fraktur.[GS]

Calcarea phosphorica Wenn Letzteres die Folge von Mangelernährung[GS] ist, sollte Calcarea phosphorica verordnet werden.

Allium cepa Bei heftig brennenden, stechenden Schmerzen in einem **Amputationsstumpf** ist Allium cepa das Mittel der Wahl.[GS]

Muskelgewebe

Arnica entfaltet zweifelsohne auch eine Wirkung auf das Muskelgewebe selbst.

Die **Myalgien**[GS], die es erzeugt, können jeden Muskel des Körpers betreffen. Das Mittel heilt verletzungsbedingte Muskelschmerzen ebenso wie Muskelkater nach schwerer körperlicher Arbeit, wenn dieser mit **Wundheits- und Zerschlagenheitsgefühl** am ganzen Körper einhergeht.

Herzhypertrophie

Arnica passt aber auch dann, wenn sich durch fortgesetzte schwere Arbeit eine Herzhypertrophie entwickelt hat. Dieses Symptom ist als solches noch keine Krankheit, es kann aber zu einer Krankheit werden. Das Herz ist ein Muskel, der unter dem Reiz von regelmäßigem Training zu wachsen beginnt, ebenso wie wir dies vom Bizeps der Arme kennen. Als Ergebnis der kardialen Hypertrophie klagt der Patient oft über ein Anschwellen der Hände bei jeder körperlichen Anstrengung. Sie werden röter als gewöhnlich und schwellen an, sobald die Arme herabhängen. Die Handvenen sind aufgetrieben, der Puls voll und stark.[RA423] Wenn das Herz dieses Stadium der Hypertrophie erreicht hat, stellen sich zusätzlich zu den bereits erwähnten noch weitere Symptome ein: das Herz fühlt sich an, als würde es fest von einer Hand zusammengequetscht[(GS)]; die ganze Brust ist **„wie angegriffen, wie roh“**[RA358], „alle Gelenke und Zusammenfügungen der zur Brust gehörigen Knochen und Knorpel schmerzen bei Bewegung und Athmen wie zerschlagen“[RA359], selbst die Berührung durch die Kleidung wird als unerträglich empfunden.

Cactus grandiflorus Dies wird Sie sofort an Cactus erinnern, das ebenfalls bei Herzhypertrophie ein Gefühl des **Zusammenschnürens** in der Herzgegend hat.[GS] Doch haben die Beschwerden von Cactus keinen traumatischen Hintergrund.

Lachesis Die Empfindlichkeit der Brust lässt uns zunächst an Lachesis denken, doch entspricht sie bei **Arnica** eher einem Wundheitsgefühl, hervorgerufen durch die Vollheit der Blutgefäße in der Brust. **Arnica** fehlt zudem die **Empfindlichkeit der peripheren Nerven,** wie sie für Lachesis so typisch ist.

Andere Mittel, die wir bei [anstrengungsbedingter] Hypertrophie des Herzens mit Arnica vergleichen können, sind die folgenden.

- **Rhus toxicodendron**: Besonders wenn [zusätzlich zu häufiger, großer körperlicher Anstrengung[GS]] eine Neigung zu Rheumatismus vorhanden ist.
- **Arsenicum album**: Wenn die Hypertrophie eine Folge häufigen Steigens und Kletterns in großen Höhen ist.

- **Bromum**: Auch Bromum ist in solchen Fällen oft erfolgreich eingesetzt worden.[GA1,354]

Typhöse Symptome

Lassen Sie mich Ihnen jetzt die typhösen Symptome von Arnica mitteilen, die, wenngleich sie von den eben erwähnten sehr verschieden sind, doch von einem ähnlichen Zustand der Blutgefäße abhängen.

Die Veränderungen in den Blutgefäßen, die auf das typhöse Gift [d. h., den Typhuserreger] zurückzuführen sind, begünstigen die Entstehung von über den ganzen Körper verstreuten **Ekchymosen.** Darüber hinaus entwickelt sich eine passive Kongestion des Gehirns. Ein Hinweis darauf ist die auffallende Schläfrigkeit[RA541] des Patienten sowie die Gleichgültigkeit[RA622] gegenüber seiner Umgebung und seinem eigenen Zustand. Er schläft mitten in der Antwort auf eine Frage ein[GS], ebenso wie wir es bei **Baptisia** sehen.

Im Zusammenhang mit diesen Symptomen ist der **Kopf fast immer heiß** und der Körper nicht. Das Symptom in der Materia medica lautet: „Hitze im Kopfe, bei übrigens kühlem, wenigstens nicht heißem Körper."[RA19] Es besteht eine Temperaturdifferenz zwischen dem Kopf und dem übrigen Körper, und dies hat sich klinisch so häufig bestätigt, dass Sie es sich unbedingt einprägen sollten. Der Kranke klagt über ein Zerschlagenheitsgefühl am ganzen Körper[RA515], sodass sich das **Bett zu hart** anfühlt.[GS] Er ist unruhig und wälzt sich im Bett umher, um eine weichere Lage zu finden, in der er zur Ruhe kommen kann – und doch liegt es nicht am Bett, sondern an seiner eigenen Befindlichkeit. [„Unruhe in den leidenden Theilen, die zu stetem Bewegen nöthigt, mit Gefühl, als sei jede Lage zu hart."[SK90]]

Es kommt zu flächenhaften Blutergüssen im Bereich des Rückens, bedingt durch **Hypostase.** Die Lungen werden ebenfalls davon betroffen – und auch hier offenbart sich dieselbe charakteristische Eigenschaft von Arnica, verbunden mit Husten und **blutigem Auswurf**[RA335]. Wenn der Patient noch einigermaßen bei Bewusstsein ist, klagt er über ein Gefühl der Wundheit und Zerschlagenheit des Brustkorbes.[RA358f] Ein brauner Streifen zieht sich die Mitte der Zunge entlang.[GS] Und auch wenn der Fall weiter voranschreitet und durch den hohen Druck des Blutes im Gehirn ein apoplektisches Geschehen[SK92] zu befürchten ist, bleibt Arnica das Mittel der Wahl. Das Atmen wird schwer[RA340] und sogar röchelnd durch die Schleimansammlung in den Atemwegen. Der Unterkiefer hängt herab.[GS] Allenthalben kommt es zu petechialen Blutungen in die Haut[GS], und sowohl Urin wie Stuhl gehen unwillkürlich ab[AZ67,20]. Der Kranke ist dann natürlich längst in tiefen Sopor versunken. – Dies sind die charakteristischen Typhussymptome von Arnica.

Rheumatismus

Auch bei Rheumatismus[SK90] kann Arnica angezeigt sein, und zwar nicht beim idiopathischen akuten Gelenkrheumatismus [rheumatisches Fieber], sondern bei dem **lokalen Rheumatismus,** der bei Winterwetter entsteht und so häufig eine gemeinsame Folge von übermäßiger **Muskelanstrengung** bei gleichzeitiger **Einwirkung feuchter Kälte** zu sein scheint. Die betroffenen Körperteile fühlen sich dabei wund und wie zerschlagen an, und jede Bewegung verstärkt noch dieses schmerzhafte Gefühl. Scharf stechende Schmerzen in den Unterarmen[RA412] oder in Unterschenkeln[RA463] und Füßen[RA476ff]. Die Füße schwellen oftmals an und fühlen sich wund und wie zerschlagen an.

Pyämie

Arnica kann des Weiteren eingesetzt werden, um eine Pyämie zu verhüten.[NZ6,53] Einige Ärzte nehmen an, dass Arnica die Entleerung vorhandenen Eiters befördert, dass es das Erscheinen des Eiters auf der Oberfläche einer Wunde begünstigt. Um der Entstehung einer Pyämie vorzubeugen, setzen manche Chirurgen Arnica nach Operationen ein, indem sie es gleichzeitig lokal anwenden und innerlich geben.

Diese Eigenschaft von Arnica, Pyämien zu verhüten, liegt auch der Routinepraxis vieler Kollegen zugrunde, das Mittel jeder Frau nach einer Geburt zu verabreichen.[NZ6,53] Es lindert das postpartale Wundheitsgefühl[GS], fördert die Kontraktion des Uterus und damit auch die Austreibung von Koageln und etwaiger Plazentareste.

22

Furunkel

Auf der Haut verursacht Arnica das Auftreten zahlreicher Furunkel[KE4,182], die über den ganzen Körper verteilt sind. Sie beginnen als „Blütchen" mit entzündetem, rotem Umkreis, die bei Berührung höchst schmerzhaft sind[RA396(Fußn.)], und gehen dann bald in Eiterung über; so entwickelt sich in rascher Folge ein Furunkel nach dem anderen[GS]. Arnica kann auch bei Furunkeln und Abszessen eingesetzt werden, die nur **teilweise reifen** und dann, statt sich zu entleeren, durch Resorption des bereits gebildeten Eiters langsam wieder zusammenschrumpfen. Arnica, innerlich wie äußerlich verabfolgt, stellt die Eiterbildung wieder her und bringt dann eine erstaunlich schnelle Abheilung zustande.

Verdauungstrakt

Was den Gastrointestinaltrakt angeht, so finden wir Arnica bei **Dyspepsie**[GS] angezeigt, wenn es nach einer Mahlzeit zu einer solchen Hirnkongestion kommt, dass ein Schlaganfall zu befürchten ist, mit klopfendem Kopfschmerz[RA22] und Schläfrigkeit. Eine weitere Indikation können Verdauungsstörungen mit folgenden Symptomen sein: faulig riechender Atem[RA315], schleimig-gelb belegte Zunge[(GS)], Luftaufstoßen mit Geschmack wie von faulen Eiern[RA182], tympanitische Auftreibung des Unterleibs[MT214] und faulig riechende Blähungen[RA255] und Stühle.

Arnica kommt manchmal auch bei **Cholera infantum, Diarrhö** oder **Dysenterie** in Betracht.[GS] Die Stühle haben einen fauligen Geruch, sind schleimig[RA258] und blutig[RA261], bisweilen auch eitrig[RA261], und gehen mit viel Drängen[RA258] und Tenesmus[RA273] einher. Neben den eben erwähnten dyspeptischen Symptomen bestehen heftig stechende Schmerzen in den Bauchmuskeln[RA245+222]. Der Patient ist durstig und will immer trinken, weiß aber nicht was, weil ihm alles zuwider ist.[RA187]

Keuchhusten

Zum Schluss meiner Ausführungen möchte ich noch auf den Nutzen des Mittels bei Keuchhusten[KH] eingehen. Arnica ist bei Kindern angezeigt, die unter heftigem Kitzelhusten[RA322] leiden, der vor allem immer dann zu exazerbieren scheint, wenn das Kind ärgerlich ist[RA328], und dann bekommt es oft nicht genügend Luft[GS]. Vor einem neuerlichen Hustenanfall weint und wimmert das Kind[RA329]; der Grund dafür ist die schmerzhafte Empfindlichkeit der Luftröhre und der Lunge – das Kind weiß, was ihm bevorsteht, und ängstigt sich deswegen[GS]. Das ist der Hintergrund für dieses Symptom. Der Auswurf ist stets mit Blut vermengt; oft besteht er aus hellrotem, schaumigem Blut, untermischt mit geronnenen Klumpen und Schleim.[SK95]

Artemisia vulgaris

Der Beifuß, Artemisia vulgaris, ein weiteres Mitglied der Familie der Korbblütler, ist überaus nützlich bei **epileptischen Anfällen,** die durch starke Gemütsbewegungen und besonders durch **Schreck** entstanden sind.[HB142] Die Anfälle kommen typischerweise mehrmals täglich, mit nur kurzen Zwischenräumen, und dann gibt es lange, mehrwöchige Pausen[HB142]; sie werden jeweils gefolgt von Phasen großer Erschlaffung und tiefen Schlafs[GS]. Artemisia vulgaris scheint außerdem einigen Nutzen bei jener Epilepsieform zu haben, die als **Petit mal** bezeichnet wird: Der Patient bleibt dann beispielsweise beim Gehen auf der Straße plötzlich stehen und starrt ins Leere, murmelt vielleicht ein paar Worte vor sich hin; dann kommt er wieder zu sich und geht seinen Weg weiter, ohne im Geringsten zu wissen, was vorgefallen ist.

Ebenso wie andere Mitglieder dieser Familie hat auch Artemisia vulgaris eine deutliche Wirkung auf die **Augen** (**Cina** steht in dieser Beziehung ganz obenan). So finden wir unter dem Mittel das Symptom: „Farbiges Licht erzeugt Schwindel"[GS]; wenn der Patient z. B. in der Nähe eines bunten Glasfensters sitzt, wird ihm schwindelig. Darüber hinaus neigt der Artemisia-vulgaris-Patient zu ausgeprägter **Asthenopie:** Beim Versuch, die Augen zu gebrauchen [zu studieren, zu lesen[GS]], verspürt er Schmerzen darin und kann nur verschwommen sehen[GS]. Dieses Verschwommensehen [Buchstaben laufen zusammen[GS]] lässt sich durch Konvergenzschwäche und eine gestörte Akkommodation erklären; durch Reiben der Augen wird es vorübergehend besser.

Absinthium

Absinthium oder Wermut, eine weitere Art der Gattung Artemisia, ist für Sie nicht nur als Arznei von Interesse, sondern auch deswegen, weil Sie es gelegentlich mit seinem Missbrauch zu tun haben, nämlich bei jenen, die allzu sehr dem Absinth [wermuthaltiger Branntwein oder Likör] frönen. Die erste Wirkung des Absinths ist eine Aufheiterung des Gemüts, die aber bald von schädlichen Effekten gefolgt wird, darunter schreckliche **Delirien und Halluzinationen** [ES242] und schließlich **epileptiforme Krämpfe**[EN48]. Bei den Delirien ist der Kranke **gezwungen, ständig umherzulaufen.** Diese „Mobilität" begegnet Ihnen auch bei allen anderen Arzneien der Korbblütlerfamilie. **Chamomilla** und **Cina** erfahren eine Erleichterung durch Umherbewegen; **Artemisia vulgaris** hat einfach ein Bedürfnis umherzugehen; und hier, bei Absinthium, läuft der Patient aus Verzweiflung umher, weil ihn alle möglichen Halluzinationen plagen [Personen, Soldaten, Feinde, die ihn verfolgen [ES242], etc.]. Homöopathischen Gebrauch machen wir von Absinthium auch bei **Schlaflosigkeit in typhösen Fieberzuständen,** wenn dabei Blutandrang zur Hirnbasis besteht.

Millefolium

Millefolium ist für uns von Interesse als Heilmittel bei **Blutungen** aus den Lungen, der Gebärmutter, dem Darm, etc.; das Blut ist dabei **hellrot** und fließt zumeist reichlich.[SK154;GS]

Das Mittel unterscheidet sich von **Aconitum** durch das weitgehende Fehlen von Angst.

22

Taraxacum

Der gewöhnliche Löwenzahn ist ein ausgesprochenes **Lebermittel.** Wenn es lange genug verabreicht wird, führt es zu einer deutlich verstärkten Gallensekretion. Die Symptome, die Sie bei der Wahl von Taraxacum leiten sollten, sind die folgenden: **Landkartenzunge** [GS; RA(74)]; bitterer Mundgeschmack [RA(85)]; „große Frostigkeit" nach Essen und Trinken [RA(93)]; Schmerz und Wundheitsgefühl in der Lebergegend [GS]; biliöse [gallehaltige] Durchfälle [GS]. Auf die Anwendung dieser Arznei beim **Typhus** habe ich in der letzten Vorlesung über **Rhus toxicodendron** bereits hingewiesen. Auch **Artemisia tridentata** passt mitunter bei biliösen Patienten, die unter Schwindel, Kopfschmerzen, Übelkeit, bitterem Geschmack, Rückenschmerzen etc. leiden.

Eupatorium perfoliatum

Wasserhanf [„Knochenheil" (boneset)], ist ein altes Hausmittel in den Sumpfgebieten unseres Landes gegen Fieberanfälle mit Schüttelfrost. Eupatorium perfoliatum ist bei **Malaria** durch folgende Symptome gekennzeichnet: Der Frost beginnt zwischen 7 und 9 Uhr morgens; viele Stunden zuvor bereits heftige Kopfschmerzen und unstillbarer Durst, der nur selten bis in das Hitzestadium hinein bestehen bleibt.[GS;EN97] Die ersten Frostschauer breiten sich vom Rücken her aus und gehen mit heftigen Gliederschmerzen sowie einem allgemeinen **Zerschlagenheitsgefühl** einher, als ob **jeder Knochen gebrochen** wäre.[GS] Dann folgen hohes Fieber mit Zunahme der Schmerzen und schließlich Schweiß, der spärlich oder profus sein kann [GS]. In manchen Fällen besteht eine doppelte Periodizität: Der Frost setzt am Morgen des einen Tages ein und der nächste bereits am Abend des folgenden Tages.

Auch bei manchen **Grippeepidemien** [NR1,296] ist Eupatorium perfoliatum das Mittel der Wahl; dabei bestehen vor allem morgens große Heiserkeit und ein Husten mit ausgeprägtem Wundheitsschmerz entlang der Luftröhre und bis in die feinsten Verästelungen der Bronchien hinein.[(GS)] Zusätzlich leidet der Patient unter dem charakteristischen Zerschlagenheitsgefühl in sämtlichen Knochen, was ihn zu fortwährendem Bewegen nötigt, aber keinerlei Linderung bringt.

Eupatorium purpureum ist bei Wechselfieber eingesetzt worden, mit Frost, der in der unteren Rückenpartie beginnt.[GS] Ich kenne allerdings kein einziges Symptom, das es wirklich von Eupatorium perfoliatum unterscheidet.

Abrotanum

Artemisia abrotanum, die Eberraute, hat einen stark bitteren Geschmack [aber einen erfrischend-aromatischen, zitronenähnlichen Geruch (Leeser)]. Es eignet sich für Fälle von plötzlich auftretender **Rückenmarkentzündung,** aber auch für chronische Myelitiden. Plötzliche Rückenschmerzen, die durch Bewegung gebessert werden. Schmerzhafte Lahmheit des Rückens und der Extremitäten[ES358], Taubheitsempfindungen in Armen und Händen[ES358] oder auch nur in den Fingern[EN32].[4] Rheumatiker mit Lahmheit und Steifheit der Gelenke benötigen bisweilen dieses Mittel.[GS] Es passt nicht selten für jene Patienten, die unter den **Folgen unterdrückter Krankheitszustände** leiden.[(GS)] Es besteht eine starke Neigung zu **metastatischer Verlagerung von Krankheitsprozessen.** So kann etwa ein Rheumatismus – entweder spontan oder durch leichtsinnige Lokalbehandlung ausgelöst – plötzlich die Extremitäten verlassen und auf das Herz schlagen. Oder es entstehen unvermutet Magenbeschwerden, nachdem Hämorrhoiden entfernt oder ein Durchfall zum Stillstand gebracht worden ist.

Abrotanum ist eines jener wenigen Mittel, die bei der **Metastasis von Mumps** auf die Hoden oder die Brustdrüsen infrage kommen, und es sollte hier vor allem mit **Pulsatilla, Carbo vegetabilis** und eventuell **Arsenicum** verglichen werden.

Abrotanum ist darüber hinaus oft bei **Marasmus von Kindern**[GS] angezeigt; sie sind schwächlich und abgemagert, haben ein runzliges, blasses Gesicht[GS], blaue Ringe um die Augen[GS], nagenden Hunger[EN15] und einen aufgetriebenen Unterleib[ES358]. Sie können es hier von anderen Mitteln mit ähnlichen Symptomen hauptsächlich dadurch unterscheiden, dass die **Abmagerung zuerst an den unteren Extremitäten** erkennbar ist.[GS]

[4] Farrington schreibt lediglich: „Taubheit und Lähmung."

KAPITEL

23 Vorlesung: Cina und Chamomilla

Cina

Die Heilkräfte von Cina (Artemisia cina) hängen zu einem großen Teil, wenn auch nicht vollständig, mit einem giftigen Wirkstoff zusammen, den es enthält, nämlich mit Santonin. Die Hauptwirkrichtung sind die **Bauchganglien,** von wo aus nervöse Eindrücke in alle anderen Bereiche des Körpers weitergeleitet werden, vornehmlich aber ins Gehirn und Rückenmark. Als Folge dieser Wirkung auf die Bauchganglien kommt es reflektorisch zu krampfartigem Rucken und **Zucken der Gliedmaßen** [GS] und zu heftigen Krämpfen von zumeist tonischem Charakter. Auch **Strabismus** ist in der Regel vorhanden.[NZ2,10]

Unter dem Einfluss von Cina ist das Gesicht blass [RA46], und dies bleibt selbst bei Fieber so.[GS] (**Ipecacuanha** und **Bryonia** haben dieses Symptom ebenfalls.) Die **Gesichtsblässe** von Cina geht zumeist mit **blau umränderten Augen** einher.[NZ2,6] Die Pupillen sind erweitert.[RA32] Das Kind **knirscht im Schlaf stark mit den Zähnen.**[UE] Es **reibt beständig an der Nase** [UE] oder bohrt mit dem Finger darin, bis Blut kommt [RA55]. Der Schlaf ist sehr unruhig [RA256] und wird oft von jämmerlichem Heulen und Schreien unterbrochen [RA259f].

Cina-Kinder zeichnen sich durch eine besondere **Gemütsverfassung** aus, die sich in allen Krankheitszuständen wiederfindet: sie sind überaus reizbar [AZ94,203], empfindlich [RA295] und verdrießlich [UE]; sie können es nicht leiden, wenn man sie anfasst [RA294] oder auch nur ansieht; **widerspenstig** und eigensinnig [AZ94,203]; niemand darf sich ihnen nähern [GS].

Wie bei vielen anderen Mitgliedern der Korbblütlerfamilie besteht auch bei Cina oft eine auffallende **Besserung** der Beschwerden **durch Umherbewegen.**

Dies ist die allgemeine Wirkung von Cina, und sie gibt uns einen Eindruck davon, was wir von der Arznei erwarten können.

Wurmbefall

Wenn sich im Verdauungstrakt eines Kindes Würmer nachweisen lassen und zugleich ein Symptomenbild wie das eben beschriebene besteht, ist Cina eindeutig das Mittel der Wahl. Die klinische Erfahrung hat jedoch gezeigt, dass Cina seine stärkste Wirkung bei der Elimination von **Spulwürmern** [RA75] entfaltet. Das kränkliche Aussehen, die blauen Ringe um die Augen und das Zähneknirschen, all diese Symptome liefern uns, im Verein mit **Heißhungerattacken** [SK324], ein vollkommenes Bild für die Indikation von Cina. Das Mittel bringt die Bauchorgane nebst den Ganglien so weit wieder in Ordnung, dass die Sekrete der Darmschleimhaut normalisiert werden; die Würmer, die jetzt keine geeignete Nahrung mehr finden, sterben und gehen ab.

Keine Hilfe ist Cina dagegen beim Befall durch Madenwürmer [= Oxyuren; Enterobius vermicularis],[1] jenen kleinen Würmer, die [als Wurmlarven aus den im Analring abgelegten Eiern] am After erscheinen und von dort häufig wieder aufwärts in den Darm wandern. Der Grund dafür liegt einfach darin, dass die von den **Madenwürmern** erzeugten Beschwerden in der Regel keine Cina-Symptome sind. Für diese Beschwerden steht uns eine Gruppe anderer Arzneien zur Verfügung.

Aconitum napellus Das Mittel ist angezeigt, wenn das Kind unruhig und fiebrig ist und [vor Juckreiz und Kribbeln am After [GS]] nachts nicht schlafen kann.[CH268]

Ignatia amara Kann versucht werden, wenn das Kind einfach nur sehr aufgeregt ist [und starker Juckreiz besteht [GS]].

[1] Im engl. Kent-Repertorium zu finden unter der veralteten Bezeichnung „ascarides" (dt. Repert.: *Oxyuren*); die Rubrik „lumbricoides" entspricht hingegen den Spulwürmern (= Ascaris lumbricoides; dt. Repert.: *Ascariden*).

Indigo Dies ist das beste Mittel, wenn die Madenwürmer [GS] Krämpfe zur Folge haben.

Wenn all dies fehlschlägt, denke man gegebenenfalls an **Quassia amara**.[2]

Caladium seguinum Das passende Mittel, wenn bei kleinen Mädchen die Madenwürmer über das Perineum bis in die Vagina wandern, dort heftigen Juckreiz auslösen und zu stetem Kratzen nötigen.[(AZ79,24)]

Augen

Cina kommt darüber hinaus bei Augenaffektionen in Betracht, namentlich bei **Asthenopie** aufgrund einer gestörten Akkommodation. Wenn der Patient versucht zu lesen, fangen die Augen an zu schmerzen [RA30], die Buchstaben verschwimmen, und er sieht alles wie durch einen Flor [RA35]. Erst nach starkem Reiben der Augen kann er wieder etwas erkennen.[RA36] Den gleichen Zustand finden wir – wenn Sie sich an die letzte Vorlesung erinnern – auch bei **Artemisia vulgaris**. Ein ähnliches Symptom gibt es bei **Euphrasia**, doch hängt es dort mit einem Schleimfilm zusammen, der die Hornhaut überzieht.[GS]

Eine sehr charakteristische Wirkung auf die Augen, die vom Santonin hervorgerufen wird, ist, dass alle **Gegenstände gelb** erscheinen oder wie durch gelbes Licht gesehen werden.[AZ94,181]

Keuchhusten

Da Cina ein bedeutendes Krampfmittel ist, ist es erwartungsgemäß auch bei Keuchhusten hilfreich, nämlich dann, wenn die Anfälle periodisch wiederkehren [KH] – tags oder auch nachts – und wenn das Kind während der Anfälle am ganzen **Körper starr** wird [KH; KE3,69].[3] Nach dem Husten wimmert das Kind, und man hört ein **herabglucksendes Geräusch.**[RA126] Cina ist ferner das Mittel der Wahl bei wurmreizbedingtem Reflexhusten.

Harnorgane

Cina scheint außerdem einigen Einfluss auf die Harnorgane zu haben, besonders in Form von nächtlichem **Bettnässen** [AZ94,24], was gewöhnlich schon **im ersten Schlaf** geschieht. Der Urin ist blass und weißlich-trübe [GS; RA100] und hat bisweilen einen sehr starken Geruch. Diese milchähnliche Beschaffenheit des Urins erinnert an **Phosphoricum acidum,** das darüber hinaus auch Enuresis im ersten Schlaf hat.[GS]

Das bei Bettnässen im ersten Schlaf wohl am häufigsten benötigte Arzneimittel ist **Sepia** [CK], doch findet sich das Symptom u. a. auch bei **Benzoicum acidum** und **Kreosotum** [AZ34,252].

Wechselfieber

Cina wird bei Wechselfieber nicht oft eingesetzt, ist aber manchmal durch den Durst ausschließlich während des Frostes [AZ81,63] oder gelegentlich auch nur während der Hitze [CH356] angezeigt; die Gesichtsblässe besteht dabei selbst noch im Hitzestadium [CH356]. Die Wechselfieber sind typischerweise mit Erbrechen und Heißhunger vergesellschaftet [RA], wobei die Zunge aber rein ist [SK323].

Chamomilla

Die in der Homöopathie verwendete Art ist die Echte Kamille oder Matricaria chamomilla. Das Mittel wirkt, wie es scheint, am besten bei Patienten mit einem krankhaft empfindlichen Nervensystem. In seiner Fähigkeit, die **übergroße nervöse Erregbarkeit** zu dämpfen, lässt es sich mit **Coffea**, **Ignatia** und **Belladonna** vergleichen.

Schon geringfügige äußere Eindrücke bereiten dem Patienten Schmerzens- und Seelenqualen [(SK285)], und die Schmerzen haben oft **Ohnmacht** zur

[2] Laut Clarke *(Dictionary)* als Klistier eine Methode der Schulmedizin.

[3] Nach Hahnemann und Jahr tritt diese Starrheit *vor* dem Anfall auf: „Vor dem Husten richtet sich das Kind jähling auf, sieht sich starr um; der ganze Körper hat etwas starres …" (*RA* 125) „Keuchhusten, mit Starrheit des Kindes vor demselben und großer Gesichtsblässe …" (*SK* 325)

Folge[RA346]. In dieser Beziehung ähnelt das Mittel **Valeriana**, **Hepar sulfuris**, **Veratrum album** und **Nux moschata**. Es ist bei solchen Symptomen besonders dann hilfreich, wenn sie nach längerem „Missbrauch narkotischer Palliative“[SK282] entstanden sind.

Jede Krankheit, bei der Chamomilla angezeigt ist, zeigt als Begleiterscheinung diese charakteristische **Reizbarkeit und Schmerzempfindlichkeit.** Der Patient, sei es ein Kind oder ein Erwachsener, eine Frau in den Wehen oder mit Zahnschmerzen, ist extrem reizbar[RA453], mürrisch und verdrießlich[RA446]. Wenn dieser Gemütszustand nicht vorhanden ist, wird Chamomilla mit größter Wahrscheinlichkeit nicht helfen.

Bauchbeschwerden durch Ärger oder Zorn

Wenn heftige Emotionen wie Zorn[RA455] oder Ärger[RA447] die Bauchorgane in Mitleidenschaft gezogen haben, wie z. B. die Leber mit nachfolgender **Gelbsucht**[ST1,456], sollte die hier in Rede stehende Arznei erwogen werden. **Chamomilla** ist in dieser Hinsicht mit einigen anderen Mitteln verwandt.

Staphisagria Ist indiziert bei Kindern oder Erwachsenen, wenn nach einem Anfall von Ärger oder Zorn [zumal wenn mit Entrüstung verbunden] Bauchschmerzen auftreten.[SK594; GS]

Bryonia alba Auch diese Arznei hat Magen-Darm-Beschwerden nach Ärger oder Zorn. Doch gehen hier die Symptome mit **Fröstеligkeit** des Patienten einher[GS], während sie bei **Chamomilla** mit allgemeiner Hitze verbunden sind. Bryonia hat dabei ein dunkelrotes Gesicht und Hitze im Kopf[GS], **Chamomilla** ein blasses Gesicht[SK286] mit Wangenröte auf einer Seite[UE]. Die Bryonia-Zunge ist weiß belegt[RA220], die von **Chamomilla** eher gelb[SK287].

Colocynthis Colocynthis hat Erbrechen mit Durchfall[SK353] sowie heftigste, kolikartige Bauchschmerzen[SK354] nach Ärger mit Entrüstung[HC1,8] [auch Beschwerden von Erbitterung, Kränkung[CK]], kann aber leicht von den anderen Mitteln dadurch unterschieden werden, dass die Schmerzen durch Zusammenkrümmen und starken Druck gebessert werden[CK103].

Um mit den **nervösen Symptomen** von Chamomilla fortzufahren … Das Mittel ist bei Schlaflosigkeit von Kindern nützlich, wenn diese im Schlaf erschrecken und zusammenfahren[RA373] und die Muskeln des Gesichts und der Hände zucken oder verkrampfen.[RA336f; GS] Zugleich bestehen oft Bauchschmerzen und Röte des Gesichts, **besonders einer Wange,** und Kopf und Haare sind nass von heißem Schweiß.[HC2,151] Eine Anmerkung am Rande: Bei einem fiebernden Kind wird manchmal die Wange jener Gesichtsseite, auf der es liegt, rot; dies ist natürlich kein Chamomilla-Symptom. Die nervösen Symptome von Chamomilla sind gewöhnlich **Reflexerscheinungen von Bauchreizungen,** und es gibt in diesen Fällen nur wenig Hinweise auf ein Delirium. Wenn sich dann Hirnkomplikationen einstellen, ist Chamomilla nicht mehr das passende Mittel, und stattdessen ist in der Regel **Belladonna** angezeigt.

Wenn bei **Zahnungsbeschwerden** von Kindern Chamomilla versagt, heilt oft **Belladonna**[SK150], weil es einem weiter fortgeschrittenen Zustand entspricht.

Rheumatismus

Bei einem Rheumatismus[SK282], der Chamomilla erfordert, finden wir denselben gereizten, nervösen Zustand vor. Heftige rheumatische Schmerzen treiben den Kranken nachts aus dem Bett und zwingen ihn umherzuwandern.[HC1,57] Er ist durstig und heiß, hat rote Backen[SK282] und ist vor Qualen fast außer sich. Stechende Schmerzen springen von einem Ort zum anderen[GS], doch anders als bei **Pulsatilla** hinterlassen diese ein **Gefühl von Lähmigkeit**[RA339] **und Taubheit.**[ST1,379] Schwitzen lindert die Schmerzen nicht, wohl aber kommt es zur Besserung danach.[HC1,139]

Verwandte Mittel sind diesbezüglich: **Rhus toxicodendron**, dem aber die große Reizbarkeit von Chamomilla fehlt; **Ferrum**, welches Besserung der rheumatischen Beschwerden durch langsames Umherbewegen hat[GS]; **Veratrum album**, bei dem die Schmerzen im Bett unerträglich erscheinen und deshalb zum Umhergehen nötigen[GS] [was aber auch deutlich bessert[PM3,6]]. Letzteres Mittel zeigt aber nicht die Fiebrigkeit und Erregung, die Chamomilla charakterisieren.

Schnupfen

Chamomilla wirkt auch auf die Schleimhäute, indem es dort katarrhalische Symptome hervorruft. Es ist bei Schnupfen der Kinder angezeigt, wenn die Nase verstopft ist[RA223f], aber gleichwohl heißer, wässriger Schleim herauströpfelt[(AZ67,90)]; dabei viel Niesen[AZ67,90], welches am Schlafen hindert. Zudem hält ein trockener Husten wegen eines ständigen Kitzelreizes in der Luftröhre das Kind wach[RA246f], und dieser **Husten** kann sogar noch **im Schlaf** auftreten[RA248]; oder es besteht ein rasselnder Husten[SK289], als ob die Bronchien voller Schleim wären. Besonders nützlich ist Chamomilla bei **Erkältungen,** die im Winter entstehen[SK289], besonders an **kalten, windigen Tagen**[KH].

Nux vomica Nux kann ebenfalls bei Schnupfen dienlich sein, nämlich dann, wenn [in der Nacht[RA636]] ein Verstopfungsgefühl in der Nase besteht, aber keinerlei Absonderung stattfindet.

Sambucus nigra Sambucus ist bei Schnupfen und sonstigen Katarrhen der Atemwege indiziert, wenn das Kind plötzlich aus dem Schlaf ängstlich und kurzatmig aufschreckt, als ob es keine Luft mehr bekäme.[RA6+11]

Sticta pulmonaria Sticta ist bei einem harten, trockenen, bellenden Husten zu erwägen.[GS] Die Nase ist verstopft und **extrem trocken;** der Grund dafür: das Nasensekret trocknet so schnell ein, dass es nicht mehr abgesondert werden kann.[GS]

Magen

Chamomilla hat eine ganze Reihe von gastrischen Symptomen, Verdauungsstörungen und Gallenbeschwerden, besonders wenn sie durch Zorn oder Ärger ausgelöst wurden. Es hilft bei Magenschmerzen, wenn die Speisen wie eine schwere Last im Magen liegen.[RA156+160] Aufblähung des Oberbauchs und der Hypochondrien[RA156f]; Zunge schmutzig-weiß[HV13,31] oder gelblich[ZG404] belegt; bitterer Geschmack im Mund[RA118]; heftige Bauchschmerzen, die durch Trinken einer Tasse Kaffee gebessert werden.[4]

Diarrhö

Die von Chamomilla hervorgerufenen Durchfälle sind charakteristischerweise **heiß**[RA186] und gelblich[GS] oder **grün**[RA187], wie gehackte Eier aussehend[KE5,409], oft mit Galle untermischt, den After wundmachend[KE5,409] und von Fauleiergestank[RA186]. Die Durchfälle treten hauptsächlich nachts[5] auf[RA189] [wecken aus dem Schlaf[AZ59,149]]. In der **Zahnungsperiode** einsetzende Diarrhö ist oft eine Indikation für Chamomilla.

Auf Chamomilla folgt bei Diarrhö häufig **Sulfur**, denn beide Arzneien erzeugen, im Verein mit den Magenschmerzen, die gleichen Stühle. Wenn bei diesen Symptomen zusätzlich Tenesmus besteht, ist **Mercurius** das passende Mittel.

Wenn der Durchfall morgens schlimmer ist und in einem einzigen Schwall herausstürzt, sollten wir an **Podophyllum** und **Sulfur** denken.

Geburt

Chamomilla ist ein unschätzbares Mittel auf der Entbindungsstation. Es ist angezeigt, wenn die **Wehen im Rücken** beginnen und von dort bis zu den **Innenseiten der Oberschenkel** ziehen. Es besteht eine ausgeprägte nervöse Erregbarkeit, und die Wehen scheinen außerordentlich schmerzhaft zu sein[GY31].

Die Lochien sind dunkel[GY31] und fließen übermäßig stark[GS], die **Nachwehen** sind ungemein quälend und fast **unerträglich**[GY33].

[4] Verschlimmerung von Beschwerden durch Kaffeegenuss ist bei *Chamomilla* sehr viel häufiger! Das Kent-Repertorium nennt für obiges Symptom, das in den üblichen Quellen nirgends zu finden ist, nur *Coloc.* (als einziges Mittel). In den *Guiding Symptoms* findet sich allerdings: „Gastralgia relieved by drinking coffee." Nach Hahnemann *(RA)* hilft Kaffee bei vielen *Chamomilla*-Beschwerden dann, wenn Kaffee kein tägliches Getränk des Kranken ist.

[5] Farrington schreibt „zum Abend hin".

Chamomilla ist bei **drohender Fehlgeburt** GY3 infolge von Zorn oder Ärger in Betracht zu ziehen, wenn Wehen der eben beschriebenen Art sowie dunkler Blutfluss bestehen.

Viburnum opulus ist bei drohender Fehlgeburt dienlich, wenn die Wehen vom Unterbauch bis in die Oberschenkel ziehen. Auch wenn es die Fehlgeburt nicht immer verhindern kann, so bereitet das Mittel doch zumindest den Wehen ein Ende.

KAPITEL

24 Vorlesung: Melanthiaceae

Einleitendes

Von den Melanthiaceae oder Germergewächsen beziehen wir die folgenden Arzneien (➤ Tab. 24.1): **Veratrum album**, **Veratrum viride**, **Sabadilla** und **Colchicum**.[1] **Veratrum album** und **Veratrum viride** werden von diesen Arzneien – dessen bin ich mir ziemlich sicher – heute so gut verstanden, dass sie kaum einmal fälschlich zur Anwendung gelangen. Doch ebenso gewiss ist es m. E., dass **Colchicum** in der Praxis nicht den Platz einnimmt, der ihm gebührt. Es stimmt natürlich, dass es von der alten Schule zu uns gekommen ist, als Arzneimittel, das sehr bei Gichtzuständen empfohlen wurde. Doch sollten wir von dem maßlosen Gebrauch, den diese Schule von **Colchicum** gemacht hat, nicht ins andere Extrem verfallen und es als Heilmittel komplett vernachlässigen.

Colchicum autumnale

Ich habe die Symptome von Colchicum unter vier Überschriften angeordnet.[2] Die erste Überschrift „Nerven" schließt typhöse Zustände [„Nervenfieber"] und Schwächesymptome mit ein. Das Mittel hat eine ausgesprochene Neigung, massive Erschöpfung und Schwäche [GA1,310] zu erzeugen, und daraus erwächst eine große Gefahr, wenn man es in hohen Dosen als Routinemittel bei Gicht und Rheumatismus [GA] verabfolgt. Die Schmerzanfälle mögen auf diese Weise gelindert werden, doch entsteht dadurch zugleich sehr leicht ein Zustand von Schwäche, der den Patienten in andere und neue Gefahren bringt.

Nerven und typhöse Zustände

Lassen Sie uns nun sehen, wie wir uns diese Wirkung von Colchicum entsprechend unserem Heilgesetz zunutze machen können. Wir finden das Mittel insbesondere bei **Schwäche infolge von Schlafmangel** angezeigt. Wenn z. B. ein Patient am Abend nicht zeitig genug zu Bett geht und so eines Teils seines gewohnten Schlafs beraubt wird, fühlt er sich am nächsten Morgen müde und schlapp; er kann kaum einen Fuß vor den anderen setzen [GA1,313]; er hat keinen Appetit [GA1,95], einen schlechten Geschmack im Mund, und ihm ist übel [GA1,100]. Die Schwäche hängt demnach mit der Verdauung zusammen oder bezieht diese mit ein, und all dies als Folge von zu wenig Schlaf. Dies kommt dem Zustand von **Nux vomica** sehr nahe, wobei die Schwäche sogar noch deutlicher als bei **Nux** hervortritt. Oft besteht bei Colchicum eine Abneigung gegen jegliches Essen [GS],

Tab. 24.1 Homöopathische Arzneimittel aus der Familie der Melanthiaceae (Germergewächse)

Arzneimittel	Anwendungsbereiche
Veratrum album	• Geist und Gemüt • Abdomen
Veratrum viride	• Kreislauf
Sabadilla	• Hypochondrie • Grippe, Tonsillitis • Heuschnupfen
Colchicum	• Nerven • Abdomen • Fibröse Gewebe • Organe

[1] All diese Pflanzen, besonders aber letztere, werden nach anderer Klassifikation auch zu den *Liliaceae* gerechnet.

[2] Auf die letzte Überschrift, d. h. auf die Symptome, die *Colchicum* an einzelnen Organen hervorruft, geht Farrington in seinem Text nicht ein. Er handelt dort lediglich die Nieren bzw. das Thema *Wassersucht* ab.

und besonders der **Geruch von kochenden Speisen** ruft beim Patienten **Übelkeit** hervor [GS(GA1,97)]; er wird überaus reizbar, und jede äußere Veranlassung bringt ihn ganz außer sich [GA1,337]. In dieser Hinsicht ist Colchicum mit **Nux vomica** praktisch deckungsgleich.

Zuweilen finden wir Colchicum auch bei **Typhus abdominalis** – als eine andere Form von Schwäche bzw. als schwächendes Fieber – indiziert. Die Position, die Colchicum bei der Behandlung des Typhus einnimmt, ist etwa zwischen **Arsenicum** und **China** angesiedelt. Als Erstes ist der Patient verstandesmäßig eingetrübt, wenngleich er in der Lage ist, auf Fragen richtig zu antworten [GS]; er ist also noch nicht gänzlich soporös. Zu seinem Zustand, der ihm offenbar ungefährlich erscheint, äußert er sich nicht, solange man ihn nicht direkt danach fragt. Wir sehen bei Colchicum nicht diese Ängstlichkeit, diese Todesangst, wie sie für manche andere Mittel bei einer Typhuserkrankung charakteristisch ist. Die Pupillen sind stark dilatiert [HV8,164] und nur wenig lichtempfindlich [HV8,168]. **Kalter Schweiß auf der Stirn** [GS] – wie bei **Veratrum album**. Wenn man den Patienten aufrichtet, fällt der Kopf rückwärts, und der Mund wird weit aufgerissen.[HV8,165] Sie sehen daran, wie sehr die Muskeln in einem Colchicum-Fall geschwächt sind. Das Gesicht hat ein leichenhaftes Aussehen, mit scharfen, spitzen Gesichtszügen [GS]; die Nase sieht aus, als ob sie zusammengedrückt worden wäre; die Nasenlöcher sind trocken und schwärzlich [HV8,168]. Die Zunge ist schwer und starr [HV8,136] und kann kaum vorgestreckt werden [GS]; in extremen Fällen ist sie sogar bläulich [EN243], besonders an der Zungenwurzel. Die Stimme ist fast ganz erloschen [HY15,87], der Atem kalt.[GS] Häufig bestehen zusätzlich Übelkeit und Erbrechen [GA1,105ff], wobei Letzteres mit vielem Würgen verbunden ist [GA1,110]. All diese Zeichen gehen mit **Unruhe** und schmerzhaften Krämpfen in den Beinen und besonders den Waden [AZ52,73] einher. Der Körper ist heiß, während die Extremitäten kalt [HV8,153] sind.[GS] Der Unterleib ist sehr stark aufgetrieben.[GA1,140f] Häufige, **wässrige Durchfälle** [EN589], die meist unwillkürlich abgehen [HV8,171].

Dies sind die Symptome, die Sie in typhösen Zuständen zu Colchicum hinführen. Sie ähneln stark jenen von **Arsenicum** und **China**: **Arsenicum** besonders hinsichtlich der Intensität der **Schwäche**, **China** vor allem in der Ausprägung des **Meteorismus.** Colchicum scheint, indem es die Unruhe und Schwäche von **Arsenicum** und den Meteorismus von **China** in sich vereinigt, zwischen diesen beiden Mitteln zu stehen. Die Symptome von Colchicum sind, wie Sie feststellen werden, hauptsächlich abdominaler Natur, und einige von ihnen lassen auch an **Veratrum album** denken. Deshalb müssen Sie im Geiste diese Arznei an die Seite von Colchicum stellen, damit Sie im Bedarfsfall die nötige Unterscheidung zwischen den beiden Mitteln treffen können.

Carbo vegetabilis ist mit Colchicum im Hinblick auf die Kälte des Atems, die Tympanie und die große Prostration verwandt. **Carbo vegetabilis** scheint jedoch eher zu passen, wenn sich die Lebenskraft völlig zu erschöpfen droht. Der Patient liegt dann kalt und fast pulslos darnieder; der Puls fühlt sich unter den prüfenden Fingern allenfalls wie eine sanfte Welle an – kein deutliches Pulsieren. Füße und Unterschenkel sind kalt, oder es besteht nur Kälte der Knie und Füße [GS], während der Bereich dazwischen nicht kalt ist. Wässrige Durchfälle sind für **Carbo vegetabilis** weniger typisch; entweder fehlen die Darmentleerungen ganz, oder sie sind dunkelbraun und stinken entsetzlich [GS].

Abdomen

Wir kommen nun zum Abdomen. Der Meteorismus und die Diarrhö sind ja bereits erwähnt worden. Zusätzlich zu diesen Symptomen gibt es noch andere, die stark auf Colchicum als mögliches Heilmittel bei **Cholera** hindeuten. Es bestehen Übelkeit und Erbrechen, und die Übelkeit wird typischerweise durch den Geruch von Speisen ausgelöst. Immer wenn sich der Kranke aufrichtet, werden die Übelkeit und das Erbrechen schlimmer.[GA1,106f] Die erbrochene Flüssigkeit ist wässrig [GS] oder besteht aus gallig schmeckendem Schleim [GA1,110].

Wenn Symptome einer **Dysenterie** vorhanden sind, treten häufige, wässrige [GA1,168] und blutige [GA1,163] Durchfälle auf, mit Beimengung von Schleimfetzen, die man früher für Teile der Darmschleimhaut hielt [„Gedärm-Abschabsel“ [GA1,163]], von denen man heute aber weiß, dass es sich um fibrinöse Exsudate handelt. Der **Tenesmus** ist heftig [GS], verbunden mit Verkrampfung des Afterschließmuskels [GA1,171]. Wenn Sie eine Ruhrerkrankung mit derartigen Symptomen zu behandeln haben, werden Sie mit Colchicum richtigliegen. Wenn darüber hinaus Meteorismus besteht, ist es umso deutlicher angezeigt und Mitteln wie **Cantharis**, **Mercurius** und jedem anderen in unserer Materia medica bei Weitem vorzuziehen.

Fibröse Gewebe

Als dritte Überschrift haben wir auf unserer Tafel „Fibröse Gewebe". Dies führt uns zur Betrachtung von Colchicum bei **Rheumatismus** und **Gicht.** Colchicum hat eine besondere Affinität zu den fibrösen Geweben, zu denen ich die Sehnen und Aponeurosen der Muskeln, die Bänder der Gelenke und auch das Periost rechnen möchte. Die von Colchicum erzeugten Gelenkschwellungen können von dunkelroter oder auch blasser Farbe sein; sie zeigen keine besondere Neigung zur Eiterung, sind äußerst berührungsempfindlich [GS] und befallen sehr leicht ein Gelenk nach dem anderen [GS]. Beim **akuten Gelenkrheumatismus** ist Colchicum indiziert, wenn dieser zuerst an einem Gelenk beginnt und dann zum nächsten wandert oder wenn er zuerst die eine Körperseite befällt und dann zur anderen wechselt. Die Schmerzen verschlimmern sich vorzugsweise zum Abend hin, und auch geringste Bewegungen vermehren sie ungemein. Wie bei der Gicht oder beim Rheumatismus zu erwarten, ist der **Harnabgang** zeitweise **stark vermindert** und der Urin dabei dunkel [GA1,179] oder auch dunkel und rot [UE]. Die Patienten sind in solchen Fällen überaus reizbar, und schon geringfügige **äußere Eindrücke** wie Licht, Geräusche oder Gerüche werden, wie die Schmerzen, als **unerträglich** empfunden.[GA1,335f] Der einzige Unterschied zwischen diesen Symptomen und jenen eines Gichtanfalls ist, dass bei Letzterem das Großzehengrundgelenk betroffen ist und die Anfälle sich in der Nacht einstellen.

Es kommt vor, dass sich der Rheumatismus oder die Gicht in Richtung Brust verlagert, dass eine **Metastasis** dorthin stattfindet, und auch dann kann Colchicum noch heilend wirken. Bei einer **Herzklappenaffektion** oder einer **Perikarditis**[AZ50,21] im Rahmen eines Rheumatismus ist das Mittel angezeigt, wenn heftig schneidende [HV8,263] oder stechende [GA1,218] Schmerzen in der Brust, besonders in der Herzgegend bestehen, mit starker Beklemmung der Brust [GA1,212] und Schweratmigkeit [GA1,210]. Manchmal hat der Patient dabei auch das Gefühl, als würde der Brustkorb von einem engen Verband zusammengedrückt.

Colchicum steht in Bezug auf Gicht und Rheumatismus in unserer Materia medica ziemlich einzig da; es gibt kein Arzneimittel, das ihm hier in seiner Wirkung ähnlich wäre.

Wassersucht

Colchicum ist bisweilen bei Wassersucht [GA] in Verbindung mit verminderter Harnsekretion angezeigt, wobei die Wassersucht vorzugsweise als **Hydrothorax** in Erscheinung tritt.[ST2,266] Das Wenige, was an Urin abgeht, ist blutig [AZ52,81], stark eiweißhaltig [GS] und beinahe so schwarz [GA1,187] wie Tinte [KE4,47]. Daran sehen Sie, dass Colchicum auch bei Wassersucht im Gefolge einer **Glomerulonephritis** [„Bright's disease"] hilfreich sein kann. Es ähnelt in dieser Beziehung **Lachesis** sehr, dem außerdem auch der schwarze Urin [GS] eigen ist.

Ähnlichkeiten zeigen sich auch mit **Terebinthina**, bei dem die Wassersucht durch eine Kongestion der Nieren bedingt ist [GS], mit Ruptur feiner Kapillaren und nachfolgendem Blutaustritt in die Nierenbecken. Der Urin enthält Zylinder [GS], sieht rauchfarben [GS] aus und macht einen schmutzig-rötlichen Bodensatz.

Sie haben jetzt gesehen, wann Colchicum bei Rheumatismus eingesetzt werden kann, wann bei Typhus und wann bei bloßer Schwäche. Die Tatsache, dass der fortgesetzte Gebrauch von Colchicum von großer Prostration gefolgt wird, wird Sie dazu veranlassen, das Mittel in Betracht zu ziehen, wenn ein Patient nach häufigen akuten Gichtanfällen mehr und mehr geschwächt wird.

Bei Herzaffektionen ist Colchicum eng mit **Spigelia** verwandt. Wenn Colchicum missbräuchlich angewandt wurde, ist **Spigelia** das Mittel, das als Antidot dienen kann.

Veratrum album

Veratrum album ist ein Mittel, das nicht allzu schwer zu verstehen ist. Es ist seit den Zeiten Hahnemanns bei Cholera asiatica, Cholera nostras und ähnlichen Abdominalerkrankungen eingesetzt worden.[KE1,973] Seine diesbezügliche Symptomatik ist wohlbekannt, doch ein gleichermaßen bedeutsamer Anwendungsbereich der Arznei wird gerne übersehen, und das sind die Geistes- und Gemütssymptome. In Vergiftungsfällen mit der Weißen Nieswurz haben sich nur sehr wenige Symptome gezeigt, die sich auf das Gehirn beziehen. Veratrum album scheint, vermutlich über die Eingeweidenerven, in erster Linie auf die Bauchorgane einzuwirken. Wenn diese Nerven gelähmt sind, werden die abdominalen Blutgefäße mit Blut überladen und lassen Serum austreten. Veratrum ist in dieser Beziehung **Elaterium** ähnlich. Die große Erschöpfung[RA265], die allgemeine Kälte[RA289] und das ungeheure Flauheitsgefühl in der Magengegend[RA107], welche Veratrum eigen sind, gehen alle von diesen Eingeweidenerven aus. Doch kann Veratrum, wie erwähnt, ebenso das Gehirn in Mitleidenschaft ziehen, und auch dann gehen die Symptome nicht selten mit Kälte, Schwäche etc. einher.

Geist und Gemüt

Veratrum album kann bisweilen bei **Delirium** angezeigt sein.[RA7] Dies sollten Sie sich gut einprägen, zumal Veratrum in dieser Beziehung ganz offensichtlich nah mit **Belladonna** verwandt ist. Das Veratrum-Delir geht oft mit geschäftiger Unruhe[RA(400)] einher, mit dem Bestreben, **Kleider zu zerreißen**[RA(371)] oder zu zerschneiden[GS], mit Schwatzhaftigkeit[RA(393)] oder schnellem[KE1,52], **eindringlichem, lautem Reden;** der Patient neigt zu **gewalttätigen Ausbrüchen,** schlägt die Umstehenden[GS]; oder er ist ängstlich und verzweifelt[A4,330], erschrickt vor eingebildeten Dingen; „unzüchtige Reden und Geilheit“[AZ2,113]; er springt aus dem Bett und läuft im Zimmer herum[RA310], wie um dadurch Erleichterung zu bekommen. Bis hierher sind all diese Symptome nur schwer von jenen bei **Belladonna** und **Stramonium** zu unterscheiden. Der Unterschied aber ist der: Veratrum album hat **Kälte des ganzen Körpers**[RA289] **mit kaltem Schweiß auf der Stirn**[RA23]. Manchmal ist das Gesicht rot[RA(55)] und die Lippen blau[GS], und es kribbelt in den Gliedmaßen, als wären sie eingeschlafen gewesen[(RA203+255)].

Veratrum album eignet sich ferner für Frauen, die aufgrund einer Störung der Sexualsphäre unter abnormem Zudrang wollüstiger Phantasien und Gedanken leiden[TG361], wie etwa bei **Nymphomanie**[SK717]. Die Patientin ist außerordentlich lüstern, läuft z. B. umher und versucht jeden zu küssen, der ihr begegnet; solche Anfälle treten besonders **vor Ausbruch der Monatsblutung** auf.[RA(381)] Sie erfindet ständig und ohne jede Scham irgendwelche **Lügengeschichten.**

An Veratrum album muss auch gedacht werden, wenn nach einem **Schreck**[SK708] heftiger Durchfall einsetzt.[GS] **Gelsemium**, **Argentum nitricum**, **Aconitum** und **Opium** haben ebenfalls Diarrhö nach Schreck, doch im Unterschied zu diesen Mitteln sind die Durchfälle bei Veratrum sehr ermattend und jeweils mit großer Kälte des Körpers verbunden [außerdem mit kaltem Schweiß am ganzen Körper, besonders aber auf der Stirn[RA(210)]].

Cholera, Diarrhö

Nun zu einigen abdominalen Symptomen. Veratrum album kann bei einer ganzen Reihe von Darmerkrankungen angezeigt sein – bei **Cholera nostras, Cholera infantum** und **Cholera asiatica** ebenso wie bei invaginationsbedingtem Ileus (Intussuszeption[AZ56,94]). Die Stühle einer Diarrhö, die nach Veratrum verlangt, sind profus, wässrig und grünlich, bisweilen mit untermischten Flocken[SK716], die wie Spinat aussehen; gelegentlich sind die Durchfälle auch blutig[RA(203)]. Sie sind stets mit scharfen, schneidenden **Bauchschmerzen** verbunden[RA115f] und oft auch mit schmerzhaften Krämpfen in den Gliedmaßen[GS]. Große Schwäche bei jeder Anstrengung zum Stuhlgang[RA(200)], fast wie von bevorstehender Ohnmacht[RA123], zugleich oft kopiöses, schaumiges Erbrechen[RA(151)] sowie kalter Stirnschweiß[RA(210)].

Was nun speziell die verschiedenen Choleraerkrankungen angeht, so ist Veratrum durch die folgenden Symptome indiziert: **Erbrechen und Durch-**

fall zur gleichen Zeit[AZ47,48]; **kolikartige Schmerzen** im ganzen Unterleib[RA117]; schmerzhafte Muskelkrämpfe, besonders in den Waden[RA232]; massive, wässrige Darmausleerungen – Reiswasserstühle[GS], wie sie genannt werden –, begleitet von großer Prostration und kalten Schweißen, namentlich auf der Stirn. Wenn keine solchen Schmerzen vorhanden sind, ist die Gabe von Veratrum album bei Choleraerkrankungen ohne Nutzen. Verschlimmerung sämtlicher Beschwerden in der Nacht.[GS] Rasche Auszehrung.

Das erste Mittel, das in Fällen dieser Art neben Veratrum in Betracht gezogen werden muss, ist **Camphora**.

Camphora Wie **Veratrum album** erzeugt auch Camphora Kälte und Kollapssymptome. Doch Camphora ist bei Cholera asiatica besser geeignet, wenn die **Ausleerungen eher spärlich** sind[JB40], dafür aber die **Übelkeit** deutlich hervortritt[AZ35,273]. Nicht selten wird dabei die Oberlippe krampfhaft nach oben gezogen[GS], und die derart gebleckten Zähne vermitteln dem schon von Übelkeit geprägten Gesichtsausdruck ein noch schrecklicheres Aussehen. Der ganze Körper ist kalt.[AR11,1,123] Die Stimme ist hoch oder quiekend.

Jatropha curcas Dieses Mittel erzeugt ebenfalls ein perfektes Bild der asiatischen Cholera.[AA157ff] Es verursacht „fürchterliches Erbrechen massenhaft herausstürzender, wässeriger oder eiweissartiger Flüssigkeit“[AA159] sowie fortwährenden Erguss von Wasser aus dem Darm[AA159], wie aus einem Hydranten; außerdem allgemeine Kälte des Körpers[AA159], heftigste Übelkeit[AA156] und anhaltendes Gluckern im Unterleib[AA236].

Podophyllum peltatum Podophyllum gleicht **Veratrum** darin, dass es wie dieses ein Krankheitsbild erzeugt, welches sehr dem einer Cholera nostras[GS] ähnelt. Es ist hierbei besonders dann angezeigt, wenn der Fall – ganz im Gegensatz zu **Veratrum** – durch das **Fehlen von Schmerz** gekennzeichnet ist.[GS] Die Durchfälle treten gewöhnlich während der **Sommermonate** auf.[AH2(B)123] Sie sind wässrig und spritzen wie aus einem Hydranten heraus, mitunter auch stotternd [wegen gleichzeitigen Blähungsabgangs].[GS] Ausgesprochene Abscheu vor jeglichem Essen. Stuhlentleerungen mehr nach Mitternacht und des Morgens.[AH2(B)118f] Häufiger Wechsel der Stuhlfarbe, mal gelb, mal grün, etc.[AH2(B)109]

Iris versicolor Es gibt ein Mittel, das bei den typischen **Sommerdurchfällen der Kinder** m. E. noch besser passt als **Veratrum album**, und das ist Iris versicolor. Das Mittel ruft ausgeprägte entzündliche Symptome hervor, vor allem ein Wundheitsgefühl und **Exkoriationen** im Analbereich[EN77]. Regelmäßige Wiederkehr der Durchfälle nachts gegen 2 oder 3 Uhr.[GS] Übelkeit mit **saurem**[EN130] und manchmal auch galligem **Erbrechen.**[GS] Die Stühle sind entweder wässrig[EN182] oder gelblichgrün und mit Galle[GS] oder öligen Bestandteilen vermischt.

Pulsatilla Diese Arznei wird benötigt bei nächtlichem[RA454], vor allem **nachmitternächtlichem Durchfall,** wenn dieser nach „Diätfehlern“ entstanden ist, wie etwa nach Genuss von fettem Backwerk etc., besonders aber auch als Folge von „**Verkältung des Magens** durch Eis, Säuren, Früchte usw.“[SK410] [GS] [3]

Croton tiglium An Croton tiglium muss gedacht werden, wenn die wässrigen Stühle gelb oder gelblichgrün sind und **schussförmig** abgehen[GA1,282], in einem einzigen Schwall[HC4,132]; sie werden ausgelöst durch das geringste Essen oder Trinken.[GS]

Elaterium Nicht selten das Heilmittel profuser, wässriger Durchfälle, wenn diese eine olivgrüne Farbe haben[AZ83,126]

Herzschwäche

Ich habe Veratrum album oft bei Herzschwäche **im Gefolge akuter Krankheiten** nützlich gefunden, wenn der Puls wegen der Kraftlosigkeit des Herzmuskels fast verschwunden[RA286] und allenfalls fa-

[3] Farrington schreibt: „… by eating ice-cream immediately after a meal.“ Dies ist so in den Quellen nicht zu finden, und es ist m. E. fraglich, ob die Abkühlung des Magens (auf die *Pulsatilla* empfindlich reagiert) durch vorheriges Essen gesteigert oder nicht sogar im Gegenteil abgemildert wird.

denförmig tastbar war. Der Patient wird bei der geringsten Bewegung ohnmächtig.[SK709] „Im Bette ist das Gesicht roth; beim Aufstehen [oder Aufrichten[SK713]] wird es sogleich blaß.“[UE] Häufig sind dabei die Hände kalt[AZ83,29] und schweißig[RA(347)].

Veratrum viride

Auch wenn der Name dieses Mittels dem eben besprochenen ähnlich ist, darf man daraus nicht schließen, dass es annähernd die gleichen oder auch nur ähnliche Symptome verursachen würde. Veratrum viride erzeugt eine **Kongestion der Hirnbasis und des oberen Rückenmarks**[GS] und beeinflusst so die Funktion des Nervus vagus. Es scheint dann zunächst zu einer Anschoppung der Lunge zu kommen, wie es auch zu **Beginn einer Pneumonie** geschieht. Dies geht mit einem hohen Maß an arterieller Erregung[GS] einher. Wenn diese Symptome unbehandelt bleiben, entwickeln sich Schwindel[EN6] und Schwächegefühl beim Versuch, sich aus dem Liegen aufzurichten[GS], Übelkeit und kalter Schweiß, häufig auch Orthopnoe [„Atmung mühsam, muss sich aufsetzen“[GS]] und sonstige Zeichen einer **Linksherzinsuffizienz** [„Herzlähmung“] als Folge der Überbeanspruchung dieses Organs. Aus all dem wird deutlich, dass Veratrum viride als unschätzbares Heilmittel jener heftigen Hyperämie der Lunge anzusehen ist, die der Pneumonie vorausgeht; es vermag auf diese Weise die ganze Krankheit bereits in ihrem Anfangsstadium zu kupieren oder zumindest abortiv verlaufen zu lassen.

Veratrum viride erzeugt darüber hinaus **akute Entzündung der gesamten Speiseröhre**[GS], eine Erkrankung, bei der das Mittel selbst dann hilfreich sein kann, wenn sie nach einer Verletzung entstanden ist. Neben Schluckbeschwerden [anhaltende Krämpfe, Schluckauf[EN121]] sind es die wie Feuer **brennenden** Schmerzen in der Speiseröhre[EN119], die für die Mittelwahl sprechen.

Auch bei **Chorea**[GS] kann das Mittel angezeigt sein, wenn zusätzlich zu den choreatischen Zuckungen heftige Kongestion der Nervenzentren besteht. In niedriger Potenz verabreicht, vermindert Veratrum viride die Kongestion und damit auch die nervösen Störungen.

Bei **Wochenbettkrämpfen** kann Veratrum viride ebenfalls in Betracht kommen. Das Gehirn ist stark kongestioniert[GS], und die Patientin befindet sich in einem Zustand wie nach einem Schlaganfall. Sie kommt auch zwischen den Krampfanfällen nicht zu Bewusstsein, sondern bleibt in tiefen Schlaf versunken. Das Gesicht ist gerötet[GS], die Bindehaut der Augen injiziert; heftige, konvulsive Zuckungen. Der Puls ist stark beschleunigt, voll und schnellend.[GS]

In manchen Fällen dieser Art hilft **Gelsemium**, wenn die Wöchnerin geistig eingetrübt und schläfrig ist; doch ist der Puls bei dieser Arznei zwar auch voll, dabei aber rund, weich und fließend.[GS]

Sabadilla

Wie **Veratrum album** ist auch Sabadilla aufgrund seiner psychischen Symptome ein sehr nützliches Mittel. Vor allem in Fällen von **eingebildeter Krankheit** kann es erfolgreich eingesetzt werden.[GA3,393] So kann eine Patientin z. B. überzeugt sein, dass sie schwanger sei, wo sie in Wirklichkeit nur von Blähungen aufgetrieben ist; oder sie kann sich einbilden, an einer schlimmen Halskrankheit zu leiden, die gewiss tödlich enden werde.[GS]

Der **Thuja**-Patient hat das Symptom, dass er sich doppelt oder dreifach vorhanden wähnt; oder er glaubt aus Glas zu bestehen, weswegen er ständig in der Sorge lebt, er könnte zerbrechen, wenn er berührt wird[GS].

Sabadilla ist ein hilfreiches Mittel bei **Grippe**[KE3,49] und jenem beschwerlichen Leiden namens **Heuschnupfen.**[GS] Zuweilen starkes, krampfhaftes Niesen[GS], wonach Tränen in die Augen treten[GA3,212]. Tränen der Augen auch beim Gehen im Freien[GA3,60] [beim Sehen ins Helle, beim Husten oder Gähnen[GA3,60]; bei den leisesten Schmerzen irgendwo am Körper[GA3,61]].

Auch der Hals wird in Mitleidenschaft gezogen, indem er das vollkommene Bild einer **Tonsillitis**[GS] darbietet. Die Entzündung beginnt auf der **linken Seite** und geht danach auf die rechte über[GS]; die Schmerzen sind schlimmer beim Schlucken[BE123], **besser durch warme Getränke.** Manchmal hat der Patient das Gefühl, als befände sich ein Faden im

Hals, oder der Hals kommt ihm wie mit einem Strick zusammengeschnürt vor[GA3,102].

Auch **Lachesis** hat, wie Sie wissen, die von links nach rechts wandernde Halsentzündung[GS], doch es ist von Sabadilla leicht zu unterscheiden anhand der ausgeprägten Verschlimmerung durch warme Getränke sowie nach Schlaf[WI906].

Wir können Sabadilla auch bei **Wurmbefall** verabreichen, wenn Übelkeit und Erbrechen[PM1,14] vorhanden sind, verbunden mit eigentümlichen Bauchschmerzen, als würden die Gedärme wie ein Rad herumgedreht[GS].[4]

[4] In den *Guiding Symptoms* heißt es: „Colic: with sensation as if a ball (of thread) were moving and turning through abdomen, cries out 'O my bowels, they go like a wheel' …" Der erste Teil dieses Symptoms entspricht offenbar dem schwer verständlichen Original: „Drehen und Regen durch den ganzen Unterleib, wie von einem Knäuel" (*PM1*,14) – ein durch *Sabadilla* geheiltes Symptom bei einem von einem Bandwurm befallenen Knaben (der Bandwurm ging nach *Sabadilla* zur Gänze ab). Die Herkunft des zweiten Teils des *GS*-Symptoms ließ sich nicht eruieren.

KAPITEL

25 Vorlesung: Menispermaceae – Cocculus indicus

Einleitendes

Die Menispermaceae oder Mondsamengewächse sind keine große Pflanzenfamilie, und wir wollen uns in dieser Vorlesungsreihe nur einem Mittel daraus widmen,[1] nämlich **Cocculus indicus**. Der Name dieser Familie leitet sich von den halbmondförmigen Samen von **Menispermum canadense** her.

Cocculus indicus verdankt seine Eigenschaften im Wesentlichen einem Wirkstoff namens Pikrotoxin, eine Bezeichnung, die dem Griechischen entlehnt ist und so viel wie „bitteres Gift" bedeutet. Wir können die Symptomatologie von Cocculus grob in zwei Gruppen aufteilen:

- die eine Gruppe umfasst die direkt vom Nervensystem abhängigen Symptome und damit die Bereiche Gehirn/Rückenmark, Schwäche, Typhus und Krämpfe
- die zweite alle übrigen, organbezogenen Symptome

Was immer Sie in einem konkreten Fall an einzelnen Charakteristika für ein bestimmtes Mittel finden mögen, so sollten diese Charakteristika aber auch mit der Allgemeinwirkung des ins Auge gefassten Mittels im Einklang stehen; anderenfalls würden Sie nur eine partiell richtige Wahl treffen. Um Ihnen ein Beispiel zu geben: Sie kennen von **Belladonna** das Symptom „Schläfrig, findet aber trotzdem keinen Schlaf" [SK143]; dies ist ein Charakteristikum der Arznei. Dasselbe Symptom finden wir aber auch bei **China**, **Ferrum** und **Apis**. Wie können wir nun **Belladonna** von diesen Mitteln unterscheiden? Indem wir die Allgemeinwirkung von **Belladonna** als Grundlage nehmen, in die dann die einzelnen Symptome hineinpassen müssen.

Nun finden wir auch bei Cocculus Symptome, die bei vielen anderen Mitteln ebenfalls vorkommen; doch bei keinem anderen Mittel stehen sie im selben Zusammenhang wie hier. Und was ist die Allgemeinwirkung von Cocculus? Diese Wirkung ist der wohlbekannte Einfluss des Mittels auf das zentrale Nervensystem, während der Einfluss auf die peripheren Nerven und das autonome Gangliensystem nur sehr gering ist. Wie können wir so etwas herausfinden? Nicht ganz einfach, muss ich gestehen; aber man hat es geschafft, zum einen dadurch, dass man das Mittel als Ganzes studiert hat, zum anderen dadurch, dass man mittels Physiologie, Pathologie und andere mit dem Gegenstand befasste Wissenschaften zu erkennen versucht hat, auf welche Teile des Organismus Cocculus besonders einwirkt, welche Körperfunktionen es beeinflusst und welche Gewebe es verändert. Auf diese Weise haben wir jetzt eine solide Basis, auf der wir unsere Symptomatologie aufbauen können.

Spinale Schwäche

Cocculus wirkt auf das Gehirn und Rückenmark, indem es eine große Schwäche dieser Organe hervorruft. Die Wirkung des Mittels auf das Gehirn werde ich erläutern, wenn ich auf seine Anwendung bei typhösen Fiebern zu sprechen komme. Lassen Sie uns deshalb zunächst erörtern, auf welche Weise es das **Rückenmark** affiziert.

- Cocculus erzeugt eine lähmungsartige Schwäche der Wirbelsäule und insbesondere der motorischen Vorderhornzellen; von daher ist es ein häufiges Heilmittel bei **Lähmungen aufgrund von Rückenmarkerkrankungen.** Es ist hier besonders zu Beginn des Übels angezeigt, sei die Lähmung Folge einer funktionellen Störung oder einer schwerwiegenden organischen Krankheit, also z. B. Folge einer Spinalirritation[GS] durch über-

[1] Zwei weitere Mittel sind *Pareira brava* und *Menispermum canadense.*

mäßige Samenverluste oder Folge von Rückenmarkerweichung oder Tabes dorsalis.
- Cocculus ist in diesen Fällen besonders indiziert, wenn die **Lumbalregion** betroffen ist; es besteht eine schmerzhafte Schwäche im Kreuz, als ob dieses lahm wäre [RA278], was das Gehen bisweilen fast unmöglich macht [RA279]. „Lähmung der Beine vom Kreuze aus." [SK341] „Paralytische Unbeweglichkeit der Untergliedmaßen." [RA364] „Er möchte für Müdigkeit in den Knieen zusammensinken …" [RA444] Einschlafen beider Füße [2] im Sitzen.[RA382] Zerschlagenheitsschmerz in den Oberschenkeln.[RA355ff] „Bald die eine, bald die andre Hand ist wie gefühllos und eingeschlafen." [RA331] Manchmal ist auch der ganze Arm wie eingeschlafen [RA308], mit einem Gefühl in der Hand, als wenn sie geschwollen wäre [RA328].

Diese Symptome sind ein grundlegender Bestandteil der Cocculus-Pathogenese, und sie scheinen allesamt in **spinaler Schwäche** begründet zu sein. Recht häufig treten sie bei Frauen mit Menstruationsbeschwerden [SK339] auf, wenn die Lendengegend besonders am Morgen lahm ist, außerdem nach übermäßigem Geschlechtsverkehr sowie als Folge von Schlafmangel [RA454].

Ein Symptom, das die erwähnten Beschwerden fast immer begleitet, ist ein **Gefühl von Hohlheit** oder von Leere in einer der Körperhöhlen, etwa im Kopf [SK336], in der Brust [RA254] oder im Unterleib [RA173]. Es handelt sich hierbei um mehr als eine Schwäche – es ist wirklich ein Gefühl, als ob der betroffene Körperteil hohl wäre. Reden oder lautes Lesen ermüdet diese Patienten außerordentlich.[RA265]

Die Schwäche von Cocculus ist spinalen Ursprungs, und besonders tritt sie auf als **Folge von Schlafmangel.** Der Patient kann abends nicht ein oder zwei Stunden länger aufbleiben, ohne sich den ganzen nächsten Tag müde und erschöpft zu fühlen.[3]

Typhöse Symptome

Als Nächstes wollen wir auf die typhösen Symptome von Cocculus zu sprechen kommen, und in diesem Zusammenhang will ich auch auf die **Gehirnsymptome** der Arznei eingehen. Wir würden nicht erwarten, dass Cocculus in einem Fall von **Typhus abdominalis** nützlich ist, wenn die Peyer-Plaques stark geschwollen oder ulzeriert sind oder wenn profuse Durchfälle, eine Pneumonie oder ähnliche Komplikationen auftreten. Doch beim **nervösen Typus** der Krankheit, wenn das Zentralnervensystem der Hauptleidtragende dieses Fiebers ist, gehört Cocculus zu jenen Mitteln, die uns hilfreich zur Seite stehen können. Die Symptome, die es hier indizieren, sind die folgenden: Der Patient klagt über starken **Schwindel,** besonders im Sitzen [RA2] oder beim Aufrichten vom Liegen zum Sitzen [RA5]; dieser Schwindel geht oft mit **Übelkeit** und Brechreiz einher [RA5], mitunter sogar mit **Ohnmacht** [SK336]. Auch **Bryonia** hat dieses Symptom [„Schwindel bei Aufrichten im Bette mit Uebelkeit wie zu Ohnmacht" [SK187(RA11)]]. Was das Symptom als solches angeht, so besteht kein Unterschied zwischen **Bryonia** und Cocculus, doch wenn Sie den Fall genauer untersuchen, werden Sie feststellen, dass es bei Cocculus eine Schwäche der Hirn- und Spinalnerven ist, die das Symptom auslöst.

Die Typhuskranken, die Cocculus benötigen, leiden unter großer **Benommenheit des Kopfes** [MA1,717]; Benebelung oder Schwere des Kopfes [RA15f] drückt vielleicht noch besser aus, was ich meine. Es kostet die Kranken große Mühe, die Worte deutlich auszusprechen; und oft finden sie auch nicht den richtigen Ausdruck für das, was sie sagen wollen.[KE4,732] In den meisten Fällen liegen sie ruhig im Bett und sind ganz in ihre Gedanken versunken. Die **Lider** sind ihnen schwer oder **wie gelähmt,** sodass sie die Augen kaum offenhalten können.[KE4,731] Dies ist ein Symptom, das uns auch an **Gelsemium** denken lässt. Wenn der Patient noch genügend bei Bewusstsein ist, um Ihnen seinen Zustand zu beschreiben, wird er vielleicht über ein Gefühl der Enge im Kopf klagen [„als ob das Gehirn zusammengeschnürt wäre" [RA18]] oder über eine Empfindung, als würden sämtliche Nerven im Kopf stramm nach oben gezogen [EN60]. Ein andermal mag ihn dieses Gefühl von Leere oder Hohlheit im Kopf belästigen.[GS] Jeder Versuch, sich

---

[2] Farrington schreibt, wie auch Allen und Hering, „Fußsohlen"; im Original heißt es jedoch „Unterfüße", was laut Georg v. Keller (*Cocculus*-Monographie) ein Dialektausdruck für *Füße* ist, ebenso wie „Füße" mitunter ein Dialektausdruck für *Beine* sein kann – etwa bei den Symptomen Nr. 361–363 *(RA)*. Entsprechende Veränderungen im Repertorium wären demnach angebracht.

[3] „Die mindeste Abbrechung vom Schlafe erzeugt Kräfteverlust; er vermißt jede Stunde Schlaf." (*RA* 454)

zu bewegen,[4] macht Kräfteverlust[RA441] oder gar Ohnmacht[RA451]. Die Zunge ist gewöhnlich nur mäßig belegt[KE4,731] (weißgelblich[RA86]), und es besteht ein bitterer Geschmack im Mund[MA1,717].

Der Unterleib ist stark aufgetrieben[RA185], doch ist der **Meteorismus** von Cocculus durchaus ein anderer als der von **China**, **Carbo vegetabilis**, **Colchicum**, **Sulfur** oder auch **Lycopodium**. Es gibt mehrere Ursachen für Meteorismus. Er kann u. a. von den Blutgefäßen herrühren,[5] von vermehrtem Luftschlucken beim Essen, von Veränderungen der aufgenommenen Nahrung selbst oder auch von **Zurückhaltung der Blähungen.** Letzteres ist die Ursache für den Meteorismus von Cocculus (Blähungen gehen schwierig ab[RA186]; „die Blähungen stauchen sich aufwärts“[RA189]). Cocculus kommt nicht infrage, wenn die Gasbildung Folge von fauliger Zersetzung der Speisen ist; dieser Zustand verlangt nach **Carbo vegetabilis**.

Cocculus hat starke Atembeklemmungen nervösen Ursprungs; sie werden subjektiv zumeist auf die Brustwand bezogen.[RA257f] Die Patienten sind nachts oft schlaflos oder wachen häufig auf[RA467f], wobei ihnen viele Ideen von den Geschäften des Tages durch den Kopf gehen, die sie dann am Wiedereinschlafen hindern[RA469] – auch hier sehen wir wieder die Ähnlichkeit mit **Bryonia**.

Dies sind die Symptome, die in typhösen Zuständen auf Cocculus hindeuten.

Krämpfe

Die nächste Abteilung, die wir betrachten wollen, sind Krämpfe und Konvulsionen[SK333]. Cocculus ist bei Krampfbeschwerden dienlich, wenn der Patient hinsichtlich des Zentralnervensystems sehr geschwächt ist. **Reizbare Schwäche** ist der Zustand, der jene Krämpfe entstehen lässt, für die Cocculus das Heilmittel ist. Es ist hier besonders nützlich, wenn die spasmodischen Symptome das Ergebnis fortgesetzten **Schlafmangels** sind.[GS] Wir treffen diesen Zustand häufiger bei Frauen als bei Männern an, und Frauen sind auch in stärkerem Maße der spinalen Schwäche dieses Mittels unterworfen. Cocculus kann auch bei Krampfbeschwerden infolge **unterdrückter Regelblutungen**[SK339] oder Nichterscheinens derselben[GS] eingesetzt werden. Die Augen sind während dieser Krämpfe gewöhnlich geschlossen, und die Augäpfel rollen unter den Lidern rasch hin und her.[SK336] Allerdings, je weniger die Patientin neurasthenisch veranlagt ist, desto weniger ist Cocculus angezeigt.

Hinterkopfschmerzen

Zum Schluss noch ein paar Bemerkungen zu den organbezogenen Symptomen von Cocculus. Zunächst zu den Kopfschmerzen des Mittels. Vor einigen Jahren gab es hier in dieser Stadt eine Fleckfieberepidemie, an der viele Kinder starben, vor allem in den ersten Tagen. Nach einer Weile entdeckte man ein für diese Epidemie typisches Symptom, nämlich heftige Schmerzen im Hinterkopf und im Nacken[GS]. Diese Kopfschmerzen manifestierten sich äußerlich auf verschiedene Weise. Bei soporösen Kindern zeigten sie sich dadurch, dass diese den Kopf nach hinten streckten, um so die Spannung an den Hirnhäuten zu verringern; andere, die bei Bewusstsein waren, legten ihre Hände hinten an den Kopf, und wieder andere klagten über Schmerzen am Hinterkopf, als ob dieser sich abwechselnd wie eine Tür öffnen und schließen würde[GS]. Dieses Symptom nun war auch von Cocculus bekannt [6], und so gab es nach dessen Einsatz nur noch sehr wenige Todesfälle. Hinterkopfschmerzen sind nicht leicht zu heilen, und Cocculus ist hier ein wichtiges Mittel.

Gelsemium sempervirens Bei Gelsemium, einem anderen Heilmittel dieser Beschwerde, besteht eine **passive arterielle Kongestion,** womit ich ausdrü-

[4] Farrington schreibt: „Any attempt to move the patient …“; doch ist passive Bewegung wohl nicht das, was Hahnemann meint, wenn er formuliert: „Bei Bewegung des Körpers, Ohnmacht …“ (*RA* 451) oder „Die mindeste Bewegung macht Kräfteverlust …“ (*RA* 441)

[5] Was hiermit genau gemeint ist, führt Farrington leider nicht näher aus.

[6] In Allens *Encyclopedia* ist es *nicht* zu finden, und das Symptom in den *Guiding Symptoms* (S. 261), dessen 4. Band erst 1884, also nach der Epidemie erschienen ist, stammt wohl von ebendieser.

cken will, dass das arterielle Blut ungehindert in einen Körperteil drängen kann; der Puls ist dabei voll und rund, nicht hart und gespannt wie bei **Belladonna** und **Aconitum**. Gelsemium hat zudem häufig eine undeutliche, lallende Sprache, wie die eines Betrunkenen.[GS]

Juglans cinerea Ein weiteres Mittel bei Hinterkopfschmerzen ist Juglans cinerea, die Graue Walnuss oder Butternuss. Es ist für mich das wichtigste Mittel bei scharfen, **stechenden** Hinterkopfschmerzen, zumal wenn diese, wie es oft der Fall ist, von Übelkeit, Schmerzen in der Lebergegend, Gelbsucht und anderen Zeichen einer **Leberstörung** begleitet werden.[GS]

Dysmenorrhö

Auf einige der Cocculus-Symptome bezüglich der weiblichen Geschlechtsorgane sind wir bereits eingegangen. Die Menses kommen meist zu häufig bzw. zu früh[RA230]; sie sind profus[GY23] oder (beim Aufstehen[GS]) schwallartig und deshalb insgesamt sehr schwächend. Sie können aber auch verspätet eintreten[GY16], und die Patientin leidet dann jeden Monat unter sogenannten Menstrualkoliken. [„Mutterkrämpfe, besonders bei unterdrückter oder unordentlicher Regel.“[SK339]] Wir haben eine kleine Gruppe von Arzneien für dieses Beschwerdebild, die aus Cocculus, **Pulsatilla** und **Chamomilla** besteht. Lassen Sie mich zuerst die Symptome von Cocculus beschreiben. Die Menstruierende leidet bei jeder Bewegung unter schneidenden Schmerzen im Unterleib, als würden dort **scharfe Steine** lagern[GY9(RA231)] und aneinanderreiben[GS]; gewöhnlich ist in diesem Zustand der Bauch durch Blähungsanhäufung stark aufgetrieben[RA230]. Die Patientin wird vorzugsweise gegen **Mitternacht** von krampfhaften **Blähungskoliken** aufgeweckt, die durch Aufstoßen für kurze Zeit gelindert werden können[GS]; sie ist dabei verständlicherweise sehr reizbar.

Chamomilla Bei Chamomilla verläuft die Menstruation mit wehenartigen Schmerzen und häufigem Abgang geronnenen, dunklen Blutes.[SK289] Die Gemütssymptome, die ich Ihnen in meiner Vorlesung über das Mittel beschrieben habe, müssen unbedingt vorhanden sein.

Pulsatilla Die Pulsatilla-Patientin hat eher spärliche Regelblutungen, und diese kommen meist auch noch unregelmäßig[GS], sporadisch oder stoßweise – nur ein paar Mal des Tages[RA571]. Sie gehen mit kneifenden oder zusammenziehenden Schmerzen einher, die die Patientin nötigen, sich zusammenzukrümmen[RA560]. Doch im Gegensatz zu **Chamomilla** ist die Pulsatilla-Patientin trotz der Schmerzen sanft und zu Tränen geneigt.

Cyclamen europaeum Cyclamen ist **Pulsatilla** in vieler Hinsicht ähnlich. Es hat Frösteln bei den Schmerzen; weinerliche Stimmung[ZÖ2,456]; Verdauungsstörungen, insbesondere nach fetten Speisen, Torten u. Ä.; spärliche Menses[KE5,590]; Menstruationsschmerzen[AZ59,43]. Doch die Unterscheidung ist leicht zu treffen: Cyclamen erfährt, anders als **Pulsatilla**, **keine Erleichterung in kühler, freier Luft** oder in einem kühlen Raum, und in vielen Fällen besteht auch heftiger Durst[SK353]. Die Ähnlichkeit zwischen **Cocculus** und Cyclamen liegt darin begründet, dass beide einen herabstimmenden, dämpfenden, schwächenden Einfluss auf das Zentralnervensystem ausüben. Spezielle Indikationen für Cyclamen sind insbesondere diese: Die Patientin fühlt sich häufig schwindelig[EN46ff]; körperliche Mattigkeit bessert sich durch Bewegung[RA(156)] [7]; ausgeprägte Blutarmut[GS]; Verschlimmerung der Beschwerden gewöhnlich im Sitzen oder durch Aufsetzen. Diese Symptome sind in der Regel mit Trübsichtigkeit[ZÖ2,473] verbunden. Auch bei Cyclamen finden wir die durch Blähungen hervorgerufenen nächtlichen Bauchschmerzen, doch werden sie hier nur durch Aufstehen und Umhergehen gelindert.[GS] Vergleichen Sie bei Menstrualkoliken außerdem **Ignatia** und **Nux vomica**.

[7] Farrington schreibt irrtümlich „is weak from any motion“. In der *Pulsatilla*-Vorlesung (Nr. 34) vertritt er selber in einem weiteren Vergleich mit *Cyclamen* die gegenteilige Position.

KAPITEL

26 Vorlesung: Papaveraceae – Opium

Einleitendes

Wir wollen heute mit dem Studium der Papaveraceae (Mohngewächse) beginnen, einer Pflanzenfamilie, aus der wir hauptsächlich **Opium**, **Sanguinaria canadensis** und **Chelidonium majus** beziehen.

Alle Mitglieder dieser Familie haben eine Wirkung auf den Blutkreislauf, indem sie durch Überfüllung der Blutgefäße des Gehirns eine mehr oder minder ausgeprägte Narkose hervorrufen. Die Wirkung, die auf diese Weise auf das Sensorium ausgeübt wird, reicht von einfacher Schläfrigkeit bis hin zu tiefem Sopor. Dies gilt natürlich ganz besonders für **Opium**, doch in geringerem Grade auch für **Sanguinaria** und **Chelidonium**. Zwei weitere Arzneien aus dieser Familie sind **Fumaria officinalis** (Gemeiner Erdrauch) und **Argemone mexicana**. **Fumaria** enthält enorme Mengen von Kaliumkarbonat in seiner Asche. **Argemone**, der Stachelmohn, ist bei der Behandlung von Tinea eingesetzt worden; die Pflanze enthält einen gelben Saft, der nach Luftexposition wie das Gummiharz von **Gambogia** aussieht.

Die heutige Vorlesung soll allein dem Studium von **Opium** gewidmet sein.

Der Mohnsaft wird, wie Sie wahrscheinlich wissen, durch Anritzen der unreifen Fruchtkapseln des Schlafmohns, Papaver somniferum, gewonnen. Zur Herstellung von Opium werden die unreifen Kapseln deshalb bevorzugt, weil die schlaferzeugende Wirkung des Mittels in diesem Stadium deutlich größer ist. Opium ist in mancher Hinsicht das bemerkenswerteste Arzneimittel unserer Materia medica. Viele Arzneien verdanken bekanntlich einen Großteil ihrer toxischen Wirkung bestimmten in ihnen enthaltenen basischen Wirkstoffen [Alkaloiden]. So enthält **Belladonna** beispielsweise Atropin, **Stramonium** Solanin, **Nux vomica** Strychnin, etc.; bei **Opium** scheint die Zahl dieser **Alkaloide** allerdings kein Ende nehmen zu wollen, und jedes Jahr werden neue entdeckt.[1]

All diese verschiedenen Substanzen werden, durch teils sehr komplizierte Verfahren, aus dem Milchsaft der Mohnpflanze gewonnen. Sie haben mehr oder weniger narkotische Eigenschaften, ähnlich jenen von Opium in seiner Gesamtheit. Die Wirkung von einigen dieser Alkaloide ist wohlbekannt, während wir über die von anderen bis jetzt nur wenig oder gar nichts wissen.

Morphinum

Morphinum (das vor allem in schwefelsaurer Form verwendet wird[2]) ist wohl das am besten verstandene von allen Opiumalkaloiden. Es wird von Ärzten der alten Schule in großem Umfang zur Schmerzlinderung als subkutane Injektion eingesetzt. Wir hingegen können von ihm als homöopathisches Mittel Gebrauch machen. Bei so ernsten Krankheiten wie Krebs ist Morphinum gegen eines seiner sekundären Symptome erfolgreich verabreicht worden, nämlich gegen **extreme Schmerzempfindlichkeit**[EN531]; die Schmerzen sind dabei

[1] Farrington nennt folgende Alkaloide von Opium: Morphin, Pseudomorphin, Codein, Apocodein, Thebain, Cotamin, Hydrocotamin, Apomorphin, Desoxymorphin, Nornarkotin, Thebenin, Laudanosin, Narkotin (= Noscapin), Lanthopin, Protopin, Methylnornarkotin, Deuteropin, Laudanin, Codamin, Papaverin, Rhöagenin, Rhöadin, Dimethylnornarkotin, Mekonidin, Kryptopin, Narcenin. Daran anschließend nennt er hier noch die organischen Säuren *Mekonsäure* und *Milchsäure*. An diese Säuren, zu denen sich auch noch *Fumarsäure* und *Schwefelsäure* hinzugesellen, sind die oben aufgeführten Alkaloide überwiegend als Salze gebunden. Die Zahl der heute bekannten Opiumalkaloide beläuft sich insgesamt auf etwa vierzig.

[2] Als *Morphinum sulfuricum,* außerdem als *M. aceticum und M. muriaticum*.

so heftig, dass sie **Krämpfe** [EN494f] oder Rucken [EN491] und **Zucken der Gliedmaßen** [EN456] auslösen können; unter diesen Bedingungen ist Morphinum ein Homöopathikum. Es heilt die Krankheit nicht, aber es lindert die Schmerzen, und zwar nicht als Opiat durch Betäubung des Patienten, sondern entsprechend dem Ähnlichkeitsgesetz der Homöopathie.

Das Mittel hat auch die Eigenschaft, **Meteorismus** [AZ75(MB)57] zu erzeugen. Dies sich einzuprägen ist für Sie insofern wichtig, als es mitunter notwendig sein kann, eine beginnende Peritonitis von Morphinwirkungen unterscheiden zu können.

Codeinum

Codeinum, ein weiteres dieser Alkaloide, ist ein nützliches Mittel bei der Behandlung von Lungentuberkulose.[GS] Es ist hier bei jenem **kurzen, trockenen Reizhusten** [EN96] angezeigt, derdie Schwindsüchtigen oft Tag und Nacht [< nachts [GS]] quält.

Darüber hinaus hat Codeinum **Muskelzuckungen** [EN157] hervorgerufen und geheilt, namentlich solche im Bereich der **Augenlider** [EN38]. Dieses höchst lästige Symptom wird durch **Crocus** gebessert [GA1,59f].

Apomorphinum

Apomorphinum erzeugt und heilt Erbrechen, allerdings kein Erbrechen von der Art, für die wir Mittel wie **Ipecacuanha**, **Antimonium tartaricum** oder **Lobelia** verabreichen. Es ist ein Erbrechen, das durch direkten Reiz des Brechzentrums im Gehirn ausgelöst wird. Durch subkutane Injektion von Apomorphinum setzt sehr schnell Erbrechen ein, lange bevor das Mittel irgendeine lokale Wirkung auf den Magen entfaltet haben kann. Wir können diesen Effekt der Arznei nutzen bei **Erbrechen zerebralen Ursprungs,** ebenso wie bei jenem beschwerlichen Übel, unter dem viele Menschen leiden, bei dem ihnen von anderen aber nur wenig Mitgefühl entgegengebracht wird: der **Seekrankheit.** In diesen Fällen von zerebralem Erbrechen sollten Sie auch an **Belladonna**, **Glonoinum** und **Rhus toxicodendron** denken.

Es gibt noch ein paar weitere Alkaloide, von denen wir die eine oder andere Prüfung haben, aber keines von ihnen zeigt einen klar umrissenen Wirkungskreis.

Opiatabusus

Es gibt darüber hinaus zahlreiche Präparate, die aus Mohnsaft hergestellt werden und von denen in der allopathischen Praxis reichlich Gebrauch gemacht wird. Damit haben wir jedoch nichts zu tun, außer dass wir den Schaden, der damit angerichtet wird, wieder beheben müssen. Die verschiedenen Opiumpräparate sind Bestandteil all der Hustenmixturen und Schmerzlinderungssäfte, wie sie in der Hausmittelpraxis gang und gäbe sind, und ihre Wirkungen sind ausgesprochen schädlich, besonders für Kinder. Auch nach dem Urteil einer führenden Autorität der alten Schule ist die Verwendung derartiger Säfte bei Kindern als verwerflich anzusehen. Sie hemmen das Wachstum, machen die Kinder reizbar und mürrisch und stören die Gehirnentwicklung erheblich.

Nux vomica ist eines der Gegenmittel, wenn der Organismus durch solche schmerzstillenden Mittel geschädigt worden ist. Noch besser ist vielleicht **Chamomilla** als Antidot geeignet, besonders dann, wenn Opiate über längere Zeit verabreicht worden sind und bereits deutlich deren Sekundärwirkungen in den Vordergrund treten. Die Kinder können dann nicht mehr schlafen, und schon geringfügige Schmerzen werden als unerträglich empfunden. Wenn ein solcher Zustand besteht, heißt das Heilmittel **Chamomilla**, gleichgültig ob es sich um ein Kind oder um einen Erwachsenen handelt.

Mit keinem anderen Arzneimittel wird, von Allopathen wie sogar von Homöopathen (!), so bedenkenlos Missbrauch getrieben wie mit Opium und seinen Abkömmlingen. Ich wollte, ich hätte die Möglichkeit und auch die Fähigkeit, die Schulmediziner davon zu überzeugen, wie widersinnig ihr unkritischer Gebrauch der Opiate ist; und erst recht würde ich mir von den Homöopathen erhoffen, dass sie ihr Unwissen nicht länger hinter der schmerzstillenden Wirkung einer gelegentlichen Gabe Morphium oder Laudanum verbergen. Beide Gruppen von Ärzten wollen ihren Patienten durch Schmerzmittel

Linderung verschaffen, die eine Gruppe in völliger Unkenntnis darüber, dass es überhaupt noch andere Möglichkeiten zur Schmerzstillung gibt, die andere Gruppe aus reiner Bequemlichkeit, ihre Fälle gründlich zu studieren. Wenn man sie auf die Unwissenschaftlichkeit ihres Tuns anspricht, bekommt man zur Antwort: „Meine Aufgabe ist es schließlich, den Kranken Erleichterung zu verschaffen." Und wenn man erwidert: „Um jeden Preis? Müssen Sie etwas tun, von dem Sie wissen, dass es falsch ist?", wird einem entgegnet: „Nein, aber wie macht man es richtig?"[3] Lassen Sie mich mit einem kurzen Resümee der Wirkungsweise von Opium antworten, und wenn dann diese Frage nicht hinreichend geklärt sein sollte, will ich in Zukunft keine Einwände mehr gegen Schmerzmittel erheben.

Vergiftungsbild

In kleinen Dosen hat Opium zunächst für kurze Zeit einen **euphorisierenden**[RA11], **muntermachenden**[RA25] Effekt, wobei es aber mehr die emotionale als die intellektuelle Sphäre anzuregen scheint. Der Patient hat das Gefühl, als ob er in der Luft flöge oder schwebte[RA46], ungehindert durch die Gesetze der Schwerkraft. Er kann seiner Phantasie freien Lauf lassen. Wenn nun die Dosis erhöht wird, entweder durch Steigerung der Quantität oder durch häufige Wiederholung, so entsteht ein schläfriger Zustand. Der Schlaf verändert sich dabei von einem angenehmen leichten Schläfrigkeitsgefühl bis hin zum tiefsten **Sopor.** Diese **hypnogene** und **analgetische** Wirkung von Opium ist die Folge einer **vermehrten Blutzirkulation im Gehirn,** und diese kommt nicht nur durch eine Steigerung der ins Gehirn gepumpten Blutmenge zustande, sondern auch durch eine Behinderung des Blutrückflusses zum Herzen.

Lassen Sie mich an dieser Stelle einen kleinen Moment abschweifen und etwas über die physiologische Erklärung des Schlafs sagen. Hammond hat gezeigt, dass während des Schlafzustandes die in der Schädelhöhle zirkulierende Blutmenge stark vermindert ist. Wenn man nun Opium gibt, um Schlaf zu erzeugen, produziert man nicht die physiologische Minderdurchblutung des Gehirns, sondern das genaue Gegenteil. Kann man also, auch unter diesem Aspekt betrachtet, die Verabreichung von Opiaten zur Schmerzlinderung überhaupt je als vernünftig erachten?

Kehren wir zu den Wirkungen von Opium zurück ... Durch die Erweiterung der Blutgefäße wird das Gesicht stark gerötet und geschwollen[RA96], und je tiefer der soporöse Zustand, desto dunkler die **Röte des Gesichts**[RA94]; es kann sogar eine kirschbraune Farbe annehmen[RA97]. Die Pupillen ziehen sich zusammen.[RA115] Der **Puls** ist **voll und langsam.**[RA543] Die Atmung wird tiefer und mit zunehmendem Sopor immer schwerer[RA339] und schließlich laut schnarchend[RA343] oder röchelnd[RA344]. Wie kommt dieser **Stertor** zustande? Er entsteht, wenn mit zunehmender Wirkung des Gifts die Muskeln des weichen Gaumens und der Wangen erschlaffen und am Ende ganz erlahmen. In diesem relaxierten Zustand schlagen die Teile dann bei jeder Aus- und Einatmung flatternd vor- und rückwärts. Der volle, runde, langsame Puls zeigt an, dass der Herzschlag zwar jeweils das vollständige Blutvolumen im Herzen herausbefördert, aber nicht mit der normalen Frequenz. Wenn der Fall Stunde um Stunde weiter fortschreitet, können Sie beobachten, wie er sich zu einem Bild völliger Lähmung entwickelt. In der Praxis sehen wir dies z. B. bei typhösen Zuständen; ich werde darauf später noch eingehen. Die Sphinkteren verlieren ihre Kontrollfunktion, und es kommt zu unwillkürlichem Harn-[GS] und Stuhlabgang[SK307]. Die Pupillen sind jetzt dilatiert[RA113], und die Haut ist wie in **heißem Schweiß**[4] gebadet[GS]. Der Unterkiefer hängt herab[SK302], und schließlich folgt der Tod[RA506].

In diesen tödlich verlaufenen Fällen zeigt die Autopsie eine Abflachung der Gehirnwindungen; die Gefäße von Hirn und Rückenmark sind mit Blut überfüllt, und Serum ist in den Subarachnoidalraum und die Hirnventrikel ausgetreten.

Dies sind die Symptome einer **akuten Opium-Vergiftung.**

[3] Im Original lautet die Antwort: „No, but how do you make it wrong", was (für mich) keinen rechten keinen Sinn ergibt.

[4] Farrington schreibt irrtümlich „cold sweat", ein paar Abschnitte später aber richtigerweise *hot sweat*.

26

All die bisher beschriebenen Phänomene hängen von der Wirkung der Droge auf die Nerven ab. Von einer Reizung der Nerven rührt der anfängliche kurze Erregungszustand her. Die nachfolgende lähmende Wirkung führt dann zu Schläfrigkeit, Muskelerschlaffung [RA454] und Koma. Von Beginn an sind die zerebralen Blutgefäße mit Blut überladen, und dies steigert sich noch, bis der Patient schließlich soporös wird. Nun frage ich Sie, Gentlemen: Ist es eine rationale Praxis, Schmerzen mit einer Substanz zu lindern, die dies durch Lähmung und Betäubung des Organismus erreicht, dabei aber *nicht die Krankheit beseitigt, sondern die Fähigkeit, diese zu empfinden, das Bewusstsein des Leidens?*

Welche Folgen hat nun der **gewohnheitsmäßige Gebrauch** dieser Droge? Die erste Wirkung habe ich Ihnen bereits dargelegt – es ist eine träumerische, phantasievolle Aktivität der emotionalen Sphäre. Bei fortgesetzter Einnahme von Opium werden dann aber auch sämtliche Gewebe des Körpers affiziert. Die **Haut** wird **trocken** [GS], **blass-bläulich** [RA386] und **faltig** [EN2002], die Gliedmaßen magern ab, der **Verstand** wird **stumpf** [RA33] und wie umnebelt [RA45].

Das beste Antidot gegen Opium ist starker, schwarzer Kaffee; er wird wiederholt und in größeren Mengen eingeflößt [RA], bis sich eine Reaktion zeigt. Elektrische Schläge bei eingetretenen Lähmungen können ebenfalls versucht werden.[RA] Mögliche Giftreste im Magen sollten mittels Emetika oder Magenpumpe entfernt werden, und um das weitere Fortschreiten zu einem soporösen Zustand zu verhindern, sollte der Patient angehalten werden, so viel wie möglich umherzugehen (sofern überhaupt möglich).

Ich habe Ihnen Opium nun hinreichend beschrieben, sodass Sie leicht erkennen können, bei welchen Krankheitsformen es hilfreich sein kann.

Typhus abdominalis

Das Opium-Bild begegnet Ihnen bisweilen in Fällen von Bauchtyphus, der mit starker zerebraler Kongestion einhergeht – und daraus resultierend mit Hirnlähmung, Herabhängen des Unterkiefers und stertoröser Atmung. Oft ist bei dieser Krankheit, wenn Opium passt, zudem der Körper in heißem Schweiß gebadet. Dieser Schweiß ist kein kritischer Schweiß,[5] sondern ein böses Omen. Er ist insofern ein Zeichen des nahenden Todes, als er die Folge einer Lähmung der Schweißdrüsen ist. Wir finden dieses Symptom u. a. auch bei **Stramonium**.

Bei typhösem Fieber mit drohender Hirnlähmung sollten Sie auch an **Lachesis** denken – die Symptome habe ich Ihnen bereits in der Vorlesung über das Schlangengift geschildert.

Auch **Hyoscyamus** kommt hier in Betracht; es hat ebenfalls das stertoröse Atmen, doch gibt es sehr wohl auch Unterschiede, wie Sie in einer späteren Vorlesung noch sehen werden.

Apoplexie

Opium kommt ferner bei der Behandlung des Schlaganfalls [RA445] infrage. Die Annahme liegt nahe, dass eine Arznei, die eine solche Vollheit der zerebralen Blutgefäße zu erzeugen vermag, bei prädisponierten Menschen auch leicht eine Ruptur derselben mit entsprechendem Blutaustritt ins Hirngewebe bewirken kann. Opium ist in diesen Fällen durch die [dunkelrote bis bräunliche] Gesichtsfarbe angezeigt, durch die stertoröse Atmung sowie die tetanische Starre des Körpers [RA411]. Das Mittel ist besonders bei **Apoplexie von Trinkern** indiziert.[(SK300)]

- In dieser Beziehung sollten auch **Baryta carbonica** und **Lachesis** erwogen werden.
- **Belladonna** ist gewöhnlich am Anfang des Schlaganfalls indiziert, Opium ein mögliches Folgemittel.
- **Arnica** passt vor allem dann, wenn die linke Körperseite gelähmt ist [SK90] und eine stertoröse Atmung sowie ein voller, kräftiger Puls [KE1,83] bestehen.[GS]
- **Apis** kann hilfreich sein, wenn der komatöse Zustand nach einer Gabe Opium nicht weichen will.
- Bei Apoplexie mit Krampferscheinungen sollte an **Belladonna**, **Hyoscyamus**, **Lachesis** und Opium gedacht werden.

[5] D. h., ein Schweiß, der im Rahmen einer Fieberkrise den baldigen Fieberabfall einläutet.

- Bei Lähmungen nach einem Schlaganfall stehen **Arnica**, **Belladonna**, **Lachesis**, **Nux vomica** und **Rhus toxicodendron** im Vordergrund.
- Bei Schwachsinn im Gefolge von Apoplexie: **Helleborus**.
- Bei apoplektischer Kopfkongestion [6] mit Schläfrigkeit nach den Mahlzeiten sollte Opium mit **Nux vomica** und **Arnica** verglichen werden.

Delirium tremens

Opium ist ein nützliches Mittel beim Säuferwahnsinn bzw. Delirium tremens.[KE1,145] Es ist hier besonders bei jenen „alten Trunkenbolden" angezeigt, die schon ihr halbes Leben dem Alkohol zugesprochen und damit ihre Gesundheit gründlich ruiniert haben; bei jenen, die schon des Öfteren in diesen Zustand geraten sind.[AZ44,147f] Es bedarf nur einer kleinen Menge Alkohols, um sie erneut ins Delir zu stürzen. In ihrem Gesicht spiegelt sich ständig ein Ausdruck von Angst oder Schrecken; sie glauben alle möglichen Tiere zu sehen, die auf sie zuspringen[AZ36,40], oder sie unterhalten sich mit Geistern, Teufeln und ähnlichen Gestalten, obwohl ihr Anblick für sie furchterregend ist.[GS] Wenn es ihnen gelingt, Schlaf zu finden, geht dieser mit der typischen **röchelnden Respiration** einher.

Es gibt mehrere Arzneien, die Sie – bei rechtzeitiger Gabe – in die Lage versetzen, Ihre Patienten mit Delirium tremens sicher durch den Anfall zu bringen.

Lachesis Neben **Opium** gehört auch Lachesis dazu, das besonders dann indiziert ist, wenn die Patienten Schlangen und andere grausige Lebewesen halluzinieren; Gefühl von etwas **Geschwollenem im Hals,** das sie zu ersticken droht[SK588]; in der Nacht plötzliches **Hochfahren aus dem Schlaf,** wie von einem schlechten Traum.

Stramonium Ein anderes Mittel ist Stramonium, auf das Sie durch die **Heftigkeit** der Symptome gelenkt werden.[RA447] Der Kranke schreckt in völliger Panik aus dem Schlaf hoch und hat Gesichtstäuschungen von Tieren, die sich ihm aus allen Winkeln des Zimmers nähern[RA(457f)], weswegen er ihnen zu entfliehen sucht[KE1,147f]; das Gesicht ist dabei hochrot[Z1,89].

Cannabis indica Ein weiteres Mittel bei Delirium tremens – und eines der wichtigsten – ist Cannabis indica (Haschisch). Es ist hierbei bisher nur in niedrigen Potenzen angewandt worden. Die Symptome, die es zu charakterisieren scheinen, sind Vorstellungen von Großartigkeit und Erhabenheit sowie **Täuschungen der Wahrnehmung** in Bezug auf **Raum und Zeit**[EN44].

Arsenicum album In anderen Fällen müssen wir auf Arsenicum zurückgreifen, wenn der Patient sich **vor dem Tod fürchtet**[CK] und nicht allein gelassen werden mag[CK42].

Calcarea carbonica Ein Mittel, das hier oft vergessen wird, gleichwohl aber sehr nützlich ist, ist Calcarea carbonica.[KE1,142] Sobald der Patient die **Augen schließt,** sieht er widerwärtige Bilder[CK1511f], die ihn zwingen, die Augen vor Schreck sofort wieder zu öffnen.

Cholera infantum

Bei Cholera infantum kann Opium hilfreich sein, wenn das Gesicht rot oder blass ist und sich ein bedrohlicher Sopor entwickelt; die Pupillen reagieren auf Licht entweder gar nicht oder nur sehr träge; die Krankheit scheint von Beginn an das Gehirn in Mitleidenschaft zu ziehen, oder diese Komplikation droht frühzeitig im Verlauf der Erkrankung; bis zu diesem Zeitpunkt besteht **weder Durchfall noch Erbrechen** und das Kind wirkt **wie betäubt.**[GS] In einem Fall wie diesem wird Opium den Patienten bald wieder zum Bewusstsein zurückbringen. Durchfall setzt ein, und die Krankheit nimmt ihren natürlichen Verlauf bis zur Genesung.

Opium kann auch verabreicht werden, wenn ein **Mangel an Reaktion** besteht und gut gewählte Arzneien nicht wirken.[SK300] Der Patient ist entweder sehr träge[RA429] oder äußerst schläfrig[RA466]. Opium kann in solchen Fällen ebenso von Nutzen sein wie

[6] Gemeint ist wohl ein so starker Blutandrang zum Kopf, dass der Patient Gefahr läuft, einen Schlaganfall zu erleiden.

Carbo vegetabilis, **Sulfur**, **Valeriana**, **Ambra grisea**, **Psorinum** und jedes andere der bei Reaktionsmangel infrage kommenden Mittel.

Es gibt ein Mittel, das ich Ihnen bei dieser Krankheit noch nennen möchte, wenngleich mit einem gewissen Vorbehalt, handelt es sich bei ihm doch um eine Art „Steißgeburt", wie man jene Arzneien genannt hat, die bereits vor irgendwelchen Prüfungen klinisch eingesetzt wurden. Das Mittel, das ich meine, ist **Ferrum phosphoricum**. Es wird bei Cholera infantum benötigt, wenn die Stuhlentleerungen sehr häufig auftreten[GS]; binnen 24 Stunden ist das Kind stark heruntergekommen und in einen soporösen Schlaf gefallen, mit rotem Gesicht[AT35], erweiterten Pupillen, Rollen des Kopfes[GS] sowie einem **vollen**[GS], **aber weichen, fließenden Puls.** Wir kennen diese Art von Puls auch von **Ferrum**, und lokale Hyperämien [wie z. B. das rote Gesicht] sind bekanntlich allen Eisenverbindungen eigen. Einer meiner kleinen Patienten wies die eben genannten Symptome auf; **Belladonna** und **Sulfur**, nacheinander verabreicht, wirkten nicht. Ich gab daraufhin **Ferrum phosphoricum**, und innerhalb von zwölf Stunden kam das Kind wieder zu sich; es ist noch heute gesund und munter.

Lungenerkrankungen

Opium ist bei **Lungeneiterungen** in Betracht zu ziehen, besonders wenn sie bei **Alkoholikern** auftreten. Die Atmung ist mühsam[RA344] und geht mit Rasselgeräuschen und Schnarchen[RA338] einher; Husten ist sehr schwierig und oft mit **Erstickungsanfällen** verbunden, wobei sich das Gesicht blau verfärbt[RA313].[GS]

Eine weitere oft bei Alkoholikern vorkommende Lungenaffektion, nämlich **Bluthusten**[RA316], erfordert Opium, wenn die Brust heiß und die Gliedmaßen kalt sind[GS]; der Husten ist heftig[RA312] und mit Auswurf von Blut und schaumigem Schleim[RA315] verbunden. Der Patient ist beim Husten schläfrig und muss danach viel gähnen[RA312], kann aber trotzdem nicht schlafen.[GS]

Antimonium tartaricum hat ebenfalls Schläfrigkeit beim Husten und nachfolgendes Gähnen.[HC1,140]

Opium ist ferner – wie auch **Bovista** und **Arnica** – von Nutzen bei den schädlichen Wirkungen der **Inhalation von Kohlendämpfen** [= CO_2 + CO; vgl. Vorlesung 13].

Bei **Lungenkrampf**[7] sollte Opium mit **Moschus** und **Ipecacuanha** verglichen werden.

Drosera ist dagegen beim Krampfhusten Schwindsüchtiger[SK409f] angezeigt, der sich am Abend gleich nach dem Niederlegen[RA59] einstellt und mitunter noch einmal nach Mitternacht[RA61] wiederkehrt. Jede Anstrengung, etwas Schleim auszuhusten, endet gleich mit Würgen und Erbrechen.[RA63ff]

Krampfanfälle, Epilepsie

Opium ist manchmal bei Krämpfen oder epileptischen Konvulsionen[RA412] angezeigt, insbesondere wenn sie die unmittelbare **Folge von Schreck** mit Furcht[CH24f] oder von Zorn[KE1,586] sind; ebenso wird es benötigt, wenn ein gerade gestillter Säugling einen Krampfanfall bekommt, nachdem sich seine Mutter kurz zuvor heftig erschrocken hat[KE1,586]. Starrkrampf des ganzen Körpers, mit Opisthotonus.[RA406f] Die epileptischen Anfälle kündigen sich oft mit lautem Schreien an, bald gefolgt von Schaum vor dem Mund[RA418], etc.[GS]; das Gesicht wird aufgedunsen, dunkelrot, fast purpurfarben[GS], und der Körper ist oft in heißem Schweiß gebadet; nach jedem Anfall tiefer Schlaf, mit lautem Schnarchen und Rasseln in der Brust[GS]

Obstipation

Opium erzeugt und heilt Obstipation, und zwar eine Verstopfung, bei der völlige Untätigkeit des Rektums und des gesamten Darmtrakts besteht. „Trägheit der Darmbewegung und verhaltener Stuhl."[RA230]

---

[7] Gemeint sind damit schwerste Erstickungsanfälle, z. B. im Rahmen eines Asthma bronchiale. In den *Guiding Symptoms* taucht der Begriff in Bezug auf *Opium* zweimal auf: „Cough, with spasm of lungs" und „Pulmonary spasms, with deep, stertorous, rattling breathing". In Hartmanns *Specielle Therapie* findet sich dieser Begriff im Zusammenhang einer Beschreibung eines typischen Asthmaanfalls von *Moschus:* „Der Anfall beginnt mit Schwerathmigkeit, steigert sich bis zur Zusammenschnürung der Brust und geht am Ende in erstickenden Lungenkrampf über, der den Kranken zur äußersten Verzweiflung treibt." (*ST* 2,470)

Lähmung der Gedärme.[RA239] **Blähungen** häufen sich im oberen Teil des Intestinums an[RA219ff] und **drücken nach oben gegen das Zwerchfell.** Dies ist bei schwächenden oder langwierigen Krankheiten ein sehr häufiges Symptom. In solchen Fällen habe ich es mir zur Gewohnheit gemacht, in wiederholten Dosen Opium zu verabreichen, bis sich kolikartige Bauchschmerzen einstellen; dies zeigt an, dass die Darmperistaltik wiederhergestellt ist. Ich lasse dann einen Einlauf mit Kokosnussöl oder Seifenwasser machen, um die verhärteten Kotmassen aufzuweichen, und die Darmentleerung erfolgt danach ohne Probleme.

Die Opium-Stühle bestehen in ihrer vollen Ausprägung aus schwarzen, kleinen, harten[RA249], trockenen Kugeln, die wie **Schafskot** aussehen.[GS] Diese Art von Stuhlverstopfung lässt uns in erster Linie an Mittel wie **Alumina**, **Plumbum** und **Bryonia** denken.

Bryonia alba Die Zaunrübe hat Stuhlverstopfung mit Untätigkeit des Mastdarms und ungenügender Schleimsekretion des Intestinums; die Stühle sind sehr **dick geformt**[RA339] und trocken[SK191].

Plumbum Blei hat diesbezüglich mit **Opium** viel Ähnlichkeit, zusätzlich aber eine Neigung zu **krampfhaftem Zusammenschnüren des Afters**[R1,547]; die Stühle bestehen typischerweise aus harten, bleifarbigen Kügelchen[R1,495+522].

Alumina Auch Alumina neigt zur Untätigkeit des Mastdarms[CK573], mit harten, trockenen, knotigen[CK577] Stühlen, doch können diese durchaus auch weich und dünn geformt[CK573] sein.

Meteorismus

Bei Blähungsanhäufung oder Meteorismus, besonders in **fortgeschrittenen Fällen von Peritonitis,** vergleiche man Opium mit **Terebinthina**, **Lycopodium**, **Carbo vegetabilis**, **Colchicum** und **Raphanus**.

Das charakteristische Symptom, das bei Meteorismus für **Raphanus** spricht, ist, dass der Patient tagelang keinerlei Winde lassen kann, weder nach unten noch nach oben.[HY14,437]

Harnretention, Anurie

Opium kann auch bei Blasenbeschwerden Anwendung finden, namentlich bei Harnverhaltung. Es ist angezeigt, wenn diese als **Folge von Schreck**[CH290] oder **nach einer Geburt**[GS] aufgetreten ist. Letzteres Symptom habe ich zweimal beobachtet.

Bei dieser postpartalen Harnretention vergleiche man Opium mit **Hyoscyamus**, **Causticum** und **Arsenicum**.

Bei unterdrückter Harnsekretion sollte [neben Opium[SK308; RA283]] auch an **Stramonium**, **Zingiber**, **Lycopodium** und **Pulsatilla** gedacht werden.

Marasmus

Die Macht von Opium, jede Faser des Körpers schrumpfen zu lassen, legt seine Anwendung bei Marasmus von Kindern[GS] nahe. Das Kind hat eine runzlige Haut und sieht aus wie ein verhutzeltes kleines Männchen[GS]; der für Opium charakteristische soporöse Zustand ist dabei ebenfalls vorhanden.

Wenn eine solche Auszehrung durch Opium *hervorgerufen* worden ist, können **Sulfur**, **Argentum nitricum** oder **Sarsaparilla** als Gegenmittel dienen.

Muriaticum acidum ist das Heilmittel der anhaltenden Muskelschwäche, die auf den Opium-Gebrauch folgt.

Leistenhernie, Bauchschmerzen

Opium kann bei dem lebensgefährlichen Zustand der **Darmeinklemmung** indiziert sein. Insbesondere hat es sich als nützlich erwiesen bei **inkarzerierten Leistenbrüchen**[SK307], bei **Ileus**[NZ16,50] und bei **Typhlitis,** verbunden mit heftigen kolikartigen Bauchschmerzen, völliger Stuhlverhaltung und Koterbrechen (oder zumindest Erbrechen von kotig riechenden Substanzen).[GS]

Bei Bauchschmerzen kann es hilfreich sein, wenn diese mit Meteorismus und starkem Druck nach unten auf Rektum und Blase einhergehen[GS]; dabei viel Aufstoßen ohne Erleichterung. Zu vergleichende Mittel sind hier **Nux vomica**, **China** und **Lycopodium**.

26

Veratrum album hat Bauchschmerzen mit einem Gefühl, „als seien alle Gedärme wie ein Knäuel auf einem Haufen im Leibe zusammengewunden" [HB1213]; Unterleib aufgetrieben [RA(165)] und gespannt. Und: „Je später die Winde abgehen, desto schwieriger gehen sie fort." [RA117]

Metrorrhagien

Bisweilen ist Opium auch bei Uterusblutungen [GS] hilfreich, seien es postpartale oder spontan aufgetretene Blutungen. Die Patientin ist dabei unruhig und zugleich sehr **schläfrig, kann aber nicht schlafen;** das Bett wird als zu heiß empfunden.[GS]

Belladonna Bei diesem Symptomenbild ist Belladonna ein naheliegendes Vergleichsmittel; allerdings ist der Blutfluss bei Belladonna hellrot [KE2,300f], und er fühlt sich subjektiv wie auch objektiv heiß an.[GS]

Hyoscyamus niger Auch Hyoscyamus hat hellrote Metrorrhagien [GS], doch finden sich zugleich allgemeine Krämpfe, Stöße oder Rucke des Körpers oder auch Zucken einzelner Glieder.[ST2,221]

Fieber

Bei nicht-typhösen Fiebern kommt Opium in Betracht, wenn das Froststadium mit Hitze des Kopfes und großer Schläfrigkeit oder Sopor [GS] einhergeht. Im Hitzestadium ist der Körper brennend heiß, selbst wenn er in Schweiß gebadet ist, mit Bedürfnis, sich aufzudecken [GS].

Kontinuierliches (z.B. typhöses) Fieber mit Bewusstlosigkeit oder mit Delirien [SK303;KE4,764]; Gefühl, als seien die Beine abgetrennt oder gehörten zu jemand anderem [GS] (vgl. **Baptisia**, **Stramonium**).

Puerperalfieber verlangt manchmal nach Opium, besonders wenn es durch Schreck veranlasst wurde; Übererregbarkeit aller Sinne, selbst leiseste Geräusche regen die Patientin auf; höchst übelriechende Uterusabsonderungen; der Zustand wird mehr und mehr soporös.[GS]

Folgen von Schreck

Aus dem bisher Gesagten ist unschwer zu erkennen, dass Opium ein unschätzbares Heilmittel bei den üblen Folgen von Schreck [SK300] ist, gleichgültig ob es sich dabei um Krämpfe, um Durchfall oder was immer sonst handelt.

Gelsemium, **Pulsatilla** und **Veratrum album** sind, wie Sie sich erinnern werden, ebenfalls nützliche Arzneien bei nach Schreck entstandener Diarrhö.

Bei Beschwerden oder Leiden, die schon vor langer Zeit aufgrund eines großen Schrecks entstanden sind, reicht Opium nicht immer aus. In solchen Fällen sollten Sie **Natrium muriaticum**, **Silicea** und **Phosphoricum acidum** erwägen; Ersteres besonders bei Chorea oder bei lähmungsartiger Schwäche mit dieser Ätiologie.

KAPITEL

27 Vorlesung: Sanguinaria und Chelidonium

Sanguinaria canadensis

Bevor wir mit dem Studium von Sanguinaria beginnen, möchte ich noch erwähnen, dass es eine in Mexiko heimische Varietät der Mohnpflanze gibt, die **Argemone mexicana** genannt wird. Sie wird in Mexiko in ganz ähnlicher Weise eingesetzt, wie wir dies mit **Opium** tun. Das Mittel ruft Hautausschläge hervor und hat sich bei der Austreibung von Bandwürmern bewährt. Der aufgefangene und getrocknete Pflanzensaft sieht aus wie Gummi gutti, das Gummiharz von **Gambogia** [Garcinia morella]. Ich erwähne dies nicht, weil es wichtig ist, sondern nur als Information für Sie, die sich vielleicht einmal als nützlich erweisen könnte.

Wir wollen uns nun mit einem weiteren Mitglied der Mohngewächse beschäftigen, nämlich mit Sanguinaria canadensis (Kanadische Blutwurzel). Dies ist eine Pflanze, die leicht anhand der Beschaffenheit ihrer Wurzel zu erkennen ist: Sie erscheint beim Anschneiden rot und lässt einen blutähnlichen Saft austreten – daher der passende Name der Pflanze. Die Samen von Sanguinaria haben leicht narkotische Eigenschaften. Sanguinaria zeigt eine gewisse Ähnlichkeit mit **Opium**, nicht hinsichtlich der Totalität seiner Symptome, aber eine solche, die in der familiären Verwandtschaft begründet ist und hinreichend, um das Mittel **Opium** an die Seite zu stellen; dabei sind die Unterschiede allerdings so groß, dass nicht die Gefahr besteht, die beiden Arzneien zu verwechseln. Bei einer starken Sanguinaria-Betäubung [durch die Samen[GA3,339]] finden wir Torpor, Languor, Pupillenerweiterung und gestörtes Sehen[GA] sowie unregelmäßigen Puls[GA3,332]. Die Symptome sind denen einer **Stramonium**-Vergiftung nicht unähnlich.[GA]

Hier eine Übersicht (➤ Tab. 27.1) der in dieser Vorlesung besprochenen Vergleichsmittel von Sanguinaria.

Den **Wirkungskreis** von Sanguinaria könnte man in etwa mit dem folgenden Schema umreißen (➤ Tab. 27.2).

Tab. 27.1 Vergleichsmittel von Sanguinaria bei speziellen Indikationen

Vergleichsmittel	Indikationen
• *Belladonna* • *Iris versicolor* • *Guarana* • *Melilotus*	Kopfschmerzen, Migräne
• *Veratrum viride* • *Phosphorus* • *Antimonium tartaricum* • *Sulfur*	Pneumonie

Tab. 27.2 Wirkungsbereiche von Sanguinaria

Wirkungsbereiche	Beschwerden, Indikationen
Gehirn	Angst, Reizbarkeit
Nase	Ohnmacht durch Gerüche
Ohren	Empfindlich gegen plötzliche Geräusche
Kreislauf	• Kopfschmerzen, Migräne • Schwindel • Blutungen • Klimakterium • Fieber • Menstruation • Phthisis florida • Lokale Kongestionen
Schleimhäute	• Trockenheit, Rohheit • Husten • Krupp • Ulzerationen • Polypen • Diarrhö • Pneumonie
Drüsen	Hypersalivation
Haut	Akne, Geschwüre
Muskeln	Rheumatismus, Myalgien, Mattigkeit, Schwäche

Gemüt

Sanguinaria ist in erster Linie ein Reizmittel, sei es bei oraler Gabe, bei Applikation auf die Haut oder auch, wenn es auf dem Blutweg zu anderen Geweben gelangt. Als primären und bedeutendsten Effekt der Arznei können wir demnach die Reizung der Gewebe ansehen. So wird beispielsweise das Gehirn durch Sanguinaria stark gereizt. Ich erwähne diese Wirkung an erster Stelle wegen der überragenden Bedeutung aller Geistes- und Gemütssymptome.

Bei allen Sanguinaria-Beschwerden ist fast immer **Angst** [EN2] zugegen; doch ist diese Angst kein isoliertes Symptom – sie begleitet und modifiziert die Kopfschmerzen, die Magenaffektionen, die Herz- und Brustsymptome, ja eigentlich alle Beschwerden, bei denen Sanguinaria das passende Mittel ist. Und wie es bei fast jeder Angst der Fall ist, so geht auch diese mit Unregelmäßigkeiten oder Störungen der Blutzirkulation einher. Die Patientin ist darüber hinaus zumeist in einer gereizten Stimmung, was sie schnell **mürrisch, ärgerlich** [GA] oder aufbrausend reagieren lässt.[EN4ff]

Ohren

Auch die Ohren werden von Sanguinaria in Mitleidenschaft gezogen, vornehmlich jedoch aufgrund der stark anregenden oder reizenden Wirkung, die das Mittel auf den Kreislauf ausübt. Wir sehen eine vermehrte Röte der Ohrmuscheln, verbunden mit **Ohrensausen** durch den Blutandrang zum Kopf [GA3,7] und die verstärkte Durchblutung des Innenohres. Sanguinaria erzeugt auch eine **Übererregbarkeit der Hörnerven,** mit den folgenden charakteristischen Symptomen: schmerzhafte Empfindlichkeit derselben, besonders gegen **plötzliche Geräusche;** [1] die Patientin hat das Gefühl, als ob sie in einem Eisenbahnwaggon oder sonstigen Gefährt säße, das sie durchrüttelt und erschüttert, verbunden mit dem Eindruck, alle Menschen in ihrer Nähe würden schnell und durcheinander sprechen; sie hat deshalb das **Bedürfnis, fest gehalten zu werden,** um dieses **nervöse Vibrieren im Körper** los zu sein.[GS] Sie sehen hieran, wie sich die primäre Reizwirkung von Sanguinaria auf das Ohr dem gesamten Nervensystem mitteilt und die genannten Symptome entstehen lässt, die, nebenbei erwähnt, bei Frauen in der Zeit des Klimakteriums gar nicht so selten vorkommen. Sanguinaria ist in diesen Fällen mit **Glonoinum** vergleichbar.

Dieses Bedürfnis, fest gehalten zu werden, erinnert an **Gelsemium**, das bei Herzaffektionen nervösen Schüttelfrost haben kann und dann ebenfalls gern auf diese Weise „ruhiggestellt“ wird [GS]. Die **Lachesis**-Patientin möchte beim Schüttelfrostanfall einer Malaria im Bett nach unten gedrückt werden.[GS]

Nase

Als Nächstes kommen wir zu den Nasensymptomen. Der **Geruchssinn** ist bei Sanguinaria gewöhnlich **gesteigert,** und auf bestimmte Gerüche, besonders den von **Blumen,** reagiert die Patientin so empfindlich, dass ihr davon ganz schwach und übel wird.[GS] Dieses Symptom tritt des Öfteren im Zusammenhang mit **Heuschnupfen**[GS] auf; es kann aber auch ein Zeichen von **Hysterie** sein und stellt Sanguinaria so an die Seite von Arzneien wie **Phosphorus**, **Ignatia**, **Valeriana** und **Nux vomica**.

Schwindel

Die Kreislaufstörungen zeigen sich als Erstes in Form von Schwindel, welcher sich gemeinsam mit dem Blutandrang zum Kopf [GA3,7] einstellt. Die Patientin verspürt dabei ein Gefühl von Übelkeit [GA3,3] und großer Mattigkeit [GA3,4], und wenn sie versucht, sich vom Sitzen [EN14] oder Bücken [EN24] aufzurichten, läuft sie Gefahr hinzufallen.

Migräne

Auch als Migräne können sich diese Kreislaufstörungen manifestieren, und Sanguinaria hat hier nicht seinesgleichen, namentlich bei jener Form, die in unserem Land so weltverbreitet ist, weswegen sie

[1] Basis für diese Feststellung ist wahrscheinlich folgendes Prüfungssymptom: „In der Nähe einer Schmiede fühlt er jeden Hammerschlag schmerzhaft im rechten Ohre.“ (*GA* 3,73)

auch den Namen „Amerikanische Migräne" GA3,39 erhalten hat. Die Patientin leidet dabei unter **Blutandrang zum Kopf,** mit Schwäche und ausgeprägter **Übelkeit,** welche erst aufhört, wenn **Erbrechen** eingesetzt hat. Die Schmerzen sind heftig und beginnen im **Hinterkopf,** breiten sich von dort nach vorne aus und setzen sich schließlich **über dem rechten Auge** fest; sie sind von scharf stechendem GA3,17f, lanzinierendem, bisweilen auch klopfendem GA3,32 Charakter. Wenn der Anfall seinen Höhepunkt erreicht hat, kann die Patientin weder Geräusche noch Gerüche ertragen GS – auch hier wieder die deutliche Wirkung des Mittels auf die Hör- und Geruchsnerven! Die Patientin erträgt es auch nicht, wenn jemand durch das Zimmer geht, denn schon die **geringste Erschütterung vermehrt ihre Schmerzen.** Auf dem Höhepunkt der Migräne setzt dann Erbrechen von Speisen und Galle ein. Die Kranke muss sich in einem abgedunkelten Zimmer hinlegen und ganz ruhig verhalten. **Reichlicher Harnabgang bringt zumeist Linderung,** ansonsten ist es nur der **Schlaf,** der die Schmerzen pausieren lässt. Manchmal sind die Schmerzen so heftig, dass die Patientin ganz außer sich gerät, oder sie sucht Erleichterung, indem sie den Kopf mit den Händen zusammenpresst oder diesen kräftig ins Kissen drückt. GS Dies ist das vollständige Bild einer typischen Sanguinaria-Migräne. Das Mittel lindert hier nicht nur die Beschwerden, sondern es heilt auch die ganze Krankheit.

Belladonna Wenn wir **Sanguinaria** in dieser Hinsicht mit seinen konkordanten Mitteln vergleichen, drängt sich uns als Erstes Belladonna auf, hat es doch ebenfalls die Bevorzugung der **rechten Seite,** die **klopfenden Schmerzen,** die zerebrale Kongestion und die Empfindlichkeit gegen **Licht und Geräusche.** Die beiden Mittel sind sich also sehr ähnlich, wie Sie sehen. In der Praxis hat sich gezeigt, dass **Sanguinaria** in der gastrischen Form der Migräne [2] das nützlichere Mittel ist. Bei Belladonna finden Sie bei dem heißen Kopf fast immer kalte Füße GS, welche bei **Sanguinaria** nicht so durchgängig vorhanden sind. Auch erfährt die Belladonna-Patientin – im Gegensatz zur **Sanguinaria**-Patientin – weniger im Liegen eine **Linderung** ihrer Schmerzen als vielmehr **im Sitzen mit zurückgelehntem Kopf.** GS Ferner tritt das Symptom der vom Hinterkopf nach vorn ziehenden Schmerzen bei Belladonna nicht so deutlich hervor wie bei **Sanguinaria.**

[2] D. h., in der mit Übelkeit und Erbrechen einhergehenden Form.

Melilotus officinalis Der Honig- oder Steinklee erzeugt **heftigste zerebrale Kongestion** GS mit Kopfschmerzen, die die Patientin fast zum Wahnsinn treiben und ihr den Eindruck vermitteln, als wollte das Gehirn durch die Stirn nach außen treten. Das Klopfen ist fast genauso stark wie bei **Glonoinum.** In einer Prüfung von Melilotus litt eine Dame unter ebendiesen kongestiven Kopfschmerzen in Verbindung mit Gebärmuttervorfall und heftigem Herzklopfen GS. Die Kopfschmerzen werden manchmal durch **profusen Harnabgang** [wie auch durch starkes **Nasenbluten** EN4] gebessert.

27

Iris versicolor Ein weiteres Mittel, das mit **Sanguinaria** diesbezüglich nahe verwandt ist, ist Iris versicolor. Dieses Mittel ist besonders bei **periodisch** erscheinenden Migräneanfällen GS hilfreich, etwa wenn diese regelmäßig **jeden Sonntag** wiederkehren. Dies hängt damit zusammen, dass dann die Anstrengung der vorangegangenen sechs Tage von der Patientin abfällt und sie nun die Folgen davon in Form dieser Kopfschmerzen zu spüren bekommt. Von daher eignet sich Iris vor allem für Lehrer, Professoren, Studenten und ähnliche Berufsgruppen. Die Schmerzen sind sehr stark und von klopfendem Charakter, und sie treten bevorzugt einseitig in der Supraorbitalregion GS auf. Oft betreffen sie auch die Augen selbst und führen dann zu **vorübergehender Blindheit.** Auf dem Höhepunkt der Kopfschmerzen setzt oft **Erbrechen** ein, und das Erbrochene ist bitter oder **sauer** oder beides zugleich. GS

Guarana An dieser Stelle sei auch noch Guarana (Paullinia sorbilis) erwähnt, mit der folgenden kleinen Geschichte: Vor ein paar Jahren kam in Tablettenform ein „Spezifikum" gegen Migräne auf den Markt, dessen Hauptbestandteil besagtes Guarana war. Es erwies sich hierbei in der Tat als wirksames Medikament. Mein Einwand gegen dieses Mittel ist allerdings, dass es zu diesem Zweck in sehr großen Dosen eingenommen werden muss; deswegen glaube ich nicht, dass eine echte Symptomenverwandtschaft zu der Krankheit besteht, gegen die es empfohlen wurde. Sein Hauptwirkstoff soll identisch sein mit Koffein und Thein.

Metrorrhagien im Klimakterium

Setzen wir unser Studium der Wirkungen von Sanguinaria auf den Kreislauf fort. Sanguinaria ist gelegentlich bei **Blutungen** angezeigt, zwar nicht sehr häufig, das ist wahr, aber wir sollten doch daran denken, wenn auch die übrigen Symptome für das Mittel sprechen. Es kann vor allem bei Metrorrhagien [GA3,214] in der Zeit des Klimakteriums [GA3,218] von Nutzen sein; das Blut ist dabei **hellrot, klumpig** und oft auch übelriechend [EN396]. Besonders dann sollte es angewandt werden, wenn die Blutung von jenen **Migränebeschwerden** begleitet wird, die ich beschrieben habe, außerdem von Röte des Gesichts [GA3,49] und **fliegender Hitze** [GA3,352], wie sie für die Wechseljahre der Frauen so typisch sind. Das Gesicht wird scharlachrot, und diese Rötung lässt dann unter Feuchtwerden der Haut und allgemeinem Schwäche-, Übelkeits- und Flauheitsgefühl wieder nach.

Bei diesen klimakterischen Metrorrhagien ist Sanguinaria Mitteln wie **Glonoinum**, **Amylenum nitrosum** und **Lachesis** durchaus an die Seite zu stellen.

Bei der regulären **Menstruation** von Sanguinaria ist das Blut hellrot, klumpig und faulig riechend, später wird es dann dunkler, und der üble Geruch verliert sich.[EN396]

Tuberkulose

Ein weiteres Leiden, bei dem die gestörte oder ungleichmäßige Blutzirkulation beispielhaft zu beobachten ist, ist die floride Lungentuberkulose [GA3,237]. Wenn ich Ihnen gleich die Symptome nenne, die auf Sanguinaria als Heilmittel dieses Leidens hinweisen, werde ich auch auf den Charakter des Hustens und ebenso auf die Anwendbarkeit des Mittels bei Pneumonie [GA3,247] eingehen, denn die Symptome sind in jedem Fall ähnlich, wenngleich sie verschiedenen Krankheiten angehören. Der Kranke leidet unter hektischem Fieber. Das **Fieber** setzt gewöhnlich um **2 oder 4 Uhr nachmittags** ein, und im Gesicht zeigt sich eine deutlich **umschriebene Wangenröte** [GA3,51]. Der Husten ist in der Regel zunächst trocken [GA3,235] und scheint durch Kitzel [GA3,231] oder Kribbeln in der Kehle und der oberen Brust erregt zu werden, wahrscheinlich in der Trachea [EN399] und vielleicht auch bereits in den ersten Bronchialverzweigungen [(EN401)]. Es besteht ein ausgeprägtes Gefühl von Brennen [GA3,251] und Vollheit in der **oberen Brust,** als ob diese **von Blut überladen** sei (was sie tatsächlich auch ist).[GS] Der Patient klagt über scharf stechende Schmerzen, besonders in der rechten Brust [GA3,255] und der Gegend der rechten Brustwarze [GA3,256]. Diese Schmerzen sind aller Wahrscheinlichkeit nach myalgischer Natur. Die betroffenen Muskeln des Thorax schmerzen wie wund.[(GA3,267)] Darüber hinaus besteht große Atemnot.[EN414] In diesem frühen Stadium der Krankheit vermag Sanguinaria – durch Besänftigung des Kreislaufs, Beseitigung der Brustkongestion und Verringerung des hektischen Fiebers – Ihren Patienten vor dem zu bewahren, was sonst nach wenigen Monaten einen tödlichen Ausgang genommen hätte.

Lokale Hyperämien

Lokale Hyperämien kommen in der Symptomatologie von Sanguinaria ziemlich häufig vor. Beispiele dafür sind die zerebrale Kongestion und die umschriebene Wangenröte, auf die wir bereits eingegangen sind. Sie können Sanguinaria auch bei quälendem Hustenreiz einsetzen, der den Patienten zwingt, sich nachts im Bett aufzusetzen; der Husten lässt nach, sobald Blähungen nach unten oder oben abgegangen sind.[GA3,233] Diese Art von Erkältung geht oft mit einem **Gefühl von heißem, brennendem Strömen in der Brust** einher, das dann bis in die Lebergegend [GA3,253], den Magen oder den Unterleib [GA] herunterzieht. Die Krankheit kann sich von der Brust zum Abdomen verlagern, und sie nimmt schließlich mit dem Einsetzen von Durchfall ein Ende.[GA]

Pneumonie

Wenn eine Lungenentzündung Sanguinaria erfordert, finden wir zusätzlich zu den schon erwähnten Symptomen Husten mit rostfarbenem Auswurf (wie er für das Stadium der roten Hepatisation typisch ist), quälende Atemnot sowie brennende **Hitze an Handflächen und Fußsohlen**[GA3,316] [< nachts[GA3,318]] – oder auch das Gegenteil: Eiseskälte derselben.[GS] Das Herz wird manchmal bereits insuffizient, bevor das Ausmaß der Hepatisation eine Erklärung dafür bieten könnte; der Puls wird schwach und unregelmäßig[EN481], und der Patient hat auch ein deutliches Gefühl von Schwäche in der Herzgegend.[GS] Auch allgemein besteht größte Schwäche der Muskelkraft.[GA3,327] Der Kranke ist schweißgebadet und leidet unter Übelkeit.[GS]

Sanguinaria ähnelt bei Pneumonie mehreren Arzneimitteln.

Veratrum viride Der Grüne Germer ist mit **Sanguinaria** hinsichtlich der Anschoppung der Lunge und der Intensität der Symptome vergleichbar, doch hat Veratrum viride eine noch ausgeprägtere arterielle Erregung. Solange noch keine Hepatisation stattgefunden hat, verringert die Arznei den Puls, reduziert die Kongestion und damit die Entzündung. Auch wenn die Lungenanschoppung so hochgradig ist, dass sie für den Patienten lebensbedrohlich wird, können beide Mittel hilfreich sein. Der Puls ist jagend, das Gesicht bläulich verfärbt, und es zeigen sich alle Symptome einer drohenden Lungenlähmung. Wenn es allerdings schon zur Hepatisation gekommen ist, ist Veratrum viride nicht mehr angezeigt.

Phosphorus Auch Phosphorus weist bei Pneumonie einige Gemeinsamkeiten mit **Sanguinaria** auf. Seine Symptome werden Sie in der Vorlesung über dieses Mittel (Nr. 54) kennenlernen.

Antimonium tartaricum Der Brechweinstein ist mit **Sanguinaria** zu vergleichen, wenn das Gesicht livide wird; das Blut ist mit Kohlensäure überladen; rasselnder Husten, etc.

Sulfur Sulfur ähnelt **Sanguinaria** im Stadium der **Resolution,** wenn die Rückbildung der Hepatisation keine rechten Fortschritte macht und der **Auswurf eitrig** wird. In diesen Fällen können beide Mittel angezeigt sein, wobei **Sanguinaria** vorzuziehen ist, wenn Auswurf und Atem unausstehlich stinken, was dem Kranken selbst am widerlichsten ist.[GA]

Schleimhäute

Kehren wir zu Sanguinaria zurück und untersuchen dessen Wirkung auf die Schleimhäute. Das Mittel hat auf diese einen stark reizenden Effekt und erzeugt zunächst eine extreme **Trockenheit,** sei es im Bereich der Konjunktiven, der Schleimhaut des Mundes, der Nase oder jeder anderen Schleimhaut. Alternierend mit dieser Trockenheit kann sich die Schleimhaut auch **wie roh** anfühlen und brennend schmerzen, so als wäre sie ihres schützenden Epithels beraubt, und auch das ist eine Indikation für Sanguinaria. Dies kommt oft bei Schnupfen und anderen Katarrhen der Atemwege vor. Die Nase tut weh, als sei sie innerlich roh, und es fließt ein wässriger, scharfer, **wundmachender Schnupfen**[GA3,222]. Der Husten ist so, wie ich ihn beschrieben habe, und er scheint durch diese Trockenheit oder Reizung der Schleimhäute bedingt zu sein.

Laryngitis

Wenn die Kehlkopfschleimhaut angegriffen ist, entstehen sehr quälende Symptome, neben Stimmlosigkeit „ein **Gefühl im Halse wie ganz zugeschwollen,** mit Schmerz beim Schlucken und als wolle die Geschwulst ihn ersticken."[GA3,98] Sanguinaria ist oft bei Kehlkopfkatarrh[GS] angezeigt, sei dieser durch Tuberkulose[GA3,237], eine einfache Erkältung oder durch Kälteexposition bedingt.

Krupp

Der Krupp, der auf Sanguinaria anspricht, geht mit Bildung von Pseudomembranen[GS] einher, mit **Trockenheit, Brennen** und Schwellungsgefühl im Hals sowie einem metallisch klingenden, kruppösen **Husten,** der nur noch mit dem Adjektiv **keuchend-pfeifend**[AZ109,63] gekennzeichnet werden kann. Er ist zu schrill, um nur „keuchend" zu sein, und zu feucht, um allein „pfeifend" genannt zu werden. Wenn dieser Husten mit der besagten Trockenheit, dem Brennen und einigen anderen katarrhalischen Symptomen verbunden ist, wird Sanguinaria das ganze Übel in kürzester Zeit heilen.

27

Manchmal finden sich auch **Geschwüre** auf den Schleimhäuten, und diese gehen dann ebenfalls mit den erwähnten Symptomen und Empfindungen einher (Trockenheit, Brennen, Wundheit, Rohheit etc.).

Polypen

Eine andere Wirkung auf die Schleimhäute stellt die Bildung von Polypen dar. Sie können in der Nase[GA3,76] entstehen, ebenso aber auch in anderen Körperteilen. Sanguinaria ist besonders hilfreich bei gefäßreichen **Myxomen,** wenn diese **stark bluten.** Wenn sie in der Nase vorkommen, gehen sie meist mit jener Art von Schnupfen einher, wie ich ihn eben beschrieben habe.

Der starke **Speichelfluss**[GA3,89] von Sanguinaria zeigt, dass die Arznei auch die Speicheldrüsen reizt.

Akne vulgaris

Auch die Haut wird von Sanguinaria in Mitleidenschaft gezogen. Das Mittel erzeugt Akne im Gesicht, besonders bei Frauen, die zu spärlichen Menses[GS] und ungleichmäßiger Durchblutung der Gewebe neigen.

Muskeln

An den Muskeln kommt es durch Sanguinaria zu entzündlichen Veränderungen, wobei sich hauptsächlich das Bild eines **akuten Muskelrheumatismus** darbietet.[GA3,323] Die Schmerzen wandern gern von einem Ort zum anderen und sind zumeist heftig und stechend; oft Wundheitsschmerz[GA3,270] und Steifheit[GA3,273] der Muskeln, vor allem im Bereich des Rückens und Nackens. Eine besondere Affinität zeigt das Mittel zum **rechten Musculus deltoideus;** die Schmerzen sind so stark, dass der Patient unmöglich den Arm zum Kopf heben kann.[GA3,287] Sanguinaria hat zum rechten Deltoideus die gleiche Beziehung wie **Ferrum** zum linken.

Chelidonium majus

Ich will mich mit meinen Bemerkungen über Chelidonium (➤ Tab. 27.3) kurz fassen, da wir nicht genügend Zeit haben, uns erschöpfend mit der Arznei zu beschäftigen. Chelidonium ist ein bemerkenswertes Mittel, das mit seinen „Familienangehörigen" **Sanguinaria** und **Opium** eine Reihe von Ähnlichkeiten aufweist, ebenso aber auch mit **Nux vomica**, **Mercurius**, **Phosphorus** und **Kalium carbonicum**. Die Pflanze produziert einen scharfen, orangegelben, bitteren Saft, der bei lokaler Anwendung Entzündung und sogar Blasenbildung hervorruft.

Die wichtigste Eigenschaft von Chelidonium ist seine Wirkung auf die Leber, die Lunge und die Nieren. Der Patient ist „außerordentlich niedergeschlagen, voll trüber Gedanken über Gegenwart und Zukunft, bis zum Weinen"[RA(126)], und er weiß keinen Grund dafür zu nennen[R1,1]. Viel Angst und Unruhe[AZ72,13], bewegt sich von einem Ort zum anderen[R1,1]. „Gefühl von Kälte im Hinterkopfe, vom Nacken heraufsteigend."[PM2,5] „Kann die Nacht beim Erwachen den Kopf nur mit Mühe aufrichten, wegen Schwere des Hinterkopfs."[AZ70,118] „Schmerz in der rechten Seite des Rückens, mit Schweregefühl im Hinterkopfe, Drücken gegen das linke Ohr hin …"[AZ49,22]

Leber

Chelidonium kann bei vielen Leberaffektionen angezeigt sein, von einer leichten Kongestion der

Tab. 27.3 Wirksphäre und Vergleichsmittel von Chelidonium

Chelidonium	
Wirksphäre	• **Leber, Lunge,** *Herz* • *Neuralgie, Zahnschmerz* • Augen, Nieren, Fisteln • Gelenke, Zwerchfell • Haut, Schüttelfrost, Fieber
Vergleichsmittel	• *Antimonium tartaricum* • *Mercurius* • *Kalium carbonicum* • *Bryonia* • *Lycopodium*

Leber bis zur ausgeprägten **Hepatitis**[AZ49,22]. Es ruft Schmerzen im rechten Hypochondrium hervor, von einem leichten Wundheitsschmerz oder einer Druckschmerzhaftigkeit[AZ71,189] bis zu den heftigsten **Stichen in der Lebergegend**[AZ71,94], die von dort bis in den Magen oder **in den Rücken**[AZ71,188] schießen. Starke Schmerzen dicht unterhalb des rechten Schulterblatts.[AZ71,5+84] Dies ist das große Leitsymptom der Arznei bei Leberkrankheiten. Zusätzlich finden wir auch hier die üblichen hepatischen Symptome, wie Lebervergrößerung[GS], Schüttelfrost[RA(122)], Fieberhitze[AZ71(MB)24], **Gelbsucht**[AZ71,174], bitterer Mundgeschmack[RA(42)] und dick gelb belegte Zunge mit sichtbaren Zahneindrücken[AZ70,99] (wie bei **Mercurius**). Es besteht ein großes **Verlangen nach Milch,** die so lieblich schmeckt wie nie zuvor[AZ70,108] und auch in Mengen gut vertragen wird[RA(44)]. In der Regel ist auch Verlangen nach Essig und sauren Speisen[AZ70,109] vorhanden, etwa nach Mixed Pickles oder Essiggurken. Die **Stühle** sind typischerweise häufig, dünnbreiig und **hellgelb**[AZ70,130], sie können aber auch tonfarben sein[GS]. Dies sind die besonders charakteristischen Symptome von Chelidonium, und sie finden sich mehr oder weniger ausgeprägt bei allen Leiden wieder, die dieser Arznei bedürfen. Die wichtigsten Anwendungsbereiche von Chelidonium sind **Funktionsstörungen des Leber-Galle-Systems,** Leberkongestion oder Leberentzündung sowie Pneumonien, die mit biliösen Symptomen vergesellschaftet sind, den sog. biliösen Pneumonien. Die Symptome, die Chelidonium bei letzterem Leiden indizieren, werde ich Ihnen am Schluss mitteilen.

Dieser **Schmerz unterhalb des rechten unteren Schulterblattwinkels,** der für Chelidonium typisch ist, erinnert an Schmerzen ähnlichen Charakters, wie sie bei anderen Mitteln gefunden werden.

- **Chenopodium anthelminticum** hat z. B. an derselben Stelle, doch etwas näher zur Wirbelsäule gelegen, einen leichten, dumpfen Schmerz.[EN3]
- **Ranunculus bulbosus** hat Schmerzen entlang dem ganzen inneren Rand des linken Schulterblatts, der sich oft bis unterhalb des unteren Schulterblattwinkels erstreckt oder auch durch den unteren linken Thorax hindurch zieht.[GS]
- **Lobelia syphilitica** hat Schmerzen unter dem inneren Rand des linken Schulterblatts (nicht unterhalb des Schulterblatts), vermehrt nach Weinen.[3]
- **Angustura** hat scharf schneidende Schmerzen von unterhalb des rechten Schulterblatts zur Mamma, nahe der Brustwarze.

Bryonia Die Zaunrübe ist **Chelidonium** bei hepatischen Beschwerden sehr ähnlich; beide Mittel haben scharf stechende Schmerzen, beide haben Schmerzen unterhalb des rechten Schulterblatts[EN1289], beide haben bitteren Mundgeschmack[RA226] und eine gelb belegte Zunge[EN429], und beide haben eine vergrößerte Leber. Doch Bryonia unterscheidet sich hinsichtlich der Stuhlbeschaffenheit: Der Stuhl ist entweder bei Verstopfung hart, trocken – wie verbrannt – und dunkel[GY16] oder bei Durchfall breiartig und sehr reichlich[ÖZ3,1,69]; dem Durchfall voran geht heftiges Leibschneiden[RA349], ganz ähnlich wie bei **Colocynthis**. Manchmal haben die Durchfälle einen Geruch wie fauler Käse.[RA347]

Lycopodium Lycopodium hat mit **Chelidonium** viele Gemeinsamkeiten, ist aber dennoch leicht von ihm zu unterscheiden, etwa in den kollernden[CK], gurrenden Blähungsgeräuschen, die sich besonders im linken Oberbauch bemerkbar machen[CK725]; in dem eher sauren[CK501] als bitteren Mundgeschmack; in dem sauren Erbrechen[CK605]; in dem **raschen Sättigungsgefühl,** bis hin zum Ekel, schon nach geringen Speisemengen[CK523]; schließlich auch in dem Charakter der Schmerzen, die bei Lycopodium eher dumpf und drückend sind, bei **Chelidonium** hingegen scharf und lanzinierend.

Gesichtsneuralgie

Chelidonium kann auch ein Heilmittel bei Gesichtsneuralgien sein. Die Schmerzen treten vorzugsweise im **rechten Wangenknochen** auf[AZ70,197] und ziehen

[3] In den Quellen finden sich nur die folgenden Symptome: „Schmerz am inneren Rand des *rechten* Schulterblatts." (*EN* 89) „Große Niedergeschlagenheit; unglücklicher Gemütszustand, stets in Verbindung mit Schmerzen im Bereich der linken kurzen Rippen sowie unter diesen (nicht unterhalb davon) …" *(GS)*

von dort bis in die Zähne oder in das rechte Auge, oder sie betreffen den **rechten Supraorbitalbereich** [Augenbrauengegend und Schläfe [AZ63,135]]. Dennoch werden diese Schmerzen Chelidonium nicht weichen, wenn nicht zugleich auch einige hepatische Symptome der Arznei zugegen sind. Es handelt sich um eine Neuralgie, die **im Zusammenhang mit einer Leberstörung** steht, nicht um eine idiopathische Prosopalgie.

Biliöse Pneumonie

Chelidonium kann, wie schon angedeutet, bei „biliöser Pneumonie" von Nutzen sein. Es ist außerdem bei **Bronchiolitis**[HC3,141] der Kinder angezeigt, wenn diese hepatischen Symptome vorhanden sind und besonders wenn die Atembeschwerden im Gefolge von Masern oder Keuchhusten auftreten. Das Gesicht ist in diesen Fällen dunkelrot.[GS] Es besteht große Beklemmung der Brust[RA(69)], wie an dem erschwerten Atmen und dem heftigen **Nasenflügelatmen**[GS] (einem **Lycopodium**-Symptom, nebenbei erwähnt) erkennbar ist; zudem ist **ein Fuß warm** und der **andere kalt**[GS] (ein weiteres **Lycopodium**-Symptom), und unterhalb des rechten Schulterblatts sind stechende Schmerzen zu spüren. Der Husten ist dabei meist locker und rasselnd[GS], der Schleim jedoch nicht leicht auszuwerfen.

Mercurius solubilis Mitunter ist auch Mercurius bei biliöser Pneumonie indiziert. Es unterscheidet sich von **Chelidonium**, mehr als in irgendetwas anderem, in der Beschaffenheit des Stuhls. Der Mercurius-Stuhl ist **schleimig**[RA570] und geht mit heftigem **Tenesmus** vor, während und nach dem Stuhlgang einher[GS], während er bei **Chelidonium** ohne nennenswerte Beschwerden abgeht. Der **Auswurf** ist in der Regel **mit Blut vermischt**[RA721], und es bestehen scharf stechende Schmerzen, die durch die untere rechte Lunge zum Rücken schießen[(SK137)] – ein Symptom, das allerdings auch **Chelidonium** eigen ist.

Antimonium tartaricum Der Brechweinstein hat bei Lungenentzündung mit biliösen Komplikationen eine leichte Gelbfärbung der Haut, namentlich der Skleren, „bräunlichen, auch Gallenpigment enthaltenden Urin"[AZ30,73] sowie galliges Erbrechen[AZ88,13]. Außerdem findet sich gewöhnlich ein stechender Schmerz unter den rechten falschen Rippen[AZ30,73]; Auswurf von schaumigem, safrangelbem[AZ30,73], zähem[AZ15,177] Schleim; **röchelndes Schleimrasseln** mit Erstickungsangst[AZ15,177]; fächerartiges, schnelles Bewegen der Nasenflügel[JH3,165]; Druck und Beklemmung auf der Brust[KE3,258]; harter, sehr schneller Puls[AZ15,178].

Kalium carbonicum Dieses Kalisalz wird bei Pneumonie oft vergessen. Es ist nicht zu Beginn der Entzündung angezeigt, sondern später, wenn es zu bedeutender Exsudation ins Lungengewebe gekommen und beim Husten starkes Schleimrasseln zu hören ist. Die Atembeschwerden und der Husten verschlimmern sich gegen **2 oder 3 Uhr nachts.**[GS(CK1427)] Der Auswurf enthält kleine, runde Eiterklümpchen.[(CK991)] Es können auch zyanotische Symptome vorhanden sein, und die oberen [inneren[CK218f]] **Augenlider** sind **säckchenartig angeschwollen.**

KAPITEL

28 Vorlesung: Cucurbitaceae

Einleitendes

Wir beginnen heute mit dem Studium der Cucurbitaceae oder Kürbisgewächse. Dieser Pflanzenfamilie verdanken wir sowohl eine Reihe wichtiger Arzneien als auch manche essbare Früchte. Zu Letzteren gehören die Wasser- und die Zuckermelone sowie die Gurke. Die Samen von einigen dieser Früchte haben diuretische Eigenschaften, und jene der Wassermelone und des Gartenkürbis werden auch als wurmtreibende Mittel geschätzt.

Von den medizinisch eingesetzten Arten ist festzuhalten, dass sie allesamt eine bedeutende Wirkung auf den **Verdauungstrakt** ausüben. Sie alle scheinen abführende Eigenschaften zu haben, und vermutlich wirken sie lähmend auf die vasomotorischen Nerven des Abdomens. Sie verursachen kolikartige Bauchschmerzen und schwallartig herausstürzende, wässrige Durchfälle. Letzteres Symptom tritt am deutlichsten bei **Elaterium** hervor.

Tab. 28.1 Homöopathische Arzneimittel aus der Familie der Cucurbitaceae (Kürbisgewächse)

Arzneimittel	Anwendungsbereiche
Colocynthis	• Neuralgien • Krämpfe • Darm • Harnwege • Gelenkrheumatismus
Bryonia alba	• Blut, Fieber • Seröse Häute • Muskeln • Haut • Schleimhäute • Organe
Cucurbita citrullus (Wassermelone-Samen)	Bandwürmer
Cucurbita pepo (Gartenkürbis-Samen)	
Momordica balsamina	Blähungen (bei Kolonflexur)
Elaterium	Cholera infantum (nostras)

Momordica balsamina

Lassen Sie uns nun diese Arzneien etwas näher betrachten. Das fünfte Mittel auf obiger Liste ist Momordica balsamina (Balsamapfel); von diesem kennen wir nur ein charakteristisches Symptom, und das ist die Anhäufung von **Blähungen in der linken Kolonflexur,** genau wie bei **Lycopodium**. Dies zu wissen kann sich als sehr hilfreich erweisen. Wenn z. B. im Verlauf einer mehr oder weniger chronischen Krankheit dieses einzelne Symptom sehr beschwerlich wird und Sie die Wirkung des laufenden Konstitutionsmittels nicht unterbrechen wollen, so geben Sie einfach eine Dosis Momordica zwischendurch. Sie beseitigen damit das Symptom und können die konstitutionelle Therapie normal weiterlaufen lassen.

Elaterium

Elaterium (Ecballium elaterium), die Springgurke, ist hauptsächlich von der homöopathischen Schule gebraucht worden, und zwar bei einer besonderen Form von Diarrhö. Wie alle Kürbisgewächse wirkt Elaterium machtvoll auf den Verdauungskanal ein, indem es eine plötzliche, massive Ausschwitzung von Serum ins Darmlumen hervorruft. So kommt es zu wässrigen Durchfällen [EN53], die in großen Mengen herausspritzen [EN49]. Das charakteristische Symptom von Elaterium, das Sie bei **Cholera infantum** [oder Cholera nostras [AZ83,126]] zu seiner Wahl veranlassen könnte, sind wässrige Stühle von **trüb-olivgrüner** Farbe[EN51], die in einem einzigen Schwall heraustreten, verbunden mit heftig schneidenden Schmerzen in den Eingeweiden[AZ83,126]. Darin ist es mit **Croton tiglium**, **Podophyllum**, **Veratrum album** und anderen Mitteln dieser Art vergleichbar.

Von **Croton tiglium** ist Elaterium leicht zu unterscheiden: **Croton** passt vornehmlich für profuse, gelbe, wässrige Durchfälle, die schon durch die geringste Nahrungsaufnahme, sei es Essen oder Trinken, ausgelöst werden.[HC4,132]

Podophyllum hat, wie Sie alle wissen, eine ausgeprägte morgendliche Verschlimmerung der Diarrhö[GS], worin es sich von Elaterium unterscheidet.

Die übrigen den Cucurbitaceae entstammenden Arzneien sind: **Cucurbita citrullus**, die Wassermelone; **Cucurbita pepo**, der Gartenkürbis, dessen Samen, ebenso wie die der Wassermelone, gegen Bandwürmer eingesetzt werden; außerdem **Colocynthis** und **Bryonia**, auf die wir nun, da sie von großer Bedeutung sind, ausführlich eingehen wollen.

Colocynthis

Die Koloquinte (Citrullus colocynthis) liefert uns eine runde Frucht, die etwa die Größe eines Apfels erreicht und eine glatte, grüne Schale mit streifenförmig angeordneten gelben Flecken[1] aufweist. Im getrockneten [und geschälten] Zustand hat die Frucht eine bräunliche Farbe. Die Pflanze ist nicht in den Vereinigten Staaten heimisch, sondern wird aus Syrien und der Türkei importiert. Sie wird aber oft auf unseren Marktplätzen angeboten, geschält und getrocknet, vom Aussehen eines dickschaligen Balls, voller Samen und von nur geringem Gewicht. Die Frucht ist geruchlos, doch hat das Fruchtmark einen höchst bitteren Geschmack.

Wie die anderen Mitglieder dieser Gruppe erzeugt auch Colocynthis heftige Darmreizung, mit zuerst wässrigen, dann wässrig-schleimigen und zuletzt blutigen Entleerungen.[(CK146)] Die Schmerzen im Bauch sind fürchterlich: schneidend[CK114], kneifend[CK108] usw. Aber das ist keineswegs alles. Das Mittel wirkt auch machtvoll auf das Nervensystem ein, was seinen Nutzen bei der Behandlung diverser **Neuralgien** erklärt. (In seinen Nervensymptomen ist Colocynthis nahe mit **Dioscorea villosa** verwandt.)

Ovarien

Darüber hinaus hat Colocynthis, dessen Anwendung so lange allein auf die Linderung von Koliken des Bauchbereichs beschränkt war, in letzter Zeit auch bei bestimmten chronischen Erkrankungen der Eierstöcke, wie etwa Ovarialtumoren[GS], Heilungen erzielt. Das Mittel hat eine direkte Wirkung auf die Ovarien und ebenso auf die Nebenhoden. Es ist ein Irrtum zu behaupten, wie dies früher getan wurde, dass Colocynthis keine entzündliche Wirkung entfalten könne, denn in einem Vergiftungsfall enthüllte die Autopsie frisch zusammengeklebte Darmschlingen, was nur durch eine entzündliche Exsudatbildung zustande kommen kann. Colocynthis ist bei Ovarialaffektionen durch nadelähnliche Stiche tief in der rechten Eierstockgegend[GS] angezeigt, ebenso durch **krampfartige Schmerzen** in den Ovarien, **besser durch Zusammenkrümmen und Druck**[(GS)].

Zwei Fälle von Ovarialtumor sind überliefert, die auf diese Symptome hin Colocynthis erhielten und geheilt wurden. Ich heilte einmal eine Dame mit Colocynthis, die seit drei Jahren unter heftigen ovarialen Schmerzen litt; die Schmerzen waren in diesem Fall von kneifendem Charakter und wurden durch Zusammenkrümmen gelindert. Organische Veränderungen waren nicht vorhanden.

Abdomen

Lassen Sie uns nun die Wirkung von Colocynthis auf das Abdomen und seine Organe sowie die damit einhergehenden Symptome untersuchen: anhaltender bitterer Mundgeschmack[CK67]; heftiger Durst[CK72]; leeres Aufstoßen[CK74]; Übelkeit[CK78]; Erbrechen von Speisen[CK83] oder einer bitteren Flüssigkeit[ÖZ1,1,70]; **kneifende**[CK108] **oder klemmende Bauchschmerzen,** die den Patienten zwingen, sich zusammenzu-

[1] Farringtons Schilderung „with a smooth marbled green surface" trifft es nicht ganz.

krümmen und die Hände fest in den Bauch zu pressen[CK103]. Dieses Kneifen oder Klemmen ist das wohlbekannte Leitsymptom von Colocynthis und weist auf das Mittel hin, gleichgültig ob es lokalen Ursprungs oder ein Reflexgeschehen ist; ob es durch Blähungen, Kälte oder unverdaute Speisen bedingt ist – oder auch durch heftige Gemütserregung, wie beispielsweise bei der sog. „nervösen Kolik". Die Stühle können flüssig, breiig oder kotig sein; reichlich, spärlich[CK139] oder mit viel Windabgang verbunden; schleimig und blutig, mit vorgängigem **Tenesmus;** doch in jedem Fall ist dieses Kneifen oder der Klemmen vorhanden, welches in der Regel dem Stuhlgang vorausgeht und danach gelindert wird, wenngleich es manchmal auch noch einige Zeit bestehen bleiben kann. Die Stuhlentleerungen wie auch die Bauchschmerzen werden durch das geringste **Essen oder Trinken** ausgelöst. In manchen Fällen geht das Kneifen auch in Schneiden[CK110] oder Stechen[CK118] über, das sich dann über das ganze Abdomen bis ins Becken hinab[(CK103)] ausbreitet. Die Schmerzen werden durch Wind- oder Stuhlabgang gebessert. Der Druck der Blähungen kann auch die Blase beengen und Harndrang hervorrufen, welcher jedoch sogleich nach Abgang von Winden wieder vergeht.[ÖZ1,1,59f] [2] Der Urin ist übelriechend[CK161] und lagert ein schleimiges Sediment ab.[GS]

Hinsichtlich dieser abdominalen und gastrointestinalen Symptome sollten Sie Colocynthis mit **Aconitum**, **Veratrum album**, **Bovista**, **Croton tiglium**, **Elaterium** und **Mercurius** vergleichen.

Veratrum album Auch Veratrum hat Bauchschmerzen, die den Patienten nötigen, sich zusammenzukrümmen, doch muss er dabei zusätzlich umherlaufen, um Erleichterung zu bekommen.[GS] Kalter Schweiß auf der Stirn. Das Mittel eignet sich besonders bei Ileus aufgrund von **Invagination** eines Darmabschnitts[GS; AZ56,94] [oder einer inkarzerierten Hernie[GS]].[3]

Bovista Die Bauchkoliken von Bovista finden ebenfalls durch **Zusammenkrümmen** Linderung, zudem aber auch, im Gegensatz zu **Colocynthis,** durch **Essen.**[GS] Bisweilen ist der Urin bei diesen Beschwerden rot verfärbt.[GS]

Croton tiglium Croton hat kneifende Bauchschmerzen[GA1,226] mit reichlichen, wässrigen Stuhlentleerungen[GA1,268]. Die Stühle sind von gelblicher[GA1,277], bräunlicher[GA1,281] oder grüner[GA1,278] Farbe und gehen in großer Menge schussförmig[GA1,282] ab, **wie Wasser aus einem Hydranten,** ausgelöst durch Essen, Trinken oder auch Gestilltwerden[GS]. Wie die Symptome zeigen, ist **Colocynthis** ein Mittel, das manchmal auch bei **Sommerdiarrhö** (Cholera nostras) oder bei **Dysenterie**[SK355] benötigt wird. Es unterscheidet sich hier von Croton tiglium, das ebenfalls als auslösenden oder verschlimmernden Faktor der Durchfälle das geringste Essen und Trinken hat, darin, dass letzteres Mittel zu profusen, wässrigen Entleerungen neigt, die wie aus einem Hydranten herausströmen.

Elaterium verändert das Krankheitsbild insofern, als die gleichermaßen profus herausspritzenden Stühle die erwähnte **olivgrüne Farbe** haben. Croton tiglium ruft zwar ebenfalls grüne Durchfälle hervor, doch handelt es sich hier eher um ein schmutziges, bräunliches Grün.[GA1,282]

Mercurius solubilis Mercurius unterscheidet sich von **Colocynthis** darin, dass der erwähnte Tenesmus vom Stuhlgang unbeeinflusst bleibt, während er bei **Colocynthis** nach dem Stuhlgang aufhört. Dies ist auch bei **Nux vomica** so, doch anders als bei **Colocynthis**. sind die Entleerungen bei **Nux** jeweils nur sehr spärlich, und es besteht ein häufig wiederkehrendes, vergebliches Drängen.

Harnblase

Das bereits erwähnte Kneifen oder Klemmen ist bei Colocynthis nicht auf den Intestinaltrakt beschränkt. Wir können das Mittel auch erfolgversprechend anwenden, wenn die kneifenden Schmerzen die Blase betreffen, etwa bei einigen Arten von **Strangurie** oder bei **Krämpfen** dieses Organs, desgleichen bei uterinen oder ovarialen Menstrualkoliken. Voraus-

[2] Farrington schreibt irrtümlich: „... relief, however, instantly following borborygmi."

[3] Obige Modalitäten sind nur bei folgendem klinischen Fall aufgetreten, der in den *Guiding Symptoms* überliefert ist: „Intussusception of bowels; great anguish; rushes about bent double, pressing abdomen."

28

setzung dafür ist, dass das nervöse Element das entzündliche überwiegt und zudem die Besserung durch Zusammenkrümmen und starken äußeren Druck obwaltet.

Folgen von Ärger oder Zorn

Im Hinblick auf die Gemütsverfassung und insbesondere auf die nachteiligen Folgen von Ärger oder Zorn ist Colocynthis nah mit **Chamomilla** und **Staphisagria** verwandt, etwas entfernter auch mit **Causticum**.

Chamomilla Es ähnelt Chamomilla in der Heftigkeit seiner Gefühlsausbrüche. Beide Arzneien können bei Kindern infrage kommen, wenn starke negative Emotionen Krämpfe und sogar gallige Stühle zur Folge haben. Chamomilla unterscheidet sich von **Colocynthis** in der Ausprägung seiner kongestiven Symptome (heiße Kopfschweiße etc.). Auch die Eigentümlichkeiten des **Chamomilla**-Temperaments helfen Ihnen, sich hier zu entscheiden.

Staphisagria Bei den Auswirkungen heftiger Emotionen von Frauen und Kindern muss **Colocynthis** manchmal durch Staphisagria ersetzt werden, wenn die starken Bauchkrämpfe ersterem Mittel nicht weichen wollen.

Kopfschmerzen, Augen

Kommen wir von der Wirkung der Arznei auf den Sympathikus zu dessen Wirkung auf das willkürliche Nervensystem bzw. auf Gehirn und Rückenmark; hier finden wir Symptome wie die folgenden: linksseitige, reißende **Krampfschmerzen nach Ärger oder Kränkung**[(CK)]; bohrende[NZ15,51] oder reißende[CK19] Schmerzen im Kopf, auch bohrende Stiche daselbst[CK20]; scharfes Schneiden in den Augäpfeln[CK27], kann von dort bis in den Kopf ausstrahlen, schlimmer in der Nachtruhe und beim Bücken, besser durch starken Druck und beim Gehen in einem warmen Raum[GS]; beim Bücken ein drückendes Gefühl, als wollte das Auge herausfallen[GS(OZ1,1,87)]; reichlicher, scharfer Tränenfluss[GS]. Diese Symptome legen Colocynthis als Heilmittel bei **gichtigen** und **biliösen Kopfschmerzen** nahe, desgleichen bei den heftigen Schmerzen, wie sie eine **Iritis**[GS], ein **Glaukom**[GS] oder eine **Ziliarneuralgie** mit sich bringt.

Wir sollten in dieser Hinsicht **Chamomilla**, **Cedron**, **Spigelia** und **Prunus spinosa** zum Vergleich heranziehen.

Chamomilla Das Mittel hat ebenfalls linksseitige, reißende Kopfschmerzen[RA32], vornehmlich durch Zorn und Ärger[SK282] veranlasst, auch biliöse Beschwerden dieser Genese, etc.; doch ist das Gesicht bei Chamomilla stärker gerötet, heiße Schweiße treten auf, usw.

Cedron Bei Cedron treten die Augenschmerzen ausgesprochen **periodisch** auf [Ziliarneuralgie[GS]], befallen gewöhnlich mehr den supraorbitalen Bereich und sind nicht selten malarialen Ursprungs.

Spigelia anthelmia Spigelia ist **Colocynthis** hier sehr ähnlich. Das betroffene Auge fühlt sich zu groß an[AZ89,94]; die Schmerzen sind stechend[RA(88)] oder reißend, strahlen in die Umgebung aus[GS]; schlimmer durch Bewegen der Augen[RA(94)] und durch Druck. **Colocynthis** hat demgegenüber Besserung durch Druck und beim Gehen in einem warmen Raum.

Prunus spinosa Der Schlehdorn hat oft zusammen-[GA2,14] oder auseinanderpressende Kopfschmerzen[GA2,13], bisweilen auch zuckende oder drückende Schmerzen, die vom Stirnbein durchs Gehirn bis in den Hinterkopf fahren[GA2,30]. Im rechten Augapfel ein Schmerz, als wenn das innere Auge auseinandergerissen würde."[GA2,35]

Hüftgelenke

Colocynthis hat sich bei Beschwerden der Hüftgelenke hilfreich gezeigt, besonders auf der rechten Seite.[GS] Stumpfe Stiche in der rechten Hüftgegend beim Gehen, was zu häufigem Anhalten zwingt; im Sitzen dann das Gefühl einer schweren Last in der Lumbodorsalgegend, besser durch Liegen auf der linken Seite; Gefühl gesteigerter Wärme im leldenden Teil, das Betasten desselben empfindlich [4].[ZÖ1,43] „Krampfschmerz in der betroffenen Hüfte, als wären die Teile in einen Schraubstock geklemmt; liegt auf der leidenden Seite, das Knie nach oben gezogen.“ [GS]

Ischialgie

Das Studium der Symptome offenbart die große Nützlichkeit von Colocynthis auch bei Ischiasbeschwerden. Die Schmerzen erstrecken sich den Nervus ischiadicus entlang bis ins Knie oder sogar in die Ferse, schlimmer durch jede Bewegung.[KE3,514] Beim Nachlassen der Schmerzen ist das ganze Bein wie taub und gefühllos [KE3,514], teilweise auch gelähmt. Wenn das Leiden schon längere Zeit besteht, magert das betroffene Bein zusehends ab. Manchmal sind die tonischen Krämpfe im Bein so heftig, dass der Patient das Gefühl hat, als würde die ganze Extremität von eisernen Bändern festgehalten. Die Schmerzen sind in der Regel abends und nachts am schlimmsten.[KE3,514]

Gnaphalium ist Colocynthis bei Ischias sehr ähnlich. Es hat heftigste Nervenschmerzen im Verlauf des Ischiadicus [EN57], bisweilen abgelöst von Taubheit des Beins [EN56].

Crampi

Bei **schmerzhaften, tonischen Muskelkrämpfen** [5] sollten Colocynthis, **Nux vomica**, **Veratrum album** und **Cholas terrapina** miteinander verglichen werden. Ich kenne kein Arzneimittel, das bei einfachen Crampi besser geeignet wäre als das Letztgenannte auf dieser Liste.

Gelenkrheumatismus

Colocynthis kann auch bei Gelenkrheumatismus von Nutzen sein, vor allem gegen die auf die akute Entzündung folgende Steifheit der Gelenke. Wenn sich jedoch Gichtknoten in den Gelenken finden, sollte eher an Mittel wie **Causticum** oder **Guajacum** gedacht werden.

Durch die zusammenziehenden Eigenschaften des Mittels geleitet, haben Ärzte Colocynthis erfolgreich bei **Paraphimose** zur Anwendung gebracht.[GS; CK169]

Colocynthis wird durch Kaffee, Kampfer und **Staphisagria** antidotiert.

[4] Farrington schreibt fälschlich „insensibility of the affected parts".

[5] „Ungemeine Neigung der Muskeln aller Körpertheile, sich schmerzhaft zu klamm zusammen zu ziehen." (CK239)

KAPITEL

29 Vorlesung: Bryonia

Einleitendes

Es gibt zwei Arten von Bryonia [1], die in ihrer Wirkung aber praktisch identisch sind, sodass sie von T. F. Allen in seiner *Encyclopedia* unter einer Überschrift zusammengefasst wurden. Bryonia ist eines der ältesten Mittel der homöopathischen Materia medica – und eines der am besten geprüften. Die Zaunrübe ist in ganz Europa und speziell im Mittelmeerraum weit verbreitet. Die Tinktur wird aus den Wurzeln hergestellt. Bryonia ist ein Polychrest, das bei zahlreichen Krankheitsarten als Heilmittel dienen kann.

Es würde zwei oder drei Stunden harter Arbeit bedeuten, wenn ich Ihnen auch nur all die charakteristischen Symptome dieser Arznei darlegen wollte. Deshalb will ich mich in der vor uns liegenden Stunde bemühen, Ihnen die Wirkung von Bryonia wenigstens so weit zu verdeutlichen, dass Sie anschließend in der Lage sind, das Mittel korrekt anzuwenden. Was dann noch an wichtigen Informationen fehlt, können Sie sich später erarbeiten, wenn Sie Zeit und Muße dafür haben.

Blut, Fieber

Wir finden Bryonia zuallererst bei Veränderungen des Blutes angezeigt, bei Veränderungen hinsichtlich der Quantität und der Qualität des Blutes wie auch des Blutkreislaufs. Von daher sind es vor allem fieberhafte Zustände, die das Mittel indizieren: Fiebererkrankungen vom intermittierenden Typ, wenn auch eher selten; sehr häufig dagegen **Fiebererkrankungen vom remittierenden Typ;** manchmal auch kontinuierliche Fieber; des Weiteren rheumatische, gastrische [ST1,147], biliöse [SK187], traumatische und typhöse [KE4,714] Fieber, bei denen allen Symptome seitens des Magens deutlich hervortreten. Die Symptome, die die fieberhaften Erkrankungen von Bryonia charakterisieren, sind im Allgemeinen diese: Es besteht eine gesteigerte Tätigkeit des Herzens, mit beschleunigtem, kräftigem [ÖZ3,1,27], gespanntem [GS] Puls, ganz ähnlich wie wir ihn bei **Aconitum** vorfinden. Kraft und Stärke der Herzaktion ist in der Tat erhöht, und sie wird durch jede Bewegung des Körpers nochmals vermehrt, sodass der Patient sehr darauf bedacht ist, sich vollkommen ruhig zu verhalten.

Darüber hinaus gehen diese Fiebererkrankungen fast immer mit heftigen **Kopfschmerzen** einher. Sie sind gewöhnlich von dumpf pochendem Charakter [RA75], oder der Kranke leidet unter scharfen Stichen im Kopf [RA67]; auch **heftige Stiche** in oder über [ÖZ3,1,35f] den Augen treten häufig gleichzeitig auf. All diese Teile sind dabei außerordentlich **empfindlich gegen jede Art von Bewegung;** so vermeidet der Patient es etwa, die Augen zu bewegen, weil dadurch sofort die Schmerzen schlimmer werden [RA36]. Der geringste Versuch, den Kopf aus dem Kissen zu heben, verursacht sogleich ein Gefühl ohnmachtsähnlicher Schwäche und große Übelkeit [(ÖZ3,1,30)]. Bei den milderen Fieberformen, z. B. anhaltendem Fieber oder leichtem gastrischen Fieber, ist der **Mund sehr trocken** [RA207] und die Zunge belegt [GS]. Der Zungenbelag ist weiß [ÖZ3,1,52] und bedeckt hauptsächlich die Zungenmitte, während die Ränder ganz rein sein können.

Wenn das Fieber an Intensität zunimmt, bekommt es einen mehr typhösen Charakter, und biliöse Symptome treten in den Vordergrund. Die wei-

[1] Farrington schreibt irrtümlich „drei Arten". Weltweit soll es zwar über zehn Arten geben, gemeint sind aber nur die in Europa heimischen *Bryonia alba,* die von Hahnemann geprüft wurde, und *Bryonia dioica,* die erstmals 1847 von der österreichischen Prüfergesellschaft unter Zlatarovich geprüft wurde (neben *Bryonia alba*). In der Praxis kommt heute offenbar nur noch diese zweite Art zum Einsatz, gelegentlich auch unter der synonymen Bezeichnung *Bryonia cretica.*

ße Zunge wird gelblich[EN429], verbunden mit einem ausgesprochen bitteren Mundgeschmack[RA226]. Kopfschmerzen entstehen, mit dem Gefühl, als wollte etwas den Schädel auseinandersprengen[RA60;KH]; die Magengegend wird druckempfindlich[ÖZ3,1,92], desgleichen das rechte Hypochondrium, mit Schmerzhaftigkeit und Auftreten flüchtiger Stiche[ÖZ3,1,25]. Mit Zunahme der typhösen Symptome wird die Zunge immer trockener[EN434], behält aber ihren Belag. Wenn das Fieber vom intermittierenden Typ ist, finden wir das Froststadium stets mit Hitzeerscheinungen untermischt[HY15,220]; d. h., während des Frostes ist der Kopf heiß[RA698], die Wangen sind hochrot[RA728], und es besteht **starker Durst,** gewöhnlich auf große Mengen Wasser in längeren Abständen[RA733]. In manchen Fällen ist der Durst auch unauslöschlich.[RA736] Der Puls ist beschleunigt, hart und gespannt. Der Kranke gerät von der geringsten Anstrengung in Schweiß[RA748]; der Schweiß hat einen sauren Geruch[RA762] und fühlt sich beim Abwischen ölig an[RA757]. [2]

29

Bei **Abdominaltyphus** ist Bryonia vor allem in den frühen Stadien[HY5,220] sowie durch folgende Symptome angezeigt: merkliche Benommenheit[EN47], „wie dumm im Kopfe“[RA23]; die Sinne sind abgestumpft[GS], aber es bestehen keine Sinnestäuschungen. Nächtliche Delirien[RA690ff], doch zumeist von milder Art. Der Kranke glaubt beim Schließen der Augen Personen am Bett stehen zu sehen[HY23,40], und wenn er die Augen wieder öffnet, wundert er sich, dass sie gar nicht da sind.

Manchmal geht diesem **Delirium** eine gereizte Stimmung[HY23,40] voraus, oder es wird davon begleitet. Das Sprechen wird hastig[RA693], ähnlich wie bei **Belladonna**. Mit Fortschreiten der Krankheit bekommt der Schlaf eine fast soporöse Tiefe. Der Patient träumt oder deliriert von Dingen, die sich um vermeintlich zu verrichtende Tagesgeschäfte drehen.[RA685+691] Oft leidet er gleichzeitig unter quälendem Kopfschmerz, zumeist im Stirnbereich[KE4,719], und er beschreibt ihn – wenn er dazu in der Lage ist – als ein Gefühl, als ob der Kopf platzen wollte. Dieser „berstende“ oder „auseinandersprengende“ Kopfschmerz, wie man ihn auch bezeichnen könnte, ist durch den starken Blutandrang zum Kopf[AZ13,67] bedingt. Das Gesicht ist dabei stark gerötet.[HY23,41] Wie alle anderen Symptome werden auch diese Beschwerden durch jede Bewegung, zumal des Kopfes, verstärkt, oft auch von starkem Nasenbluten[RA151] begleitet. Das Nasenbluten tritt vorzugsweise gegen 3 oder 4 Uhr nachts auf[RA155], und nicht selten geht ihm ein Gefühl von Vollheit[RA18] oder Schwere[RA30] im Kopf voraus. In schlimmen Fällen greift der Patient immer wieder mit den Händen nach dem Kopf und verzieht sein Gesicht, was auf die Heftigkeit der Kopfschmerzen hindeutet.[ST1,219] Zugleich ist er aber so benommen, dass man außer diesen automatischen Bewegungen keine Klagen über andere Beschwerden von ihm hört.

Ein weiteres Symptom, das man bei diesen typhösen Fiebern feststellen kann, ist die **Trockenheit der Schleimhäute,** besonders jene des Mundes und des Magens – eine Folge ungenügender Sekretion. Bei keiner Krankheit tritt dieser Zustand deutlicher in Erscheinung als beim Typhus. Der Mund ist, wie bereits erwähnt, überaus trocken, und dennoch hat der Patient manchmal keinen Durst.[RA208] Wenn doch Durst vorhanden ist, ist er von der Art, wie ich ihn beschrieben habe, als ich über intermittierendes Fieber sprach: Der Patient trinkt immer sehr viel auf einmal, aber nicht so häufig. Nach dem Trinken[RA287] oder beim Versuch, sich aufzurichten, setzt ungeheure Übelkeit ein[GS], mitunter auch Erbrechen. Manchmal klagt der Kranke über starkes **Drücken im Magen,** wie von einem Stein.[RA298] Dieses Zeichen ist zweifellos auf denselben pathologischen Zustand zurückzuführen, wie wir ihn bei der Mundschleimhaut finden: Die Sekretion von Magensaft ist ungenügend, und folglich liegen die Speisen im Magen und können nicht verdaut werden. In einem Bryonia-Zustand besteht in aller Regel **Stuhlverstopfung**[RA336], und wenn es doch einmal zu Stuhlgang kommt, ist der Kot sehr dick geformt[RA339], hart[RA352] und trocken[EN990], wie verbrannt[GY16], und er hat eine sehr dunkle Farbe[EN1018] (schwarz[GS] oder braun). Er geht nur sehr schwierig[RA339] und nach großer Anstrengung ab[GS], auch weil der Mastdarm atonisch ist. In weiter fortgeschrittenen Typhusfällen können die Stühle durchaus weich[RA353] oder breiartig[ÖZ3,1,51] sein und dennoch Bryonia erfordern.

Es gibt ein Symptom, das sich zuweilen gegen Ende der ersten Woche des voll ausgebildeten Typhusfiebers einstellt, und das ist eine Form des Deliri-

[2] Farrington spricht fälschlich von einem „öligen Geruch“.

ums, bei der der Patient ständig davon redet, dass er „nach Hause will“ [RA693]. Er glaubt, nicht im richtigen Bett zu liegen und sich ankleiden zu müssen [HY23,40]; er **möchte nach Hause** gebracht werden, wo man sich besser um ihn kümmern könne. Dieses Symptom ist ein starker Hinweis auf Bryonia, und es verschwindet oft schon nach wenigen Gaben der Arznei.

Bei diesen Fieberzuständen müssen wir Bryonia ins richtige Verhältnis zu seinen konkordanten Mitteln stellen.

Aconitum napellus Nehmen wir zunächst Aconitum. Mit Ausnahme der gastrischen, intermittierenden und typhösen Fieber weist Aconitum bei allen anderen Fieberformen enge Beziehungen zu **Bryonia** auf. Mit den erstgenannten Fieberformen zeigt es hingegen in seiner Symptomengesamtheit keinerlei Ähnlichkeiten; dennoch wird Aconitum in solchen Fällen manchmal fälschlich gegeben, um die Temperatur zu senken. Die Symptomatologie von Aconitum ist jener des typhösen Fiebers in jeder Hinsicht entgegengesetzt. Bei gastrischem Fieber kann es allenfalls zu Beginn verabreicht werden, wenn der volle Puls, die heiße, trockene Haut und die Unruhe zugegen sind, die auf das Mittel hinweisen. Im weiteren Verlauf des Fiebers ist es gewöhnlich nicht mehr indiziert, es sei denn, biliöse Komplikationen stellen sich ein – dann reicht Aconitum völlig aus. Die Unterscheidungen, die Sie zwischen Aconitum und **Bryonia** treffen müssen, sind folgende:

- Zunächst einmal ist **Bryonia** ein Folgemittel von Aconitum – und nicht umgekehrt; d. h., Aconitum wird in einem Fieberfall stets, wenn überhaupt, früher verabreicht als **Bryonia**. Aconitum passt zur Hyperämie, zur Kongestion und selbst zum Frost, welcher einem Entzündungsfieber vorausgeht. **Bryonia** ist gegebenenfalls später angezeigt, wenn Aconitum versagt hat.
- Die Gemütssymptome der beiden Arzneien sind so verschieden, dass Sie sie eigentlich nicht verwechseln können. Aconitum verlangt, dass der Patient sehr aufgeregt [RA507] und unruhig ist, dass er sich voller Angst [RA516] im Bett hin und her wirft [RA432]. Er ist überzeugt, dass er **bald sterben** werde.[RA538] Der **Bryonia**-Patient kann zwar ebenso leiden wie der Aconitum-Patient, liegt aber vollkommen ruhig im Bett, weil jede Bewegung sein Leiden nur vermehrt. Doch im Frühstadium eines Typhus oder eines rheumatischen Fiebers kann **Bryonia** auch einmal durch folgendes Symptom indiziert sein: Bedrängt durch seine leichte Erregbarkeit, ist der Patient unruhig [RA620] und wälzt sich im Bett umher, obwohl es ihm dadurch schlechter geht.
- Wenn in einem **Bryonia**-Fall Angst vorhanden ist, nimmt diese mehr die Form von Besorgnis [RA609] an; der Kranke hegt die Befürchtung, dass ihm in der Zukunft irgendwelche Übel ereilen würden [RA637] und insbesondere sein **finanzielles Auskommen** nicht gesichert sein könnte [KE1,18].

Belladonna Ein anderes Mittel, das im Zusammenhang mit **Bryonia** bei diesen Fiebererkrankungen mit zu erwägen ist, ist Belladonna, insbesondere zu Beginn eines Typhus. Ist der Fall aber schon weiter fortgeschritten, gibt die Symptomatologie von Belladonna wahrlich nichts mehr her, was eine Verschreibung rechtfertigen könnte. Allenfalls im Anfangsstadium kommt es in Betracht und könnte dann mit **Bryonia** verwechselt werden. Im Vordergrund steht bei Belladonna der ausgeprägte Erethismus [RA1400], und hier ist es vor allem anhand seines **Deliriums** zu erkennen, welches einen wilden und **gewalttätigen Charakter** [RA1408] annimmt. Krämpfe [RA1080] und Zucken [RA1069] der Gliedmaßen; nächtliches Aufschrecken aus dem Schlaf [RA1136]. Wenn der Patient die Augen schließt, sieht er alle möglichen Dinge oder Menschen [SK143], die sogleich verschwinden, wenn er sie wieder öffnet. Wir stellen also fest: Belladonna hat in seinem Delirium ein deutlich höheres Maß an Heftigkeit und zerebraler Erregbarkeit, als wir es bei **Bryonia** sehen. Der Belladonna-Kopfschmerz ist von klopfendem Charakter [RA105], und dabei bedeutet es für den Patienten eine größere Erleichterung, wenn er aufrecht sitzt, als wenn er sich vollkommen ruhig verhält.

Rhus toxicodendron Ein weiteres Mittel, das hier mit **Bryonia** verglichen werden muss, ist Rhus toxicodendron. Dies ist ein Mittel, das häufig bei **Typhus abdominalis** angezeigt ist. Und Sie alle kennen die historische Tatsache, dass Hahnemann während einer der Kriegstyphusepidemien [= **Typhus exanthematicus,** Läusefleckfieber] fast all seine Fälle mit

29

diesen beiden Arzneien heilte.[3] Seit den Tagen Hahnemanns hat sich der diesbezügliche Nutzen von **Bryonia** und Rhus toxicodendron in aller Welt herumgesprochen. Doch bedenken Sie bitte, dass diese Mittel keineswegs als Spezifika gegen typhöse Erkrankungen gelten können. Jede Typhusepidemie kann einen so anders gearteten Charakter haben oder sich so verändern, dass auch andere Arzneien erforderlich werden können. Rhus toxicodendron ist indiziert, wenn eine **ausgeprägte Ruhelosigkeit** das Bild dominiert. Der Kranke wechselt häufig seine Lage im Bett; nachdem er eine Weile auf einer Seite gelegen hat, dreht er sich um auf die andere und fühlt sich für kurze Zeit besser; doch schon bald fangen auch dort die Schmerzen wieder an, und er dreht sich zurück in die Ausgangsposition. Wie **Bryonia** neigt auch der Rhus-Patient bei Typhus zu Nasenbluten, wobei dieses bei Rhus aber die Beschwerden des Patienten lindert, beispielsweise die Kopfschmerzen mit dem Gefühl, „als wäre ein Brett quer vor die Stirn gebunden" [GS]. Typisch für Rhus sind auch die heftigen **Gliederschmerzen,** das rheumatische Ziehen und Reißen und das allgemeine Wehtun in den Muskeln, Knochen und Gelenken der Gliedmaßen.[KE4,786] Deutlich unterscheidet sich die Zunge von jener bei **Bryonia**: Sie ist braun und trocken und sogar rissig [KE4,785]; die **Spitze** ist stark **gerötet** [EN361] – was auch ein Hinweis auf **Sulfur** sein kann. Bei Rhus besteht ferner häufig von Anbeginn des typhösen Fiebers Durchfall [KE4,785], während bei **Bryonia** Stuhlverstopfung vorherrscht [KE4,720].

Bei **Belladonna** erwähnte ich eben das Symptom: „Sieht beim Schließen der Augen alle möglichen Dinge oder Menschen, die verschwinden, sobald er die Augen wieder öffnet." Dieses Zeichen kennen wir auch von **Calcarea carbonica** und **China**; doch bei letzterem Mittel tritt es nicht bei Typhus auf, sondern als Folge von Flüssigkeitsverlust [GS], etwa nach stärkeren Blutungen.

[3] Wie Stapf (*Kleine medizinische Schriften,* Bd. 2, S. 155) in einer Fußnote zu Hahnemanns Artikel „Heilart des jetzt herrschenden Nerven- oder Spitalfiebers" bemerkt, waren bei einer anderen Kriegsepidemie im Jahr zuvor (1812) *Nux vomica* und *Pulsatilla* die hauptsächlichsten spezifischen Heilmittel gewesen.

Seröse Häute I

Bryonia übt eine starke Wirkung auf die serösen Häute aus und führt eine Entzündung derselben herbei [SK184]. Es kommt daher in Betracht bei einer **Entzündung** der **Meningen** von Gehirn und Rückenmark, der **Pleura** und des **Peritoneums** oder auch der **Synovialhäute.** Die Indikation für Bryonia bei diesen Entzündungen ist vor allem dann als gegeben anzusehen, wenn bereits **Exsudation von Serum** stattgefunden hat. Es kommt zu heftigen **Stichen** in den leidenden Teilen [SK184], namentlich bei jeder Art von Bewegung. Das Fieber kann dabei noch hoch sein, es kann aber auch schon durch zuvor gegebene Mittel etwas gesenkt worden sein.

Aconitum napellus Auch beim neuerlichen Vergleich von **Bryonia** mit Aconitum, gilt die schon erwähnte Regel: **Bryonia** ist gegebenenfalls nach, aber nicht vor Aconitum angezeigt. Nehmen wir zur Illustration einen typischen Fall von **Rippenfellentzündung:** Sie wählen zu Beginn der Erkrankung, wenn das Fieber hoch ist, Aconitum, doch sobald dieses im Sinken begriffen ist und sich als Zeichen eines beginnenden Ergusses Pleurareiben einstellt, ist Aconitum von keinem Nutzen mehr, und **Bryonia** tritt auf den Plan als völlig hinreichendes Heilmittel. Manche Ärzte haben es sich zur Gewohnheit gemacht, in solchen Fällen Aconitum gegen das Fieber und **Bryonia** gegen die pleuritischen Beschwerden zu verabreichen. Doch dies ergibt keinen Sinn, denn **Bryonia** ist oft für den ganzen Fall das passende Mittel. **Bryonia** hat nicht die große Unruhe, welche Aconitum kennzeichnet; vielmehr verhält sich der Patient trotz der vielen Schmerzen ganz ruhig, wobei er auf der erkrankten Seite liegt. Der Grund dafür: Durch den Druck, der so auf die Rippen ausgeübt wird, werden die entzündlich befallenen Teile weniger stark bewegt, als es der Fall wäre, wenn er auf der gesunden Seite läge.

Belladonna Wenn die **Hirnhäute** entzündet sind, ist **Bryonia** ebenfalls ein wertvolles Heilmittel, doch es folgt hier, außer in einigen wenigen Fällen, eher auf Belladonna als auf **Aconitum.** Belladonna ist bei Meningitis, sei diese tuberkulös oder durch andere Ursachen bedingt, nicht mehr geeignet, wenn bereits Exsudation von Serum in die Ventrikel und den Subarachnoidalraum eingesetzt hat. Dann muss es in manchen Fällen gegenüber **Sulfur** zurücktreten, in anderen Fällen **Apis** und in wieder anderen **Bryonia**.

Bryonia ist angezeigt, wenn die **Meningitis** auf die Unterdrückung oder das **Zurücktreten** [HC3,140] eines **Hautausschlags** folgt, etwa eines Scharlach- oder Masernexanthems. Das Gesicht des Kindes ist dabei blass [RA93], oder es ist abwechselnd rot [RA94] und blass, die Zunge weiß belegt [ÖZ3,1,52]; plötzliches Aufschreien, als ob es große Schmerzen hätte – was tatsächlich so ist. Diese Schmerzen sind von scharfem, lanzinierendem Charakter und treten besonders bei Bewegung des Kindes auf. Starkes Schielen, ein- oder beidseitig. Stuhlgang gewöhnlich verstopft, Abdomen aufgetrieben. Die Sinneswahrnehmungen sind deutlich eingeschränkt, was fast an Sopor zu grenzen scheint. Wenn man das Kind aber weckt und ihm etwas zu trinken anbietet, leert es den Becher gierig und zügig [GS], ganz wie bei Belladonna. Belladonna hat in diesen Fällen aber mehr **Rollen des Kopfes.**

Schnupfen, Erkältung

Lassen Sie uns aus praktischen Gründen für eine Weile die serösen Häute verlassen und uns mit den **Atemwegskatarrhen** und den Wirkungen der Arznei auf **Lunge und Thorax** beschäftigen.

Bryonia ist bei Schnupfen angezeigt, wenn große Trockenheit der Nasenschleimhaut [SK149], Heiserkeit [RA388] und viel Niesen [RA384] bestehen, häufiger aber noch bei dicker, gelber Nasensekretion. Die Erkältungen von Bryonia haben, wenn sie in der Nase beginnen, die Neigung, sich in Richtung Brust auszubreiten. Das Mittel ist ferner angezeigt, wenn die Absonderung die eben genannte Beschaffenheit hatte und **plötzlich unterdrückt** worden ist. Als Folge davon kommt es zu dumpfem, pochendem Kopfschmerz direkt über den Stirnhöhlen [(RA41)]. Allerdings ist Bryonia nicht oft bei solchen Katarrhen indiziert, wenn nicht zugleich auch irgendwelche Magen-Darm-Symptome vorhanden sind. Die homöopathische Behandlung von Erkältungen stellt eine Herausforderung für die Fähigkeiten eines Arztes dar. Wenn Sie diese erfolgreich zu behandeln wissen, müssen Sie die Homöopathie schon sehr gut verstanden haben. Erkältungen gehören zu den schwierigsten Aufgaben, mit denen wir es in der Praxis zu tun bekommen, und dafür gibt es zwei Gründe: Der eine Grund ist, dass unsere Patienten mehr oder weniger ständig den Widrigkeiten des Wetters und anderen Übeln ausgesetzt sind, [4] der andere Grund ist, dass die Patienten während der Erkältung eigentlich sehr viel „engmaschiger" kontrolliert werden müssten. Wenn Sie aber die Gelegenheit haben, den Verlauf Ihrer Fälle sorgfältig zu verfolgenn, sodass Sie die Arzneien wechseln können, sobald sich das Symptomenbild ändert, dann werden Sie auch rasche Heilungen erzielen.

Lachesis Wie **Bryonia** kann auch Lachesis bei **unterdrücktem Schnupfen** [WS1935ff] hilfreich sein, aber bei diesem Mittel ist die Verschlimmerung durch Bewegung nicht so deutlich; auch hat Lachesis nicht diese gelbe Nasenabsonderung.

Aconitum napellus Aconitum sollte in Fällen gegeben werden, bei denen die Unterdrückung der Sekretion durch die Einwirkung von kaltem, trockenem Wind herbeigeführt worden ist [GS], ein rotes, heißes Gesicht besteht [OK7], Fieber etc.

China officinalis Die Chinarinde ist bei Kopfweh durch zurückgetretenen Schnupfen [UE] dienlich, wenn der Schmerz durch die geringste Zugluft erhöht [UE] und durch Druck gemildert wird [RA(40)].

Pneumonie

Wir können Bryonia auch bei Lungenentzündung einsetzen. Der Pneumonietyp, bei dem es vor allem benötigt wird, ist die klassische **Lobärpneumonie.**

[4] Farrington schreibt lediglich: „One [reason] is that the patients are constantly exposed …" Die Exposition bezieht sich nach dem früheren Verständnis nur auf die Kälteeinwirkung als Ursache einer „Erkältung". Da diese eindimensionale Deutung irreführend ist, habe ich die Übersetzung etwas allgemeiner formuliert. Insbesondere sind aus heutiger Sicht unter den „anderen Übeln" die verschiedenen Virenarten als ursächliche Faktoren einer „Erkältung" zu verstehen, aber natürlich auch all jene Faktoren, die in der Lage sind, die Widerstandskraft eines Organismus zu schwächen, als da wären: psychische Einflüsse, Impfungen, Konstitution etc. – und eben auch Kälteeinwirkungen aller Art.

29

Genau wie Bryonia bei Pleuritis mit beginnender Ergussbildung angezeigt ist, so ist es auch bei einer Pneumonie von Nutzen, wenn bereits die fibrinös-entzündliche Exsudation in die Alveolen eingesetzt hat. Gewöhnlich wird dabei auch das Rippenfell in Mitleidenschaft gezogen, sodass wir es mit einer **Pleuropneumonie** zu tun haben. Bryonia ist nicht zu Beginn der Krankheit indiziert, weil in diesem Stadium noch keine Exsudatbildung stattgefunden hat.

Aconitum napellus Oft ist **Bryonia** nach Aconitum angezeigt, wenn sich das folgende Krankheitsbild herausschält: Das Fieber besteht weiterhin, aber die Haut ist nicht mehr so heiß, das Gesicht nicht so gerötet und der Patient nicht so unruhig, wie wir es im Aconitum-Zustand gesehen haben. Der Kranke ist ruhiger und friedlicher, und sein Gesicht und sein ganzes Verhalten drücken eine Art ängstlicher Beklommenheit aus. Ich möchte, dass Sie diesen Zustand klar von dem unterscheiden, welcher Aconitum erfordert. Er ist nicht so sehr von Ängstlichkeit des Gemüts geprägt, wie sie der Aconitum-Patient zeigt, sondern Ausdruck einer Beengung der Brust.[5] Dies sollten Sie sich gut einprägen! Der Husten, der bei Aconitum einen trockenen[RA269], kitzelnden[RA261] Charakter hatte und allenfalls ein wenig weißen, schaumigen Schleim[ÖZ1,2,58] hervorbrachte, ist bei **Bryonia** vielleicht weiterhin recht quälend, aber er ist lockerer und feuchter. Der Auswurf ist zwar immer noch spärlich, doch wie wenig auch herauskommt, er ist entweder gelblich oder mit Blut vermischt.[RA414f;GS] Aufgrund der begleitenden Pleuritis leidet der Patient unter heftigen **Stichen in der Brustwand**[RA440], besonders linksseitig.[GS] Auch klagt er über starkes Drücken auf dem Brustbein.[RA436f] Der Puls ist voll, hart und gespannt[GS], der Urin rot[RA747] oder dunkelrot und spärlich[ÖZ3,1,41].

Antimonium tartaricum Ein anderes Mittel, das zusammen mit **Bryonia** erwogen werden muss, ist Antimonium tartaricum. Es ist vor allem dann angezeigt, wenn die Pneumonie **als Bronchitis begonnen** hat, die dann weiter abwärts gewandert ist. Besonders passt es für Fälle, die auf der rechten Seite angefangen haben[GS]. Wie bei **Bryonia** kommt es bisweilen zu **pleuritischen Stichen** in der Brustwand, und es bestehen hohes Fieber und starke Brustbeklemmung[KE3,255]. Doch während **Bryonia** mehr für Lobärpneumonien geeignet ist, wird Antimonium tartaricum eher bei **Bronchopneumonien**[GS] benötigt, mit starkem, fortwährendem Schleimrasseln und anderen Zeichen von Bronchialkatarrh[KE3,254f].

Thoraxschmerzen

Außer Bryonia gibt es noch eine Reihe weiterer Arzneien, die in ihrer Pathogenese diese Schmerzen in der Brustwand aufweisen. So hat etwa **Gaultheria procumbens** **Pleurodynie** mit Schmerz im vorderen Mediastinum.

Ranunculus bulbosus Dies ist das bei Weitem wichtigste Mittel bei rheumatischen Affektionen der **Interkostalmuskeln**[AZ107,44]. Ranunculus hat heftig stechende Schmerzen in der Brustwand[GA2,182] und deutlich umschriebene, schmerzhaft empfindliche Stellen daselbst, schlimmer durch jegliche Bewegung (selbst Atemholen)[GA2,184], Druck und Berührung.[GA2,193], Temperatur- und Wetterwechsel[GS]. Die Kurzatmigkeit ist in diesen Fällen oft sehr beeinträchtigend.[GA2,181]

Arnica montana Arnica ist manchmal von Nutzen, wenn im ganzen Brustkorb ein Wundheits- und Zerschlagenheitsschmerz überwiegt.[RA358f]

Rhus radicans Diese Rhus-Art wird bei Pleuralgie benötigt, wenn sich die Schmerzen ausdehnen – vom seitlichen Thorax bis in die Schulter und den Arm.[AZ64,175]

Senega Senega wirkt am vorteilhaftesten bei eher schlaffen, phlegmatischen Personen.[GA;SK510] Es ist hilfreich bei Erkältungen, die mit Stechen und Wundheitsschmerz an einzelnen Stellen der Brustwand einhergehen[GA3,337f], mit Beengung der

[5] Bei Hahnemann heißt es z. B.: „In der Stube war es ihr zu ängstlich, im Freien besser." (*RA 623*) Oder: „Schnelles, ängstliches, fast unmögliches Athmen …" (*RA* 434) In beiden Fällen hat der Begriff „ängstlich", wie nicht selten in den Prüfungen jener Zeit, die Bedeutung von **beengend** oder **beengt.**

Brust[GA3,264] und viel **Schleimansammlung in den Bronchien**[GS]. Neigung zu plötzlicher Heiserkeit[GA3,145]; der Hals ist so trocken, rau und kratzig, dass das Sprechen wehtut[GA3,136+139]; Husten endet oft mit Niesen[GS].

Rumex crispus Rumex hat grob[AA194] oder fein stechende Schmerzen[AZ60(MB)36] durch die linke Lunge, mit Wundheitsschmerz daselbst, wenn sich der Patient auf die linke Seite dreht; das Mittel ist besonders in den Frühstadien der Lungentuberkulose angezeigt.[GS]

Asclepias tuberosa Typisch für diese Arznei sind scharfe Stiche durch die untere linke Brust, < durch Bewegung[(NR2,52)].

Kalium carbonicum Das kohlensaure Kali hat Stiche in der Brust, die **unabhängig von Bewegung** auftreten[CK1038ff], < gegen 2 oder 3 Uhr nachts[GS].

Trifolium pratense Der Rotklee hilft bei Husten[EN40] mit Heiserkeit und nächtlichen Erstickungsanfällen [bei Keuchhusten[NR1,628]]. Steifigkeit des Halses, mit schmerzhafter Verkrampfung der Musculi sternocleidomastoidei, > durch Wärme und Reiben.

Cimicifuga racemosa Rechtsseitige Pleurodynie, < durch Bewegung[GS], spricht oft für Cimicifuga, besonders wenn es sich um nervöse Frauen handelt.

Bronchitis

Bei Bronchitis[GS] ist Bryonia dienlich, wenn besagtes „Drücken auf dem Brustbein" besteht; die Atemnot ist dabei erheblich[RA432]. Der Husten ist zumeist trocken und scheint mitunter vom Magen auszugehen, wo ein Kitzeln und Krabbeln empfunden wird.[RA398] Berstender[SK192] oder drückender Kopfschmerz bei jedem Hustenstoß[RA423]. Manchmal löst sich nach längerem Husten etwas zäher[RA409], blutstreifiger Schleim aus der Luftröhre.[SK192] Der Husten tritt oft nach dem Essen verstärkt auf[RA292] und kann dann sogar mit Erbrechen enden[RA420]. Während des Hustens muss der Patient **mit den Händen die Brust halten,** damit es nicht so heftig sticht.[RA418]

All diese Symptome indizieren Bryonia auch dann, wenn es sich um **Keuchhusten** handelt. Direkt nach einer Mahlzeit fängt das Kind an zu husten und muss sich übergeben; dann kommt es an den Tisch zurück.

Seröse Häute II

Kehren wir nun zur Wirkung von Bryonia auf die serösen Häute zurück, und betrachten wir seine Fähigkeit, **Synovitis** hervorzurufen. Das befallene Gelenk ist blassrot[RA512] [oder glänzend rot[SK194]] und spannend angeschwollen[RA565] durch den Erguss in die Gelenkhöhle, mit stechenden Schmerzen darin, vor allem bei jeder Bewegung[RA540]. Bryonia ist in diesen Fällen das Mittel der Wahl, sei die Synovitis rheumatisch oder durch Verletzung bedingt.

Apis mellifica Das **Bryonia** hier am nächsten stehende Mittel ist Apis, ein exzellentes Heilmittel bei Synovitis, besonders des Kniegelenks.[GS] Scharfe, lanzinierende, stechende Schmerzen sind neben dem Gelenkerguss weitere Indikationen für das Mittel. Dabei ist Apis, wie es scheint, **Bryonia** vorzuziehen, wenn die Synovitis skrofulösen Ursprungs ist oder zumindest bei einer skrofulösen Konstitution auftritt.[6]

Apis hat auch noch eine weitere Art von Entzündung, die in eine Verdickung der Synovialis, der Gelenkknorpel und der das Gelenk umgebenden Gewebe mündet und so das wohlbekannte Bild der **weißen Kniegelenkgeschwulst**[7] liefert.

[6] Ein einfaches Unterscheidungskriterium, auf das Farrington in seiner *Apis*-Vorlesung (Nr. 8) hinweist, ist: Bei *Bryonia* bessern sich die Schmerzen in der Bettwärme, bei *Apis* hingegen durch kalte Umschläge. Außerdem ist der Durst bei beiden Mitteln völlig verschieden.

[7] Im Kent-Repertorium fehlt *Apis* in der entsprechenden Rubrik (Extremities, swelling, knee, white swelling).Unter dem Stichwort **Gelenkfungus** ist im *Roche Lexikon Medizin* zu diesem Krankheitsbild zu lesen: „Fungus articuli, Synovialitis fungosa: die trocken-granulierende Form der Gelenktuberkulose mit überschießender Bildung schwammiger, grauroter Granulationen. Klinisch durch Blässe des geschwollenen Gelenkes (‚Tumor albus') imponierend."

Sulfur Sie sollten in solchen Fällen auch an Sulfur denken. Sulfur ergänzt die Wirkung von **Bryonia** und **Apis**, und es unterstützt diese Mittel und feuert sie an, wenn sie zwischenzeitlich einmal in ihrer „Arbeit" nachlassen.

Rheumatismus

Lassen Sie uns als Nächstes die Wirkung von Bryonia auf die Muskulatur untersuchen. Bryonia ist eines der wenigen Mittel, die eine entzündliche Wirkung direkt auf die Muskelsubstanz ausüben; entsprechend können wir von der Arznei großen Nutzen bei **Muskelrheumatismus**[GS] erwarten. Die betroffenen Muskeln sind bisweilen geschwollen, und sie schmerzen schon bei Berührung und leichtem Druck und besonders natürlich bei jeder Bewegung. Auch **Cimicifuga** wirkt auf die Muskelsubstanz selbst ein.

Bryonia kann ebenso bei **akutem Gelenkrheumatismus**[GS] angezeigt sein. Das Fieber ist dabei eher mäßig, und die Schmerzen und Gelenkschwellungen wechseln entweder gar nicht oder nur sehr langsam ihre Lokalisation. Die lokalen Entzündungen sind dafür umso heftiger – das ist charakteristisch für **Bryonia.** Die Gelenke sind sehr heiß und blass oder glänzend rot.[SK194] Der Puls ist in diesen Fällen voll und kräftig[EN1254], die Zunge entweder gleichmäßig weiß[RA220] oder, was noch charakteristischer ist, trocken[SK190] und den Mittelstreifen entlang weiß[GS]. Stuhlgang eher obstipiert. Unnötig zu sagen, dass die Schmerzen durch jede Bewegung verschlimmert werden.

Rhus toxicodendron Die Unterscheidungskriterien zwischen **Bryonia** und Rhus toxicodendron sind im Wesentlichen diese: Rhus passt bei Rheumatismus infolge von **Durchnässung**[AR21,1,169], besonders wenn man erhitzt gewesen ist und geschwitzt hat[GS]. Der Rhus-Patient findet zudem Erleichterung durch fortgesetztes, leichtes Umherbewegen [nach anfänglicher Verschlimmerung der Beschwerden[GS]!]. Rhus greift mehr die fibrösen Gewebe, die **Muskelscheiden** an, **Bryonia** dagegen das Muskelgewebe selbst.

Ledum palustre Der Unterschied zwischen Ledum und **Bryonia** könnte so beschrieben werden: Ledum ist hilfreich bei rheumatischen oder gichtigen Affektionen der **großen Zehe**[SK22]; der Gelenkerguss ist, im Gegensatz zu **Bryonia**, eher spärlich, und es besteht eine große Neigung zur Bildung schmerzhafter, harter Knoten[RA145] in der Umgebung des Gelenks. Bei heißen Schwellungen der **Hüft- und Schultergelenke**[GS] hat sich Ledum häufiger erfolgreich gezeigt als **Bryonia**.

Actaea spicata Das Christophskraut hat eine besondere Affinität zu den **kleinen Gelenken.**[8] Charakteristisch ist: Der Patient möchte einen kleinen Spaziergang machen und fühlt sich leidlich wohl, doch sobald er ein wenig gegangen ist, fangen vor allem die kleinen Gelenke an, wehzutun und sogar anzuschwellen.[KM; GS]

Viola odorata Die rheumatischen Beschwerden von Viola odorata konzentrieren sich bevorzugt auf das **rechte Handgelenk.**[GA3,56; GS]

Caulophyllum Das Mittel eignet sich besonders bei Rheumatismus der **Finger- und Mittelhandgelenke**[(GS)], namentlich bei Frauen.

Sabina Sabina affiziert ebenfalls die **kleinen Gelenke**[SK488ff]; Gichtknoten[SK483]; die Schmerzen verschlimmern sich im warmen Zimmer und verschwinden im Freien[BE360].

Colchicum autumnale Bei Colchicum werden die rheumatischen Schmerzen besonders zum Abend hin unerträglich[GA1,298]; die befallenen Gelenke sind geschwollen und dunkelrot[9]. Das Mittel ist besonders nützlich bei sehr geschwächten Patienten oder bei solchen, die trotz der lokalen rheumatischen Entzündungen allgemein sehr reaktionsträge sind [„ganz kraftlos und wie gelähmt am ganzen Kör-

[8] Guernsey *(Keynotes)*: „Rheumatische Schmerzen in den kleinen Gelenken – Handgelenken, Fingern, Sprunggelenken, Zehen." Hering *(Guiding Symptoms)*: „Die kleinen Gelenke schwellen nach Gehen an." „Anschwellen aller Gelenke schon nach leichter körperlicher Anstrengung."

[9] Oder auch blass, wie Farrington in seiner *Colchicum*-Vorlesung (Nr. 24) mitteilt. In den *Guiding Symptoms* („Limbs in General") finden sich nur rheumatische Gelenkaffektionen **ohne** jede Rötung, teilweise auch ohne Schwellung.

per“ [GA1,312]]. Vor und bei den Rheumaattacken macht im Allgemeinen auch der Magen Beschwerden [GS]; Übelkeit und sogar **Ekel beim Geruch von Speisen** [GA1,97]. Der Urin ist spärlich und rot [UE] und verursacht beim Abgang Brennen in der Harnröhre [GA1,180]. Die rheumatischen Schmerzen sind von reißendem [UE] oder ruckweise reißendem [GA1,264] Charakter und scheinen dem Patienten oft in der Knochenhaut lokalisiert zu sein. Bei warmem Wetter bzw. im Sommer werden die rheumatischen Schmerzen mehr in der Oberfläche des Körpers wahrgenommen, in der kühlen, feuchten Luft des Herbstes und Winters scheinen sie mehr in die tieferen Gewebe und die Knochen vorzudringen.[GS]

Bei **Metastasis** des Rheumatismus **zum Herzen** [GS] kommen beide Mittel, Colchicum wie **Bryonia,** in Betracht. Der **Bryonia**-Patient verspürt in solchen Fällen ein starkes Drücken unter dem Brustbein, das sich durch Bewegung und tiefes Atmen vermehrt [ÖZ3,1,62]; heftige Stiche in der Herzregion [GS]; Perikarderguss, mit kräftigem Puls [10]. Auch bei Colchicum kann es im Rahmen eines Rheumatismus zur **Herzbeutelwassersucht** kommen.[AZ50,21] Der Patient empfindet nachts beim Liegen auf der linken Seite Vollheit und Beklemmung in der linken Brust, „wie von Blutstauung im Herzen“ [HV8,268], sodass er sich auf die rechte Seite legen muss.[HV8,268] Der Puls ist klein, schwach und beschleunigt.[GS] Die rheumatischen **Schmerzen wandern** bei Colchicum gern umher; sie erscheinen beispielsweise im Hals-Schulter-Bereich – und plötzlich verlagern sie sich an einen ganz anderen Ort.[GS]

Guajacum Das Gujakharz ist bei chronischen Rheumatismusformen nützlich, wenn die Gelenke **durch Ablagerungen deformiert** sind.[CK; SK470] Es ist ferner angezeigt bei pleuritischen Stichen als Begleiterscheinung einer **Lungentuberkulose** im Stadium der Einschmelzung und Eiterung, mit häufigem, übelriechendem, mukopurulentem Auswurf.[GS; CK; SK472]

[10] *Bryonia* ist im Kent-Repertorium unter „Herzbeutelwassersucht“ nicht aufgeführt, und auch in den *Guiding Symptoms* ist dazu nichts zu finden. Pathophysiologisch widersinnig erscheint der angeblich „kräftige Puls“; allenfalls denkbar ist er m. E. nur im Frühstadium einer exsudativen Perikarditis, wenn die Ergussbildung noch nicht sehr ausgeprägt ist.

Arctium lappa Die Große Klette kann bei Rheumatismus ebenfalls mit **Bryonia** verglichen werden. Lappa heilt Wundheitsschmerz in den Muskeln der Gliedmaßen sowie dumpfe Gliederschmerzen, die sämtlich durch Bewegung verschlimmert werden; Urin dabei stark gefärbt.[DI] Alle Prüfer waren so müde und schläfrig [DI], dass sie unmöglich arbeiten konnten.

Verdauungstrakt

Kommen wir als Nächstes zum Verdauungstrakt. Bryonia wurde diesbezüglich schon so oft erwähnt, dass wir seine Symptome hier nur noch einmal kurz Revue passieren lassen wollen. Wir haben die **Trockenheit der Schleimhäute** vom Mund bis zum Rektum, den weißen Zungenbelag, den charakteristischen Durst, das Gefühl eines Steins oder schweren Gewichts im Magen, den harten, trockenen und deshalb nur schwer abgehenden Stuhl – bei zusätzlicher Atonie des Mastdarms –, zudem eine Unverträglichkeit vieler Obst- und Gemüsesorten [GS]. Viele dieser und anderer Bryonia-Beschwerden verschlimmern sich im Sommer; besonders scheint der Patient **keine Sonnenhitze** vertragen zu können.[GS]

Leber-Galle-Störungen

Die Leber wird von Bryonia ebenfalls in Mitleidenschaft gezogen, namentlich in Form von Kongestion oder auch **Entzündung** derselben.[KE1,673] Die eben genannten gastrischen Beschwerden komplizieren den Fall zusätzlich. Das die Leber umhüllende Bauchfell ist entzündet, und in der Folge kommt es zu scharfen, flüchtigen Stichen im rechten Hypochondrium [ÖZ3,1,25], vermehrt bei jeder Bewegung, z. B. tiefer Inspiration [ÖZ3,1,25], und besser beim Liegen auf der rechten Seite.[11]

Bei **Gelbsucht** aufgrund eines Duodenalkatarrhs ist Bryonia unter Umständen das passende Mittel, besonders wenn das Übel durch **Ärger** [KE1,673] oder Zorn ausgelöst worden ist. Obwohl der Kranke äu-

[11] Diese Besserung ist der Ruhigstellung der Leber zu verdanken, wohingegen stärkerer Druck oder auch nur Berührung der Lebergegend zu einer Verschlimmerung führt. (*KE* 1,677)

ßerlich fiebrig-heiß erscheint [Kopfhitze und Gesichtsröte[SK186]], fröstelt er doch am ganzen übrigen Körper.[GS]

Chelidonium majus Das Schöllkraut ist ein vortreffliches Mittel bei Beschwerden, die den eben aufgezählten sehr ähneln. Scharfe, stechende Schmerzen in der Lebergegend, die in jede Richtung ausstrahlen können, nach oben in die Brust, nach unten in den Bauch und besonders markant zum Rücken hin[AZ71,188], in die Gegend **unterhalb des rechten Schulterblatts**[AZ71,5], wo sich der Schmerz oft auch festsetzt.[GS] Dabei durchfällige Stühle von mal lehmähnlicher, mal gelblicher Farbe.[AZ71,198] Von **Bryonia** unterscheidet sich Chelidonium vor allem hinsichtlich der Beschaffenheit der Stühle und des eigentümlichen Schmerzes unterhalb des Schulterblatts.

Kalium carbonicum Das kohlensaure Kali passt bei biliösen Affektionen, wenn in der Lebergegend scharfe **Stiche** auftreten[CK631], die von dort **in die Brust** schießen; oft werden diese scharfen Schmerzen auch als vom unteren rechten Lungenlappen ausgehend empfunden. Der Unterschied zwischen diesen Schmerzen und jenen von **Bryonia** ist der, dass sie auch **unabhängig von Bewegung** auftreten können.

Yucca filamentosa Yucca wird bisweilen bei Leber-Galle-Störungen benötigt, wenn Schmerzen vom oberen Teil der Leber **zum Rücken** ziehen. Es besteht ein schlechter Mundgeschmack [wie von faulen Eiern[EN58]]; Durchfallneigung mit gelblichen[EN106], oft viel Galle enthaltenden Stühlen. Viel Blähungsabgang.[EN92]

Chamomilla Die Arznei kann wie **Bryonia** bei Störungen des Leber-Galle-Systems indiziert sein, die **nach Zorn oder Ärger** entstanden sind. Doch der **Bryonia**-Patient fröstelt, wenn er ärgerlich geworden ist[GS], während dem Chamomilla-Patienten eher heiß wird und der Schweiß ausbricht.

Berberis vulgaris Auch Berberis hat scharfe, stechende Schmerzen in der Gegend der Leber und besonders der Gallenblase[JH300]; sie ziehen vom Rand der falschen Rippen in Richtung Magen[JH304] oder Nabel.

Diarrhö

Der Darm ist bei Bryonia, wie schon erwähnt, gewöhnlich obstipiert, doch manchmal ist auch das Gegenteil der Fall. Bryonia ist bei Durchfall angezeigt, wenn die Anfälle durch den Genuss von **Gemüse** [besonders Sauerkraut[CH279]] oder **Obst**[CH279], selbst von gedünstetem Obst[GS], ausgelöst werden, zumal wenn dieses in **erhitztem Zustand** an heißen Sommertagen gegessen wird[CH279].[12] Die Durchfälle kommen besonders morgens[RA345] nach dem Aufstehen[GS], wenn der Patient beginnt, sich umherzubewegen – ähnlich wie bei den Durchfällen von **Natrium sulfuricum**, aber anders als bei jenen von **Sulfur** [wo der Durchfall den Patienten aus dem Bett treibt]. In anderen Fällen wird der Patient von plötzlichem Kneifen[RA331] oder Schneiden[RA349] im Unterleib heimgesucht, was ihn zwingt, sich zusammenzukrümmen[RA319], und dann erfolgt eine reichliche, dünne Stuhlausleerung[RA331]. Durch die Beimengung von Galle sind die Stühle bisweilen grünlich[ÖZ3,1,31] bis dunkelgrün verfärbt; auch können sie „heftig wie fauler Käse“[RA347] riechen.

Geist und Gemüt

Auf die Geistes- und Gemütssymptome von Bryonia bin ich bereits bei der Besprechung des Abdominaltyphus genügend eingegangen. Ich will an dieser Stelle nur noch einmal darauf hinweisen, dass die Patienten sehr reizbar[RA771] und „zum Zorne geneigt“[RA772] sind. Diesen Zustand finden wir bei den biliösen Symptomen, bei den Kopfschmerzen und bei den Verdauungsbeschwerden – ja, es ist ein Cha-

[12] Farrington schreibt: „… also by getting overheated in the summertime." Dies suggeriert, dass es die Erhitzung *als solche* ist, die den Durchfall verursacht. Und ähnlich heißt es in den *Guiding Symptoms:* „Diarrhoea during a spell of hot weather." Dem steht eine Passage in Herings *Homöopathischem Hausarzt* (S. 279) entgegen, derzufolge es eher eine plötzliche Abkühlung im erhitzten Zustand ist, welche die Beschwerden auslöst. Sie lautet: „Bryonia paßt sehr oft im heißen Sommer, besonders bei Beschwerden nach einem kalten Trunke, oder sonst nach Verkältung, oder wenn der Durchfall von Obstessen, oder von zu vielem Essen überhaupt herkommt …" Reichliches Essen, zumal von Obst, kann für den Körper ja ebenfalls eine Form von Abkühlung darstellen.

rakteristikum, das sich durch das ganze Arzneimittelbild zieht.

Hinterkopfschmerzen

Die Kopfschmerzen von Bryonia verschlimmern sich, wie ebenfalls schon erwähnt, durch jede Bewegung, selbst durch das Bewegen der Augen. Der Schmerz beginnt im Hinterkopf[RA39], oder er strahlt von der Stirn bis in den Hinterkopf aus[RA69]. Er tritt verstärkt morgens beim Erwachen auf[RA37],[13] beim Bücken[RA42] und nach heftigem Zorn oder Ärger. Auslösende Ursachen können sein: Übermäßige Wärmeexposition, insbesondere Einwirkung von feuchter, heißer Luft oder von Wasserdampf, wie es z. B. beim Bügeln geschieht[HC1,58]; Erkältung; nach nächtlichen Zechereien oder Schwelgereien[RA37]; Rheumatismus, besonders wenn man stürmischem, nasskaltem Wetter ausgesetzt gewesen ist[GS].

Gelsemium sempervirens Das Mittel, das **Bryonia** in Bezug auf die Kopfschmerzen am nächsten kommt, ist Gelsemium[14]; Gelsemium hat z. B. auch die Schmerzhaftigkeit jeder Augenbewegung.

Natrium muriaticum Dieses Mittel neigt zu klopfenden Schmerzen im Kopf [oder Hinterkopf] die sich anfühlen wie das Schlagen von kleinen Hämmerchen[GS]; auch sie werden durch Bewegen des Kopfes und der Augen [durch Reden oder Lesen[GS]] schlimmer.

Petroleum Die Hinterkopfschmerzen von **Bryonia** sollten mit denen von Petroleum verglichen werden, das an diesem Ort klopfende Schmerzen hat[CK82].

Juglans cinerea Bei Juglans cinerea sind die Hinterkopfschmerzen von scharfem, stechendem Charakter.[GS]

Carbo vegetabilis, Nux vomica Diese beiden Arzneien haben Hinterkopfschmerzen im Zusammenhang mit biliösen Anfällen.

Kopfschweiß

Der Bryonia-Patient neigt zu einer öligen, sauer riechenden Schweißsekretion auf dem Kopf [und ebenso am übrigen Körper, vermehrt nachts im Schlaf].[GS]

Ein ähnliches Symptom findet sich in Bezug auf das Gesicht unter **Natrium muriaticum**.

Augen

Bryonia ist ein wertvolles Mittel bei Augenerkrankungen, doch ist es nur von geringem Wert, wenn die äußeren Gewebeschichten affiziert sind. Man muss an Bryonia denken, wenn es zur **Metastasis** eines Rheumatismus auf die Augen[KE1,287] gekommen ist (**Antimonium tartaricum** ist hier ein weiteres Mittel); die Schmerzen sind dabei heftig und schießen durch den Augapfel bis in den Hinterkopf[GS] oder den Scheitel, vor allem bei jeder Bewegung des Kopfes oder der Augen. Typisch ist auch ein Gefühl des Spannens in den Augen, als würden die Augäpfel auseinandergedehnt. Da Bryonia ein vorrangiges Heilmittel bei Entzündungen seröser Häute ist, bei denen die Exsudation bereits in Gang gekommen ist – wir haben darüber gesprochen –, müsste es auch ein Heilmittel beim **Glaukom**[GS] sein, sowohl aus pathophysiologischer Sicht als auch von seiner Symptomatologie her.[15] Dabei bestehen ein heftiges Spannungsgefühl im Augapfel sowie heißer Tränenfluss[(RA108)], außerdem Lichtscheu[ÖZ3,1,75] und vorübergehendes Schwinden des Sehvermögens.

Bryonia ist hilfreich nach Augenoperationen, wenn sich brennende Augenschmerzen und Erbrechen einstellen.

[13] Oder: „Früh fängt das Kopfweh nicht beim Erwachen, sondern beim ersten Oeffnen und Bewegen der Augen an." (*RA* 36)

[14] Gemeint ist wohl vor allem die überwiegende Lokalisation im Hinterkopf, die Verschlimmerung bei Bewegung, beim Bücken sowie beim morgendlichen Erwachen.

[15] Ein Glaukom-Symptom in den *Guiding Symptoms* lautet: „Augapfel fühlt sich voll an, als würde er herausgedrückt, mit scharf stechenden Schmerzen im Auge und im Kopf, < nachts."

Zahnschmerzen

Die Zahnschmerzen von Bryonia sind gewöhnlich rheumatischer Natur [springen von einem Zahn in den anderen [AR20,2,176f]] und werden durch Erkältungen ausgelöst. Sie treten oft auch in Zähnen auf, die ganz gesund erscheinen [RA174], was die Schlussfolgerung erlaubt, dass es die Nerven sind, die hier befallen werden. Es können mehrere Zähne gleichzeitig betroffen sein.[RA177] Die Schmerzen finden für eine gewisse Zeit **Besserung durch Druck,** etwa durch Kauen [RA180], durch Liegen auf der schmerzhaften Seite [RA185] oder durch den Druck einer Fingerspitze [RA174], außerdem durch die Anwendung von **Kälte** [RA183].

Coffea cruda Kariesbedingte Zahnschmerzen bei Kindern, die durch lokale Applikation von Eisstückchen oder eiskaltem Wasser [AZ71,119f] Linderung erfahren, werden am häufigsten durch Coffea [cruda oder tosta [GS]] beseitigt.

29

Kreosotum Kreosotum hat rasch kariös werdende Zähne und Zahnschmerzen, die besonders beim Sprechen und bei körperlicher Anstrengung [16] von brennenden Gesichtsschmerzen begleitet werden; betroffen sind vor allem nervöse, leicht erregbare Patienten.[GS]

Stomatitis

Bryonia kann auch bei aphthöser Stomatitis von Nutzen sein.[ÖZ3,1,127f] Sobald der Säugling die Brustwarze in den Mund nimmt, lässt er sie wieder los und fängt an zu schreien. Wenn sein Mund aber erst einmal von der Milch angefeuchtet ist, kann er einigermaßen trinken. Dieses Verhalten wird durch die charakteristische Trockenheit der Schleimhäute verständlich.

Urin

Der Urin hat typischerweise eine dunkle, fast bräunliche [ÖZ3,1,26], bierbraune [ÖZ3,1,43f] oder bräunlichrote Färbung, ohne irgendeinen Bodensatz. Dieses veränderte Aussehen des Urins hängt mit einem Übermaß an Harnfarbstoffen zusammen.

[16] Statt *exertion (GS)* heißt es bei Farrington „motion".

Menstruation, vikariierende Blutungen

Bryonia wirkt sich auch auf die weiblichen Geschlechtsorgane aus. So ist es manchmal bei Menstruationsbeschwerden angezeigt, wenn die Blutung zu früh [RA377ff] kommt, zu stark fließt und eine dunkelrote Farbe hat [HH75] [mit Kreuzschmerz und Kopfweh [HH75]].

Besonders ist es aber dann von Nutzen, wenn der normale **Monatsfluss unterdrückt** wurde [SK192] bzw. ausbleibt [GY2] und stattdessen eine vikariierende Blutung einsetzt [häufiges Nasenbluten [GY2] oder Bluten aus den Ohren [RA140; GS]].

Pulsatilla, Phosphorus Was letzteren Punkt betrifft, sollten auch Pulsatilla und Phosphorus in Betracht gezogen werden, besonders wenn die Unterdrückung oder das Ausbleiben der Menstruation **Bluthusten** oder **Bluterbrechen** zur Folge hat.

Senecio aureus An das Goldene Kreuzkraut sollte bei spärlicher oder unterdrückter Regel gedacht werden, wenn **Husten mit blutigem Auswurf** besteht.

Hamamelis virginiana, Ustilago, Millefolium Dies sind weitere Mittel, die bei **Bluterbrechen** zu erwägen sind.

Laktation, Mammaabszess

Bryonia ist nicht selten bei Frauen im Wochenbett indiziert. Ich habe es mir seit Jahren zur Gewohnheit gemacht, das Mittel beim sog. **Milchfieber** [SK192] einzusetzen. Ich halte es hier für häufiger als jede andere Arznei angezeigt, weil die Symptome dieser Erkrankung in aller Regel eben denjenigen von Bryonia entsprechen. Das Fieber ist nicht sonderlich hoch; die Brüste sind hart und gespannt [GS]; es bestehen Kopfschmerzen, Reißen in den Gliedmaßen, und die Patientin ist müde und bestrebt, jede Bewegung zu vermeiden.

Bei drohendem **Mammaabszess** ist Bryonia das Mittel der Wahl, wenn die Entzündung durch Spannen und heftiges Stechen [AZ4,282] sowie eine schwache Rötung und steinerne Härte der geschwollenen Brust [KE2,416] gekennzeichnet ist.

Belladonna Bei beginnender Abszedierung sollte zuallererst an Belladonna gedacht werden, wenn die Symptome entsprechend heftig sind; vom Mittelpunkt des erysipelartig entzündeten Areals strahlen rote Streifen in die Umgebung aus.[KE2,415]

Phytolacca Die Kermesbeere ist ein hervorragendes Mittel, wenn die Brüste von Beginn der Entzündung an eine ausgesprochene Neigung zeigen, harte, schmerzhafte Knoten zu bilden.[MM654; NR2,513] Phytolacca passt besonders dann, wenn Eiterung [Fistelbildung] unmittelbar bevorsteht [MM656] bzw. schon in Gang gekommen ist [MM657]. Wenn das Kind an die Brust angelegt worden ist und zu saugen beginnt, strahlen Schmerzen von der Brustwarze in den ganzen Körper aus und schießen am Rückgrat hinauf und hinab; dabei sehr starker und erschöpfender Milchfluss.[MM658]

Phellandrium aquaticum Dies ist ein ausgezeichnetes Mittel, wenn jedes Mal nach dem Trinken des Kindes unerträgliche Schmerzen im Verlauf der Milchgefäße entstehen.[AZ23,254]

Croton tiglium Croton tiglium ist das passende Mittel, wenn beim Saugen des Kindes schreckliche Schmerzen von der Brustwarze zum Rücken oder Schulterblatt derselben Seite ausstrahlen [GS], so als würde die Brustwarze von einem Faden nach hinten gezogen.

Masern

Bryonia sollte bei Masern nicht außer Acht gelassen werden. Es ist hierbei hauptsächlich angezeigt, wenn das Exanthem nur sehr zögernd auf der Haut erscheint.[KI604] Es besteht ein harter, kurzer, trockener Husten [KI606], der das Kind zum Weinen bringt. Es krümmt sich dabei zusammen, wie um die reißenden Schmerzen abzumildern, die die Anstrengung des Hustens mit sich bringt. Auswurf ist nur wenig oder gar nicht vorhanden. Die Augenlider sind rot und entzündet.[KI606]

Eine weitere Indikation für Bryonia ist das plötzliche **Verschwinden des Masernausschlags** [KI607] und das nachfolgende Auftreten **zerebraler Symptome.** Das Kind wird schläfrig, sein Gesicht ist blass, und die Muskeln von Gesicht, Augen und Mund zucken. Jede Bewegung lässt es vor Schmerz aufschreien. In anderen Fällen kommt es statt dieser zerebralen Symptome zu entzündlichen Brusterkrankungen [KI607] wie **Bronchitis** oder gar Pneumonie.

Scharlach, unterdrückte Hautausschläge

Bei Scharlach ist Bryonia nicht oft indiziert, und wenn doch, so werden wenigstens eines oder auch alle der folgenden Symptome auf das Mittel hinweisen. Das Exanthem hat nicht die glatte Beschaffenheit wie bei **Belladonna**, vielmehr ist es von einem eher miliaren, frieselähnlichen [SK187] Ausschlag durchsetzt. Es bricht nur **unvollständig** durch, und die eben erwähnten Brust- und Hirnsymptome treten in den Vordergrund. Da aber in diesen Fällen die **Sinne** eher **abgestumpft** sind, kommt es auch nicht zu den für **Belladonna** so typischen Halluzinationen und Sinnestäuschungen. Die Patienten hören keine Stimmen, wie wir es von **Anacardium** kennen [CK45], und sie klammern sich beim Erwachen aus dem Schlaf nicht an die Umstehenden, wie wir es bei **Stramonium** oder **Cuprum** sehen.

Cuprum metallicum Wenn ein Ausschlag wie der von Scharlach oder Masern zurückgetreten oder unterdrückt worden ist und in der Folge zerebrale Symptome erscheinen [GS], muss vor allem dann an Cuprum gedacht werden, wenn die Symptome heftiger Natur sind. Das Kind schreckt aus dem Schlaf hoch, es kommt zu ausgeprägten, deliriösen Sinnestäuschungen und zu den für Cuprum charakteristischen **Krämpfen.**

Helleborus niger Diese Arznei passt, wenn sich nach unterdrückten Exanthemen [SK474] das ganze Sensorium in einem **betäubten, abgestumpften Zustand** [RA8(Fußn.)] befindet und das Kind „schlummersüchtig darniederliegt“ [UE].

29

Zincum metallicum Zincum ist vorzuziehen, wenn die Konstitution **zu schwach** ist, um überhaupt ein **Exanthem zu entwickeln;** der Ausschlag kommt allenfalls spärlich heraus.[GS] Die Haut ist eher kühl.[KE4,69] Zudem finden sich: soporöses Darniederliegen, Zähneknirschen[KE4,70]; öfteres Aufschrecken aus dem Schlaf[CK1330]; Pupillen dilatiert[EN263], Schielen[EN268] und Rollen mit den Augen; ausgeprägte **Unruhe der Füße**[GS].

Ipecacuanha An Ipecacuanha muss gedacht werden, wenn durch das Zurücktreten eines Masernexanthems **Atembeschwerden** auftreten, wie Engbrüstigkeit, Kitzelhusten etc.[KI608]

Antimonium tartaricum Brechweinstein verdient den Vorzug vor **Bryonia**, wenn es sich um **Pocken** handelt (namentlich beim Auftreten von Kitzelhusten, bevor der Ausschlag herausgekommen ist [vgl. Vorlesung 55]).

Arzneimittelbeziehungen

- Bryonia und **Alumina** sind zueinander komplementär.[GS]
- Bryonia wird u. a. antidotiert durch **Chamomilla**, **Nux vomica**, **Pulsatilla**, **Rhus toxicodendron** und **Senega**.[GS]
- Bryonia dient als Antidot gegen **Rhus toxicodendron**, **Rhus venenata** und **Chlorum**.

KAPITEL

30 Vorlesung: Coniferae und Euphorbiaceae

Coniferae

Die große Klasse der Nadelhölzer oder Koniferen (Zapfenträger) ist das Hauptthema unserer heutigen Vorlesung. Diese Klasse beinhaltet u. a. die verschiedenen Arten der Kiefern, Hemlocktannen und Fichten, aus denen die diversen Terpentinöle gewonnen werden. Die Hauptmittel aus dieser Pflanzengruppe können Sie dem Schema (➤ Tab. 30.1) entnehmen. Es sind dies: **Abies nigra** (Picea mariana), die Amerik. Schwarzfichte; **Juniperus sabina**, der Sadebaum (eine Wacholderart), aus dem das Sabinaöl, ein wohlbekanntes Abortivum, gewonnen wird; **Pinus sylvestris**, die Gemeine Kiefer oder Föhre; **Terebinthina** oder Terpentin, ein ätherisches Öl, das aus dem Harz mehrerer Kiefernarten gewonnen wird; **Pix liquida** oder Nadelholzteer; schließlich **Thuja occidentalis**, der Lebensbaum.

Tab. 30.1 Die homöopathischen Arzneimittel aus der Klasse der Coniferae

Arzneimittel	Anwendungsbereiche	Vergleichsmittel
Abies nigra	Magen	
Sabina	Abort	
Pinus sylvestris	• Säuglingsatrophie	
Terebinthina	• Nieren, Blase • Schleimhäute • Uterus • typhöse Zustände • renales Ödem	*Arsenicum* *Cantharis* *Copaiva* *Camphora* *Phosphorus*
Pix liquida	• Lunge • Hautausschläge	*Anisum stellatum*
Thuja	• Nervensystem • Sykosis • Syphilis • Pocken • Marasmus	*Pulsatilla* *Kalium bichromicum,* *Spigelia* *Mercurius* *Nitricum acidum* *Natrium sulfuricum* *Euphrasia* *Staphisagria*

Abies nigra

Dieses Mittel ist nicht sonderlich bedeutsam, aber ich muss doch auf eines seiner Symptome hinweisen – eines, das zudem häufig klinische Bestätigung gefunden hat. Ich meine ein bei Dyspepsie vorkommendes Symptom, das der Patient als ein Gefühl beschreibt, als würde ein **harter Klumpen unverdauter Speise** im Mageneingang festsitzen[GS] [oder als läge ein unverdautes, hartgekochtes Ei unverdaut im Magen[EN23]]. Dies ist das Haupt- und Leitsymptom der Arznei. Außerdem finden sich die für Verdauungsstörungen typische melancholische Niedergedrücktheit[EN1f], die Hypochondrie und die Verstopfungsneigung[EN24].

Sabina

Aus Zeitmangel kann ich auf Sabina hier nur kurz eingehen. Sie kennen es als Mittel bei der Behandlung von **Uterusleiden** und als solches zur Verhütung eines **drohenden Aborts**[GA3,156], besonders im dritten Monat[SK487]. Die Symptome, die es hierbei anzeigen, werden Sie bei Dr. Betts, dem Professor der Gynäkologie, im Einzelnen kennenlernen. Ich will sie hier deshalb nur kurz streifen; es sind vor allem die folgenden: wehenartige Schmerzen, die von den Lendenwirbeln nach vorn ziehen[GA3,127]; ziehendes Drücken tief im Unterleib[BE198], wie es bei drohendem Abort so häufig vorkommt; und **ziehen-**

de Kreuzschmerzen bis in die Schamgegend[BE258]. Dieses letzte Symptom ist für Sabina besonders charakteristisch. Zusätzlich besteht eine Menorrhagie oder **Metrorrhagie,** mit hellrotem, teils klumpigem Blutfluss, der **ruckweise** herauskommt, besonders stark bei **Bewegung.**[BE207f] Sabina kann auch bei postpartalen Blutungen[SK487] eingesetzt werden, wenn die **Plazenta retiniert** und die eben genannten Symptome vorhanden sind.

Terebinthina

Oleum terebinthinae bzw. Terpentinöl ist ein Arzneimittel, das von den Ärzten der alten Schule vielfältig missbraucht worden ist[HB1143ff], weswegen es von den Homöopathen zunächst weitgehend vernachlässigt wurde. Als Reaktion auf die falschen Vorstellungen der Schulmedizin neigen wir ja oft dazu, ein Mittel ganz und gar zu meiden. Mir bleibt heute in Bezug auf Terebinthina nur die Zeit, Sie mit dessen Hauptwirkung auf die **Nieren** und die **Blase** näher bekannt zu machen. Bei Metritis, Peritonitis, Pneumonie, Hydrozephalus, Bauchtyphus, Scharlach oder irgendeiner anderen schweren Krankheit von adynamischem Charakter ist Terebinthina das passende Mittel, wenn folgende renale Symptome auftreten: dumpf drückende Schmerzen in der Nierengegend[AN3,85f]; **Brennen in der Nierengegend**[AN3,88]; Schmerzen, die von den Nieren bis in die Harnleiter ausstrahlen[GS]; Brennen in der Harnröhre beim Wasserlassen[AN3,140]; **Strangurie**[AN3,127]; Eiweiß im Urin.[GS] Der Urin ist typischerweise dunkel, wolkig und **rauchfarben**[GS], als ob er zersetztes Blut enthielte (was tatsächlich der Fall ist). Oft hat er einen deutlichen **Veilchengeruch**[AN3,132], wie auch der Urin von **Cantharis**[1], **Copaiva**, **Osmium** und **Selenium**. Der wahre pathologische Zustand der Nieren ist in diesen Fällen weder der einer akuten Bright-Krankheit noch der einer Bildung entzündlich-fibrinöser Exsudate in den Nieren; vielmehr handelt es sich um eine **Nierenkongestion**[GS] mit **Blutaustritt ins Nierenbecken.** Nierenleiden dieser Art sind nicht selten Folge eines Lebens in feuchten Wohnungen.[GS] Wenn obige Harnsymptome vorhanden sind, können Sie mit Zuversicht Terebinthina geben, welche Krankheit auch immer dahinter stehen mag.

Andere Symptome, die diese adynamischen Zustände charakterisieren und begleiten, sind: Herzschwäche bei Pneumonie; heftiges Brennen im Uterus[GS] bei Metritis verbunden mit typhösen Symptomen; Brennen bei Peritonitis; schließlich extreme **tympanitische Bauchauftreibung**[GS] als Folge einer Darmparese.

Terebinthina wirkt gewöhnlich sehr stark auf die Schleimhäute [neben denen des Harntrakts vor allem auch auf die der Atemwege]. Es ruft Brennen in den Atemwegen[AN3,154] hervor, mit dünnflüssigem Auswurf, der sich dennoch nur schwer löst. Es ist gelegentlich bei Asthma mit profuser Schleimexpektoration hilfreich, wenn die typischen Begleiterscheinungen des Harntrakts vorhanden sind.

Band- wie auch **Spulwürmer** sind nach Gaben von Terebinthina abgegangen.[AN3,107] Das Kind schreckt bei Wurmbefall im Schlaf hoch und schreit; ständiges Bedürfnis, an der Nase zu zupfen; fauliger Atem und zeitweiliges erstickendes Zusammenschnüren im Hals[GS]; trockener Reizhusten[GS]; mitunter sogar Krampfanfälle[GS].

Alkohol fördert die Wirkung von Terebinthina.

Pix liquida

Pix liquida hat nur zwei bemerkenswerte Symptome. Das eine rührt von der Wirkung des Teers auf die Lungen her. Bei **Eiterungsprozessen der linken Lunge** können Sie von Pix Heilung oder zumindest große Linderung erwarten, wenn diese von **Schmerzen im Bereich des dritten linken Rippenknorpels** begleitet werden.[2]

[1] *Cantharis* ist mit diesem Symptom weder im Kent-Repertorium noch in den gängigen Arzneimittellehren vertreten. Möglicherweise ist stattdessen *Clematis* gemeint (*ZÖ* 2,370: „Urin saturirt, nach Veilchen riechend, heiss").

[2] Tatsächlich entsteht der Schmerz im linken Hauptbronchus und wird auf den dritten Rippenknorpel projiziert. *(GS)*

30

Anisum stellatum hat den gleichen Schmerz an der gleichen Stelle, nur gewöhnlich auf der **rechten** Seite.[GS] Obige Symptome von Pix und **Anisum** haben den Praxistest immer wieder bestanden.

Erwähnenswerte Arzneien mit **Schmerzen in der linken Brustwand** bzw. Lunge sind darüber hinaus:

- **Myrtus communis** (Oberlappen [Stechen bis zum Schulterblatt[AZ85,146]])
- **Sumbulus moschatus** (dumpfe, spannende oder stechende Schmerzen[EN362ff])
- **Fluoricum acidum**, **Oxalicum acidum**, **Cimicifuga** (unter der Brustwarze)
- **Lilium tigrinum** (von der Mamma durch die Brust bzw. das Herz bis zum Schulterblatt und den Rücken[EN396ff])
- **Kalium carbonicum**, **Sulfur** (bis zum Rücken hindurch)
- **Sarsaparilla** (Stiche vom Rücken bis in die linke Brust[(GS)])
- **Pulsatilla nuttaliana** (unter der linken Achselhöhle, mehr zum Rücken hin)
- **Guajacum** (Stiche in der Lungenspitze, mit Eiterauswurf[SK472; GS])
- **Theridion**, **Phosphorus** und **Silicea**

Das zweite bedeutende Symptom von Pix liquida ist ein **Hautausschlag** vor allem an den Händen[NZ17,140f] bzw. den **Handrücken,** der nachts unerträglich juckt, leicht rissig wird und beim Kratzen zu bluten beginnt.[GS]

Thuja occidentalis

Den Rest der heutigen Stunde wollen wir uns Thuja occidentalis widmen, dem letzten Vertreter dieser Gruppe, und auf diese Arznei müssen wir ausführlich eingehen. Die Geschichte, wie es zur Einführung von Thuja in die Materia medica kam, ist ziemlich kurios. Zu Hahnemann kam eines Tages ein Patient in die Praxis, der über Beschwerden an seinen Genitalien klagte, die in Hahnemann den Verdacht auf ein spezifisches Geschehen aufkommen ließen. Es bestanden ein dicker, eitriger Ausfluss aus der Harnröhre sowie Brennen beim Wasserlassen; außerdem fanden sich kleine, juckende Papeln auf der Glans penis und eine leichte Anschwellung der Teile. Als Hahnemann ihm eröffnete, dass er sich offenbar einen Tripper zugezogen habe, wurde dies von dem Patienten – einem Theologiestudenten, nebenbei bemerkt – vehement bestritten. Entsprechend dem vor jedem Gericht gültigen Grundsatz, dass ein Mensch als unschuldig zu gelten habe, solange seine Schuld nicht zweifelsfrei erwiesen ist, beschloss Hahnemann daraufhin, dem jungen Mann vorerst keine Arznei zu geben, und trug ihm auf, nach drei Tagen wiederzukommen und Bericht zu erstatten. Nach Ablauf dieser Zeit stellte sich der Student erneut vor – vollkommen genesen. Hahnemann war verblüfft. Er befragte ihn aufs Gründlichste, fand aber keine Erklärung für das Phänomen. Dann erinnerte sich der junge Mann, dass er wenige Tage zuvor bei einem Parkspaziergang ein paar Schuppenblätter des Lebensbaums abgebrochen und darauf herumgekaut hatte. Dies brachte Hahnemann dazu, die Eigenschaften von Thuja näher zu erforschen – und er entdeckte, dass der Theologiestudent die Wahrheit gesagt hatte.

Hydrogenoide Konstitution

Glauben Sie nun aber nicht, dass Thuja nicht auch auf anderen Feldern als dem der Sykosis nützlich sein könnte, denn es hat durchaus mehrere interessante Wirkungen auf den Organismus, besonders auf das Nervensystem. Auch wenn Sie immer daran denken sollten, dass diese Nervensymptome eine sykotische Basis haben können, sollten Sie sich doch ebenso bewusst sein, dass sie auch ohne eine solche miasmatische Prägung bestehen können. So spricht Grauvogl beispielsweise von der „hydrogenoiden Konstitution"[LH301], bei der das „Trippergift" besonders heftig wirke. Wenn sich jemand, der mit dieser Konstitution behaftet ist, eine Gonorrhö zuzieht, dann ist er deutlich stärker geneigt, dadurch eine konstitutionelle Schwächung zu erleiden. Doch die hydrogenoide Konstitution kann eben auch, so sagt Grauvogl, ohne eine sykotische „Beimischung" vorhanden sein. Bei Menschen mit dieser Veranlagung wirkt sich z. B. eine Pockenschutzimpfung äußerst schädlich aus. Wenn Sie einen Patienten haben, der an den Folgen einer Vakzination leidet – und sei diese noch so rein gewesen –, können Sie davon ausgehen, dass er zu den Menschen mit hydrogenoider Konstitution gehört. Wir sind im Besitz zweier Antidote gegen solche üblen **Vakzinationsfolgen: Silicea**, das zu fast jedem möglichen Symptom passt, selbst zu den nicht selten auftretenden Krampfanfällen; und eben Thuja, das besonders dann geeignet ist, wenn sich nach der Impfung eine chronische Diarrhö entwickelt hat und wenn die Vakzine-Pusteln sehr groß geworden sind. Es war letzteres Symptom, welches Bönninghausen dazu veranlasste, Thuja bei **Pockenerkrankungen** zu empfehlen. Er verabreichte das Mittel, sobald die Bläschen begannen, sich in Pusteln zu verwandeln, und er behauptete, auf diese Weise die Bildung der sonst unvermeidlichen Blatternnarben verhindert zu haben.[AZ37,21f] [3]

Geist und Gemüt

Um aber zur Wirkung von Thuja auf das Nervensystem bzw. auf die Psyche zurückzukommen … Der Patient legt ein gehetzt und ungeduldig[TH31] wirkendes Verhalten an den Tag. Er spricht überaus hastig [überspringt dabei oft Wörter und verschluckt ganze Silben, jedoch ohne zu stottern[TH16]]. Auch seine Bewegungen sind unnatürlich lebhaft und hastig. „Stets überreizt, ärgert er sich über Alles"[TH34], ist leicht aufbrausend[TH30] oder gar jähzornig[TH32]. Selbst Kleinigkeiten und geringster Widerspruch lassen ihn wütend reagieren.[TH33] Aber auch sanftere Emotionen werden durch Thuja hervorgerufen. So erregt z. B. „Musik Weinen mit Zittern der Füsse".[TH61] Es gibt eine Form von Geisteskrankheit oder Wahnsinn, bei der Thuja das einzige Heilmittel ist, und zwar hat der Patient dabei die fixe Idee, er bestünde aus irgendeiner **zerbrechlichen Substanz**, wie z. B. aus Glas[GS], weswegen er sich jede Annäherung verbittet, aus Furcht, er könnte dabei entzwei gehen.[GS] Dies ist nicht der Zustand, wie wir ihn von **Antimonium crudum** kennen. Es ist keine Reizbarkeit des Gemüts, die niemanden in seiner Nähe duldet und es nicht einmal erträgt, wenn man den Betreffenden ansieht[CK], sondern es ist ein Symptom, das aus einer Wahnidee oder einer falschen Wahrnehmung hinsichtlich seiner körperlichen Beschaffenheit resultiert. Der Patient kann aber auch das deutliche Gefühl haben, als ob sein **Geist vom Körper getrennt** sei[TH78], oder er wähnt, es würde jemand neben ihm sitzen, und er unterhält sich mit ihm[TH77].

Ein weiteres sonderbares Charakteristikum von Thuja wurde erstmals von einer alten Jungfer an sich beobachtet. Sie hatte die Empfindung, als ob sich ein **lebendes Kind in ihrem Bauch** befände.[4] Dieses Symptom deutet auf den Nutzen des Mittels bei eingebildeter Schwangerschaft hin.

Diese Geistes- und Gemütssymptome, die das Mittel bei Melancholie und anderen Formen psychischer Erkrankung indizieren können, werden von vielen Störungen des Blutkreislaufs begleitet, so etwa von [vor allem abends auftretenden] starken Blutwallungen, mit Klopfen und Pochen in allen Adern [bei jeder Bewegung][RA323], sowie von häufigem Beklemmungsgefühl in der Herzgegend[TH739].

Kopfschmerz, Gesichtsneuralgie

Die Wirkung der Arznei auf das Nervensystem zeigt sich außerdem in verschiedenen Arten von Neuralgien. So ist es z. B. oft bei jener auch als Clavus bezeichneten Kopfschmerzform angezeigt, bei der der Patient das Gefühl hat, als würde ein **Nagel in den Schädel** (Stirnhügel[ÖZ2,2,327], Scheitel[RA10], Seitenbein[RA(30)]) eingeschlagen. Thuja kann auch bei Neuralgien zum Einsatz kommen, die den Kopf oder das Gesicht oder beide zugleich befallen. Die Schmerzen sind von heftig stechendem Charakter und geradezu unerträglich. Wenn der Patient aufrecht sitzt, treiben sie ihn zur Verzweiflung und können ihn fast ohnmächtig werden lassen, weswegen er eine horizontale Lage bevorzugt.[GS] Die Schmerzen scheinen an den Jochbeinen und den Augen ihren Anfang zu nehmen und dann nach **hinten in den Kopf** zu fahren. Ursache für die Prosopalgie ist nicht selten ein unterdrückter Hautausschlag.[GS] Diese Art von Neuralgie erinnert an **Mezereum** und **Spigelia**; von letzterem Mittel können wir Thuja jedoch gewöhnlich durch die Rich-

[3] Tatsächlich setzte Bönninghausen *Thuja* aber auch erfolgreich als Prophylaktikum sowie in späteren Krankheitsstadien ein. Er ließ das Mittel in der 200. Potenz, alle zwei Abende eine Gabe, einnehmen. (*AZ*37,22)

[4] Ein Prüfungssymptom von *Thuja* lautet ähnlich: „Fixe Idee von einem lebenden Thiere in ihrem Bauche …" (*TH*79)

tung des Schmerzverlaufs unterscheiden: bei **Spigelia** beginnen die Schmerzen häufiger im Hinterkopf und ziehen von dort nach vorn [GS].

Sykosis

Nach der Schilderung dieser charakteristischen Nervensymptome will ich nun auf die Anwendung der Arznei bei Sykosis zu sprechen kommen; behalten Sie diesbezüglich aber bitte im Gedächtnis, dass besagte Nervensymptome auch ohne eine sykotische Grundlage existieren können. Thuja ist ein Arzneimittel, das die Fähigkeit besitzt, eine sykotische Konstitution aufzulösen bzw. den Boden zu verändern, auf dem die Gonorrhö gedeiht. Krankheiten setzen sich zumeist aus zwei Elementen zusammen, zum einen aus dem von außen kommenden Krankheitserreger, zum anderen aus der Konstitution, auf der dieser dann wächst. Die sykotische Konstitution, um die es uns hier geht, modifiziert jede nachfolgende Krankheit, unabhängig davon, ob ein postgonorrhoischer Katarrh besteht oder nicht.

Gonorrhö

Bei Gonorrhö können Sie Thuja verwenden, wenn die Harnröhrenabsonderung wässrig [GS] und grünlich [TH575] ist und das Wasserlassen brennende Schmerzen bereitet [RA139]. Nach dem Harnen hat der Patient die Empfindung, „als ob aus der Harnröhre noch einige Tropfen vorliefen“.[RA137] Feigwarzen [RA] und ähnliche Auswüchse [TH569] erscheinen an den Genitalien, am Anus und Perineum sowie auf diversen Schleimhäuten. Ich behandelte einmal einen Fall, bei dem eine solche Feigwarze mitten auf der Zunge entstanden war; er wurde durch Thuja umgehend geheilt. Diese **Kondylome** können recht unförmig aussehen, aber auch ganz gleichmäßige, blumenkohlähnliche [GS] Formen annehmen. Blumenkohlartige Wucherungen bilden sich vorzugsweise an der Zervix oder am Os uteri [GS;SK698]. In anderen Fällen nässen diese Feigwarzen [SK697] und sondern eine klebrige, faulig riechende Feuchtigkeit ab. Manchmal finden sich auch schankerähnliche Geschwüre an den Genitalien [SK697], mit schmutziggelbem Geschwürgrund und derben Rändern. Sehr charakteristisch ist es zudem, wenn derartige Geschwüre aus Warzen oder Feigwarzen entstanden zu sein scheinen. Mitunter sind tiefe, schmerzhafte und von Eiter bedeckte Rhagaden [AZ95,5] oder **Fissuren** [GS] vorhanden – im Bereich des Anus [GS], des Perineums, des Skrotums oder der Glans penis. **Süßlich riechender Schweiß** an den äußeren Genitalorganen.[GS] Innenseiten der Oberschenkel gerötet und exkoriiert. Die Hoden sind häufig in Mitleidenschaft gezogen; so kann z. B. ein Hoden durch Kontraktion des M. cremaster stark an den Unterleib herangezogen sein [RA162;d] die Hoden können geschwollen sein, oder sie schmerzen, als wenn sie gequetscht worden wären [< beim Sitzen und Gehen] [RA(165)]. Es kann eine **Balanorrhö** bestehen, eine eitrige Entzündung der inneren Vorhaut und der Rinne hinter der Corona glandis.

An den weiblichen Genitalien finden wir neben den schon erwähnten blumenkohlartigen Wucherungen bisweilen auch **Blutschwämme** [GS] [5] und andere fungöse Gebilde venerischen Ursprungs; darüber hinaus bestehen Kondylome, die mit dickem, grünem Vaginalfluor einhergehen (analog dem dünnflüssig-wässrigen, grünlichgelben Urethralausfluss [GS] beim Mann).

30

Folgen von unterdrückter Gonorrhö

Auch wenn eine Gonorrhö durch lokale Einspritzungen, durch Erkältung oder Verkühlung oder sonstige äußere Einflüsse zurückgedrängt worden ist, kann Thuja durch die dann nachfolgenden konstitutionellen Symptome angezeigt sein. Es passt besonders, wenn es sich bei dieser Komplikation um **Gelenkrheumatismus** [GS] oder eine **Prostatitis** [GS] handelt; die Haare werden trocken und verlieren ihren Glanz [TH83], die Haarspitzen spalten sich [GS]; die Kopfhaut wird schuppig [TH88] oder ist von trockenen Schorfen bedeckt [TH85]; es kommt zu **Iritis,** begleitet von kondylomatischen Wucherungen auf der Iris und am Pupillenrand [KE5,139]; die Augenlider entzün-

---

[5] In den *Guiding Symptoms* und im engl. Kent-Repertorium unter dem Begriff „erectile tumors" geführt, was in den deutschsprachigen Repertorien stets wörtlich und damit unverständlich übersetzt wurde. Laut *Dorland's Medical Dictionary* handelt es sich dabei jedoch um **kavernöse Hämangiome.**

den sich, und Warzen bilden sich darauf[GS]. **Ozäna** ist eine weitere mögliche Komplikation, mit Absonderung dicken, grün-eitrigen Schleims[TH248]. Die **Zähne verfaulen an den Wurzeln,** während die Kronen ganz gesund erscheinen.[AZ57,78] Andere erwähnenswerte Symptome sind [pockenähnliche[TH1003]] Pusteln, vergleichbar jenen von **Antimonium tartaricum**; Frösteln während des Wasserlassens; Nervosität und Unruhe[RA329] bei Tag und Nacht; Otorrhö[TH229]; faulig riechender Atem; Heiserkeit[RA199].

Warzen

Thuja hat die herausragende Eigenschaft, **harte Gewebe zu erweichen,** auch Gewebe, die natürlicherweise hart sind, wie die **Nägel.** Dies liefert auch die Erklärung für die Fähigkeit des Mittels, Warzen zu beseitigen – es weicht sie auf und veranlasst ihre Resorption.

Skleritis

Die Arznei hat eine besonders ausgeprägte Wirkung auf die **Lederhaut des Auges** und ist z. B. ein wichtiges Heilmittel bei Skleritis.[GS]

Husten

Der Husten von Thuja tritt gewöhnlich **tagsüber stärker** in Erscheinung, nachts hingegen nur selten.[TH672] Der Auswurf hat oft den **Geschmack von altem Käse.**[TH678]

Skrofulose

Thuja ist eines der Heilmittel bei Skrofulose und **Marasmus.** Solche Fälle sind nicht unbedingt sykotischer Natur, doch sind sie von ihrer Konstitution her so beschaffen, dass sie das Angehen und Gedeihen dieses Miasmas sehr begünstigen. Die Stühle sind dabei durchfällig und zeigen nicht selten folgendes Bild: „Mit vielem Luftgepoltere strömt hellgelbes Wasser heraus, als wäre aus einem vollen Fasse der Spund herausgesprungen."[TH472] Die Durchfälle kommen vorzugsweise morgens nach dem Frühstück.[TH483] Tinea ciliorum, mit trockenen, kleieähnlichen Schuppen auf den Lidern und besonders den Wimpern; ungeordnetes, unregelmäßiges Wachstum der Wimpern.[GS] Dickbäuchige Kinder[GS]: sie fangen beim Erwachen an zu schreien und brauchen lange, um ganz wach zu werden.

Konkordante Mittel

Ich schlage vor, dass wir die noch verbleibende Zeit jenen Arzneien widmen, die Thuja bei den erwähnten Krankheitszuständen ähnlich sind.

Pulsatilla Eines der **Thuja** am nächsten stehenden Mittel ist Pulsatilla, etwa in Bezug auf die **Ozäna** mit dem dicken, grünen Nasensekret. Auch der gonorrhoische Harnröhrenkatarrh ist bei beiden Mitteln vergleichbar, nur dass er bei Pulsatilla von dickerer Konsistenz ist. Rheumatismus, Orchitis und Prostatitis mit gonorrhoischer Ätiologie sind gleichermaßen für Pulsatilla wie für **Thuja** charakteristisch.

Kalium bichromicum Auch dieses Mittel kann bei Ozäna[GS] hilfreich sein, wenn sie bei sykotischen Konstitutionen auftritt. Die Absonderung ist gelblich, öfter aber grünlich; die Nase fühlt sich unnatürlich trocken an[ÖZ3,3,452]; dunkle, **grünliche, zähe Schleimpfropfen** werden aus dem Nasenrachenraum herausgeräuspert.

Nitricum acidum Zur Salpetersäure bestehen Ähnlichkeiten in Bezug auf Kondylome[SK245] und Warzen[CK1214ff]. Das Mittel ist ferner bei Geschwüren von Nutzen, wenn diese einen sehr unregelmäßigen[GS], gezackten[GS] oder wie ausgefransten Rand haben, sowie bei vergrößerten Tonsillen[CK425], seien diese Leiden syphilitisch oder gonorrhoisch bedingt. Auch nässende Analfissuren[GS] sind vorhanden, wie bei **Thuja**, außerdem Balanorrhö und dünnflüssige, grünliche Leukorrhö[CK806]. Nitricum acidum hat jedoch, im Unterschied zu **Thuja**, eine größere Neigung zu **Knochenschmerzen**[CK1152], vor allem in jenen Bereichen, die nicht oder kaum von Muskelgewebe bedeckt sind, wie in der Vorderseite der Tibia[GS], im Brustbein[PM41] oder in den Schädelknochen[CK142ff].

Staphisagria Staphisagria eignet sich für längliche[AZ15,183], fadenförmige[AZ18,293] bzw. **gestielte**[GS] **Feigwarzen.** Der Organismus ist gewöhnlich stark angegriffen[RA(60)], wie sich an der bleichen Gesichtsfarbe, den blau umränderten Augen[RA(83)], dem schwammigen Zahnfleisch[GS], der gelblichweißen Haut und der großen allgemeinen Schwäche[RA(383)] zeigt. Staphisagria ist besonders auch nach vorangegangener Quecksilberbehandlung [wg. Syphilis] angezeigt. Verhärtung des einen oder anderen Hodens kommt nicht selten vor.

Jacaranda caroba An dieser Stelle möchte ich auch Jacaranda caroba erwähnen, eine südamerikanische Baumart, die von Mure geprüft wurde. Dies ist ein ausgezeichnetes Mittel bei Balanorrhö[EN66f] sowie bei roten, schankrösen oder schankroiden [= Ulcus molle] **Geschwüren am Penis.** Jacaranda hat sich hier als Heilmittel sehr gut bewährt.

Corallium rubrum Die Rote Koralle ist ein wertvolles Mittel bei sehr roten, flachen[GA1,57], **schankerähnlichen Geschwüren.**[KE2,117]

Mercurius solubilis Die Arznei ähnelt **Thuja** hinsichtlich der Iritis, der Balanorrhö, des grünen Urethralsekrets und des Rheumatismus. Der Unterschied besteht darin: Bei Mercurius **verschlimmert Schwitzen sämtliche Symptome,** ebenso wie Bettwärme.

Thuja hat ein Schweißsymptom, dem man zwar nicht oft begegnet, das aber z. B. Bönninghausen dazu verhalf, das Leben eines Patienten zu retten, nämlich „**Schweiß der unbedeckten Theile** des Körpers, bei Trockenheit der bedeckten“[UE].[6]

Sabina Sabina ist vor allem bei Frauen von Nutzen, wenn **Kondylome jucken** und **brennen**[GS].

Euphrasia Der Augentrost ist vonnöten, wenn die Feigwarzen groß sind und ein **hahnenkammartiges** Aussehen haben[AZ4,37].

Cinnabaris Quecksilbersulfid wirkt hervorragend bei einer Kombination von Syphilis und Sykosis. Die Feigwarzen stehen typischerweise **fächerartig** nebeneinander.[KE2,153] Es besteht viel Juckreiz auf der Haut[GS], besonders im Bereich der Gelenke.

Natrium sulfuricum Das wichtigste Komplementärmittel von **Thuja** bei diesen sykotischen Beschwerden [einschließlich Kondylomen[GS]] ist das Glaubersalz – Natrium sulfuricum.

Sarsaparilla Sarsaparilla ist angezeigt bei sykotischen Hautausschlägen, die aus kleinen, kaum über dem Hautniveau erhabenen, oft etwas abschilfernden Effloreszenzen bestehen, vom Aussehen her den syphilitischen Roseolen gleichend, unerträglich juckend und im Frühjahr sich verschlimmernd.[GS] Es ist außerdem angezeigt, wenn auf der Kopfhaut ein nässender Ausschlag entsteht, dessen Eiter all jene Stellen entzündet, mit denen er in Berührung kommt.[GS] Sykotische Kopfschmerzen: Die Schmerzen beginnen im Hinterkopf, ziehen dann nach vorn und setzen sich schließlich an der Nasenwurzel fest, wobei die Nase etwas anschwillt. **Nässender Ausschlag** im Genitalbereich oder **zwischen Skrotum und Oberschenkeln.**[GS]

Petroleum Petroleum hat letztgenanntes Symptom ebenfalls[CK433] – und zusätzlich ein weiteres, nämlich „häutige Fetzen am After“[GS].[7]

[6] Dieses Symptom wurde dem Übersetzer gerade wieder von einer *Thuja*-Patientin bestätigt. Die Patientin berichtete, ihre Füße würden nach Entblößen derselben sehr bald zu schwitzen beginnen, und zusätzlich würden dann auch stets die Hände kalt und schweißig.

[7] Farrington schreibt „membranous shreds about the anus“, und in dieser Form ist das Symptom auch in die *Guiding Symptoms* eingegangen, wobei die Quelle wahrscheinlich die vorliegende Materia medica ist. Was genau damit gemeint ist, konnte ich leider nicht eruieren. Hahnemann nennt in den *Chronischen Krankheiten* folgendes Symptom: „Schorf am Rande des Afters, kitzelnd schründender Empfindung.“ (*CK* 401)

Euphorbiaceae

Die Vertreter der Familie der Euphorbiaceae oder Wolfsmilchgewächse enthalten einen scharfen Wirkstoff, der in manchen Fällen von öliger, in anderen von harziger Beschaffenheit ist. Im letzteren Fall ist der aus der Pflanze herausfließende Saft eine milchige Flüssigkeit, die dann zu einer gummiartigen Masse eintrocknet. Diese Öle oder Gummis zeichnen sich alle durch zwei hervorstechende Eigenschaften aus: Auf die Haut aufgetragen, führen sie **Rötung** und **Blasenbildung** herbei; die Bläschen oder Blasen sind mit gelblichweißem Serum gefüllt, können eitrig werden und schließlich honigfarbene Schorfe bilden. Zum Zweiten wirken diese Substanzen allesamt mehr oder weniger abführend; sie erzeugen **wässrige Durchfälle,** welche mit Bauchschmerzen, Tenesmus, Flatulenz, Brennen, Übelkeit und Erbrechen einhergehen.

Die Arzneien, die wir aus dieser Pflanzenfamilie beziehen, sind **Croton tiglium**, **Jatropha curcas**, **Yucca filamentosa**[8], **Euphorbium officinarum**, **Euphorbia corollata, Mercurialis perennis**, **Mancinella** und **Ricinus communis**.

30

Croton tiglium

Diarrhö

Croton tiglium ruft gelbe[GA1,276f], wässrige[GA1,267] **Durchfälle** hervor, die wie Wasser aus einem Hydranten **in einem einzigen Schwall**[HC4,132] herausschießen[GA1,285], begleitet oft von Übelkeit und Brechreiz[GA1,155], manchmal auch wirklichem Erbrechen[GA1,158]. Diese Übelkeit ist auch eine Begleiterscheinung vieler anderer Beschwerden, und sie ist oft so groß, dass dem Patienten ganz elend wird und ihm Hören und Sehen vergeht[EN104,GA] Die entstehenden **Bauchschmerzen** werden durch warme Getränke (Milchsuppe[GA1,186]) verringert. Die Durchfälle kommen sofort wieder, wenn der Patient versucht, etwas zu essen oder zu trinken.[HC4,132]

Jatropha curcas Das Croton tiglium am nächsten verwandte Mittel ist Jatropha curcas. Es erzeugt ein Krankheitsbild, das dem der **asiatischen Cholera** sehr ähnlich ist, mit großer Mattigkeit und Abgeschlagenheit[AA466f] sowie gleichzeitigem „Erbrechen und Purgiren“[AA155]. „Sehr leichtes Erbrechen grosser Mengen wässeriger eiweißartiger Stoffe; zugleich wässeriger Durchfall.“[AA157] Das Erbrochene kann bisweilen wie Reiswasser aussehen. Wadenkrämpfe[AA433] und große Kälte des Körpers[AA507] finden sich ebenfalls in der Pathogenese der Arznei.

Euphorbia corollata Als nächstähnliches Mittel wäre hier Euphorbia corollata zu nennen. Dieses Mittel ruft, wie das letztgenannte, **gleichzeitiges Erbrechen und Abführen**[EN2] hervor [„ähnlich einer Cholera nostras“ [EN9]] verbunden mit kaltem Schweiß am ganzen Körper.[NR1,303] Deutlicher als bei den anderen Vertretern dieser Arzneigruppe ist Euphorbia corollata eine besondere Gemütsverfassung eigen – der Patient möchte am liebsten sterben.

Cascarilla Cascarilla, der Falsche Fieberrindenbaum (Croton eleuteria), hat Bauchbeschwerden, die durch warme Getränke gelindert werden.[9] Im Vergleich zu den vorangegangenen Arzneien scheint dieses Mittel aber bei einer ganz anderen Art von Fällen nützlich zu sein. Wir verwenden es bei **klumpigen, schleimbedeckten Stühlen**[GA3,17] (wie bei **Graphites**[CK509]), einhergehend mit Kneifen[GA3,16] und Brennen im Unterleib, wie wir es auch von den anderen Mitteln dieser Pflanzenfamilie kennen. Cascarilla hat darüber hinaus häufigen **Abgang von hellrotem Blut aus dem Darm.**[GS;GA3,17] Diese Blutungen sind kein bloßes Heraussickern von Blut, wie es oft bei bestehenden Hämorrhoiden nach einem Stuhlgang erfolgt, noch hängen sie mit Leberkrank-

[8] Die „Fädige Palmlilie“ wird heute zu den Agavengewächsen (Agavaceae) gerechnet.

[9] Aus der Pathogenese bekannt sind nur die folgenden „verwandten“ Symptome: „Hitze mit Durst und Verlangen nach warmen Getränken.“ (*HH* 103) „Durst auf heißen Tee bei Fieberhitze. (Intermittens.)“ *(GS)* „Bewegung wie von warmem Wasser im Bauche.“ (*HH* 104)

heiten [portaler Hypertension!] zusammen, vielmehr haben sie ihre Ursache in einer krankhaften Veränderung der Blutgefäße.

Ricinus communis Gewonnen aus den giftigen Samen des Wunderbaums, bewirkt Ricinus communis [neben heftiger Diarrhö] eine Zunahme der Milchsekretion bei stillenden Frauen.[NR2,631ff] Es ist hierbei mit **Urtica urens** vergleichbar, das ein ausgezeichnetes Mittel bei Hypo- und **Agalaktie** nach der Entbindung ist.[GS]

[Das deutlich milder wirkende, aus den kalt gepressten Samen gewonnene] Rizinusöl wird, wenn es zu reichlich [als Laxativum] eingenommen wurde, durch zwei Mittel antidotiert: **Bryonia** und **Nux vomica**. **Bryonia** ist hilfreich wegen einer spezifischen Beziehung zu den Symptomen von Ricinus, **Nux vomica** wegen dessen Beziehung zu Abführmitteln im Allgemeinen.

Yucca filamentosa Bei Yucca überwiegen die **biliösen Symptome** die gastrischen und intestinalen Erscheinungen. So finden wir z. B. Stirn-[EN15] und Schläfenkopfschmerzen[EN18], häufiges Erröten des Gesichts[EN48], gelbe[EN49] oder blasse[EN46] Gesichtsfarbe, gelben oder gelblichweißen Zungenbelag, mit Zahneindrücken an den Zungenrändern[EN54]. Ferner bestehen dumpfe Schmerzen in der Mitte der Leber, Appetitmangel[EN65], Aufgetriebenheit[EN72] und Berührungsempfindlichkeit[EN82] des Abdomens, kolik- oder krampfartige[EN87f] Bauchschmerzen, häufiger, heftiger Tenesmus, jeweils gefolgt von erleichterndem Windabgang[EN92], sowie häufige, dünne bis wässrige, gelblichbraune Stühle[EN96].

Haut

Lassen Sie uns nun die Wirkung einiger Wolfsmilchgewächse auf die Haut studieren. Wenn das Öl von Croton tiglium auf die Haut appliziert wird, entsteht ein Erythem[GA1,443], auf dem sich bald mehrere, teils konfluierende Bläschen bilden[GA4,79], die unerträglich jucken und brennen[GA4,78f]. Wenn die Einwirkung des Crotonöls längere Zeit andauert, werden die Bläschen pustulös und bilden eine gelbliche Kruste[GA1,443], die an **Milchschorf**[GS] erinnert; und bei diesem Leiden kann das Mittel auch angezeigt sein, besonders wenn zudem die erwähnten Intestinalsymptome vorhanden sind.

Mancinella Dieses Mittel wurde erstmals von Dr. Mure geprüft.[10] Seine Fähigkeit, die Haut zu entzünden, mit heftiger Erythem- und Blasenbildung[AH2(B)136], hat mit zu seiner Verwendung bei **Scharlach**[GS] geführt.[11] Weitere Symptome, die es hierbei anzeigen: Delirium; Halsentzündung mit Unfähigkeit zu schlucken aufgrund eines Zusammenschnürungsgefühls in Schlund[AZ43,56] und Speiseröhre; Brennen der Augen, < beim Schließen derselben[AH2(B)132].

Yucca filamentosa Das „Bärengras“, wie es auch genannt wird, erzeugt **erythematöse Röte** der Haut. Bei zwei Prüfern rief es Brennen und Anschwellen der Vorhaut hervor, mit Rötung der Harnröhrenöffnung[EN100f]. Wenn Sie in allopathischen Lehrbüchern nachschlagen, werden Sie feststellen, dass Yucca dort gegen Gonorrhö empfohlen wird.

Euphorbium officinarum Euphorbium unterscheidet sich etwas von den anderen Mitteln. Wie diese verursacht es zwar auch **erythematöse und vesikuläre Ausschläge** [*GS:* **Erysipelas bullosa**], doch sein wichtigster Nutzen hat mit seiner Wirkung auf die Knochen zu tun. Es wird bei Knochenkrankheiten[SK424] eingesetzt, die mit **Brennen in den Knochen**[GS] verbunden sind, besonders im Gefolge von Quecksilbermissbrauch[SK424].

[10] Etwa zeitgleich erschien 1850 in der *Allgemeinen Zeitung für Homöopathie* (Bd. 2, S. 127 der 2. Beilage) die Prüfung von Dr. Bute, wiedergegeben in einer Arzneidarstellung C. Herings. Die ausführlichste deutschsprachige Pathogenese von *Mancinella*, die u. a. die o. g. Prüfungen umfasst, hat 1852 Dr. Roth in der *AHZ*, Bd. 43, S. 49 + 65, veröffentlicht.

[11] „Bei Anginen, wie sie zur Zeit einer Scharlachepidemie herrschten, eines der besten Mittel.“ (Bute.) „Nachkrankheiten des Scharlach.“ (Lippe; beide Angaben in: *AH* 2[B]140.)

30

KAPITEL

31 Vorlesung: Ranunculaceae – Aconitum

Ranunculaceae

Wir wollen heute mit dem Studium der Hahnenfußgewächse (Ranunculaceae) beginnen, einer Pflanzenfamilie, aus der wir viele Arzneien gewinnen. Ihr Name ist von den verschiedenen Arten der Gattung Ranunculus (Butterblume, Hahnenfuß) abgeleitet. Die Familie scheint insgesamt durch ein Prinzip der Schärfe charakterisiert zu sein, und einige ihrer Vertreter haben leicht narkotische Eigenschaften. Wir beziehen aus den Hahnenfußgewächsen Arzneien wie **Aconitum**, **Cimicifuga**, **Actaea spicata**, **Radix coptidis**, **Ranunculus bulbosus**, **Ranunculus sceleratus**, **Hepatica triloba**, **Pulsatilla**, **Hydrastis canadensis**, **Clematis crecta**, **Staphisagria**, **Helleborus** und **Paeonia**. **Staphisagria** enthält als Hauptwirkstoff das Alkaloid Delphinin. Die frische Wurzel von **Hydrastis canadensis** soll narkotische wie auch ätzende Eigenschaften haben. Sie wird wegen ihrer tonisierenden [= die Verdauung anregenden [NR2,311]] Wirkung geschätzt und soll bei missbräuchlicher Verwendung Symptome hervorrufen, wie sie vom schwefelsauren Chinin bekannt sind, wie z. B. Atembeklemmung [EN287], Summen und Klingen in den Ohren [EN90], Pulsabfall [EN305]. **Clematis vitalba** ist so hautreizend, dass es als Ersatz für **Cantharis** eingesetzt worden ist. Ähnliche Eigenschaften hat Clematis crispa, eine Varietät, die der Spanischen Fliege als bevorzugte Nahrungsquelle dient. Auch Clematis viorna, aus deren zähen Schösslingen Papier hergestellt werden kann, ist ein blasenziehendes Mittel.

Wir können uns in den nächsten Vorlesungen nur den wichtigsten Vertretern dieser Pflanzenfamilie widmen und wollen heute mit **Aconitum** beginnen.

Aconitum napellus

Aconitum napellus ist unser Blauer Eisenhut oder Sturmhut [engl.: monkshood (Mönchskapuze)]. Aconit selbst bedeutet wörtlich „ohne Staub". Die Pflanze wurde wohl deswegen so genannt, weil sie sogar im felsigen Gebirge gedeiht, wo kaum genügend Erde vorhanden ist, um dort Wurzeln zu schlagen. Dies zeigt, wie genügsam sie ist. Ihr Name Eisenhut (monkshood) rührt von ihrer Blütenform her, die an einen über den Kopf gestülpten Helm (oder an die Kapuze einer Mönchskutte) erinnert.

Aconitum napellus enthält ein kristallines Alkaloid namens Aconitin, welches sich besonders in der Wurzel konzentriert. Darüber hinaus kommen auch noch weitere Wirkstoffe vor, sie sind aber sehr unterschiedlich zusammengesetzt und einzeln nur schwer zu isolieren. Tatsächlich enthält das im Handel befindliche Aconitin so gut wie immer auch einige dieser anderen Substanzen. Aconitin und die damit verwandten Nebenalkaloide finden sich in wechselnden Mengenverhältnissen bei vielen Arten der Aconitum-Gattung. So soll beispielsweise Aconitinsäure bei manchen von ihnen in einer Kalziumverbindung vorliegen. Ich habe gehört, dass manche Einwohner Persiens die Stengelspitzen von Aconitum ferox zu trocknen pflegen und dann ungestraft genießen können. Ob das stimmt, weiß ich nicht, doch es ist bekannt, dass diese Spezies Pseudoaconitin enthält, welches weniger toxisch ist als das eigentliche Aconitin. Es wird ferner behauptet (für die Richtigkeit kann ich mich ebenso wenig verbürgen), dass in manchen Teilen der Schweiz die Pflanze in Reihen entlang den Straßen gezogen wird, um später die Spitzen der Triebe abzuschneiden und als Grüngemüse zu nutzen. Vielleicht kann dies als Beispiel für die Tatsache dienen, dass Pflanzen durch Domestikation ihre Eigenschaften verändern können.

Vergiftungsbild

Wenn es in toxischen Dosen eingenommen wird, hat Aconitum eine dämpfende Wirkung auf das zentrale Nervensystem. Es erzeugt ein Gefühl der Eingeschlafenheit in den Gliedmaßen[RA378], oft mit feinem Stechen[RA390] oder Kribbeln[RA388] darin, bis hin zu völliger Taubheit[RA378] oder Gefühllosigkeit[RA350]. Das Mittel hat dabei auch einen deutlichen Effekt auf den Blutkreislauf; zunächst wird am ganzen Körper vermehrte Wärme empfunden[ÖZ1,2,54], danach folgt große innere Hitze[RA481] und profuser, heißer Schweiß[EN1645]. In anderen Fällen kann die ganze Haut von einem miliaren Ausschlag überzogen werden, der heftigen Juckreiz verursacht. Puls[EN1064] und Atmung[ÖZ1,2,62] sind stark beschleunigt. Sekundär wird die Körperoberfläche im Intoxikationsfall kühl[RA468], mit kaltem, klebrigem Schweiß[EN1642]; der Puls wird immer schwächer[EN1089], und schließlich tritt der Tod ein.

Aconitum beeinträchtigt zunächst nicht den Intellekt und die Emotionen. In seiner Wirkung auf die Nerven unterscheidet es sich daher von **Cocculus indicus**, welches frühzeitig das Bewusstsein trübt. **Cocculus** verursacht darüber hinaus vollständige Lähmung der willkürlichen Muskulatur[RA436ff], keine solche des Sensoriums. In dieser Beziehung ist Aconitum auch von **Gelsemium**, **Conium** und **Nux vomica** abzugrenzen, welche ebenfalls eher die motorische als die sensorische Aktivität herabsetzen. Was die Aconitum-Symptome bei Kreislaufkollaps[GS] betrifft, so ähneln sie jenen von **Camphora** und **Veratrum album**; aber nur **Veratrum album** hat dabei das charakteristische Abführen und Erbrechen, verbunden mit kaltem Schweiß auf der Stirn.

Aconitum neigt wie **Nux vomica** zu tetaniformen Krämpfen, doch treten diese bei Aconitum nur partiell auf[ÖZ1,2,205f] und gehen mit großer allgemeiner Muskelschwäche[ÖZ1,2,205] einher.

Fieber

Aconitum erzeugt zwei Kategorien von Symptomen, die sich in ihrem Charakter vollkommen unterscheiden; sie sind voneinander so verschieden, als wäre die Arznei aus zwei Substanzen zusammengesetzt, die jeweils ihre eigenen Symptome entwickeln. Die zweite Symptomengruppe, die am besten bekannt ist, hängt mit der Neigung des Mittels zusammen, **Fieber** und **Entzündungen** zu verursachen. Dies geschieht durch seine Einwirkung auf das sympathische Nervensystem. Aconitum ist daher angezeigt beim genuinen Entzündungsfieber[RA], dessen Typus auch als **synochales**[1] oder **sthenisches Fieber** bezeichnet wird. Diese Ausdrücke werden für ein Fieber verwendet, das durch keinerlei Schwäche oder Asthenie gekennzeichnet ist. Die Symptome der Fiebererkrankungen, die nach Aconitum verlangen, sind die folgenden: Die Haut ist gewöhnlich trocken und heiß[ÖZ1,2,209], der Puls voll, hart[GA4,49] und schnellend. Das Fieber geht stets mit großer Angst einher.[RA479] Die Gemütssymptome und die örtlichen, akuten Entzündungssymptome sind, wie Hahnemann sagt[RA], die entscheidenden Leitsymptome für die Wahl des Sturmhuts. Es kann nicht das heilende Mittel sein, wenn nicht zugleich auch **Angst, Unruhe** und **Furcht zu sterben**[ÖZ1,2,210] zugegen sind. Der Schweiß, der auf das Fieberstadium folgt, ist gewöhnlich kritisch [d. h. mit raschem Fieberabfall verbunden] und erleichtert alle Beschwerden; er ist profus und warm[ÖZ1,2,209] oder sogar heiß. Es hat sich herausgestellt, dass Aconitum **keinerlei Veränderung des Blutes** bewirkt; daher können wir nicht erwarten, dass es bei einer Form von Fieber heilsam ist, bei dem sich ein Gift im Blut befindet, welches die Blutkörperchen, das Serum oder das Plasma angreift oder deren Beschaffenheit in irgendeiner Weise verändert. Der Typus des Aconitum-Fiebers ist sthenisch und anhaltend, nicht intermittierend oder auch nur remittierend. Das Mittel hat in seiner Pathogenese keine Symptome, die auf ein zwischenzeitliches Nachlassen des Fiebers hindeuten. Das Fieber beginnt mit heftigem Schüttelfrost oder Frostschauern[RA463], gefolgt von anhaltender trockener Hitze[ÖZ1,2,209], bis schließlich allgemeiner Schweiß Linderung bringt. Dann ist die für Aconitum typische Fiebererkrankung vorbei, es kommt zu keiner Wiederkehr eines Fieberschubs.

[1] Griech.: συνοχα = Zusammenhang. Ein nicht nachlassendes Fieber, das bis zur Krise mit gleicher oder steigender Intensität anhält.

Dies bedeutet, dass Aconitum bei einem Wechselfieber kein Heilmittel sein kann.

Darüber hinaus ist zu bedenken, dass das Fieber manchmal nicht die Krankheit selbst ist, sondern lediglich ein Symptom, das für die richtige Entwicklung der Krankheit notwendig ist. Sie sollten daher nicht versuchen, dieses Fieber durch Verabreichung von Aconitum zu beseitigen, ebenso wenig wie Sie bei irgendeiner anderen Krankheit versuchen würden, ein einzelnes Symptom zu unterdrücken. Wenn also Fieber nur ein Symptom ist, meiden Sie Aconitum tunlichst! Nehmen Sie etwa den Scharlach: Das Fieber kann hier sehr hoch sein, die Haut heiß und trocken und der Puls hart.

Aconitum scheint, oberflächlich betrachtet, angezeigt zu sein, doch Sie wissen aufgrund des Vorhandenseins anderer Symptome wie Rückenschmerzen, Erbrechen und Halsentzündung sowie aufgrund der Tatsache, dass in der Nachbarschaft weitere Fälle der Krankheit aufgetreten sind, dass sich ein Scharlachfieber entwickelt. Sie wissen, dass Sie durch Bekämpfung des Fiebers ein Symptom beseitigen würden, welches für die richtige Entwicklung des zum Scharlach gehörenden Exanthems notwendig ist. Aus diesem Grund kommt bei Scharlach Aconitum nur selten in Betracht. Es mag, wenn das Fieber ungewöhnlich heftig und die charakteristischen Gemütssymptome zugegen sind, Ausnahmefälle geben, wo Aconitum verabreicht werden kann, doch neun von zehn Fälle würden durch die Gabe dieser Arznei nur verdorben.

Ein Fehler wäre es auch, wenn Sie Aconitum bei typhösen Fieberformen gäben, um den Puls und die Temperatur zu senken. Aconitum hat keinerlei Bezug zu Typhuserkrankungen. Seine Verabreichung entspräche daher reiner Symptomendeckerei und würde allem Wissen um die Pathologie und Symptomatologie dieses Mittels widersprechen. Ich möchte Sie dringend bitten, mit solchen Dingen gar nicht erst anzufangen; es würde nur zu einem ständigen Mittelwechsel führen.

Auch bei traumatischen oder inflammatorischen Fiebern muss Aconitum anderen Mitteln den Vortritt lassen, wenn keine Unruhe und keine Angst vorhanden sind. Eines dieser Mittel ist z. B. **Bryonia**; es hat vermehrte Herztätigkeit mit vollem, kräftigem Puls [ÖZ3,1,27], trockene Hitze der Haut [RA740f] und Verschlimmerung sämtlicher Symptome durch Bewegung. Der Patient muss sich beim Liegen vollkommen ruhig verhalten [ÖZ3,1,30], er ist alles andere als unruhig.

Fieberformen von Aconitum, Gelsemium, Apis

Es ist wichtig, dass Sie bei fieberhaften Erkrankungen zwischen Aconitum, **Gelsemium** und **Apis mellifica** unterscheiden können. Deshalb will ich jetzt die Symptome und Zustände näher erläutern, welche Ihnen die sichere Wahl eines dieser Mittel ermöglichen. Wenn ich dabei etwas wiederhole, was bereits gesagt worden ist, so kann dies nur dazu beitragen, dass Sie sich die Unterschiede zwischen diesen Arzneien noch besser einprägen.

- **Aconitum** verkörpert mit seiner Pathogenese das synochale Fieber,
- **Gelsemium** das remittierende oder intermittierende Fieber
- und **Apis** das intermittierende oder auch das typhöse, kontinuierliche Fieber.

Aconitum napellus Das Mittel ruft ausgeprägten Frost hervor, gefolgt von trockener, heißer Haut und vollem, hartem, schnellendem Puls, später dann von warmem, reichlichem, kritischem Schweiß, welcher Erleichterung bringt. **Gelsemium** erzeugt dagegen einen nur partiellen Frost, der typischerweise in den Händen beginnt [GS] oder als Schauer den Rücken rauf und runter läuft,[2] die dann folgende allgemeine Hitze ist am Kopf und im Gesicht besonders ausgeprägt [GS]; der nur allmählich und moderat einsetzende Schweiß bringt stets Linderung.[GS] Der Frost von **Apis** wird von brennender Hitze der gesamten Körperoberfläche gefolgt, oder die Haut wird nur an manchen Stellen heiß, während andere kühl bleiben [GS]. Die Hitze wird besonders stark im Bauch empfunden.[AA564f] Die Haut ist heiß und trocken [AA1114], oder sie ist abwechselnd feucht und trocken [AA1124]. Schweiß fehlt entweder ganz, oder er bricht nur gelegentlich aus [AA1123] und trocknet bald wieder ab.

[2] Die Abwärtsbewegung der Frostschauer scheint jedoch, nach den Quellen und auch Farringtons eigenem *Gelsemium*-Kapitel (Vorl. 15) zu urteilen, wohl eher selten zu sein.

31

Bei Aconitum ist der **Puls,** wie schon erwähnt, **voll, hart und schnellend.** Bei **Gelsemium** ist er voll, rund und fließend[GS] – aber nicht hart.[3] Bei **Apis** ist er beschleunigt, voll und kräftig[AA825] oder beschleunigt, flatternd und drahtig[AA828] [= klein und gespannt]. Die Indikation von Aconitum hat zur Voraussetzung, dass das Blut qualitativ nicht verändert ist. Bei **Gelsemium** sind alle Veränderungen des Blutes möglich, die eine Verminderung von Lebensfunktionen begünstigen. **Apis** neigt zu Toxämie, die mit typhurähnlichem Fieber einhergeht.

Aconitum ist daher nur dann das Heilmittel, wenn es sich um ein sthenisches Fieber handelt, wie es sich etwa entwickeln kann, wenn man **trockenem, kaltem Wind**[SK3] ausgesetzt gewesen ist, wenn man sich in überhitztem Zustand in kalte Luft begeben hat oder sich warm und schwitzend auf andere Weise plötzlich abgekühlt hat. Bei **biliösem Fieber** kann Aconitum im Frühstadium helfen, wenn das Fieber noch sthenisch ist, und zwar deswegen, weil das Mittel auch eine deutliche Wirkung auf die Leber ausübt[GS]. Es hilft ferner bei **entzündlichem Fieber** – sei dieses verletzungsbedingt oder nicht –, wenn der Fiebertypus passt, und zwar vor allem bei vollblütigen, robusten Individuen, die leicht plötzliche, aktive Kongestionen erleiden. Aconitum hat keine Beziehung zu intermittierenden Fiebern, und es wirkt hier, wenn es doch einmal gegeben wird, nur in der Weise, dass es die Herztätigkeit einschränkt, aber niemals kurativ und deshalb auch niemals homöopathisch. Ebenso wenig hat es irgendwelche Beziehungen zu typhösen Fieberformen.

Gelsemium sempervirens Dies ist das passende Mittel, wenn sich das Fieber unter Bedingungen entwickelt, die eine Parese motorischer Nerven begünstigen, wobei die willkürliche und die unwillkürliche Muskulatur gleichermaßen betroffen sind. Gelsemium entspricht jenem Fieberstadium, bei dem die Adern dilatiert und mit Blut überfüllt sind, aber der Festigkeit ermangeln, um einer heftigen, voll entwickelten Entzündung widerstehen zu können. Ein derartiges Fieber geht mit einem hohen Maß an Abgeschlagenheit, **Muskelschwäche,** Ruhebedürfnis und **Schläfrigkeit** einher. Unter solchen Bedingungen können Kongestionen zwar immer noch arterieller Natur sein, wie bei **Aconitum**, aber sie zeigen bereits eine Passivität, die für das Mittel hinreichend charakteristisch ist. Der **Puls** ist **voll und fließend,** aber nicht hart. Gelsemium kann mithin auch bei biliösen Fiebern angezeigt sein, wenn die Leber passiv kongestioniert ist. Darüber hinaus kann es bei typhösen Fieberformen passen, nie aber in den späteren Stadien, wenn die anfängliche Abgeschlagenheit und Schläfrigkeit, die eine Folge der Gefäßerschlaffung und der daraus resultierenden passiven Hirnkongestion sind, bereits in allzu große Prostration und einen soporösen Zustand übergegangen sind.

Apis mellifica Apis hat mit seiner heißen Haut, dem kräftigen Puls etc. große Ähnlichkeit mit dem sthenischen Fieber von **Aconitum**, und dies ist besonders zu Beginn einer erysipelatösen Entzündung der Fall, mehr noch aber bei Entzündungen seröser oder synovialer Häute. Doch die Tendenz von Apis geht sehr bald in Richtung eines typhusähnlichen Fiebers wie auch in Richtung **Ödem- oder Ergussbildung;** beides zeigt sich bei **Aconitum** niemals. Daher kann **Aconitum** vielleicht bei einem Fieber geeignet sein, das den Anfang einer Meningitis, einer Pleuritis oder einer Synovitis begleitet; doch seine Macht über die Krankheit endet, sobald der **Cri encéphalique,** Dyspnoe mit gedämpftem Klopfschall oder eine teigige Gelenkschwellung signalisiert, dass bereits eine Exsudation stattgefunden hat. Mit der speziellen Art seines intermittierenden Fiebers ähnelt Apis weder **Aconitum** noch **Gelsemium**. Selbst bei rheumatischem Fieber, bei dem sowohl **Aconitum** als auch Apis indiziert sein können, ist die Ähnlichkeit nur oberflächlich; denn Apis entwickelt dabei entweder zugleich eine erysipelatöse Hautentzündung, oder es verursacht **brennend-stechende Schmerzen** und ein außerordentliches Wundheitsgefühl – Erscheinungen, die allesamt mit Veränderungen an den Blutgefäßen in Zusammenhang stehen.

[3] Farrington ergänzt mit Gedankenstrich „der sog. Wasserhammerpuls". Diese Pulsqualität, auch als „Pulsus celer et altus" oder „Corrigan Puls" bezeichnet, ist m. E. das *Gegenteil* von „fließend", denn sie zeichnet sich durch hohen und steilen Druckanstieg und Druckabfall aus (wie z. B. bei Aortenklappeninsuffizienz) – entspricht also genau dem „schnellenden" (= bounding; P. celer) Charakter des *Aconitum*-Pulses.

31

Bei den adynamischen, schleichenden Fieberformen treten **Aconitum** und auch **Gelsemium** gegenüber Apis vollkommen in den Hintergrund. Apis ist bei Scharlach, Diphtherie und Typhus eines der infrage kommenden Heilmittel. Es besteht eine Neigung zur Defibrination des Blutes [und somit zur Ungerinnbarkeit desselben [GS]] und schließlich auch zur Zersetzung sämtlicher Körperflüssigkeiten. In solchen Fällen weicht die ängstliche Ruhelosigkeit von **Aconitum** und die Reizbarkeit und Schläfrigkeit von **Gelsemium** einer eher passiven nervösen Unruhe und später einer immer größer werdenden **Benommenheit und Betäubung.** Die Erregheit und das lebhafte Delirium von **Aconitum** und das halbbewusste Gemurmel von **Gelsemium** gehen in ein blandes, mussitierendes Delirium und in Bewusstlosigkeit über.

Wenn wir die jeweiligen Symptome entsprechend den Vorgaben des Organon zusammenstellen, lässt sich jedes dieser drei Mittel folgendermaßen charakterisieren:

- **Aconitum**: Qualvolle Angst und Verzweiflung [RA517]; ruheloses Hin-und-her-Werfen während des Fiebers [ÖZ1,2,209f], Befürchtung eines nahe bevorstehenden Todes [RA538]; Hitze mit Neigung, sich zu entblößen [UE]; voller, harter, schnellender Puls; heiße, trockene Haut; alle Symptome enden nach reichlichem Schweiß [GS].
- **Gelsemium**: Reizbar, empfindlich, möchte allein sein [GS]; Kinder können abends oft nicht einschlafen [GS]; nervöse Erregbarkeit, bis hin zu Krämpfen [GS]; oder Schläfrigkeit, mit Schwere und Herabhängen der Augenlider [AZ65(MB)5]; Patient sieht wie berauscht aus [GS]; möchte sich vollkommen ruhig verhalten, nicht sprechen, niemanden in der Nähe haben [GS]. Über den Rücken laufende Frostschauer, gefolgt von Fieberhitze mit vermehrter Schläfrigkeit; voller, fließender Puls. Allmählich einsetzende, mäßige Schweiße, die aber Erleichterung bringen.
- **Apis**: Nervöse Unruhe, die den Patienten nachts nicht zum Schlaf kommen lässt [AA1064ff]; oder blandes, „murmelndes" Delirium [AA41]; Sopor [GS]. Der Frost beginnt gegen 15 Uhr [AA1081], oft in den Knien oder im Bauch; Hitze mit trockener Haut oder im Wechsel mit zeitweiligen Schwitzepisoden [AA1124]; bei der Hitze Bedürfnis, sich zu entblößen oder abzudecken [GS]; starke Brustbeklemmung [AA770]; Haut an manchen Stellen heiß, an anderen kalt [GS]. Puls beschleunigt und kräftig oder, wenn die Schwäche überhandnimmt, frequent und drahtig, aussetzend oder kaum fühlbar [AA818].

Weitere Vergleichsmittel bei Fieber

Belladonna Ein Mittel, das bei Fiebererkrankungen **Aconitum** sehr nahesteht, ist Belladonna. Es wirkt allerdings, wie wir in einer späteren Vorlesung [Nr. 39] sehen werden, nicht in erster Linie auf die vasomotorischen Nerven oder die sympathischen Ganglien und hat daher keinen direkten Einfluss auf den Durchmesser der Blutgefäße. Vielmehr wirkt es hauptsächlich auf das **Zentralnervensystem,** weshalb wir es bei Fiebererkrankungen indiziert finden, die mit Symptomen des Gehirns und Rückenmarks beginnen, oder bei solchen Fiebern, die anfänglich nach **Aconitum** aussahen, dann aber bald das Gehirn mit einbezogen haben. Insofern folgt Belladonna häufig gut auf **Aconitum**. Denken Sie immer daran, dass Belladonna das **Vorhandensein von Gehirnsymptomen** erforderlich macht, wie z. B. Aufschrecken aus dem Schlaf, klopfende Kopfschmerzen, Hitze des Kopfes bei Kälte des übrigen Körpers.

31

Veratrum viride Der Grüne Germer nimmt den Platz von **Aconitum** bei einem Fieber ein, das den **Beginn einer Pneumonie** kennzeichnet, wenn dabei große arterielle Erregung und Anschoppung der Lunge bestehen, wie sie durch einen vollen, raschen Puls und mühsames, schweres Atmen angezeigt werden; später kommt es dann zu Schwindel und Schwäche beim Versuch, sich aus dem Liegen aufzurichten [GS], zu **Verlangsamung des Pulses** [EN290] und zu allgemeiner Kälte des Körpers [EN461].[4]

[4] Laut Nash *(Leitsymptome)* ist der rasche Puls, ähnlich wie bei *Digitalis*, eine sekundäre oder reaktive Wirkung und darf daher nicht als Indikation für das Mittel angesehen werden.

Sulfur Wenn ein synochales Fieber einer Gabe **Aconitum** nicht weichen will, ist Sulfur das beste Folgemittel. Die Symptome, die Sie zur Wahl von Sulfur veranlassen sollten, sind die folgenden: **Trockene Hitze,** die trotz **Aconitum** fortbesteht; es haben entweder keine Schweiße eingesetzt oder wenn doch, so nur sehr vorübergehend. Der Patient, der zunächst schlaflos und unruhig war, wird **plötzlich schläfrig** und antwortet auf Fragen nur langsam oder erst nach längeren Pausen des Nachdenkens, als hätte er sie nicht ganz verstanden. Die Zunge wird trocken, das Sprechen schwerfällig. Der Kranke vermittelt den Eindruck, als würde er – aufgrund der fortschreitenden Erschöpfung durch die Fieberhitze – in einen typhusähnlichen Zustand verfallen.

Ferrum phosphoricum Dieses Mittel, von dem ich schon des Öfteren gesprochen habe [vgl. besonders Vorl. 13], muss von **Aconitum** klar unterschieden werden. Es übt auf die Blutgefäße einen lähmenden Einfluss aus, wodurch diese erweitert werden, wie im zweiten Stadium einer Entzündung. Der **Puls** ist dabei voll und **eher weich** – nicht hart oder gespannt wie bei **Aconitum**. Ferrum phosphoricum ist angezeigt bei **Hyperämie von Körperteilen,** wobei die **Absonderungen** aus diesen Teilen [wenn es sich um Schleimhäute handelt] **mit Blut untermischt** sind. Dies sehen wir z. B. bei Dysenterie, bei Hämoptysis oder bei sekundärer Pneumonie.[5]

Arsenicum album Arsenicum verursacht wie **Aconitum** hohes Fieber mit Angst, Unruhe und Furcht zu sterben; doch das Fieber und die Entzündungen von Arsenicum stehen mit heftigen **lokalen Affektionen** in Zusammenhang. Es sind Entzündungen, die bis zum **Gewebsuntergang** dieser Teile fortschreiten, und das Fieber ist vom typhösen Typ, geht mit putriden Absonderungen einher, etc.

[5] Gemeint ist eine Pneumonie als Komplikation einer bereits bestehenden Grunderkrankung, etwa einer Tuberkulose *(GS)*. Nähere Erläuterungen zu diesen Indikationen finden sich im Kapitel über *Ferrum* (Vorl. 62), ferner am Ende der *Secale*-Vorlesung (Nr. 13).

Hirnkongestion, Sonnenstich

Aconitum kann bei entzündlichen Affektionen des Gehirns notwendig sein. Sie müssen hier allerdings unterscheiden zwischen einer idiopathischen zerebralen Entzündung[SK5] und einer solchen, die von einer tief verwurzelten Krankheit herrührt. So kann Aconitum beispielsweise bei einer tuberkulösen Meningitis nicht viel ausrichten. Aber bei einer **Meningitis** oder zerebralen Kongestion, die entstanden ist, nachdem man längere Zeit mit entblößtem Kopf direkt **in der Sonne** gelegen oder gar **geschlafen** hat[GS], ist Aconitum das beste uns zu Gebote stehende Mittel, das hier auch **Glonoinum** und **Belladonna** noch überlegen ist. Letztere Arzneien sind dagegen eher bei einem Sonnenstich vorzuziehen, der sich unter „normalen" Bedingungen entwickelt hat.

Aconitum kann darüber hinaus bei Sonnenstich angezeigt sein, wenn die große Hitze eine lähmende Wirkung auf den Blutkreislauf insgesamt gehabt hat. Das Herz schlägt in solchen Fällen zunächst stärker, verliert dann aber an Kraft und schlägt mit einer Frequenz von 120–130 Schlägen pro Minute.

Amylenum nitrosum erzeugt bei zerebraler Kongestion ein ganz ähnliches Bild. Das Gesicht ist stark gerötet[EN50f], und die Augen treten hervor[EN41]; es kommt zu Ohrensausen, Vasomotorenlähmung und – infolge des verringerten Blutdrucks in den Kapillaren – zu drohender Herzdekompensation.

Aconitum kommt mitunter auch dann in Betracht, wenn der Blutandrang zum Kopf **Folge eines Wutanfalls** ist.

Augen

Bei Augenaffektionen ist Aconitum u. a. hilfreich, wenn nach einem operativen Eingriff oder durch einen **Fremdkörper**[GS] die Bindehaut entzündet ist, desgleichen bei **Konjunktivitis** durch Exposition gegenüber **kaltem, trockenem Wind**[GS]. Dabei besteht viel Hitze[RA93], Trockenheit[GS] und Brennen[ÖZ1,2,214] in den Augen. Die Augen fühlen sich rau an, als wären sie voller Sand[EN306], mit größter Empfindlichkeit derselben. Die Schmerzen erscheinen dem Patienten so unerträglich, dass er sich lieber den Tod wünscht.[RA96] Vergrößerungsgefühl, als würde der Augapfel herausgedrückt, mit Schmerzhaftigkeit besonders bei Bewegung und Berührung der Augen.[ÖZ1,2,213] Ausgeprägte Lichtscheu.[RA84] Die Pupillen sind zusammengezogen[ÖZ1,2,214], um die Hornhaut zeigt sich ein blauer Ring, und die Augäpfel tun sehr weh, wie bei einer Episkleritis.[(GS)]

Selbst bei einem **Glaukom** kann Aconitum erforderlich sein, wenn zusätzlich zu den genannten Symptomen heftige Schmerzen vom Auge nach unten ins Gesicht ausstrahlen, wie bei einer Trigeminusneuralgie, zumal wenn der Patient zuvor starker Kälte oder kaltem Wind ausgesetzt gewesen ist oder wenn er an Rheumatismus leidet. Wenn dann aber Aconitum nicht sofort hilft, müssen Sie umgehend andere Maßnahmen ergreifen, denn diese Krankheit kann das Sehvermögen in unglaublich kurzer Zeit zerstören.

Sulfur ist bei Konjunktivitis durch Fremdkörperreiz[SK632] angezeigt, wenn Aconitum versagt.

Spigelia hat viele Schmerzen, die denen von Aconitum ähnlich sind, namentlich im linken Auge; doch sind die Entzündungserscheinungen bei diesem Mittel in ihrer Ausdehnung deutlich enger begrenzt.

Geist und Gemüt

Ich sagte eingangs, dass Aconitum zwei Arten der Wirkung entfaltet. Die zweite und besser bekannte Art haben wir besprochen, lassen Sie mich nun auf die andere eingehen, die eine gänzlich verschiedene ist. Die Symptome dieser ersten Kategorie sind vornehmlich solche des **Zentralnervensystems.**

Kommen wir zunächst zu den Geistes- und Gemütssymptomen. Aconitum ist bei psychischen Erkrankungen oder hysterischen Leiden von Nutzen, wenn die Patienten **keinerlei Aufregung** vertragen können[GS] und sich vor allem nicht an belebten Straßen aufhalten mögen. Sie trauen sich nicht, eine Straße zu überqueren, aus Furcht, dass ihnen dabei etwas zustoßen könnte[RA541]. Diese Furcht ist unter bestimmten Umständen völlig normal, doch wenn sie sehr aus dem Rahmen fällt, deutet sie auf eine Übererregbarkeit des Gehirns hin, wie sie bei Hysterikern üblich ist. Allgemeine Neigung zu **übermäßiger Ängstlichkeit.**[ÖZ1,2,209] Das Gehör ist so empfindlich, dass das geringste Geräusch und selbst Musik unerträglich erscheinen.[RA523f] **Lebhafte Einbildungskraft**[RA535]; sie bilden sich ein, dass ein Körperteil von ihnen deformiert sei, etwa ein Arm oder ein Bein nicht am rechten Ort, die Lippen zu dick oder die Gesichtszüge insgesamt entstellt. Manchmal haben sie auch das Gefühl, all ihre Gedanken und Überlegungen würden nicht ihrem Kopf, sondern der Magengegend entspringen.[RA23] Oft haben diese Menschen, wenn sie krank darniederliegen, „Anfälle", in denen sie den Tag oder die Stunde ihres Todes vorhersagen[SK5]; dies können wir besonders bei Wöchnerinnen mit Kindbettfieber beobachten. Dieses **Vorhersagen der Todesstunde** kennen wir auch von **Argentum nitricum** und **Coffea**; bei Letzterem kommt es ebenfalls besonders im Wochenbett vor.

Lähmungen

Darüber hinaus verursacht Aconitum Lähmungen. Sie können solche Lähmungen leicht anhand von zwei oder drei subjektiven Begleiterscheinungen als zu Aconitum gehörig identifizieren, und zwar gehen sie in der Regel mit **Kälte, Taubheit** und **Kribbeln** der befallenen Teile einher.[(GS)] Wenn der Patient in dem gelähmten Körperteil kein Kribbeln verspürt, ist Aconitum nur selten angezeigt. Selbst eine Paraplegie, eine Lähmung beider Beine, kann durch Aconitum behoben werden, wenn diese charakteristische Kälte und das Kribbeln vorhanden sind. Wir können Aconitum auch bei verschiedenen Formen lokaler Lähmungen, wie etwa bei Fazialisparese, verwenden, wenn diese mit den erwähnten Symptomen verbunden und zudem auf die Einwirkung von trockenem, kaltem Wind zurückzuführen sind. Derartige Lähmungen haben niemals eine organische Ursache.

Sulfur ist das wichtigste Antidot, wenn Lähmungserscheinungen Folge einer Überdosierung von Aconitum sind.

Cannabis indica und **Staphisagria** sollten mit in Erwägung gezogen werden, wenn eine **Lähmung mit Kribbeln** in dem betroffenen Teil einhergeht.

Rhus toxicodendron, Sulfur und **Causticum** kommen eher später [bei **chronifizierten Lähmun-**

gen (vgl. Vorlesung 72)] in Betracht, besonders wenn das Leiden ebenfalls durch **Kälteeinwirkung** verursacht wurde.

Gesichtsneuralgie

Die Neuralgien, für die Aconitum das Heilmittel ist, werden durch **trockenen, kalten Wind** ausgelöst. Es ist zumal dann angezeigt, wenn der dem Wind ausgesetzte Körperteil – gewöhnlich das Gesicht – heftig kongestioniert ist; das Gesicht erscheint dann gerötet, heiß[KE5,179] und geschwollen. Die Schmerzen treiben den Patienten fast zur Verzweiflung, und in aller Regel kribbelt es in dem befallenen Areal.

Spigelia anthelmia Ein wichtiges Vergleichsmittel ist hier Spigelia, das vor allem bei **linksseitiger** Gesichtsneuralgie infrage kommt und durch heftig brennende, stechende Schmerzen charakterisiert ist.[GS] Der Patient ist dabei sehr aufgeregt und empfindet die Schmerzen als unerträglich.

Colchicum autumnale Auch Colchicum kann bei linksseitiger Prosopalgie indiziert sein.[MA1,456] Die Schmerzen gehen mit lähmungsartiger Schwäche der betroffenen Muskeln einher, sind aber nicht so heftig wie bei **Spigelia**; auch fehlt die große Aufgeregtheit jenes Mittels sowie die Empfindung der Unerträglichkeit dieser Schmerzen.

Amylenum nitrosum Bei Gesichtsneuralgie mit ausgeprägter lokaler Kongestion muss unter Umständen eher auf Amylenum nitrosum als auf **Aconitum** zurückgegriffen werden.

Herz

Aconitum ist ein sehr bedeutsames Mittel bei der Behandlung von Herzaffektionen. Die Symptome, die es hierbei indizieren, sind zahlreich und wichtig – und das ist auch nicht anders zu erwarten, denn das Mittel stört den Blutfluss erheblich und hat zudem eine spezielle Wirkung auf das Herz und dessen Nerven. Wir finden Blutandrang zum Herzen wie zur Lunge[GS], **Herzklopfen** mit großer Angst[SK10], Zusammendrücken in der Herzgegend[RA280] und sogar Ohnmachtsanfälle[SK10]. Das Herzklopfen wird im Gehen verschlimmert.[ÖZ1,2,224] „Lancinirende Stiche in der Herzgegend …, die das Geradaufrichten und tiefe Einathmen verhindern …"[ÖZ1,2,224] Anfälle heftiger Schmerzen, die vom Herzen zum **linken Arm** hinunterziehen, mit **Taubheit** und **Kribbeln** in den Fingern.[GS]

Bei **Hypertrophie** des Herzens ist Aconitum durch diese Sensibilitätsstörungen in Arm und Fingern angezeigt.[GS] Allerdings sollten Sie das Mittel nur bei unkomplizierter Herzhypertrophie[GS] verabreichen, bei Hypertrophie aufgrund eines Klappenfehlers könnte es großen Schaden anrichten.

An Vergleichsmitteln bei diesem Leiden wären vor allem **Arnica**, **Aurum metallicum**, **Rhus toxicodendron** und **Cactus grandiflorus** zu nennen. **Kalmia** und **Rhus** haben ebenfalls Taubheit und Kribbeln im linken Arm bei Herzkrankheiten.

Pneumonie

Aconitum kommt im **ersten Stadium** einer Lungenentzündung in Betracht, wenn das Fieber hoch ist[SK10] und Schüttelfrost vorausgegangen ist. Es finden sich Lungenanschoppung und zumeist harter[GS], trockener, schmerzhafter[ÖZ1,2,33] Husten. Geringer, schwieriger[KE3,249] Auswurf von **seröser** oder wässriger Beschaffenheit, eventuell blutig tingiert[KE3,249], niemals aber dickflüssig und blutig. Der Patient ist immer voller Angst und Unruhe.[KE3,250]

Veratrum viride Dieses Mittel wetteifert mit **Aconitum**, wie schon erwähnt, am Beginn einer Pneumonie. Es wirkt hier vortrefflich, wenn die entzündliche Anschoppung stark ausgeprägt ist und das Herz sehr erregt schlägt, erkennbar an dem raschen, vollen Puls.[6] Übelkeit und Schwäche beim Aufrichten im Bett. **Zunge belegt,** aber mit **rotem Streifen in der Mitte.**[EN103]

Bryonia Die Zaunrübe tritt an die Stelle von **Aconitum**, wenn bereits Hepatisation eingesetzt hat. Der Husten ist zwar immer noch hart und schmerzhaft, doch der Auswurf ist deutlich dickflüssiger geworden. Die Angst ist jetzt auf eine Beengung der

[6] Vgl. die vorletzte Fußnote.

Atmung zurückzuführen und nicht mehr auf das Fieber; der Patient liegt lieber ruhig im Bett, statt sich ständig umherzuwälzen.

Pleuritis

Bei einer Pleuritis ist Aconitum ebenfalls nur ganz am Anfang indiziert, bevor der Exsudationsprozess in Gang gekommen ist.[KE3,247] Der Patient klagt über heftige Stiche in der betroffenen Brustseite, mit Frostschauern und nachfolgender Fieberhitze. Es ist vor allem dann an das Mittel zu denken, wenn das Übel entstanden ist, nachdem man kühler Luft ausgesetzt war und infolgedessen Schweißsekretion unterdrückt oder – bei einer Schwangeren – eine bevorstehende Geburt hinausgezögert wurde.

Krupp

Bei Krupp[RA] sollten Sie Aconitum geben, wenn das Leiden nach Exposition gegenüber trockenem, kaltem Wind[7] entstanden ist.[GS] Der Patient wird von langanhaltenden Erstickungsanfällen aus dem Schlaf gerissen. Der Husten ist von hartem, trockenem, bellendem Charakter[GS] und im ganzen Haus zu hören; dabei bestehen neben der Atemnot große Angst[RA] und hohes Fieber.

Spongia tosta Spongia kommt ins Spiel, wenn die Respiration kratzend und sägend klingt.[AZ9,7] Der Husten ist jetzt eher **heiser bellend**[KE3,140], rau und **krähend**[KE3,138]. Spongia ist besonders bei hellhäutigen[GS], blauäugigen Kindern angezeigt, wenn die Kruppbeschwerden **vor Mitternacht** am schlimmsten sind[GS].

Hepar sulfuris Hepar ist an der Reihe, wenn der Husten zum **frühen Morgen** hin am schlimmsten ist[CK378] und durch das geringste Entblößen eines Körperteils vermehrt wird[GS; CK377]; der Husten ist mit viel **Schleimrasseln** verbunden.[KE3,128]

Sambucus nigra Der Flieder wird benötigt, wenn **Stimmritzenkrampf** besteht.[KE5,765] Die Atmung ist keuchend und krähend, < nach Mitternacht und bei Tieflagerung des Kopfes.[GS]

Bluthusten

Bei Bluthusten[RA268], der des Sturmhuts bedarf, ist das Blut hell- bis leuchtend rot.[KE3,206] Das Übel geht stets mit **Angst** einher[A1,286], und auch **Fieber** ist fast immer[8] vorhanden[CH203]. Folgende Mittel sind bei Hämoptysis mit Aconitum zu vergleichen.

Millefolium Häufiger Auswurf größerer Mengen **hellroten Blutes**[KE3,219], aber kein Fieber.

Ledum palustre Vornehmlich bei Bluthusten von **Trinkern** und **Rheumatikern**[HY7,138ff.]; das Blut ist hellrot[KE3,218], mitunter auch schaumig[HY4,505].

Cactus grandiflorus Bei Hämoptysis mit starkem Herzklopfen und **Zusammenschnürungsgefühl um die Brust**, wie von einem eisernen Reifen.[AZ69,158] Cactus hat aber weniger Angst und Unruhe[GS] und weniger Fieber als **Aconitum**[GS].

Abdomen

Aconitum ist oft bei abdominalen Erkrankungen hilfreich, besonders wenn sie entzündlicher Natur sind. Es kann bei **Gastritis**[SK8] oder Magenkatarrh[GS] eingesetzt werden, wenn das Leiden durch Kälteexposition verursacht wurde[HY21,358], durch plötzliche **Verkühlung des Magens** mit eiskaltem Wasser [besonders in erhitztem Zustand[GS]] oder durch Zurücktreten oder Unterdrückung eines akuten Hautausschlags. Nicht selten besteht dabei Drücken im Magen wie von einem **kalten Stein,** welches selbst nach wiederholtem Erbrechen bestehen bleibt.[RA182] Bezüglich der Kälteempfindung im Magen vergleichen Sie bitte **Colchicum**, **Arsenicum**, **Elaps** etc.

[7] Farrington schreibt „Nordwestwind"; in Mitteleuropa entspricht dies dem kontinentalen Ostwind.

[8] Farrington schreibt „ausnahmslos"; dies scheint, nach den zitierten klinischen Quellen zu urteilen, übertrieben zu sein.

Sie können Aconitum auch bei entzündlich bedingten **Bauchkoliken**[SK8] verabreichen, wenn die Schmerzen den Patienten zwingen, sich zusammenzukrümmen, er aber dadurch und auch in anderer Position keinerlei Erleichterung erfährt.[GS] Dies ist ein überaus wertvolles Symptom zu Beginn von entzündlichen Prozessen im Bauchbereich und ebenso in manchen Fällen von Dysmenorrhö[Z1,4].[9] **Colocynthis** kann bei derartigen Bauchschmerzen zum Vergleich dienen; doch fehlt dieser Arznei das entzündliche Element, und Zusammenkrümmen wie auch Druck auf den Bauch mindern die Schmerzen deutlich[CK103].

Bei **eingeklemmten Brüchen** sollten Sie an Aconitum denken, wenn der inkarzerierte Darmabschnitt sich zu entzünden beginnt.[KE1,780] Es bestehen brennende Schmerzen daselbst, galliges Erbrechen, große Angst und kalte Schweiße.[CH294]

Diarrhö

Die Durchfälle des Mittels sind entzündlich bedingt[GS] und erscheinen gewöhnlich im **Sommer** als Folge von übermäßigem Genuss **kalter Getränke** oder von **Schweißsuppression.** Die Stuhlentleerungen sind wässrig[RA214] und schleimig, mitunter auch blutig[KE5,399].

Cholera infantum erfordert Aconitum, wenn die Stühle wie gehackter Spinat aussehen[EN780] und wenn die schon erwähnten entzündlichen Bauchbeschwerden vorhanden sind.

Aconitum kann auch bei **Ruhr** dienlich sein, besonders im Herbst, wenn die warmen Tage von kalten Nächten gefolgt werden.[CH281] Die Stühle sind spärlich, blutig und schleimig, mit viel Tenesmus.[GS]

Aconitum wird bei dieser Erkrankung sehr gut von **Mercurius** gefolgt.[KE1,859]

Nephritis

Bei beginnender Nephritis[KE2,3], gleich ob es sich um eine Bright-Krankheit handelt oder nicht, vermag Aconitum zu lindern, wenn der Patient über scharf schneidende Schmerzen klagt, die von der Nierengegend in einem Zirkel über der rechten oder linken Hüfte nach vorn bis zum Bauch ausstrahlen[RA316].

Menstruation

In Bezug auf die weiblichen Geschlechtsorgane ist Aconitum manchmal, wie schon erwähnt, bei **Dysmenorrhö** angezeigt,[10] ferner bei ausbleibender[GY29] oder **unterdrückter Regel**[SK9] **infolge von Schreck**[TM60] **mit Ärger**[RA] oder Zorn. Dabei bestehen die eben beschriebenen charakteristischen Bauchkoliken [ohne Besserung durch Zusammenkrümmen].

Schwangerschaft, Geburt

In der Schwangerschaft kann Aconitum hilfreich sein, wenn sich die für das Mittel typischen psychischen Symptome einstellen, wie Furcht zu sterben[SK9], große Beunruhigung und Aufgeregtheit[GY7], etc. **Drohender Abort durch Schreck oder Ärger** ist eine weitere Indikation für Aconitum.[GY26]

Während der eigentlichen **Wehen** kann es verabreicht werden, wenn diese unnatürlich heftig verlaufen und in allzu rascher Folge wiederkehren.[KE2,390] Die Gebärende klagt, dass sie keine Luft mehr be-

[9] Farrington schreibt „ovarian dysmenorrhoea“. Eine ovariale Reizung als vermeintliche Ursache der Dysmenorrhö ist aber keine Voraussetzung für die Wirksamkeit von *Aconitum,* wie ein Fall in der *Zeitschrift für homöopathische Klinik* (Bd. 1, S. 4) zeigt. Dort wurde als Indikation für *Aconitum* angesehen, dass „die Ursache des Leidens unzweifelhaft nur entzündliche Reizung der Gebärmutter war“. Typisch in diesem Fall war, dass die am dritten Tag der Regel auftretenden heftigen, schneidenden Leibschmerzen weder tageszeitlich noch durch äußere Kälte- oder Wärmeeinwirkung eine Änderung erfahren und dass die Patientin genötigt war, „sich vor Schmerz zusammenzukrümmen, *jedoch ohne Erleichterung*“.

[10] Farrington erläutert hier näher, was er kurz zuvor in den Begriff „ovarian dysmenorrhoea“ gefasst hat, nämlich „dysmenorrhoea supposed to result from thickening of the peritoneum over the ovaries“. Eine Quelle für die m. E. abwegige Vermutung, eine Peritonealverdickung über den Ovarien könne Ursache einer Dysmenorrhö sein, konnte ich nicht eruieren. Ich habe es daher für richtig gehalten, diese Theorie lediglich hier in der Fußnote unterzubringen. (Vgl. diesbezüglich auch die obige Fußnote.)

komme; dass sie die Schmerzen nicht länger aushalten könne. Voller Furcht wirft sie sich unruhig umher [GY34]; das Gesicht [KE2,390] oder der ganze Körper ist von heißem Schweiß bedeckt.

Wochenbett

Beim sog. **Milchfieber** ist Aconitum angebracht, wenn [die Wöchnerin heftig zu phantasieren beginnt [AZ4,263] und] die Brüste heiß, hart [GS] und geschwollen sind, bei insgesamt heißer und trockener Haut sowie Unruhe und Angst [GY46f].

Vorzeitiges Aufhören oder Wenigerwerden der **Lochien** [KE2,431f] ist besonders dann eine Indikation für Aconitum, wenn es durch **Kälteeinwirkung** oder eine starke **Gemütserregung** veranlasst wurde, sofern gleichzeitig hohes Fieber, Durst und Angst zugegen sind. Die Brüste sind schlaff, der Unterleib etwas aufgetrieben und schmerzhaft berührungsempfindlich.[HY19,103]

Bei **Puerperalfieber** [SK9] ist die Arznei nicht so häufig angezeigt, weil es gewöhnlich septisch bedingt ist. Doch es gibt eine Form dieses Fiebers, wo Aconitum das einzige Mittel ist, das binnen weniger Stunden die ganze „Angelegenheit" zu bereinigen vermag. Dies ist z. B. der Fall, wenn die Krankenschwester die Wöchnerin nach einer schweren Geburt unvorsichtigerweise etwas zu lange **kalter Luft ausgesetzt** hat, wenn sie sie mit zu kaltem Wasser gebadet hat oder wenn sie gedankenlos ihre Bekleidung gewechselt hat, ohne die entsprechenden Vorsichtsmaßnahmen zu treffen. Dann stellen sich folgende Symptome ein: hohes Fieber; starker Durst; wilder, starrer Blick; scharf konturierte, ängstliche Gesichtszüge; aufgetriebener, berührungsempfindlicher Bauch; schlaffe Brüste, ohne Milch.[(HY19,103)] Wenn Sie dieses Symptomenbild vorfinden, können Sie mit großer Zuversicht Aconitum verabreichen.

Scharlach

Auch wenn Aconitum während eines Scharlachfiebers nur selten benötigt wird [GS; KE4,18ff], kommt es doch gelegentlich in der **Abschuppungsphase** in Betracht [GS], wenn sich das Kind in dieser Zeit **verkühlt** oder erkältet und wenn sich als Folge davon eine **akute Nierenentzündung** entwickelt. Das Kind schreckt verängstigt und von Schmerzen gequält aus dem Schlaf hoch, mit kaltem Schweiß auf der Stirn, kalten Gliedmaßen und ersten Anzeichen von Wassersucht.

Masern

Bei Masern [RA] ist Aconitum oft im **Frühstadium** erforderlich, wenn hohes Fieber besteht. Weitere Zeichen sind: Röte der Konjunktiven; trockener, bellender Husten; Unruhe; Jucken [RA392] oder Brennen der Haut.[KE4,88f] Das Mittel geht bisweilen **Pulsatilla** voraus, doch solange das hohe Fieber anhält, sollte man bei Aconitum bleiben. Das Exanthem besteht aus leicht erhabenen, unregelmäßigen, linsengroßen, teils von frieselartigen Bläschen besetzten Flecken.[ÖZ1,2,235]

Gelsemium unterscheidet sich hier von Aconitum vornehmlich dadurch, dass das Kind schläfriger ist und ganz ruhig daliegt.

Schnupfen

Bei akutem Schnupfen ist Aconitum indiziert, wenn die Nasenschleimhaut heiß und trocken ist, verbunden mit heftigsten, klopfenden Kopfschmerzen, die im Freien gelindert werden.[(GS)] Der Schnupfen kann aber auch heiß und fließend sein und dann mit häufigem Niesen einhergehen [ÖZ1,2,214f]. Alle Muskeln des Körpers tun weh, sodass der Kranke beim Niesen die Brust festhalten muss. Es bestehen Fieber, Unruhe und eine Reihe weiterer Begleitsymptome. Auslöser für all diese Beschwerden sind nicht etwa feuchtes Wetter und auch nicht, wie von manchen gelehrt wird, jedweder andere Witterungseinfluss, der zu einer Verkühlung führen kann, sondern **trockener, kalter Wind** [Ostwind [SK3]] sowie plötzliche **Schweißsuppression** [GS].

Nux vomica Bei Erkältungen durch kaltes Wetter muss Nux vomica zum Vergleich herangezogen werden. Die Nase ist trocken und verstopft [RA645], und der Hals fühlt sich rau und kratzig an [RA665].

Belladonna Diese Arznei ist bei Schnupfen vor allem dann hilfreich, wenn zugleich der Kopf sehr heiß, der Rachen stark gerötet und die Mandeln geschwollen sind.

China officinalis Die Chinarinde ist von Nutzen bei Kopfweh von unterdrücktem Schnupfen[SK300], wobei die Schmerzen im Freien schlimmer[GS] statt, wie bei **Aconitum**, besser werden.

Haut

Bei Hauterkrankungen ist Aconitum hin und wieder angezeigt. Beim wahren, glatten Scharlachfieber [Sydenham] ist es keine Hilfe, wohl aber bisweilen beim sog. Scharlach- oder Purpurfriesel, mit hohem Fieber, Ängstlichkeit und anderen typischen Symptomen des Sturmhuts.[11]

Arzneimittelbeziehungen

Sulfur ist das passende Mittel, wenn Aconitum missbräuchlich verwendet wurde.[GS]

31

[11] Dass diese beiden Scharlachformen wesentlich verschiedene Krankheiten seien, wie Hahnemann in einer Fußnote seines *Belladonna*-Vorworts (*RA*, Bd. 1, S. 15) behauptet, und entsprechend unterschiedlicher Behandlung bedürften, stimmt so nicht. So sind vor allem von *Belladonna* viele Heilungen auch von „Scharlachfriesel" überliefert. (*KE* 4,17) „Im Allgemeinen stellte sich heraus, dass die *Form* des Hautausschlages, als *eins* der Symptome der Krankheit, ob sie *glatt, roth* oder zugleich mit *Friesel* bedeckt, … nicht als *erste* Indication oder Contraindication zur Anwendung der *Belladonna* gelte, sondern ob der *Gesammt-Charakter* der Krankheit dem des Mittels entspreche." (*KE* 4,37)

KAPITEL

32 Vorlesung: Cimicifuga und Ranunculus

Cimicifuga

In unserer homöopathischen Materia medica sind zwei Actaea-Arten vertreten, nämlich Cimicifuga (Actaea racemosa) und **Actaea spicata**. Auf letztgenanntes Mittel brauchen wir hier nur mit wenigen Worten einzugehen. Es wirkt auf die Gelenke, besonders auf die kleineren Gelenke wie die der Hände und Füße.[GS] Es ist von Nutzen bei Rheumatismus dieser Teile, vor allem wenn die Handgelenke und Finger befallen sind.[KM]

Cimicifuga wirkt auf das zentrale Nervensystem und hier besonders auf die motorischen Nerven. Es scheint einen speziellen Einfluss auf jene Nerven auszuüben, die die Muskeln versorgen, und es ruft an manchen dieser Muskeln das vollkommene Bild einer **Myalgie**[GS] hervor.

Supraorbitalneuralgie, Kopfschmerzen

Cimicifuga ist auch aufgrund seiner reflektorischen Nervensymptome von Wert. Neuralgien jedweden Körperteils als **Reflexsymptome einer uterinen oder ovarialen Reizung.** Eines der wichtigsten Symptome mit dieser Genese ist eine Hitzeempfindung direkt hinter dem Scheitel. Andere Kopfsymptome sind: Gefühl, als ob der **Scheitel abgesprengt würde**[HC4,85] [beim Treppensteigen[GS]]; scharfe, lanzinierende und neuralgiforme Schmerzen in und über den Augen[GS]; supraorbitale Schmerzen, die in den Scheitel schießen. Diese Symptome indizieren Cimicifuga bei einer Reihe von Frauenleiden ebenso wie bei regelrechten Augenkrankheiten. Bei jeder Augenkrankheit, die mit o. g. Schmerzen einhergeht, ist Cimicifuga eines der ersten Mittel, die man in Betracht ziehen muss.

Cimicifuga ist auch ein Heilmittel bei Kopfschmerzen, bei denen die Patientin das Gefühl hat, als würden die Schmerzen sie zum Wahnsinn treiben.[GS] Das Mittel ist hier vor allem dann angebracht, wenn zugleich Uterussymptome vorhanden sind.

Spigelia anthelmia Bei dieser Arznei sind die Schmerzen ähnlich, aber die Neuralgie kommt und geht mit dem **Lauf der Sonne,** d. h., sie erreicht ihren Höhepunkt gegen Mittag und ebbt zum Abend hin ab.[GS] Bei **Cimicifuga** sind die Schmerzen eher nachts schlimmer[GS] als am Tage. Kopfschmerzen beginnen bei Spigelia gern am Hinterkopf, ziehen von dort nach vorn und setzen sich schließlich über einem Auge fest.[GS] Spigelia hat auch die Empfindung, als sei ein **Augapfel zu groß** und als werde er gewaltsam aus seiner Höhle gedrängt[AZ89,94], wenn dieses Symptom aber mit einer Verlagerung der Gebärmutter einhergeht, ist **Cimicifuga** vorzuziehen.

Cedron Dies ist ein unschätzbares Mittel bei neuralgiformen Beschwerden, besonders wenn die Schmerzen den linken Supraorbitalnerven[EN53] und das linke Auge betreffen. Das befallene Auge brennt heftig.[EN50] Die Schmerzen kehren in Anfällen mit uhrwerkartiger Genauigkeit **jeden Tag zur selben Stunde** wieder.[GS]

Kalmia latifolia Ein anderes Mittel, das in diesem Zusammenhang erwähnt werden muss, ist Kalmia latifolia, das besonders auf der **rechten Seite** eine Supraorbitalneuralgie zeigt[GS]; [die Schmerzen verschlimmern und bessern sich ebenfalls mit dem Lauf der Sonne[GS]].

Schwangerschaft, Geburt

Wir kommen jetzt zur Wirkung von Cimicifuga auf die weiblichen Geschlechtsorgane. Das Mittel ist während der Wehen oder bei **drohender Fehlgeburt**[GS] angezeigt, wenn die Wehenschmerzen **quer durch den Unterbauch** ziehen, von einer Seite zur anderen.[GS] (**Lycopodium**: von rechts nach links; **Ipecacuanha**: von links nach rechts und mit Übelkeit verbunden). Erleichterung bekommt die Patientin offenbar, wenn sie sich dabei zusammenkrümmt.[GS] Cimicifuga kann auch in den ersten Monaten einer Schwangerschaft zur Anwendung gelangen, und zwar bei jener **Schmerzhaftigkeit der Bauchdecken,** die die Schwangeren in dieser Zeit häufig plagen. („Bauchmuskeln schmerzen wie wund.“[GS]) Bei Wundheitsschmerz im Bauchbereich ist oft auch die lokale Applikation einer **Hamamelis**-Lösung hilfreich.

Die **Wehen** von Cimicifuga sind oft so stark und so schmerzhaft, dass die Patientin davon **ohnmächtig** wird[GS] oder vor Qualen laut aufschreit.

Ein anderes Symptom von Cimicifuga bei einer Geburt sind **Frostschauer** oder „nervöse Schauer“ während der Eröffnungswehen.[GS] **Gelsemium** kann bei diesem Zeichen ebenfalls nützlich sein.

Wochenbett

32

Bei **Nachwehen** ist von Cimicifuga nur dann angezeigt, wenn diese außerordentlich heftig sind und die Wöchnerin so überempfindlich, dass sie sie als unerträglich empfindet; zudem werden die Nachwehen am stärksten **in den Leisten** verspürt.[GS]

Cimicifuga ist auch ein wichtiges Mittel bei **Wochenbettpsychose.**[NR2,177] Die Patientin äußert, dass sie im Begriff sei, ihren Verstand zu verlieren[KE6,8], und jede ihrer Verhaltensweisen deutet darauf hin, dass sie damit wohl recht hat. Sie ist **misstrauisch** gegenüber allem und jedem.[NR2,162] Sie redet lauter Unsinn, und doch scheint ihr bewusst zu sein, was sie tut, denn sie sagt, sie könne nichts dafür. Manchmal bildet sie sich ein, Ratten o. Ä. zu sehen.[NR2,163] All diese Symptome indizieren das Mittel auch bei Delirium tremens.[NR2,162f]

Lachesis Auch Lachesis muss bei Wochenbettpsychose mit Cimicifuga verglichen werden. Typisch für Lachesis ist dabei: „Erwacht aus dem Schlaf und springt aus dem Bett, nicht nur mit ungeheurer Kraft, sondern auch in panischer Angst.“

Arsenicum album Arsenicum folgt hier nicht selten auf **Lachesis**, wenn die Patientin eine Angst entwickelt, allein gelassen zu werden[UE].

Calcarea carbonica Die Calcarea-carbonica-Patientin halluziniert bei Puerperalpsychose Ratten und Mäuse, sobald sie die Augen schließt.[GS; SK198]

Thorax

Cimicifuga ruft keine **Lungentuberkulose** hervor, kann aber dennoch eines der ersten Mittel sein, die bei dieser Krankheit indiziert sind, insbesondere wenn sie nicht aufgrund einer erblichen Belastung entstanden ist, sondern als Folge von Kälteexposition[GS], zumal wenn das Leiden mit dem für das Mittel typischen Husten einhergeht. Dieser Husten ist ein **anhaltender, trockener, quälender Reizhusten** – mit nur wenig oder gar keinem Auswurf –, der vor allem **nachts** auftritt[GS] und gewöhnlich mit **Pleurodynie**[GS] verbunden ist.

Thorakale Schmerzen unterhalb der linken Mamma[GS] erfordern häufig Cimicifuga, wenn diese mit Uterusstörungen verbunden sind.[1]

Bei Stichen in der linken oberen Brust[CK84] als Begleiterscheinung einer fortgeschrittenen Tuberkulose[GS] versagt **Guajacum** nur selten.

Bei **Angina pectoris** kommt Cimicifuga in Betracht, wenn die Schmerzen vom Herzen nicht nur in den linken Arm, sondern auch über die ganze Brust ausstrahlen; weitere Begleiterscheinungen sind zerebrale Kongestion, Bewusstlosigkeit, Lividität des Gesichts und Taubheit des linken Arms, mit einem Gefühl, als sei dieser fest an den Körper angebunden.[GS]

[1] Das Symptom lautet in den *Guiding Symptoms:* „ Inframammary pains, < l. side“ und erscheint dort im Abschnitt „Pregnancy and Parturition“.

Spinalirritation

Eine weitere Nutzanwendung von Cimicifuga ist jener Zustand, der als Spinalirritation [2] bekannt ist. Es ist hier besonders dann angezeigt, wenn die Dornfortsätze der unteren Hals- und oberen Brustwirbel [GS; NR1,207] [3] druckempfindlich sind, weshalb die Patientin es vermeidet, sich in ihrem Sessel zurückzulehnen – wegen des schmerzhaften Unbehagens, welches dies verursacht. Dieses Cimicifuga-Symptom ist gewöhnlich Reflex eines uterinen Reizzustandes.

Wir haben mehrere Mittel, die Cimicifuga bei Spinalirritation ähnlich sind.

Natrium muriaticum Eines von ihnen ist Natrium muriaticum, das große Druckempfindlichkeit zwischen den Wirbeln [GS] verursacht. Der Hauptunterschied zu **Cimicifuga** ist, dass die Patientin durch flaches Liegen auf dem Rücken eine Besserung erfährt [GS], und dies selbst dann, wenn zugleich eine Uterusverlagerung besteht. Eine weitere Indikation, die für Natrium muriaticum spricht, ist eine Schwäche des Rückens, die besonders im Bereich der Lendenwirbelsäule an Lähmung grenzen kann.[CK924ff] Das Mittel ist namentlich dann indiziert, wenn diese Beschwerden nach **Kummer,** Ärger o. Ä. entstanden sind.[GS]

Physostigma Die Kalabarbohne erzeugt ein vollkommenes Bild einer Reizung der spinalen Nerven. Es ruft im Bereich der Wirbelsäule alle möglichen brennenden und krampfartig stechenden [EN611] Empfindungen hervor, mit Taubheit der Füße [EN704], Hände [EN663] und anderer Körperteile; Krampfschmerzen in den Händen und plötzliches Zucken der Gliedmaßen beim Einschlafen.[GS] Die Muskulatur des Rückens wird steif, und schließlich kann sogar ein tetanusähnlicher Zustand eintreten.[GS]

Agaricus muscarius Auch Agaricus erzeugt das vollkommene Bild einer Spinalirritation, mit ausgeprägtem Prickeln oder Ameisenlaufen längs der Wirbelsäule [ZÖ4,1,25], mit Jucken [CK610] oder Brennen [CK616] an verschiedenen Stellen der Haut, wie nach einer Erfrierung [CK609], **Zucken** einzelner Muskeln [CK622f], besonders der **Augenlider** [CK135], sowie Empfindungen an verschiedenen Stellen, als würden dort **Nadeln aus Eis** in die Haut gestochen [(CK615)].

Zincum metallicum Dieser spinale Reizzustand kann eine lähmungsartige Schwäche herbeiführen, und für diesen Fall haben wir zwei Mittel, auf die wir zurückgreifen können. Das erste von ihnen ist Zincum. Bei diesem Mittel geht die Empfindlichkeit der Wirbelsäule mit **Rückenschmerzen** vor allem im Bereich der unteren Brustwirbel einher [GS(CK884)], die sich besonders **im Sitzen** [CK886;GS] verschlimmern, mehr als beim Gehen oder Liegen. Mit diesem Symptom ist eine Schwäche der Beine verbunden, besonders zur Mittagszeit zwischen 11 und 12 Uhr, wenn die Patientin sehr hungrig ist [CK416].[GS] Sie sollten sich ferner einprägen, dass die Rückenbeschwerden von Zincum **durch Wein schlimmer** werden.[CK1242]

Cocculus indicus Das zweite Mittel ist Cocculus; wir geben es Frauen mit ausgeprägter Rückenschwäche, wenn ein **lähmender Schmerz im Kreuz** besteht, sodass die Kranke kaum gehen kann [RA279]. Mit diesen Symptomen geht ein leeres und **hohles Gefühl im Unterleib** einher, „als ob sie keine Eingeweide hätte".[RA173]

Nux vomica Bei Männern treffen wir solche Reizzustände der Wirbelsäule nur selten an, es sei denn als Folgeerscheinung von übermäßiger sexueller Betätigung, und in einem solchen Fall heißt das Heilmittel Nux vomica.

Cobaltum Cobaltum ist von Nutzen bei Spinalirritation infolge geschlechtlicher Ausschweifungen, mit Rückenschmerzen, die **im Sitzen schlimmer** [durch Gehen und Liegen aber gebessert [AZ73,54]] wer-

[2] Edwin M. Hale möchte, zumindest in Bezug auf *Cimicifuga* (*NR* 2,165), diesen Begriff vermieden wissen. Er schreibt: „Es gibt ein Leiden, das früher einmal als „Spinalirritation" bezeichnet wurde. Man weiß heute, dass es sich dabei in der großen Mehrzahl der Fälle nicht um eine spinale Reizung, sondern um eine muskuläre Affektion des Rückgrats handelt, weswegen man besser von einer *Myalgie des Rückgrats* sprechen sollte." (Vgl. auch *NR* 1,207)

[3] Farrington schreibt: „the upper and lower cervical vertebrae, particularly the latter …"

den, sowie mit Schwäche und Müdigkeit in den Beinen [AZ73,61].

Ranunculus bulbosus

Wir wollen uns jetzt mit zwei Ranunculus-Arten beschäftigen, und zwar mit **Ranunculus bulbosus** (➤ Tab. 32.1) und **Ranunculus sceleratus**. Beide Pflanzen enthalten einen Saft, der für die Haut äußerst reizend ist. Lokal angewandt, erzeugt er ein Erythem, das später von einem Ausschlag gefolgt wird, welcher zunächst einen vesikulären Charakter hat und von Brennen, Beißen und Jucken begleitet wird. Wenn die Symptome aufgrund intensiver Einwirkung dieses Saftes fortbestehen, kann es zu Ulzeration und sogar Gangräneszenz des betroffenen Hautareals kommen, wobei die Gangrän oft mit Fieber und Delirium einhergeht. Dies ist zwar ein extremes Bild der Ranunculus-Pathologie, dennoch kann es sich durchaus nach fortgesetztem Gebrauch einer der beiden Arzneien darbieten.

Seröse Häute

Kommen wir zunächst zum Knolligen Hahnenfuß, zu Ranunculus bulbosus, und als Erstes zu dessen Wirkung auf die serösen Häute. Wir denken an dieses Mittel bei Entzündungen seröser Häute, namentlich der **Pleura** [GS] oder des Peritoneums, wenn heftig stechende Schmerzen bestehen und bereits Ergussbildung eingesetzt hat. Dieser Erguss geht mit großer Angst einher sowie mit quälender Atemnot, bedingt einerseits durch die Flüssigkeitsansammlung und andererseits durch die Besorgnis aufgrund der Schmerzen selbst. Diese Symptome sind den homöopathischen Ärzten gewöhnlich nicht so bekannt, gleichwohl werden Sie feststellen, dass Ranunculus Ihnen hier ebenso gute Dienste leisten kann wie **Apis**, **Bryonia** oder **Sulfur** – oder sogar bessere, wenn die Schmerzen den eben beschriebenen Charakter haben.

Tab. 32.1 Wirksphäre und Vergleichsmittel von Ranunculus bulbosus

Ranunculus bulbosus	
Wirksphäre	• Seröse Häute • Muskeln • Folgen von Alkoholabusus • Haut • Schleimhäute
Vergleichsmittel	• *Aconitum napellus* • *Arnica montana* • *Cactus grandiflorus* • *Bryonia* • *Rhustoxicodendron* • *Arsenicum album* • *Mezereum*

Muskulatur (Thorax)

Das zweite Stichwort in unserem Schema lautet „Muskeln". Ranunculus bulbosus ist in dieser Beziehung vor allem dann heilsam, wenn es sich um Muskelrheumatismus im Bereich des Rumpfes handelt. **Rheumatismus der Interkostalmuskeln** weicht dieser Arznei weitaus besser und rascher als jedem anderen Mittel. Der betroffene Brustkorbbezirk ist zumeist sehr berührungsempfindlich [GA2,200], und die Muskeln dort fühlen sich wund und geschwürig an, wie zerschlagen [GA2,177ff]. Ich weiß, dass hier häufig **Aconitum**, **Arnica** oder **Bryonia** gegeben wird, obwohl eigentlich Ranunculus indiziert wäre.

Aconitum kann bei Pleurodynie das passende Mittel sein, wenn hohes Fieber besteht (was nicht oft der Fall ist), und insbesondere dann, wenn das Leiden auf Kälteexposition in erhitztem Zustand zurückzuführen ist.

Ranunculus bulbosus kann auch Patienten verabreicht werden, die bei jedem Wetterwechsel **Stiche** in der Brust [GA2,192] oder **in den Rippen** [GA2,193] bekommen.[GS]

Ferner ist es das heilende Mittel, wenn nach einer Lungenentzündung **kleine, schmerzhafte Stellen in der Brustwand** oder Brust bestehen bleiben.[GS] Charakteristisch ist dabei ein wundes Gefühl „wie unterköthig" [GA2,185] – als würde sich unter der Haut Eiter bilden –, eine rein subjektive Empfindung. Dieses Symptom ist auch für **Pulsatilla** charakteristisch.

32

Auch bei **adhäsionsbedingten Thoraxschmerzen** nach einer durchgemachten Pleuritis ist Ranunculus bulbosus oftmals wirksam.

Die rheumatischen Schmerzen von Ranunculus bulbosus verschlimmern sich bei feuchter Witterung und besonders durch Wetterwechsel sowie **Veränderung der äußeren Temperatur**[GA, GS] Selbst rheumatische Kopfschmerzen mit diesen Modalitäten können Ranunculus erforderlich machen.

Das Mittel kann auch bei **Zwerchfellentzündung** angezeigt sein, wenn von den Hypochondrien und vom Epigastrium heftig stechende Schmerzen bis in den Rücken schießen.[GS] Ein anderes Mittel, das ich bei dieser Krankheit dienlich gefunden habe, ist **Cactus grandiflorus**. Es wirkt vorzüglich bei Zwerchfellrheumatismus mit scharfen Schmerzen vom Zwerchfell bis in die Brust hinein[GS], besonders wenn damit ein Gefühl verbunden ist, als wäre eine Schnur fest um die obere Taille gebunden, etwa im Verlauf des Zwerchfellansatzes an den Rippenrändern[GS].

Folgen von Alkoholabusus

Ranunculus bulbosus ist auch eines unserer wirksamsten Mittel bei den üblen Folgen von übermäßigem Alkoholgenuss[HC1,117]: von Schluckauf bis hin zu epileptiformen Anfällen und Delirium tremens.[GS]

Haut

Die Arznei ist ferner manchmal bei **Herpes zoster**[GS] hilfreich. Auf der Haut erscheinen mit Serum gefüllte kleine Bläschen, die nicht selten eine blauschwarze Farbe annehmen und unerträglich brennen.[GA2,250] Ranunculus ist hier vor allem dann indiziert, wenn das Übel dem Verlauf des Supraorbitalnerven[AZ107,29] oder eines **Interkostalnerven** folgt und wenn sich dort später scharfe, stechende Schmerzen einstellen.[GS] Vergleichsmittel sind hier besonders **Rhus toxicodendron**, **Arsenicum** und **Mezereum**.

Ranunculus bulbosus ist auch ein Heilmittel bei **Pemphigus.**[AZ28,266] Es bilden sich große Blasen[GA2,249], die bald aufplatzen und eine rohe Fläche zurücklassen.[GS]

Zudem kommt Ranunculus bei **Ekzemen** in Betracht, einhergehend mit Verdickung der Haut und der Bildung harter, hornähnlicher Schorfe.[GA2,250] Es ist in dieser Beziehung mit **Antimonium crudum** vergleichbar, das Schwielen und hornartige Stellen oder Auswüchse vor allem an den Fußsohlen hat[CK].

Die **Geschwüre** von Ranunculus sind flach und mit viel Stechen und Brennen verbunden; hinzu kommen jauchige Absonderungen.[GS]

Heuschnupfen

Kommen wir zum Schluss auf die Wirkung von Ranunculus bulbosus auf die Schleimhäute zu sprechen. Es ist eines jener Mittel, die bei Heuschnupfen[GS] von Nutzen sind. Wir finden folgende Zeichen: Beißen in den Augen[GA2,45]; brennende Wundheitsempfindung an den Augenlidern[GA2,49]; Verstopfung der Nase, besonders gegen Abend[GA2,159], mit Druck in der Nase[GA2,158] und Nasenwurzel[GA2,40] sowie schmerzhaftem Kribbeln darin[GA2,156ff]. Manchmal greift dieses **Kribbeln** auf die **hinteren Nasenöffnungen** über und veranlasst den Patienten, zu schlucken und sich zu räuspern und auf jede erdenkliche andere Art die befallene Stelle zu kratzen.[GS] (**Arsenicum** und **Silicea** haben letzteres Symptom ebenfalls.) Der Ranunculus-Heuschnupfen ist gewöhnlich außerdem mit Heiserkeit und allgemeinen Muskelschmerzen[(GA2,281)] verbunden, und in aller Regel sind auch die heftigen **Stiche in Brust und Thorax** vorhanden. Darüber hinaus kann der **Blasenhals** affiziert sein und beim Wasserlassen brennend schmerzen.[GS]

Ambrosia artemisiaefolia sollte bei Heuschnupfen mit Ranunculus verglichen werden. Die Prüfungen von Dr. E. E. Holman erbrachten folgende Symptome: Verstopfungsgefühl in Nase und Brust; beklemmender Schmerz in der linken Brust, muss sich aufsetzen, um besser atmen zu können; schlimmer von Abend bis Mitternacht; plötzliches Erwachen mit pertussisähnlichem Husten; Gesicht dunkelrot; Augen rot angelaufen, mit Beißen darin sowie Tränenfluss; Nase gerötet und geschwollen; wässriger Schnupfen. [4]

Arzneimittelbeziehungen

Sulfur folgt nicht gut auf Ranunculus bulbosus. [„Viele Beschwerden werden erhöht durch: **Staphisagria**, **Sulfur**, Wein, Branntwein, Essig.“ [SK420]]

Ranunculus sceleratus

Der Gifthahnenfuß (➤ Tab. 32.2), hat eine noch stärker reizende Wirkung als sein „knolliger Bruder“. Auf der Haut ruft der Saft von Ranunculus sceleratus einen **vesikulären Ausschlag** hervor, dessen Bläschen eine dünne, gelbliche, scharfe Flüssigkeit absondern [EN248], wie es ganz ähnlich auch bei **Ranunculus bulbosus** der Fall ist [GA2,248]. Auch lässt er, und zwar noch deutlicher, **große, isolierte Blasen** entstehen. [WI4,390] Wenn diese platzen, entwickeln sich dort Geschwüre, die eine scharfe, die Umgebung wundmachende Flüssigkeit sezernieren. [AZ30,34]

Bei **Mundfäule** und selbst bei **Diphtherie** [GS] oder **Bauchtyphus** ist mitunter Ranunculus sceleratus angezeigt – durch das Vorhandensein von inselartigen Erosionen bzw. rohen Flächen auf der im Übrigen dick belegten Zunge [GS], was dem Betrachter das als **Landkartenzunge** bekannte Bild darbietet. **Natrium muriaticum** hat auch dieses Symptom, und **Arsenicum**, **Rhus toxicodendron** und **Taraxacum** ebenfalls; doch keines dieser Mittel hat dabei dieses Ausmaß an **Brennen und Wundheitsschmerz,** wie es Ranunculus sceleratus eigen ist. Es ist vor allem die charakteristische Schärfe, welche dieses Mittel von allen anderen unterscheidet.

Wie **Ranunculus bulbosus** kann auch Ranunculus sceleratus bei gewöhnlichem **Schnupfen** indiziert sein, mit Niesen und reichlicher Absonderung von wässrigem Nasenschleim [GA2,113f], mit **Gelenkschmerzen** und **Brennen beim Wasserlassen.** [GS]

Tab. 32.2 Wirksphäre und Vergleichsmittel von Ranunculus sceleratus

Ranunculus sceleratus	
Wirksphäre	• Zunge • Haut
Vergleichsmittel	• *Natrium muriaticum* • *Arsenicum album* • *Taraxacum* • *Rhus-toxicodendron*

[4] Diese Prüfungen werden in keiner der großen Arzneimittellehren, bis hin zu Clarke, Voisin und Leeser, erwähnt. Im Supplementband von Allens *Encyclopedia* (Bd. 10, S. 285) finden sich nur ein paar Beobachtungen von Dr. E. J. Marsh zu den Auswirkungen des Pollenkontakts mit den Schleimhäuten. In Anshutz' *New, Old and Forgotten Remedies* wiederum werden vier Kasuistiken von Dr. C. F. Millspaugh wiedergegeben (aus *Hom. Recorder*, 1889), die von Heilungen mit der 3. Centesimalpotenz berichten – von Heuschnupfen und asthmatischen Anfällen, die offenbar auch durch die Pollen dieser Pflanze hervorgerufen worden waren. Das Beifußblättrige Traubenkraut breitet sich, worüber in den letzten Jahren auch in den Medien wiederholt berichtet wurde, in beunruhigendem Maße als Neophyt (die Pflanze ist eigentlich in Nordamerika heimisch) von südlicheren Ländern nach Mitteleuropa aus, vor allem über Vogelfutter, das mit *Ambrosia*-Samen verunreinigt ist. Bei südlichen Winden ist in den Monaten August bis Oktober die Pollenbelastung der Luft hoch, und selbst Menschen, die nicht zu Allergien neigen, bekommen wegen der hohen allergenen Potenz und Aggressivität der Pollen in dieser Zeit vielfach Beschwerden. Eine Besonderheit der *Ambrosia*-Pollen ist, dass sie, im Gegensatz zu anderen Pollen, äußerst hartnäckig an den Schleimhäuten anhaften, sodass selbst geringste Mengen davon zu langwierigen Beschwerden führen; extremer Juckreiz in den Augen steht dabei, wie der Übersetzer aus eigener Erfahrung bestätigen kann, stark im Vordergrund.

KAPITEL

33 Vorlesung: Helleborus und Staphisagria

Helleborus niger

Wir wollen uns heute als Erstes mit Helleborus niger, der Schwarzen Nieswurz, befassen. Die Pflanze wird auch Christ- oder Schneerose genannt, weil sie mitten im Winter blüht. Sie hat einen schwarzbraunen Wurzelstock, der zwei Hauptwirkstoffe enthält, Helleborin und Hellebrin [= Helleborein], wobei Letzteres der eigentlich giftige Bestandteil der Pflanze sein soll. Hellebrin ist ein sehr wirksames Herzgift und erzeugt außerdem heftige Durchfälle, Erbrechen, Bauchschmerzen und schließlich Kreislaufkollaps. Die abführende Wirkung ist mit der von **Veratrum album** zu vergleichen, die Kollapsneigung mit Arzneien wie **Camphora, Carbo vegetabilis, China** etc.

- **Veratrum album** hat allerdings nicht die ausgeprägte Apathie, wie sie Helleborus eigen ist.
- **Carbo vegetabilis** hat kalte Füße und kalte Knie, aber selten Bewusstlosigkeit.
- Bei **Camphora** steht die äußere Kälte sehr im Vordergrund, die bisweilen mit einem inneren Hitzegefühl einhergehen kann, welche den Patienten nötigt, sich abzudecken oder auszuziehen.

Der Helleborin genannte Inhaltsstoff ist entweder inert, oder er hat, nach Aussage mancher Autoren, schlafinduzierende Eigenschaften und einen lähmenden Einfluss auf die Sinne wie auf die Motorik.

Die beiden wichtigsten Wirkungen von Helleborus niger können Sie dem nachfolgenden Schema (➤ Tab. 33.1) entnehmen. Das Mittel stumpft die Sinne ab [bzw. die innere Wahrnehmung der Sinneseindrücke, das „innere Gefühl" [RA8(Fußn.)]], verursacht Sopor [GS], typhöse Gehirnsymptome [NZ15,179f], Lähmung von Muskeln, Kollaps und schließlich wassersüchtige Zustände. (Mit Kollaps ist im Übrigen kein bloßer Schwächeanfall gemeint, sondern ein Zustand, der mit einer deutlichen Verminderung der Körpertemperatur verbunden ist, sodass das Thermometer nur etwa 35,5 °C anzeigt, je nach Intensität des Kreislaufversagens.)

Dämpfung des Sensoriums

Was die Wirkung des Mittels auf das Sensorium betrifft, stellen wir fest, dass das Empfindungsvermögen dadurch deutlich herabgesetzt oder gar betäubt wird. Dieser Zustand zeigt sich in einer Vielzahl von Symptomen. So können wir z. B. „eine Art von verminderter Herrschaft des Geistes über den Körper" [UE] konstatieren: Der Patient antwortet nur sehr langsam auf Fragen [EN27], als hätte er diese nicht ganz verstanden; er kann nicht richtig sehen, oder vielmehr scheint er das Gesehene nicht richtig deuten zu können – und Gleiches gilt für das, was er hört oder schmeckt [RA8(Fußn.)]; er möchte arbeiten oder sich beschäftigen, doch mangelt es ihm an der dafür nötigen Aufmerksamkeit oder Kraft [RA8(Fußn.)]. Sie sehen also, dass **sämtliche Sinne** durch die Wirkung von Helleborus **betäubt** worden sind. Selbst das, was man als „Muskelsinn" [die sog. **Propriozeption**] bezeichnet, wird durch das Mittel beeinflusst: Die Muskeln versagen ihre Dienste, sobald der Patient nicht den Willen und die Aufmerksamkeit anstrengt [UE]; wenn man ihn z. B. anspricht, während er gerade etwas in der Hand hält, wird er davon so abgelenkt, dass die Unterarmmuskeln erschlaffen und ihm der Gegenstand aus der Hand fällt.[SK474] Selbst

Tab. 33.1 Vergleichsmittel bei den Hauptwirkungen von Helleborus niger

Wirkung	Vergleichsmittel
Dämpfung des Sensoriums	• *Nitri spiritus dulcis* • *Phosphoricum acidum* • *Opium*
Wassersucht	• *Apis mellifica, Digitalis* • *Zincum* (Gehirn) • *Terebinthina*

der Herzmuskel entgeht dieser paretischen Wirkung nicht, sodass es zu einer Verlangsamung der Herzaktion kommt.[RA71] Ein Schweregefühl breitet sich über den ganzen Körper aus.[RA(164)] Drückende Kopfschmerzen von betäubendem Charakter.[RA(26)] Manchmal hat der Patient auch ein Gefühl von „Beneblung und Drücken in der Stirn und besonders in den Augen, als ob etwas zu denselben herausfallen sollte.“ [AZ39,284] **Belladonna** ist also durchaus nicht das einzige Mittel, das die Empfindung hat, als ob das Gehirn zur Stirn heraus pressen würde [RA96ff]. Das Gesicht drückt deutlich die große Benommenheit [RA1] aus, die dem Patienten zu schaffen macht. [„Dummer, stupider Ausdruck des … Gesichts.“ [NZ15,179]]

Typhus abdominalis

Helleborus kann bei Typhus abdominalis angezeigt sein [NZ15,179], ebenso bei anderen Erkrankungen, die mit dieser „sensorischen Depression“ und den eben erwähnten Symptomen einhergehen. Sie werden in diesen Fällen auch noch die folgenden Symptome feststellen: Nasenlöcher von rußigem Anflug bedeckt [AZ19,39] und trocken [KI394]; Zunge ganz trocken [RA(63)], gelb, mit roten Rändern; der Atem stinkt entsetzlich; **Getrunkenes kollert deutlich hörbar in den Magen.** Die diese Symptome begleitende Fieberhitze ist nachmittags **zwischen 16 und 20 Uhr** am ausgeprägtesten. Das Gesicht ist zeitweise bleich und fast kalt, der Puls schwach und kaum fühlbar.[RA(118)] Der Kranke zupft beständig sinnlos an seinen Lippen und Kleidern herum.[GS]

Bei dieser typhösen Dämpfung des Sensoriums ist Helleborus mit **Phosphoricum acidum**, **Nitri spiritus dulcis** und **Opium** zu vergleichen.

Phosphoricum acidum Wie dieser Arznei-Typ ist auch der **Helleborus**-Kranke stumpfsinnig, gedankenlos und völlig **gleichgültig** gegen äußere Eindrücke [AZ19,24f]; er ist gleichgültig gegenüber seinem Schicksal, es ist ihm egal, ob er lebt oder stirbt. Der Unterschied zwischen den beiden Arzneien ist, dass der Phosphoricum-acidum-Kranke aus seiner Somnolenz relativ leicht zu vollem Bewusstsein zu erwecken ist [GS]; dies ist bei **Helleborus** nicht der Fall [NZ15,179], hier herrscht ein Zustand vor, der dem tiefen Sopor von **Opium** ziemlich nahekommt. Phosphoricum acidum fehlt überdies die völlige Muskelerschlaffung, die für **Helleborus** typisch ist; und es hat auch nicht so deutlich die rußige Verfärbung der Nasenlöcher.

Nitri spiritus dulcis Der versüßte Salpetergeist ist ein Mittel, das von Hahnemann in diesen Typhusfällen empfohlen wurde, wenn das Leitsymptom zum ganzen Fall eine **sensorische Apathie** ist, eine „Trägheit des innern Gemeingefühls, eine Art halber Lähmung der Geistesorgane“, vorausgesetzt natürlich, es finden sich keine weiteren Symptome, die deutlich für ein anderes Mittel sprechen. Der Kranke befindet sich in einem Zustand des Torpors und der Gleichgültigkeit, aus dem er nur mit Mühe zu erwecken ist, in den er danach aber sogleich wieder zurückfällt.[1] In diesen Fällen gab Hahnemann ein paar Tropfen der Arznei in ein halbes Glas Wasser und verabreichte dem Patienten alle zwei bis drei Stunden einen Teelöffel der Lösung, bis eine Reaktion eintrat oder ein anderes Mittel indiziert erschien. Sie werden feststellen, dass sich Nitri spiritus dulcis und **Phosphoricum acidum** nur in Graden von **Helleborus** unterscheiden, wobei die Apathie bei Nitri spiritus dulcis am geringsten ausgeprägt ist, dann kommt **Phosphoricum acidum** und schließlich **Helleborus** mit der größten Apathie.

Opium Die Ähnlichkeit zwischen Opium, dem letzten Mittel auf unserer Liste, und **Helleborus** werden Sie unschwer erkennen. Doch ist die **zerebrale Kongestion** bei Opium deutlich stärker.[RA63] Die Atmung ist laut und röchelnd [RA344], ein Symptom, das bei **Helleborus** nicht hervortritt. Auch ist das Gesicht bei Opium dunkel- [RA94] bis bräunlichrot [RA97], mitunter auch bläulich [RA88], während es bei **Helleborus** blass ist [RA14], häufig kalt oder zumindest kälter als normal, mitunter auch livide und

[1] Hahnemann beschreibt diesen Zustand in seinem Artikel „Heilart des jetzt herrschenden Nerven- oder Spitalfiebers“ (*Kleine med. Schriften*, Bd. 2, S. 159) wie folgt: „Der Kranke liegt träge da, ohne zu schlafen, ohne zu reden; er antwortet kaum, wenn man ihn auch noch so sehr dazu auffordert, er scheint zu hören, ohne es zu verstehen oder es auf sich Eindruck machen zu lassen (seine wenigen Worte sind leise, aber nicht irre); er scheint fast Nichts zu fühlen, und fast unbeweglich, und doch nicht ganz gelähmt zu seyn.“

33

von kaltem Schweiß bedeckt [GS]. Vor allem wird Ihnen aber der Puls helfen, zwischen den beiden Mitteln zu differenzieren: bei **Opium** ist er voll und langsam [RA543], bei **Helleborus** hingegen klein, schwach und kaum fühlbar.

Arnica montana Auch an Arnica sollte hier als Heilmittel dieses schläfrigen, benommenen Zustands, aus dem der Patient nur zeitweise erweckt werden kann [GS], gedacht werden.

Hörbares Kollern von Getränken

Wie Helleborus haben auch **Hydrocyanicum acidum** [R1,322] und **Cina** [GS] das Symptom „Getränke kollern hörbar durch den Schlund in den Magen". **Cina** hat dieses Symptom bei Keuchhusten [KH], doch wenn es bei drohender Lungen- und Hirnlähmung auftritt, ist **Hydrocyanicum acidum** das beste Mittel. **Phosphorus** hat dieses Zeichen bei typhösen Zuständen, **Cuprum** das folgende: „Das Getränk gluckert beim Trinken hörbar im Schlunde herab." [CK120]

Muskuläre Erschöpfung

Bei muskulärer Erschöpfung ist Helleborus mit folgenden Mitteln zu vergleichen: **Muriaticum acidum**, **Opium**, **Gelsemium**, **Saponinum** [EN175ff], **Conium**, **Curare** und **Kalium carbonicum**.

Meningitis, Hirnödem

Helleborus ist eines der wichtigsten Mittel bei Meningitis, wenn die Exsudation als abgeschlossen betrachtet werden kann. [KE6,66] Alle oder zumindest einige der erwähnten Symptome sensorischer Apathie sind zugegen und zeigen, wie stark die Reaktionsfähigkeit des Organismus herabgesetzt ist [KE6,66]. Zusätzlich klagt der Patient aber über stechende Schmerzen im ganzen Kopf. [KE4,50] Ein Kleinkind wird dies natürlich nicht beschreiben können, doch werden Sie an seinem wiederholten plötzlichen Aufschreien erkennen, dass es solche heftigen Stiche verspüren muss. Das Kind bohrt seinen Kopf in das Kissen [AZ19,40]; der Kopf ist innerlich heiß [RA9], die Stirn gerunzelt [KI394]. Automatische Bewegungen eines Arms und eines Beins [GS], die in regelmäßigen Abständen wiederkehren können. Ich erinnere mich an einen Fall, bei dem der Kopf des Kindes alle drei Minuten zu einer Seite geschleudert und der Arm über den Kopf geworfen wurde; dann stieß das Kleine einen kläglichen Schrei aus und wurde wieder ruhig. Die Augäpfel sind bei einem Helleborus-Kind mit Hirnödem oft nach oben gedreht [KI394], sodass man kaum noch die Iris erkennen kann. Das Gesicht ist zunächst gerötet und wird dann allmählich blass. [GS] Wenn man dem Kind etwas Getränk an die Lippen bringt, öffnet es hastig den Mund und trinkt mit Begierde [AZ19,40], als ob es sehr durstig wäre; es tut dies aber nicht nur wegen des Durstes, sondern auch weil seine Nerven in diesem Zustand leicht erregbar sind. Der Darm ist gewöhnlich untätig [NZ15,101], oder der Stuhl ist, wenn doch etwas abgeht, nur geringfügig, weiß und gallertig [RA47]. Urin spärlich, dunkel [GY3] und stark eiweißhaltig. [GS]

Es ist leicht zu verstehen, dass auch **akute Brechdurchfälle** im Sommer (Cholera nostras s. infantum) [GS; KE1,842] Helleborus erfordern können, wenn die typischen Betäubungssymptome vorhanden sind. Zusätzlich können dabei auftreten: aphthöse Mundgeschwüre [KE1,506f]; Speichelfluss [HY6,136]; häufiges Reiben an der Nase [KI394], etc.

Apis mellifica Das Mittel, das **Helleborus** bei **tuberkulöser Meningitis** am nächsten steht, ist Apis. Doch neigt diese Arznei mehr zu Cris encéphaliques, Erregung und Reizbarkeit als **Helleborus**, bei dem das Sensorium typischerweise herabgestimmt ist. Bei Apis finden wir auch des Öfteren Krämpfe der Flexoren, sodass z. B. die großen Zehen schmerzhaft nach oben [2] gezogen werden [BI6] – ein Symptom, das bei **Helleborus** nicht beobachtet worden ist.

[2] In den *Guiding Symptoms* ist dieses Symptom (anders als bei Farrington) falsch wiedergegeben worden (Bd. 1, S. 462, 6. Z. v. u.); statt „turning inward" muss es richtig *turning upward* heißen. Andererseits ist das Symptom damit kein Beispiel für den „Krampf eines Flexoren", sondern eines *Extensoren!*

Digitalis purpurea Digitalis ist **Helleborus** bei Gehirnwassersucht sehr ähnlich. Beide Mittel erzeugen eine starke Dämpfung des Sensoriums, beide eignen sich bei Wassersucht im Gefolge eines Scharlach, und beide verursachen Meningitis mit Exsudation. Neben dem ebenfalls spärlichen, eiweißhaltigen Urin ist es aber vor allem der charakteristische **langsame,** mitunter auch **aussetzende Puls** [CK663f], der uns Digitalis wählen lässt. Darüber hinaus kann bei dieser Arznei der ganze Körper von kaltem Schweiß bedeckt sein.[EN1083]

Zincum metallicum Zincum ist in Fällen von Meningitis und akutem Hirnödem von Nutzen, wenn der **Ausschlag** eines exanthematischen Fiebers unterdrückt worden ist oder wenn er sich **nicht richtig entwickelt** hat.[(GS)] Das Kind ist so geschwächt, dass es nicht genügend Kraft hat, einen Ausschlag auf die Körperoberfläche zu bringen. Nachts erwacht es häufig wie aus ängstlichen Träumen [CK1311ff]; ständiges **Zappeln mit den Füßen** [GS].

Wassersucht

Andere Formen der Wassersucht, bei denen Helleborus hilfreich sein kann, sind **generalisierte Ödeme** oder **Anasarka** [SK474] und besonders **Aszites** [SK478]. Hier können Sie Helleborus z. B. geben, wenn das Leiden infolge einer **postskarlatinösen Nephritis** [AZ90,95] entstanden ist. Der Urin ist spärlich und dunkel oder rauchfarben durch die Beimengung von zersetztem Blut, und nach längerem Stehen bildet sich ein kaffeesatzartiger Niederschlag.[GY1ff] Der Stuhl enthält gallertigen Schleim und geht nur unter großer Anstrengung ab.

Das ähnlichste Mittel ist hier **Terebinthina**, das von Nierenkongestion herrührende Wassersucht heilt, einhergehend mit dumpfem Schmerz in der Nierengegend und rauchfarbenem Urin.[GS]

Bei wassersüchtigen Zuständen muss Helleborus vor allem auch mit **Arsenicum** und **Apocynum** verglichen werden.

Fall von Commotio

Zur Veranschaulichung der sensorischen Dämpfung von Helleborus mag als Nachtrag das folgende Beispiel dienen, nämlich der Fall einer Gehirnerschütterung durch einen Schlag auf den Kopf [GS]. Arnica war vergeblich angewendet worden, und der Patient wurde immer schläfriger; eine Pupille war größer als die andere; Fragen wurden nur sehr verzögert beantwortet, als ob sie nicht recht verstanden worden wären; beim Gehen zog der Patient ein Bein nach. Der Puls betrug kaum 50 Schläge pro Minute, und der Allgemeinzustand verschlechterte sich zwischen 16 und 20 Uhr. Helleborus heilte diesen Fall umgehend.

Staphisagria

Staphisagria (➤ Tab. 33.2) ist bei Patienten angezeigt, die einen blassen Teint haben und besonders nervlich sehr angegriffen und erschöpft sind. Sowohl das Gehirn als auch das Rückenmark werden unter dem Einfluss dieses Mittels in Mitleidenschaft gezogen. Das Gesicht ist eingefallen, die Nase spitz [RA(60)], die Augen tiefliegend und von blauen Rändern umgeben [RA(83)]. Das Staphisagria-Kind ist von seinem Gemüt her ziemlich ungestüm und reizbar [schnell ärgerlich [RA275] und zu Zank aufgelegt [RA(435)]] und erinnert darin stark an **Chamomilla**, während der Staphisagria-Erwachsene eher hypochondrisch gestimmt [RA273] ist.

Tab. 33.2 Wirksphäre und Arzneimittelbeziehungen von Staphisagria

Staphisagria	
Wirksphäre	• Blut: – Sykosis – Skorbut • Säfteverlust • Organe
Ähnliche Mittel	• *Nux vomica* • *Mercurius* • *Thuja occidentalis* • *Cistus canadensis* • *Chamomilla*
Komplementärmittel	• *Colocynthis* • *Causticum* • *Thuja occidentalis*

Masturbationsneigung

Für diese hypochondrische Stimmung kann es bei Staphisagria mehrere Gründe geben, vor allem aber wird sie durch sexuelle Ausschweifungen hervorgerufen. Staphisagria wird benötigt bei **hypochondrischer Teilnahmslosigkeit** [RA(423)] infolge übermäßigen Masturbierens [UE] und ebenso, wenn dieser Gemütszustand bei jungen Männern oder Frauen auftritt, die geistig allzu viel mit sexuellen Themen beschäftigt sind [GS]. Knaben werden durch dieses Laster apathisch und trübsinnig [GS] und bekommen das schon beschriebene blasse, eingefallene Gesicht. Sie sind lieber für sich allein und empfinden eine Scheu vor dem anderen Geschlecht. Lokal besteht oft ein Reizzustand tief hinten in der Harnröhre [Brennen [RA144]], im Bereich der Prostata. Dies ist gewöhnlich Folge der häufigen Masturbation, seltener Folge von übermäßigem Geschlechtsverkehr.

Platinum Dieses Edelmetall wurde von Grauvogl als Heilmittel von Krämpfen, Epilepsien, Abzehrung und jenem Rattenschwanz von Symptomen empfohlen, der auf die gewohnheitsmäßige Reizung der Geschlechtsteile in der Kindheit und Vorpubertät folgt.[LH264; GS]

Caladium Ein anderes Mittel, Caladium, ist in Erwägung zu ziehen, wenn durch häufiges Onanieren die Eichel schlaff wie ein Lappen ist. Die Vorhaut bleibt, wenn sie zurückgezogen wird, hinter der Eichel liegen [(GA1,46)], weil es ihr an der Kontraktilität fehlt, um an ihren Ursprungsort zurückzukehren. Nachts treten Pollutionen auf ohne jede Erektion und ohne Träume, aber auch bei Träumen, die gar keinen sexuellen Inhalt haben.

Kalium bromatum Von den neueren Arzneien ist bei dieser Problematik Kalium bromatum empfohlen worden.[GS] Ich habe es hier wirksam gesehen, wenn im Anschluss an Masturbation [und anderweitige Samenverluste [GS]] regelmäßig große Niedergeschlagenheit und Schwäche der Beine aufgetreten sind.

Weitere Arzneien, die bei Neigung zu Masturbation und unwillkürlichen Samenabgängen angezeigt sein können, sind **Dioscorea**, **Gelsemium** und jene wohlbekannte Mittelgruppe, auf die ich schon in einer früheren Vorlesung [Nr. 16] eingegangen bin, nämlich **Nux vomica**, **Sulfur**, **Calcarea carbonica** und **Lycopodium**.

Beim **weiblichen Geschlecht,** bei dem diese Masturbationsneigung weniger verbreitet ist, treten nicht selten ovariale Beschwerden als Folge dieser Gewohnheit auf. Staphisagria ist zumeist das Heilmittel, wenn die Eierstöcke bei einer nervösen, leicht erregbaren Frau in einem gereizten Zustand und höchst druckempfindlich [GS] sind, zumal wenn sich die Symptome in Zeiten längerer Abwesenheit des Ehemanns einzustellen pflegen.

Caladium hilft oft, wenn die Neigung zur Masturbation durch quälenden Juckreiz im Bereich der Scheide [AZ48,120] oder der Vulva induziert wird.

Folgen von Ärger und Entrüstung

Staphisagria ist darüber hinaus eine Reihe von Gemütssymptomen eigen, die von den zuletzt erwähnten abweichen. Der Patient ist schnell **verärgert** [RA277+(428)] und empfindlich gegen die geringsten äußeren Eindrücke; er reagiert rasch beleidigt und **nimmt sich Dinge sehr zu Herzen,** auch wenn sie gar nicht böse gemeint waren.

So passt das Mittel beispielsweise bei jenen Beschwerden, die ich einmal als „mentale Koliken" bezeichnet habe; das sind **krampfartige Bauchschmerzen,** die sich im Gefolge von großem Ärger [mit Unwillen und **Indignation** [SK594]] oder eines Wutanfalls einstellen können – genauso wie wir sie auch von **Chamomilla** und **Colocynthis** kennen.

Chamomilla Dieses Mittel ist angezeigt, wenn die Schmerzen mit heißem Gesicht, roten Wangen und heißem Schweiß einhergehen.

Colocynthis Colocynthis ist indiziert, wenn die Schmerzen den Patienten nötigen, sich **zusammenzukrümmen,** um Erleichterung zu bekommen. **Staphisagria** ist hier komplementär zu Colocynthis und zur Vollendung der Heilung nötig, wenn Colocynthis nicht ausreichend gewirkt hat.

Haut

Staphisagria ist auch ein wichtiges Mittel bei Erkrankungen der Haut und der Knochen. Es ist lange Zeit nur in Form von lokalen Waschungen verwendet worden, um Läuse und sonstiges Ungeziefer zu vernichten. Sehr viel tiefgreifender ist seine Wirkung jedoch, wenn Sie es innerlich zur Behandlung **ekzematöser Hautveränderungen**[SK595] verabreichen. Die Ekzeme oder Flechten können überall auftreten, besonders typisch finden sie sich aber auf dem **Kopf**[RA19f] und im **Gesicht**[RA(60)ff]. Der Ausschlag ist gewöhnlich trocken, besteht aus dicken Schorfen[SK595] und juckt sehr[RA20]; Letzteres kann auch für eine lokale Anwendung von Staphisagria sprechen. Eine Besonderheit dieses Juckreizes ist, dass er durch Kratzen an der einen Stelle vergeht und an einer anderen dafür wiederkehrt.[RA(323)] Ein andermal sind diese Schorfe nässend[AR1,3,171], von gelblicher Farbe und übelriechend[SK598], und sie beherbergen mitunter sogar Läuse. Sie sehen daran, dass Staphisagria auch bei **Milchschorf** und **Tinea capitis** geeignet sein kann.[GS] Staphisagria-Kinder neigen besonders im Bereich der Ohren[(RA19)] zu einem von gelben Schorfen bedeckten ekzematösen Hautausschlag. Das daraus hervorsickernde Sekret ist blutig und scheint die umgebende Haut wund zu machen.[ST2,39]

Karies der Zähne

Staphisagria ist außerdem oft bei Kindern hilfreich, die aufgrund einer syphilitischen oder sykotischen erblichen Belastung schwächlich und heruntergekommen sind. Bei solchen Kindern werden die Zähne fast immer sehr schnell kariös. Die **Milchzähne** sind kaum ganz herausgekommen, schon werden sie in Flecken oder Streifen **schwarz**[RA65] und beginnen abzubröckeln.

Kreosotum In dieser Beziehung wetteifert **Staphisagria** mit Kreosotum, das ebenfalls ein wichtiges Mittel bei frühzeitigem Verfall der Milchzähne ist, namentlich dann, wenn diese **zuerst gelb** und dann dunkel werden, bevor sie absterben.

Thuja occidentalis Bei Thuja werden die Zähne, wenn Sie sich erinnern, entlang dem **Zahnfleischrand** kariös.[HC1,221f]

Neben diesen Arzneien sollten Sie bei Karies der Zähne auch an Mittel wie **Antimonium crudum**, **Chamomilla** und **Coffea** denken.

Zahnfleisch

Das Zahnfleisch des Staphisagria-Patienten ist nicht gesund; es ist geschwollen[RA61] und schwammig[GS] aufgedunsen, und es blutet leicht, wenn man isst oder darauf drückt[RA63], dieser Zustand ist gewöhnlich mit schmerzhafter Geschwulst der submandibulären Lymphknoten verbunden. Staphisagria ist besonders nach Quecksilbermissbrauch indiziert.

Gerstenkörner

Die Arznei ist nützlich bei Kindern, die an Entzündungen der Augen[RA49] leiden, besonders der **Lidränder**[SK599]; diese sind zudem oft von Gerstenkörnern besetzt, die nicht aufbrechen wollen und als **harte Knoten**[SK599] lange verweilen[GS].

Für jene kleinen zystischen Tumoren[GS], die sich zwischen der inneren und äußeren Oberfläche der Lider bilden, ist **Graphites** das am häufigsten hilfreiche Mittel. **Baryta carbonica** ist [ebenso wie Staphisagria[GS]] ein wichtiges Heilmittel tarsaler Tumoren.[GS]

Sykosis

Staphisagria ruft auch Kondylome hervor, gewöhnlich in Form von trockenen, fadenförmigen (gestielten) **Feigwarzen.**[AZ19,293] Dieses Symptom stellt es in die Gruppe der sykotischen Arzneien. Es wird somit zu einem Gefährten von **Thuja**, dem es vorzuziehen ist, wenn die schon erwähnte Form des Hautausschlags, die kariösen Zähne und die gestielten Feigwarzen zugegen sind.

Knochenkaries, Syphilis

Das Mittel greift ferner die Schädelknochen und auch die übrigen Knochen an; das Periost schwillt an, und nachfolgend beginnt der darunter liegende Knochen zu eitern.[GS(SK595)]

In manchen Fällen ist Staphisagria auch bei syphilitischen Geschwüren angezeigt, wenn zuvor mit Quecksilber Missbrauch getrieben worden ist[SK595]; die Sekrete aus diesen Geschwüren sind dünnflüssig[GS] und scharf. Eine Untersuchung mit der Sonde zeigt, dass der darunter liegende Knochen kariös verändert ist.[GS]

Es gibt mehrere Mittel, die Staphisagria bei **syphilitischen** und **skrofulösen Knochenentzündungen**[GS] ähnlich sind.

Stillingia sylvatica Stillingia ist von großem Nutzen bei syphilitischen Affektionen der **langen Röhrenknochen,** wie Femur, Tibia, Humerus etc.; ferner bei Periostitis[GS] und Ostitis, mit Verschlimmerung der Schmerzen nachts und bei feuchtem Wetter. Daneben findet sich fast immer auch ein wundmachender Schnupfen[(NR1,595)] – die syphilitische **Ozäna.**

Mercurius, Kalium jodatum Ein anderes Mittel bei syphilitischen Knochenerkrankungen ist Mercurius; ein weiteres Kalium jodatum, besonders wenn in der Vorgeschichte eine Behandlung der Syphilis mit Quecksilberpräparaten stattgefunden hat[GS].

Gettysburg aqua Diese Mineralquelle, die ihre Wirksamkeit dem Gehalt an Lithiumkarbonat verdankt,[3] ist besonders bei Karies der **Wirbelsäule** und der **Hüftgelenke** dienlich.

[3] Eine in jeder Hinsicht seltsame Aussage! Zunächst wird nicht klar, auf was sich die Wirksamkeit beziehen soll. Sollte der Bezug, dem Textzusammenhang entsprechend, die Knochenkaries sein, dann fragt man sich, warum dieses Leiden nicht auch ein Symptom bzw. eine Indikation von *Lithium carbonicum* ist. Zum Zweiten enthält *Gettysburg aqua,* wie jede andere Mineralquelle, eine Vielzahl der verschiedensten Salze der Alkali- und Erdalkalimetalle, die – in potenzierter Form – alle ihre je eigene Wirkung entfalten. Laut einer in Allens *Encyclopedia* (Bd. 4, S. 411) abgedruckten Analyse der in *Gettysburg aqua* enthaltenen Salze glänzt hier aber gerade ein Salz durch völlige Abwesenheit – Lithumkarbonat, und von Lithiumchlorid waren nur Spuren nachzuweisen!

Strontium carbonicum Das kohlensaure Strontium ist mehr für die **skrofulöse** Konstitution geeignet. Es ist bei Knochenfraß besonders im Bereich des **Femur** angezeigt[GS; R3,294ff], mit Geschwüren daselbst, die bisweilen auch Knochenpartikel absondern. Zugleich mit dem Knochenleiden bestehen in der Regel profuse, erschöpfende Durchfälle[GS], ziemlich ähnlich jenen bei hektischem Fieber.

Weitere Arzneien, die bei Knochenkaries wie bei Knochennekrose von Nutzen sein können, sind **Aurum muriaticum**[AZ29,375] und **Platinum muriaticum**.

Gicht

Ein weiterer Einsatzbereich von Staphisagria ist die Gicht; allerdings ist es weniger bei den akuten [auf ein Gelenk beschränkten] Gichtanfällen hilfreich, als vielmehr in jenem Stadium, in dem die Gicht **systemisch** geworden ist. Dabei wird das Natriumurat, statt über die Nieren ausgeschieden zu werden, in den verschiedenen Gelenken und Organen des Körpers abgelagert, sodass sich allenthalben Gichtknoten[SK594] bilden.

So kann es z. B. bei **gichtiger Augenentzündung** angezeigt sein; die Augen brennen bei der geringsten Anstrengung, als ob sie ganz trocken wären, wenngleich ein beständiger, beißender Tränenfluss besteht[(RA33)]; die Schmerzen strahlen dabei von den Augen bis in die Zähne aus.[GS]

Bei diesen gichtigen Augenleiden ist oft auch **Colocynthis** hilfreich.[GS]

Magen

Auf den Magen scheint Staphisagria eine relaxierende Wirkung zu haben, sodass er **schlaff** und kraftlos herabzuhängen scheint.[RA105] Das gleiche Symptom finden Sie auch bei **Ipecacuanha**[RA40] und **Abrotanum**[GS]. Bei Staphisagria besteht ein Verlangen nach Branntwein[UE], Wein[SK601] und ähnlich anregenden Dingen. Diese Patienten neigen zu krampfartigen Bauchschmerzen, die sehr jenen von **Colocynthis** ähneln.

Operationsnarben, Schnittwunden

Die im Gefolge von Bauchoperationen auftretenden Schmerzen erfordern in aller Regel Staphisagria als Heilmittel; überhaupt ist es ein hilfreiches Mittel bei höchst **empfindlichen Schnittwunden,** seien diese durch eine Operation [HC1,95] oder einen Unfall bedingt.[GS]

Diarrhö

Bei Durchfall von Kindern [GS] ist Staphisagria angezeigt, wenn die Störung mit einer besonderen Form von **Stomatitis** verbunden ist; die Zunge und das Zahnfleisch sind dabei weiß und schwammig. Vor [RA125] und nach [RA(209)] jedem Stuhlgang bestehen schneidende Schmerzen im Unterbauch; während des Stuhlgangs viel Tenesmus des Rektums [RA(214)] und Abgang zumeist heißer [RA(198)], nach faulen Eiern stinkender Blähungen [GS] (in dieser Hinsicht **Chamomilla** ähnelnd); der Stuhlgang erneuert sich nach jedem Essen oder Trinken [GS].

Uterusprolaps

Was seine Wirkung auf die weiblichen Geschlechtsorgane betrifft, so erzeugt Staphisagria Uterusprolaps,[4] und dieser Prolaps ist fast immer eine Begleiterscheinung des Erschlaffungszustandes des Magens. Der ganze Unterleib – Eingeweide wie Bauchwand – fühlt sich so schwach an, als wollte er nach unten fallen.[UE] Wenn Sie den Fall näher erforschen, werden Sie finden, dass eine unglückliche Liebe oder übermäßige Beschäftigung des Geistes mit sexuellen Themen diese Erschlaffung begünstigt hat. Die Leukorrhö, die mit diesem Zustand einhergeht, ist gelb und wundmachend.

[4] Ist als Prüfungssymptom nicht überliefert.

KAPITEL

34 Vorlesung: Pulsatilla

Einleitendes

Wir wollen uns heute mit Pulsatilla (➤ Tab. 34.1) beschäftigen, und zwar mit der von Hahnemann geprüften Wiesenkuhschelle, Pulsatilla pratensis, nicht mit der amerikanischen Art **Pulsatilla nuttaliana**. Es gibt ein paar kleine Unterschiede in der Wirkung dieser Mittel; die „Pratensis" ist aber insgesamt besser geprüft. Die konkordanten Arzneien von Pulsatilla sind zahllos. Dies liegt zum einen daran, dass wir aufgrund seiner umfassenden Prüfung viel über das Mittel wissen, zum anderen aber natürlich auch daran, dass es häufig angezeigt ist. Zwei wichtige Komplementärmittel von Pulsatilla sind **Sulfuricum acidum** und **Lycopodium**.

Antidote sind u. a. **Chamomilla**, **Coffea**, **Ignatia** und **Nux vomica**.

Tab. 34.1 Wirksphäre und Vergleichsmittel von Pulsatilla

Pulsatilla	
Wirksphäre	• Gemüt • Venöses Gefäßsystem • Schleimhäute • Synovialhäute • Organe
Vergleichsmittel	• *Bryonia* • *Nux vomica* • *Antimonium crudum* • *Ipecacuanha* • *Sulfur* • *Sulfuricum acidum* • *Arsenicum album* • *Colchicum* • *Kalium bichromicum* • *Caulophyllum* • *Ignatia amara* • *Cimicifuga* • *Helonias dioica* • *Hamamelis virginiana* • *Sepia*

Die Beziehung von Pulsatilla zu **Sulfuricum acidum** verdient dabei eine besondere Erwähnung. Das Mittel folgt oft auf Pulsatilla bei gastrischen Beschwerden. Pulsatilla fungiert außerdem als Antidot zu **Sulfuricum acidum**. Wenn diese Säure zur Heilung einer Trunksucht eingesetzt worden ist, so wurde Pulsatilla als dasjenige Mittel empfohlen, welches für die nachfolgende Diarrhö am besten geeignet ist.[1]

Pulsatilla pratensis ist eine hübsche, kleine Blume, die früher zur Gattung der Anemonen gerechnet wurde.[2] Die Pflanze wurde in manchen Gegenden auch Windblume genannt, und dieser Name ist auch für die Symptome der Arznei Programm, da diese ähnlich unbeständig und launenhaft sind wie der Wind. **Veränderlichkeit der Symptome** ist ein großes Charakteristikum von Pulsatilla. Dies zeigt sich besonders bei den Menses[3], die scheinbar zum Stillstand kommen, dann aber nach wenigen Stunden wiederkehren[GS]. Ähnlich verhält es sich mit den Durchfällen, deren Farbe und Beschaffenheit sich ständig ändert – mal sind sie grün[RA456], mal grüngelb vermischt[GS], mal nur schleimig[RA456].

Gemüt

Die Gemütssymptome sind von ebenso unbeständiger Natur; die Patientin ist mal missmutig und verdrießlich[RA1136], mal weinerlich[RA1127], dann wieder

[1] „Bei solchen Säufern aber, denen es schon an Willenskraft fehlt, gegen die Sucht etwas zu nehmen, rathet Hering, in alles Essen und Trinken Wasser, mit *Sulphuricum acidum* geschwängert, zu geben, bis sich Verdauungsbeschwerden zeigen, gegen welche dann *Pulsatilla* oder nach den Umständen *Mercurius* zu reichen ist." (*KE* 1,555)

[2] Farrington schreibt: „... belonging to the anemone"; heute bilden die *Pulsatilla*-Arten jedoch eine eigene Gattung.

[3] Farrington schreibt „haemorrhages"; gemeint sind aber wohl die Regelblutungen, die laut Prüfung bloß ruckweise fließen und so nur ein paar Mal am Tage abgehen. (*RA* 571)

mild und gutmütig[RA]. Dies sind nur wenige Beispiele für die Veränderlichkeit der Symptome, von der ich gesprochen habe.

Pulsatilla scheint für den weiblichen Organismus besonders geeignet zu sein, wenngleich es Männer und Frauen gleichermaßen affiziert. Es ist eines jener Mittel, die wir gern aufgrund der vorherrschenden Gemütssymptome wählen. Es passt besonders bei Frauen von **sanftem, tränenreichem Gemüt** und von eher langsamem, phlegmatischem Temperament[RA]. Sie werden nie jähzornig, wenn auch bisweilen mürrisch und übelnehmerisch[RA1132]. So kann Pulsatilla etwa im Fall eines Kindes mit Magenbeschwerden eingesetzt werden, wenn es verdrießlich, blass[RA148] und fröstelig[RA1020] ist und durch nichts zufriedenzustellen[RA1121f]. Dies ist ein anderer Zustand als bei **Nux vomica** oder auch **Chamomilla**, die beide bei ihrem Ärger deutlich mehr Heftigkeit zeigen.

Die Pulsatilla-Frau bricht schnell in Tränen aus und ist leicht zu entmutigen.[GS] Sie neigt zu allen möglichen Ängsten[RA1111ff] und zu Vorahnungen von drohendem Unglück. Diese **Ängstlichkeit** wird besonders in der **Magengegend** empfunden[RA388] und geht meist mit irgendwelchen Verdauungsbeschwerden einher.[GS] Auch Klappern mit den Zähnen, Herzklopfen und Hitzewallungen[RA971ff] sind oft damit verbunden.[GS] Dies sind die wichtigsten Gemütssymptome von Pulsatilla, die wir mehr oder weniger bei jeder Krankheit antreffen, bei der Pulsatilla das Heilmittel ist.

Sepia officinalis Bei diesen Gemütssymptomen sollten Sie besonders Sepia zum Vergleich heranziehen, das **Pulsatilla** hier in vielerlei Hinsicht ähnlich ist; doch unterscheidet es sich von **Pulsatilla** in der häufiger spürbaren **Reizbarkeit**[CK39] und der Neigung zu heftigen Zornaufwallungen[CK55]. Auch entwickelt die Sepia-Patientin, anders als der **Pulsatilla**-Typ, oft eine große **Gleichgültigkeit** gegenüber ihrer Familie[CK] und allen **häuslichen Belangen**[GS], denen sie ehedem stets sorgfältig nachgekommen war.

Natrium muriaticum Auch die Natrium-muriaticum-Patientin ist, wie **Pulsatilla**, sehr zum Weinen geneigt[CK18], doch wenn man sie zu trösten versucht, greift sie dies nur noch mehr an[CK20], während die **Pulsatilla**-Patientin Trost regelrecht sucht[GS].

Stannum metallicum Die Stannum-Patientin neigt ebenfalls zu Weinerlichkeit.[SK585] Sie ist vor allem im Hinblick auf ihre **Lungenerkrankung** tränenreich verzagt und mutlos[CK6] und befürchtet, dass es bald mit ihr zu Ende gehen werde.

Ignatia amara Die Ignatia-Patientin ist traurig, **verbirgt ihren Kummer** aber vor anderen Menschen.

Anämie, Zustände nach Eisenmedikation

Pulsatilla passt besonders für anämische oder chlorotische Frauen[KE5,607], wenn diese ständig über ein Gefühl der Benommenheit im Kopf[RA38] klagen, stets aber für viele ihrer Beschwerden **Linderung an der freien Luft** erfahren[RA893]. Geschlossene Räume können sie nur schwer ertragen. Die **Schmerzen,** unter denen sie leiden, **gehen oft mit Frost einher**[RA1011], und je stärker die Schmerzen sind, desto intensiver ist das innerliche Kältegefühl. Die typischen Gemütssymptome sind bei diesem Zustand immer vorhanden. Pulsatilla ist vor allem dann das heilende Mittel, wenn die Bleichsucht zuvor mit großen Gaben von Eisen[GS] und Chinin kompliziert worden ist. Chlorotische Patientinnen, die aus den Händen von Allopathen zu Ihnen kommen, von denen sie vergeblich mit Eisen und Chinin behandelt worden sind (was Ihnen zeigt, dass diese Mittel für den Fall nicht angemessen waren), finden ihr erstes und vielleicht auch einziges Heilmittel in Pulsatilla. Dieser Hinweis wird Ihnen in der Praxis häufig dienlich sein, und zwar nicht nur in Bezug auf die Bleichsucht, sondern auch auf andere Leiden, wenn diese weniger das Ergebnis einer lokalen Erkrankung als vielmehr Folge einer allgemein mangelhaften Ernährung sind. Der Organismus ist dabei insgesamt heruntergekommen, die Gewebe sind allesamt erschlafft. Die Patientin leidet unter einer Verlagerung der Gebärmutter[GS]; die **Regel** kommt **zu spät** und eher **spärlich**[UE], das Menstrualblut ist unterschiedlich beschaffen[GS], oft aber dick, schwarz und klumpig[UE;RA571]. Pulsatilla heilt nicht immer diese Zustände nach Eisenmissbrauch, doch steht es dazu in einer ähnlichen Beziehung wie **Nux vomica** zu den Zuständen nach Abführmittelabusus und **Camphora** zu jenen nach Kantharidenmissbrauch.

Venöses Gefäßsystem

Um die Ursache all dieser Pulsatilla-Zeichen besser zu verstehen – sei es bei Frauen, wo sie am häufigsten anzutreffen sind, oder auch, deutlich seltener, bei Männern –, ist es hilfreich zu wissen, dass das Mittel auf das Gefäßsystem wirkt, und zwar vornehmlich auf das rechte Herz, die Venen und die Kapillaren. So kommt es, dass alles, was den venösen Teil des Blutkreislaufs schwächt, was den Rückfluss des Blutes zum Herzen verzögert, zwangsläufig genau jene Art von Symptomen hervorbringt, für die Pulsatilla das passende Mittel sein kann. So wissen wir z. B., dass ein **warmes, geschlossenes Zimmer** derartige Symptome veranlassen kann. Wenn sich jemand in einem überheizten Raum aufhält, dehnen sich die Venen aus und schlängeln sich, und es kommt zu einer leichten Brustbeengung [RA645] und einer Verlangsamung der Herztätigkeit. Tauchen diese Symptome nun im Rahmen irgendeiner Krankheit auf, so deuten sie nicht selten auf Pulsatilla hin. Das Mittel wirkt mehr auf das rechte Herz als auf das linke, und demzufolge wirkt frische Luft – trotz der anämiebedingten Fröstеligkeit – als Stimulus für die venöse Blutzirkulation, und dies bessert all jene Symptome, die vom trägen Blutfluss abhängig sind. Am ganzen Körper werden Sie viele Symptome finden, die nach Pulsatilla verlangen, wenn der venöse Kreislauf in dieser Weise beeinträchtigt ist.

Im Thorax besteht ein **Wundheitsgefühl** in der rechten oder linken Subklavikularregion [FN789] bzw. in einer der beiden **Lungenspitzen.** Die Patientin empfindet diese Wundheit vor allem dann, wenn sie auf der betroffenen Seite liegt oder dort gegen die Brustwand drückt. Der Schmerz scheint auch die Muskulatur im Bereich des Schultergelenks und selbst die des jeweiligen Arms in Mitleidenschaft zu ziehen. Dieses Symptom weist auf eine **venöse Kongestion** oder zumindest eine träge Durchblutung des oberen Lungenflügels hin. Für mich und viele meiner Kollegen ist dies ein wertvolles Zeichen einer **beginnenden Lungentuberkulose**[GS], besonders bei Frauen vom Pulsatilla-Typ. Diese Wundheit in der Lungenspitze kann auch bereits mit etwas Husten und Auswurf verbunden sein. Auch wenn keine Symptome vorhanden sind, die eindeutig für die Existenz eines tuberkulösen Infiltrates sprechen, stellen sich doch stets andere Symptome ein, die auf den Beginn dieser Krankheit hindeuten. Pulsatilla war in solchen Fällen bereits mehrere Male erfolgreich.

Pulsatilla ist des Weiteren oft bei **varikösen Venen** indiziert [RA1071(Fußn.)], sei es im Bereich der Gliedmaßen [RA762+852] oder des Hodens (Varikozele [GS]). Die affizierten Teile sind bläulich verfärbt und quälen den Kranken durch Wundheit und stechende Schmerzen darin.

Das **Nasenbluten**[RA189] des Mittels ist von passivem Charakter. Das Blut fließt fast kontinuierlich, ist aber nicht hellrot und kommt auch nicht schwallartig, wie es bei Epistaxis aufgrund einer arteriellen Läsion der Fall ist. Oft tritt das Nasenbluten **vikariierend** auf, indem es anstelle der Menses einsetzt.[KE1,413] Gleiches gilt für das **Blutspucken** oder **Bluthusten,** das sich einerseits nach Aufhören der Menses [AZ5,310], andererseits auch in Verbindung mit der beschriebenen Wundheit oder passiven Kongestion der Brust einstellen kann.

Pulsatilla hat ein bedeutendes Analogon bei diesen venösen Symptomen, und das ist **Hamamelis.**

Hamamelis virginiana Bevor Hamamelis geprüft wurde, war **Pulsatilla** das einzige Mittel, das uns bei den hier aufgezählten Symptomen zur Verfügung stand. Hamamelis ist bei varikösen Venen vorzuziehen, wenn keine konstitutionellen Symptome von **Pulsatilla** vorhanden sind, namentlich in Fällen von **Varikozele.** Krampfaderbruch [GS] ist durch äußerliche und gleichzeitige innerliche Anwendung von Hamamelis geheilt worden. Das große Charakteristikum dieses Arzneimittels, dasjenige, das seine Wahl sicher macht, ist eine dumpfe Schmerzhaftigkeit der befallenen Teile. Es ist ein Wehtun, das dem Zerschlagenheitsgefühl von **Arnica** nicht ganz entspricht; es ist nicht das berührungsempfindliche Wundheitsgefühl von **Lachesis** und auch nicht das stechende Wundheitsgefühl von **Apis**; vielmehr ist es jenes **dumpf schmerzende, wunde Gefühl,** wie es einer venösen Kongestion eigen ist. Sie können Hamamelis bei allen Zuständen erfolgversprechend anwenden, wo diese Art von Schmerz zugegen ist. Ich habe das Mittel häufig Schwangeren gegeben, wenn sich **Krampfadern in der Bauchdecke**[GS] gebildet hatten und die Patientin sich kaum bewegen konnte, ohne diesen speziellen Schmerz zu verspüren. Hamamelis ist in diesen „venösen“ Fällen nicht das Allheilmittel, wie es uns die Apotheker gern glauben machen wollen. Es heilt beileibe nicht alles, auch nicht jede Verrenkung etc.; wohl aber heilt es jene Gruppe von Symptomen, die ich hier erwähnt habe.

Lilium tigrinum Ein anderes konkordantes Mittel von **Pulsatilla** ist Lilium tigrinum, das wie jenes das rechte Herz affiziert und so Blutstau in den Venen erzeugt, mit Besserung an der freien Luft[GS], spärlichen Menses[EN346] und Geschmack von Blut im Mund[EN161]. Es unterscheidet sich aber von **Pulsatilla** durch die ausgesprochene Neigung zu **Uterusprolaps**[GS], mit Empfindung des Herabdrängens[EN317f], gelindert durch Unterstützung des Abdomens mit den Händen[GS] oder durch Kreuzen der Beine. Ein weiterer Unterschied ist die Gemütsverfassung, die bei Lilium durch große **Reizbarkeit** und Ungeduld[EN23] gekennzeichnet ist; die Patientin ist ruhelos und **stets in Eile** [als hätte sie immer irgendwelche Aufgaben zu erledigen, sei dazu aber nicht in der Lage[EN30]]. Lilium zeichnet sich darüber hinaus fast immer durch heftige **Schmerzen in der linken Mamma** aus, die durch den Thorax bis in den Rücken ausstrahlen.[EN392ff]

Sepia officinalis Auch Sepia ist mit **Pulsatilla** bei dieser vorherrschenden Venosität vergleichbar. Es hat ebenfalls die Neigung zu Chlorosis oder Anämie[CK323f] und steht **Pulsatilla** auch in Bezug auf die Weinerlichkeit[CK13] nicht viel nach. Doch im Unterschied zu **Pulsatilla** ist die weinerliche Stimmung bei Sepia oft von einer gewissen Reizbarkeit untermischt[CK14+39], und auch Anwandlungen von Heftigkeit, Zorn oder Ärger[CK53f] sind der Sepia-Patientin nicht fremd. Charakteristisch für das Mittel ist ferner die Entwicklung einer tiefen Abneigung gegenüber allem, was mit Haushaltsverpflichtungen zu tun hat.

34

Augen

Lassen Sie uns nun die Wirkung von Pulsatilla auf die Schleimhäute erörtern, die sich leicht einprägen lässt. Das Mittel ruft eine katarrhalische Entzündung der Schleimhäute hervor, die in die Sekretion eines **blanden, dicken, gelben oder gelblichgrünen Schleims** mündet. Dies kann ein starker Hinweis auf Pulsatilla sein, welche Schleimhaut auch immer betroffen sein mag.

So verlangt eine **Konjunktivitis**[AZ30,110] nach Pulsatilla, wenn die Absonderung aus dem Auge von ebendieser Beschaffenheit ist. Es ist folglich nicht zu Beginn der Erkrankung angezeigt, sondern erst in einem **späteren Stadium,** wenn die Symptome „ausgereift“ sind. Pulsatilla ist ein unschätzbares Mittel bei Ophthalmie im Gefolge einer Masernerkrankung, bei purulenter Ophthalmie oder bei **Ophthalmia neonatorum**[GS] (sei diese tripperbedingt oder nicht), sofern das Sekret besagten Charakter hat.

Argentum nitricum Ein analoges Mittel bei Letzterem ist Argentum nitricum, das genau die gleichen Symptome hat, nur in noch ausgeprägterem Maße, und es kommt oft zum Einsatz, nachdem **Pulsatilla** versagt hat. **Pulsatilla** wiederum dient bisweilen als interkurrentes Mittel, um die Wirkung von Argentum nitricum voranzutreiben.

Mercurius corrosivus Diese Quecksilberverbindung ist geeignet in jenen Fällen, wo die Hornhaut trotz der Anwendung von **Argentum nitricum** zu ulzerieren und damit zu perforieren droht.[GS]

Die bisher genannten Augensymptome sind aber keineswegs die einzigen, die **Pulsatilla** zu heilen vermag. Dr. George S. Norton aus New York publizierte vor einigen Jahren in der *Hahnemannian Monthly* einen langen Artikel über den Nutzen der Arznei bei Augenerkrankungen. Über die eben beschriebene Bindehautentzündung hinaus ruft Pulsatilla u. a. auch noch folgende Symptome hervor: vorübergehende Gesichtsverdunkelung[RA99] mit Schwindel[RA93] oder Brechreiz[RA92]; Doppeltsehen[RA91]; Lichtflammen sind wie von einem sternartigen Schein umgeben[RA105]; immer größer werdende feurige Kreise vor den Augen[RA104]; Pusteln auf der Hornhaut, mit leichter Lichtscheu, aber profusem Tränenfluss[HC3,73], besonders im Freien[RA135]; drückende[RA120] oder stechende[RA128] Augenschmerzen; Schwellung der Lider[RA113]; Gerstenkörner[RA114], die im Freien weniger

Beschwerden bereiten; Lidränder entzündet und geschwollen, aber nicht exkoriiert [GS].

Bei Augenentzündungen mit nur geringer Lichtscheu ähnelt Pulsatilla **Graphites**; es hat aber nicht die kleinen Risse an den Lidrändern und Augenwinkeln, die für **Graphites** so typisch sind [GS].

Pulsatilla ist auch ein ausgezeichnetes Mittel bei kleinen **Geschwüren in der Hornhautmitte,** die nicht von Gefäßen versorgt werden; besonders passt Pulsatilla hier, wenn es sich um skrofulöse Personen handelt.[GS]

Das Mittel kommt auch bei Tränenfluss infolge einer **Entzündung der Tränenwege** [Dakryozystitis] in Betracht, zumal wenn noch weitere Pulsatilla-Symptome vorhanden sind; Tränen der Augen auch in freier, kalter Luft [RA135] sowie bei Wind [RA137].

Schnupfen, Erkältung

Pulsatilla greift auch die Nasenschleimhäute an und erzeugt dabei Symptome, die das Mittel in **fortgeschrittenen Stadien einer Erkältung** anzeigen können. Es sollte nicht zu Beginn eines Schnupfens verabreicht werden, es sei denn, die typische Gemütslage und weitere Symptome weisen eindeutig auf das Mittel hin; denn Niesen und ein wässriges, wundmachendes Nasensekret sind keine charakteristischen Pulsatilla-Symptome. Doch bei einem „reifen" Nasenkatarrh, also bei einer dickflüssigen, mukopurulenten, gelben [RA591] oder gelblichgrünen Absonderung [GS], die auch nicht im Geringsten wundmachend ist, liegt ein perfektes Pulsatilla-Bild vor.

Bei einem **chronischen Schnupfen** ist Pulsatilla möglicherweise passend, wenn das Sekret diesen **milden** Charakter hat; Sie müssen die Arznei aber gegebenenfalls öfter wiederholen, um eine anhaltende Heilung zu erzielen. Zusätzlich zu den schon erwähnten Symptomen findet sich dabei auch noch ein anderes, nämlich „Verlust des Geruchs und Geschmacks" [RA598].

Cyclamen europaeum Es gibt ein Mittel, das **Pulsatilla** in seiner Symptomatologie insgesamt sehr ähnlich ist, und das ist Cyclamen. Cyclamen kann bei chronischem Schnupfen mit diesem Geruchs- und Geschmacksverlust [AZ13,287] sowie der **Pulsatilla** ähnlichen dicken Absonderung ebenfalls indiziert erscheinen; doch hat es darüber hinaus häufiges und heftiges **Niesen** [ZÖ2,446] sowie eine **Abneigung gegen freie Luft** [AZ59,45].

Penthorum sedoides Diese Arznei ist zu Beginn eines Schnupfens nützlich, wenn in der Nase und im Rachen [in den Choanen [EN25]] ein **rohes Gefühl** besteht. Der Patient berichtet, er habe ständig ein eigentümliches **Feuchtigkeitsgefühl** in seinen Nasenlöchern, dennoch entstehe überhaupt kein Schnupfensekret.[EN16] Erst später kommt es dann zu einer dicken, eitrigen Absonderung [EN16], genau wie bei **Pulsatilla**.

Spigelia anthelmia Das Wurmkraut ist eines unserer wichtigsten Mittel bei **Katarrh der hinteren Nasenöffnungen.**[RA(285ff)] Die Symptome, die es hierbei anzeigen, sind stete und reichliche Schleimabsonderung aus den Choanen in den Rachen [RA(207)], während die vordere Nase zumeist verstopft ist [RA(285)]. Spigelia hat bei diesem Leiden in den Händen von Dr. August Korndörfer einige schöne Heilungen bewirkt; auch **Theridion** wird hier von dem Kollegen empfohlen.

Hydrastis Auch Hydrastis ist gelegentlich bei Retronasalkatarrh indiziert. Die Absonderung ist von klarer, dünn-wässriger Beschaffenheit [EN133] und geht mit viel **Brennen** und **Rohheit** in den Choanen einher [GS;EN132], zusammen mit der juckenden oder kitzelnden **Empfindung eines Haares** im [rechten [EN144f]] Nasenloch.

Ohren

Ein unschätzbares Mittel ist Pulsatilla auch bei Erkrankungen der Ohren. Bei **Gehörgangsentzündung** ist Pulsatilla seit Langem als wichtiges Heilmittel bekannt. Die Schmerzen sind bei dieser Otitis externa überaus heftig, wie es angesichts der engen knöchernen Begrenzung des Gehörgangs auch nicht verwunderlich ist. Typischerweise ist dabei auch die Ohrmuschel entzündlich gerötet, heiß und geschwollen [RA170]; die Schmerzen sind von zuckendem [RA167], reißendem [RA166], pulsierendem Charakter und verschlimmern sich des Abends und in der Nacht.[AZ5,310] Das Leiden endet oft mit einer reichlichen, dicken, gelben oder gelblichgrünen Absonderung aus dem Ohr.

Auch bei **Otitis media** ist Pulsatilla von Nutzen, wenn der Ohrenfluss die eben beschriebene Beschaffenheit hat.

Pulsatilla ist auch eines unserer führenden Mittel bei katarrhalischer Mittelohrentzündung [einschließlich Katarrh der Tuba Eustachii [AZ13,305]]. Dabei besteht Schwerhörigkeit mit Gefühl von Verstopfung der Ohren [RA161] sowie mit rauschenden [RA154] oder anderen Ohrgeräuschen nach dem Gang des Pulses [RA152].[GS] **Silicea** ist das Mittel, das Pulsatilla bei **Tuben-Mittelohr-Katarrh** am nächsten steht.

Belladonna, Mercurius Diese beiden Arzneien haben bei Otitis media insofern eine tiefere Wirkung als **Pulsatilla**, als sie auch stark auf das unter der Schleimhaut liegende Zellgewebe einwirken.

Chamomilla Die Kamille ist mit **Pulsatilla** in Bezug auf die Ohrsymptome vergleichbar, doch sind die Schmerzen heftiger und gehen mit **Röte der Wangen** [RA411] einher; der Patient empfindet den geringsten Schmerz als unerträglich [SK282].

Plantago major An Plantago muss man denken, wenn die Ohrenschmerzen mit **Zahnschmerzen** verbunden sind.[GS]

Tellurium Tellurium erzeugt Katarrh des Mittelohres [GS]; [4] die Entzündung kann bis in die pneumatischen Zellen des **Warzenfortsatzes** vordringen und dort einen Abszess herbeiführen, sie kann aber auch auf das Innenohr und selbst auf das Gehirn übergreifen. Eiter bildet sich im Mittelohr und läuft schließlich, nachdem das Trommelfell geplatzt ist, nach außen ab [HC1,25f]; die nachfolgende Absonderung aus dem Ohr riecht nach Fischlake, ist **wässrig** und **scharf** und lässt auf den Oberflächen, die sie benetzt, Bläschen entstehen [GS].

Pharyngitis

Bei katarrhalischer Halsentzündung[GS] ist Pulsatilla nur gelegentlich die heilende Arznei. Pulsatilla gibt sich hier teilweise schon durch den Lokalbefund zu erkennen: Die Tonsillen sind stark gerötet [SK409], die Blutgefäße der Teile **varikös** aufgetrieben [SK409] und der Rachen dunkelrot oder **purpurn verfärbt.**[GS] Der Patient klagt zudem über Stiche hinten im Hals (was u. a. an **Apis** erinnert), vermehrt besonders durch Leerschlucken [SK409] und nach dem Essen [„außer dem Schlingen, beim Schlingen keine“ [RA227]].

Gastritis, Dyspepsie

Kommen wir als Nächstes zum Magen, der bei Pulsatilla zu katarrhalischer Entzündung [AZ78,123] neigt. Die **Zunge** ist dabei von einem dicken, rauen, **weißen Pelz** überzogen.[(RA221f)] Der Mund fühlt sich **trocken** an [RA246], dennoch besteht nicht viel Durst [GS], wie überhaupt **Durstlosigkeit** [RA311] ein hervorstechendes Merkmal von Pulsatilla ist. Auch Übelkeit findet sich und bisweilen Erbrechen, wobei das Erbrochene aus Speisen [RA354], Schleim [SK411] oder Galle [RA358] bestehen kann. Die Speisen, die erbrochen werden, können schon seit längerer Zeit im Magen gelegen haben [RA353], was auf die Verdauungsschwäche [SK410] des Mittels hindeutet. Vollheits-[NZ8,146] und **Schweregefühl** [RA390] **im Magen** nach jedem Essen [SK411], manchmal auch mit einem wunden Gefühl darin, wie von einem Geschwür.[GS] Letzteres ist ein rein subjektives Symptom und kommt bei Pulsatilla häufig vor. Gewöhnlich ist auch Durchfall vorhanden, mit schleimigen [RA451] oder wässrigen [RA465] Stühlen, vermehrt nach Mitternacht [nachts [RA465]]. Diese gastrischen Beschwerden werden oft von **Sodbrennen** [NZ8,146] begleitet, seltener auch von Ausfluss wässrigen Speichels aus dem Mund [RA366]; Letzteres geht bei Pulsatilla mit **fauligem Mundgeschmack am Morgen** [RA260,254] einher, der nach Trinken weniger wird. Der Patient hat ein **Verlangen nach Zitronenlimonade.**[GS; RA276] Mund und Hals werden als trocken empfunden, auch wenn sie von reichlichem Schleim überzogen sind.[RA246] Weitere Symptome, die der Patient bemerkt, sind: Gefühl eines Gewichts im Oberbauch eine Stunde nach dem Essen [(RA389)], durch erneutes Essen gelindert [GS]; Gefühl in der Speiseröhre, als ob dort ein großer Speisebissen läge [RA381] (auch **China**, **Abies nigra**); fühlbares Klopfen im Epigastrium [RA376]; viele Blähungen gehen rumorend und schmerzhaft oder kolikartig [RA408] besonders im Oberbauch herum, vermehrt morgens

[4] Ist nur als klinisches Symptom überliefert.

im Bett nach dem Erwachen[RA402] oder gleich nach dem Abendessen[RA404]. Dies sind die Symptome, die bei einem Magenkatarrh für Pulsatilla sprechen.

Wichtigste Ursache für das Entstehen derartiger Beschwerden ist bei Pulsatilla der Genuss von **fettem Backwerk** und anderen fetten Speisen[SK410]. Das Mittel ist aber auch bei Magenkatarrh angezeigt, der nach vielem **Durcheinanderessen** entstanden ist, also z. B. nach Putenfleisch, Gemüse, Kaffee etc., besonders wenn die Mahlzeit am **späten Abend** eingenommen worden ist; desgleichen nach **Verkühlung des Magens** durch Eiscreme oder Eiswasser[SK410], zumal wenn der Magen zuvor warm gewesen ist. Auch andere Fälle von Verkühlung, wie sie etwa eine Durchnässung darstellt, können Pulsatilla erfordern, besonders wenn die Füße nass geworden sind und als Folge davon z. B. die Monatsblutung ausbleibt[GS].

Lassen Sie uns nun Pulsatilla mit den Arzneien vergleichen, die bei diesen dyspeptischen Symptomen sonst noch häufig infrage kommen.

- Die wichtigsten Mittel, die neben Pulsatilla eine Verschlimmerung durch fette Speisen haben, sind **Ipecacuanha**[SK521], **Thuja**[SK695] und **Carbo vegetabilis**[GS].
- **Arsenicum**[SK106] und **Carbo vegetabilis** erfahren ebenfalls eine Verschlimmerung durch den Genuss von Eiscreme.
- **Nux vomica** und **Ipecacuanha** geht es nach viel Durcheinanderessen [„Schwelgen“[SK521]] gleichermaßen schlecht, ebenso durch Essen größerer Mengen am späten Abend, wobei auch an **China** zu denken ist [„wenn sie spät zu Abend ißt, verdaut sie gar nicht“[SK303]].
- Bei Verlangen nach Limonade sind zu vergleichen: **Cyclamen**[GS], **Sabina**[GA3,80] und **Belladonna** [auch Verlangen nach Zitrone[GS]].
- Während sich bei Pulsatilla Übelkeit und Brechreiz erst beim Essen einstellen[RA341], ist dies bei **Sepia**[CK512] und **Colchicum**[GA1,97] schon beim Gedanken daran, beim Ansehen oder Geruch der Speisen (vor allem gehaltvoller oder fetter Speisen) der Fall.
- Bei Erbrechen unverdauter Speisereste viele Stunden nach dem Essen denke man auch an **Kreosotum**.[GA]

Bryonia Die Zaunrübe ruft ebenfalls katarrhalische Entzündung des Magens hervor, mit weiß belegter Zunge[RA220], fauligem Mundgeschmack[RA230] und nach dem Essen Drücken wie von einer schweren Last im Magen[RA298]. Auch kann Bryonia bei Magenkatarrh infolge von Verkühlung des Magens indiziert sein, obgleich es besser passt, wenn das Übel durch **Sommerhitze** hervorgerufen worden ist. Doch Bryonia hat dabei, im Gegensatz zu **Pulsatilla**, gewöhnlich **Stuhlverstopfung**[RA336] als Begleitsymptom; und wenn doch Durchfall vorhanden ist, so ist dieser nicht, wie bei **Pulsatilla**, wässrig oder gelblichgrün[RA452ff], sondern breiartig[ÖZ3,1,69] und von fauligem, an alten Käse erinnerndem Geruch[RA347].

Nux vomica Nux ähnelt **Pulsatilla** hier sehr. Beide Mittel können bei einem Magenkatarrh helfen, der seine Ursache in Überladung des Magens oder in vielem Durcheinanderessen hat. Nux ist besonders dann vorzuziehen, wenn der Patient zu viel **Alkohol** getrunken hat.[GS] Trockenheit des Mundes mit nur geringem oder gar keinem Durst[RA225] findet sich auch bei Nux vomica, desgleichen das leicht entstehende, unangenehme Vollheitsgefühl im Magen[RA315]. Der Stuhl ist bei Nux in aller Regel **obstipiert.**[RA501] Sodbrennen ist, so könnte man vergleichend feststellen, eher für **Pulsatilla** charakteristisch, **Ausfluss wässrigen Speichels** aus dem Mund eher für Nux vomica. Die Gemütsverfassung der beiden Mittel sind allerdings grundverschieden, sodass sie allein deswegen leicht zu differenzieren sein sollten.

Antimonium crudum Auch der Schwefelspießglanz ähnelt **Pulsatilla** bei Magenkatarrh, doch die weiß belegte **Zunge**[CK117] dieser Arznei wirkt auf den Betrachter so, als wäre sie **weiß angemalt.** Erbrechen überwiegt zudem alle anderen Symptome[CK147ff]; schon geringe Speisemengen lösen **Übelkeit und Erbrechen** aus. Antimonium crudum ist ein ausgezeichnetes Mittel bei Kindern.

Ipecacuanha Die Brechwurzel ist bei gastrischen Katarrhen ein erstklassiges Mittel, wenn die Beschwerden durch Verkühlung des Magens mit Eiswasser[GS] oder durch zu viel Kuchen, Torte, Süßigkeiten und ähnliche Leckereien[SK521] veranlasst wurden. Die **Zunge** ist dabei jedoch gewöhnlich **rein**[GS], nur sehr selten hat sie den für **Pulsatilla** und **Antimonium crudum** so typischen dicken, weißen Belag. Vor allem aber beherrscht **ständige quälende Übelkeit**[GS] die gesamte Symptomatik.

Arsenicum album Arsenicum ergänzt mitunter die Wirkung von **Pulsatilla**, wenn der Magenkatarrh durch **Verkühlung des Magens** mit Eiscreme[SK106] oder eiskaltem Wasser entstanden ist.

Abies nigra Von **Pulsatilla** kennen wir die Empfindung, als läge ein Stein schwer im Magen.[RA390] Ein ähnliches Symptom finden wir bei Abies nigra, das erfolgreich bei Magenbeschwerden eingesetzt worden ist, wenn der Patient nach dem Essen das Gefühl hatte, als befände sich ein unverdautes, **hartgekochtes Ei im Magen**[EN23].

Stuhlgang

Bei **Stuhlverstopfung**[RA443] können Sie manchmal Pulsatilla verabreichen, wenn diese bei Schwangeren auftritt oder wenn sie Folge einer Chinin-Medikation [Unterdrückung eines Wechselfiebers[GS]] ist. Der harte, voluminöse Stuhl[GS] ist nur schwer zu entleeren, das Pressen ist schmerzhaft und mit Rückenschmerz verbunden[RA445]; oft verspürt die Patientin anhaltendes Drängen, ohne dabei aber hinreichend Stuhl loszuwerden[RA449]; schließlich geht nur etwas gelblicher Schleim ab[RA452].

Bei **Diarrhö** kommt Pulsatilla in Betracht, wenn die Stühle **grünlichgelb** sind oder insgesamt sehr **veränderlich.**[GS] Das Übel ist gewöhnlich dadurch entstanden, dass die Patientin zuvor am späten Abend viel durcheinander gegessen hat, und die Symptome verschlimmern sich zumeist deutlich **nach Mitternacht**.

34

Bei diesen nächtlichen Durchfällen sollte Pulsatilla mit **Iris versicolor** verglichen werden, das eines unserer wichtigsten Mittel bei Sommerdiarrhö (Cholera nostras) ist und bei dem die Durchfälle vorzugsweise um 2 oder 3 Uhr nachts auftreten, verbunden mit Erbrechen des Genossenen, dann von höchst saurer und schließlich von galliger Flüssigkeit.[GS] **Iris** unterscheidet sich hier von **Veratrum album** durch das Fehlen von Kälte- und Kollapssymptomen.

Harnwege

Bei **Blasenkatarrh** oder Zystitis finden wir Pulsatilla mitunter hilfreich, wenn viel Drücken auf die Blase[RA496] mit häufigem Drang zum Harnlassen[RA490] besteht, als ob die Blase zu voll wäre; Schmerzen in der Harnröhre vor allem **nach dem Wasserlassen**[RA526ff]; der Urin selbst ist durch Schleimbeimengung häufig trübe.[GS] Klinisch hat sich Pulsatilla bei Blasenentzündungen als eher zweitrangiges Mittel erwiesen, doch bei Blasenbeschwerden im Verlauf einer **Schwangerschaft** hat es sich uns fast immer heilsam gezeigt. Ansonsten steht es bei Zystitis meist hinter Mitteln wie **Cantharis**, **Equisetum** oder **Dulcamara** zurück.

Gonorrhö

Eine Gonorrhö erfordert Pulsatilla, wenn der Harnröhrenausfluss dick, mild und gelb oder gelblichgrün ist.[GS] Gewöhnlich bestehen dabei auch **Schmerzen in den Leisten,** wenn Pulsatilla angezeigt ist, und darüber hinaus, wie ich beobachtet habe, Schmerzen **quer durch den Unterbauch,** von einer Seite zur anderen – ein Symptom, das manchmal auch durch Überdosierung von Pulsatilla hervorgerufen wurde. Wenn das Mittel in solchen Fällen ein paar Mal gegeben worden ist, kehrt der Patient zurück und klagt über besagte Schmerzen im Unterbauch.[5] Wenn derartige Beschwerden unter diesen Umständen auftreten, müssen die Abstände zwischen den einzelnen **Pulsatilla**-Gaben vergrößert oder das Mittel ganz ausgesetzt werden.

Orchitis nach unterdrückter Gonorrhö, Hodenverhärtung

Bei Unterdrückung eines Tripperausflusses beim Mann ist Pulsatilla indiziert, wenn sich danach eine Orchitis bzw. eine Epididymitis entwickelt.[GS; AZ 90,92] Der betroffene Hoden ist hochgezogen, geschwollen[RA542] und höchst berührungsempfindlich, das Skrotum dunkelrot verfärbt.[GS] Es besteht ein ziehen-

[5] Farrington schreibt hier versehentlich „Magen".

des Spannen im Verlauf des Samenstrangs.[RA542f] Sofern nicht andere Symptome das Mittel kontraindizieren, wird Pulsatilla die Sekretion aus der Harnröhre wiederherstellen und die quälenden Schmerzen lindern; der Patient sollte sich dann allerdings ruhig verhalten, der Hodensack durch ein Suspensorium unterstützt werden. Gelegentlich habe ich in solchen Fällen zusätzlich lokal heißes Wasser angewandt, welches zwar die Schwellung eher zu vermehren schien, aber die Schmerzen besserte.

Hamamelis virginiana In manchen dieser unterdrückten Tripperfälle scheinen subjektive Symptome gänzlich zu fehlen. Alles was man beobachten kann, ist, dass der Hoden geschwollen und äußerst berührungsempfindlich ist. Die gonorrhoische Absonderung ist ganz oder fast ganz zum Erliegen gekommen. In solchen Fällen ist Hamamelis das Mittel der Wahl.

Auch bei heftigen, neuralgiformen Schmerzen in den Hoden müssen wir an Hamamelis[EN 368ff] denken, außerdem an **Ustilago**[EN103].

Clematis erecta Clematis ist ein ausgezeichnetes Mittel bei gonorrhoischer Orchitis[GS], wenn der Hoden geschwollen und **induriert**[SK332] ist, so „hart wie ein Stein".

Rhododendron Auch diese Arznei ist von Nutzen, wenn die Hodenentzündung chronisch geworden und der Hoden, wie bei **Clematis**, verhärtet ist. Doch neigt der Hoden bei Rhododendron eher zur **Atrophie**[GS], und der Patient verspürt außerdem oft einen **Quetschungsschmerz**[GA2,257] darin.

Bei **Hodenverhärtung** kommen außer den bereits genannten Mitteln auch noch **Conium**, **Arnica**, **Staphisagria**, **Spongia** und **Aurum metallicum** in Betracht.

Oxalicum acidum Dieses Säuremittel ist zu erwägen, wenn schreckliche neuralgische Schmerzen in den Samensträngen auftreten[AA433], schlimmer durch die geringste Bewegung[GS] und selbst durch das Denken daran.

Mercurius solubilis Mercurius ist vonnöten, wenn die Hoden geschwollen sind[KE2,87] und der noch vorhandene geringe Ausfluss eine grünliche Farbe hat[AR18,3,24]; charakteristischerweise ist auch die Vorhaut in Form einer ausgeprägten **Phimose** affiziert[AR18,3,25].

Prostatahypertrophie, Hydrozele

Pulsatilla ist darüber hinaus ein wichtiges Mittel bei Vergrößerung der Prostata[GS]; die Fäzes sind, mechanisch bedingt, dünn geformt und wie breit gedrückt[RA466].

Wasserbruch der Hoden[SK414] (Hydrozele) kann, besonders wenn er angeboren ist, eine Indikation für Pulsatilla sein.

Gelenkrheumatismus, Synovitis

Lassen Sie uns als Nächstes die Beziehung von Pulsatilla zu den Synovialhäuten untersuchen. Das Mittel hat keine Affinität zu den eigentlichen serösen Häuten, wie dies bei **Aconitum** und **Bryonia** der Fall ist, doch es hat sehr wohl eine Wirkung auf die Auskleidungen der Gelenke, die von den serösen Häuten etwa im Thorax oder Abdomen leicht verschieden sind. Pulsatilla kommt bei Rheumatismus der Gelenke[SK398] ebenso in Betracht wie bei gichtigen, gonorrhoischen und traumatischen Synovitiden. Die befallenen Gelenke sind gerötet und geschwollen, die Schmerzen darin oft von feinstechendem Charakter[RA902]; die Umgebung der Gelenke schmerzt wie wund und zerschlagen, manchmal auch wie innerlich geschwürig[SK398]. Die **Schmerzen wandern** bei diesen Gelenkentzündungen ständig umher, mal hier-, mal dorthin.[RA900f] Die reißenden Schmerzen in einem Gelenk[RA888f] zwingen den Kranken, dieses zu bewegen; Druck auf das Gelenk bessert bisweilen[SK398f]. Das Reißen erstreckt sich oft die ganze Extremität hinab und ist, vermutlich durch Reizung der Muskelnerven, mit Zucken verbunden[RA198(Fußn.)]; durch langsames Umherbewegen findet der Patient Erleichterung. Ich gehe hier deshalb näher auf diese Schmerzen ein, weil sie für Pulsatilla so typisch und auf das Mittel hinweisend sind. Sie werden gewöhnlich durch **Wärme verschlimmert** und durch **Kälte gebessert,** treten zudem verstärkt am Abend auf[SK399].

Apis mellifica Apis macht **Pulsatilla** bei Synovitis[GS] Konkurrenz, hat aber mehr **Ergussbildung** als dieses und ist vor allem dann angezeigt, wenn auch die **Umgebung des Gelenks ödematös** angeschwollen ist.

Ledum, Lac caninum Auch bei Ledum[SK17] und Lac caninum[GS] verschlimmert Wärme die Gelenkbeschwerden; doch wandern bei Ledum wandern die Schmerzen überwiegend **von unten nach oben**[GS] [6] und bei Lac caninum von einer Extremität zur anderen und **wieder zurück**[GS].

Chamomilla Chamomilla hat mehr stechende Schmerzen, die von einem Ort zum anderen springen, besonders in den Knien und Fußgelenken [bei Bewegung verschwindend][GS]; sie werden jedoch von **Taubheit** und **Lähmigkeit** der leidenden Teile begleitet[SK282]. Auch ist die Gemütsverfassung eine völlig andere als bei **Pulsatilla**.

Kalium bichromicum Auch mit diesem Mittel muss **Pulsatilla** bei umherwandernden rheumatischen Schmerzen verglichen werden (ferner mit **Sulfur** und **Bryonia**). Doch anders als bei **Pulsatilla** bessern sich bei Kalium bichromicum die Schmerzen in einem warmem Raum. Die Arznei ist nicht selten bei Tripperrheumatismus hilfreich.

Gicht

Aufgrund seiner ausgeprägten Wirkung auf die Verdauungsorgane ist Pulsatilla auch bei der Behandlung der Gicht oder der harnsauren Diathese von Bedeutung, besonders wenn die Gelenkentzündung direkt auf eine diätbedingte Verdauungsstörung zurückzuführen ist. Wenn das Leiden trotz Gabe von Pulsatilla fortbesteht, ist **Colchicum** oft ein gutes Folgemittel.

Kopfschmerzen

Lassen Sie uns nun die Wirkung von Pulsatilla auf die verschiedenen Organe betrachten. Auf die Gemütssymptome der Arznei sind wir ja bereits ausführlich eingegangen. Kommen wir deshalb als Nächstes auf die Kopfschmerzen zu sprechen. Diese treten alles in allem hauptsächlich in der **Stirn- und Supraorbitalregion** auf und sind zumeist uterinen, neuralgischen, rheumatischen oder gastrischen Ursprungs. Sie werden durch geistige Anstrengung[RA49] und durch jede Art von Wärme verstärkt[RA44; GS], gewöhnlich auch am Abend[SK405], obschon die gastrischen Symptome eher morgens schlimmer sind. Wenn die Kopfschmerzen rheumatisch bedingt sind, ziehen sie oft vom Kopf bis ins Gesicht und die Zähne und sind dann so heftig, dass sie den Patienten fast zum Wahnsinn treiben.[GS] In anderen Fällen wandern sie wiederum von einem Teil des Kopfes in den anderen.

Mitunter treten Kopfschmerzen infolge von Verhaltung oder **Unterdrückung der Menses** auf, verbunden mit großer Hitze des Kopfes[AZ49,149]; die Beschwerden bessern sich im Freien[GS] und gehen oft mit Nasenbluten einher[KE1,413].

Folgende Mittel sollten bei Kopfschmerzen mit Pulsatilla verglichen werden.

Ranunculus bulbosus Auseinanderpressender Schmerz im Scheitel, abends, wenn er aus dem Freien in die warme Stube kommt[GA2,14] – und umgekehrt.

Ranunculus sceleratus Nagender Schmerz auf einer kleinen Stelle des Scheitels.[GA2,12+14]

Cocculus indicus Schmerz im Hinterkopf, als würde sich dieser dort wie eine Klappe öffnen und wieder schließen.[GS]

Spigelia anthelmia Gefühl, als sei der Kopf entlang des Scheitels offen.

Carbo animalis „Schmerz im Scheitel, als wäre die Hirnschale dort zersprengt oder auseinander, dass sie den Kopf mit der Hand halten musste, aus Furcht, er möchte auseinander fallen …“[CK68]

---

[6] Nicht „nach unten“, wie Farrington irrtümlich schreibt.

Veratrum album Drückender Schmerz im Scheitel[RA(16)], zugleich mit Magenschmerz[7]; > der Schmerzen durch Druck auf den Scheitel, < durch Bewegung.

Menyanthes „Von beiden Seiten zusammenpressendes Kopfweh im Scheitel, nebst Empfindung beim Treppensteigen, als drückte bei jedem Tritte ein Gewicht auf das Gehirn.“[RA(15)] „Ein von oben herabdrückendes Pressen im Kopfe, welches während starken Aufdrückens mit der Hand nachläßt ...“[RA(7)] Bei den Beschwerden oft eiskalte Hände und Füße[RA(239)].

Phellandrium Schmerzhafte Schwere auf dem Scheitel, als läge dort ein harter Körper[R2,23], mit drückenden[R2,41], brennenden[R2,69], stechenden[R2,54] Schmerzen in den Schläfen[GS] sowie über den Augen, welche kongestioniert sind; vermehrtes Tränen der Augen[R2,90]; kann weder Licht[GS] noch Geräusche ertragen.

Menstruation

Wir kommen nun zur Wirkung des Mittels auf den weiblichen Organismus, und gerade in dieser Hinsicht hat es die meisten Lorbeeren geerntet. Pulsatilla ist häufig bei Mädchen im **Pubertätsalter** angezeigt, wenn die Menstruation noch nicht regelmäßig fließt oder noch gar nicht erschienen ist.[SK414] Besonders in dieser Zeit kommt es zu dem erwähnten Wundheitsgefühl in den Lungenspitzen[GS], und wenn es Ihnen nicht gelingt, dieses Symptom mit Pulsatilla zu beseitigen und die Regelblutung zu etablieren, wird Ihre Patientin erfahrungsgemäß an Schwindsucht erkranken. Wenn die Menses schließlich doch in Gang gekommen sind, neigen sie bei Pulsatilla dazu, **zu spät** und **zu spärlich** zu erscheinen[GS]. Oft kommt die Blutung auch nur **ruckweise**[RA571] – mal fließt sie, mal wieder nicht; mal kommen dunkle oder schwarze Blutklumpen, mal nur eine fast farblose, wässrige Flüssigkeit. **Vor der Regel** treten krampfartige, **kneifende Schmerzen im Unterleib** auf[SK414], die so heftig sind, dass die Patientin sie kaum aushalten kann. Wenn sie sich in einem geschlossenen Raum aufhält, hat sie fast das Gefühl, ersticken zu müssen. Das typische Pulsatilla-Gemüt ist dabei besonders deutlich zu beobachten.

Bei einer **sekundären Amenorrhö** ist Pulsatilla häufig angezeigt, zumal dann, wenn das Ausbleiben der Regel Folge einer Verkühlung durch **Nasswerden der Füße** ist und wenn sich anstelle der Regel **Nasenbluten** einstellt.[GS] In manchen dieser Fälle wird eine Einzelgabe Pulsatilla ausreichen, die Menstruation wieder in Gang zu bringen, in anderen wird man die Arznei wiederholt geben müssen.

Schwangerschaft, Geburt

Auch während einer Schwangerschaft ist Pulsatilla oftmals hilfreich. Eine **Schmerzhaftigkeit** der Gebärmutter und der **Bauchdecken** kann dabei ein Hinweis auf Pulsatilla sein, ebenso aber auch auf **Hamamelis**.

Selbst **Lageanomalien des Fötus**[GS] im Uterus können durch das Mittel korrigiert werden, wenn sie keine mechanische Ursache haben. Ich weiß, dass ich mich mit dieser Aussage auf ein umstrittenes Terrain begebe, und ich will auch gar nicht behaupten, dass Pulsatilla den Fötus veranlassen kann, sich zu drehen. Sehr wohl aber bin ich der Ansicht, dass Pulsatilla auf die Muskelwand des Uterus einzuwirken und deren Wachstum zu stimulieren vermag. Es kommt vor, dass sich die Gebärmutter bei ihrem Wachstum während der Schwangerschaft auf einer Seite stärker entwickelt als auf der anderen. Diese ungleichmäßige Entwicklung führt dann zwangsläufig dazu, dass auch der Fötus in eine unnatürliche Lage gerät. Indem Pulsatilla Einfluss auf das Wachstum der Gebärmutter nimmt, wird es dem Fötus ermöglicht, wieder in eine natürliche Lage zurückzufinden.

Während der Geburt wird Pulsatilla manchmal nötig, wenn die **Wehen langsam, schwach und ineffektiv**[GS] sind. Auch können die Wehen krampfhaft[SK415] und unregelmäßig[GS] sein und sogar zu Ohnmacht führen[GS], wie bei **Nux vomica**. Die Gebärende hat das **Gefühl zu ersticken** und bittet darum, dass Fenster und Türen weit geöffnet werden[GS].

[7] In der Prüfung ist der Magenschmerz bei „drückendem halbseitigen Kopfweh“ aufgetreten. (*RA* 14)

Zudem wird Pulsatilla mitunter nach der Geburt erforderlich, wenn die Plazenta fest sitzen bleibt.[SK415] In solchen Fällen bewerkstelligt Pulsatilla nicht nur die Loslösung der Plazenta, sondern auch eine Tonuserhöhung des Uterus, sodass postpartale Blutungen vermieden werden. **Cantharis** und **Gossypium** können bei diesem Zustand ebenfalls nützlich sein.

Pulsatilla ist oftmals auch bei einfacher **Plazentaretention**[GS] das passende Mittel, was es u. a. mit **Sepia**, **Sabina**, **Secale** und **Caulophyllum** verbindet.

Wochenbett

Allzu lange und **heftige Nachwehen**[SK415] sind eine weitere Indikation für die Arznei, sofern die Gemütssymptome übereinstimmen. Häufiger erfordern diese Beschwerden jedoch Mittel wie **Chamomilla**, **Caulophyllum**[GS] und **Xanthoxylum fraxineum**[GS], wobei ich besonders den großen Nutzen der beiden letztgenannten Mittel hervorheben möchte.

Cuprum metallicum ist ein gutes Mittel bei höchst schmerzhaften, krampfhaften[GS] Nachwehen [zumal wenn sie mit **Krämpfen in den Extremitäten** einhergehen[GS]] von Frauen, die schon mehrere Kinder zur Welt gebracht haben[AZ26,222].

Pulsatilla kommt ferner in Betracht bei spärlichen[GS] oder plötzlich [„sei es durch Erkältung oder durch Gemüthsbewegung“[AZ20,289]] **unterdrückten Lochien** [„mit einem brennenden Vollheitsgefühle in den innern Geschlechtstheilen“[ST1,511]].

Bei **Phlegmasia alba dolens,** der schmerzhaften „weißen Schenkelgeschwulst“ des Wochenbetts, ist Pulsatilla häufig indiziert [besonders wenn durch Unterdrückung der Lochien oder durch versiegende Milchsekretion entstanden[AZ20,290]], ebenso häufig wie **Hamamelis**.

34

Laktation, Agalaktie

Störungen seitens der Milchdrüsen können bei Pulsatilla vor, während und nach Schwangerschaft auftreten. So ist es z. B. angezeigt, wenn durch mechanische Reizung der Brustdrüsen, etwa durch längeres Tragen schwerer Bücher, eine Milchsekretion in Gang kommt[AZ40,251]. Andererseits können Sie Pulsatilla verabreichen, wenn nach der Entbindung eine Brust schmerzhaft angeschwollen und der Milchfluss nur spärlich oder ganz versiegt ist, sofern die Patientin außerdem niedergeschlagen und sehr zum Weinen geneigt ist.[GS]

Was diese **Agalaktie** betrifft, gibt es jedoch mehrere Mittel, die eine größere Bedeutung erlangt haben als Pulsatilla.

Urtica urens Bei ungenügendem oder ausbleibendem Milcheinschuss[GS] ist meines Erachtens Urtica urens das am besten passende Mittel, wenn keine anderen Symptome vorliegen und auch keine Ursache für den Milchmangel erkennbar ist.

Ricinus communis Rizinusöl ist hierbei ein weiteres hilfreiches Mittel. Es führt sowohl bei äußerlicher Anwendung als auch bei innerlicher Einnahme in niedriger Potenz zu einer gesteigerten Milchsekretion.[NR2,633]

Agnus castus Diese Arznei ist „bei Milchmangel sehr oft angezeigt, besonders wenn eine verzweifelnde Traurigkeit sich dabei findet.“[GY1]

Causticum Wird bei Milchmangel[SK277] von Frauen benötigt, die zu Rheumatismus neigen. Das Gesicht sieht meist kränklich aus[CK316] und hat eine blasse[KE4,502] bis gelbe[CK317] Farbe; die Patientin wirkt traurig und schwermütig[CK1f].

Vergleichsmittel bei Frauenkrankheiten

In seiner Beziehung zu Frauenkrankheiten hat Pulsatilla viele Verbündete. An erster Stelle wäre hier **Cimicifuga** zu nennen, das Pulsatilla vor allem in seiner Wirkung auf den Uterus ähnlich ist.

Cimicifuga racemosa Beide Mittel begünstigen einen normalen Geburtsverlauf, wobei Cimicifuga wohl noch etwas häufiger angezeigt ist. Cimicifuga gleicht **Pulsatilla** vornehmlich darin, dass die Austreibungswehen überaus quälend sind, doch treten die Beschwerden bei Ersterem eher **kontinuierlich** auf, während sie bei Letzterem öfter intermittieren. Die

Mittel unterscheiden sich vor allem hinsichtlich des Gemüts. Cimicifuga zeichnet sich durch ein hohes Maß an **Nervosität** aus, sowohl während der Entbindung als auch unabhängig davon. Die Patientin neigt allgemein zu **extremer Besorgtheit;** sie lebt ständig in der Furcht vor einer kommenden Gefahr [KE6,8] oder einem nahenden Unglück [KE6,9]. Manchmal wagt sie es deshalb nicht einmal, irgendetwas zu unternehmen, und scheut selbst die gewöhnlichsten Arbeiten.

Cimicifuga kann auch bei jeglicher Form von **Uterusverlagerung** indiziert sein, wobei oft scharf schneidende Schmerzen von einer Seite des Unterbauchs zur anderen schießen.[(GS)]

Es ist ferner bei **Neuralgien** von Nutzen, die als **Reflex einer uterinen Reizung** auftreten, gleich ob davon Nerven des Kopfes, des Thorax oder der Extremitäten betroffen sind.

Caulophyllum Ein anderes Mittel, das mit **Pulsatilla** verglichen werden muss, ist Caulophyllum. Es ist ein Mittel, das wir erst seit wenigen Jahren besitzen, und doch hat es sich bereits als so nützlich erwiesen, dass wir es heute kaum noch entbehren könnten. Sein Hauptcharakteristikum ist das **zeitweilige Aussetzen der Schmerzen** [GS], besonders wenn diese neuralgischer Natur und Reflex einer uterinen Störung sind. Die Schmerzen [einer **Dysmenorrhö** [GS]] sind heftig und krampfartig und erscheinen bevorzugt in der Blase, den Leisten und den unteren Extremitäten.

Bei einer **Geburt** ist Caulophyllum angezeigt, wenn der **Uterus völlig erschlafft** ist. Die Wehen können noch so schmerzhaft sein, dennoch ist keinerlei Austreibungseffekt festzustellen. Es ist oft bei sehr nervösen Frauen indiziert, denen jede Art von Schmerz unerträglich erscheint. Die **Wehen** treten anfallsartig auf und werden **an immer wieder anderen Orten** verspürt; mal sind sie in den Leisten, dann im Abdomen, dann in der Brust, doch nie haben sie die Richtung der normalen Wehen. Die Patientin macht einen sehr erschöpften Eindruck, und tatsächlich ist der ganze Organismus von einer großen **Prostration** befallen. Ihre Stimme ist manchmal so schwach, dass sie kaum sprechen kann. All dies sind Symptome, die nach Caulophyllum verlangen. Das Mittel ist hierbei von den meisten Ärzten in niedrigen Potenzen angewandt worden, es kann aber durchaus auch in höheren Potenzen gegeben werden.

Die Arznei kann auch in den letzten Wochen der Schwangerschaft eine große Hilfe sein, wenn die Patientin unter **falschen Wehen** leidet, die durch schmerzhafte Empfindungen des Herabdrängens im Hypogastrium gekennzeichnet sind. Mir ist ein Fall bekannt, wo eine einzige Dosis Caulophyllum ein solches Herabdrängen umgehend beseitigt hat, nachdem es schon seit Stunden angehalten hatte.

Helonias dioica Ich möchte als Nächstes auf Helonias dioica, das „Falsche Einhorn“, zu sprechen kommen, ein Mitglied der Familie der Liliengewächse. Es ist eines der *New Remedies* – und ein Mittel, das sich als würdig erwiesen hat, einen Platz an der Seite des wohlerprobten **Pulsatilla** einzunehmen. Es ist hilfreich bei Frauen, die nervlich stark heruntergekommen sind; die von jeglicher Anstrengung schnell erschöpft sind [KN] und die über eine **schmerzhafte Schwäche** [EN90] **und Müdigkeit im Rücken** [EN102f] klagen, welche sich auch den Gliedmaßen mitteilt. Sie scheinen sich **während einer leichten Arbeit** besser zu fühlen als zu Beginn derselben. Dies ist aber nicht mit dem **Rhus-toxicodendron**-Zustand zu vergleichen – es hängt nicht damit zusammen, dass steife Gelenke durch die Bewegung erwärmt und dadurch locker gemacht werden, wie es bei **Rhus** der Fall ist. Das Symptom liegt darin begründet, dass die Patientin mit fortgesetzter Tätigkeit etwas von ihrer Mattigkeit verliert. Die Rückenschmerzen sind gewöhnlich in der Lumbalregion lokalisiert, etwa in Höhe der Nieren, sie können aber auch tiefer unten auftreten und die Sakralregion betreffen.[EN95ff] Uterusstörungen können von Schmerzen in beiden dieser Regionen begleitet sein.

Helonias kann darüber hinaus bei stark verminderter oder **ausbleibender Regelblutung** indiziert sein (hierin **Pulsatilla** sehr ähnlich), wenn dies eine **Kongestion der Nieren** zur Folge hat.[AJ6,333] Es hat den Anschein, als ob sich die allmonatliche Blutanschoppung im kleinen Becken, statt sich ein Ventil über die uterinen Blutgefäße zu verschaffen, wie es sein sollte, auch auf die Nieren ausdehnen würde. Dies führt dann zu Albuminurie [AJ6,332], und der Urin ist dabei spärlich und trübe.

Nach einer **Entbindung** finden wir Helonias gelegentlich angezeigt, wenn eine Neigung zu **Prolaps** und anderen Verlagerungen des Uterus [GS] zurückbleibt. Die Patientin empfindet eine Schwere in der

34

Beckengegend und klagt über ein Ziehen und Zerren daselbst.[GS] Die Empfindlichkeit dieser Region ist auch als **Bewusstsein der Existenz einer Gebärmutter**[GS] beschrieben worden. Wir sind uns ja normalerweise unserer inneren Organe nicht bewusst – sie bewegen sich und erfüllen ihre jeweilige Funktion, ohne dass wir etwas davon mitbekommen. Doch in dem Augenblick, wo unsere Sinnesorgane uns melden, dass wir einen Magen oder eine Leber haben, spätestens dann beginnt sich dort eine Krankheit zu entwickeln. Diese Symptome von Prolaps und Überempfindlichkeit der Gebärmutter gehen oft mit zu lange anhaltenden **Lochien** einher; oder genauer gesagt, es besteht eine blutige Absonderung, die noch **wochenlang nach der Entbindung** anhält. Ich erinnere mich an einen Fall, den ich im letzten Winter behandelt habe. Es handelte sich um eine Frau, die ein sehr großes Kind zur Welt gebracht hatte und anschließend unter einem Gebärmuttervorfall litt. Ich gab ihr mehrere Mittel, ohne ihr Linderung verschaffen zu können, sodass sie nach drei Monaten immer noch ungeheilt war. Zu jener Zeit begann sie über Enge auf der Brust zu klagen, mit Husten und etwas blutigem Auswurf. Ihre Mutter war an Schwindsucht gestorben, nachdem sie Zwillinge geboren hatte, weshalb ich auch hier ein ernstes Lungenleiden befürchtete. **Phosphorus** half nicht, ebenso wenig **Nux vomica**. Ich studierte den Fall noch einmal besonders gründlich. Die Patientin berichtete, sie hätte das Gefühl, als würde ein schweres Gewicht auf ihrem Brustbein lasten, und bei dem darauf folgenden Schmerz hätte sie die Empfindung, als würde die ganze vordere Brust in einen Schraubstock gezwängt[EN81]. Dies quälte sie besonders nachts, wenn sie davon aufwachte. Es waren Symptome, die zuvor nur bei einem männlichen Prüfer von Helonias aufgetreten waren; dennoch verabreichte ich nun dieses Mittel, und es beseitigte rasch und zur Gänze sowohl die Brustsymptome als auch den Gebärmuttervorfall.

Wir finden darüber hinaus bei Helonias-Patientinnen häufig eine Neigung zu **eitrigen Entzündungen der Vulva und Vagina.**[GS] Auch bei Ulzeration der Zervix kommt das Mittel in Betracht, einhergehend mit übelriechender Leukorrhö und Blutungen durch die geringste Anstrengung.[GS] Dabei besteht fast immer auch ein anhaltender, **quälender Juckreiz** im Scham- und Vaginalbereich[GS], der mit Bläschenbildung und Exkoriationen verbunden sein kann. Über den Wert von Helonias während einer Geburt wissen wir nur sehr wenig.

Senecio aureus Ein Mittel, das **Helonias** an die Seite zu stellen ist, ist Senecio aureus. Es ruft Entzündungen der Schleimhäute hervor und hat sich besonders bei Neigung zu **Katarrhen der Nase,** des **Rachens** und der **Bronchien** als nützlich erwiesen, namentlich beim weiblichen Geschlecht. Es ist vor allem für nervöse, leicht erregbare Mädchen und junge Frauen geeignet[GS], die sehr unter Schlaflosigkeit[NR1,582] leiden [„das **Coffea** der Frauen“[GS]] aufgrund einer **uterinen Reizung,** etwa eines Vorfalls oder einer Abknickung der Gebärmutter. Die **Menstruation** ist **spärlich**[GS], und die Patientin weint sehr leicht. Neigung zu trockenem Reizhusten mit Stechen in der Brust und **blutigem Auswurf.**[NR2,583] Auch die Blase wird von der Uterusstörung in Mitleidenschaft gezogen, mit viel Brennen im Blasenhals und Tenesmus der Blase[GS]. **Nach Einsetzen der Regelblutung verlieren sich die Beschwerden** seitens der Bronchien und der Blase oder werden geringer, was zeigt, wie eng diese mit den Menstruationsstörungen in Zusammenhang stehen.

Aletris farinosa Ein weiteres Mittel bei gynäkologischen Beschwerden ist Aletris farinosa. Die Wurzel der Pflanze ist eine der am bittersten schmeckenden überhaupt. Aletris steht **Senecio** und **Helonias** sehr nahe. Im allopathischen Sprachgebrauch ist **Aletris** ein „Tonikum“.[8] Das Mittel ist besonders bei Frauen nützlich, die neben Uterusstörungen [**Prolaps**[GS]] und Leukorrhö[GS] auch an **hartnäckiger Verstopfung**[NR1,40] leiden; die Patientin muss sich sehr anstrengen, um eine Stuhlentleerung zu bewerkstelligen. Im Mund sammelt sich viel schaumiger Speichel

[8] Der Ausdruck ist insofern nicht unpassend, als allgemeine Schwächezustände, vor allem nach langwierigen Krankheiten *(GS)*, eine wichtige Indikation für das Mittel darstellen. Im Besonderen ist es aber auch als „uterines Tonikum“ (*NR* 2,17) bezeichnet worden, entsprechend einer seiner Hauptindikationen „Uterusprolaps infolge muskulärer Atonie“ *(GS)*.

an.[9] Aletris ist ferner durch große **Verdauungsschwäche**[GS] gekennzeichnet; kleinste Speisemengen liegen der Patientin schwer im Magen[(GS)].

Cyclamen europaeum Cyclamen ist **Pulsatilla** sehr ähnlich. Beide Mittel passen zu chlorotischen und anämischen Frauen, und beide haben Schwierigkeiten mit der Verdauung und vor allem Unverträglichkeit von fetten Speisen. Die Unregelmäßigkeiten und Schmerzen bezüglich der Menstruation sind bei beiden Arzneien nahezu identisch, und beiden ist auch dieselbe Art von Melancholie gemein. Cyclamen kann von **Pulsatilla** aber durch die folgenden Symptome unterschieden werden: Die Patientin hat gewöhnlich, wenngleich nicht immer, deutlich mehr Durst.[SK353] Die **Pulsatilla**-Patientin fühlt sich im Freien wohler, die Cyclamen-Patientin nicht[AZ59,45]. Die Cyclamen-Patientin leidet unter einer besonderen Art von Trägheit des Geistes[RA(2)] wie des Körpers[RA(158f)], wobei Letztere auch von großer **Mattigkeit**[RA(157)] und Muskelerschlaffung[RA(159)] begleitet wird. Sie kann nicht klar denken.[RA(1ff)] Es geht ihr **besser, wenn sie zu körperlicher Tätigkeit angespornt** oder genötigt wird, ähnlich wie wir dies bei **Helonias** sehen. Wenn die Patientin morgens aufsteht, fühlt sie sich geistig so betäubt[RA(2)] und körperlich so schwerfällig und schlapp, dass sie kaum weiß, wie sie all die Pflichten des Tages bewältigen soll. Doch wenn sie sich erst einmal aufgerafft und mit der Arbeit begonnen hat, ist sie bis in den späten Abend einigermaßen leistungsfähig. Das ist der typische Gang der Dinge bei Cyclamen, und bei **Helonias** ist es ganz ähnlich. Die Patientin leidet außerdem unter einer **Stumpfheit aller Sinne**[GS], die zugleich aber mit allen möglichen **Sehstörungen** einhergeht, so etwa mit Flimmern vor den Augen[ZÖ2,468]. Wir finden dies oft bei schwachen, anämischen Frauen. Charakteristisch ist insbesondere das Sehen von verschiedenen **Farben vor den Augen**[ZÖ2,472], wie bei **Santoninum**[EN33ff], **Conium**[CK159ff], **Kalium bichromicum**[ÖZ3,2,371] etc. Manchmal kommt es sogar zu halbseitigem Gesichtsfeldausfall.[GS]

Die Verdauungsstörungen, unter denen die Cyclamen-Patientin typischerweise leidet, sind nächtliche Blähungskoliken [besonders nach abendlichem Essen], die die Patientin zwingen, aufzustehen und umherzugehen[NZ20,150f;(GS)], bis Winde abgehen und Erleichterung verschaffen.

Hydrastis canadensis Auch Hydrastis ist ein Mittel, das wir in diesem Zusammenhang besprechen müssen. Es wirkt auf die Schleimhäute noch stärker ein als **Pulsatilla**. Es verursacht **katarrhalische Entzündungen** der Schleimhäute von Nase, Magen, Intestinum, Blase, Uterus und Vagina; die Absonderungen sind aber weniger mild als bei **Pulsatilla** und von dicker, gelber [zäher, fadenziehender[GS]] Beschaffenheit, teils auch blutig tingiert.

In Bezug auf Uterusaffektionen ist Hydrastis bei **Prolaps mit Ulzeration der Zervix**[GS] indiziert. Die **Leukorrhö** ist zuweilen wässrig, zumeist aber dick, gelb[GS] und **wundmachend.** Dieser Zustand geht oft mit ausgeprägtem Flauheits- und **Schwächegefühl im Epigastrium** sowie heftigem und anhaltendem Herzklopfen[AZ70,39] einher. Die Zunge ist feucht [schleimig[AZ88,71]] und von einem schmutziggelben Belag überzogen, oft auch vergrößert und Zahneindrücke aufweisend[AZ88,63]. Das Gesicht ist blass[EN148] und sieht kränklich aus[EN151], mit tiefliegenden und blau umrandeten Augen. Der Darm ist eher obstipiert[GS], die Stühle klumpig und mit Schleim bedeckt[AZ88,71] oder vermischt.

Lilium tigrinum Als Letztes sei hier Lilium tigrinum erwähnt, das bei Uterusleiden hilfreich ist, wenn immer wieder heftige Schmerzen quer durch den Unterbauch ziehen[EN258]. Zusätzlich bestehen **starke herabdrängende Schmerzen**[EN245], die die Patientin nötigen, ihre Beine übereinanderzuschlagen; mitunter hat sie sogar das Bedürfnis, mit der Hand auf die Vulva zu drücken, um das Herausfallen der Teile zu verhindern[GS].

Fieber

Pulsatilla heilt Fiebererkrankungen mit folgenden Symptomen: Hitze des Kopfes mit **Trockenheit der**

[9] In den *Guiding Symptoms* heißt es „(Mouth:) Spits a good deal and raises froth"; und „(Cough:) Raises a great deal of froth; feels as if wanting to cough, but cannot". Demnach handelt es sich eher um *schaumigen Auswurf,* der von der Patientin reichlich herausbefördert wird. Diese Version wird auch von Kents Repertorium gestützt.

Lippen; der Kranke leckt ständig seine Lippen, um sie zu befeuchten, hat aber **keinen Durst**[RA1051]. Das Mittel kann auch bei **Wechselfieber** nach Chinin-Missbrauch[SK402] zur Anwendung kommen, wenn nachmittags um 14 oder 15 Uhr[GS] während der Hitze Durst einsetzt; anschließend [um 16 Uhr] folgt Frost ohne Durst, mit Ängstlichkeit und Brustbeklemmung[RA1056] durch venöse Kongestion der Brust; der Patient ist schläfrig, kann aber nicht schlafen[RA1056]. Manchmal ist bei dem Fieber eine Hand heiß und die andere kalt.[RA1070]

Heiserkeit

Pulsatilla wirkt auf den Kehlkopf, indem es Heiserkeit[RA602] erregt, die launisch kommt und geht. Eine solche Heiserkeit steht häufig am Ende einer Erkältung[(AZ89,20)], und Pulsatilla ist in der Lage, ihr Chronischwerden zu verhüten. Das Mittel vermag auch rein **nervöse Heiserkeit** zu heilen, die sich mit jeder Gemütserregung einstellt. [„Stimmlosigkeit … nach Erkältungen und heftigen deprimirenden Gemüthsaffectionen.“[AZ98,20]]

Brust

Bei Erkrankungen der Brust, die Pulsatilla benötigen, sind die Symptome überwiegend von katarrhalischem Charakter. **Bronchitis mit Auswurf dicker, gelber Klumpen**[SK415] oder gelben Schleims[RA627]; oder trockener **Reizhusten** durch Kratzen[RA605] und Jucken[RA607] in der Luftröhre, < abends und nachts **nach dem Niederlegen**[RA617f], mit Trockenheit in den Atemwegen[RA604f,606] und einem wunden, rohen Gefühl daselbst. Gelegentlich besteht auch Atemnot und ein Zusammenschnürungsgefühl auf der Brust[RA654f].

Ich möchte Sie aber davor warnen, Pulsatilla nur deshalb zu verabreichen, weil ein lockerer Husten besteht, es sei denn, auch die übrigen Symptome des Falles deuten klar auf das Mittel hin. Die Folge wäre, dass der Husten dadurch nur verfestigt statt geheilt würde.

Blutspucken wurde als mögliche Pulsatilla-Indikation bereits erwähnt; es kann einerseits **vikariierend** [stellvertretend für die Menses] auftreten, andererseits kann es aber auch Zeichen einer **beginnenden Tuberkulose** sein. In letzterem Fall besteht wahrscheinlich zusätzlich ein Wundheitsgefühl in der Brust, besonders in der Subklavikularregion[EN789]; Brennen in der Herzgegend[GS]; Stiche in einer Brustseite[RA665f].

Pulsatilla nuttaliana hat heftigen Schmerz unter der linken Achselhöhle, mehr zum Rücken hin.[EN261]

Bei nächtlichem trockenen Husten vergleiche man **Hyoscyamus**, **Conium**, **Cimicifuga**, **Laurocerasus**, **Bryonia** etc.

Masern

Pulsatilla ist ein wichtiges Mittel bei Masern, ich glaube aber, dass es oft falsch gegeben wird. Es ist angezeigt, wenn die katarrhalischen Symptome deutlich hervortreten und sowohl **Schnupfen** als auch starker **Tränenfluss** vorhanden sind[KI604]; der **Husten** ist gewöhnlich **trocken in der Nacht**[KI604] und **locker am Tage;** das Kind setzt sich nachts im Bett auf, um besser husten zu können; Ohrenschmerzen können ebenfalls bestehen.[GS] Geben Sie Pulsatilla nicht am Beginn der Krankheit, wenn das Fieber hoch ist.[10] Hier sollten Sie auf Mittel wie **Aconitum** oder **Gelsemium** zurückgreifen. Der Ausschlag kann bei Pulsatilla voll ausgebildet sein, er kann aber auch zögerlich erscheinen[GS] und eine düstere Farbe annehmen.

Kalium bichromicum ist bei Masern das Mittel der Wahl, wenn sich statt eines einfachen Bindehautkatarrhs **Pusteln auf der Hornhaut**[GS] entwickeln. Der Rachen ist geschwollen, und Schmerzen strahlen von dort bis in die Ohren aus, die Speicheldrüsen sind ebenfalls geschwollen, und das Hörvermögen ist durch einen Mittelohrkatarrh eingeschränkt.

Neuralgie

Bei Neuralgien ist Pulsatilla indiziert, wenn die Schmerzen zuckend[RA735] sind, anfallsartig auftreten und ständig **umherwandern,** von einem Ort zum

[10] Siehe die Fußnote in der *Gelsemium*-Vorlesung (Nr. 15).

anderen[GS]; und je länger sie anhalten, desto unerträglicher werden sie.

Spinalirritation

Auch Spinalirritation[GS] kann eine Indikation für das Mittel sein. Hals und Rücken[RA703] und manchmal auch der ganze Körper sind schmerzhaft steif, wie ein Brett. Wehenartige Kreuzschmerzen, „als wenn ein Band durch's Kreuz ginge und alles zusammenzöge …"[RA716] Die Schmerzen im Kreuz verschlimmern sich im Sitzen[RA722] und beim Zurückbiegen[11] des Oberkörpers[RA715]. Die Gelenke fühlen sich schwach an, als könnten sie leicht verrenkt werden. Ruhe lindert diese Schwäche, weshalb es dem Patienten nach Schlaf meist besser geht.[GS]

Bei **Rückenschmerzen,** die im **Sitzen schlimmer** werden, sollten Sie auch folgende Mittel beachten: **Zincum**, **Cobaltum**, **Sepia**, **Cannabis indica**, **Agaricus**, **Berberis**, **Rhus toxicodendron**, **Valeriana** etc.

Schlaf

Die Schlafsymptome von Pulsatilla sind sehr charakteristisch: Der Patient schläft sehr unruhig[RA961] und wacht häufig über Träume voller Angst[RA1000f] und Schrecken[RA993] auf. Beim Erwachen kann er sich kaum besinnen[RA996], ist träge, unaufgelegt und nicht erfrischt.[GS]

Nux vomica Bei den Schlafsymptomen unterscheidet sich **Pulsatilla** sehr von Nux vomica. Während der **Pulsatilla**-Patient abends hellwach ist[RA965] und voller Ideen[RA982], ist der Nux-Patient schon zwei Stunden vor der eigentlichen Schlafenszeit schläfrig[RA1060]. Er wacht dann aber bereits um 3 oder 4 Uhr auf und bleibt ausgeruht lange wach liegen. Erst dann schläft er wieder ein, um schließlich am späten Morgen – unerquickt und sich schlechter fühlend – zu erwachen.[(RA1060)]

Cocculus indicus Starker Gedankenzudrang [„viele Ideen von Tags-Geschäften"[RA469]] hindert am Ein- oder Durchschlafen. Schon der geringste **Schlafmangel führt zu Kräfteverlust**[RA454] und zum Auftreten von Beschwerden.

Sulfur Der Sulfur-Patient hat einen sehr **leichten Schlaf**[CK] und wird schon durch das leiseste Geräusch aufgeweckt.

[11] Das Gegenteil kommt ebenfalls vor: „Schmerz im Kreuze beim Vorbücken, welcher beim Aufrichten des Oberkörpers und Zurückbiegen vergeht." (*RA 718*)

KAPITEL

35 Vorlesung: Rubiaceae – China officinalis

Rubiaceae

Aus der Pflanzenfamilie der Rubiaceae (Rötegewächse) beziehen wir drei höchst wertvolle Arzneien, nämlich **China**, **Ipecacuanha** und **Coffea**. Diese Familie liefert uns auch **Mitchella repens,** außerdem mehrere Farbstoffe wie den berühmten Krapp [aus der Wurzel der Färberröte (**Rubia tinctorum**)], **Galium aparine** oder auch Uncaria gambir (der aber nicht als Heilmittel Eingang in unsere Materia medica gefunden hat).

Von der roten Farbe dieser Pigmente rührt der Name der Familie her.

Tab. 35.1 Wirksphäre und Arzneimittelbeziehungen von China officinalis

China officinalis	
Wirksphäre	• Säfteverlust • Anämie • Üble Folgen von akuten Krankheiten • Blutungen • Fieber: Malaria (Wechselfieber), hektisches Fieber • Verdauungsorgane • Rheumatismus • Neuralgie
Vergleichsmittel	• *Ipecacuanha, Arsenicum, Ferrum, Veratrum album, Carbo vegetabilis* • *Phosphoricum acidum, Phosphorus, Rhus tox., Bryonia, Pulsatilla* • *Nux vomica, Podophyllum, Eupatorium perfoliatum, Natrium muriaticum* • *Chininum sulfuricum, Aranea diadema* • *Lachesis, Cornus florida, Eucalyptus globulus*
Antidote	• *Pulsatilla, Arsenicum, Ipecacuanha, Veratrum album*
Inkompatibel	• *Selenium, Digitalis*

Das erste der eben genannten Mittel ist **China officinalis** (➤ Tab. 35.1), das im englischen Sprachraum auch als Cinchona officinalis bekannt ist und allgemein unter der botanischen Bezeichnung Cinchona pubescens oder Cinchona succirubra geführt wird. In der heutigen Vorlesung wollen wir uns auf dieses Mittel konzentrieren.

China officinalis

China ist in jeder Hinsicht ein bemerkenswertes Arzneimittel; erstaunlich ist die Vielzahl seiner botanischen Arten, erstaunlich die Komplexität seiner chemischen Zusammensetzung, und ganz und gar erstaunlich sind nicht zuletzt seine Wirkungen auf den menschlichen Organismus. Schließlich hat China für den Homöopathen auch eine historische Bedeutung, ist es doch dasjenige Mittel, das Hahnemann zur Entdeckung des Ähnlichkeitsgesetzes leitete und ihn in die Lage versetzte, die Homöopathie als Wissenschaft zu etablieren. Es kommt auch nicht von ungefähr, dass die Eingeborenen von Peru, zumindest in der ersten Zeit, den Weißen nicht gestatten wollten, den Chinarindenbaum zu berühren, da sie ihn für giftig hielten und unter der Obhut spezieller Götter wähnten. Deshalb waren sie sehr verwundert, als die Europäer damit begannen, die Rinde von den Bäumen abzuziehen und sie nach Europa zu verschiffen. Mittlerweile hat die Chinarinden-Industrie solche Dimensionen angenommen, dass der Gewinnung und der Ausfuhr dieses Rohstoffs Restriktionen auferlegt worden sind, um einer Ausrottung der Spezies vorzubeugen. Neue Bäume werden jetzt fortwährend angepflanzt, sodass nicht zu befürchten ist, dass die Arznei eines Tages nicht mehr zur Verfügung stehen wird.

Es gibt mehrere Arten von Chinarinde, von denen ich hier nur die drei offizinellen erwähnen will, nämlich

- Cinchona pallida, die blasse Chinarinde (gewonnen von C. condaminea)
- Cinchona flava, die gelbe Chinarinde (gewonnen von C. calisaya)
- Cinchona rubra, die rote Chinarinde (gewonnen von C. succirubra)

Bekannt sind darüber hinaus etwa dreißig weitere Arten.

Ein Arzt aus dem Westen, dessen Experimente ich hinsichtlich ihres Werts aber eher anzweifeln möchte, will in Cinchona rubra ein sicheres Spezifikum gegen Trunksucht oder das Verlangen nach Alkohol entdeckt haben. Er verabreicht die Rinde in beträchtlichen Dosen und behauptet, dadurch auch noch den größten Trunkenbold binnen einer bis vier Wochen von seinem verderblichen Verlangen befreit zu haben.

Als er die Ergebnisse seiner Beobachtungen in den Journalen veröffentlichte, schrieb er, dass er seine Entdeckung anlässlich der Behandlung eines „alten Säufers" gemacht habe, der seine ersten nüchternen Tage erlebte, nachdem er einmal unter Schüttelfrost und Fieber gelitten hatte und davon durch rote Chinarinde kuriert worden war.

Chinarinde enthält eine Vielzahl von Alkaloiden, die chemisch alle nah miteinander verwandt sind, und etliche von ihnen sind bloße Isomere. Der überwiegende Teil von ihnen ist an organische Säuren oder Gerbstoffe gebunden.

Die wichtigsten Cinchona-Alkaloide sind die folgenden:

- Chinin: $C_{20}H_{24}N_2O_2$
- Chinidin: $C_{20}H_{24}N_2O_2$
- Cinchonin: $C_{19}H_{22}N_2O$
- Cinchonidin: $C_{19}H_{22}N_2O$
- Chinamin: $C_{19}H_{24}N_2O_2$
- Chinasäure: $C_7H_{12}O_6$
- Chinovasäure: $C_{24}H_{38}O_4$
- Tanninsaures Cinchonin

Allgemeine Wirkungen

Bevor wir mit der Erörterung der China-Symptomatologie beginnen, wollen wir uns zunächst eingehender mit den allgemeinen Wirkungen des Mittels befassen.

Man hat ermittelt, dass schon eine 0,01-prozentige Chinin-Lösung auf Bakterien und Infusorien abtötend wirkt. Mithin vermag sie die Urheber vieler ansteckender Krankheiten zu vernichten, wie etwa die Erreger des Puerperal- oder des Scharlachfiebers. Sie können sich diese Eigenschaft z. B. zunutze machen, wenn Sie vom Krankenbett einer Kindbettfieberpatientin zu anderen Patientinnen wechseln, indem Sie sich vorher mit dieser Lösung die Hände desinfizieren.[1] Dadurch ist die Gefahr gebannt, dass der Erreger auf andere Personen übertragen wird, und man schützt sich so natürlich auch selbst.

Chinin und seine Salze wirken als ausgesprochener Reizstoff, wenn sie direkt auf exkoriierte Hautstellen oder auf Schleimhäute aufgebracht werden.

Chinin hat ferner eine toxische Wirkung auf jegliches Protoplasma, wobei es besonders die amöboide Bewegung verhindert, welche, wie Sie wissen, z. B. auch den Leukozyten eigen ist. Dies ist ein Grund dafür, warum allopathische Ärzte das Mittel eingesetzt haben, wenn sie eine Entzündung vermeiden wollten. Chinin hemmt außerdem die Wirkung vieler Enzyme und verzögert damit den Gewebsstoffwechsel. Dies ist u. a. eine Erklärung für seinen tonisierenden Effekt. Sie werden jedoch sehen, dass diese Eigenschaft, den Katabolismus zu verlangsamen, bei **Coffea** noch sehr viel ausgeprägter ist.

Chinin wirkt zudem schwächend auf die Herzmuskulatur, wodurch der Blutkreislauf beeinträchtigt wird.

Ein weiterer Effekt von Chinin – in großen Dosen subkutan injiziert – ist, dass die sauerstoffbindende Fähigkeit des Blutes verringert wird. Darüber hinaus ist die Substanz in der Lage, eine Hyperpyrexie zu produzieren, was offenbar hauptsächlich durch direkten Einfluss auf die Wärmeregulationszentren im Gehirn erreicht wird.

Chinin hat außerdem einen Einfluss auf die Milz, indem es Kongestion, Entzündung und Anschwellung dieses Organs verursacht.

[1] Farrington spricht seltsamerweise nicht von Desinfektion der Hände, sondern nur von „Waschen der Kopf- und Barthaare mit einer Chinin-Lösung in Bayrum", einem damals in Amerika allgemein verbreiteten Waschmittel für Kopf, Hände und den ganzen Körper, bestehend aus einem Gemisch aus Rum, Wasser, Spiritus und Bayöl (Oleum pimenthae acris).

Es gibt noch eine andere Eigenschaft von Chinin, die Sie sich einprägen sollten, und das ist seine Fähigkeit, in großen Dosen Reflexe des Körpers zu unterdrücken.

Vergiftungsbild

Lassen Sie mich nun die Symptome des **Cinchonismus** abhandeln, also jene Symptome, die auf den übermäßigen Gebrauch der Chinarinde oder des Chinins folgen. Ein deutlich hervortretendes Phänomen ist dabei die enorme Steigerung des Appetits[RA111ff], die auf eine Anregung der Verdauung zurückzuführen ist. Bald darauf erscheinen Übelkeit und Erbrechen[RA128f], und auch Durchfall[RA180] tritt nicht selten zu den gastrischen Störungen hinzu. Als Nächstes wird der Kopf in Mitleidenschaft gezogen. Es entwickelt sich eine eigentümliche Überempfindlichkeit gegen alle äußeren Eindrücke, gegen Geräusche, helles Licht und alle sonstigen Reize, die auf den Organismus einwirken.[RA331] Der Patient verspürt eine besondere Art von Kopfschmerz, der durch ein dumpfes Drücken[RA17] gekennzeichnet ist, zu anderen Zeiten auch durch starkes Klopfen[RA21] oder Hämmern[RA(54)]. Es besteht ausgeprägtes Ohrenklingen[RA19] oder Ohrensausen[RA50], eine sehr charakteristische Wirkung von China. Schwindel[RA1] kompliziert den Fall zusätzlich. Wenn die Einnahme der Arznei über dieses Stadium hinaus fortgeführt wird, drohen Schwerhörigkeit[RA(120)] oder gar Taubheit[RA51].

In anderen Fällen stellt sich eine Art China-Rausch[RA(10);GS] ein, der dem von Alkohol erzeugten Zustand nicht unähnlich ist. Dieser „Rausch" wird gefolgt von Delirium[GS], stark erweiterten Pupillen[RA(110)], später von tiefem Sopor[GS] mit erschwerter Atmung und schließlich von Krämpfen[GS]; diese Krämpfe haben ihre Ursache in einer Anämie der Nervenzentren, nicht in einer Kongestion derselben, wie es bei **Belladonna** der Fall ist. In Extremfällen kann es zum Kreislaufversagen kommen und der Patient an Herzstillstand sterben. Dies sind die allgemeinen Wirkungen der Chinarinde, wenn das Mittel beständig in steigenden Dosen und kurzen Abständen gegeben wird. Sie können in ihrer Schwere variieren – vom bloßen Ohrenklingen bis zum vollständigen Vergiftungsbild mit all den genannten Symptomen.

Schwäche, Anämie

Hahnemann hat uns gelehrt, dass China nur dann von Nutzen ist, wenn Schwäche oder Blutarmut **Folge eines Säfteverlustes** ist.[RA] In der allopathischen Schule wird es hingegen bei allen Arten von Schwäche verwendet, entweder als alleiniges Mittel oder in Kombination mit Eisenpräparaten oder mit Sherry. Wir Homöopathen geben es demnach etwa bei den Folgen von **stärkeren Blutungen,** ob aus dem Mund, der Lunge oder der Gebärmutter.[RA225(Fußn.)] Wir geben es, wenn **langwierige Durchfälle** einen Patienten sehr erschöpft haben. Wir geben es aber auch, wenn der Zustand weit über den einer einfachen Schwäche hinaus fortgeschritten ist, z. B. wenn sich jenes schreckliche Krankheitsbild namens **Hydrozephaloid** [= Säuglingsintoxikation] entwickelt hat. In solchen Fällen hat das Kind, wenn China das Heilmittel ist, folgende Symptome: Schläfrigkeit[RA338] nach heftiger oder langanhaltender **Cholera infantum,** mit erweiterten Pupillen und rascher, oberflächlicher Atmung; die Durchfälle können bereits zum Stillstand gekommen sein, oder sie können unwillkürlich abgehen; die Körperoberfläche ist eher kühl, besonders die vorstehenden Teile des Gesichts, wie Nase, Kinn oder auch die Ohren.[GS] In Fällen wie diesen wird China den Kranken retten können, wenn noch ein Rest an Lebenskraft vorhanden ist. Wenn China versagt, kommt unter Umständen **Calcarea phosphorica** in Betracht, ein ähnliches, aber tiefer wirkendes Mittel.

Wenn China gegen die Schwäche infolge sexueller Ausschweifungen erwogen wird, sollte berücksichtigt werden, dass es hier nur dann eine heilende Wirkung entfalten kann, wenn die Schwäche auch Folge von **übermäßigen Samenverlusten** ist. Sollten aber konstitutionelle Gründe für die Schwäche vorliegen, ist sein Gebrauch nicht nur nutzlos, sondern sogar eher schädlich.

Lassen Sie uns nun kurz innehalten und die Beziehung von China zu anderen Mitteln untersuchen, die bei geschwächten und anämischen Zuständen ebenfalls infrage kommen.

Ferrum metallicum Eisen in homöopathischer Form ist bei einfacher Blutarmut hilfreich, wenn diese mit Erethismus des Gefäßsystems[SK431] und **pseudoplethorischen Kongestionen** einhergeht.[GS]

Arsenicum album Arsenicum ist das Heilmittel von Schwächezuständen, die aus einer Überbeanspruchung der Muskulatur resultieren und besonders im Gefolge von **Bergsteigen** und ähnlichen Anstrengungen [GS] auftreten.

Phosphorus Diese Arznei ist vorzugsweise indiziert, wenn die Prostration ganz plötzlich einsetzt und dabei besonders das Nervensystem erschöpft ist.[GS] Daher kommt das Mittel bei einer Vielzahl von Krankheiten in Betracht, etwa im Rahmen einer Scharlach-, Masern- oder Diphtherieerkrankung, letztlich aber auch bei jeder anderen Krankheit, bei der das **Nervensystem** einen plötzlichen Schock oder eine **plötzliche Schwächung** erfahren hat. Dies wäre kein Fall für **China** – denken Sie daran!

Phosphoricum acidum Die Phosphorsäure unterscheidet sich hier ein wenig von **Phosphorus**. Man muss an das Mittel denken bei Schwäche nervösen Ursprungs [„Nachtheile von **Gram, Kummer,** Angst und Sorge“ [SK358]], die mit keinerlei körperlichen Schmerzen verbunden ist, ausgenommen vielleicht einem gewissen Brennen im Rücken [CK547] oder in den Gliedmaßen [CK577+639]. Das Gemüt ist von einer apathischen **Gleichgültigkeit** [SK361; CK26f] gekennzeichnet, und der Patient neigt tagsüber zu großer Schläfrigkeit und Müdigkeit [CK744]. Das Besondere an dieser Schläfrigkeit ist, dass sie leicht abzuschütteln und der Patient dann schnell hellwach ist.[GS; CK744]

Zincum metallicum Zincum passt, wenn im Verlauf von Nervenleiden [einschl. Nervenfieber (Typhus) [KE4,798]], Scharlach oder Cholera infantum das Gehirn stark in Mitleidenschaft gezogen wird.[GS] Besonders nützlich ist es bei Scharlach, wenn das Kind nicht genügend Kraft aufbringen kann, den Ausschlag herauszubringen.[GS]

Metrorrhagie, Blutungen

Bei Blutungen und den Folgen davon ist China ein Mittel, das kaum zu entbehren ist. Das Blut kann aus allen Körperöffnungen kommen [GS], und es geht meist in schwarzen oder dunklen Klumpen ab [RA225]; der Blutfluss ist so profus, dass der Körper fast ausgeblutet ist; das Gesicht ist kalt und oft auch der ganze Körper; die Gesichtszüge spiegeln den Kreislaufkollaps wider [SK302]; die Patientin ringt nach Atem und möchte angefächelt werden [GS]. Dieses Anfächeln wird nicht wegen des kühlenden Effekts als angenehm empfunden, sondern weil es der Patientin im Kopfbereich mehr Sauerstoff für die Atmung zur Verfügung stellt. China wird häufig bei **Blutungen vor und nach der Geburt** benötigt; geben Sie es in solchen Fällen nicht als Einzeldosis, sondern wiederholen Sie es in kurzen Abständen, bis die unmittelbaren Blutungsfolgen behoben sind.

Es gibt noch einen anderen Zustand, bei dem ich China empfehlen würde, und zwar wenn eine **Plazentaretention von Blutungen begleitet** wird und **Pulsatilla** nicht geholfen hat. Ich weiß, dass in solchen Fällen empfohlen wird, die Nachgeburt manuell zu lösen; doch ich habe es mir hier zur Gewohnheit gemacht, zunächst China zu verabreichen, bis der Tonus der Gebärmutter wiederhergestellt ist, und erst danach die Plazenta zu entfernen.

Ipecacuanha Das **China** bei Blutungen und namentlich bei **postpartalen Metrorrhagien** [GS] am nächsten stehende Mittel ist Ipecacuanha; das Blut fließt sehr stark und ist **hellrot** [SK522], einhergehend zumeist mit **Übelkeit** [GS] und bisweilen äußerst mühsamem Atmen. Die Körperoberfläche ist manchmal kühl und von kaltem Schweiß bedeckt. Ipecacuanha ist auch eines unserer wichtigsten Heilmittel von **Bluthusten** [RA(66)] **bei beginnender Tuberkulose.**

Belladonna Die Tollkirsche ist hilfreich, wenn das Blut hellrot ist, schnell koaguliert und sich an jenen Teilen, über die es fließt, **heiß** anfühlt.

Trillium pendulum Trillium vermag sowohl hellrote als auch dunkle Blutungen zu stoppen und wird vor allem von Frauen benötigt, die nach jeder Geburt zu starken Metrorrhagien neigen.[GS]

Millefolium Die Schafgarbe passt bei **kopiösen, hellroten Blutungen,** die nicht mit Schmerzen verbunden sind.[AA412; GS] Es ist **Aconitum** sehr ähnlich, doch fehlt ihm die Unruhe, die Angst und das Fieber dieser Arznei. Es dient auch zur Blutstillung bei **fortwährenden Blutungen aus Wunden.**[AA400]

Sabina Diese Arznei wird bei Metrorrhagien benötigt, wenn das Blut hellrot ist und in großen, **geronnenen Klumpen** entleert wird[ST2,221]; es fließt sehr stark und ruckweise, besonders stark bei Bewegung[GA3,151]. Die Blutung geht mit ziehenden Schmerzen im Kreuz[GA3,190] bzw. in den Lendenwirbeln[ST2,221] einher, die sich von dort bis in die Gebärmutter[GA3,188] oder die Schamgegend[GA3,190] erstrecken,[2] manchmal auch bis in die Schenkel[Z3,142].

Carbo vegetabilis Das Mittel ist angezeigt, wenn ein kontinuierlicher, dunkler, **passiver Blutfluss** besteht[(CK660)] und die Patientin **angefächelt** werden möchte[GS]; die Haut ist kalt und blass-livide, der Puls frequent und schwach[CK1188f].

Secale cornutum Secale ist, so heißt es, am besten für dünne, hagere Frauen geeignet.[GS] Die Blutung ist passiv und geht mit **Kribbeln** und Ameisenlaufen in den Gliedmaßen[AN3,246] einher. Obwohl die Haut ganz kalt ist, mag die Patientin **nicht zugedeckt** sein.[GS]

Erigeron canadensis Das kanadische Berufkraut soll bei profusen Blutungen hilfreich sein, die mit denen von **Sabina** vergleichbar sind, doch sind sie typischerweise mit heftiger Reizung des Rektums und der Blase verbunden.[GS]

Hamamelis virginiana Passt mehr bei passiven, **venösen** Blutungen[AZ50,78], besonders wenn sich der blutende Körperteil **wund** und wie zerschlagen anfühlt.

Acalypha indica Die Indische Nessel ist dienlich bei **Hämoptoe** nach Anfällen von trockenem Husten.[GS]

Cinnamomum Zimt ist mitunter das Heilmittel bei Darm-[EN1] oder Gebärmutterblutungen[SK328] nach körperlicher Anstrengung oder Fehltritt.[GS]

Cyclamen europaeum Neigung zu übermäßiger Regelblutung[GY1] mit Schwindel[RA(4)] oder Betäubung des Kopfes und Verdunkelung der Augen, als ob Nebel davor wäre[RA(24)]. Dieser Zustand ist anders als eine gewöhnliche Ohnmacht, die aus einer starken oder plötzlichen Blutung resultiert. Er kann schon nach geringen Blutverlusten bei Frauen von zartem Körperbau auftreten, deren Schwäche überwiegend zerebrospinaler Genese ist.

Wenn Metrorrhagien oder Menorrhagien durch **uterine Polypen** oder **Myome** bedingt sind, müssen u. a. auch **Ledum**, **Vinca minor** und **Phosphorus** in Betracht gezogen werden.

Kopfschmerzen

China kann auch dann weiterhin angezeigt sein, wenn es als Reaktion auf einen Blutverlust zu heftig **hämmernden Kopfschmerzen**[RA(54)] mit **Klopfen der Karotiden** kommt[GS]. Dies ist kein **Belladonna**-Symptom. Es ist ein Zeichen von Anämie, während es bei **Belladonna** durch Hyperämie bedingt ist.

Nervöse Überreizung

Es ist ein allgemeines Charakteristikum von China, dass es zugleich mit seinen Schwächesymptomen eine nervöse Überreiztheit[RA826] hervorruft, eine Tatsache, die das Mittel mehr an die Seite von **Arsenicum** als an die des torpiden **Carbo vegetabilis** stellt. Der **Geist** ist **überaktiv**[RA7], wenngleich es ihm an Ausdauer mangelt. Dem Patienten drängen sich viele Ideen auf einmal auf[RA(714f)] und hindern ihn am Einschlafen[RA344ff]. Sobald er die Augen schließt, sieht er alle möglichen Personen, schreckliche Gestalten und ähnliche Phantasiebilder[RA352]. Die **Haut** ist übermäßig **empfindlich**[RA310], **besonders gegen Berührung.** Diese Empfindlichkeit ist mehr eingebildet als real. Wenn der Patient irgendwo leichte Schmerzen verspürt, empfindet er sie schnell als unerträglich, und er ängstigt sich bei der kleinsten Geste der Annäherung, weil es bedeuten könnte, dass er gleich berührt wird; gleichwohl bringt ihm fester **Druck oder Reiben Erleichterung der Schmerzen**[GS]. Eine ähnliche Empfindlichkeit zeigt er hinsichtlich **Zugluft,** die ihm stets Beschwerden macht oder vorhandene verschlimmert.[SK295] Diese Hinweise beziehen sich sowohl auf neuralgische wie auch auf andere Schmerzen.

[2] Farrington beschreibt die Richtung falsch, nämlich „von der Scham bis ins Kreuz".

Arnica hat diese Furcht vor Annäherung bei Gicht; der **Spigelia**-Patient hat eine echte Empfindlichkeit der gesamten Haut, die leiseste Berührung fährt ihm wie ein plötzlicher Schlag durch den ganzen Körper.

Asthenopie

Es kommt vor, dass Sie China bei Schwachsichtigkeit [RA(111)] einsetzen müssen, doch nur dann, wenn diese die Folge eines Blut- oder sonstigen **Säfteverlustes** ist.[GS] Bei der Untersuchung mit dem Ophthalmoskop zeigt sich die Papille des Sehnervs blass und anämisch. Die Pupillen sind eher dilatiert [RA(111)]; die Augen schmerzen bei angestrengtem Sehen, etwa beim Lesen oder Schreiben, und die Gegenstände erscheinen verschwommen [SK301].

Dyspepsie

Wir kommen nun zum Studium der Wirkung von China auf die Verdauungsorgane. China ist ein überaus nützliches Mittel bei Dyspepsie, namentlich bei solcher infolge von Flüssigkeitsverlusten.[GS] Die Verdauung ist manchmal so gestört, dass der Magen überhaupt keine Speisen mehr vertragen kann. Wenn der Patient sein Abendessen später als gewohnt zu sich nimmt, kann er sicher sein, dass er anschließend Beschwerden bekommen wird.[UE] Der **Magen** ist **von Gasen aufgetrieben,** doch **Aufstoßen** bringt nur kurzfristig oder gar **keine Erleichterung.**[GS] Das geringste Essen [RA(205)] oder Trinken verstärkt diese Aufblähung des Magens, sodass er sich schon nach einer kleinen Nahrungsmenge satt und voll im Magen [RA(229)] fühlt, als hätte er eine Riesenportion gegessen. Nach dem Essen klagt er oft über ein drückendes Gefühl unter der Mitte des Brustbeins [RA238], als ob dort ein Klumpen oder Speisebissen läge. Diese Empfindung ist höher lokalisiert als das „Gefühl eines hartgekochten Eies" [oberhalb der Magengrube [GS; EN23]] bei **Abies nigra**; von **Pulsatilla** ist – an derselben Stelle – eine vergleichbare Empfindung bekannt [GS]. Dieser China-Zustand entspringt, wenn China das Heilmittel ist, häufig einem Flüssigkeitsverlust oder ist die **Folge eines übermäßigen Genusses von Tee, Bier oder Obst.**[GS] Der Patient hat oftmals großen Hunger und lüsternen Appetit, weiß aber nicht, worauf.[RA112+(200)] **Durst auf kaltes Wasser.**[RA(680)] „Neigung, öfters zu trinken, aber stets nur wenig auf einmal." [SK303] Verlangen nach sauren Dingen [SK303] [besonders nach sauren Kirschen [RA(201)]],[3] Wein [RA104] oder Branntwein, nach Leckereien [SK303]. **Summen in den Ohren** [GS] ist oft eine Begleiterscheinung dieser dyspeptischen Störungen.

Das Trinken von kaltem Wasser vermag bei einem **Aconitum**-Patienten vorübergehend die Angst zu mildern.[ÖZ1,2,45] **Veratrum album** hat „viel Durst auf kaltes Getränk" [RA(341)] und sonstige „kalte Genüsse" [RA(124)]. Auch folgende Mittel zeichnen sich durch Verlangen nach kaltem Wasser aus: **Pulsatilla**, **Plumbum** [EN1153], **Squilla** [SK581].

China ist ein ausgezeichnetes Mittel bei den gastrischen Beschwerden jener Kinder, die ständig nach irgendwelchen Leckereien und süßen Sachen verlangen, aber wirklich nahrhafte Speisen verschmähen. Morgens beim Erwachen sind diese Kinder verdrießlich [RA410] und höchst reizbar [RA417ff]. Sie haben dann einen schlechten Geschmack im Mund [RA(176)] und eine sehr weiß belegte Zunge [RA(167)].

Meteorismus

China ist nützlich bei mancherlei Darmerkrankungen, besonders wenn sie mit ausgeprägtem Meteorismus[RA(269)] einhergehen. Der Unterleib ist gewaltig aufgetrieben [RA(270ff)]; bei der Perkussion ist ein tympanitischer Klopfschall zu vernehmen, fast wie beim Schlagen auf das gespannte Fell einer Trommel. China ist hier vor allem wohltätig, wenn diese **Tympanie** im **Frühstadium einer Krankheit** auftritt, denn dann weist das Symptom auf eine frühzeitige Schwäche hin. In einem späteren Stadium der Krankheit, wenn die Blähsucht Folge von Zersetzungsprozessen ist, ist China nicht mehr so hilfreich, und Sie müssen zu Mitteln wie **Terebinthina**, **Colchicum** etc. greifen.

[3] Dieses Verlangen nach Kirschen bzw. Kirschsaft – gar nicht unbedingt nach sauren Kirschen – war bei einer Patientin des Übersetzers mehrere Male gewissermaßen der Gradmesser ihrer Bedürftigkeit nach *China*.

Lienterie

Die Diarrhö von China ist sehr charakteristisch. Die Stühle sind lienterischer Natur, enthalten also unverdaute Speisereste [RA178], und sie treten vornehmlich nachts oder gleich nach dem Essen auf.[SK306] Der Patient wird dadurch zunehmend erschöpft und magert rapide ab.[GS] Die Stühle sind gelb und wässrig [UE] oder auch braun und aashaft stinkend [GS]. China ist eines unserer wichtigsten Mittel, wenn **Durchfälle bei heißem Wetter** [GS] und nach **Obstgenuss** [UE] entstehen.

In Bezug auf die Beschaffenheit und die Modalitäten der Durchfälle sind die China am nächsten stehenden Mittel **Ferrum metallicum**, **Arsenicum album**, **Phosphoricum acidum**, **Oleander**, **Iris versicolor** und **Podophyllum**.

Arsenicum album, Ferrum metallicum Auch diese haben kopiöse, lienterische Durchfälle, die schon während des Essens oder gleich danach einsetzen.

Phosphoricum acidum Das Mittel unterscheidet sich von **China** vor allem darin, dass die Durchfälle, auch wenn sie noch so oft und reichlich kommen, den Patienten **kaum zu schwächen** scheinen.[GS; CK407]

Iris versicolor Iris ist manchmal bei **Sommerdiarrhö** [EH350] (Cholera nostras [GS]) angezeigt. Die Stühle sind reichlich, kommen alle paar Minuten [GS] und werden von heftigem Erbrechen begleitet, mit einer Verschlimmerungszeit zwischen 2 und 3 Uhr nachts [EH350]. Von **Veratrum album** unterscheidet sich Iris hier durch das Fehlen von Kältesymptomen.

Podophyllum peltatum Podophyllum ist gefragt bei **schwallartig** herausstürzenden Durchfällen [GS], vermehrt des Morgens [AH2(B)119] [3 oder 4 Uhr [AH2(B)118]] oder mehr am Tage als in der Nacht [GS]. Die Stühle können auch Unverdautes enthalten [HC3,20], und oft lagern sie, besonders bei Kindern, ein mehlartiges Sediment ab.[GS]

Oleander Die Oleander-Diarrhö ist ebenfalls von lienterischer Art; mit dem Stuhl gehen die am **vorherigen Abend** gegessenen Speisen ziemlich unverdaut und fast ohne Drang ab.[RA189]

Wechselfieber

China ist, wie Sie alle wissen, ein wertvolles Mittel bei der Behandlung von intermittierenden Fiebern, wobei es vor allem bei Malaria vom Tertiana-Typ [Anfälle alle 48 Stunden] und vom Quartana-Typ [Anfälle alle 72 Stunden] hilfreich sein kann.[KE4,909] Während des Froststadiums besteht typischerweise kein Durst [RA382+(629ff)], wohl aber davor [UE] oder danach [RA381]. Der Patient sitzt während des Frostes so nah wie möglich am Ofen oder hüllt sich warm in Decken ein – doch die so erreichte **Wärmezufuhr tut ihm nicht gut** [verstärkt das Frieren [GS]]. Der Frost wird [oft mit einigem Abstand [GS]] von langanhaltender Hitze gefolgt, bei der der Patient geneigt ist, sich zu entblößen [UE]. Auch während der Hitze besteht gewöhnlich kein [RA395] oder nur wenig [RA(645)] Durst; dabei Hitze [RA392] und feurige Röte des Gesichts [RA(649)] und oftmals Delirien [UE]. Der nachfolgende Schweiß ist kopiös [RA(675)] und schwächend [RA(674)] und mit großem Durst verbunden [RA399]. Die Phase der Apyrexie ist keineswegs frei von Symptomen. Das Gesicht sieht bleich und kränklich aus und hat aufgrund biliöser Komplikationen einen schmutziggelben Teint [SK302]; die Milz ist vergrößert [SK304], die ganze Milzgegend schmerzhaft empfindlich [GS]; der Patient hat entweder keinerlei Appetit [RA107], oder er hat Heißhunger [RA111]. Die Füße sind ödematös angeschwollen [RA(502)], manchmal infolge einer gestörten Blutzusammensetzung, meist aber aufgrund einer Störung des Pfortaderkreislaufs. Der Schlaf ist stark beeinträchtigt, und der Patient sieht beim Schließen der Augen alle möglichen schreckenerregenden Bilder vor sich.[RA353f]

Chininum sulfuricum Das Sulfat des Chinins Chininum sulfuricum hat all diese Symptome ebenfalls – und die folgenden zusätzlich: die Schüttelfrostanfälle kehren mit uhrwerkartiger Regelmäßigkeit wieder [GS], gewöhnlich um 15 Uhr [JH],[4] und sie gehen mit blauen Lippen und Nägeln [JH356] sowie mit **Druckschmerzhaftigkeit der Brustwirbel** [JH275ff] einher. Den anteponierenden Charakter der Frostanfälle können beide Mittel haben, Chininum sulfuricum wie auch **China**.[GS] Das **Hitzestadium** geht bei

[4] Farrington schreibt irrtümlich „3 a.m.".

35

Chininum sulfuricum gewöhnlich mit **extremem Durst** [GS] und Gesichtsröte einher. Die Zunge ist in der Mitte gelb, während die Zungenränder blass sind.[EN292] Hitze im ganzen Körper, die allmählich in Schweiß übergeht [JH340], welcher Erleichterung bringt [GS]. Der Kranke ist zwischen den Wechselfieberepisoden sehr abgemattet [JH317].

Die verschiedenen Chinarindenpräparate sind bei der Behandlung des Wechselfiebers so sehr missbraucht worden, dass es notwendig ist, sie von ihren konkordanten Mitteln sorgfältig zu differenzieren.

Cornus florida An erster Stelle wäre hier vielleicht Cornus florida zu nennen. Bei dieser Arznei geht dem Frostanfall tagelang **Schläfrigkeit** voraus [NR1,243]; der Patient fröstelt häufig, ist aber äußerlich warm anzufühlen [GS]. Im Hitzestadium entwickeln sich heftige Kopfschmerzen, Durst, heiße, aber feuchte Haut und Sopor [GS], gefolgt von profusem Schweiß.

Menyanthes Bitterklee passt hervorragend, wenn das Froststadium deutlich überwiegt, wobei besonders die **Fingerspitzen eiskalt** sind [Finger [RA26] und Zehen [GS]; Hände und Füße [RA(239)]] – wie überhaupt alle peripheren Körperteile.

Capsicum Frost und Schauder beginnen im **Rücken** und sind mit Durst verbunden.[RA248f] Dem Patienten geht es **besser durch lokale Wärmeanwendung** im Rücken [GS] und durch warmes Einhüllen, genau wie bei **Ignatia**.

Eupatorium perfoliatum Der Wasserhanf ist bei Wechselfieber von Nutzen, wenn der **Frost stets am Morgen** einsetzt [MM321] oder wenn er stark am frühen Morgen des einen Tages und leicht in der Mittagszeit [5] des folgenden Tages besteht [MM319]; die häufigste Zeit ist jedoch 9 Uhr morgens [MM322ff]. Durst entsteht gewöhnlich bereits mehrere Stunden vor dem Frost [und hält während des Frostes und der Hitze an [MM341]]; oft geht dem Frost auch bitteres **Erbrechen** voraus [(MM336)]. Das Trinken von Wasser lässt den Patienten jedes Mal augenblicklich schaudern.[MM325] Der Fieberhitze folgt in der Regel nur ganz **geringfügiger Schweiß.**[MM322ff]

Lachesis Passt bei eingewurzeltem Wechselfieber, das oft durch Chinin vertrieben worden ist [WS3004ff], zumal wenn es immer im **Frühjahr** wiederkehrt [CH357].

Canchalagua Dies ist ein weiteres Mittel, das bei stets im Frühjahr rezidivierenden Wechselfiebern [HC4,142] angezeigt sein kann, wobei die Froststadien sehr heftig ausfallen und die Hände schrumpelig sind wie die einer Waschfrau [DI].

Eucalyptus globulus Ein Mittel, das bei Malariaerkrankungen sehr empfohlen worden ist [NR1,288]; ich muss aber gestehen, dass ich nur wenig oder nichts darüber weiß.

Ipecacuanha Hilft bei Wechselfiebern, die **durch Chininpräparate unterdrückt** worden sind [GS; KE4,938] und deren **Typus nicht mehr deutlich zu erkennen** ist; alles ist durcheinander. Ipecacuanha scheint die Fähigkeit zu haben, die Symptome wieder zum Vorschein zu bringen und den Fall dann entweder selbst zu heilen oder aber genügend Daten zu liefern, dass Sie in der Lage sind, die passende Arznei zu finden. Das für Ipecacuanha charakteristische Symptom während des Anfalls ist **kurzer Frost,** gefolgt von **langanhaltender Fieberhitze.** In aller Regel sind auch gastrische Beschwerden vorhanden, vor allem Ubelkeit.[KE4,938]

Sepia officinalis Auch an Sepia muss hier gedacht werden – in Fällen, die entweder durch Chinin unterdrückt oder durch nur oberflächlich wirkende homöopathische Arzneien **durcheinandergebracht** worden sind.

Arsenicum album Ein anderes Mittel, das zur Beseitigung der üblen Folgen einer Chinin-Medikation herangezogen werden kann, ist Arsenicum.[SK101] Es wird benötigt, wenn die Malariaanfälle noch einigermaßen periodisch auftreten.[KE4,856] **Durst** kann hier in allen Fieberstadien sehr stark sein.[KE4,858] Die Milz

[5] In Herings *Materia Medica* von 1873 und in den *Guiding Symptoms* heißt es „about noon", bei Farrington aber „in the afternoon". Kents Repertorium führt nur die letztere Version auf: „Heavy chill morning of one day, light in afternoon of next."

ist vergrößert[KE4,860], und es kommt zu **wassersüchtigen Anschwellungen**[AZ43,345]. Anfälle von Gesichtsneuralgie kehren regelmäßig wieder. Arsenicum kann angezeigt sein, wenn fast **jede Art von Krankheit** einen **malarialen** [periodischen] **Charakter** annimmt. In solchen Fällen werden Sie feststellen, dass die scheinbar angezeigten Arzneien keinerlei Hilfe bringen.

Carbo vegetabilis Ein weiteres Mittel in schweren Fällen ist Carbo vegetabilis. Dieses Mittel ist nach Chinin-Missbrauch vor allem dann von Nutzen, wenn Durst nur während des Frostes besteht[SK248f]; wenn der Körper **eiskalt** ist[GS], besonders **von den Knien abwärts;** wenn nervöse Unreizbarkeit vorliegt, mit **Mangel an Reaktion** auf gegebene Arzneien[SK247]. Sie werden erstaunt sein zu beobachten, wie wunderbar ein scheinbar hoffnungsloser Fall sich unter diesem oder auch einem der anderen Mittel erholen wird.

Aranea diadema Es gibt eine Konstitution, die durch das Sumpfmiasma erzeugt wird und die nur durch tiefwirkende Arzneien zu heilen ist. An erster Stelle von diesen steht Aranea diadema. Das Mittel eignet sich für Menschen, die durch **Aufenthalt an feuchten Orten**[LH330] oder von jedem Wechsel zu **feuchtkalter Witterung** Beschwerden bekommen[GS], ohne dass ein bestimmter Fiebertyp vorliegen muss. Das Symptomenbild ist insgesamt eher verschwommen, wechselhaft und wenig charakteristisch. Mal leiden die Patienten unter Verdauungsstörungen, mal tut ihnen der ganze Körper weh; aber in allen Fällen liegt dem ganzen Leiden eine bestimmte konstitutionelle [hydrogenoide] Schwäche zugrunde. Aranea diadema wird den Konstitutionstyp so verändern, dass Feuchtigkeit dem Patienten fortan nicht mehr viel anhaben kann. **Malaria officinalis** sollte bei Zuständen wie diesem mit Aranea verglichen werden.

Ferrum metallicum In manchen Fällen werden Sie auch Ferrum anwenden müssen, um einem vorausgegangenen Chinin-Missbrauch entgegenzuwirken[SK432], vor allem wenn Sie es mit einer **larvierten Anämie** zu tun haben, wie sie diesem Mittel so eigentümlich ist. Das Gesicht errötet leicht[GS], und der Patient verspürt oft ein Pochen in seinen Adern. Die Milz ist vergrößert[KE5,343f], und hydropische Beschwerden[SK431] zeigen sich hauptsächlich an den Füßen[RA228].

Hektisches Fieber, Tuberkulose

China – um wieder auf unser Mittel zurückzukommen – ist auch bei der Behandlung hektischer Fieberformen[GS] von größtem Nutzen, bei Fieberformen also, die auf irgendeinen **langwierigen Eiterungsprozess** im Organismus hindeuten. Chirurgen müssten das Mittel eigentlich sehr häufig einsetzen, nämlich immer dann, wenn sich nach Inzision und Entleerung eines kalten Abszesses Symptome von hektischem Fieber entwickeln. Die Wangen sind gerötet.[RA41] Der Patient ist außerordentlich leicht erregbar, und diese große nervöse Erregbarkeit steht in keinerlei Verhältnis zu seinen noch vorhandenen Kraftreserven. Er ist durch das zehrende Fieber körperlich so geschwächt, dass er kaum seinen Kopf aus dem Kissen erheben kann. Einsetzende Durchfälle und starke **Nachtschweiße**[SK299] tragen noch zu dieser Schwäche bei.

Arsenicum album, Carbo vegetabilis Neben **China** sollten Sie in diesem Zusammenhang auch an seine komplementären Mittel denken, und das sind hauptsächlich Arsenicum und Carbo vegetabilis. Es kommt in schweren Fällen häufig vor, dass China einen gewissen Beitrag zur Genesung des Patienten leistet, dann aber keine weitere Besserung mehr zu erzielen vermag. Hier treten in der Regel Arsenicum oder Carbo vegetabilis – entsprechend den Symptomen des Falles – auf den Plan, um die Heilung zu vollenden.

Carbo vegetabilis kommt, ebenso wie **China**, in Betracht, wenn es gilt, nach **Eröffnung eines kalten Abszesses,** wie er z. B. bei **Spondylitis tuberculosa** vorkommt, einen Kreislaufkollaps zu verhüten. Die Symptome der beiden Mittel sind hier nahezu identisch, und die Wahl zwischen ihnen mag durchaus schwierig sein, wenn Sie im konkreten Fall keine weiteren Symptome finden, die klar für das eine oder andere Mittel sprechen.

Psorinum Die Krätzenosode ist, wie **China**, in manchen Fällen von Nachtschweißen[GS] dienlich, insbesondere dann, wenn diese **nach akuten Krankheiten** auftreten, etwa im Anschluss an eine Typhuserkrankung o. Ä. Der Patient ist sehr bedrückt [GA2,426] und hat **keine Hoffnung, je wieder gesund zu werden** [HY6,131]. Er kommt nach der Krankheit nicht mehr zu Kräften, ihm zittern die Hände [GA2,412], und er fühlt sich schwach im Rücken [Kreuz [GA2,339]] und in allen Gelenken [GA2,363]. **Sulfur** ist in dieser Hinsicht sehr ähnlich.

Eine andere Art von Eiterungsprozessen, bei denen China zur Anwendung gelangen kann, sind – vor allem bei Trinkern – **Lungenphthise** [GS] oder Lungenabszesse, wenn das Leiden von hektischem Fieber begleitet wird.

Gangrän

China kann auch bei gangränöser Zersetzung Geweben erforderlich werden, entweder solcher der **äußeren Gewebe** oder solcher des **Lungenparenchyms.** In letzterem Fall ist es durch die hektischen Symptome und den fötiden Atem angezeigt. Hier wetteifert China mit **Arsenicum**, **Secale** und **Lachesis**.

Verwechseln Sie den eben erwähnten fötiden Atem nicht mit jenem, wie er aus bestimmten Bronchitisformen [Bronchiektasien!] resultiert, bei denen das Bronchialsekret lange Zeit gestaut und dabei einem Zersetzungsprozess unterworfen wird. Solange der Patient ruhig atmet, können Sie keinen ungewöhnlichen Geruch feststellen; doch sobald er einen tiefen Hustenstoß macht, wird der Atem entsetzlich stinkend. Diese Art von Husten verlangt zumeist nach **Capsicum** [RA101] oder auch, als vielleicht zweitwichtigstem Mittel, nach **Sanguinaria canadensis** [GA].

Gelenkrheumatismus

Sie werden China oft bei akutem Gelenkrheumatismus [(SK295)] angezeigt finden, und zwar nicht zu Beginn der Krankheit, sondern später, wenn das Fieber einen **intermittierenden Charakter** angenommen hat. Die Gelenke sind dabei weiterhin geschwollen. Die Schmerzen sind in diesen Fällen typischerweise ein zuckendes Reißen [RA(522)], bisweilen auch von drückender Art [„Schmerz in allen Gelenken, wie von einer großen, auf sie drückenden Last …“ [RA301]]. Der Patient lässt Sie nicht nahe an sich herankommen und schreit vor Schmerzen auf, wenn Sie eines der entzündeten Gelenke auch nur leicht berühren, so übermäßig empfindlich ist die Haut in diesem Bereich [(RA310)]. **Chininum sulfuricum** kann in solchen und ähnlichen Fällen ebenfalls hilfreich sein.

Neuralgie

China ist auch ein wichtiges Mittel bei Neuralgien. Es passt besonders bei einseitiger Neuralgie des **Nervus infraorbitalis,** wenn die Beschwerden die typische **Periodizität** aufweisen und durch **leiseste Berührung** [HY7,456f] und kalte **Zugluft** verschlimmert werden. Wenn die Neuralgie **malarialen** Ursprungs ist, ist China umso mehr indiziert.

Neben China ist hier besonders **Cedron** zum Vergleich heranzuziehen. Es kann ebenfalls bei Neuralgien malarialer Genese geeignet sein [GS]; die Schmerzen befallen gewöhnlich aber eher den **Supraorbitalnerv,** und sie kehren vor allem mit größter Regelmäßigkeit **auf die Stunde genau** zurück [GS].

Ikterus

China kann darüber hinaus ein Heilmittel bei Ikterus [RA(539)] sein, mit Gelbfärbung der Skleren [SK301] und der Haut [RA(538)]. Die Leber ist geschwollen [RA(259)] und berührungsempfindlich, „beim Befühlen schmerzt die Gegend wie unterköthig [wie von eitriger Entzündung unter der Haut]“ [RA(258)]. Die Stühle sind weißlich [GS] und gehen mit übelriechenden Blähungen einher; es kann aber auch Durchfall bestehen. China ist bei Gelbsucht besonders dann angezeigt, wenn aus der Vorgeschichte eine übertriebene geschlechtliche Betätigung oder sonstiger Säfteverlust bekannt ist, desgleichen wenn zuvor **Alkoholmissbrauch** [GS] getrieben wurde oder wenn ein **Gastroduodenalkatarrh** [GS] besteht.

Arzneimittelbeziehungen

- Wichtige Antidote von China sind **Arsenicum album**, **Ipecacuanha**, **Carbo vegetabilis**, **Lachesis**, **Pulsatilla**, **Ferrum metallicum** und **Veratrum album**.[GS] Die Indikationen für die meisten dieser Arzneien habe ich Ihnen schon genannt.
- China und **Morphinum** sind Antagonisten (feindlich, inkompatibel) bei Gehirnsymptomen.
- China und **Belladonna** sind Antagonisten bei Herzsymptomen, Fieber, etc.
- Auch **Digitalis** und **Selenium** folgen nicht gut auf China.

KAPITEL 36 Vorlesung: Ipecacuanha und Coffea

Ipecacuanha

Einleitendes

Cephaëlis ipecacuanha, die Brechwurzel, ist ein kleiner Strauch, der in den Regenwäldern Brasiliens wächst. Die Wurzel der Pflanze hat einen stark bitteren, kratzenden und ekelerregenden Geschmack und, besonders in Pulverform, einen eigenartigen, widerlichen Geruch, der bei manchen Menschen Niesen [RA(58)] und sogar Asthma [RA(60)] auslösen kann. In vielen Fällen sind auch die Konjunktiven injiziert [RA(12)], mit Aufgedunsenheit unter den Augen, starkem Schnupfen [RA69] und spannendem Schmerz über den Augenhöhlen [(RA10f)].

Ipecacuanha enthält als Hauptwirkstoff ein Alkaloid namens Emetin, welches der Arznei die Eigenschaft verleiht, Brechen zu erregen. Außerdem enthält es (neben zwei weiteren Alkaloiden Cephaëlin und Psychotrin) noch eine glykosidische Säure namens Ipecacuanhasäure und eine geringe Menge eines fötiden ätherischen Öls. Letzterer Bestandteil hat wahrscheinlich etwas mit der Wirkung des Mittels auf den **Nervus vagus** zu tun, demzufolge auch mit dessen Nutzen bei der Behandlung von Asthma bronchiale. Ipecacuanha ist ein Arzneimittel, das leicht zu studieren ist. Es wirkt hauptsächlich auf die Nerven (namentlich den Nervus vagus) und die **Schleimhäute** ein. Von allopathischen Ärzten ist Ipecacuanha als Spasmolytikum bei Asthma eingesetzt worden, ferner auch bei Bronchialkatarrh. Bei letzteren Beschwerden wird es gegeben, um Erbrechen und Expektoration von Schleim zu befördern, und in dieser Beziehung verschafft es natürlich vorübergehend Erleichterung.

Ipecacuanha (➤ Tab. 36.1) scheint eine besondere Affinität zu den Schleimhäuten zu haben, die die Bronchien und den Verdauungstrakt auskleiden. Eines der hervorstechendsten Merkmale des Mittels ist seine Fähigkeit, **Übelkeit** und anschließendes **Erbrechen** [RA38] zu erregen. Dieses Symptom ist so dominant, dass Sie es **in fast allen Fällen** vorfinden, die Ipecacuanha benötigen.

Gemüt

Wenn wir das Mittel genauer untersuchen, finden wir es besonders für Patienten passend, die schnell gereizt reagieren [RA145] und die voller Wünsche und Verlangen sind, aber nicht wissen, wonach [RA142]. Wenn es sich um ein Kind handelt, so schreit und heult es fast unaufhörlich.[RA146] Als Erwachsener ist der Patient verdrießlich [RA138] und mürrisch veranlagt, wobei er allem, was ihn umgibt, mit Geringschätzung oder gar Verachtung begegnet [RA135].

Kopfschmerz

Ipecacuanha kann bei Kopfschmerzen rheumatischen Ursprungs in Betracht kommen. Charakteristisch ist dabei ein Schmerz „wie von **Zerschlagenheit des Gehirns** oder Schädels, welcher durch alle Kopfknochen hindurchdringt bis zur Zungenwurzel herab." [RA8] Dieser Kopfschmerz geht mit

Tab. 36.1 Vergleichsmittel, Komplementärmittel und Antidote von Ipecacuanha

Ipecacuanha	
Vergleichsmittel	• *Bryonia, Pulsatilla, Nux vomica, China* • *Antimonium crudum, Tabacum* • *Arsenicum, Antimonium tartaricum, Veratrum album* • *Lobelia inflata*
Komplementärmittel	• *Cuprum metallicum*
Antidote	• *Tabacum, Arsenicum, Nux vomica*

Übelkeit [RA8] und oft auch mit Erbrechen [GS] einher. Ipecacuanha ist bisweilen auch bei halbseitigen **Migränebeschwerden** [GS] hilfreich, die mit größter Übelkeit verbunden sind. Das Gesicht ist in solchen Fällen zumeist blass, die Augen blau umrändert [RA14], und ein Blick auf die Mundpartie verrät die Intensität der Übelkeit. Letzteres Zeichen ist bei Kindern oft noch viel ausgeprägter als bei Erwachsenen. Die Mundwinkel des Kindes sind herabgezogen, und eine deutliche Linie von den Nasenflügeln bis zu den Mundwinkeln verleiht dem Gesicht einen **Ausdruck von Ekel,** welcher neben Ipecacuanha auch an **Antimonium tartaricum** und vor allem an **Aethusa cynapium** [AN4,84] denken lässt.

Bei diesem Zerschlagenheitsschmerz [1] im Kopf ist die Arznei mit **Veratrum album** zu vergleichen, wo der Schmerz anfallsweise und an verschiedenen Stellen im Gehirn auftritt.[RA16] In ähnlicher Weise wie bei Ipecacuanha taucht besagtes Symptom auch bei einem anderen Mittel auf, nämlich bei **Ptelea**.[EN92]

Übelkeit und Erbrechen, Magenkatarrh

Die gastrischen Symptome von Ipecacuanha treten hauptsächlich nach übermäßigem Genuss von fetten, gehaltvollen Speisen auf – nach Schweinefleisch [SK521], Kuchen [GS], Süßigkeiten [SK521], Eiscreme, ferner nach unreifem Obst [GS] etc. Übelkeit ist bei all diesen Verdauungsbeschwerden ständig gegenwärtig; es kommt zu Galleerbrechen [SK521], zu Erbrechen gleich nach dem Essen [SK521] (wie bei **Arsenicum**); Erbrechen nach gehaltvollen oder schwer verdaulichen Speisen; Erbrechen großer Schleimmassen [RA(37)]. Übelkeit bereits am frühen Morgen. Die **Zunge** ist dabei gewöhnlich **auffallend rein** [GS], ein Symptom, das Ipecacuanha von **Nux vomica**, **Antimonium crudum** und anderen Mitteln unterscheidet. Heftigste Magenschmerzen.[RA(41f)] Gefühl, als ob der Magen schlaff herabhinge [RA40] (wie bei **Staphisagria** [RA105], **Thea** [PM2,31], **Lobelia inflata**, **Tabacum** [R3,198]).

Diese gastrischen Beschwerden von Ipecacuanha sollten mit denen dreier weiterer Mittel verglichen werden, von denen **Pulsatilla** das wichtigste ist.

Pulsatilla Die Ähnlichkeit zwischen diesen beiden Arzneien werden Sie sofort erkennen. Sie sind beide bei Magenverderbnis nützlich, die durch zu viel **Durcheinanderessen** ausgelöst wurden, etwa von süßem Backwerk, Schweinefleisch, Eis, fetten Speisen, etc. Pulsatilla kann als das bessere Mittel zu Beginn der Beschwerden angesehen werden, wenn sich die schlecht verträglichen Speisen noch im Magen befinden, während **Ipecacuanha** besser passt, wenn der Magen bereits entleert ist und nur noch die Folgen der Schlemmerei spürbar sind. Das beste Unterscheidungskriterium zwischen den beiden Mitteln ist jedoch das **Aussehen der Zunge.** Bei **Ipecacuanha** ist die Zunge, wie schon erwähnt, entweder ganz rein oder nur gering belegt, während sie bei Pulsatilla dick weiß [RA222] oder **gelb** [GS] **belegt** ist und ein widerwärtiger, **fauliger Mundgeschmack** [RA258] besteht.

Arsenicum album Arsenicum muss **Ipecacuanha** folgen oder dieses ersetzen, wenn sich die Magenschleimhaut durch schwer verdauliche Speisen und besonders aufgrund plötzlicher Verkühlung durch zu viel Eiscreme [SK106] oder eiskaltes Wasser entzündet hat.[GS] Es bestehen Erbrechen [CK441], brennende Schmerzen im Magen [CK495], Durchfall [CK574], Unruhe [CK27], etc.

Antimonium crudum Der Schwefelspießglanz kann wie **Ipecacuanha** bei akuter Gastritis passend sein, welche nach Überladen des Magens mit den verschiedenartigsten Speisen entstanden ist.[GS] Die **Zunge** ist dick weiß belegt [CK117], wie **weiß getüncht.**

Krämpfe bei Kindern

Ipecacuanha kann bei Kindern angezeigt sein, die zu viel gegessen und davon Krämpfe bekommen haben.[(GS)] Es kann sogar bei Krampfzuständen zahnender Kinder hilfreich sein, desgleichen bei solchen im Gefolge von unterdrückten Hautausschlägen, von Erkältungen etc.[GS] Der Körper des Kindes ist dabei **steif ausgestreckt** [RA109], was bisweilen aber unter-

[1] Farrington schreibt irrtümlich „bursting" statt *as if bruised.*

brochen wird durch jähes, krampfhaftes Zusammenfahren[RA110] oder Zusammenrucken der Arme[RA111].

Diarrhö

Blähungskoliken[RA46] und Bauchschmerzen von kneifendem Charakter[RA48], vor allem in der Nabelgegend[GS], als würden die Gedärme fest von einer Hand gepackt[RA47]. Die Koliken können aber auch aus schneidenden Schmerzen bestehen[RA49], die besonders bei jeder Bewegung quer von links nach rechts durch den Bauch fahren[GS]. Die Stühle sind entweder grasgrün[RA54], wie bei Diarrhö von Säuglingen[GS], oder sie sind gelb[RA56] und flüssig[GS]. Sie können auch von rotem, blutigem Schleim überzogen sein.[RA59] Durchfälle, die wie gegoren[RA57] oder wie schaumige Melasse[GS] aussehen. In anderen Fällen können die Stühle durch Beimengung von Galle auch fast schwarz[GS] erscheinen. Manche dieser Durchfälle gehen mit Tenesmus[GS] einher, was auf eine katarrhalische Entzündung der Darmschleimhaut hindeuten mag.

Ipecacuanha ist oft am Anfang einer **Cholera infantum**[GS] indiziert. Das Gesicht ist dabei blass, die Augen von blauen Ringen umgeben; die Fontanellen sind noch offen – möglicherweise Zeichen einer Mangelernährung; das Kind neigt zu häufigem Nasenbluten[RA(16)]; es ist schläfrig[RA99], und im Schlaf schreckt es oftmals auf[RA104], oder die Muskeln zucken im Schlaf[(RA103)]. Der Zustand gleicht bereits dem einer Säuglingstoxikose („Hydrozephaloid"). Sie dürfen nicht glauben, dass Ipecacuanha nicht auch bei diesem reflektorischen zerebralen Reizzustand angezeigt sein könnte, nur weil es einen so starken Bezug zum Magen hat. Auch hier sind Übelkeit und Erbrechen so gut wie immer zugegen. Alles was das Kind isst oder trinkt, wird fast augenblicklich wieder erbrochen.[GS] Ipecacuanha ist in solchen Fällen vor allem als Vorläufermittel von **Arsenicum album** indiziert. **Arsenicum** ist, wie schon angedeutet, bei diesen Abdominalerkrankungen komplementär zu Ipecacuanha.

In manchen Fällen gastrointestinaler Beschwerden von Kindern kommt es vor, dass weder Ipecacuanha noch die anderen der bisher genannten Mittel eine Wirkung zeitigen. Dann ist es hilfreich, die im Folgenden aufgeführten Arzneien zu kennen, die, auch wenn sie nur selten angezeigt sind, von unschätzbarem Wert sein können.

Oenothera biennis Die Gemeine Nachtkerze, die wir gewöhnlich auf Brachland, Sandplätzen oder an Wegrändern zu sehen bekommen, ist ein wertvolles Mittel bei erschöpfenden, wässrigen Durchfällen. Es wirkt nicht, wie man zunächst angenommen hat, mittels seiner Gerbsäure als Adstringens, vielmehr ist es ein echtes Homöopathikum, das Diarrhö sowohl erzeugt[2] als auch heilt. Die Ausleerungen erfolgen dabei ohne die geringste Anstrengung[EN2], gehen aber mit nervöser Erschöpfung und sogar mit Zeichen eines beginnenden Hydrozephaloids einher.

Gnaphalium polycephalum Das Vielköpfige Ruhrkraut verursacht einen wässrigen, **übelriechenden Durchfall** am **frühen Morgen,** der während des Tages noch mehrere Male wiederkehrt.[EN32f] Die Prüfer waren Kinder, und sie alle litten an einer Reihe sehr häufiger Cholera-infantum-Symptome. Sie hatten krampfartige Bauchschmerzen[EN28] und laute, kollernde Darmgeräusche[EN34f], und zugleich [und auch noch tagelang danach[EN1]] waren sie überaus mürrisch und reizbar[EN32]. Der Urin war spärlich[EN33], der Appetit gering oder ganz verschwunden[EN18f]; die Speisen hatten keinen Geschmack. Ein Autor berichtet im *Homoeopath* über den sehr erfolgreichen Einsatz dieser Arznei, und Dr. Hale nimmt in seinen *New Remedies* [Bd. 2, S. 271] u. a. auch darauf Bezug.

Geranium maculatum Auch diese Arznei ist mit Erfolg bei Durchfall von Säuglingen und Kleinkindern angewandt worden. Hale[NR2,262] widmet Geranium und anderen Adstringenzien zehn Seiten, wobei er deren Wirkung entsprechend seiner Auffassung von primären und sekundären Symptomen einteilt und davon dann zwei Lehrsätze für den Gebrauch in der Praxis ableitet[NR2,271]. Die Prüfungen

[2] In der einzigen überlieferten Prüfung (Allen, *Encyclopedia*, Bd. 7, S. 137) ist keinerlei Durchfall aufgetreten; zwar war der Stuhl kopiös, aber von natürlicher Konsistenz. In der *AHZ* (Bd. 86, S. 159) aus dem Jahr 1873 ist hingegen ein klinischer Bericht von einem Dr. J. F. Douglas abgedruckt, in dem von *Oenothera* als dem „sichersten und wirksamsten Mittel gegen eine grosse Anzahl verschiedenartiger Diarrhöen" die Rede ist.

von Geranium[3] helfen uns, auch wenn sie nur sehr kurz sind, bei der Wahl des Mittels: Fortwährender Stuhldrang, dennoch über einen längeren Zeitraum völlige Unfähigkeit, auch nur den geringsten Stuhl loszuwerden; danach wieder normaler Stuhlgang, ohne Anstrengung, Schmerz oder Zwang.[EN5] Trockenheit des Mundes[EN3]; Zungenspitze trocken und brennend[EN4]. Allopathen setzen das Mittel nur als „Adstringens" ein.

Guarana Guarana (Paullinia sorbilis) ist bei Durchfällen empfohlen worden, die grün und reichlich, aber geruchlos sind.[GS]

Opuntia vulgaris Der Feigenkaktus ist von einem so sorgfältigen Beobachter – Dr. Burdick – geprüft und empfohlen worden, dass ich, obwohl ich das Mittel noch nicht benutzt habe, nicht zögere, es hier noch einmal zu präsentieren. Übelkeit wird sowohl im Magen wie auch im Darm empfunden, verbunden mit dem Gefühl, als sollte Durchfall einsetzen[EN35]; dabei oft die Empfindung (bei Erwachsenen), als hätte sich der gesamte Darm in den unteren Teil des Bauches gedrängt[EN41]. Bei Säuglingen und Kleinkindern können wir vielleicht von Opuntia Hilfe erwarten, wenn die Krankheit im **Hypogastrium,** dem charakteristischen Hauptangriffspunkt der Arznei, lokalisiert zu sein scheint.

Nuphar luteum Die Gelbe Teichrose verursacht **gelbe Durchfälle,** die besonders am **frühen Morgen** auftreten und entweder schmerzlos[EN35] oder aber – vor dem Stuhlgang – mit kolikartigen Schmerzen im Mastdarm verbunden sind. Es ist erfolgreich bei häufigen Durchfällen während **Abdominaltyphus** zur Anwendung gekommen[HC3,118], und es scheint zudem das gesamte Nervensystem sehr zu erschöpfen[GS]. Ob Nuphar auch bei Kleinkindern dienlich ist, wird abzuwarten sein. Wir sollten auf Nuphar zurückgreifen, wenn Mittel wie **Gambogia**, **Chelidonium** etc. versagt haben und wenn **Erschöpfung** eine hervorstechende Begleiterscheinung ist.

[3] Sie finden sich in Allens *Encyclopedia* (Bd. 4, S. 407), allerdings nicht an der alphabetisch richtigen Stelle; ein weiteres Prüfungsfragment ist im Anhang (Bd. 10) enthalten.

Kalium bromatum Dieses Kalisalz ist schon des Öfteren erfolgreich bei Cholera infantum eingesetzt worden, wenn große Prostration, Kälte der Haut und Zeichen von Säuglingsintoxikation [Hydrozephaloid][GS; NR2,87] vorhanden waren. Man vergleiche hier **China** (beginnendes Hydrozephaloid im Anschluss an langwierige oder häufig rezidivierende Durchfälle), ferner bezüglich der choleraähnlichen Symptomatik **Calcarea phosphorica**, **Carbo vegetabilis**, **Veratrum album**, **Camphora** etc.

Schnupfen

Um auf Ipecacuanha zurückzukommen, wollen wir uns einem weiteren Effekt des Mittels widmen, der ebenso charakteristisch ist wie seine Wirkung auf das Intestinum, nämlich die auf die Schleimhäute der Atemwege. So kann es beispielsweise bei Schnupfen angezeigt sein, mit ständiger Verstopfung der Nase, häufigem **Nasenbluten**[RA(16)], Geruchsmangel und **Übelkeit**[KE1,388; GS]; gleichzeitig besteht ein leichter Bronchialkatarrh.

Allium cepa Wir können hier Allium cepa zum Vergleich heranziehen, das bei einfachem Schnupfen ein ausgezeichnetes Arzneimittel ist, wenn das **Nasensekret wässrig**[AA158] und **scharf**[AA162], der **Tränenfluss** aber **mild**[AA102] ist. Im Hals besteht ein raues[AA248], wundes[AA239] Gefühl, verbunden mit einer steten Neigung zum Hüsteln, um ein **Kitzeln im Kehlkopf** zu beschwichtigen[AA248]. Ich möchte allerdings bei der Einschätzung dieser Allium-cepa-Symptome zu bedenken geben, dass das Mittel, auch wenn es den Nasenkatarrh rasch zu stoppen vermag, das Übel häufig auf die **Brust** zu verlagern scheint. Diese [unterdrückende] Wirkung von Allium cepa kann aber offenbar durch **Phosphorus** wieder rückgängig gemacht werden.

Euphrasia officinalis Der Augentrost ist **Allium cepa** bei Schnupfen sehr ähnlich, jedoch mit dem Unterschied, dass hier ein **wundmachender Tränenfluss** und eine **milde Nasensekretion**[HC3,84] obwaltet.

Arsenicum album Arsenicum ist ein häufiges Folgemittel von **Ipecacuanha** bei Katarrhen von dicken, pummeligen Kindern.

Asthma bronchiale

Da Ipecacuanha einen starken Einfluss auf den Nervus vagus hat, sollte es auch bei Erkrankungen von Nutzen sein, die diesen Nerven mit affizieren, wie z. B. bei Asthma bronchiale, Ipecacuanha ist bei diesem Leiden indiziert, wenn ein Gefühl von Zusammenschnürung der Brust besteht, welches durch die **geringste Bewegung** vermehrt wird[HC2,165]. Wenn der Patient hustet, hören Sie das **Schleimrasseln** in der Brust, und dennoch wird nichts ausgeworfen.[GS] Diese nach Ipecacuanha verlangende Art von Asthma finden Sie vornehmlich bei eher beleibten Personen von schlaffer Faser – Erwachsenen wie Kindern –, die besonders auf **warme, feuchte Luft**[GS] empfindlich reagieren.

Arsenicum album Unserem Mittel bei Asthma sehr ähnlich ist Arsenicum, welches jenem sowohl bei katarrhalischem als auch bei nervösem Asthma gut folgt.

Cuprum metallicum Cuprum ist bei Asthma nützlich, wenn das spasmodische Element stark im Vordergrund steht. Das Gesicht wird schnell **zyanotisch**[CK94]; der Patient neigt zu **plötzlichen**[GS] **Anfällen** von **Engbrüstigkeit**[CK239], nicht selten verbunden mit Zusammenschnüren der Kehle[CK222]; er verfällt dabei leicht in allgemeine Konvulsionen[CK336].

Lobelia inflata Ein anderes Mittel, das mit **Ipecacuanha** bei Asthma nahe verwandt ist, ist Lobelia inflata. Der Lobelia-Patient verspürt bei einem Asthmaanfall ein großes **Schwächegefühl** in der **Magengegend,** das sich bis in die Brust ausbreitet[GS]; außerdem ist die Atemnot oft mit Übelkeit und starkem Speichelfluss verbunden[GS], manchmal auch mit dem Gefühl eines Klumpens oder einer schweren Last im Magen[EN152].

Bronchiolitis

Ipecacuanha ist eines unserer wichtigsten Mittel bei Bronchiolitis von Kleinkindern, besonders wenn sie durch jene Art von Wetter hervorgerufen wurde, wie ich es beschrieben habe. Aufgrund großer Ansammlung von Schleim in Bronchien und Bronchiolen besteht eine sehr beschwerliche Kurzatmigkeit[RA(61)]; über der ganzen Brust sind **feinblasige Rasselgeräusche**[GS] zu vernehmen, vorne wie hinten. Der Husten ist krampfhaft und geht gewöhnlich mit **Schleimerbrechen** einher. Auch wenn dabei Fieber vorhanden ist, kann Ipecacuanha immer noch angezeigt sein. Ich habe in solchen Fällen das Mittel in allen Potenzen angewandt, von der 3. bis zur 20.000 Potenz, und bin mit der Wirkung immer zufrieden gewesen. Wenn Ipecacuanha indiziert ist, ist das Stadium, wo **Aconitum** gepasst hätte, längst vorüber, weil bereits Exsudation eingesetzt hat. Wenn Sie an den Prinzipien der Homöopathie festhalten, werden Sie **Aconitum** und Ipecacuanha niemals im Wechsel verabreichen! Nach einer Gabe Ipecacuanha werden Sie feststellen, dass der Schleim nicht mehr so fest an den Bronchialwänden anhaftet; er wird weniger zäh und löst sich leichter ab.

Ich möchte Sie darauf hinweisen, dass es in Fällen wie diesen zwei oder drei Veränderungen der Symptome geben kann, die dann konkordante Arzneien erforderlich machen.

Antimonium tartaricum Eine dieser Veränderungen verlangt nach Antimonium tartaricum, und zwar dann, **wenn der Husten immer weniger wird, nicht aber die in den Bronchien erzeugte Schleimmenge.** Das seltenere Auftreten des Hustens ist kein gutes Zeichen, wenngleich die Mutter dies glaubt. Die Brust ist so mit Schleim angefüllt, dass das Kind gar nicht mehr husten kann und allmählich immer **schläfriger** wird. Geben Sie in einem solchen Fall rasch Antimonium tartaricum, und wiederholen Sie es in kurzen Abständen, bis der Husten wieder zunimmt.

Phosphorus Eine andere Veränderung macht Phosphorus notwendig. Die Arznei sollte gegeben werden, wenn die entzündlichen Symptome zunehmen, das Lungengewebe mit ergriffen wird und sich eine **Pneumonie** entwickelt. Ipecacuanha ist dann nicht länger das passende Mittel. Jeder Homöopath, der in den kälteren Regionen unseres Landes praktiziert, wird häufig mit solchen Krankheitsverläufen konfrontiert, und mit **Aconitum**, **Ipecacuanha**, **Antimonium tartaricum** und Phosphorus ist er in der Lage, der großen Mehrzahl dieser Fälle Herr zu werden.

Sulfur Es können aber auch noch weitere Mittel nötig werden. Manchmal vermag **Antimonium tartaricum**, auch wenn es angezeigt erschien, nicht die Symptome zu beherrschen. Dann müssen wir unter Umständen auf Sulfur zurückgreifen, das beim Gesunden Bronchialkatarrh mit lautem Rasseln auf der Brust [SK646] hervorgerufen hat, vorzugsweise linkerseits. Es ist hier besonders dann indiziert, wenn sich bereits **Atelektasen** gebildet haben. Ich habe Sulfur in solchen Fällen mit großem Erfolg eingesetzt.

Terebinthina Auch Terebinthina kommt bei einer Bronchiolitis mitunter in Betracht; ich habe es hier angewandt, wenn das Kind schläfrig war und die Lungen ganz verstopft erschienen [GS]. Der **Urin** ist eher **spärlich,** und er sieht dunkel aus durch die **Beimengung von Blut.** [GS] Das Mittel muss wiederholt gegeben werden.

Lycopodium Lycopodium ist hier ebenfalls ein mögliches Heilmittel, besonders wenn die **rechte Lunge** stärker betroffen ist als die linke. Über den affizierten Lungenpartien sind laute Rasselgeräusche zu hören, und der Auswurf ist gelblich und dick [CK959].

Keuchhusten

Bei Keuchhusten wird Ipecacuanha häufig benötigt [KE3,80], und zwar aufgrund des **krampfhaften Charakters** des Hustens [HY15,219] und der Wirkung der Arznei auf den Nervus vagus. Zusätzlich zu den bereits erwähnten Symptomen werden Sie auch eine allgemeine Krampfneigung des Kindes beobachten. Durch **tonische Krämpfe der Extensoren** wird das Kind bei den Hustenanfällen ganz steif, es kann kaum noch atmen [KE3,79] und wird im Gesicht blau [RA78] oder auch blass [RA(62)]. Am Ende des Anfalls erschlafft das Kind, erbricht [HY4,507] und hustet Schleim ab [AR18,2,14], was natürlich Erleichterung bringt. Doch auch wenn Ipecacuanha hier exzellente Dienste leistet, möchte ich Ihnen noch zwei weitere Mittel in Erinnerung rufen, die ganz ähnlich wirken.

Cina Eines von ihnen ist Cina, das, wie Sie mittlerweile wissen, mehr ist als ein bloßes Wurmmittel. Cina ist von Nutzen, wenn das Kind während der Keuchhustenanfälle von derselben Art **Steifheit** [KE3,68f] befallen wird, wie ich sie bei **Ipecacuanha** beschrieben habe; doch ist zusätzlich nach dem Hustenanfall ein **glucksendes Geräusch** in der **Speiseröhre** zu hören, das vom Hals bis in den Unterleib wandert [RA126;CH197]. Wenn außerdem auch noch **Zähneknirschen** [UE] besteht, ist Cina gewiss **Ipecacuanha** vorzuziehen.

Cuprum metallicum Cuprum ist das Komplementärmittel von **Ipecacuanha** bei krampfhaften Beschwerden [SK385] wie auch bei Keuchhusten. Es ist besonders angezeigt bei Krämpfen infolge von **Wurmbefall** sowie im Verlauf eines Keuchhustens [KE3,71], wobei **Krämpfe der Flexoren** deutlich überwiegen.

Fieber

Bei Fiebererkrankungen ist Ipecacuanha hauptsächlich hilfreich, wenn diese von **intermittierendem Typ** sind. Es ist eines der ersten Mittel, an die wir zu denken haben, wenn die Anfälle sehr **unregelmäßig** kommen [GS]. Es ist hier vor allem dann indiziert, wenn der Frost nur schwach und kurz ist, die nachfolgende **Hitze** aber stark und **langanhaltend** und von Übelkeit und Erbrechen begleitet; vorangegangener Chinin-Missbrauch spricht umso mehr für Ipecacuanha. [SK519]

Hämaturie

Ipecacuanha ist ein hervorragendes Mittel bei Hämaturie [RA(51)] oder Blutung aus den Nieren, wenn das Symptom mit Übelkeit, Brustbeklemmung, Schweratmigkeit und Schneiden im Bauch [SK522] einhergeht.

Konjunktivitis

Menschen, die mit Brechwurzelpulver hantieren, erleiden gewöhnlich eine heftige Bindehautentzündung. [RA(12);GS] Dieser Umstand veranlasste Dr. Jousset, das Mittel bei der Behandlung von Ophthalmien einzusetzen, und er behauptet, viele Konjunktivitiden skrofulöser Kinder damit geheilt zu haben.

Es bestehen reißende Schmerzen in den Augen und der Augenumgebung[EN55] sowie starker Tränenfluss[EN54]. Beim Auseinanderziehen der Lider quillt ein Strom von Tränen hervor.[EN55]

Bei Vorliegen einer ausgeprägten **Keratitis** zieht Jousset allerdings **Apis** vor.

Arzneimittelbeziehungen

- **Bismuthum** scheint die Wirkung von Ipecacuanha zu behindern.
- **Opium** verstärkt dessen Wirkung auf die Bronchialschleimhaut.

Coffea cruda

Die Bohnen des Kaffeebaums, Coffea arabica, werden für das in der ganzen Welt beliebte Kaffeegetränk verwendet. Das darin enthaltene Alkaloid *Koffein* [1,3,7-Trimethylxanthin] ist mit mehreren anderen, wie z. B. *Thein*, dem Hauptwirkstoff des Tees, chemisch identisch und mit den Purinkörpern Xanthin, Harnsäure etc. chemisch verwandt.

Allgemeine Wirkung des Kaffees

Koffein vermindert die mit dem Urin ausgeschiedene Menge an Harnstoff. Koffein ist hilfreich, wenn der Körper einer besonders kräftezehrenden Belastung unterworfen worden ist, insbesondere nach **harter Arbeit bei heißem Wetter,** wobei der Organismus gleich doppelt beansprucht ist: durch die körperliche Anstrengung und durch die große Hitze. Dann ist eine Tasse Kaffee eine wunderbare Sache.

Kaffee kann auch bei Müdigkeit mangels Schlaf von Nutzen sein, die meist ausgeprägter ist als die Ermüdung durch körperliche Arbeit. Unter normalen Umständen ist Kaffee zudem bei jungen Menschen nicht so hilfreich wie bei älteren. Ein Geschäftsmann, der mitten im Berufsleben steht; ein Mann, der den ganzen Tag körperlich schwer arbeitet; ein alter Mensch, der bereits in stärkerem Maße gewebsabbauenden Prozessen unterworfen ist: sie alle profitieren sehr viel mehr vom Kaffeegenuss als junge Leute. Arbeiter und Handwerker bevorzugen fast instinktiv Kaffee als Getränk, weil er ihnen das liefert, was ihre sonstige Ernährung nicht vermag: ein gehöriges Maß an zusätzlicher Kraft sowie ein probates Gegenmittel gegen den arbeitsbedingten körperlichen Verschleiß.

Die Wirkungen des Koffeins auf den menschlichen Organismus sind in mancher Hinsicht mit denen des *Strychnins* vergleichbar. Es scheint die Reflextätigkeit zu verstärken, bis hin zur Auslösung von tetaniformen Krämpfen, wenn es beständig zugeführt wird. Es veranlasst (wie Strychnin) plötzliches Auffahren durch die leiseste Berührung der Haut und eine größere Empfänglichkeit für alle äußeren Eindrücke. Diese gesteigerte Motorik erklärt viele seiner Symptome. Starke Emotionen, angenehme wie schmerzhafte, rufen Beschwerden hervor. Menschen, die von einem **plötzlichen freudigen Ereignis** überrascht werden, erkranken durch die Aufregung augenblicklich. Sie wachen mitten in der Nacht auf und haben nicht das geringste Bedürfnis, noch weiter zu schlafen.

Coffea cruda erzeugt eine übermäßige Erregbarkeit oder **Munterkeit des Geistes,** worin es mit **Cypripedium** verwandt ist. Letzteres Mittel ist besonders bei **Kindern** angezeigt, die **nachts aufwachen,** unnatürlich **fröhlich** und **ausgelassen** sind und nur spielen wollen; sie scheinen keinerlei Schlafbedürfnis mehr zu haben.[GS] Ein solches Verhalten ist oft Vorbote irgendeiner Hirnaffektion [etwa eines epileptischen Anfalls[GS]], welche dann durch die rechtzeitige Gabe von **Cypripedium** noch abgewendet werden kann.

Kopfkongestion

Starker Blutandrang zum Kopf[GA1,12], der eine Apoplexie befürchten lässt[Z5,14], kann durch Coffea behoben werden, besonders wenn zu **große Aufgeregtheit** [oder zu große Freude][CH151] Ursache der extremen zerebralen Blutfülle gewesen ist. Jemand, der sich bei einer lebhaften Diskussion so sehr echauffiert, dass er einen ganz roten Kopf bekommt[(GA1,12)], wird durch Coffea wieder „abgekühlt“. Das Mittel ist jedoch nur zu Beginn solcher Fälle von Wert, und dann ist es auch völlig ausreichend. Wenn das Übel aber bis zur Exsudation fortgeschritten ist (nicht zu entzündlicher Exsudation, sondern zur Ausschwitzung von Serum durch die erweiterten Kapillaren), müssen Sie zu **Belladonna**, **Bryonia** oder einem sonstigen Mittel greifen, das bei Exsudationsprozessen besser geeignet ist als Coffea.

Exantheme

Coffea ist auch bei exanthematischen Krankheiten von Nutzen, wenn das Kind wegen des intensiven **Juckens** und **Brennens**[GA1,124f] nachts nicht schlafen kann[SK342]; oft muss es kratzen, bis die Stellen bluten. Dieses Symptom hängt, wenn es sich um einen Coffea-Fall handelt, mit der übergroßen Empfindlichkeit der Haut[GS] zusammen.

Schmerzempfindlichkeit

Coffea cruda zeichnet sich darüber hinaus durch große **Todesfurcht** aus (glaubt dem Sterben nahe zu sein[AZ52,76]), was das Mittel mit **Aconitum** verbindet; diese Furcht tritt gewöhnlich im Zusammenhang mit heftigen Schmerzen auf[AZ52,76]. Alle Schmerzen werden vom Coffea-Patienten als **unerträglich** empfunden[HA5]; selbst ein geringer Schmerz lässt ihn jammern und klagen.

Zahnschmerzen

Die Arznei wird häufig bei Zahnschmerzen von Kindern[GS] und nervenschwachen Erwachsenen benötigt. Sie werden in solchen Fällen manchmal versucht sein, **Chamomilla** zu verabreichen. Zwar finden Sie die für dieses Mittel typischen Gemütssymptome, gleichwohl verschafft es keine oder nur teilweise Erleichterung. Sie können **Chamomilla** geben, wenn das Gesicht (die Wange[KE1,458f]) gerötet ist, wenn das Kind nicht den geringsten Schmerz ertragen kann, wenn es höchst reizbar und mürrisch ist und wenn zudem kaltes Wasser im Mund nur kurzzeitig Linderung bringt. Wenn der Schmerz aber **dauerhaft fortbleibt, solange kaltes Wasser im Mund gehalten wird**[AZ71,120], dann ist Coffea das Mittel der Wahl.

Allgemeine Hyperästhesie

Die Sinne sind bei Coffea allesamt geschärft, nicht nur der **Tastsinn,** sondern auch das **Sehvermögen**[GA1,19] und das **Gehör**[GA1,21]. Unter dem stimulierenden Einfluss des Kaffees kann der Prüfer Kleingedrucktes in einem fast unnatürlichen Maße deutlich erkennen[GA1,18]. Weit entfernte Geräusche scheinen sehr viel näheren Ursprungs zu sein.

Coffea hat aber auch einen der Hyperästhesie fast entgegengesetzten Zustand, der aus der sekundären oder dämpfenden Wirkung der Droge resultiert.

Kardiale Schwäche

In seiner Wirkung auf den Kreislauf scheint das Mittel zunächst die Herztätigkeit zu steigern und damit den Puls zu erhöhen.[AZ99,148] Dies wird später von kardialer Schwäche mit **Palpitationen**[AZ99,148] und **unregelmäßigem Puls**[GS] gefolgt. Es sei hier daran erinnert, dass die erhöhte Pulsfrequenz des Mittels nicht mit vermehrter Kraft des Herzens einhergeht, wie dies bei **Aconitum**, **Bryonia** und **Baptisia** der Fall ist. Sie sehen daran, dass die Stimulation des Herzens nur oberflächlicher Natur ist und dass der Herzmuskel im Gegenteil eher geschwächt wird. Daher neigt das Herz nach einiger Zeit, wenn das Mittel lange genug gegeben wird oder wenn Kaffee im Übermaß als Getränk genossen wird, zu **passiver Dilatation.**[(AZ99,148)]

Diarrhö

Coffea kann auch bei Durchfallneigung angezeigt sein, besonders wenn sie bei vielbeschäftigten Hausfrauen besteht, die bei der Bewältigung ihres Haushalts viel **Sorge** und **Aufregung** zu ertragen haben.[4]

Zu beachten ist ferner der Nutzen des Kaffees bei **Müdigkeit infolge langen Reisens,** besonders bei heißem Wetter [und mangelnder Ernährung (**Coffea tosta**)].[GS]

Piper methysticum

Ich möchte hier noch ein Mittel erwähnen, das mit **Coffea cruda** vergleichbar ist und erst kürzlich geprüft wurde. Ich meine den Rauschpfeffer, Piper methysticum, der in Polynesien u. a. unter dem Namen Kava-Kava bekannt ist und dessen Wurzeln dort in großem Umfang zu einem Getränk bereitet werden. Es hat sich auch als Arzneimittel bewährt. Seine Wirkungen sind in mancher Hinsicht denen des Kaffees ähnlich, denn es erzeugt in der Erstwirkung ein Gefühl von **Beschwingtheit** oder **Gespanntheit,** als ob jeder Nerv im höchsten Grade angespannt wäre.[EN4ff] Der Prüfer hat das Gefühl, lange arbeiten zu können, ohne zu ermüden.[EN13] Im Extremfall kann eine so große geistige Anspannung bestehen, dass ihm der **Kopf vergrößert**[EN25] und fast zum Bersten voll erscheint. Auch Schwindel[EN14f] kommt vor, **Schwindel** beim **Schließen der Augen** oder bei der **Konzentration** auf irgendeinen Gegenstand. Die Blutgefäße des Gehirns [des Halses[EN25]] und besonders der Hirnbasis fühlen sich voll an, als wären sie oberhalb abgebunden worden[EN25] (so die Beschreibung eines Prüfers). Auch hier sehen Sie wieder die Ähnlichkeit mit **Coffea.** Doch die sekundäre Wirkung [= Reaktion des Organismus] setzt bei Piper methysticum rascher ein als bei **Coffea,** und diesen entgegengesetzten Effekt könnte man mit dem einen Begriff **Hirnermüdung** charakterisieren. Der Patient fühlt sich besonders beim Erwachen matt, träge und schläfrig[EN167f+183], als ob er bis spät in die Nacht außer Haus gewesen wäre und viel Schlaf versäumt hätte oder als ob er fast die ganze Nacht am Schreibtisch gearbeitet hätte.[(EN20ff)] Schwere[EN18] und dumpfes Drücken im Kopf[EN25], schlimmer durch Lesen, Nachdenken[EN42] und jede andere längere geistige Anstrengung[EN25]. Die **Kopfschmerzen** und die Geistessymptome, seien es die der Erregung oder die der Dämpfung, werden durch geistige **Ablenkung** für eine gewisse Zeit **gebessert.**[(EN16)]

Piper methysticum scheint darüber hinaus kataleptiforme Krampfzustände zu erzeugen, und sie wurden dadurch auch schon geheilt. Der Geist ist müde und nicht in der Lage, sich irgendwelchem äußeren Druck zu widersetzen. Überempfindlichkeit gegen alle äußeren Eindrücke.

[4] In den *Guiding Symptoms* heißt es: „Diarrhoea ... from domestic care", und so erscheint *Coffea* auch – als einziges Mittel – im Kent-Repertorium (dt.: „Durchfall durch häusliche Sorge"). Dies ist irreführend, denn im Original (NZ 3,23) ist nicht von einer Hausfrau die Rede, sondern von einer **Gastwirtin.** Der Fall sei im Folgenden zur Gänze wiedergegeben, weil nur so erkennbar wird, dass der psychologische Hintergrund für das Entstehen des Durchfalls anders zu bewerten ist als bei einer „gestressten" Hausfrau: er entspricht, wie ich meine, eher einem **Gemisch aus ängstlicher und freudiger Erwartung.** Demnach gehört *Coffea* als Nachtrag in die Rubrik „Diarrhoea, anticipation, after". „Die Gastwirthin G., eine gesunde Frau von 45 Jahren, welche, wenn sie ungewöhnlich viel Gäste hatte, die Zubereitungen zu deren Beköstigung und Versorgung selbst leitete, bekam fast jedesmal Durchfall in Folge der dabei stattfindenden Aufregung und Sorge. Die Stühle waren wässrig, schmerzlos, hielten 3 bis 4 Tage an und schwächten sie sehr; Appetit meist ungestört. Behandlung: *Coffea* 2. (Decimalscala) 6 Pulver, mit der Weisung, sie den Tag vor der veranlassenden Ursache zu nehmen. – Der Durchfall ist seitdem nicht wieder eingetreten, obwohl sie wenigstens 50mal eine sehr grosse Anzahl Gäste zu versorgen hatte. Bemerken muss ich noch besonders, dass sie täglich zwei- bis dreimal Kaffee zu trinken pflegte."

KAPITEL

37 Vorlesung: Scrophulariaceae

Scrophulariaceae

Aus der Familie der Scrophulariaceae oder Braunwurzgewächse beziehen wir **Digitalis**, **Gratiola**, **Leptandra virginica**, **Euphrasia**, **Verbascum** und **Linaria**. Diese Arzneien (➤ Tab. 37.1) sind zwar nicht alle umfassend geprüft, doch die bekannteren von ihnen haben durchaus ein so eigenes Gepräge, dass wir sie gut im Gedächtnis behalten können. Das wichtigste Mittel von ihnen ist **Digitalis purpurea**.

Digitalis purpurea

Digitalis enthält, neben weiteren Bestandteilen, zwei Hauptwirkstoffe, die als Digitalin und Digitoxin bekannt sind. Letztere Substanz kommt in größerer Menge vor als erstere. **Digitalinum** ist auch getrennt von Digitalis geprüft worden[DP170], doch unterscheidet es sich, wie es auch bei den meisten anderen isolierten Wirkstoffen der Fall ist, kaum von der ursprünglichen Arznei.

Tab. 37.1 Homöopathische Arzneimittel aus der Familie der Scrophulariaceae

Arzneimittel	Vergleichsmittel
Digitalis	• *Myrica cerifera* • *Spigelia anthelmia* • *Kalmia latifolia* • *Helleborus* • Inkompatibel: *China officinalis*
Gratiola	*Croton tiglium, Elaterium, Podophyllum*
Leptandra	*Mercurius solubilis, Iris versicolor*
Euphrasia officinalis	*Mercurius solubilis, Arsenicum album, Rhus toxicodendron, Allium cepa,*
Verbascum thapsus	*Drosera, Spongia, Sulfur*
Linaria vulgaris	

Übelkeit und Erbrechen

Digitalis erzeugt unter anderem sehr früh während der Prüfung wie auch in Vergiftungsfällen quälendste Übelkeit[CK310] und heftiges Erbrechen[CK320]. Das Erbrechen wird oft von großer Bangigkeit[CK325] oder Flauheit in der Magengegend[CK333] begleitet. Die Körperoberfläche ist zumeist kalt[CK682] und von kaltem Schweiß bedeckt[CK324]; der Puls ist unregelmäßig[CK660]. Diese frühzeitig auftretenden Digitalis-Symptome erinnern an mehrere andere Mittel, so vor allem an **Antimonium tartaricum**, **Tabacum** und **Lobelia**. Sie alle rufen Übelkeit und Erbrechen wahrscheinlich dadurch hervor, dass sie die Hirnbasis affizieren und dabei auch die dort austretenden Äste des **Nervus vagus** in Mitleidenschaft ziehen. Diese erwähnten gastrischen Symptome könnten die Anwendung von Digitalis bei jenem Erbrechen nahelegen, welches häufig Erkrankungen des Gehirns begleitet, etwa eine Meningitis cerebralis oder cerebrospinalis.

Das Mittel kommt womöglich sogar bei der Übelkeit und dem Erbrechen während einer Schwangerschaft oder zu Beginn einer Fehlgeburt in Betracht. Eine der Prüferinnen, eine Schwangere, nahm eine Überdosis Digitalis und erlitt dieselbe ungeheure Übelkeit [und heftiges Erbrechen[EN375]] sowie eine erhebliche Uterusblutung[EN631].[1]

[1] Wahrscheinlich handelt es sich um jenen Vergiftungsfall (keine freiwillige Prüfung!), der in der *Encyclopedia* Allens unter der Quellennummer 84 dokumentiert ist.

Wirkung auf das Herz

Wir kommen zur Wirkung von Digitalis auf das Herz. Durch die Reizung des Nervus vagus wird die **Herztätigkeit gehemmt** und in der Folge der **Puls verlangsamt.** Der arterielle Tonus nimmt stark zu, wahrscheinlich aufgrund der Wirkung der Arznei auf das Vasomotorenzentrum, das in der Hirnbasis liegen soll [Medulla oblongata]; der Puls ist daher primär langsam und kräftig. Wir müssen aber der Tatsache eingedenk sein, dass Digitalis neben seiner Wirkung auf die nervösen Strukturen auch das **Muskelgewebe** affiziert, die quergestreifte Muskulatur ebenso wie die glatte. Auf diese Weise kommt die deutliche **Schwäche des Herzens** [GS] zustande. Sie kann in ihrer Intensität von einfacher Schwäche bis zu völliger Lähmung des Herzmuskels variieren, und entsprechend ist auch der **Puls** meist **klein, weich** [CK653] und **schwach** [CK660]. Jede kleine Anstrengung, und sei es nur das Aufstehen vom Sitzen, erhöht die Pulsgeschwindigkeit [CK675], während zugleich die Kraft jedes Herzschlages herabgesetzt ist. Der rasche Puls [CK656] kann leicht **unregelmäßig** werden oder auch einen ganzen Schlag aussetzen [CK664]. Im Hinblick auf diese physiologische Wirkung der Arznei können wir dann auch die folgenden Symptome des Herzens und der damit verbundenen Respiration verstehen.

Mahnung zur Vorsicht

Lassen Sie mich an dieser Stelle aber zunächst zur Vorsicht mahnen, was den Gebrauch von Digitalis bei Herzaffektionen angeht. Wie **Lachesis** und **Arsenicum album** hat auch Digitalis die Fähigkeit, allgemeine Schwäche und ein Sinken der Lebenskraft [SK398] hervorzurufen. Daher dürfen Sie es nie aufs Geratewohl verabreichen, sondern nur, wenn Sie sich durch die Symptome des Falles gewissenhaft haben leiten lassen; anderenfalls würden Sie mit Sicherheit das Befinden Ihres Patienten verschlechtern. Bei **organischen Herzkrankheiten** muss Digitalis mit der größten Vorsicht eingesetzt werden, weil es vorzeitig jene Phase herbeiführen kann, in der die Natur nicht länger in der Lage ist, die Störung des Blutkreislaufs durch eine Hypertrophie des Herzens zu kompensieren. Die Natur mag dann gezwungen sein aufzugeben. Das Herz gibt dem Druck des Blutes in seinen Kammern nach und beginnt sich zu erweitern; was folgt, ist ein Rattenschwanz an Symptomen, wie ich sie Ihnen gleich als ebenfalls zu Digitalis gehörig schildern werde. Diese Warnung gilt besonders für den Gebrauch des Mittels in großen Dosen. Wenn es *so* eingenommen wird, mag es vielleicht für eine gewisse Zeit Linderung verschaffen, doch letztlich führt es nur den vorzeitigen Tod des Kranken herbei. Mit diesen mahnenden Worten als Einleitung will ich Ihnen nun die objektiven wie auch die subjektiven Herzsymptome von Digitalis näher darlegen.

Herzsymptome

Das Herz fühlt sich plötzlich an, als ob es still stünde, verbunden mit großem Angstgefühl.[DP55] Es besteht ein unbeschreibliches Gefühl von Unbehagen in der Herzgegend [EN690ff], das manchmal mit Schwäche [EN695;CK525] oder auch Taubheit [(CK546)] im linken Arm einhergeht. Das Unbehagen kann auch eher einem Gefühl der Beklemmung [MA4,157] oder des Spannens [CK489] in der Herzgegend entsprechen. Zusätzlich kann sich ein ungemeines Leere-[CK635], Schwäche- oder **Flauheitsgefühl im Epigastrium** [CK333] entwickeln, das manchmal durch Essen zu lindern ist, oft aber danach noch schlimmer wird, besonders nach dem Frühstück [(UE)]. Scharf stechende Schmerzen in der Herzgegend. Durch einen Reflexkrampf der Glottis entsteht bisweilen Erstickungsnot, wenn der Patient versucht, etwas herunterzuschlucken.[GS] Der Puls ist langsam, oftmals langsamer als der Herzschlag; in diesen Fällen schlägt das Herz derart unregelmäßig, dass manche der so ausgelösten Pulswellen nur unmerklich auf die Radialarterie am Handgelenk übertragen werden. Jede kleine Bewegung wie das Erheben von einem Stuhl, das Aufstehen aus dem Bett oder eine leichte Erhöhung der Geschwindigkeit beim Gehen führt zu einer starken Beschleunigung des Pulses, doch wird er dabei keineswegs kräftiger, sondern im Gegenteil kleiner und schwächer.[DP59] Die ungleichmäßige Blutverteilung infolge dieser gestörten Herzfunktion zeigt sich in einer Vielzahl von Symptomen. So finden wir in Extremfällen sogar **zyanotische Zustände** [KE3,444], was Digitalis als mögliches Heilmittel bei Blausucht von Neugeborenen nahelegt. Das Kind wird zyanotisch und von der geringsten Bewegung ohnmächtig, oder ihm wird **sterbensübel,** wie man am Gesichtsausdruck und dem unwillkürlichen Würgen erkennen kann. Wenn Sie den Puls tasten können, werden Sie ihn bezüglich Rhythmus und auch Volumen unregelmäßig finden [CK659]; die Haut ist überall kalt [CK687]. Die Lippen sind blau [UE] oder purpurfarben; die Augenumgebung bzw. die **Lider** [UE] sind ebenfalls **bläulich** verfärbt. Überall, wo Venen durch die Haut durchscheinen, sehen sie sehr dunkel aus.

Schlaf

Andere, häufig vorkommende Beispiele für die ungleichmäßige Blutverteilung zeigen sich im Schlaf. Dieser ist unruhig und für den Patienten wenig erquicklich. [CK637] Er träumt sehr viel [CK645f], und manchmal schreckt er aus dem Schlaf hoch, weil er einen Traum hatte, als fiele er von einer großen Höhe herab [CK650]. Des Öfteren erwacht er auch mit einem ängstlichen [CK649] oder elenden Gefühl, das ihm selbst nicht erklärlich ist, das seinen Grund aber in dem Herzleiden hat.

Gemüt

In Bezug auf das Gemüt neigt der Digitalis-Patient, neben seiner Ängstlichkeit [CK7], zu jenen **düsteren Vorahnungen** [CK11], wie sie bei Herzkrankheiten ebenfalls häufig vorkommen. Er lebt ständig in einer bänglichen [CK6], befürchtenden [CK11] Stimmung, die zwar völlig unbestimmt ist, aber nichtsdestoweniger schrecklich. Unter diese innere Angst [CK9] mischt sich zudem eine Neigung zu großer Traurigkeit und **Niedergeschlagenheit** [CK3].

Respiration

Natürlich wird auch die Atmung von der eingeschränkten Herztätigkeit in Mitleidenschaft gezogen. Sie ist oftmals tief und seufzend [EN656; CK483] und langsamer als normal [CK481]. Dieses Symptom ist fast pathognomonisch für eine Herzaffektion.[2] Nicht selten wird der Patient aber auch von einer höchst lästigen **Kurzatmigkeit** geplagt, mit dem ständigen Bedürfnis, endlich einmal tief Luft holen zu können; doch wenn er es versucht, ist es so, als ob die Brust nur zur Hälfte mit Luft gefüllt würde und in ihrer Tiefe ein Hindernis säße [DP63]; die Lungen können sich nicht zu ihrer vollen Kapazität ausdehnen. Dazu gesellt sich ein trockener Husten, der besonders durch Tiefatmen ausgelöst zu werden scheint [DP63]; je tiefer er zu atmen versucht, desto wahrscheinlicher erleidet er einen Hustenanfall. Dies ist ganz und gar ein bronchiales Phänomen und entsteht durch Überfüllung der dortigen Blutgefäße. Mitunter kommt es dabei zu Erstickungsanfällen, mit „schmerzhafter Zusammenschnürung der Brust, als wären die innern Theile zusammengewachsen, vorzüglich früh, beim Erwachen; er muss sich schnell aufrecht setzen" [CK485], um besser atmen zu können. Wenn diese kardialen Symptome vorhanden sind, werden Sie Digitalis nicht nur bei Atembeschwerden, sondern auch bei einer ganzen Reihe anderer Krankheitsformen angezeigt finden, die, auch wenn sie weit entfernt vom Herzen beginnen, in ihrer Entstehung doch entweder direkt oder indirekt von der Erkrankung dieses Organs abhängen.

Bei fast allen Erkrankungen, bei denen sich Digitalis wirksam zeigt, ist der Puls entweder verlangsamt [CK667] oder zumindest schwach und unregelmäßig [CK660]; er beschleunigt sich aber schon durch die geringste körperliche Anstrengung [CK675f].

Wassersucht

So kann z. B. Wassersucht Digitalis erforderlich machen. Diese Wassersucht ist hier aber nicht renalen Ursprungs; bei Ödemen, die ursprünglich Folge einer Nieren- oder auch einer Leberkrankheit sind, würden wir nicht an Digitalis denken. Doch bei Ödemen, die primär auf einer **Herzschwäche** beruhen, ist Digitalis nicht selten ein unschätzbares Mittel.

Digitalis kann bei mehreren Wassersuchtarten nutzbringend verwendet werden. So können wir es etwa bei **Anasarka** verabreichen, wenn die Körperoberfläche **livide** ist, nicht aber, wenn sie das alabasterne Erscheinungsbild darbietet, wie es für eine renale Wassersucht typisch ist. Lokale Ödeme kommen ebenfalls für die Anwendung des Mittels

[2] Gemeint ist wahrscheinlich die durch respiratorische Azidose bedingte Kussmaul-Atmung.

in Betracht. So ist Digitalis beispielsweise häufig bei **Hydroperikard** angezeigt, und selbst bei **Pleuraerguss** und **Aszites** [KE4,344] kann es hilfreich sein, wenn diese mit einer Herzerkrankung zusammenhängen. Eine sehr häufige Form von Wassersucht, die nach Digitalis verlangt, ist die **ödematöse Geschwulst** von **Skrotum** und **Penis.**[UE] Selbst bei **Hydrozele** des Hodens [UE] ist Digitalis von Nutzen, wenn die typischen Herzsymptome des Mittels zugegen sind.

Die Harnsekretion liegt bei Digitalis oft darnieder oder ist stark vermindert.[UE] Diese **mangelnde Harnsekretion** hängt mit einer gestörten Durchblutung der Nieren zusammen, nicht mit einer originären Nierenkrankheit. Der Urin kann dunkelrot [CK439] und auch eiweißhaltig sein.

Bei Pleuraerguss gibt es ein Mittel, das oft vergessen wird, und das ist **Mercurius sulfuricus**. Diese Quecksilberverbindung ist besonders dann dienlich, wenn der Erguss von einer Herz- oder Lebererkrankung herrührt.[GS] Wenn das Mittel gut wirkt, erzeugt es einen profusen, wässrigen Durchfall, der dem Patienten große Erleichterung verschafft.[GS]

Ikterus

Digitalis ruft einige Lebersymptome hervor, die erwähnenswert sind. Ich glaube allerdings nicht, dass Digitalis eine direkte Wirkung auf die Leberzellen hat, und es scheint auch nicht die Gallensekretion direkt zu beeinflussen. Doch bei Gelbsucht [CK591], die auf einer Herzkrankheit des bereits besprochenen Typs gründet und die mit aschfarbenen Stühlen [CK407] einhergeht, wirkt Digitalis ganz vortrefflich. Die Leber ist vergrößert und fühlt sich wund an, wie zerschlagen; palpatorisch ist eine leichte Verhärtung spürbar.[GS] Neben einem Ikterus besteht dabei ein bitterer [AZ5,161], bisweilen auch süßlicher Mundgeschmack [UE]; Zunge rein [AZ5,161], mitunter auch weiß [CK159] oder gelb belegt [EN269]. Puls langsam, sogar langsamer als der Herzschlag. Schläfrigkeit tritt oft hinzu und kann sich bis zur Schlafsucht steigern.[CK628f] Die Stühle haben die eben erwähnte Beschaffenheit. Der Urin ist durch die Beimengung von Gallenfarbstoffen gelbbraun [AZ5,161] oder dunkel gefärbt [CK438]. Die Gelbsucht von Digitalis wird nicht die durch eine Gallenstauung hervorgerufen, weder es durch einen Duodenalkatarrh noch durch eine sonstige Verlegung der Gallenwege, sondern sie hängt mit einer **funktionellen Insuffizienz der Leber** zusammen, bei der das Organ nicht mehr in der Lage ist, die gallebildenden Stoffe hinreichend aus dem Blut herauszuziehen.

Ein Mittel, das sich hier gut mit Digitalis vergleichen lässt, ist **Myrica cerifera,** welchem ebenfalls die große Niedergeschlagenheit [EN7] im Zusammenhang mit einer gestörten Leberfunktion [GS] eigen ist. Die **Myrica**-Symptome ähneln denen von Digitalis vor allem auch deshalb, weil die Gelbsucht stets von einer unzureichenden Gallebildung in der Leber herrührt und nicht von einer Obstruktion des Abflusses. Doch die beiden Mittel unterscheiden sich sehr in ihrer Gesamtwirkung auf den Organismus. Bei Digitalis ist der Ikterus letztlich auf den Zustand des Herzens zurückzuführen. Bei **Myrica** scheint der Fall eher durch eine **idiopathische Funktionsstörung der Leber** bedingt zu sein; aus irgendeinem Grund wird die Galle nicht richtig gebildet, weshalb Bestandteile davon im Blut zurückbleiben. Das Herz wird nur sekundär in Mitleidenschaft gezogen, was sich vor allem in einer Verlangsamung des Pulses [EN235] bemerkbar macht.

Weitere Symptome, die an **Myrica** denken lassen sollten, sind neben der schon erwähnten Niedergeschlagenheit: Schwere und dumpfes Drücken im Vorderkopf [und in den Augen [EN82]], < am Morgen [GS]; schmutziggelbe Verfärbung der Augen [NR1,448] und Skleren [NR1,446], die Lider dabei abnorm gerötet [GS]; Zunge schmutzigweiß [NR1,447] oder schmutziggelb [GS] belegt. Flauheits- und Schwächegefühl in der Magengegend, nach dem Frühstück beginnend.[EN169] Der Patient ist schwach [EN292] und schläfrig [EN305] und klagt über Muskelschmerzen in den Gliedmaßen [EN282]. Der Puls ist verlangsamt, aber kräftiger.[EN235] Die Stühle werden immer heller, bis sie schließlich aschfarbig sind.[GS] Urin dunkel und trübe.[GS]

Sie sehen sofort die Ähnlichkeit mit Digitalis; doch **Myrica** wirkt oberflächlicher und wäre für so schwere Fälle wie die von Digitalis nicht geeignet.

Vergleichsmittel bei Herzerkrankungen

Bei Herzerkrankungen können wir Digitalis mit einer Reihe von Mitteln vergleichen; zu nennen wären hier vor allem **Kalmia**, **Arsenicum album**, **Helleborus**, **Spigelia** und **Conium**.

Kalmia latifolia Der Breitblättrige Berglorbeer gehört, wie **Rhododendron**, **Ledum palustre** u. a., zur Familie der Ericaceae (Heidekrautgewächse). Kalmia ist ein wertvolles Mittel bei Rheumatismus, wenn dieser auf die Brustorgane übergreift. Die **Herzschmerzen** von Kalmia sind **scharf stechend,** benehmen dem Patienten den Atem und lassen ihn fast ersticken, so heftig sind sie; oft schießen sie dabei [ins linke Schulterblatt [GS]] in den Bauch oder in den Magen. Der **Puls** ist **herabgesetzt** [AA175], fast so sehr wie der von **Digitalis**. Kalmia ist besonders dann von Nutzen, wenn **Gicht** oder **Rheumatismus** sich von den Gelenken auf das **Herz** verlagert [AA174], namentlich nach Anwendung äußerlicher Mittel auf die entzündeten Teile.[HC2,176] Dies gilt besonders für Mittel, die zu dem Fall nicht homöopathisch sind. Wenn Sie **Arnica** innerlich geben und es auch lokal anwenden, besteht keine Gefahr dieser **Metastasis,** sofern es das angezeigte Mittel ist. Sollte aber jemand das entzündete Gelenk mit einer **Akonit**-Tinktur einreiben, so bestünde die Gefahr, dass sich die Entzündung auf Organe zurückzieht, die lebenswichtig sind. Der Kalmia-Rheumatismus wandert gewöhnlich, anders als der von **Ledum**, **von oben nach unten** und folgt damit auch der typischen Richtung seiner Schmerzen [AA40].

Helleborus niger Die Christrose ähnelt **Digitalis** in Bezug auf die Langsamkeit des Pulses [RA71]. Auch die Atmung ist oft verlangsamt [RA(114)], die Körpertemperatur stark herabgesetzt [RA73], nicht selten bis auf 35° Celsius. In aller Regel ist bei diesem Mittel das Gehirn mit affiziert.

Spigelia anthelmia Auch Spigelia muss zum Vergleich herangezogen werden. Es hat folgende Symptome: scharfe [oder stumpfe [RA(331ff)]] Stiche in der Herzgegend, die von dort bis in den Rücken oder den linken Arm hineinschießen; Herzklopfen und ängstliche Beklemmung in der Herzgegend [RA(336+339)]; das Herzklopfen verstärkt sich durch jede kleine Bewegung des Arms oder des Körpers [HC3,96]; Gefühl von Zittern [RA(336)] oder **Schwirren** [AZ85,181] **in der Herzgegend** (genau wie das Vibrieren, das man beim Streicheln einer schnurrenden Katze verspürt [SK570]); während der Systole blasendes Geräusch über der Herzspitze [GS]. Spigelia ist indiziert, wenn diese Herzsymptome andere Beschwerden begleiten, z. B. eine **Gesichtsneuralgie,** vorzugsweise der linken Gesichtshälfte. Die neuralgischen Schmerzen beginnen oft im Hinterkopf, breiten sich dann über den linken Kopf nach vorne aus, um sich schließlich über oder in dem **linken Auge** festzusetzen.[GS] Charakteristisch ist ferner, dass die Schmerzen gewissermaßen dem **Lauf der Sonne** folgen: sie beginnen am Morgen, erreichen ihren Höhepunkt gegen Mittag und nehmen dann zum Abend hin stetig ab [auch bei bewölktem Himmel][HC2,172]. Spigelia kann auch bei **Ziliarneuralgie** helfen, die von diesen Herzbeschwerden begleitet wird; dabei treten heftige Stiche im Auge auf, die von dort in alle Richtungen ausstrahlen [HC2,211] und den Patienten fast rasend machen. Es kann aber auch ein schmerzhaftes Drücken [RA32] bestehen, als würde das Auge von einem Schraubstock zusammengequetscht, oder der Augapfel schmerzt, als sei er enorm vergrößert [< bei Bewegung [SK565]] und würde aus dem Kopf gedrängt. Spigelia ist eines unserer Hauptmittel bei höchst schmerzhafter **Iritis.**[GS]

Ein Herzsymptom von Spigelia möchte ich hier noch ergänzen, das der verstorbene Dr. Jacob Jeanes vielfach bestätigt gefunden hat, und das ist ein **intermittierender Puls.** Dr. Jeanes verordnete Spigelia bei den verschiedensten Krankheiten als Zwischenmittel, wenn der Puls diesen Charakter annahm.

Convallaria majalis Das Maiglöckchen bietet uns Herzsymptome in Verbindung mit **Uterussymptomen** dar. Wundheitsschmerz im Unterbauch [CY2,391]; wehenartiger Schmerz im Iliosakralgelenk, < rechts, zieht bis ins rechte Bein herab [CY2,393]. Heftiger Juckreiz am Scheideneingang, erstreckt sich später bis zur Harnröhrenmündung und zu den Labien.[CY2,394]

Magnolia grandiflora Ein weiteres Mittel ist Magnolia grandiflora;[3] es hat Herzschwäche mit Gefühl von krampfartigem Zusammenschnüren in der Herzgegend und Erstickungsnot bei schnellem Gehen.[HT688] Nervöse Schreckhaftigkeit und Traurigkeit.[HT687] Bisweilen Empfindung, als hätte das Herz aufgehört zu schlagen.[HT688]

Meningitis

Kommen wir als Nächstes zur Wirkung von Digitalis auf das Gehirn. Das Mittel ruft Symptome hervor, die denjenigen einer Meningitis sehr ähneln, selbst wenn diese bereits exsudativ geworden ist; auch an **akuten Hydrozephalus**[AZ47,36f] lassen die Symptome denken, desgleichen an eine Meningitis cerebrospinalis. Folgende Symptome sprechen für Digitalis: klopfende Kopfschmerzen, die besonders im Vorderkopf empfunden werden[CK69]; Delirium, das an Raserei grenzen kann[GS]; ausgeprägte optische Täuschungen, wie z. B. Feuerbälle oder sonstige leuchtende Körper, die vor den Augen zu hüpfen scheinen[CK120], oder Gegenstände scheinen farblich verändert zu sein (wie bei **Santoninum**), etwa grün oder gelb[CK124]. In einem weiter fortgeschrittenen Stadium nimmt die geistige Benommenheit[CK35;MT464] zu, und es kommt zu retinaler Kongestion mit Phasen von Verdunkelung der Augen[CK105] oder regelrechter Blindheit[CK112f]; die Pupillen werden immer mehr dilatiert und unempfindlich gegen Licht[CK103], und schließlich fällt der Patient ins Koma[EN53]. Große allgemeine Schwäche[CK610f] mit Kälte des ganzen Körpers[CK682], der von kaltem[GS], klebrigem[CK684] Schweiß bedeckt ist. Selbst bei diesen zerebralen Krankheitsformen sollte Ihnen jedoch der **Puls als Hauptleitsymptom** für die Wahl des Mittels dienen!

Falls Ihnen einmal für das Symptom „Summen in den Ohren"[GS] **China** erforderlich scheinen sollte, geben Sie es keinesfalls im Anschluss an Digitalis, denn nach Hahnemann sind die beiden Arzneien einander feindlich „gesinnt",[4] trotz einiger Ähnlichkeit hinsichtlich der Gehirnsymptome und der Schwäche.

Harn- und Geschlechtsorgane, Gonorrhö

Lassen Sie uns als Letztes noch auf die Wirkung von Digitalis auf die Harn- und Genitalorgane eingehen. Digitalis erzeugt eine katarrhalische Reizung der Harnblase[GS] und hier besonders des Blasenhalses[CK446]. Unablässiger[CK421], oft auch schmerzhafter Harndrang, besonders beim Sitzen und Stehen; der Druck auf die Blase lässt auch nach dem Wasserlassen nicht nach[CK416]. Auch nachts besteht häufiger Harndrang.[CK425] [5] Die **Harnröhre** ist entzündet, sodass sie beim Harnen brennt[CK443], mit **Ausfluss** von **dickem, hellgelbem Eiter.** Wenn Sie diese Symptome noch mit einem anderen kombinieren, nämlich mit **Balanitis**[GS] und kopiöser Sekretion von dickem Eiter auf der Oberfläche der Eichel, so haben Sie das perfekte Bild einer Digitalis-**Gonorrhö**[AR20,2,180]. Diese Form des Trippers wird durch Digitalis geheilt, gleich ob der Puls langsam ist oder schnell, weich oder schwach oder was immer sonst. Oft ist dabei auch, wenn Digitalis indiziert ist, die **Vorhaut aufgedunsen** und mit Serum infiltriert.[GS] Ist diese aber verhärtet, so kann Digitalis nichts mehr ausrichten; dies ist dann ein Fall für **Sulfur**.

Mercurius solubilis Das **Digitalis** bei Gonorrhö am nächsten stehende Mittel ist Mercurius solubilis. Es ist ein gutes Mittel bei Tripper mit **Entzündung des Präputiums**[RA650], hat aber weniger Ödembildung und mehr dunkle, purpurne Geschwulst der Teile[(RA652)] sowie Phimose oder Paraphimose.

---

[3] Geprüft wurde bei dem Mittel mit dieser Bezeichnung offenbar die mexikanische Varietät Magnolia yolotxochitl, wie aus T. F. Allens *Handbook of Materia Medica* hervorgeht. In Bradfords *Index to Homoeopathic Provings* trägt die Pflanze den Namen *Polyandria poligama;* die Originalprüfung durch Talavera (1885) soll sich im *Hahnemannian Monthly* (Bd. 17, S. 529) befinden.

[4] In Hahnemanns *Versuch über ein neues Princip zur Auffindung der Heilkräfte der Arzneisubstanzen (kleine Medizin. Schriften,* Bd. 1, S. 172) findet sich dazu folgender Passus: „Während seiner [i. e. *Digitalis*] direkten Wirkung darf keine Chinarinde verordnet werden; sie vermehrt die Aengstlichkeit vom Purpurfingerhute, wie ich bemerkte, bis zum Todeskampfe."

[5] Manche dieser Beschwerden werden auf eine **Prostatavergrößerung** zurückzuführen sein, bei der *Digitalis* – laut Kent – eines der wichtigsten Mittel sein soll.

Mercurius corrosivus Das Sublimat hilft in diesen Fällen, wenn die Glans penis ein düsterrotes oder **gangränöses** Erscheinungsbild darbietet.

Colocynthis Zu Beginn dieser Fälle von **Paraphimose** können wir einen Versuch mit Colocynthis machen [GS(CK169)]; es wird manchmal den Krampf vermindern und es so ermöglichen, dass die Vorhaut wieder nach vorn über die Eichel zu ziehen ist.

Petroselinum sativum An Petroselinum ist bei gonorrhoischen Affektionen als Zwischenmittel zu denken, wenn besonders der **Blasenhals** in Mitleidenschaft gezogen ist und **häufiger, heftiger Harndrang** besteht [GA4,13]. Der Patient kann kaum den Harn zurückhalten, bis er eine Toilette aufgesucht hat.[GS]

Digitalis ruft außerdem heftige Erektionen [CK450f] hervor, bis hin zu schmerzhafter **Chorda venerea.** Es ist eines unserer wichtigsten Mittel bei unwillkürlichen Samenergüssen im Schlaf[CK453], die auch ohne sexuelle Träume auftreten können. Am Tag nach solchen Pollutionen große Schwäche und üble Laune.[HC3,36]

Linaria vulgaris

Linaria hat einen machtvollen Einfluss auf das sympathische Nervensystem. Es kann bei **kardial bedingten Ohnmachten** dienlich sein, wenn der Patient ohne erkennbaren Anlass von einem Augenblick zum nächsten tief bewusstlos wird. Linaria hat dieses Symptom wiederholt hervorgerufen.[DI] Es ist zugegebenermaßen nicht leicht, die Heilwirkung einer Arznei bei einem Symptom wie diesem zu beweisen, weil in den meisten Fällen der Patient auch ohne Zuhilfenahme eines Medikaments rasch sein Bewusstsein wiedererlangt. Wenn aber ein Patient, der zu derartigen Ohnmachtsanfällen neigt, durch ein solches Mittel nicht nur Linderung erfährt, sondern völlig geheilt wird, dann wissen Sie, dass dies das Ergebnis der Arzneigabe sein muss.

Linaria hat auch eine gewisse Wirkung auf die Blase, indem es z. B. **Enuresis** mit lebhaftem [ZÖ1,42], teils auch schmerzhaftem Harndrang erzeugt und heilt.

Verbascum thapsus

Die Kleinblütige Königskerze muss als Heilmittel von **Katarrhen** oder Erkältungen erwogen werden, wenn sie mit **Gesichtsneuralgie,** vornehmlich auf der linken Seite [KE5,196], verbunden sind.[Z1,87] Die Schmerzen erscheinen nicht selten **periodisch,**[6] z. B. zweimal täglich [GS] – zur selben Stunde am Morgen und am Nachmittag; sie werden als stumpfes **Drücken auf das Jochbein** [RA(36f)] beschrieben, wie von einem Finger, und der Druck verwandelt sich dann bald in ein „betäubendes Spannen“ [RA(42)]. Die Schmerzen verschlimmern sich bei jedem raschen **Temperaturwechsel** [Z1,87], besonders bei einem Wechsel von warm nach kalt [und in Zugluft [RA(40)]]. Meist sind zugleich erheblicher Schnupfen und auch Tränenfluss [GS] vorhanden.

Verbascum hat einen eigentümlichen **Husten** von laryngealem und trachealem Charakter; er klingt so, wie er nur in einer so harten, unnachgiebigen Röhre wie eben dem Kehlkopf und der Luftröhre entstehen kann. Der Husten klingt hohl, heiser, bellend oder trompetenartig scharf [Z1,87;GS], und er ist mit großer **Heiserkeit**[RA(92)] verbunden, wobei die **Stimme tief** [GS] und hart erscheint, wie ein „Basso profundo“. Sie hat einige Ähnlichkeit mit der von **Drosera**, **Spongia** und **Sulfur**.

Gratiola

Gratiola officinalis, das Gottesgnadenkraut, kann bei Diarrhö nützlich sein. Es erzeugt und heilt profuse, gelbe, wässrige **Durchfälle** [R2,383], die **schwallartig herausstürzen** [GS], wie Wasser aus einem Hydranten. Diese Art von Diarrhö tritt sehr oft im **Sommer** auf und scheint als Auslöser das **Trinken von viel Wasser** zu haben, wobei eher die Menge als der Grad der

[6] Wie ein Fall in den *Klinischen Erfahrungen* (*KE* 1,436) zeigt, kann *Verbascum* auch bei chronischen, idiopathischen (also nicht erkältungsbedingten) Prosopalgien hilfreich sein, die nicht periodisch auftreten, sondern fast ständig vorhanden sind, und die auch nicht die linke, sondern die rechte Gesichtshälfte befallen.

Kälte von Bedeutung ist.[GS] Konkordante Arzneien sind diesbezüglich **Croton tiglium**, **Elaterium**, **Podophyllum** u. a. m.

Leptandra virginica

Leptandra virginica, der Virginische Ehrenpreis, ist ein Mittel, das in erster Linie auf die **Leber** wirkt. Es bestehen dumpf drückende Schmerzen im rechten Hypochondrium, besonders in der Gegend der Gallenblase, aber auch im Bereich der hinteren Leber, zur Wirbelsäule hin.[EN49] Dieser Schmerz geht häufig mit einem **Wundheitsgefühl** einher. Nicht selten ist die lokale Kongestion auch so groß, dass es in der ganzen Leberregion brennend schmerzt, was sich bis zum Magen[GS] und Abdomen ausbreiten kann. Als Begleiterscheinung finden wir Schläfrigkeit und Niedergeschlagenheit[GS], wie es für Leberaffektionen dieser Art typisch ist, und außerdem reichliche **Durchfälle,** die aus nahezu **pechschwarzen Stühlen** bestehen[EN76f]. Vor und während des Stuhlgangs kommt es zu brennenden oder kolikartigen Schmerzen in der Nabelgegend.[EN74] In anderen Fällen tritt bei diesen **brennenden Bauchschmerzen** Galleerbrechen[GS] auf, und hin und wieder stellen sich lehmfarbene Stühle[EN73] ein. Die **Zunge** ist gelb belegt[EN30], häufiger aber **schwarz** oder dunkelbraun, besonders den **Mittelstreifen** entlang.[GS] Wenn diese Symptome zugegen sind, kann Leptandra bei biliösen wie auch bei typhösen Fiebern angezeigt sein.

Mercurius solubilis **Leptandra** hat in Bezug auf die Diarrhö Ähnlichkeit mit Mercurius, wobei der Hauptunterschied darin besteht, dass Mercurius charakteristischerweise fast immer **Tenesmus** hat, der auch nach dem Stuhlgang noch bestehen bleibt[GS]. **Leptandra** hat dieses Symptom nicht, wenngleich nach dem Stuhlgang im Bauchbereich noch heftige kneifende oder schneidende Schmerzen auftreten können[EN74].

Iris versicolor Iris sollte in diesem Zusammenhang ebenfalls Erwähnung finden. Die Arznei reizt den gesamten Verdauungstrakt, und in der Folge entstehen wässrige, am After **brennend schmerzende Durchfälle**[EN195], selbst Reiswasserstühle[GS]; gelegentlich schmerzhafte Krämpfe in den Beinen, häufiges Erbrechen[GS]. Bei **Cholera nostras** mit regelmäßiger Verschlimmerung der Durchfälle und Bauchschmerzen nachts gegen **2 oder 3 Uhr**[GS] ist Iris **Veratrum album** vorzuziehen. Akute **Pankreasentzündung.**[GS] **Leptandra** wirkt dagegen mehr auf die Leber; wenn die Stühle mal nicht schwarz sind, so sind sie schlammig-wässrig, mit Verschlimmerung am Morgen, sobald sich der Patient zu bewegen beginnt.

Euphrasia officinalis

Euphrasia, der Augentrost, ist für uns vornehmlich von Nutzen, weil es eine starke Wirkung auf die Schleimhäute ausübt, besonders auf die Konjunktiven und die Nasenschleimhaut.

Schon seit langer Zeit ist Euphrasia den Menschen als **Heilmittel bei Augenleiden** bekannt. So erzeugt es beispielsweise, um damit zu beginnen, eine Entzündung der Augenlider, eine **Blepharitis**[GS]. Die Augenlider röten sich und werden von Gefäßen injiziert, insbesondere deren Bindehaut auf der inneren Oberfläche.[(HY6,101)] Sie schwellen an, und die Rötung nimmt immer mehr zu, bis hin zu einer dunkelroten Färbung. Sodann bilden sich kleine Geschwüre an den Lidrändern[SK428], die ein dickes, exkoriierendes Sekret absondern. Es entsteht ein profuser, **beißender Tränenfluss**[RA9], der die Wangen wund macht. **Ausgeprägte Lichtscheu**[SK428] stellt sich oft ein; der Patient kann kein Sonnenlicht vertragen [die Augen schmerzen[RA7]], doch noch unangenehmer ist für ihn künstliches Licht [Gaslicht[GS]].[7] Von einigen Ärzten ist diesbezüglich argumentiert worden, es sei haarspalterisch, zwischen einer Verschlimmerung durch Sonnenlicht und künstliches Licht unterscheiden zu wollen. Ich finde diesen Einwand allerdings wenig überzeugend, denn Sonnenlicht und künstliches Licht sind nun einmal in ihrer Zusammensetzung sehr verschieden.

[7] Vgl. dazu die Fußnote im *Nux-vomica*-Kapitel (Vorlesung 16).

Belladonna hat Verschlimmerung vor allem durch künstliches Licht[GS], **Aconitum** hingegen durch Sonnenlicht[GS].

Bei **Konjunktivitis** ist Euphrasia manchmal in **skrofulösen Fällen**[SK428] angezeigt. Kleine Bläschen oder Phlyktänen bilden sich auf der Hornhaut[SK428] oder nahe dem Hornhautrand [Keratoconjunctivitis phlyctaenularis]. Die Absonderungen sind scharf und eitrig, und auf der Hornhaut sammelt sich ein Schleimfilm an, der das Sehen erschwert. Dieses verschwommene Sehen nötigt den Patienten, häufig die Augen zu wischen oder mit den Lidern zu blinken[ZÖ2,507].

Bei **verletzungsbedingten** Bindehautentzündungen ist Euphrasia ebenfalls indiziert[SK428], wenn die genannten Symptome vorhanden sind. **Arnica**, das eher ein Mittel bei Prellungen oder Quetschungen ist, ist bei dieser scharfen Augensekretion oder dieser Bläschenbildung nicht zu gebrauchen; hier ist Euphrasia, wenn die Bläschen nach einer Verletzung entstanden sind, das Mittel der Wahl.

Auch wenn Euphrasia hauptsächlich die oberflächlichen Strukturen des Auges affiziert, kann es doch bisweilen auch bei **rheumatischer Iritis**[GS] hilfreich sein. Wenn Sie das Auge untersuchen, finden Sie, dass die Iris nur sehr träge auf Licht reagiert und dass das Kammerwasser durch die Beimischung von Entzündungsprodukten eingetrübt ist[GS]. Die Schmerzen sind brennend, stechend oder schießend, treten vermehrt nachts auf[GS] und gehen mit dem besagtem scharfen, wundmachenden Tränenfluss einher.

Es gibt, was die Augen betrifft, noch ein weiteres Anwendungsgebiet von Euphrasia, und das ist die Paralyse des Nervus oculomotorius – mit der Folge einer völligen **Ptosis des oberen Augenlids**[AZ91,206]; Ursache ist zumeist eine Erkältung, eine Verkühlung oder auch das bloße Ausgesetztsein gegenüber Kälte [und Nässe][AZ91,206], zumal wenn der Patient rheumatisch veranlagt ist. Die Verbündeten von Euphrasia sind hierbei **Rhus toxicodendron** und **Causticum**, die beide genau das gleiche Symptom haben.

Wenn wir Euphrasia in Bezug auf diese Augensymptome mit seinen konkordanten Arzneien vergleichen, stellen wir fest, dass es u. a. nah mit Mercurius verwandt ist.

Mercurius solubilis Beide Mittel haben die ausgeprägte, erkältungsbedingte Blepharitis und Konjunktivitis. Doch bei Mercurius ist das Sekret aus den Augen **dünnflüssiger,** und darüber hinaus hat Mercurius, anders als **Euphrasia**, eine deutliche Verschlimmerung der Augenbeschwerden durch die **Strahlungshitze** eines Feuers[SK128] sowie durch feuchtes Wetter[GS].

Arsenicum album Große Ähnlichkeit besteht auch mit Arsenicum album. Beide Mittel haben die Schärfe der Augenabsonderungen und die Bildung von Phlyktänen auf der Kornea, und beide eignen sich in skrofulösen Fällen. Arsenicum hat aber stärkeres **Brennen** in den Augen[CK188] – ein Brennen wie Feuer, besonders **nach Mitternacht**[CK189;GS]; dieses Symptom wird häufig, wenn auch nicht immer, durch Applikation von **warmem Wasser gelindert.** **Euphrasia** hat außerdem nicht die auffällige Unruhe, wie sie Arsenicum eigen ist.

Rhus toxicodendron Ein weiteres ähnliches Mittel ist Rhus toxicodendron; hier quillt beim Öffnen der Augen ein Strom heißer Tränen hervor[GS], der die Wangen wund macht; reichliche Absonderung von **Eiter** aus den Augen, der aber **dünnflüssiger** ist als bei Euphrasia. Rhus befällt mehr das **rechte Auge,** **Euphrasia** beide Augen gleichermaßen. Rhus hat bei rheumatischer Iritis Schmerzen, die durch die Augen zum Hinterkopf schießen[GS], verbunden mit **großer Unruhe** und nächtlichem Umherwerfen im Bett vor lauter Schmerzensqualen; Besserung durch Bewegung und lokale Wärmeanwendung

Bei **Schnupfen** passt Euphrasia, wenn das **Nasensekret mild,** die **Tränen** aber scharf und **wundmachend** sind.[GS] Bei **Allium cepa**, das dabei gern zum Vergleich herangezogen wird, ist es genau umgekehrt – hier ist das Nasensekret wundmachend, und die Tränen sind mild.

Bleibt noch nachzutragen, dass wir Euphrasia auch zur Therapie von hahnenkammartigen **Feigwarzen**[AZ4,37] einsetzen können. Es ist außerdem hilfreich bei alten, breiten Kondylomen am After[KE5,558], wenn diese sykotischen Ursprungs sind. In der Umgebung dieser Kondylome wird gewöhnlich Feuchtigkeit abgesondert.

KAPITEL

38 Vorlesung: Baptisia tinctoria

Typhus

Ich habe für unser heutiges Studium ein Mitglied der Familie der Hülsenfrüchtler (Leguminosae) ausgewählt, nämlich Baptisia tinctoria, den Wilden Indigo. Baptisia hat erst eine kurze „homöopathische" Geschichte aufzuweisen, doch ist diese äußerst interessant. Unsere Journale sind voll von überschwänglichen Berichten über Heilungen, die mit diesem Mittel bei Typhuserkrankungen erzielt wurden.

Baptisia erzeugt, allgemein gesprochen, jene quantitativen wie qualitativen Veränderungen im Blut, wie wir sie auch beim Typhus feststellen können. Die übelriechenden Ausdünstungen, die mentalen und die nervösen Phänomene, die das Mittel verursacht, sind für diese Krankheit gleichermaßen charakteristisch. Baptisia kann in allen Stadien des Typhus geeignet sein, in den frühen ebenso wie in den späten. Entsprechend möchte ich dessen Symptome in **zwei Kategorien** einteilen: erstens in die Art von Symptomen, die das Mittel zu **Beginn eines typhösen Fiebers** indizieren, und zweitens in die Art von Symptomen, die es in einem **fortgeschrittenen Stadium** erforderlich machen. Natürlich kann Baptisia auch dann angezeigt sein, wenn in einem einzelnen Fall nicht sämtliche der im Folgenden aufgeführten Symptome vorhanden sind. Ich werde Ihnen aber die charakteristischen Symptome nennen, und wenn von diesen nicht wenigstens einige zugegen sind, wäre es falsch, das Mittel zu verabreichen.

Typhus im Frühstadium

Die Symptome bei Typhus im Frühstadium sind:

- **Erregtheit des Gehirns,** wie sie typischerweise zu Beginn eines fieberhaften Deliriums auftritt oder diesem vorangeht[EN2f]; der Patient kann sich nicht auf einen einzelnen Gegenstand konzentrieren – ein Gefühl der Verwirrung oder des Irreseins[EN8]; große Unruhe, mit ständigem Drang, von einem Ort zum anderen zu wandern[EN296].
- **Schlafstörungen;** der Patient wacht um 2 oder 3 Uhr nachts auf und ist dann so unruhig, dass er nicht wieder einschlafen kann und sich andauernd **im Bett umherwälzen** muss.[EN334ff] Wenn er schläft, hat er höchst ungewöhnliche Träume, etwa dass er ans Bett gefesselt ist[(EN350)], in einem Fluss schwimmt oder eine schwere Prüfung zu bestehen hat, die ihm alle Kräfte abverlangt. Er kann auch unter **Albträumen**[GS] leiden, aus denen er mit der Empfindung erwacht, als ob das Zimmer unerträglich heiß wäre, was das Atmen fast unmöglich macht; und wenn er noch die Kraft dazu hat, geht er ans offene Fenster, um besser Luft zu bekommen[(EN232)]. Diese Atemnot ist kein richtiges Asthma, denn sie ist nicht auf eine Verkrampfung der Bronchiolen zurückzuführen, sondern auf eine **Vollheit in der Brust,** die ein beengtes Gefühl verursacht. Ein Prüfer beschrieb die Atemschwierigkeiten als ein Gefühl, als ob er nicht genügend Kraft hätte, den Brustkorb zu heben.[EN234]
- Der Kranke täuscht sich oft über die **Identität seiner Person,** etwa wenn er glaubt, dass er **doppelt** vorhanden sei [„Empfindung, als gäbe es außerhalb von ihm noch ein zweites Selbst"[GS]] oder dass sein Kopf oder sein **Körper in Stücken verstreut** im Bett herumliegen würde, weswegen er sich ständig hin und her bewegen muss, um die Teile zusammenzusuchen[HC1,33].
- Diese Zeichen nervöser Überreizung gehen mit der größten **Prostration** einher; der Rücken und die Glieder schmerzen, Rücken und Nacken[EN251f] sind steif[EN257], und der Patient fühlt sich am ganzen Körper müde, erschöpft und wie zerschlagen[EN303]; er klagt, das **Bett** sei ihm **zu hart,** weswegen er ruhelos seine Lage wechselt[GS], um eine weichere Stelle zu finden; die Schwäche nimmt immer mehr zu, besonders in den Beinen[EN310],

sodass er bald nicht mehr gehen kann. Ein unbeschreibliches Gefühl von Ermüdung und Erschlaffung [KE6,50] macht sich breit, bisweilen auch noch mit Schwindel verbunden [EN310].

- Das **Gesicht** ist heiß und merklich gerötet [EN99]; es hat ein schwerfälliges, **berauschtes Aussehen,** wie das eines stark Betrunkenen [GS]. Auch die Augen sind schwerfällig, träge und matt [GS].
- Die **Zunge** ist anfänglich weiß oder leicht **gelblich belegt,** und hier und da ragen rötlich geschwollene Papillen aus dem Belag heraus; die **Zungenränder** sind **hochrot.**[EN107f]
- Es bestehen dumpfe, drückende **Kopfschmerzen** [EN40], mit der Empfindung, als würde der Kopf an manchen Stellen, vor allem der Stirn [EN68], eingedrückt; der **Druck in der Stirn** reicht manchmal bis in die Nasenwurzel herunter [EN49]. Der Patient kann auch das Gefühl haben, „als würde die Stirnhaut in Richtung Hinterkopf gezogen".[EN59] Dies ist offensichtlich auf eine tonische Kontraktion des vorderen Musculus occipitofrontalis zurückzuführen. Bisweilen beschreibt der Patient auch nur einfach ein Gefühl des Ziehens oder **Spannens auf der Stirn,** als würde die Haut dort straff über den Knochen gespannt.[EN57f] Diese Beschwerden werden zudem oft von Kribbeln und Taubheitsgefühl in Kopfhaut, Stirn oder Gesicht begleitet.[EN59+102] Ein andermal fühlt sich der **Kopf schwer und stark vergrößert** an.[EN35]
- Der **typhöse Fiebertyp** ist für Baptisia sehr charakteristisch; es ist hier eines der wenigen Mittel, die diese Art von Fieber wirklich hervorrufen können. Die **Körpertemperatur** ist dabei **konstant erhöht.** Der Puls ist gewöhnlich direkt proportional zur Intensität des Fiebers beschleunigt [GS].
- Selbst im Frühstadium eines **Typhus abdominalis** können wir Baptisia angezeigt finden, und zwar anhand der Bauchsymptome [u. a. Empfindlichkeit und **Druckschmerzhaftigkeit der Bauchdecken, Flatulenz** [GS]], der Empfindlichkeit der Blinddarmregion [GS] und der **gelben** [GS], **faulig riechenden Stühle.**

Dies sind also die Symptome, die bei einer beginnenden Typhuserkrankung für Baptisia als Heilmittel sprechen.

Wenn Sie Baptisia auf die oben umrissenen homöopathischen Indikationen hin verordnen, werden Sie, so kann ich mit Überzeugung sagen, einen großen Prozentsatz Ihrer Typhusfälle schon im Anfangsstadium erfolgreich therapieren können. Ich sage dies den Aussagen vieler anderer Ärzte zum Trotz, die das Gegenteil behaupten. Doch die passend gewählte Arznei ist sehr wohl in der Lage, einen Typhus abortiv verlaufen zu lassen. Die Krankheit muss durchaus nicht ihren klassischen Verlauf nehmen, wie dies prominente Vertreter der alten Schule immer wieder behaupten.

Typhus im fortgeschrittenen Stadium

Im weiteren Verlauf der Krankheit, während der **zweiten** oder **dritten Woche,** ist Baptisia vonnöten, wenn die **Prostration** [EN311] **stark zugenommen** hat. Der Patient befindet sich inzwischen in einem soporösen Zustand; er **schläft ein, während er gerade eine Frage beantwortet** oder während man zu ihm spricht.[GS] Sein Gesicht ist jetzt von düsterroter Farbe und hat, deutlicher noch als zuvor, dieses schwerfällige, berauschte Aussehen.[GS] Die **Zunge** ist nicht mehr gelblich oder weiß belegt, sondern zeigt einen **braunen Mittelstreifen,** während die Ränder weiterhin hochrot sind [EN108]. Alle **Ausdünstungen** und **Absonderungen** des Patienten verbreiten jetzt einen **höchst unangenehmen Geruch.** Zähne und Lippen sind von rußigen, übelriechenden Ablagerungen bedeckt.[KE6,50;GS] Der Atem ist fötide.[KE6,50] Die durchfälligen Stühle sind gelb oder dunkelbraun [GS] und stinken faulig. Harn und Schweiß sind ebenfalls übelriechend [KE6,50] Baptisia passt, wie Sie sehen, für Fälle, in denen die Lebenssäfte wie auch viele Gewebe einem rasch fortschreitenden Zersetzungs- und Zerfallsprozess unterworfen sind.

Vergleichsmittel bei Typhus

Um Baptisia die ihm zustehende Position unter den anderen Typhusmitteln zuweisen zu können, müssen wir es mit jenen Arzneien vergleichen, die ihm hinsichtlich ihrer Symptomatik am nächsten stehen. Das erste dieser Mittel, auf das ich Ihre Aufmerksamkeit lenken möchte, ist Gelsemium.

Gelsemium sempervirens Das Mittel geht **Baptisia** gewöhnlich voraus, wenn allgemeines Unwohlsein und **Muskelschmerzen** bestehen und der Patient unter **Frostschauern** leidet, die den **Rücken entlang** kriechen[GS]. Dies sind die Beschwerden am ersten Tag. Am Nachmittag kommt dann die Fieberhitze und ein beschleunigter **Puls,** der aber **voll und fließend** ist, nicht hart und gespannt wie bei **Aconitum**. Das Fieber geht gewöhnlich mit **Schläfrigkeit** einher; das Gesicht ist von einer gleichmäßigen Röte überzogen, und bereits in einem so frühen Stadium wie diesem ist der Patient außerordentlich matt und abgeschlagen. Gelsemium erzeugt eine Lähmung der motorischen Nerven, weshalb **Schwäche der Muskulatur** zu erwarten ist. Wenn dann am nächsten Nachmittag trotz Gelsemium das Fieber wieder steigt, können Sie zu **Baptisia** wechseln, vorausgesetzt, es haben sich die oben erwähnten Symptome entwickelt. Der Grund, warum ich so ausführlich auf die Beziehungen zwischen diesen beiden Arzneien eingehe, liegt in der großen Ähnlichkeit ihrer Symptome.

- Beide haben den intensiven Wundheitsschmerz in den Muskeln und die Prostration;
- beide haben bei der Prostation Schläfrigkeit wie auch nervöse Erregbarkeit;
- beide haben dieses Gefühl von Ausdehnung, als ob der Kopf oder irgendein anderer Körperteil stark vergrößert wäre;
- und beide haben die nachmittägliche Verschlimmerung des Fiebers.

Der Unterschied zwischen den beiden Arzneien besteht im Wesentlichen im Grad oder in der Intensität der Beschwerden. Gelsemium ist von den beiden das milder wirkende Mittel.

Rhus toxicodendron Ein weiteres, Baptisia bei typhösen und typhusähnlichen Zuständen nicht unähnliches Mittel ist Rhus toxicodendron. Rhus hat wie **Baptisia** Unruhe, eine braune Zunge[HY15,508] und die Schmerzhaftigkeit der Muskeln, und ich muss zugeben, dass die Unterscheidung zwischen ihnen nicht immer ganz einfach ist. Früher hatte Rhus eine unbestrittene Vorrangstellung bei fast allen Fieberkrankheiten, die einen typhösen Verlauf zu nehmen drohten, ob es sich dabei um Diphtherie handelte, um Scharlach, Peritonitis oder Pneumonie. Jetzt teilt es sich diese Ehre mit **Baptisia**. Die Hauptunterschiede zwischen den Mitteln sind, kurz gesagt, diese:

- Die Unruhe von Rhus rührt mehr von **rheumatoiden Gelenkschmerzen** her als allein von Schmerzhaftigkeit der Muskeln.
- Die Zunge zeigt bei Rhus ein **rotes Dreieck** an ihrer Spitze[EN361], was bei **Baptisia** nicht festzustellen ist.
- Das Delirium ist bei Rhus zwar auch vom mussitierenden [„murmelnden"] Typ [wie bei **Baptisia**[GS]], geht meines Wissens aber nicht mit diesen Wahnideen bezüglich der eigenen Identität einher, wie sie für **Baptisia** so charakteristisch sind.
- Auch sind die putriden Absonderungen von Rhus nicht so schrecklich stinkend wie die von **Baptisia**.
- Wenn die **Durchfälle** bei Rhus massiver werden, so sind sie wässrig, bisweilen auch blutig und gehen [besonders **nachts**[GS]] **unwillkürlich** ab.
- **Pneumonische Symptome,** die einen Bauchtyphus häufig komplizieren, treten bei Rhus stärker hervor.

Arnica montana Arnica zeigt hier ebenfalls eine Verwandtschaft mit **Baptisia**. Es gleicht diesem hinsichtlich der Schlafsucht[SK91], der Empfindung des zu harten Bettes[SK90] und der Tendenz, mitten in der Beantwortung einer Frage einzuschlafen[GS]. Arnica ist aber, wie ich meine, besser geeignet, wenn eine Neigung zu „apoplexdrohender" **Kopfkongestion**[(RA19)] besteht und wenn der **Sopor so tief** ist, dass **sowohl Stuhl als auch Urin unwillkürlich abgehen**[AZ67,20]. Die Intensität der Gehirnbeteiligung zeigt sich auch in der lauten, schnarchenden oder **röchelnden Atmung.** Darüber hinaus spricht für Arnica das Auftreten von flächenhaften **Blutungen ins Gewebe.**

Lachesis Auch Lachesis ist bei Typhus mit **Baptisia** vergleichbar. Die Ähnlichkeiten zwischen den Mitteln – der üble, teils faulige Geruch aller Absonderungen und Ausdünstungen, die extreme Prostration – sind unschwer zu übersehen. Selbst scheinbar hoffnungslose Fälle habe ich unter dem wohltuenden Einfluss dieser Arznei sich positiv entwickeln sehen. Als Tiergift entfaltet es m. E. eine tiefere Wirkung als **Baptisia** und müsste dementsprechend in noch schlimmeren Fällen angezeigt sein. Es kann durch folgende Symptome unterschieden werden: **Zittern der Zunge** beim Versuch, sie herauszustrecken, auch bleibt sie dabei leicht an den Zähnen hängen CM; wenn der Kranke es schafft, sie herauszubringen, hängt sie nur zitternd da, und manchmal ist er nicht einmal mehr in der Lage, sie wieder zurückzuziehen. Blutungen treten beim Lachesis-Patienten häufig auf, besonders **Blutungen aus den Körperöffnungen.** GS Die Lippen springen auf GS, und dunkles oder schwärzliches Blut sickert heraus. **Dunkles Blut** kommt aus dem After; wenn dieses einige Zeit gestanden hat, schlägt sich ein Sediment nieder, das **wie verkohltes Stroh** aussieht. GS In schweren Fällen besteht zudem eine ausgeprägte **Intoleranz gegen jegliche Art von leichtem Druck.** Selbst wenn das Sensorium völlig betäubt zu sein scheint, sträubt sich der Kranke gegen die leiseste **Berührung im Halsbereich.** CM Auch in noch weiter fortgeschrittenen Fällen, bei denen bereits Gehirnlähmung droht, der Unterkiefer herabhängt und sämtliche Ausscheidungen unwillkürlich abgehen, sind Lachesis und **Baptisia** mögliche Heilmittel und müssen voneinander abgegrenzt werden.

Muriaticum acidum Die Salzsäure hat mit **Baptisia** einige Ähnlichkeit in Bezug auf die große Hinfälligkeit CK507, die Zersetzung der Körperflüssigkeiten und die blande, mussitierende Form des Deliriums Z3,174. Doch der allgemeine Charakter der Muriaticum-acidum-Symptome weist mit denen von **Baptisia** nicht genügend Gemeinsamkeiten auf, um eine Unterscheidung schwierig zu machen. Die Muriaticum-acidum-**Schwäche** ist so groß, dass der Patient nicht einmal die geringe Anstrengung aufbringen kann, seinen Kopf auf dem Kissen zu halten, weshalb er immer wieder zum **Fußende des Bettes herabrutscht.** CK526; AR21,3,73

Nicht-typhöse Fiebererkrankungen

Zum Schluss noch ein paar Worte zu Baptisia bei nicht-typhösen Fieberkrankheiten. Auch bei solchen Krankheiten ist das Mittel durch die Symptome angezeigt, die hier bereits genannt wurden. Bei **Dysenterie** können Sie es z. B. geben, wenn die Darmentleerungen fast nur aus **stinkendem Blut** bestehen NR1,90 und mit anhaltendem Drang,[1] aber **auffallend wenig Schmerzen** einhergehen; Letzteres ist als besorgniserregendes Zeichen einer bereits tief darniederliegenden Lebenskraft zu werten.

Auch bei der Behandlung der **Schwindsucht** kommt Baptisia mitunter in Betracht. Es ist besonders in den späteren Stadien der Krankheit zur Linderung des Fiebers von Nutzen, besonders wenn dieses am **Nachmittag** ansteigt GS und von **Schläfrigkeit,** undeutlicher, **lallender Sprache** und **geistiger Verwirrung** begleitet wird.

Baptisia hat sich als eines unserer potentesten Mittel bei **Diphtherie** erwiesen, wenn diese einen typhösen Fiebertyp angenommen hat. Auch hier werden einige der schon erwähnten Symptome anzutreffen sein. Zudem besteht **extreme Mundfäule.** Die diphtherischen Beläge sind dunkel und zeigen eine Neigung zur **Gangräneszenz.** Manchmal, zu Beginn der Krankheit, können Sie folgendes Charakteristikum beobachten: Der Patient **kann nur Flüssiges schlucken.** Geben Sie ihm Milch, und er wird sie trinken; geben Sie ihm aber etwas Festes zu essen, wird er es augenblicklich wieder herauswürgen. GS

Bei typhusähnlichen Krankheitszuständen, etwa im Rahmen eines **malignen Scharlachs** oder einer Diphtherie, muss Baptisia mit **Ailanthus** verglichen werden. **Ailanthus** erzeugt einen noch tieferen Sopor als Baptisia. Es besteht eine reichliche, **exkoriierende, wässrige Absonderung aus der Nase,** die die Oberlippe wund macht. Das Exanthem ist, wenn überhaupt vorhanden, von **livider,** leicht purpurner Farbe GS – ein Hinweis auf den septischen Zustand des Blutes.

[1] Farrington schreibt hier, wie auch in den Quellen (Hale, Hering) zu finden, „Tenesmus". Da dieser Begriff als anhaltender, *schmerzhaft*-spastischer Stuhldrang *(Roche Lexikon Medizin)* definiert ist (und als solcher, zumindest zu Anfang, sicher auch Teil des Beschwerdebildes ist), habe ich ihn in diesem Zusammenhang nur als „anhaltender Drang" übersetzen können. Überhaupt spricht **Schmerzlosigkeit von Beschwerden,** wie Farrington in seiner *Comparative Materia Medica* (S. 155) schreibt, nicht selten für *Baptisia,* „nicht nur bei Typhus, sondern auch bei Scharlach, putrider Halsentzündung etc., wenn der verdachtige Geruch und die allgemeine Entkräftung einen gefährlichen Grund für die Abwesenheit von Schmerzen darstellen".

Arzneimittelbeziehungen

Über die wechselseitigen Beziehungen zwischen **Baptisia**, **Gelsemium**, **Rhus toxicodendron** und **Lachesis** sollten Sie sich unbedingt im Klaren sein. Diese vier Arzneien stehen für so viele verschiedene Krankheitsbilder, dass sie ein „therapeutisches Quartett" von unschätzbarem Wert bilden – wenn man sie nur rechtzeitig erkennt und dann entsprechend ihren jeweiligen Symptomen und Indikationen einsetzt.

KAPITEL

39 Vorlesung: Solanaceae – Belladonna

Solanacea

Die Arzneien dieser Gruppe zeigen große Ähnlichkeit in ihren Symptomen. Die ersten drei Mittel der Liste sind auch in einer durchschnittlichen Praxis ständig in Gebrauch. Es gibt kaum ein Symptom bei **Belladonna**, **Hyoscyamus** oder **Stramonium**, das nicht auch bei den beiden anderen Mitteln zu finden wäre; die Gemeinsamkeiten sind hier wirklich verblüffend.

Tab. 39.1 Homöopathische Arzneimittel aus der Familie der Solanaceae

Arzneimittel	Allgemeine Wirkungen
Belladonna *Hyoscyamus*	• Pupillenerweiternd • Betäubend[1], zugleich lokal reizend
Stramonium	
Solanum nigrum *Tabacum*	
Dulcamara	
Capsicum annuum	• Scharf, reizend

Ich habe die Mittel auf der Tafel (➤ Tab. 39.1) weniger nach botanischen Eigenschaften als vielmehr nach ihren medizinischen Beziehungen zueinander angeordnet. So greifen beispielsweise die ersten vier Mittel in besonders auffälliger Weise das Gehirn an und haben betäubende [incl. berauschende, halluzinogene] Eigenschaften; sie können insofern als eine Gruppe betrachtet werden. Dann haben wir dort **Tabacum**, das ebenfalls betäubende Eigenschaften aufweist, neben dem Gehirn aber auch noch weitere wichtige Wirkungssphären hat. Als Nächstes kommt **Dulcamara**, das eine kleine Menge Solanin enthält und nur geringfügig narkotisch wirkt. Es wäre schon eine größere Menge dieser Arznei erforderlich, wenn man die einschläfernde Wirkung erzielen wollte, wie sie durch **Stramonium** und **Hyoscyamus** erreicht werden kann. Am Ende der Liste finden Sie **Capsicum**, das eine ausgesprochen reizende oder ätzende Wirkung hat. Auf die Haut aufgebracht, wirkt es als blasenziehendes Gegenreizmittel. Es hat möglicherweise auch einen gewissen narkotischen Effekt, unterscheidet sich ansonsten aber grundlegend von den anderen Mitgliedern dieser Gruppe.

Die Ähnlichkeiten unter den ersten drei Vertretern der Gruppe sind so groß, ja die Mittel sind so weitgehend „idem", dass es nicht gut ist, das eine auf das andere folgen zu lassen. Es gibt einige Symptome von **Belladonna** und **Hyoscyamus**, die gegensätzlich sind, nicht so sehr in der Wortwahl, mit der sie beschrieben werden, denn sie lesen sich unter Umständen fast genau gleich, sondern in der Tatsache, dass sie sich entgegengesetzt verhalten;[2] von daher dienen die beiden Mittel manchmal auch als Antidot zueinander. Dies gilt insbesondere für die Hautsymptome.

[1] Unter einer betäubenden (= narkotischen) Wirkung ist im weiteren Sinn auch der „rauschähnliche Zustand (mit Halluzinationen) durch ein **Betäubungsmittel**" gemeint (*Roche Lexikon Medizin*). Nach der Art ihrer Wirkung unterschied man früher zwischen **reizenden** (incl. drastischen) Giften, **narkotischen** (betäubenden) Giften, **scharf-narkotischen** Giften und **septischen** oder fäulniserzeugenden Giften (*Bilder-Conversations-Lexikon*, Leipzig 1838).

[2] Farrington schreibt: „… but in the fact that they are results acting in opposite directions." Was er damit genau meint, bleibt leider unklar, denn er bringt keine Beispiele, die dies veranschaulichen könnten. Eine Deutungsmöglichkeit: Es handelt sich um Symptome, die zu einem bestimmten Zeitpunkt äußerlich gleich erscheinen, aber danach einen genau entgegengesetzten Verlauf nehmen (vielleicht auch mit entgegengesetzten Modalitäten?).

39

Belladonna

Atropa belladonna, die Tollkirsche, war in der Medizin schon um das Jahr 1500 bekannt. Die Venezianer nannten die Pflanze „herba bella donna", was seinen Grund darin hatte, dass die Damen jener Zeit eine wässrige Lösung der Arznei als Kosmetikum einsetzten, um die Augen zum Glänzen zu bringen und den Wangen eine rosige Farbe zu verleihen. Die Pflanze enthält das wohlbekannte Alkaloid Atropin, besonders die Blätter, aber auch – in wechselnden Mengen – die Wurzeln. Die Tollkirsche ist für den Menschen ungemein giftig, während manche pflanzenfressenden Tiere sie ungestraft verzehren können.

Vergiftungsbild

Vergiftungen mit der Tollkirsche zeitigen folgende Symptome: Augen trocken [EN550f], Bindehäute injiziert [RA228f]; Gesicht sehr rot und heiß [RA182], geschwollen [RA188]. Die Pupillen sind so stark erweitert, dass die Iris kaum noch erkennbar ist.[HY20,567] [3] Scharlachrote Flecken [RA1277] am ganzen Körper, die manchmal zusätzlich von miliaren Papeln besetzt sind [EN2269], ganz ähnlich dem beim Scharlach vorkommenden Frieselausschlag [KE4,3]; heftige Kongestionen, besonders des Kopfes [HV16,39]; quälende Trockenheit des Mundes [RA480] und des Halses [RA481], mit beständigem Bedürfnis, zu schlucken [was oft nicht möglich ist [RA486]], und Gefühl von erstickendem [RA498] Zusammenschnüren in Kehle und Rachen [RA484]. Heftiger Durst, dessen Befriedigung entweder am Unvermögen zu schlucken scheitert [HV16,61] oder aber starke Beschwerden verursacht. Schwindel [RA1], Geistesverwirrung [RA32], Halluzinationen [RA35ff] und schließlich Lethargie [RA1119] und Schlafsucht [RA1120]. „Konvulsionen, Verdrehungen aller Muskeln." [RA1079] „Krampfhafte Bewegung der Glieder." [RA1067]

Vergiftungsfälle wie diese sind in Europa nicht selten, wo die Pflanze heimisch ist und Verwechslungen der Beeren mit Kirschfrüchten [HY20,569] entsprechend häufiger vorkommen. Aber auch in unserem Land gibt es solche Fälle, desgleichen Suizidversuche mit Belladonna. Als Gegenmaßnahmen kommen neben der Magenpumpe heißes Senfwasser als Brechmittel zur Anwendung, außerdem starker Kaffee ohne Milch und Zucker.

[3] Farrington ergänzt hier in einer Fußnote: „*Belladonna* dilatiert die Pupillen durch Stimulation des Sympathikus; *Physostigma* kontrahiert sie durch Stimulation des Nervus oculomotorius; *Gelsemium* dilatiert sie durch Lähmung des Nervus oculomotorius."
Dazu, ganz kurz gefasst, folgende Korrekturen: Die Pupillenerweiterung durch *Belladonna* – also durch Atropin – geschicht durch **Lähmung der parasympathischen Fasern des Nervus oculomotorius**; die Pupillenkontraktion durch **Physostigma** – also durch Physostigmin – erfolgt durch Reizung derselben; die Pupillenerweiterung durch *Gelsemium* bzw. seiner Alkaloide Gelsemin und Gelseminin geschieht nach Art des Atropins.

Tab. 39.2 Allgemeine Wirkungen von Belladonna

Allgemeine Wirkungen	
Nerven	• Reizt die Zentren • Reizt zunächst und lähmt dann die Peripherie • Stört den Blutkreislauf, besonders im Gehirn • Stört den Blutkreislauf – Fieber
Beschwerden	• Heftig, plötzlich • Gewöhnlich mit Gehirnsymptomen
Weitere Merkmale	• Kontraktion der Sphinkteren • Entzündung • Hyperämie mit Drang nach oben • Gehirnzellen stets mit affiziert

Konstitution, Gemüt

Belladonna ist als homöopathisches Mittel fast so alt wie die Kunst selbst. Unsere aus Prüfungen und Vergiftungsfällen gewonnene Symptomatologie (zu den Wirkungen ➤ Tab. 39.2) ermöglicht es uns, das passende Mittel bei der Arzneiwahl mit nahezu mathematischer Sicherheit zu bestimmen. Doch wie alle Polychreste wird auch Belladonna von eilfertigen und sorglosen Praktikern missbräuchlich eingesetzt, und so wird es häufig auch dann gegeben, wenn die Ähnlichkeit zu den behandelten Fällen nur oberflächlich und partiell besteht. Von allen Arzneien hat Belladonna die am stärksten ausgeprägte Fähigkeit, gegensätzliche Wirkungen hervorzurufen.

Belladonna ist in den bisherigen Vorlesungen schon so oft zum Vergleich herangezogen worden, dass Sie mit dem Mittel schon einigermaßen vertraut sein dürften. Deshalb wird es genügen, wenn wir viele der Symptome nur noch einmal schlagwortartig anführen. Lassen Sie mich aber zunächst etwas über den allgemeinen Charakter von Belladonna sagen. Das Mittel scheint am besten für eher **dickliche, phlegmatische Personen von plethorischem Habitus** zu passen, die zu Kongestionen geneigt sind, besonders im Bereich des Kopfes. Dies kommt der Konstitution von **Calcarea carbonica** nahe, doch fehlt Belladonna in aller Regel die Blässe jener Arznei. Die Belladonna-Patienten sind im gesunden Zustand **freundliche, ja fast fröhliche Zeitgenossen,** können aber, wenn sie krank sind, überaus **reizbar und herrisch** werden. Die Geselligkeit, die sie im Umgang so angenehm macht, scheint sich ins Gegenteil zu verkehren, sobald sie von einer Krankheit heimgesucht werden. Belladonna ist auch das heilende Mittel für **frühreife Kinder mit großem Kopf und schmächtigem Körper,** die **skrofulös** veranlagt sind, mit einer Neigung zu geschwollenen Lippen und vergrößerten Drüsen und Lymphknoten. Sie haben eine rasche Auffassungsgabe; der Schlaf ist vielfältig gestört; der Kopf ist heiß, die Wangen rot; nächtliches Aufschreien im Schlaf[RA1135]. Wenn Belladonna Kindern verabreicht werden soll, müssen irgendwelche **zerebralen Symptome** vorhanden sein. Das Gehirn muss in irgendeiner Weise gereizt sein, was sich etwa durch Zucken in den Gliedmaßen[RA1069] zeigen mag, durch allgemeine Reizbarkeit, Unruhe oder auch Quengeligkeit, vielleicht aber sogar durch erste Zeichen einer Hirnhautentzündung.

Kontraktion der Sphinkteren

Ein besonderes Merkmal von Belladonna ist die Fähigkeit, die zirkulären Muskelfasern der Gefäßwände zur Konstriktion zu veranlassen, die Sphinkteren zusammenzuziehen, etc.[GS] Diese generelle Eigenschaft des Mittels zeigt sich z. B. im Zusammenschnüren des **Schlundes**[RA512], besonders beim Trinken[HV16,61]; in der Zusammenziehung des **Afters,** welche im Verein mit zwangartigem Drängen und Drücken im Mastdarm[RA716f] Belladonna als Heilmittel bei Dysenterie nahelegt; im Spasmus des **Gebärmuttermundes**[GS], der die Geburt verzögert; schließlich in **vergeblichem Harndrang**[AZ27,310] – oder in häufigem Harndrang mit nur geringem Abgang[RA738f].

Plötzlichkeit der Beschwerden

Die Krankheiten, bei denen Belladonna hilfreich ist, sind gewöhnlich akut und heftig und entstehen ganz plötzlich. Es ist gerade diese **Schnelligkeit des Krankheitsbeginns,** welche an Belladonna denken lassen sollte. Ein Kind ist z. B. beim Zubettgehen noch völlig gesund; doch wenige Stunden später fängt es an, im Schlaf aufzuschreien, und bald wird es von heftigen Symptomen geweckt: Zucken in Armen und Beinen; Reizung des Gehirns; kann vor Unruhe keinen Augenblick still liegen, besonders Arme und Hände sind ständig in Bewegung[RA1093]. All diese Symptome sind Hinweise auf Belladonna.

Auch wenn **Entzündungen** urplötzlich entstehen und den **Kranken in ihrer Heftigkeit fast überwältigen,** deutet dies stark auf Belladonna hin. Wir denken z. B. an das Mittel, wenn sich bei einem Abszess der Eiter mit blitzartiger Geschwindigkeit entwickelt, sei es bei einem Tonsillarabszess, einem Furunkel oder jeder anderen Art von Eiteransammlung. So ist es beispielsweise bei einem phlegmonösen Erysipel indiziert, das sehr schnell zu eitern beginnt. Die befallenen Gewebe schwellen stark an, und zwischen den verschiedenen Muskeln bahnt sich der Eiter seinen Weg durch die Gewebe. Auch hier ist es die Rasanz des Geschehens, die uns an Belladonna gemahnt.

Auch der **zeitliche Verlauf von Schmerzen** entspricht ganz und gar diesem Charakter der Arznei: Sie kommen plötzlich, halten eine gewisse Zeit an und verschwinden dann ebenso rasch, wie sie gekommen sind – so viel zum allgemeinen Charakter von Belladonna.

Kopfkongestion, Hirnreizung, Schlaf

Bevor wir fortfahren, müssen wir die Wirkung von Belladonna auf das Gehirn verstehen lernen. Wenn ich mir die Symptome der Arznei ansehe, scheint es mir, dass Belladonna keine regelrechte Entzündung der Meningen erzeugt, sondern eher nur die Begleiterscheinungen einer solchen Entzündung. **Aconitum** ruft hingegen eine wirkliche Meningitis mit vermehrter Exsudation hervor, **Bryonia** eine noch weiter fortgeschrittene Entzündung mit Austritt von

Leukozyten und Plasma aus den Gefäßen. Belladonna scheint demgegenüber lediglich einen **lokalen Blutandrang** auszulösen. Die überfüllten Venen scheinen an einzelnen Stellen rupturiert zu sein und kleine rötliche Stellen oder Ekchymosen im Gewebe zu produzieren, wodurch unterhalb der Hirnhaut eine **kongestive Reizung des Hirngewebes** stattfindet. Wenn es im Anschluss an diese Reizung zur Bildung von Exsudat kommt, so ist dieses serös und von genau jener Art, wie sie eine venöse Stauung mit sich bringt. Es ist nicht die an Plasma reiche entzündliche Exsudation, wie sie unter **Bryonia**, **Apis** und **Sulfur** stattfindet.

Dennoch erzeugt Belladonna so viele Kollateralsymptome einer zerebralen Reizung, dass es ein unverzichtbares Heilmittel bei diesem Zustand ist. Dabei ist es **Blutandrang zum Kopf**[RA186], was die Belladonna-Wirkung in erster Linie charakterisiert. In seiner milderen Form mag sich dieses Phänomen lediglich als Hitze im Kopf[RA151] äußern, einhergehend mit **Kälte der Füße**[RA1199]. In heftigeren Fällen sind zudem das Gesicht gerötet und die Konjunktiven von Gefäßen injiziert. Der Patient klagt über heftige, **klopfende Kopfschmerzen.**[RA105] Er kann entweder **schläfrig**[RA1166] sein oder vor **übermäßiger Tätigkeit der Phantasie** keinen Schlaf finden[RA1159]. Die beiden letzten Zustände wechseln einander häufig ab, d. h., der Patient ist mal schläfrig und fällt in einen tiefen Schlaf[RA1122], schreckt dann aber später mit einem lauten Aufschrei aus dem Schlaf hoch[RA1135f] oder zeigt andere Hinweise auf eine Hirnreizung, wie Rucken der Glieder oder Zucken einzelner Muskeln. Wenn diese Form zerebraler Irritation fortschreitet, finden wir die Augen oft so stark gerötet, dass das Augenweiß fast wie rohes Fleisch erscheint. Die **Karotiden pochen** so heftig, dass die Pulsationen deutlich sichtbar sind. Diese Kongestion kann sich zu einer entzündlichen Hirnreizung auswachsen, sodass es neben dem starken Klopfen auch zu **scharfen Stichen**[RA129] im Kopf kommt, die den Kranken aufschreien oder zusammenfahren lassen; die Schmerzen kommen und gehen so schnell wie ein Blitz. Der Patient ist dadurch in der unangenehmen Lage, trotz großer Müdigkeit nicht schlafen zu können. Im weiteren Verlauf beginnen dann besonders Kinder ihren Kopf in das Kissen zu bohren[SK147]; der Kopf wird ganz nach hinten gezogen[ZÖ1,122] oder geworfen, bisweilen auch konvulsivisch hin und her geschüttelt[HY20,567]. Leichtes Schielen wird beobachtet[SK148]; **Pupillen dilatiert;** Knirschen mit den Zähnen[RA414]. Das Gesicht ist jetzt hochrot, doch kann die Kongestion auch schon so heftig sein, dass es purpurfarben erscheint.[HV16,270] Wenn der Patient ein Kleinkind ist, dessen vordere Fontanelle noch nicht geschlossen ist, können Sie diese deutlich fühlen; sie ist gespannt und wölbt sich, bei jedem Herzschlag pochend, über die Schädeldecke vor. Es folgen häufig, besonders bei Kindern, **Krampfzustände,** die so heftig sind, dass sie den Körper in jeder nur erdenklichen Weise verdrehen[RA1084], überwiegend in der Art eines **Opisthotonus.** Der Harnfluss ist spärlich[RA738] oder ganz unterdrückt[RA735]. Weitere subjektive und objektive Symptome, die diesem Krankheitsstadium angehören, sind zunächst **Zuckungen** im Schlaf[RA1145] oder sogar im Wachzustand; beim Schließen der Augen erscheinen dem Patienten alle möglichen Phantasiebilder[GS], die beim Öffnen der Augen meist wieder verschwinden. Ein andermal hat er das Gefühl, als würde er tief fallen; besonders **Kinder schrecken plötzlich aus dem Schlaf hoch**[RA1140], fahren mit den Armen in die Luft und zittern vor Angst. Dieses Symptom kann manchmal mit entsprechenden **Träumen zu fallen** zusammenhängen; es kann von Kopfschmerzen herrühren, die das Kind aufgrund ihrer Heftigkeit aus dem Schlaf reißen und in Angst versetzen; es kann aber auch aus der bloßen Empfindung des Kindes resultieren, als würde es fallen.

Manchmal finden wir die Patienten mit dieser zerebralen Reizung in einem soporösen, „schlafsüchtigen Zustand"[RA1120] vor. Sie können kaum geweckt werden, und wenn man sie doch wachgerüttelt bekommt, reagieren sie stets sehr heftig, werfen sich im Bett umher[ZÖ1,122], schlagen nach den Personen in der Nähe[RA1419] und reißen an ihren Kleidern[RA1418]. All dies sind Hinweise auf einen starken Erregungszustand des Gehirns, welcher, wenn er auch nicht auf eine wirkliche Entzündung zurückzuführen ist, diesem Zustand doch zumindest nahekommt.

Meningitis, Fieber

Bei Entzündung des Gehirns oder seiner Häute muss Belladonna anderen Mitteln weichen, wenn bereits Exsudation stattfindet, sei es bei einer einfachen oder einer tuberkulosen Meningitis. Zwischen Letzterer und Belladonna gibt es nur wenig Gemeinsamkeiten. Eine tuberkulöse Meningitis hat einen langsamen Verlauf; darum kommen hier Mittel wie **Sulfur**, **Calcarea carbonica**, **Apis** und andere Arzneien in Betracht, die tiefer und langsamer wirken als Belladonna. Und wenn es bereits zur Exsudation gekommen ist, worauf das beständige Rollen mit dem Kopf und das plötzliche, gellende Aufschreien hindeuten, dann wissen wir, dass wir auf andere Mittel zurückgreifen müssen, hauptsächlich wiederum auf **Apis**.

Bryonia Auch Bryonia ist oftmals im Anschluss an **Belladonna** gefragt, wenn das Gesicht stark gerötet ist oder abwechselnd rot und blass. Der geringste Versuch, das Kind zu bewegen, lässt es vor Schmerz laut aufschreien. Die Pupillen reagieren nur sehr träge auf Licht. Das Kind macht ständige Bewegungen mit dem Mund, als würde es kauen[GS] oder saugen. Die Ähnlichkeiten zwischen Bryonia und **Belladonna** sind so vielfältig, dass man sich oft nur schwer für das eine oder andere entscheiden kann. Beide neigen zu großer Hast beim Trinken von Wasser, beide haben Aufschreien vor Schmerz, beide haben Verschlimmerung durch Bewegung, und beide neigen zu Obstipation.

Aconitum napellus Belladonna und Aconitum voneinander abzugrenzen fällt dagegen deutlich leichter. Die Fieberzustände, die von den beiden Mitteln hervorgerufen werden, lassen sich auf folgende Art und Weise unterscheiden: **Belladonna** erzeugt Fieber nicht in erster Linie durch seine Wirkung auf das sympathische Nervensystem, Aconitum hingegen sehr wohl. **Belladonna** wirkt auf den Sympathikus nur sekundär, seine primäre Wirkung zielt auf das zerebrospinale Nervensystem; es ist daher nur von Nutzen, wenn Gehirn und Rückenmark in Mitleidenschaft gezogen sind, was bei Kindern schon sehr frühzeitig geschieht. Erwachsene bekommen dagegen in einem **Belladonna**-Fall gewöhnlich zuerst Fieber, und die zerebralen Symptome folgen etwas später.

Aconitum ist zu Beginn eines Fiebers vorzuziehen, wenn der Patient von **Seelenqualen** gepeinigt wird, verbunden mit großer Unruhe, Umherwerfen im Bett und Todesangst; außerdem bestehen trockene, heiße Haut, voller, schnellender Puls, sporadisches Halluzinieren, Aufschreien im Schlaf, Gemurmel oder törichtes Schwatzen. All diese zerebralen Symptome sind Folge des hohen Fiebers und nicht direkt einer Hirnentzündung.

Doch nehmen wir an, der Fall schreitet fort, bis auch das Gehirn stärker mit einbezogen ist. Die Haut wird so heiß, dass sie die untersuchende Hand fast verbrennt oder dass dem Arzt beim Anheben der Bettdecke heißer Dampf entgegenzuschlagen scheint: das ist die Art von Hitze, die zu **Belladonna** gehört. In anderen Fällen wird diese Hitze von heißem Schweiß begleitet, besonders am Kopf und im Gesicht.[RA1258] Schweißtropfen stehen dem Patienten auf der Stirn, und beim Anfassen fühlen sie sich heiß an. Das ist für Aconitum erst recht nicht charakteristisch.

Beide Mittel können darüber hinaus durch die Tatsache unterschieden werden, dass bei **Belladonna,** anders als bei Aconitum, häufig Zuckungen im Schlaf auftreten; auch Halluzinationen und Phantasiebilder beim Schließen der Augen stehen bei **Belladonna** sehr viel mehr im Vordergrund, und der Patient sehnt sich eher nach dem Tod, als dass er ihn, wie bei Aconitum, fürchtet. Wir sehen dieses Symptomenbild oft beim rheumatischen Fieber [akute Polyarthritis], von dem der gesamte Organismus in Mitleidenschaft gezogen zu sein scheint, mit ständig den Ort wechselnden Gelenkschmerzen und fast stets mit profusem, saurem Schweiß, der nicht die geringste Erleichterung verschafft. Der Patient durchnässt alles mit seinem Schweiß, und je mehr er schwitzt, desto schlechter scheint es ihm zu gehen. Hier bringt Aconitum gar nichts, wohl aber **Belladonna**.

Wenn das Fieber etwas nachgelassen hat, das Schwitzen aber fortbesteht, ist **Mercurius** das passende Folgemittel.

Beginnendes typhöses Fieber

Bei typhösen Fieberformen ist Belladonna manchmal zu Beginn der Krankheit angezeigt.[4] Es passt im Stadium der Erregung, wenn die Kongestion des Gehirns vorherrscht. Der Patient befindet sich in einem wilden[RA1408], wütenden Delirium[RA1405]; er heult und schreit[RA1406] und ist gewaltsam bestrebt, aus dem Bett zu springen[RA1429] oder aus dem Haus zu entfliehen[RA1436]. Das Gesicht ist stark gerötet, entweder leuchtend rot oder düsterrot bis purpurfarben; die Pupillen sind erweitert, die Konjunktiven injiziert. Der Patient ist voller Angst, bildet sich ein, ihm würden alle möglichen Unglücke drohen.[RA1433] Der Urin ist nur spärlich und gewöhnlich von natürlicher Farbe[RA738], hellgelb[RA744] oder goldgelb[RA743], mit[RA746] oder ohne Bodensatz. Die Füße sind zumeist kalt. Der Patient fällt sodann in einen betäubten[RA1135], röchelnden[RA1146] Schlaf; es ist keineswegs ein ruhiger Schlaf, denn es entwickeln sich Zeichen einer zerebralen Reizung, wie etwa Muskelzuckungen, Rucken von Gliedmaßen oder lautes Aufschreien. Wie tief der Schlaf auch immer sein mag, es ist *niemals* ein vollkommen ruhiger Sopor; wenn das der Fall ist, ist Belladonna nicht das richtige Mittel. Sie können hieraus ersehen, dass Belladonna nicht aufgrund von Veränderungen im Gehirn indiziert ist, die durch die typhöse Sepsis bedingt sind, sondern aufgrund von Veränderungen, die durch Kongestion oder Entzündung veranlasst sind. Wenn die Krankheit so weit fortgeschritten ist, dass es bereits zu Veränderungen der Körperflüssigkeiten gekommen ist, ist Belladonna mit deren Zunahme immer weniger angezeigt. Dann müssen Sie auf Mittel wie **Hyoscyamus**, **Rhus toxicodendron**, **Lachesis** u. a. zurückgreifen.

[4] James T. Kent (*Homöopathische Arzneimittelbilder*, 2. Aufl., S. 205f.) warnt davor, *Belladonna* in typhösen, also kontinuierlichen Fieberformen zu verabreichen: „Wenn Sie *Belladonna* geben, wird das Delirium und die intensive Hitze nachlassen. Innerhalb einer Nacht bringt *Belladonna* das Fieber herunter und beruhigt das Delir – aber wie ist es in der nächsten Nacht? Das Fieber kommt zurück, und dem Patienten geht es schlechter als zuvor; zehn Tage später ist er ein Fall für den Leichenbestatter. Einfach deshalb, weil *Belladonna* nicht halten kann, was es anfangs versprochen hat. Es hat nicht dieses kontinuierliche Element an sich und ist somit ungeeignet für Fälle dieser Art."

Gesichtsblässe als Ausnahme

Manchmal haben wir es mit einem Zustand zu tun, der sich von dem bisher beschriebenen unterscheidet, gleichwohl aber auch Belladonna erfordern kann. Das Gesicht ist dabei blass[RA171] statt rot, und dieses Symptom ist für Belladonna ebenso charakteristisch wie die Gesichtsröte. Es geht in der Regel ebenfalls mit einer Hirnreizung und mit Aufschrecken aus dem Schlaf einher. Diese zu Belladonna gehörige Gesichtsblässe tritt gewöhnlich im Verlauf einer **Cholera infantum** auf, während der **Zahnung,** bei **Koliken** und ähnlichen Leiden.

Puls

Der Puls ist entweder voll, hart und prall[HV16,143], wie bei **Aconitum**, oder er ist langsam[RA1236]. Er ist verlangsamt, wenn die zerebrale Kongestion groß genug ist, um den Hirndruck zu erhöhen. Hier haben wir wieder ein Beispiel für die Wechselwirkungen von Belladonna. Der Puls mag eine Weile stark beschleunigt sein, schlägt dann aber ins Gegenteil um – und dies wechselt des Öfteren ab.

Kopfschmerzen

Die Kopfschmerzen von Belladonna sind entweder nervöser oder kongestiver Natur. Auch der Schwindel ist durch die Kongestion bedingt; der Patient hat das Gefühl, als würde er vornüberfallen; oder er fällt plötzlich bewusstlos nach hinten.

Die **nervösen** Kopfschmerzen sind gewöhnlich halbseitig, vorzugsweise rechts[GS], < von 16 Uhr bis 3 Uhr nachts, < im Liegen. „Gefühl im Gehirne wie von schwapperndem Wasser."[RA147] Die Schmerzen werden außerdem vermehrt durch Licht, Geräusche und die geringste Erschütterung.[GS] Begleiterscheinungen sind oftmals Erbrechen und große Unruhe.

Die **kongestiven** Kopfschmerzen sind von klopfendem Charakter[RA105], < durch Neigen des Kopfes zu dem am stärksten kongestionierten Teil des Gehirns. Die Schmerzen sind oft auch stechend[RA121], teils wie von einem Messer[RA130], und sie treiben den Kranken fast zur Raserei. Wenn der ganze Kopf betroffen ist, sitzt der Patient aufrecht und mit angelehntem Kopf, um eine Neigung desselben zu verhindern. Gesichtsröte und heftiges Pochen der Karotiden begleiten gewöhnlich die Schmerzen. Auch die Psyche ist meist mit ergriffen; der Patient kann delirant werden, wild und erregt, und er kann unter allen möglichen Halluzinationen leiden.

Otitis media

Wir haben gesehen, wie Belladonna bei Entzündung des Gehirns angezeigt sein kann. Doch es ist auch ein wertvolles Mittel bei Entzündungen anderer Körperteile; so ist es z. B. eines unserer wichtigsten Mittel bei Otitis media. Dieses akute Leiden ist manchmal nicht ganz einfach zu therapieren, nicht zuletzt wegen der Intensität der Symptome. Das Kind hält seine Hände vor Schmerzen an den Kopf, was Sie dazu verleiten könnte, die Quelle des Übels dort zu vermuten. Die Schmerzen sind überwiegend von bohrender [RA329], wühlender oder reißender [RA319] Art, und das ist angesichts der anatomischen Gegebenheiten im Mittelohr auch nicht verwunderlich. Sie setzen ganz **plötzlich** und mit **großer Heftigkeit** ein. Oft sind die Schmerzen auch stechend und scheinen dann ins andere Ohr oder in andere Teile des Kopfes auszustrahlen [RA332]; Ohrgeräusche wie Summen [RA340] oder Brausen [RA341] gehen manchmal damit einher. Wenn Sie das Ohr untersuchen, finden Sie das Trommelfell vorgewölbt und stark von Blutgefäßen durchzogen; kurz, das Mittelohr ist hochgradig entzündet. Rasch kommt es zur Bildung von Eiter, der seinen Weg nach außen sucht, entweder durch Platzen des Trommelfells, über die Tuba Eustachii oder gar durch die unmittelbare Umgebung der Paukenhöhle. In letzterem Fall kommt es zu besorgniserregenden, wenn nicht lebensbedrohlichen Symptomen. Es ist Ihre Aufgabe, solche Mittelohrentzündungen frühzeitig zu erkennen, solange noch eine Chance besteht, das Gehör intakt zu erhalten. Belladonna wird für das beste Heilmittel des **Frühstadiums** dieses Leidens gehalten; später sind dann andere Arzneien gefragt, wie etwa **Hepar sulfuris** oder **Tellurium**. **Tellurium** ist ein Mittel bei Otitis media mit perforiertem Trommelfell und Ausfluss von Eiter [HC1,25f], der zunächst blande sein kann, dann aber höchst übelriechend wird und nach Fischlake stinkt [GS].

Konjunktivitis, Augenschmerzen

Auch bei Augenentzündungen wie Konjunktivitis oder Skleritis ist Belladonna durch die Plötzlichkeit des Anfalls, die Intensität der Schmerzen und die Heftigkeit der Symptome angezeigt. Es besteht eine ausgeprägte Lichtempfindlichkeit.[RA226] Das befallene Auge wird als stark angeschwollen empfunden. Die Bindehaut ist leuchtend rot. Diese Symptome liefern uns ein perfektes Belladonna-Bild. Das Mittel scheint mehr das **rechte** Auge zu affizieren als das linke. Bei Augenleiden ist es vor allem die **Heftigkeit der Kongestion,** welche uns zur Wahl von Belladonna veranlasst, und Gleiches gilt auch für die **Neuralgien** im Bereich der Augen.

Spigelia anthelmia Viele Augenschmerzen dieses Mittels ähneln denen von **Belladonna**, doch betreffen sie überwiegend das linke Auge, außerdem gehen sie nicht mit der heftigen Kongestion jener Arznei einher.

Amylenum nitrosum Gleicht **Belladonna** u. a. darin, dass es angezeigt sein kann, wenn neben der Röte der Augen zugleich starke **Gesichtsröte** besteht.

Paris quadrifolia Die Vierblättrige Einbeere ist ein vortreffliches Mittel, wenn sich die Augäpfel geschwollen anfühlen [R3,27] (wie bei **Spigelia**) und Schmerzen vorhanden sind, als würden sie **von einem Faden nach hinten gezogen.**[GS]

Prunus spinosa Prunus hat [bei **Ziliarneuralgie** oder **Glaukom** [GS]] Schmerzen im Augapfel, als würde dieser **zusammengequetscht** oder **auseinander getrieben** [gerissen [GA2,35]]; auch heftige Stiche durch das Auge und in der Augenumgebung.[GS]

Parotitis

Belladonna entzündet die Ohrspeicheldrüsen, besonders die rechte; es kommt zu heftigen Stichen darin, die bis in die Ohrmuschel ausstrahlen.[GS] Die Drüse ist angeschwollen [EN744], mit lokaler Hitze und Röte. Die Mündung des Ausführungsganges der Parotis ist schmerzhaft, wie wundgescheuert. Der Spei-

39

chel ist verdickt[RA467], klebrig, zäh[RA461] und gelblich[RA459]; Mund und Rachen sind von einer dicken Lage zähen Schleims bedeckt[RA467]; Zunge weiß belegt und rissig[RA444].

Zunge

Die Zunge ist bei Entzündungen im Mund- und Halsbereich gewöhnlich leuchtend rot; die **Papillen** sind hochrot, entzündet und **stark geschwollen**[RA447], was der Zunge ein erdbeerähnliches Aussehen verleiht (daher der Name **Erdbeerzunge**). Bisweilen ist der Zungenrücken anfänglich von einem dünnen, weißen Belag bedeckt, durch den die vergrößerten, roten Papillen [Pp. fungiformes] hindurchscheinen. Dieser Belag löst sich aber im weiteren Verlauf der Erkrankung ab und hinterlässt eine stark gerötete und entzündete Zunge.

Angina tonsillaris

Der Hals ist bei der Belladonna-Prüfung ein bevorzugter Angriffspunkt. Die Entzündung, die das Mittel dort verursacht[RA497], ist von sehr gewöhnlicher Art. Bei der Inspektion finden Sie den Rachen entzündet und leuchtend rot; die Tonsillen sind vergrößert[RA507], besonders die rechte – die Krankheit breitet sich in der Regel von **rechts nach links** aus. All diese Symptome entwickeln sich mit derselben Schnelligkeit, wie wir sie auch bei den Belladonna-Symptomen andernorts beobachten. Schlund und Kehle sind verengt[(RA515)], und jeder Versuch, etwas herunterzuschlucken, wird von **plötzlichem Zusammenschnüren des Halses** und Ausstoßen der Speise durch Mund und Nase gefolgt. Der Patient versucht, etwas zu trinken, doch das Wasser wird, sobald es den Schlund berührt, wieder ausgeworfen. Dem Kranken scheint es durch das Schlucken von **Flüssigem** noch schlechter zu ergehen als durch das Schlucken von Speichel oder festen Speisen. Die Mandeln vereitern sehr schnell[RA507], und die Halslymphknoten sind dabei gewöhnlich angeschwollen und als harte, aber sehr empfindliche Knoten am vorderen Hals tastbar.

Manchmal ist bei Halsentzündungen auf der Rachenschleimhaut ein perlweißer Belag zu erkennen, der sich aber als Schleimfetzen erweist und nicht als Fibrin. Daher besteht genau genommen keinerlei Ähnlichkeit zwischen der Belladonna-Entzündung und der für Diphtherie charakteristischen Pseudomembranbildung, sodass, wenn Belladonna doch einmal bei **Diphtherie** eingesetzt werden sollte, die Arznei wegen anderer Symptome angezeigt sein muss als jener, die mit Pseudomembranen zusammenhängen. Zum allgemeinen Charakter der Diphtherie gehört die Blutvergiftung, und ebendiese ist Belladonna wesensfremd. Wenn Sie daher Belladonna bei Diphtherie verabreichen wollen, vergewissern Sie sich, dass es insgesamt gut passt, sonst verlieren Sie nur wertvolle Zeit! Es mag gelegentlich in den frühen Stadien der Krankheit hilfreich sein [bevor es zur Bildung von Pseudomembranen gekommen ist], wenn die Heftigkeit der Beschwerden nach dem Mittel verlangt.

Lycopodium Lassen Sie mich hier daran erinnern, dass Lycopodium ebenfalls bevorzugt die **rechte Mandel** affiziert, dass es gleichermaßen hohes Fieber erzeugt, Aufschreien im Schlaf sowie Erwachen aus dem Schlaf in verdrießlicher, gereizter Stimmung. All diese Symptome finden wir bei Lycopodium ebenso wie bei **Belladonna,** deshalb müssen wir uns, wenn wir **Belladonna** verabreichen wollen, sicher sein, dass nicht Lycopodium das passende Mittel ist.

Apis mellifica Auch Apis müssen wir hier zum Vergleich heranziehen. Apis ist ein großartiges Heilmittel bei **Diphtherie.**[GS] Die Beläge bilden sich mehr auf der **rechten** Mandel; der Rachen ist **hellrot bis rosafarben;** Zunge sehr gerötet; Fieber sehr hoch; Haut trocken und heiß; Puls beschleunigt; Patient sehr unruhig.

Doch bei einer regulären Mandelentzündung steht **Belladonna** an der Spitze der möglichen Heilmittel. Es übertrifft Apis hier an therapeutischem Wert bei Weitem, weil es direkt das Tonsillenparenchym befällt. Die von Apis hervorgerufene Entzündung ist oberflächlicher, weil sie nur die **Schleimhaut** betrifft.

Hepar sulfuris Bei Hals- bzw. Mandelentzündungen bildet **Belladonna** eine interessante kleine Arzneigruppe mit Hepar sulfuris, **Mercurius**, **Silicea** und **Sulfur**. Wenn trotz Gabe von **Belladonna** die Tonsillen **zu vereitern drohen,** worauf das Entstehen von Schüttelfrost, Kälteschauern, Klopfen und scharfem Stechen im Hals hindeutet, sollten Sie von **Belladonna** zu Hepar sulfuris wechseln. Selbst in diesem Stadium kann so noch eine **Abszessbildung verhindert** werden.

Mercurius solubilis Zu Mercurius sollten Sie übergehen, wenn sich bereits deutlich **Eiter entwickelt** hat; die Mandel ist stark vergrößert, die Entzündung hat auch das Nachbargewebe ergriffen, und das Atmen beginnt mühsam zu werden. Wenn es auf diese Weise zur Eiterung gekommen ist, wird Mercurius in **niedriger Potenz** und **wiederholter Gabe** ein rasches Aufbrechen des Abszesses herbeiführen und eine Linderung aller Symptome bewirken. Wenn Sie aber Mercurius gleich als Erstes geben, werden Sie Ihren Fall unnötig in die Länge ziehen oder gar verderben.

Silicea Mitunter müssen Sie auch auf Silicea zurückgreifen, wenn sich der Abszess zwar entleert hat, aber **nicht verheilen** will. Ständig bildet sich Eiter nach; er wird dunkel, fötide und widerlich schmeckend.

Sulfur Wenn **Silicea** in diesen Fällen versagt, wie es manchmal geschieht, sollten ein paar Gaben Sulfur eingeschoben werden, was dann gewöhnlich den gewünschten Effekt hat. Es kann aber auch sein, dass man seine Zuflucht zu **Fluoricum acidum** nehmen muss.

Amygdalae amarae aqua Es gibt ein weiteres Mittel, das hier hin und wieder zur Anwendung gelangt, und das ist Amygdalae amarae aqua. Das Mittel erzeugt eine **dunkelrote Verfärbung** von Rachen, Uvula und Tonsillen, mit **scharfen Stichen,** die erhebliche Schluckbeschwerden machen; sie sind manchmal so heftig, dass sie den Kranken laut aufschreien lassen. Bei Vorhandensein dieser Symptome kann die Arznei auch bei **Diphtherie** eingesetzt werden. Ich selbst habe Fälle dieser Krankheit allein mit Amygdalae amarae aqua geheilt, wenn diese dunkle Röte des Halses, die scharfen Stiche und eine **große allgemeine Prostration** zugegen waren. Das Mittel verursacht jenes Gefühl von Mattigkeit und Erschöpfung, wie es für die ersten Tage einer Diphtherieerkrankung typisch ist.

Ösophagitis

Belladonna ist von Nutzen bei Ösophagitis mit oft wiederkehrendem **Zusammenziehen der Speiseröhre** [RA513]; das Schlucken ist, wenn überhaupt möglich, schmerzhaft und beschwerlich [GS], und auch das Atmen fällt schwer [RA825]. **Veratrum viride**, **Rhus toxicodendron** und **Arsenicum** sind weitere Mittel, die hierbei bisweilen angezeigt sind.

Gastralgie

Bei Magenbeschwerden wird Belladonna benötigt, wenn sich besonders während einer Mahlzeit langwierige Magenkrämpfe einstellen [RA629]; stechend schneidende Schmerzen in der Magengegend, die den Patienten zwingen, den Körper **rückwärts zu biegen** und den Atem anzuhalten [RA636]; Brennen im Magen [RA633]. Die Gastralgien von Belladonna breiten sich oft bis in den Rücken aus [GS] [zwischen die Schulterblätter [RP515]]. Heftiges, schmerzhaftes **Magendrücken** tritt besonders häufig auf, vorzugsweise nach Tisch und **beim Gehen.** [RA624f]

Calcarea carbonica Calcarea hat „Drücken im Magen, als wenn ein Stein darin läge, besonders früh und im Sitzen, bei Bewegung besser“. [AR17,1,50]

Chininum arsenicosum „Drücken im Sonnengeflechte …, was sich gegen den Rücken als ein klemmendes Gefühl äusserte; das Rückgrat war an dieser Stelle gegen Berührung drückend schmerzend“. [AZ88,39]

Bismutum subnitricum Dieser Patient neigt zu Magenschmerzen, die bis zur Wirbelsäule ausstrahlen [5] und durch Rückwärtsbiegen gelindert [DI] werden. Der Zustand ähnelt diesbezüglich sehr dem von **Belladonna**, doch fehlt es an der ungeheuren nervösen und fieberhaften Erregtheit dieses Mittels; dem Patienten ist eher kalt, und er hat ein blasses Gesicht. [R3,6], wenngleich die Schmerzen durchaus auch von Unruhe [WI1,416] und Angst [RA(93)] begleitet sein können.

---

[5] Farrington schreibt: „gastralgia going from throat [?] to the spine …“ Das Symptom ist in dieser Form weder verständlich, noch gibt es dafür in den Quellen einen Beleg.

39

39

Metritis

Bei Entzündungen im Bauchbereich ist Belladonna gelegentlich das passende Mittel, so etwa bei **Peritonitis**[SK153], unabhängig davon, ob diese mit einer Metritis vergesellschaftet ist oder nicht und ob sie ihren Ursprung im Wochenbett hat oder nicht. Die Symptome, die Belladonna hier erforderlich machen, sind: beginnender Meteorismus[RA655], das Abdomen ist wie eine Trommel gespannt und bei Berührung schmerzhaft empfindlich[SK153], in einem Maße, dass die Patientin selbst die Bettdecke auf ihrem Leib nicht ertragen kann. Die geringste **Erschütterung** verschlimmert diesen Zustand.[GS] Wenn Sie z. B. beim Herantreten an das Krankenlager versehentlich mit dem Fuß gegen den Bettpfosten stoßen, zuckt die Patientin zusammen und klagt bitterlich über die so ausgelösten Schmerzen. Auch wird Ihnen sogleich die **durchdringende Hitze** auffallen, von der ich schon gesprochen habe. Die Bauchdecke fühlt sich für die vorsichtig tastende Hand ungewöhnlich heiß an, und schon beim Anheben der Zudecke steigt Ihnen heißer Dampf entgegen. Zugleich finden sich Hinweise auf eine ausgeprägte zerebrale Reizung. Die **Lochien** sind tendenziell eher **spärlich**[SK154], wenn nicht sogar ganz aufgehoben.[GS]

Tilia europaea Tilia ist ein Mittel, das nach meiner festen Überzeugung von der Kollegenschaft noch nicht hinreichend gewürdigt wird. So ist es z. B. von Nutzen bei puerperaler Metritis, wenn ein intensiver **Wundheitsschmerz** in der Gebärmuttergegend besteht[ÖZ4,2,402] sowie ausgeprägtes Herabdrängen[ÖZ4,2,[illegible]], verbunden mit allgemeinem heißen Schweiß[ÖZ4,2,410], der aber keine Erleichterung bringt.

Terebinthina Ein Mittel, das hierbei von Allopathen häufig eingesetzt wird, ist Terebinthina. Nun, die Symptome, die diese Arznei tatsächlich hervorgerufen [bzw. geheilt] hat, sind die folgenden: Herabdrängen in der Uterusregion[AN3,91;GS]; **Brennen wie Feuer** im Hypogastrium [Uterus[GS]]; Brennen beim Wasserlassen[AN3,140]; dunkler, wolkiger[GS] oder auch schlammig aussehender Urin [schlammiger Bodensatz[AN3,135]]. Die Zunge ist in diesen Fällen meist trocken und rot.[GS]

Mel cum sale Bei diesem Wundheitsgefühl in der Gebärmutter benutzte Dr. Jeanes ein Präparat aus Honig und Salz, Mel cum sale, und zwar in der 3. oder 6. Potenz. Sein Leitsymptom zur Wahl dieser Arznei war besagtes Wundheitsgefühl, wenn es den gesamten Unterbauch „ausfüllte“, vom einen Darmbein zum anderen. Dieses Symptom ist eine wichtige Indikation für das Mittel bei Uterusverlagerungen und bei beginnender Metritis.

Harnwege, Enuresis

Der Urin kann bei Belladonna hellgelb und klar[RA744] sein, aber auch trüb mit rötlichem Bodensatz[RA747]; häufiges Urinieren[RA748]; Abgang einer Menge wässrigen Harns[RA752]. **Unwillkürlicher Harnabgang im Schlaf**[RA746+750] kann eine Indikation für das Mittel bei Kindern sein, und es wird Sie hier, wenn auch die übrigen Symptome übereinstimmen, nur selten enttäuschen. Dabei besteht keine richtige Blasenatonie, sondern eine Erschlaffung des Blasensphinkters[RA763] bei gleichzeitiger Überaktivität der Längsmuskelfasern der Blasenwand. Gefühl in der Blase, als ob eine Kugel darin herumrolle (auch **Lachesis**[GS] und vielleicht **Lycopodium**); Blasentenesmus[EN1534]; Reizung der Blase mit Strangurie[GS]; dunkler, trüber und feuerroter Urin; häufiger Harndrang mit nur geringem Abgang[RA738].

Bei Enuresis infolge Lähmung oder Erschlaffung der Blase oder des Sphinkters kommen u. a. auch **Plantago major** und **Causticum** in Betracht. Auf Belladonna muss in solchen Fällen gegebenenfalls **Calcarea carbonica**, **Sulfur** oder **Silicea** folgen. An **Kreosotum** ist bei Enuresis dann zu denken, wenn der Patient besonders beim Träumen vom Urinieren einnässt.[GS] **Hyoscyamus** sollte bei Bettnässen ebenfalls erwogen werden.

Haut

Kommen wir zur Wirkung von Belladonna auf die Haut. Es erzeugt zunächst ein Erythem[RA1262f], eine **helle, scharlachfarbene Röte der Haut**[RA195] [scharlachrote Flecken[RA1277]], und die Haut wird äußerst berührungsempfindlich[RA1041]. Manchmal besteht dieses Erythem aus einer gleichmäßigen Rötung der gesamten Körperoberfläche, wie wir es beim Sydenham-Scharlach[RA] sehen. Es kann aber auch ein **erysipelatöses Aussehen** annehmen[EN2235] und dann strahlenförmig von einem Punkt in alle Richtungen auslaufen[ST1,332]; dieser Ausschlag ist gewöhnlich leuchtend rot und schwillt rasch an, wobei das Unterhautzellgewebe frühzeitig mit einbezogen ist. In manchen Fällen kommt es auch zu rascher Bildung von Eiter, welcher tief in das Zellgewebe vordringt – das klassische Bild eines **phlegmonösen Erysipels**[GS]. Bei Symptomen wie diesen bilden sich nur selten Bläschen oder Pusteln, stattdessen ist die Haut **glatt, glänzend und gespannt.** Die damit einhergehenden Schmerzen sind heftig, von stechendem oder lanzinierendem Charakter und gewöhnlich mit viel **Klopfen** verbunden, vor allem wenn auch die tieferen Gewebeschichten mit entzündet sind.

Gesichtsrose

Handelt es sich um eine Gesichtsrose, so beginnt diese fast immer auf der **rechten** Seite[KE4,138] und breitet sich erst danach auf die linke aus. Mit großer Wahrscheinlichkeit stellen sich früher oder später **Zeichen einer Hirnreizung** [Delir, Sopor, Zucken, Angst[KE4,138]] ein; diese Neigung ist umso deutlicher, je jünger der Kranke ist. Verwechseln Sie diese zerebrale Irritation aber nicht mit einem **Übergreifen des Erysipels auf das Gehirn.** Es handelt sich lediglich um einen zerebralen Reizzustand, hervorgerufen entweder durch die Höhe des Fiebers, die Heftigkeit der Schmerzen, die Vergiftung des Blutes oder auch durch all diese Faktoren zusammengenommen; aber es ist kein wirklicher Übergang des entzündlichen Prozesses auf das Gehirn. Wenn dies doch geschehen sollte, kann Belladonna gleichwohl weiterhin angezeigt sein; wenn es aber versagt, müssen wir auf andere Mittel zurückgreifen.

Lachesis Die Schlangengifte wären hier z. B. zu nennen, vorrangig Lachesis, wenn das Gesicht statt der leuchtenden oder intensiven Röte von **Belladonna** eine purpurne oder **bläuliche Färbung** annimmt.[KE4,144] Der Patient ist schwächer, der Puls schneller und kraftloser, und wir finden mehr **Schläfrigkeit** als bei **Belladonna**.

Crotalus horridus Ein weiteres Schlangengift ist Crotalus horridus, welches **Lachesis** sehr ähnlich ist – so ähnlich, dass ich Ihnen keine Unterscheidungskriterien zwischen den beiden Arzneien zu nennen wüsste.

Cuprum metallicum An Cuprum müssen wir bei diesem Übergreifen auf das Gehirn denken, wenn der Patient infolgedessen von **Krämpfen** bedroht ist oder auch schon heimgesucht wird.[GS] Heftige tonische Kontraktionen der Beugemuskeln [**Daumenflexion**[CK286]!].

39

Ailanthus glandulosa Ailanthus passt hier, wenn **tiefer Sopor** besteht und das **Gesicht livid und fleckig** ist.[GS]

Apis mellifica, Sulfur Diese beiden Arzneien sind weitere wichtige Mittel, die bei „metastasierender" Gesichtsrose in Betracht kommen.

Scharlach

Das generalisierte Auftreten des typischen Belladonna-Erythems legt bekanntermaßen die Anwendung der Arznei bei Scharlach nahe. Belladonna zeichnet sich bei dieser Krankheit zum einen durch die helle, rosige Röte des ganzen Körpers aus, zum anderen durch die Reizung des Gehirns, welche von erregender Art ist: Die Symptome reichen vom einfachen Auffahren aus dem Schlaf über Zuckungen einzelner Muskelgruppen bis hin zum heftigsten Delirium mit Schreien und Springen aus dem Bett. Das Scharlachexanthem selbst muss von glatter Beschaffenheit sein, denn Belladonna erzeugt keinen miliaren, frieselartigen Ausschlag.[RA] „Ungeheures Erbrechen."[RA596] Das von Belladonna hervorgerufene **Erbrechen** ist ebenso heftig wie das von **Ipecacuanha**, und Belladonna ist hier besonders dann angezeigt, wenn es **zentralnervösen Ursprungs** ist [und somit nicht von Übelkeit begleitet wird]. **Halssymptome** stehen deutlich im Vordergrund der Beschwerden. Der Hals ist inwendig geschwollen[RA500] und stark gerötet[EN1162], die Mandeln sind glänzend rot; wir finden die charakteristische **Erdbeerzunge,** und wenn die Zunge belegt ist, dann ist der Belag so dünn, dass die geschwollenen Papillen durch ihn hindurchscheinen. Der Puls ist voll, kräftig und stark beschleunigt[EN1816f], und es besteht, was nicht weiter verwundert, große Unruhe[RA1329]. Die Lymphknoten können geschwollen sein, besonders die des Halses.[EN1845] Harnsekretion unterdrückt[RA735] oder vermehrt[GS] – jeder der beiden Zustände kann in einem Belladonna-Scharlachfall anzutreffen sein. Bei der Schläfrigkeit oder dem Schlaf des Mittels ist die Bewusstseinstrübung nicht sehr ausgeprägt; wir finden nicht den soporösen Zustand, wie er sich durch eine Sepsis entwickelt – die Sauerstoffversorgung des Gehirns ist dabei so ungenügend, dass dessen Aktivität immer mehr abnimmt. Dies ist kein Belladonna-Zustand. Der Belladonna-Schlaf kann durchaus tief sein[RA1122]; der Patient kann schnarchen[RA1156] und schlafen wie ein Bär, aber der **Schlaf ist nicht ruhig und bewegungslos.** Der Kranke schreit im Schlaf auf, die Muskeln zucken, der Mund ist in ständiger Bewegung[KE4,497], als würde er kauen, und die Zähne knirschen. Fast immer sind irgendwelche Symptome vorhanden, die auf eine Hirnreizung von aktivierendem Charakter hindeuten. Wenn der Patient aus dem Schlaf geweckt wird, **blickt er wild im Raum umher** und wird schnell **gewalttätig,** schlägt z. B. nach den Umstehenden. Wenn die Krankheit allerdings schon von Beginn an einen malignen Verlauf nimmt oder wenn sie sich trotz Belladonna maligne entwickelt, können Sie gar nicht früh genug zu einem anderen Mittel wechseln. Sie müssen umgehend ein anderes wählen, wie etwa **Lachesis**, **Rhus toxicodendron** oder **Hyoscyamus**.

Lachesis Lachesis hat in solchen Fällen viele Symptome, die denen von **Belladonna** gleichen. Bei beiden Mitteln finden wir Aufschreien im Schlaf, Unruhe, Reizbarkeit beim Erwachen, die Erdbeerzunge, Röte der gesamten Körperoberfläche, unterdrückte Harnsekretion, Halsentzündung und Erbrechen. Doch worin unterscheiden sie sich? Sie unterscheiden sich genau darin, was den **Verlauf der Krankheit** wesentlich bestimmt: Im Falle von Lachesis nimmt das Scharlachfieber schnell **adynamische** Züge an, und die Sepsis ist hochgradig. Die zerebralen Symptome entwickeln sich nicht zum typischen **Belladonna**-Furor, sondern gehen mehr in Richtung **Sopor.** Der Hautausschlag hat nicht die leuchtende, erythematöse Farbe von **Belladonna**, sondern ist entweder **blass, purpurn** oder **bläulich.** Auch ist er, weil er nur unvollständig herauskommt, nicht so gleichmäßig verteilt. Der Hals weist nicht nur äußerlich vergrößerte Lymphknoten auf[SK574], sondern auch eine allgemeine Geschwulst des Bindegewebes im Halsbereich, einschließlich der Gewebe des Racheneingangs und des Schlundes. Die affizierten Teile sind von eher purpurner Farbe. Wenn zudem eine Tendenz zur Bildung von **übelriechendem Eiter** besteht, ist Lachesis umso mehr indiziert.

Rhus toxicodendron Rhus geht hier häufig **Lachesis** voraus, besonders wenn der Krankheitsverlauf durch eine Zellulitis kompliziert wird und wenn das Exanthem noch nicht diese purpurne Farbe angenommen hat. Die Entzündung ist von schleichendem Charakter, der **Ausschlag frieselartig** (wie bei **Hyoscyamus**, **Stramonium**, **Bryonia** und **Lachesis**).

Es kommt bisweilen vor, dass Belladonna selbst beim echten Sydenham-Scharlach versagt, obwohl die Symptome nach dem Mittel zu verlangen scheinen. Die Arzneien, an die wir in einem solchen Fall denken müssen, sind die folgenden.

Sulfur Der Schwefel erzeugt das ebenso stark wie **Belladonna** ein glatt anzufühlendes Erythem der gesamten Haut, und er kann tatsächlich manchmal schon am Anfang der Erkrankung angezeigt sein.[KE4,65]

Calcarea carbonica Calcarea, das komplementär zu **Belladonna** ist, vervollständigt oft, was jenes Mittel nur teilweise zu heilen vermag. So finden wir es bei Scharlach angezeigt, wenn der Ausschlag unter **Belladonna** zwar gut herausgekommen ist, sich dann aber **zu früh abzuschuppen** beginnt. Das Gesicht wird dabei **blass und aufgedunsen**[KE4,44]. Die zervikalen und submandibulären Lymphknoten sind geschwollen [besonders auch das diese umgebende Zellgewebe[KE4,43]]. Die **Harnsekretion ist spärlich** oder ganz aufgehoben, und die auf **Belladonna** hinweisenden Hirnsymptome können weiterhin vorhanden sein.

Lycopodium Schließlich gehört auch noch Lycopodium in diese Reihe; man muss an das Mittel denken, wenn das Kind ganz **benommen** wird und dennoch immer wieder **vor Angst schreiend erwacht** [(GS)]; es ist mürrisch und schlägt nach den Personen in seiner Nähe.

Pusteln, Furunkel, Abszesse

Eine andere Wirkung von Belladonna auf die Haut ist die Erzeugung von Pusteln [RA368], Furunkeln [RA885] und Abszessen. Sie können es bei Entzündung der weiblichen Brust **(Mastitis)** geben, wenn es durch die **Heftigkeit der Beschwerden** indiziert ist, durch die streifenförmig von einem Zentrum in die Umgebung ausstrahlende Röte [GS], durch klopfende Empfindungen sowie die Neigung zur Suppuration. Dieselben Symptome zeigen das Mittel auch bei Abszessen anderer Art und Lokalisation an. Selbst **Bubonen** spezifischer Genese können von Belladonna profitieren, wenn die Symptome den erwähnten heftigen Charakter haben; es wird in solchen Fällen für eine gewisse Zeit gute Dienste leisten. Furunkel, die in jedem **Frühjahr** wiederkehren, können ebenfalls in Belladonna ihr Heilmittel finden [**Lachesis**, **Crotalus horridus**!].

Bauchschmerzen, Enteritis, Diarrhö

Belladonna kann erfolgreich bei der akuten Sommerdiarrhö von Kleinkindern (Cholera infantum) zum Einsatz kommen. Es ist hier das passende Mittel, wenn das Kind ohne erkennbaren Grund Stunde um Stunde schreit oder weint. Ebenso finden wir es bei Verdauungsstörungen von Säuglingen hilfreich, wenn diese mit heftigen Bauchschmerzen einhergehen, bei denen das Kind urplötzlich aufschreit und sich **nach hinten biegt** – statt sich zusammenzukrümmen wie bei **Colocynthis**. Manchmal ist der Querdarm so aufgetrieben, dass er während der Schmerzattacken wie ein Wulst oberhalb der Nabelgegend hervortritt. [GS;SK152] Dieses Symptom kommt mitunter bei **Bleikoliken** vor.

Darüber hinaus kann Belladonna auch bei Durchfallerkrankungen dienlich sein, namentlich bei ruhrartiger Diarrhö [SK153], d. h., bei erkältungsbedingter **Enteritis mit schleimigen und blutigen Entleerungen** [EN1517], die von erheblichem **Tenesmus** [RA709] begleitet werden (Belladonna hat, wie Sie sich erinnern werden, einen starken Bezug zu den Sphinkteren). Bei **Cholera infantum** sind die Stühle gelblich [RA700] oder grün [RA703] und enthalten Klumpen, die wie Kreide aussehen [GS], aber zweifellos aus Fett und Kasein bestehen.

Merken Sie sich bitte, dass Belladonna bei diesen Koliken und Diarrhöen von Säuglingen komplementär zu **Chamomilla** ist.

Neuralgien

Bei Neuralgien ist Belladonna angezeigt, wenn die Schmerzen plötzlich kommen, eine Weile anhalten und dann ebenso plötzlich wieder vergehen. Die Schmerzen wandern oft von einem Ort zum anderen, und ihr Charakter ist zumeist stechend, brennend oder reißend. Sie verschlimmern sich durch Bewegung, Licht, Geräusche, leiseste Erschütterung sowie im Liegen; sie bessern sich im Sitzen. Bei **Prosopalgien** [HV16,339] ist vorzugsweise die rechte Seite betroffen, besonders der Infraorbitalnerv, und das Gesicht ist dabei rot und heiß. **Ischiasschmerzen** und **Coxalgien** sind nachts am schlimmsten und lassen den Patienten in keiner Lage Ruhe finden. [KE3,495] All diese Schmerzen und ebenso die Fiebererkrankungen exazerbieren gewöhnlich gegen **14 oder 15 Uhr** und noch einmal am späten Abend **ab 23 Uhr.** Die Macht dieses Mittels, in jedem der Spinalnerven neuralgische Schmerzen zu erregen, hat zu seiner Empfehlung bei jenen grauenhaften Schmerzen Anlass gegeben, die den Beginn einer **lokomotorischen Ataxie** [Tabes dorsalis] kennzeichnen.

Bei Neuralgien vergleiche man vor allem **Aconitum**, **Amylenum nitrosum**, **Cactus grandiflorus**, **Verbascum**, **Platinum** und **Ferrum carbonicum**. Letztgenanntes Mittel hat leichte Gefäßerregbarkeit, Gesichtsröte etc. – Symptome, die Belladonna sehr ähnlich sind.

Krämpfe und Konvulsionen

Belladonna wird sehr häufig bei der Behandlung von Krämpfen und Konvulsionen benötigt. [RA1075] **Epilepsien** [RA1077] können durch das Mittel oftmals abgemildert und bisweilen auch geheilt werden.

39

Gleiches gilt für die gefürchtete **Eklampsie** der Wöchnerinnen.[HY21,288] Und es sind vor allem **Krämpfe von Kindern** während der **Zahnung,** durch zurückgetretene Hautausschläge etc., die Belladonna im Alltag unentbehrlich werden lassen. In all diesen Fällen stechen die zerebralen Symptome deutlich hervor. Heißer Kopf, rotes Gesicht, klopfende Karotiden, Aufschrecken aus dem Schlaf etc.; **Schaum vor dem Mund,** der nach **faulen Eiern** riecht. Die konvulsiven Bewegungen können auch aus einem steten Wechsel von Opisthotonus und Emprosthotonus bestehen[KE4,497;][6] oder der Patient (meist ist es ein Kind) streckt sich plötzlich aus und wird ganz steif, mit glotzendem, stierem Blick[RA297]. Frauen im **Wochenbett** liegen wie betäubt da, doch bei jedem Auftreten von Nachwehen erneuern sich die Krämpfe.[GS] Zwischen den Anfällen sind sie in tiefen Schlaf versunken, können sich aber auch unter Stöhnen und Jammern ständig hin und her wälzen. Bei zahnenden Kindern ist das Zahnfleisch geschwollen, der Mund heiß und trocken.

Absinthium Bei **epileptischen Krämpfen** sollten wir auch an Absinthium denken[ES243], welches Kongestion der Hirnhäute und der Medulla oblongata[EN52] erzeugt und sogar fibrinöse Exsudation unter die Dura mater herbeiführt. Typisch für das Mittel sind schreckliche Halluzinationen und glänzende Augen[ES242]; nach den Anfällen ist der Patient längere Zeit benommen und ohne Erinnerung an das Vorangegangene[EN7;ES243]. Epileptischer Schwindel oder kurzzeitige Bewusstlosigkeit [anstelle eines regulären Krampfanfalls][ES243].

Artemisia vulgaris Der Beifuß ist Absinthium botanisch ähnlich und hilft bei Epilepsie im Gefolge von **Schreck**[HB142], und wenn die zahlreichen Anfälle so rasch aufeinander folgen, dass sie den Patienten kaum zur vollständigen Besinnung gelangen lassen[HB142]. **Große Unruhe** ist für Artemisia ebenso charakteristisch wie für **Absinthium**, **Cina**, **Chamomilla** und andere Mitglieder der Korbblütlerfamilie.

Krämpfe während der Zahnung

Bei Krämpfen während der Zahnung vergleiche man Belladonna mit folgenden Arzneimitteln:

- **Chamomilla** – höchst verdrießliche Kinder mit rotem Gesicht, heißem Schweiß etc.
- **Kreosotum** – das Kind ist unruhig und jammert die ganze Nacht[GS]; muss fortwährend getätschelt und geschaukelt werden; die Zähne werden kariös, sobald sie durchgetreten sind[GS].
- **Colchicum** – sehr veränderliche Stühle[GS]; Krämpfe während der Zahnung als Reflex abdominaler Reizung.
- **Cina** – Krämpfe; blasses Gesicht[RA46]; das Kind streckt sich krampfhaft aus[RA245]; unaufhörliche Unruhe[RA298].
- **Dolichos pruriens** – [Krämpfe und andere nervöse Beschwerden von Kindern während der Zahnung[GS]]; Zahnfleisch schmerzhaft und höchst empfindlich[AZ53,135+143]; scheint zu jucken [möchte es ständig reiben[GS]].
- **Aethusa** – Zahnfleisch rot, geschwollen und schmerzhaft empfindlich; Erbrechen geronnener Milch, gefolgt von Schlaf[AZ36,179,] etc.

Dysmenorrhö, Herabdrängen

Wir kommen jetzt zu der ausgeprägten Wirkung von Belladonna auf die weiblichen Geschlechtsorgane. Das Mittel ruft beständiges und „heftiges Zwängen und **Drängen nach den Geschlechts-Theilen**“[RA773] hervor, welches im Liegen schlimmer, beim **Stehen aber besser**[7] wird.

[6] Farrington spricht missverständlich von einer „Kombination“ dieser beiden Zustände. In den *Klinischen Erfahrungen* (Bd. 4, S. 497) heißt es: „Es war ein Jammer mit anzusehen, wie die arme Kranke in ihrem Bette im eigentlichen Sinne des Wortes herumgeschleudert wurde – ein ewiger Wechsel von Opi- und Emprosthotonus; bald wölbten sich die Bauchmuskeln zu einer Höhe, wie dies der geübteste Gymnastiker kaum vollführen kann, bald wurden die Rückenmuskeln dermassen afficirt, dass sich die Kranke im Bette unwillkührlich aufzurichten schien.“

[7] Laut Hahnemann „beim krumm Sitzen und Gehen schlimmer, bei Stehen und gerade Sitzen besser.“ (*RA* 773)

Sepia hat hier die genau entgegengesetzten Modalitäten[GS], und **Aconitum** hat Herabdrängen < in der Ruhe, > durch Bewegung[8].

Die Menses sind bei Belladonna gewöhnlich hellrot[UE], sie kommen zu früh[RA792] und zu stark[RA793]. Während der Regel „ein klammartiges Reißen bald hie und da im Rücken, bald in den Armen“[RA790] sowie klopfende Kopfschmerzen. Höchst schmerzhafte Dysmenorrhö mit Blutandrang zum Kopf und fürchterlichem Herabdrängen[GS], bisweilen mit schneidenden Uterusschmerzen[RP738] (von hinten nach vorn oder umgekehrt). Der Blutfluss kann ohne erkennbaren Grund **übelriechend** sein[RA796], desgleichen die Lochien[UE].

Metrorrhagie mit reichlichem Abgang von heißem[GS], hellrotem Blut[SK153] und herabdrängenden Schmerzen, die im Rücken empfunden werden. Uterusblutung mit Schmerzen im Rücken, als sollte dieser zerbrechen.[GS] Herausdrängendes Pressen mit nachfolgendem Abgang von weißem Schleim.[RA795] Krampfhafte Zusammenziehung der Zervix, die heiß, trocken und empfindlich ist.[GS]

Geburt, Wochenbett

Die Wehen kommen und gehen ganz plötzlich; heftige, aber unwirksame Wehen.

Belladonna kann während einer Geburt notwendig werden, wenn sich der Muttermund wegen einer **Verkrampfung der Zervix** nicht weiten will.[GS] Die Wehen sind intensiv und sehr quälend, dennoch kommt die Austreibung des Kindes nicht voran; der Muttermund gibt dem untersuchenden Finger nicht nach und bleibt krampfhaft verengt. Wenige Gaben Belladonna sind hier gewöhnlich ausreichend, um dem Leiden ein Ende zu setzen. **Gelsemium** sollte bei rigidem Muttermund ebenfalls erwogen werden.

Bei Beschwerden des **Wochenbetts** [siehe Abschnitt „Krämpfe und Konvulsionen“] hat Belladonna viel Ähnlichkeit mit **Glonoinum**. Wochenbettstörungen mit eher dunkelrotem Gesicht und mit Sopor deuten, wenn sie durch Schreck ausgelöst wurden, auf **Opium** hin.[GS]

[8] In den Quellen nicht zu finden. Im Kent-Repertorium ist *Aconitum* nicht einmal unter „Bearing down"-Schmerzen aufgeführt.

Husten

Belladonna beeinflusst auch die Atemwege. Es verursacht Hustenreiz durch **Kitzel und Jucken im Kehlkopf**[SK154], wie wenn man Staub eingeatmet hätte[RA810]; das Gesicht dabei rot, die Augen funkelnd. Heftige Anfälle von trockenem Reizhusten. Husten mit Trockenheit und Enge in der oberen Brust, < abends, gleich **nach dem Niederlegen** im Bett[RA812], sowie nachts[RA809]. Die mechanische Erschütterung durch diesen Husten ist stärker, als es die bestehende Ursache vermuten lässt, und steht insofern im Einklang mit der generellen Heftigkeit der Wirkung der Arznei. Wenn Auswurf vorhanden ist, so ist er zumeist blutig tingiert.[RA818] Der **Kehlkopf** fühlt sich innerlich **wund und heiß** an, besonders wenn Druck auf ihn ausgeübt wird. Brennen in der Brust[RA839]; Stiche in der Brust[RA846], besonders beim Husten[RA843] und bei Bewegung, aber unabhängig vom Atmen[RA845]. Die Schmerzen treten bevorzugt unterhalb des rechten Schlüsselbeins auf. „Drückender Schmerz in der Brust mit kurzem Athem, zugleich zwischen den Schultern, im Gehen und Sitzen.“[RA860]

Calcarea carbonica Auch Calcarea carbonica hat Husten, der abends gleich nach dem Niederlegen einsetzt.[CK1046]

Phosphorus Das Mittel unterscheidet sich von **Belladonna** darin, dass der Reiz zum Husten tiefer in der Luftröhre entsteht.[CK1178] Phosphorus hat mehr Rauheit in den Atemwegen[CK1163], und der **Wundheitsschmerz im Kehlkopf** verschlimmert sich nicht nur durch Druck auf den Hals, sondern auch vom **Sprechen.**[GS] Bei **Belladonna** verschlimmert nur Druck.

Causticum Bei Causticum wird der Husten durch unaufhörliches Kribbeln[CK854] oder Kitzeln im Hals erregt[CK858]; die Stimme ist fast ganz „weg“[CK845f]; Rohheit oder Wundheit betrifft überwiegend die **Luftröhre**[CK874], weniger die Brust insgesamt[(CK878)].

39

Rumex crispus Rumex hat trockenen Husten von **Kitzel im Halsgrübchen**[AA152], < besonders durch **Einatmen kalter Luft**[AA179] bzw. tiefes Einatmen[HC3,91].

Allium cepa Die Küchenzwiebel erzeugt heftige **katarrhalische Laryngitis** mit heiserem Husten, der den Kehlkopf zu **zerreißen** scheint[EN405] und den Patienten jedesmal zusammenzucken lässt; wundmachender Schnupfen[AA162].

Lachesis Bei Lachesis ist der den Hustenreiz auslösende Kitzel gewöhnlich tiefer lokalisiert[WS1787] als bei **Belladonna**, < durch den geringsten **Kleiderdruck am Hals**[GS].

Rheumatismus, Torticollis

Belladonna wirkt auf das Muskelgewebe und auf die Gelenke, und es ist ein wichtiges Heilmittel sowohl bei akutem wie auch bei chronischem Gelenkrheumatismus. Die Schmerzen sind schneidend und reißend, und sie jagen wie ein Blitz die Glieder entlang. Die Gelenke sind geschwollen und leuchtend rot, und oft strahlen von den entzündeten Gelenken **rote Streifen in die Umgebung** aus; rheumatisches Fieber mit Schmerzen, die vor allem den Nacken, die Schultern und die Oberarme befallen.

Belladonna ist eines unserer ersten Mittel bei Torticollis bzw. **rheumatischer Nackensteifigkeit**[RA897], ausgelöst durch **Haareschneiden, Nasswerden des Kopfes** oder durch **Zugluft** an Kopf oder Hals. **Bryonia**, **Nux vomica** und **Guajacum** stehen Belladonna bei diesem Leiden sehr nahe.

Arzneimittelbeziehungen

Belladonna steht in einem komplementären Verhältnis zu **Calcarea carbonica**.

Es wird antidotiert durch **Coffea**, **Nux vomica** und **Opium**.

Hyoscyamus antidotiert die Folgen seines Missbrauchs bei Hautaffektionen und bei Husten.

KAPITEL

40 Vorlesung: Stramonium und Hyoscyamus

Stramonium

Datura stramonium, der Gemeine Stechapfel, steht in seiner Wirkung zwischen **Hyoscyamus** und **Belladonna**. Das Gift erregt das sensorische System einschließlich der höheren Sinnesorgane und beeinträchtigt deren Funktionen. So kann sich beispielsweise Doppeltsehen [RA9] einstellen, oder Gegenstände scheinen eine schiefe Lage zu haben [RA10].

Delirium, Wahnsinn

Die Symptome des Wahnsinns [RA92] oder des Deliriums [RA(447)] von Stramonium sind von ausgesprochen **wildem Charakter** [FN40]; das Gesicht ist dabei hochrot [Z1,89], die Augen blicken wild und stier [AZ7,261]; die Bindehäute sind von Gefäßen injiziert [EN481], wenngleich sie nicht so von Blut strotzen wie bei **Belladonna**. **Halluzinationen** erschrecken den Patienten [RA(460)]; in jeder Ecke des Zimmers tauchen plötzlich seltsame Gestalten auf, schreckliche Tiere wachsen ihm zur Seite aus dem Boden [RA(471)]. Ein Kind schreit nach seiner Mutter, selbst wenn sie ganz nah bei ihm ist; die Augen dabei offen, die Pupillen stark erweitert [RA(65)]. Wenn der Patient erwachsen ist, **schwatzt** er in seinem Delirium **ununterbrochen** [RA(441)]; zeitweise ist er dabei fröhlicher Laune [RA(431)], nur um bald darauf wieder in Angst [RA(463)], Traurigkeit [RA(462)] oder Verzweiflung [RA95] zu verfallen. Mal lacht er, singt, tanzt, gestikuliert [RA(433)] oder schneidet Grimassen [KE4,787], mal betet er [GS], jammert um Hilfe, etc. Oft hat der Patient ein **krankhaftes Verlangen nach Licht** und **panische Angst im Dunkeln.** [AJ5,215] Manchmal spricht er mit abwesenden Personen, als ob sie gegenwärtig wären [RA(428)], oder er ist überzeugt, mit Geistern in Verbindung zu stehen, und unterhält sich mit ihnen [GS]. Der Wahnsinn kann auch lächerliche Züge annehmen; der Kranke „fängt unsinnige Dinge an zu schwatzen“ [RA(430)], redet albernes Zeug und lacht über seine eigenen Versuche, witzig zu sein [UE]. Wie bei anderen Narkotika versucht auch der Stramonium-Patient in seinem Delirium ständig zu entfliehen.[SK609]

Mitunter weisen auch **tollwutähnliche Züge** [SK609] auf Stramonium als Heilmittel hin. In einem solchen Zustand löst jeder Anblick von hellen, **glänzenden Gegenständen** [Licht, Spiegel, Wasser] ein wütendes Delirium mit **Zusammenschnüren des Schlundes** und schrecklichen Konvulsionen aus.[RA(142)] Besonders bei typhösen Erkrankungen ist das Delirium massiv und scheint den Patienten völlig zu erschöpfen.

Lachesis Die erwähnte **Geschwätzigkeit** unterscheidet sich deutlich von jener bei Lachesis; entspricht sie bei **Stramonium** einem mehr oder weniger sinnlosen Vor-sich-hin-Plappern, so hält der Lachesis-Patient in gewählten Ausdrücken ganze Vorträge, wobei er aber ständig von einem Gegenstand zum nächsten springt [WS3075].

Agaricus muscarius Der Agaricus-Patient scheint in seiner deliriösen Geschwätzigkeit zwischen **Stramonium** und **Lachesis** zu stehen; mit beiden Mitteln bestehen gewisse Ähnlichkeiten.

Sinnestäuschungen in Bezug auf die körperliche Gestalt

Sinnestäuschungen in Bezug auf Form und Größe seiner Gestalt scheinen für den Stramonium-Patienten besonders typisch zu sein. So kann er sich beispielsweise einbilden, dass er sehr groß sei [RA(413)] oder dass sein Arm vergrößert sei. Manchmal hat er auch das Gefühl, **doppelt vorhanden** zu sein oder drei statt zwei Beine zu haben. Diese propriozeptiven Halluzinationen lassen auch an einige andere

Mittel denken, insbesondere an **Baptisia**, das aber Stramonium in seinen übrigen Symptomen überhaupt nicht ähnelt. Prägen wir uns aber ein, dass beide Mittel eine solche verzerrte Wahrnehmung ihrer Gestalt haben. Auch der **Baptisia**-Patient glaubt, doppelt vorhanden oder, was noch charakteristischer ist, **in Einzelteilen im Bett verstreut** zu sein – und er muss versuchen, die Teile wieder zusammen zu bekommen.

Auch andere Mittel haben dieses „Verstreutheitsgefühl" so etwa **Petroleum** oder **Thuja**. Der **Thuja**-Patient bildet sich vor allem ein, dass er aus Glas bestünde [GS], weshalb er sich immer sehr vorsichtig bewegt, aus Angst, er könnte vielleicht zerbrechen. All diese Symptome können z. B. bei Typhus Hinweise auf das passende Mittel liefern.

Krampfhafte Bewegungen

Die krampfhaften Bewegungen von Stramonium sind eher **graziöser Art,** als dass sie eckig wirken; es sind eher **drehende** als ruckartige Bewegungen. Wir sehen dies besonders bei kleinen Kindern, wenn sich bei einem exanthematischen Fieber kein Ausschlag einstellen will. Stramonium wirkt auf Kinder und Kleinkinder in der Regel besser als **Belladonna**. Nehmen wir z. B. einen Fall von **Masern:** der Ausschlag kommt nicht richtig heraus; das Kind ist heiß, sein Gesicht ist hellrot; es wälzt sich im Bett umher [RA(327)], schreit erschrocken auf, sobald es eingeschlafen ist, erkennt beim Erwachen niemanden; seine Bewegungen sind krampfhaft, aber nicht ruckartig und eckig. Dies ist ein Fall für Stramonium.

Cuprum metallicum Cuprum ist in solchen Masernfällen **Stramonium** ähnlich, es hat wie dieses die Verschlimmerung beim Erwachen aus dem Schlaf und auch dasselbe Erschrockensein dabei. Es ist in gleicher Weise durch die Heftigkeit seiner Symptome gekennzeichnet, jedoch sind seine abnormen, konvulsivischen Bewegungen [CK335] ausgesprochen **eckig,** und das Gesicht zeigt einen eher bläulichen Teint [CK94]. Cuprum ist besonders dann angezeigt, wenn der **Ausschlag zurückgetrieben** worden ist und daraufhin diese heftigen zerebralen Symptome zutage treten.[GS]

Zincum metallicum Ein weiteres Mittel, das **Stramonium** hier ähnlich ist, ist Zincum. Auch Zincum hat das Aufschreien im Schlaf [CK1332] und das schreckhafte Aufwachen [CK1330]. Zudem finden wir ein hohes Maß an **Mattigkeit und Abgeschlagenheit** [CK1278]; das Kind ist bei Masern und anderen exanthematischen Fiebern so schwach, dass es nicht genügend Kraft hat, den Ausschlag überhaupt herauszubringen [GS].

Asthma bronchiale, Tabes dorsalis

Eine andere Affektion des Nervensystems, welche Stramonium zu beheben oder wenigstens zu mildern vermag, ist nervöses Asthma [„Brustkrämpfe bei Hysterischen" [SK614]]. Die Patientin bekommt wegen der Verkrampfung kaum noch Luft, und besonders Reden fällt ihr schwer.

Stramonium kommt ferner bei fortschreitender **Gangataxie** [Tabes dorsalis] in Betracht. Der Patient ist unfähig, im Dunkeln oder mit geschlossenen Augen zu gehen [GS]; wenn er es versucht, fängt er an zu schwanken und zu taumeln.

Erysipel

Bei Gesichtsrose mit Beteiligung des Gehirns [Meningitis] [GS] ist Stramonium indiziert, wenn die Krankheit einen adynamischen Verlauf nimmt. Die Symptome ähneln sehr jenen von **Rhus toxicodendron**, doch können Sie das Mittel von **Rhus** unterscheiden durch die Heftigkeit der zerebralen Symptome, das typische Delirium, die [im Vergleich zu Rhus noch größere] Unruhe und das erschreckte Aufschreien. Gleichwohl besteht trotz all dieser Symptome nur **wenig oder gar kein Fieber.**

Scharlach

Stramonium kann auch zu Beginn eines Scharlachs benötigt werden, wenn das Exanthem nicht herauskommen will und das Gehirn bereits in Mitleidenschaft gezogen wurde. Stramonium hat dabei geringeres Fieber und deutlich weniger Halssymptome, als wir es bei **Belladonna** sehen. Die Harnsekretion kann sistieren, was besonders dann für die Wahl von Stramonium spricht, wenn das Kind **keinerlei Schmerzen** und auch sonst kaum Beschwerden hat.

Zähneknirschen, Stottern

Wie bei allen Mitteln, die das Gehirn reizen, finden wir auch bei Stramonium Knirschen mit den Zähnen.[RA(118)] Darüber hinaus kommt es zu Stammeln[RA(129)] oder Stottern[RA(128)], was, nebenbei bemerkt, mit dem sporadischen, unwillkürlichen Harnlassen von Kindern zu vergleichen ist, wenn die geringste Aufregung dazu führt, dass Harn in kleinen Spritzern ungewollt abgeht. In ähnlicher Weise werden auch beim Sprechen die Wörter ruckartig herausgeschleudert. Besonders fällt es dem Patienten dabei schwer, Vokale mit Konsonanten zu verbinden.

Ein anderes wichtiges Mittel bei Stottern[R3,206] oder Stammeln[GS] ist **Bovista**.

Zunge

Die Zunge ist bei Stramonium häufig rot und trocken[AR16,3,102], wie verdorrt[EN733]; sie kann auch weißlich aussehen und von feinen, roten Pünktchen übersät sein [die Spitze dabei stärker gerötet][MM941]. In manchen Fällen ist die Zunge so stark geschwollen, dass sie aus dem Mund heraushängt.[RA(140)]

Nymphomanie

Stramonium kann eine ausgeprägte Nymphomanie hervorrufen[MM210], bei der die Kranke, obschon sehr keusch und sittsam im Normalzustand[MM1159], überaus lüstern wird und anzüglich in ihrem Singen und Reden.[GS] Auch kann sie in ihrem Verhalten gegenüber anderen sehr heftig oder gar gewalttätig werden. Oft treten diese Veränderungen **vor der Menstruation** auf, und dann wirkt Stramonium ganz vortrefflich. Die nachfolgende Regelblutung ist dann meist sehr stark[RA47], was dafür spricht, dass es das hohe Maß an Kongestion gewesen ist, welches die Nymphomanie ausgelöst hat. Nicht selten besteht ein „geiler Gestank des Körpers während der Monatreinigung“[RA(245)], der an den Geruch von Tieren während der Brunstzeit erinnert.

Schmerzlosigkeit

Das überraschende Fehlen jeglichen Schmerzes ist bei vielen krankhaften Zuständen für Stramonium charakteristisch. Eine Ausnahme stellen oft z. B. Abszesse dar, besonders wenn sie das linke Hüftgelenk betreffen[GS] [bei einer **Coxitis tuberculosa**]; dann können die Schmerzen so unerträglich werden, dass sie den Patienten zur Verzweiflung treiben[GS] und ihn womöglich in Krämpfe verfallen lassen.

40

Diarrhö

Ich möchte Sie auch noch auf die Diarrhö aufmerksam machen, die Stramonium zu heilen vermag. Die Stühle sind **höchst übelriechend**[MM1234], teilweise aashaft stinkend[RA(232)], und meist von gelblicher Farbe. Sie können auch schwärzlich sein[MM2072], aber der üble Geruch ist das wichtigste Symptom.

Antidot

Ein probates Gegenmittel einer Vergiftung mit dem Stechapfel ist Zitronensäure.[RA;SK607]

Hyoscyamus niger

Botanisch und bis zu einem gewissen Grade auch therapeutisch ist Hyoscyamus **Belladonna** ähnlich. Dieses interessante Gewächs ist, wenngleich für manche Tiere ungefährlich, besonders für Hühner giftig, was ihr im Englischen den Namen *henbane* [„Hühnerverderbnis“] eingetragen hat.

Wahnsinn, Delirium, Sopor

Hyoscyamus scheint besonders für **akute Wahnpsychosen**[RA(400f)] geeignet zu sein, für Zustände des Wahnsinns und der Verwirrtheit, die mit keinerlei Zeichen von Entzündung einhergehen und die als Leitsymptom durch eine hochgradige Erregung des Sensoriums gekennzeichnet sind. Der Patient hat in einer solchen Geistesverfassung viele seltsame Ideen, die alle von diesen abnormen Impulsen aus dem Gehirn herrühren. So kann er sich beispielsweise einbilden, dass man ihn **vergiften** wolle [RA(473)]; er wird dann vielleicht Ihre Medizin zurückweisen und in ärgerlichem Ton behaupten, dass diese ihn vergifte. Oder er wähnt, ein böser Geist verfolge ihn oder jemand trachte ihm nach dem Leben. Dies macht ihn außerordentlich nervös und unruhig, und er springt aus dem Bett, um seinem imaginierten Feind zu entkommen. Auch die Sinne sind gestört; Gegenstände scheinen z. B. größer zu sein, als sie sind [RA(58)], oder sie sehen alle feuerrot aus [RA(56)]. Mitunter können Gegenstände auch zu deutlich erscheinen bzw. unnatürlich scharfe Konturen haben. Der Kranke schwatzt ungereimtes Zeug vor sich hin [RA(404ff)]; „spricht mehr als sonst, und lebhafter und übereilter“ [RA(407)], springt dabei von einem Thema zum anderen [EN60], ganz ähnlich wie bei **Lachesis**. Das Gesicht ist während dieser Zeit nicht sonderlich rot, allenfalls leicht gerötet oder auch blass [RA(81)]. Die Pupillen sind in der Regel dilatiert [RA(42)]; der Schlaf ist massiv beeinträchtigt, der Kranke liegt stundenlang wach [RA(334)]. Wenn der Zustand weiter fortschreitet, fällt er mehr und mehr in tiefen Schlummer [RA(324)]; der Schlaf ist aber nicht wirklich soporös, denn jedes kleine Geräusch weckt ihn wieder auf und bringt all die Wahnvorstellungen zurück. Jeder geringfügige Sinneseindruck regt das Gehirn mächtig auf. Begleiterscheinung all dieser Symptome ist eine charakteristische Schwäche; sie zeigt sich etwa in einer raschen Müdigkeit und Ermattung des ganzen Körpers [RA(299)] bei jedem Versuch zu gehen [RA(300)] oder auch nur zu stehen [RA(303)], auch in Lähmung einzelner oder mehrerer Muskeln im Anschluss an diese Wahnepisoden. Mit zunehmender Eintrübung des Bewusstseins antwortet der Patient nur noch sehr langsam auf Fragen, oder er gibt unpassende Antworten. Manchmal beantwortet er, aus seiner Somnolenz wachgerüttelt, Ihre Fragen völlig korrekt, fällt dann aber augenblicklich in seinen betäubten Zustand zurück. Das Gehirn befindet sich jetzt als Folge der langanhaltenden Übererregung gewissermaßen in einem Zustand der Adynamie, und in diesem Zustand ist der Kranke zwar immer noch deliriös, aber zudem auch sehr entkräftet: Stuhl und Urin gehen unwillkürlich ab [SK499]; der Puls ist nicht mehr voll und beschleunigt [RA(373)], sondern klein und geschwind [RA(371)], unregelmäßig und ohne Volumen [RA(369)]. Jetzt besteht ein vollständiger Sopor, auf Zunge und Zähnen bilden sich schmutzige Ablagerungen [GS], und Teile der Lunge sind blutüberfüllt, nicht durch einen pneumonischen Prozess, sondern durch Hypostase bedingt. Dies geht mit Schnarchen [RA(340)], Röcheln [RA(240)] oder Schleimrasseln [GS] beim Atmen einher; der Mund ist ständig geöffnet, der Unterkiefer hängt herab, und der Patient liegt ganz ruhig da – nur gelegentlich **zucken ein paar Muskeln** [RA(354)]. Wenn er in diesem Zustand keine Hilfe erfährt, wird der Kranke bald vom Tod ereilt. Es kann aber auch passieren, dass er nicht in tiefen Sopor versinkt, sondern das Delirium in einer neuen Art und Weise wiederkehrt und die Symptome eine ganz andere Form annehmen. Dann kann er höchst albern sein und unsinnig [RA(409)] über alles lachen [SK495], abgelöst zuweilen von einem stundenlang anhaltenden idiotischen Gesichtsausdruck. Er kann aber auch ein höchst laszives Verhalten an den Tag legen, die Zudecken von sich stoßen und seine **Genitalien entblößen.** [RA(446)] Die abnormen **Bewegungen,** die er in dieser Krankheitsphase macht, sind **von eher eckiger Art;** es sind nicht diese anmutigen Drehbewegungen, wie wir sie bei **Stramonium** sehen.

Eine andere Form, in der sich die zerebrale Störung von Hyoscyamus äußern kann, besonders bei Frauen, ist **Eifersucht**[AY86]; auch die Folgen von starken Gemütsbewegungen, wie unglückliche Liebe [UE], Schreck [RA(472)] und andere, gleichermaßen aufregende wie niederdrückende Emotionen, unterliegen der Wirkung dieser Arznei.

Meningitis

Bei Entzündung des Gehirns[SK496] oder der Hirnhaut ist Hyoscyamus bisweilen angezeigt, wenn einige der bereits erwähnten Symptome zugegen sind und wenn zusätzlich Besserung der Schmerzen durch

Schütteln des Kopfes [1] und durch Sitzen mit vornübergebeugtem Kopf GS empfunden wird. In Bezug auf diese beiden Modalitäten ist Hyoscyamus **Belladonna** genau entgegengesetzt. Der Patient klagt über starkes Klopfen im Kopf GS, wie „ein Wogen im Gehirne" RA(32).

Husten

Wir finden bei Hyoscyamus eine besondere Form von Husten, die sehr charakteristisch ist. Dieser Husten rührt von einer erschlaffungs- oder entzündungsbedingten Verlängerung des Zäpfchens her; es hängt tief herab und ruht auf der Zungenwurzel, die es reizt und so den Husten auslöst.[2] Dieser Husten verschlimmert sich **im Liegen,** während er im Sitzen fast vollständig vergeht. RA68; KE3,15 Er tritt naturgemäß nachts am stärksten in Erscheinung RA(251), wird aber auch nach Essen und Trinken sowie beim Reden schlimmer GS.

Es gibt zwei oder drei Mittel, die hier mit Hyoscyamus verglichen werden müssen.

Rumex crispus Dies ist ein ausgezeichnetes Mittel bei **Reizhusten durch quälendes Kitzeln im Halsgrübchen** AA147 [durch **kalte Luft** AA179 und im Liegen AA150]. Der Patient möchte am liebsten nur warme Luft atmen. (AA171) Aber auch jede **Temperaturveränderung** der eingeatmeten Luft erregt dieses Kitzeln und damit den Husten [etwa beim Eintreten ins Haus oder beim Betreten eines anders temperierten Zimmers]. GS Der Kitzel kann sich bis in die Brust hinein ausdehnen AA150 – und Rumex dennoch angezeigt bleiben.

Mentha piperita Es gibt eine andere Arznei, die das gleiche Symptom [3] hat (das auch gut bestätigt ist), und das ist Mentha piperita. Es ist diesbezüglich **Rumex** jedoch unterlegen. Wie ich gehört habe, soll das Essen von Äpfeln diese Art von Husten besänftigen.

Natrium muriaticum Das Kochsalz hat wie **Hyoscyamus** trockenen Husten infolge eines verlängerten Zäpfchens GS [sowie Verschlimmerung im Liegen CK830].

Schlaflosigkeit

Hyoscyamus ist auch ein Heilmittel bei Schlaflosigkeit. Besonders nützlich ist es hier bei Kindern SK494, die im Schlaf häufig zucken, aus dem Schlaf aufschrecken RA(341) oder schreiend aufwachen RA(338) und am ganzen Körper zittern.

Epilepsie, Wochenbettkrämpfe

Es ist ferner ein wertvolles Mittel bei Krämpfen und Konvulsionen RA(352); besonders verlässlich wirkt es bei epileptischen Anfällen RA(360), sofern kein anderes Mittel deutlich angezeigt ist. Bei den Hyoscyamus-Krämpfen zucken und krümmen sich die

[1] Im Original: „Relief from shaking the head"; ob diese höchst seltsame Modalität wirklich zutrifft (sie findet sich auch im Kent-Repertorium, aber vielleicht beruft sich Kent auch auf Farrington?), lässt sich durch die Quellen nicht belegen. Bei Lippe *(Textbook)* und in den *Guiding Symptoms* heißt es im aus mehreren Quellen zusammengesetzten „Symptom" *Inflammation of brain* (Bd. 6, S. 98): „… head shakes; < from becoming cold and after eating; > bending head forward (stooping) and from heat." Das Symptomfragment „head shakes" rührt wahrscheinlich von Jahr her *(Handbuch der Hauptanzeigen)*, wo es heißt: „Wanken mit dem Kopfe hin und her."

[2] Dieser Erklärungsversuch scheint mir allzu hypothetisch zu sein – und besonders in seiner offenbar so gemeinten Monokausalität fragwürdig. Jedenfalls sind es in den *Guiding Symptoms* nur zwei der zahlreich vorhandenen Hustensymptome, die diese Deutung nahelegen könnten: „Short consecutive coughs, caused by tickling in throat, *as if palate was too long* …" Und: „Dry, hacking or spasmodic cough …; *velum palati elongated.*"

[3] Gemeint sein kann hier nur die Verschlimmerung des Hustens durch das **Einatmen kalter Luft,** wie sie für *Rumex* besonders charakteristisch ist. Die Quellen überliefern zum Thema Husten nur das folgende Prüfungssymptom von *Mentha piperita:* Trockener Husten, durch Einatmen kalter Luft, Sprechen und Rauch erregt. (*AZ* 47,8; *EN* 22). Auf jeden Fall bezieht sich der Vergleich nicht auf *Natrium muriaticum.* [mit seinem „Husten durch ein verlängertes Zäpfchen", was schon daraus ersichtlich wird, dass der entsprechende Absatz erst in einer späteren Auflage vor *Mentha piperita* eingefügt wurde. Ich habe diesen Mittelvergleich deswegen *Mentha piperita* nachgestellt.

Gliedmaßen[RA(354)], und diese eckigen Bewegungen scheinen vornehmlich **durch Essen ausgelöst** zu werden[RA(169)]. Krämpfe nach Mahlzeiten treten besonders bei Kindern auf.[CM] Vor dem Anfall besteht oft ein ausgeprägtes Hungergefühl und Nagen in der Magengegend[A1,312f.;[4]] während des Anfalls ist das Gesicht gewöhnlich tiefrot, fast purpurn verfärbt[KE4,565], zudem zeigt sich Schaum vor dem Mund[RA(357)], der Kranke schreit, beißt die Zähne knirschend zusammen[KE4,653] und verletzt dabei seine Zunge; nach dem Anfall folgt fast immer tiefer, schnarchender Schlaf[AZ51,74].

Krämpfe während der Geburt[SK500] und im **Wochenbett** können ebenfalls Hyoscyamus erfordern; es ist hier von **Belladonna** und **Stramonium** die stark im Vordergrund stehende nervöse Agitiertheit, die gesteigerte Reflexerregbarkeit etc. leicht abzugrenzen.

Bei epileptischen Anfällen ist vor allem **Cicuta virosa** zum Vergleich heranzuziehen, das durch folgende Symptome gekennzeichnet ist: „Öftere Rucke, wie elektrische Schläge, durch Kopf, Arme und Beine“[SK317]; „starres Hinblicken nach einer und derselben Stelle“[RA(36)]; Geschrei[SK317]; Gesichtsröte[GS]; „wunderbare Verdrehungen der Glieder, des Oberkörpers und des Kopfs“[RA(182)]; zeitweises Aussetzen der Atmung[RA(182)] oder sehr schwieriges Atmen[AZ97,135]. „Zittern in den Ober- und Untergliedmaßen“[RA(168)] vor und nach den Anfällen; größte Schwäche und Erschöpfung danach. Vergleichen Sie in dieser Hinsicht auch **Oenanthe crocata**.

Chorea

Hyoscyamus kann auch bei Chorea indiziert sein. Die Patienten sind sehr schwach, sie taumeln und stolpern, wenn man sie auf die Beine stellt; knicken in den Knien zusammen.[AR19,2,166] Sie können Entfernungen nicht richtig einschätzen: greifen nach etwas, was in ihrer Reichweite zu liegen scheint, während es sich in Wirklichkeit auf der anderen Seite des Zimmers befindet.[5]

Stramonium Auch Stramonium ist beim Veitstanz[SK607] mit zu erwägen, besonders wenn primär die Gehirntätigkeit stark beeinträchtigt ist[KE4,514]. Das Kind erwacht schreiend aus dem Schlaf.[RA(332)] Es singt und lacht ohne Veranlassung.[RA(433)]

Veratrum viride Ein weiteres Mittel ist Veratrum viride, das besonders dann angezeigt ist, wenn neben den choreatischen Zuckungen die Nervenzentren stark kongestioniert sind und der Puls wie überhaupt das ganze arterielle System[GS] übererregt sind.

Scharlach

Lassen Sie mich nun auf die Fiebererkrankungen von Hyoscyamus eingehen. Beginnen wir mit den Einsatzmöglichkeiten der Arznei bei den exanthematischen Fiebern, namentlich beim Scharlach. Hyoscyamus wird bei dieser Krankheit nicht allzu häufig benötigt, kann aber in Fällen notwendig werden, die durch **Belladonna** verdorben worden sind.[GS;SK494] Der Ausschlag ist, im Gegensatz zu jenem Mittel, von miliarem (frieselartigem) Typ[GS] und von dunkler oder dunkelroter Farbe; zudem ist er eher spärlich, da er bereits teilweise zurückgetreten ist. Weitere Symptome sind **Zupfen an der Bettdecke,** Aufschreien im Schlaf und große **Schlafsucht**[RA(322)] – alles Hinweise darauf, dass die Krankheit schon bedenklich fortgeschritten ist.

Stramonium ist bei Scharlach angezeigt, wenn die Symptome ähnlich heftig sind, wie wir sie bei **Belladonna** kennengelernt haben. Das Gesicht ist sehr rot [zinnoberfarbig[RA(380)]]; das Exanthem scheint nicht so gleichmäßig auf der Haut verteilt zu sein [auch teilweise bereits abzublassen oder zurückzutreten[GS]]; die Prostration ist erheblich; die Haut ist tendenziell eher trocken und heiß[GS] – wir finden nicht so viel heißen Schweiß, wie er für **Bella-**

[4] Farrington schreibt stattdessen, was in diesem Zusammenhang keinen rechten Sinn ergeben will: „Das Kind erwacht hungrig aus dem Schlaf.“

[5] „Beide Arme … sind bei Tag in vielfach convulsivischer Bewegung, sie tappt mit denselben herum, als ob sie was fangen wollte.“ (*AR* 19,2,166)

donna so charakteristisch ist. Und wenn doch einmal Schweiß fließt, bringt er keinerlei Linderung.

Arzneivergleiche

Lassen Sie uns jetzt einmal die drei Arzneien – **Belladonna**, **Stramonium** und **Hyoscyamus** – miteinander vergleichen. Ganz allgemein gesprochen können wir feststellen:

- **Belladonna** erzeugt mehr Kongestion oder Entzündung des Gehirns als die beiden anderen
- **Stramonium** mehr kongestionsbedingte Erregung des Sensoriums
- **Hyoscyamus** mehr nervöse Reizung und weniger Kongestion und Entzündung als die beiden anderen

Belladonna Das Delirium ist bei diesem Mittel von ausgesprochen wilder Natur [RA1408]; der Patient möchte ständig entfliehen [RA1435], schlägt um sich [RA1419], beißt und spuckt [RA1417]; das Gesicht ist rot, die Augen stark injiziert oder blutunterlaufen; die Karotiden klopfen heftig. Er neigt zu Halluzinationen beim Schließen der Augen, oder er starrt mit weit geöffneten Augen auf einen Punkt [RA1422]. Es besteht Schläfrigkeit bei gleichzeitiger Schlaflosigkeit.[SK143] Wenn der Kranke soporös ist [RA1120], ist dies eher Folge der Kongestion oder Entzündung des Gehirns, und der Zustand geht mit Zeichen größerer Reizbarkeit einher, weshalb der Patient, wenn er wachgerüttelt wird, schnell gewalttätig wird. Er kann aber auch abwechselnd ins Delir oder in tiefen Schlaf fallen, ohne dass Hinweise auf schwerwiegende Blutveränderungen vorhanden wären.

Hyoscyamus Das Bilsenkraut hat ein ähnliches Bedürfnis zu entfliehen, und auch die Neigung, zu beißen oder zu schlagen, ist vergleichbar. Was es von **Belladonna** unterscheidet, ist die ausgeprägte Neigung, sich zu entblößen;[6] zudem fehlt Hyoscyamus das heftige Klopfen der Karotiden, und es hat auch nicht die Intensität der Gesichtsröte und der Gefäßinjektion in den Bindehäuten. Der Hyoscyamus-Patient hat eine besondere Abneigung gegen helles Licht [GS] und eine ganz ausgeprägte **Furcht, vergiftet** [RA(473)] **oder hintergangen zu werden** [GS]. Wenn er ruhig im Bett liegt, kann er sich plötzlich aufsetzen und umherstarren, so als suche er jemanden, den er im Zimmer vermutet. Nach gutem Zureden der Pflegerin legt er sich wieder hin und schläft ein. Nicht selten neigt er dazu, seine **Geschlechtsteile zur Schau zu stellen.** Seine Schlaflosigkeit ist sehr verschieden von jener, die **Belladonna** erfordert; sie ist oft Folge von großer Aufregung oder geistiger Anstrengung [GS;RP1253] und geht mit Jammern, Weinen und Muskelzucken einher.

Phosphorus steht Hyoscyamus bei dem Bestreben, die Geschlechtsteile zu entblößen [GS], am nächsten. Doch auch **Veratrum album** ist hier mit seiner Neigung zur Nymphomanie[SK717;GS] nahe mit Hyoscyamus verwandt.

40

Akute Wahnzustände

Hyoscyamus kommt sehr häufig in Irrenanstalten zur Anwendung, namentlich bei akuten Psychosen ohne irgendwelche Zeichen einer zerebralen Entzündung. Körperlich sind diese Patienten immer sehr geschwächt; der Puls ist oft kaum tastbar; der Appetit fehlt entweder ganz, oder er ist sehr groß [SK498], jedoch bewirkt Essen meist eine Verschlimmerung der bestehenden Symptome. Allopathen verwenden hier vorzugsweise und in großem Umfang das Alkaloid Hyoscyamin.

Hyoscyamus wie auch sein Alkaloid haben große Ähnlichkeit mit **Kalium bromatum** hinsichtlich ihrer Fähigkeit, das Sensorium zu erregen, ohne dabei das Gehirn zu entzünden. **Kalium bromatum** ist daher angezeigt bei **Pavor nocturnus** – bei nachts auftretenden, akuten, mit panischer Angst verbundenen Wahnzuständen von Kindern [GS], wenn diese plötzlich schreiend aus dem Schlaf erwachen und sich einbilden, dass jemand ihnen etwas Böses antun will. Der **Kalium-bromatum**-Patient kann auch von der Wahnvorstellung gequält werden, dass er ermordet oder vergiftet [GS] werden soll, dass seine Ehre angegriffen wird oder dass die Mitbe-

[6] Farrington schreibt stattdessen: „He [der *Hyos.*-Patient] has the same desire to uncover [wie der *Bell.*-Patient]." Dies ist irreführend, denn das Entblößen oder Zurschaustellen der Genitalien ist für *Hyoscyamus* sehr viel charakteristischer als für *Belladonna*. Allerdings hat *Belladonna* Symptome wie dieses: „Die Geschlechtstheile sind sehr empfindlich, sie kann die geringste Berührung nicht vertragen, sogar des Bettzeugs nicht." (*GY* 61)

wohner seines Hauses ihn nicht mögen und ihm Schaden zufügen wollen.

Hyoscyamus ist bei solchen psychotischen Episoden vor allem dann hilfreich, wenn sie ihren Ursprung im Wochenbett haben.[GS]

Typhus abdominalis und andere typhöse Fieber

Wir finden diese Hyoscyamus-Symptome auch bei typhösen Fiebern, die bekanntlich die Neigung haben, einen adynamischen, schleichenden Verlauf zu nehmen – und Hyoscyamus hat sehr viel mehr von dieser Adynamie an sich als z. B. **Belladonna**.

Bei Typhus sollten Sie Arzneien wie **Phosphoricum acidum**, **Rhus toxicodendron**, **Lycopodium** und **Lachesis** zum Vergleich heranziehen. All diese Mittel haben hierbei, vielleicht mit Ausnahme von **Phosphoricum acidum**, eine kräftigere Wirkung als Hyoscyamus, weshalb sie gut auf Hyoscyamus folgen, wenn dieses nicht ausreichend gewirkt hat.

Belladonna mag vielleicht zu Beginn des Typhus angezeigt sein, wenn sich der Patient in einem wilden, wütenden Delirium[RA1405] befindet.[7] Hyoscyamus kommt später an die Reihe, wenn der Sopor stärker in den Vordergrund tritt; wenn der Patient benommen und schläfrig **an seinen Fingern** oder **an der Bettdecke herumzuzupfen** beginnt und gelegentlich **mit der Hand in die Luft greift,** als wollte er dort etwas erhaschen. Die Zunge ist trocken und rot, und das Sprechen fällt naturgemäß schwer; mit Fortschreiten der Krankheit finden sich dann auch Sordes auf den Zähnen, unwillkürlicher Stuhl- und Harnabgang sowie Herabsinken des Unterkiefers. Ich möchte hier allerdings einräumen, dass in manchen Fällen, obwohl es sich angesichts der genannten Symptome um einen klaren Hyoscyamus-Fall zu handeln scheint, das Mittel nicht wirkt. Ich kann Ihnen nicht sagen, warum das so ist. Ich wüsste keinen Grund zu nennen, außer dass Hyoscyamus möglicherweise nicht tief genug wirkt. In solchen Fällen kommen dann gewöhnlich Mittel wie **Lachesis**, **Lycopodium**, **Muriaticum acidum** und **Arsenicum** in die engere Wahl.

Bei Fiebern dieses Typs bietet **Stramonium** ein anderes Bild dar als **Belladonna** und Hyoscyamus. Der Kranke sieht Gestalten, die in jeder Zimmerecke aus dem Boden zu entspringen scheinen[RA(468)] und auf ihn losgehen. Im Gegensatz zu **Belladonna** geht es ihm beim Alleinsein und **im Dunkeln schlechter,** weswegen es ihn nach Licht, Sonnenschein und Gesellschaft verlangt.[SK609] Er ist ungemein **geschwätzig**[RA(424)], lacht, singt, flucht und betet fast im gleichen Atemzug. Das Bestreben zu entfliehen[SK609] ist ebenfalls oft vorhanden. Plötzliches, krampfhaftes Hochziehen des Kopfes aus dem Kissen[RA(45)] und anschließendes Fallenlassen. Erwachen aus dem Schlaf in Angst und Schrecken, ohne Erkennen der Umstehenden. Die Bewegungen, die er macht, sind eher **anmutig und behände,** können aber auch heftig sein[RA(338)]. Bisweilen ist der ganze Körper wie in heißem Schweiß gebadet, was dem Fiebernden aber keinerlei Erleichterung verschafft[GS]. Das Bedürfnis, sich zu entblößen, ist ähnlich wie bei Hyoscyamus, doch ist es mehr ein Abdecken des ganzen Körpers als ein spezielles Exhibieren der Geschlechtsteile. Die Zunge ist häufig welch und geschwollen[RA(139)] und weist Zahneindrücke auf. Schreien im Schlaf, oft verbunden mit hartnäckigem Schluckauf.[GS] Das Gesicht ist gewöhnlich hochrot[Z1,89], aber nicht so intensiv kongestioniert wie bei **Belladonna**.

[7] Vgl. die entsprechende Fußnote in der *Belladonna*-Vorlesung (39. Vorlesung).

KAPITEL

41 Vorlesung: Tabacum, Dulcamara, Capsicum und Glonoinum

Tabacum

Der Virginische Tabak (Nicotiana tabacum) enthält mehrere Wirkstoffe, von denen der wichtigste natürlich das Nikotin ist. Seitdem die Menschen die „Kunst" des Rauchens beherrschen, haben sie auch immer wieder versucht, von ihrer Sucht nach Nikotin loszukommen. Jedermann wird zugeben, dass die Droge nachteilige Wirkungen auf den Organismus ausübt. Es gibt drei Gruppen von Symptomen, die auf den Gebrauch von Tabak folgen können. Die primären Wirkungen sind die wohlbekannten gastrischen Symptome: **ungeheure Übelkeit** [R3,179] und **Erbrechen** [R3,185]. Der Kranke ist **leichenblass** [R3,125], und er fühlt sich so elend, dass ihm der Tod willkommen wäre. Oft ist dabei der ganze Körper in **kaltem Schweiß** gebadet. Die sekundären Wirkungen zeigen sich sehr viel später, vielleicht erst Monate oder Jahre nach Beginn des Rauchens, und zwar in Form von Verdauungsstörungen, **Sehschwäche** und diversen Herzbeschwerden.

Spätfolgen des Tabakrauchens

Diese Herzsymptome sollten Sie sich gut einprägen, denn **Tabacum** ist ein wertvolles Mittel zu deren Heilung, sofern sie nicht gerade durch Tabakrauchen verursacht wurden. Zu erwähnen wäre hier vor allem die **Herzdilatation** [GS], und folgende Symptome sind dabei oft zugegen: Neigung zu **livider Blässe;** Durchfall im Wechsel mit Verstopfung [EN766]; Herzklopfen beim Liegen auf der linken Seite [R3,311]; Mouches volantes [R3,94; EN266]; Ohrgeräusche [EN299]; trockener Husten [R3,283], kardial bedingt; **Erstickungsanfälle** [EN852] mit Beengungsgefühl auf der oberen Brust [GS]; schwacher, unregelmäßiger Puls [GS]; Schmerzen wie bei **Angina pectoris,** strahlen vom Herzen in den linken Arm oder in den Hals aus, unter Einbeziehung verschiedener Nervengeflechte; die Extremitäten sind kalt und von klebrigem Schweiß bedeckt [(R3,434)].

Ein anderes Leiden, das sich als Sekundärwirkung des Tabaks entwickeln kann, ist **Gesichtsneuralgie.** Diese Schmerzen werden, wenn sie so hervorgerufen wurden, häufig durch **Sepia** geheilt, ebenso wie die Verdauungsstörungen.

Impotenz [EN804] ist eine weitere mögliche Folge des Tabakrauchens und kann oft durch **Lycopodium** behoben werden.

Zu den tertiären Folgen des Tabakrauchens gehört u. a. eine erhöhte **Apoplexieneigung.**

Verdauungstrakt

Tabacum hat in seiner Wirkung auf das Gastrointestinum viel Ähnlichkeit mit **Hydrocyanicum acidum**, **Veratrum album** und **Camphora**. So ist es z. B. bei **Cholera asiatica** angezeigt, wenn die kopiösen Stuhlausleerungen durch **Veratrum**, **Secale** oder auch **Camphora** stark vermindert worden sind, aber weiterhin **viel Übelkeit** und **kalter Schweiß** bestehen.[HY6,2f] Diese Übelkeit geht mit **brennender Hitze im Bauchbereich** einher [(GS; EN700)], während der übrige Körper kalt ist. Der Patient will deshalb ständig das Abdomen entblößt haben [was die Übelkeit und das Erbrechen lindert].[GS]

Es sei hier angemerkt, dass diese mit kaltem Schweiß verbundene Übelkeit Tabacum auch bei **Nierenkolik** und **Brucheinklemmung** nahelegt.[GS] Neben der ungeheuren Übelkeit, dem Brechreiz und der großen Schwäche stellen sich bei der eingeklemmten Hernie schleimige Stühle aufgrund von Darmreizung ein.[GS]

Die Ähnlichkeit von Tabacum mit **Hydrocyanicum acidum** besteht in der Neigung beider Mittel zu asphyktischen oder Erstickungszuständen [z. B. Cholera asphyctica [KE1,942]].[GS] Die Blausäure wirkt wie

Tabacum auf die Medulla oblongata[GS] und damit über den Nervus vagus auch auf das Herz. Von daher würden wir von **Hydrocyanicum acidum** erhebliche Beschwerden seitens des **Herzens** und der **Lunge** erwarten. Das Mittel ruft Krämpfe hervor, mit Ziehen im Nacken durch Reizung der Hirnbasis. Damit einhergehend wird die Atmung unregelmäßig[EN279] und keuchend[EN281]; es besteht Präkordialangst[EN333] mit wiederholten Schwächeanfällen und kalter, livider Haut. An dieses Krankheitsbild sollten Sie sich erinnern, wenn Sie es einmal mit **urämischen Krampfzuständen** zu tun haben, bei denen die Medulla affiziert ist. **Hydrocyanicum acidum** ist dann Ihre einzige Hoffnung.

Arzneimittelbeziehungen

Tabacum dient als Antidot gegen üble Folgen von **Cicuta virosa**.[SK662]

Die Erstwirkungen des Tabaks [Übelkeit und Erbrechen] werden gewöhnlich durch **Ipecacuanha** gemildert.

Nux vomica ist ein geeignetes Mittel gegen den schlechten Mundgeschmack und die besonders am Morgen vermehrt auftretenden Kopfschmerzen nach übermäßigem Rauchen.

Es heißt, dass **Plantago major** einen Widerwillen gegen Tabak erzeugt.[GS] [1] Ich weiß von ein oder zwei Patienten, die nach Einnahme dieser Arznei meinten, eine Abneigung gegen Tabak entwickelt zu haben.

Dulcamara

Solanum dulcamara, der Bittersüß, enthält eine geringe Menge an Solanin, weit geringer als bei jedem anderen Nachtschattengewächs. Zur Herstellung der Tinktur wird „der aus den jungen Stengeln und Blättern dieser strauchartigen Pflanze vor ihrer Blüh-Zeit frisch ausgepreßte Saft"[RA] benutzt. Mehrere Berichte sind über Vergiftungen mit den roten Beeren der Pflanze überliefert. Die derart hervorgerufenen Symptome sind: Heftige, kneifende Bauchschmerzen[CK156], gefolgt von Bewusstlosigkeit [Betäubung[WI5,65]] und tetanischen Krämpfen [Erstarrung der Glieder[WI5,65]]; dabei heiße, trockene Haut[CK399], Trismus[EN113] und lautes, rasselndes Atmen; in einem Fall trat der Tod ein.

Beschwerden durch feuchte Kälte

Die von Dulcamara hervorgerufenen gewöhnlichen Symptome fallen nicht sonderlich heftig aus. Als ganz wesentliche Modalität, der fast alle Symptome der Arznei unterworfen sind, hat sich diese herausgestellt: Verschlimmerung durch Verkühlung [bzw. Beschwerden davon[SK411]], durch nasskaltes Wetter oder durch Wechsel von heißem zu kaltem Wetter, besonders wenn die Veränderung der Lufttemperatur sehr schnell eintritt. So ist Dulcamara beispielsweise bei **Rheumatismus** hilfreich[KE3,516], der besonders durch jeden plötzlichen Kälteeinbruch verstärkt wird. Zucken der Lider[CK70] oder Lippen in kalter Luft[CK96;][2] Stockschnupfen, < in kalter Luft[SK414]; Halsentzündung durch Erkältung[Z4,51]; Steifigkeit in den Nackenmuskeln[CK275] nach Erkältung[GS]; Bauchweh von nasskalter Witterung[CK174], mit vor allem nächtlichen Durchfällen[SK416]; Ohrenschmerzen, die stets bei derartigen Wetteränderungen wiederkehren[(SK414)].

Lähmungen

Dulcamara hat einen deutlichen Einfluss auf das Nervensystem; doch auch hier gründet sich seine Anwendung in der Praxis meist auf besagte Modalität. „Lähmung der Zunge, die am Sprechen hinderte (bei kalt feuchter Witterung)."[CK108] Hyperämie des Rückenmarks[GS] mit der dazugehörigen Parese, wenn sie durch Liegen auf feuchtem, kaltem Boden verursacht wurde und durch jede Wiederkehr von nasskaltem Wetter exazerbiert. Dulcamara ist auch angezeigt bei Blasenlähmung mit unwillkürlichem Harnabgang[SK416], die sich bei nasskaltem Wetter verstärkt.

[1] In den *Guiding Symptoms* (Bd. 8, S. 451) heißt es irrtümlich „taste" statt *distaste*.

[2] Farrington schreibt: „… immer wenn das Wetter feucht wird", was so nicht richtig ist.

Von Nutzen ist es auch bei beginnender Lungenlähmung alter Leute, besonders wenn die Symptome durch entsprechenden Wetterwechsel vermehrt werden.

Blasenkatarrh

Einen spezifischen Einfluss übt Dulcamara auf die Blasenschleimhaut aus, indem es zu katarrhalischen Entzündungen derselben [CK] disponiert. Der Harn ist dabei trüb und übelriechend [CK209] und enthält viel Schleim [CK212].

Haut

Dulcamara hat ferner eine ausgeprägte Wirkung auf die Haut. So erzeugt es z. B. hellrote, spitze Papeln, die sich bald mit Eiter füllen.[CK357] Hier und da können auch große, weiße oder rote [CK358] Quaddeln entstehen, die heftig jucken und nach Kratzen brennen.[KE4,199] Bei **Nesselsucht** infolge einer Magenverstimmung ist Dulcamara angezeigt, wenn kühle Luft Linderung verschafft.[KE4,199] Neigung zu fleischigen oder großen, glatten **Warzen** [GS], bevorzugt an Händen [CK300] und im Gesicht [AZ5,163].[3]

Arzneimittelbeziehungen

Ein wichtiges Komplementärmittel von Dulcamara ist **Baryta carbonica** [GS], das ebenfalls Verschlimmerung bei kaltem Wetter hat, namentlich bei skrofulösen Kindern.[SK130f]

Capsicum annuum

Capsicum besitzt, wenn überhaupt, nur wenig von den zentral erregenden und betäubenden Eigenschaften der Solanaceae; in umso höherem Maße aber verfügt es über die Fähigkeit dieser Gewächse, die Gewebe zu reizen. Es bedarf nur einer kleinen Menge der Substanz, um diesen Reizzustand herbeizuführen. Sie wird über die Nieren aus dem Körper eliminiert und ruft dann **Strangurie**[RA116] mit Brennen beim Wasserlassen [RA119] hervor.

Konstitution

Capsicum wirkt am besten bei Personen von „schlaffer Faser" [RA] und eher **korpulenter Statur** [GS], die aufgrund dieser **Schlaffheit und Trägheit** [GS] und auch wegen einer gestörten Verdauung nur schwer auf verabreichte Arzneien reagieren.

Der Capsicum-Patient hat eine **schwache Verdauung** [GS] oder einen schwachen Magen, weshalb auch der ganze Mensch durch Schwäche gekennzeichnet ist. Erwachsene wie Kinder, die das Mittel benötigen, sind gleichermaßen **reizbar;** sie sind leicht zu erzürnen [RA268] und übelnehmerisch veranlagt [RA266f]. Jegliche **Zugluft** ist ihnen zuwider und wird nicht vertragen [RA238], selbst wenn die Luft warm ist [GS]. Sie sind unbeholfen und **ungeschickt** [CH51] in ihren Bewegungen.

Sie neigen zu Wechselfieber mit abendlichem Schüttelfrost [RA252]; Schauder und Frost gehen vom **Rücken** aus [RA248; AZ74,78]. Während des Frostes ist der Patient sehr durstig [RA252], doch Trinken ruft jedes Mal noch mehr Schauder hervor [RA242].

Asthma bronchiale

Der Capsicum-Patient bekommt leicht katarrhalisches Asthma, verbunden mit laut giemenden Rasselgeräuschen [HC4,79] und Röte des Gesichts [RA178]. Besserung der Dyspnoe durch erfolgreiches Husten mit Schleimexpektoration.[HC4,79]

Capsicum hat ein Brustsymptom, dem man in der Praxis nicht oft begegnet: „Der Husten stößt einen übelriechenden Athem aus der Lunge." [RA161]

Mastoiditis

Das Mittel hat eine ausgeprägte Wirkung auf das Ohr, besonders das Mittelohr. Bei **Otitis media** und

[3] Wegen der Bedeutung der Warzen für das Arzneimittelbild vom Übersetzer ergänzt.

perforiertem Trommelfell[GS] ist Capsicum dienlich, wenn zugleich der **Warzenfortsatz** des Schläfenbeins **schmerzhaft geschwollen** [(RA37f)] oder entzündet ist.[GS]

Bei **Karies** und **Abszess des Mastoids** sind **Aurum** und **Nitricum acidum** zwei weitere wichtige Mittel [auch **Silicea**]. Bei chronischer Eiterung des Mittelohres denken wir in erster Linie an **Silicea**.

Halsentzündung

Von Bedeutung ist Capsicum auch bei Entzündungen des Halses. Es ist bei **Diphtherie**[GS] oder gangränöser Angina[GS] indiziert, wenn brennende Bläschen[KE4,46] am Gaumen und ein aashafter Mundgestank[KE5,218] bestehen. „Schmerz im obern Theile des Schlundes, außer dem Schlucken, als wenn die Theile wund wären und krampfhaft zusammen gezogen würden …"[RA55] Es geht dem Patienten schlechter, wenn er nicht schluckt, und er fühlt sich dabei insgesamt oft matt und angegriffen[KE5,218]. Das ähnlichste Mittel ist hierbei **Cantharis**.

Capsicum kann auch bei verlängertem Zäpfchen angezeigt sein.

Dysenterie

Bei Ruhr[AR21,3,128] ist es das passende Mittel, wenn die Stuhlgänge häufig, aber sehr gering sind und wenn sie von heftigstem Tenesmus[RA103f] und **Brennen** sowohl im Mastdarm, im After[SK236] wie auch in der Blase begleitet werden.[GS] Die Stuhlausleerungen sind blutig-schleimig[RA107] und enthalten zottige Stückchen[ST1,201]. **Nach jedem Stuhlgang Durst** und **nach jedem Trinken Schauder.**[RA100]

Glonoinum

Glonoinum oder Nitroglyzerin soll an dieser Stelle unserer Vorlesungsreihe wegen seiner Symptomenähnlichkeit mit **Belladonna** zur Sprache kommen. Es ist ein Mittel, das leicht zu studieren ist. Auch wenn sein Hauptangriffspunkt das Blut ist, so verändert es doch weniger dessen Beschaffenheit als vielmehr die Blutzirkulation. Glonoinum wirkt ungewöhnlich schnell und überaus heftig.

Kopfkongestion

Die Leitidee für die gesamte Symptomatologie der Arznei lässt sich in diesem einen Satz ausdrücken: **Neigung zu plötzlichen und heftigen Schwankungen der Blutverteilung.**[AA] Dies als Grundlage genommen, fällt es uns leicht, die anderen Symptome der Arznei einzuordnen. Die Symptome, die auf diese Schwankungen zurückzuführen sind, seien im Folgenden näher erläutert. Höchst charakteristisch ist ein **klopfender Kopfschmerz,** welcher den ganzen Kopf oder auch nur einzelne Teile betreffen kann, die Stirn[AA136], den Scheitel[AA157], den Hinterkopf[AA164f] etc. Dieses Klopfen oder Pochen ist keine bloße Empfindung, es ist auch eine Tatsache. Es hat wirklich den Anschein, als wollten die Blutgefäße jeden Augenblick platzen, so heftig ist die kongestive Wirkung des Mittels. Das Klopfen tritt genau synchron mit dem Herzschlag auf. Das Blut scheint in einem einzigen mächtigen Strom das Rückgrat hinauf in den Kopf zu drängen. Die mehr oberflächlich liegenden Venen dehnen sich aus. Die äußeren Jugularisvenen sehen aus wie zwei gewundene Stränge; die Karotiden pulsieren heftig, sind hart und gespannt und lassen sich kaum komprimieren. Das Gesicht ist intensiv gerötet.[AA465] Dieses Klopfen geht entweder mit dumpfen[AA48], quälend drückenden[AA59] oder mit scharfen[AA200], heftigen Schmerzen einher.

Folgen von Hitzeeinwirkung

Wir finden Glonoinum mitunter auch bei **Sonnenstich**[AA175] hilfreich, wo es entweder durch die bereits erwähnten Symptome angezeigt ist oder durch Symptome, die darauf hinweisen, dass der anhaltende Blutandrang zum Kopf bereits einen dämpfenden Einfluss auf die Hirnfunktionen gehabt hat. Das Gesicht wird dann eher blass[AA453]; der Puls, der anfänglich voll und kräftig war, wird weich[AA677] und schwach[AA682], das Atmen beschwerlich[AA600]. Der kongestionsbedingte Druck wirkt sich weniger auf den Thorax als auf die Medulla oblongata aus, was wiederum das dortige Atemzentrum in Mitleidenschaft zieht. Die Augen sind oftmals „stier, matt, gläsern; Pupillen zusammengezogen." [AA175] Der Patient kann sogar bewusstlos sein.[AA22]

Glonoinum erweist sich allgemein als unser größtes Mittel gegen die Folgen von übermäßiger Hitzeeinwirkung, gleichgültig ob das Übel durch direkte Sonneneinstrahlung entstanden ist, durch heißes Wetter oder durch Arbeiten in der intensiven Hitze eines Maschinenraums oder, wie etwa bei Gießern, eines Schmelzofens. Diese Wirkungen der Sonne oder der Hitze sind nicht allein auf den Kopf beschränkt, sie können auch den ganzen Organismus betreffen. So sehen wir beispielsweise Kurzatmigkeit und Brustbeklemmung[AA601], heftiges Herzklopfen[AA642], Übelkeit, häufiges Brechwürgen[AA175], Erbrechen sowie eine weiß belegte Zunge[AA496]. Die Übelkeit ist jedoch nicht gastrischen, sondern vielmehr zerebralen Ursprungs, wie bei **Rhus toxicodendron**, **Belladonna** und **Apomorphinum**. Es besteht keinerlei Appetit[GS], trotz eines schrecklichen Flauheits- oder Leeregefühls im Magen[AA553]; oft ist auch Durchfall[AA573f] vorhanden. All diese Symptome verlangen nach Glonoinum.

Hyperämie der Augen

Weitere Folgen dieser Kongestion zeigen sich in den Augen. Der Patient hat das Gefühl, als wären die Augen zu groß, und sie können auch tatsächlich hervortreten[AA400], als würden sie aus dem Kopf gedrängt[AA401]. Glonoinum ist bei Augenleiden angezeigt, die in der Exposition gegenüber sehr hellem Licht ihre Ursache haben, wie etwa bei jemandem, dessen Arbeitsplatz von einem heißen, hellen Argandbrenner beleuchtet wird. Wenn Sie ein solches Auge ophthalmoskopisch untersuchen, finden Sie die Blutgefäße der Retina stark erweitert; in extremen Fällen kann es sogar zur **Netzhautblutung** gekommen sein.

Sprachstörungen

Die Wirkungen des erhöhten Blutdrucks unter Glonoinum zeigen sich auch im Bereich der Sprache. Dem Kranken fällt es schwer zu sprechen, weil durch den Druck auf die entsprechenden Nervenzentren im Gehirn die Zunge an Kraft verloren hat[GS]. Weintrinken verstärkt noch all diese Symptome.[AA854f]

Ohnmacht, Orientierungsverlust

Die mit dem Blutandrang zum Kopf einhergehenden Geistessymptome sind mitunter „Sinnevergehen und bewusstloses Hinsinken" [AA21]; das Gesicht ist dann blass[AA456], nicht selten auch livide[AA450]. Vorher, während der Kopfschmerzen, sieht der Patient oft schwarze Flecken vor den Augen.[AA424] Wenn er nach Abklingen des Kopfwehs durch die Straßen geht, kommen ihm diese, obwohl sie ihm eigentlich vertraut sind, seltsam fremdartig vor.[AA8] Dieses Symptom ist insofern sehr besorgniserregend, weil es auch der Vorbote eines neuerlichen kongestiven Anfalls sein kann. Wenn jemand, der **schlaganfallgefährdet** ist und zu solchen Kongestionen neigt, plötzlich auf der Straße die Orientierung verliert und nicht mehr weiß, wo er ist, kann ihm durch Glonoinum rasch geholfen werden.

Ein anderes Mittel bei diesem Verlust des Orientierungssinns ist **Petroleum**.

Gemüt

Die Kopfkongestion kann bisweilen so stark sein, dass der Patient ganz außer sich ist; er kann dann versuchen, zu entfliehen oder aus dem Fenster zu springen[GS].

Glonoinum ist auch von Nutzen bei nachteiligen Folgen von heftigen Emotionen wie **Schreck** oder **Furcht.**[AA] Ich erwähnte das schon kurz, als ich über **Opium** sprach (in der **Ignatia**-Vorlesung). Der Patient neigt überhaupt zu großer Ängstlichkeit; speziell befürchtet er, sein Tod stünde kurz bevor[EN12] oder er sei vergiftet worden[EN13]. Letzteres Symptom stellt Glonoinum in eine Reihe mit **Hyoscyamus**, **Lachesis**, **Rhus toxicodendron**, **Kalium bromatum** und **Baptisia**.

Eklampsie

Eine andere Folge der zerebralen Kongestion sind Krämpfe. Glonoinum ist ein vortreffliches Mittel bei

Krampfanfällen, die während der **Geburt** oder im **Wochenbett**[GS] entstehen. Das Gesicht ist dabei leuchtend rot und gedunsen, der Puls voll und hart; Urin kopiös und **eiweißhaltig** [Eklampsie].[GS] Die Patientin ist während des Anfalls bewusstlos und hat Schaum vor dem Mund[AA780]; die Hände sind über die eingeschlagenen Daumen zusammengeballt.[GS] Ein andermal sind die Hände bei den Konvulsionen gestreckt und die Finger gespreizt[AA778], wie bei **Secale**. Glonoinum ist m. E. eines unserer wichtigsten Mittel bei der kongestiven Form von puerperalen Krämpfen, bei jener Form, die sich durch Blutandrang zum Kopf ankündigt, besonders wenn Albuminurie vorhanden ist.

Unschätzbar ist es auch bei plethorischen Frauen, wenn **statt der Menses Kopfkongestionen** kommen.[AA587]

Alte Verletzungen

Ein weiterer Nutzen von Glonoinum ist seine Anwendung bei traumatischen Zuständen. Wie sich gezeigt hat, ist es ein ausgezeichnetes Mittel bei Schmerzen und anderen abnormen Empfindungen, die sich erst geraume Zeit nach einer lokalen Verletzung entwickeln. Lange nachdem sich der Patient irgendwo verletzt hat, fängt die Stelle an zu schmerzen oder sich wund anzufühlen, oder eine **alte Narbe bricht plötzlich wieder auf.** In solchen Fällen bringt Glonoinum offenbar manchmal Linderung.

Natrium sulfuricum sollte hier, besonders bei Zuständen nach **Kopfverletzung,** ebenfalls mit bedacht werden.

Vergleich mit Belladonna

Es ist notwendig, dass Sie sich die Unterschiede zwischen **Belladonna** und Glonoinum gut einprägen, denn die beiden Mittel überschneiden sich in ihrer Wirkungssphäre bei den Kongestionen und Entzündungen des Gehirns – bei Kindern wie bei alten Menschen. Sie teilen sich hier die Ehre, denn von beiden Arzneien sind eine Reihe entsprechender Heilungsberichte überliefert. Bei Glonoinum kommt es oft zum sog. **Cri encéphalique,** welcher bei **Belladonna** seltener auftritt; von daher scheint der Glonoinum-Fall schwerer oder ernster zu sein als der von **Belladonna**. Die Symptome, die Ihnen bei der Differenzierung der beiden Mittel dienlich sein können, will ich im Folgenden aufzählen.

- Zunächst **Glonoinum**: Die Kopfsymptome sind **schlimmer beim Rückwärtsbiegen des Kopfes;** < bei feuchtem Wetter; < durch die Anwendung von kaltem Wasser, das sogar Krämpfe auslösen kann; besser durch Entblößen des Kopfes; > im Freien. Manchmal ist der Kranke gezwungen, aufzustehen und umherzugehen, trotz des durch die Erschütterung hervorgerufenen Wundheitsgefühls. Ein sehr markantes Symptom, das Krämpfen im Wochenbett oft vorausgeht, das ein Frühzeichen einer Hirnkongestion nach ausgebliebener oder unterdrückter Menstruation ist und das bei den üblen Folgen von Sonnenhitze stark im Vordergrund steht, ist ein **Gefühl, als ob der Kopf enorm vergrößert sei.** Der Kopf fühlt sich an, als würde er sich ausdehnen. Obwohl dieses Symptom auch bei **Belladonna** zu finden ist, ist es dafür nicht so charakteristisch wie für Glonoinum.
- **Belladonna** hingegen findet **Erleichterung durch Rückwärtsbiegen des Kopfes,** durch aufrechtes Sitzen und Ruhighalten des Kopfes. **Belladonna** geht es gewöhnlich besser durch Bedecken des Kopfes, Glonoinum aber durch Entblößen desselben, wenngleich letzteres Symptom von geringerer Bedeutung ist als die anderen.

Antidot

Das beste Antidot von Glonoinum, das ich kenne, ist **Aconitum** [in niedriger Potenz (D3)[AA868]].

KAPITEL

42 Vorlesung: Lycopodium

Einleitendes

Lycopodium clavatum, der Keulenbärlapp, ist ein Mitglied der Bärlappgewächse (Lycopodiaceae), einer Pflanzenfamilie, die ihren [griech.] Namen der Ähnlichkeit ihrer Sprosse mit einer Wolfspfote verdankt. Die Bärlappsporen wurden früher lange Zeit in der Feuerwerkerei eingesetzt, zur Erzeugung von Blitzlicht oder Theaterblitzen und auch von Taschenspielern bei manchen Tricks. Ein Trick bestand darin, dass der Gaukler seine Hand mit den Sporen benetzte; wenn er die Hand dann in Wasser tauchte, blieb sie vollkommen trocken.

Als Arznei wurde Lycopodium von den Ärzten der alten Schule als völlig unwirksam angesehen; es wurde nur als Wundstreupuder in der Kranken- und Säuglingspflege eingesetzt. Dennoch kam es nach Anwendung dieses Puders in manchen Fällen zu gravierenden Nebenwirkungen [Allergien, Granulome], während es von anderen Patienten selbst nach monate- oder jahrelangem Gebrauch problemlos vertragen wurde. Wie ist das zu erklären? Die Kryptogamen [Sporenpflanzen] haben, im Gegensatz zu anderen Pflanzen, anstelle von Samen Sporen, die sich manchmal, wie im Falle von Lycopodium, unter kleinen Schuppenblättchen spezieller Sporangienähren befinden.[1] Diese Sporen haben eine harte, schalenähnliche Hülle, welche eine ölige Substanz umschließt, den eigentlichen Wirkstoff der Sporen. Solange das als Streupulver benutzte Lycopodium aus unversehrten Sporen bestand, war es ohne arzneiliche Wirkung; erst wenn diese aufgebrochen waren, wurde die wirksame ölige Substanz frei, und die lokale Anwendung hatte Symptome und Beschwerden zur Folge.

[1] Farrington schreibt, nicht ganz korrekt: „… which are sometimes arranged under the leaves."

Bei der homöopathischen Zubereitung von Lycopodium sollte sorgfältig darauf geachtet werden, dass alle Sporen zerquetscht werden. Erst wenn es auf diese Weise aufgeschlossen ist, erhalten wir jenes überaus wertvolle Arzneimittel, das Hahnemann für uns geprüft hat, und zudem eines, das wir in unserer Praxis fast täglich brauchen. Die Heilkräfte dieses bemerkenswerten Mittels sind für mich auch deswegen so rühmenswert, weil Hahnemann es mit seinem unfehlbaren Ähnlichkeitsgesetz von dessen unwürdigem Gebrauch als Babypuder befreit und es hernach in den höchsten Rang unter den Antipsorika erhoben hat.

Zum besseren Verständnis der Symptomatologie dieser Arznei habe ich das Schema aufgezeichnet, das Sie vor sich auf der Tafel sehen. Es gibt Ihnen einen groben Überblick über die möglichen Anwendungsbereiche von Lycopodium.

- Konstitution
- Blut
  - Fiebererkrankungen
  - Krampfadern
  - Typhus
  - Scharlach
  - Diphtherie
- Leber
- Wassersucht
- Atemwegskatarrhe
- Nieren

Lassen Sie uns als Erstes den allgemeinen Charakter des Mittels studieren. Lycopodium hat einen tiefgreifenden Einfluss auf die Lebenskraft. Es ruft eine Vielzahl von Symptomen hervor, die auf seinen großen Wert bei geistiger Erschöpfung, bei Typhus, Scharlach etc. hindeuten, wenn die dabei auftretenden Symptome des Gehirns einen besorgniserregenden Lähmungszustand desselben vermuten lassen.

Konstitution

Lycopodium ist am häufigsten bei abgemagerten Personen [CK1434;SK28] angezeigt, die nur eine geringe Muskelkraft haben, geistig oder verstandesmäßig aber normalerweise gut entwickelt sind. Besonders deutlich ist dies bei Kindern festzustellen.[GS] Sie sind frühreif und altklug und ungewöhnlich eigensinnig [CK]. Die **Abmagerung** zeigt sich vornehmlich am **Oberkörper** [GS] und am Hals. Es besteht eine Veranlagung zu Leberbeschwerden wie auch zu Lungenerkrankungen; das Gesicht ist oftmals blass [CK335] und gelblich [CK340] verfärbt, die Augen dabei eingefallen [CK338] und von dunklen, bläulichen Rändern umgeben [CK339]. Nicht selten ist das Gesicht auch von Runzeln oder tiefen Falten [SK36] durchzogen, was auf ein tief verwurzeltes Leiden schließen lässt. Das Gesicht errötet leicht, besonders in Form einer umschriebenen **Wangenröte** [SK36]; dies ist vor allem am Abend so, wie auch nach dem Essen [CK555].

Was seine **Gemütsverfassung** angeht, so ist der Lycopodium-Patient ziemlich ungeduldig [CK30] und reizbar [CK38], er reagiert schnell auffahrend und zornig [CK52]. Ein andermal kann er ohne Veranlassung traurig sein dabei und den ganzen Tag weinen.[CK] Wenn er krank ist, neigt ein solcher Patient dazu, sich „in Neid, Vorwürfen, Anmassungen und Befehlshaberei“ [CK59] auszulassen; oder er nimmt sich überaus wichtig, während ihm die Menschen in seiner Umgebung ganz unbedeutend erscheinen, und so kommandiert er sie in ungehaltenem, scharfem Tonfall ständig herum. Was den Verstand betrifft, zeichnet sich der Lycopodium-Patient in der Regel durch eine auffallende **Gedächtnisschwäche**[CK74] aus. Er macht häufig Fehler beim Sprechen [„so nennt er z. B. Pflaumen, wenn er Birnen sagen wollte“ [CK82]], vergisst Worte [AZ82,132] oder Silben [CK83]; „er kann nicht lesen, weil er die Buchstaben verkennt und verwechselt“ [CK85]. Es fällt ihm schwer, sich auszudrücken und die passenden Worte zu finden [CK79]. Doch wenn das Thema ihm sehr wichtig ist, sodass es die letzten Energien in ihm freisetzt, fließen die Worte mit Leichtigkeit aus ihm heraus. [„Er kann über höhere, selbst abstrakte Dinge, ordentlich sprechen, verwirrt sich aber in den alltäglichen …“ [CK82]] Vergleichen Sie diesbezüglich **Sulfur**, **Lachesis**, **Fluoricum acidum**, **Silicea**.

Alle Symptome verschlimmern sich in der Zeit von **16 bis 20 Uhr.**[CK1361] Lycopodium ist durchaus nicht das einzige Mittel mit dieser Modalität, sie findet sich auch bei **Sabadilla**, **Nux moschata** und **Helleborus**. **Helleborus** hat mit Lycopodium einige Gemeinsamkeiten, nicht nur die Verschlimmerungszeit 16–20 Uhr [HC4,122], sondern auch was die anregende Wirkung angeht, die die Anstrengung des Willens und der Aufmerksamkeit auf den Geist ausübt [UE].

Die von Lycopodium hervorgerufenen Blutveränderungen sind nicht sonderlich zahlreich, und auch der Puls weist keine nennenswerten Besonderheiten auf. Er ist in den Prüfungen nur wenig verändert worden, außer dass er zum Abend hin leicht beschleunigt war [GS] [desgleichen nach dem Essen [CK563]].

Wechselfieber

Bei Wechselfieber finden wir das Mittel gelegentlich angezeigt durch **Frost,** der jeden oder jeden zweiten Nachmittag [CK1580] um 15[CK1581f] oder **16 Uhr** [ZÖ1,368] einsetzt; dieser Frost wird gewöhnlich **direkt von Schweiß gefolgt,** ohne dass zuvor Hitze bestanden hätte [CK1583]. Der Fall kann aber auch dadurch charakterisiert sein, dass nach dem nachmittäglichen Frost saures Erbrechen eintritt [SK30] (mit oder ohne nachfolgende Hitze).

Krampfadern, Muttermale

Kommen wir als Nächstes zu den Krampfadern. Lycopodium neigt, auch aufgrund seiner Wirkung auf die Leber, zur Entwicklung von gestauten oder vergrößerten Venen, besonders solcher, die nicht so reichlich mit Venenklappen ausgestattet sind. Varizen sind daher für Lycopodium charakteristisch, namentlich **Varizen an den Unterschenkeln** [GS] (< rechts) und im Bereich der **Genitalien** [GS]; die Labien sind durch Varizen angeschwollen. Letzteres Symptom tritt vorzugsweise in der Schwangerschaft auf und weist neben Lycopodium u. a. auch auf **Carbo vegetabilis** hin.

In eine ähnliche Richtung geht die Neigung zu **Hämorrhoiden**[CK772], verbunden mit häufigem, profusem Blutabgang aus dem Mastdarm [GS;CK753]. „Aderknoten, die eine große Menge Blut enthalten, weit mehr, als die betroffenen Venen fassen können; auch solche, die nicht „reifen" wollen, sondern durch teilweise Resorption ihres Inhalts sich zu harten, bläulichen Knoten entwickeln." GS

Kavernöse Hämangiome [„erectile tumors"], deren Blutinhalt phasenweise an- und abschwillt GS, unterliegen bisweilen ebenfalls der Wirkung von Lycopodium.

Auch sonstige **Naevi** können oft durch Lycopodium positiv beeinflusst werden. Aber natürlich ist nicht jedes Muttermal durch Arzneien heilbar; gleichwohl ist es immer einen Versuch wert, und Lycopodium ist dabei eines der infrage kommenden Mittel.(CK1390) Ein anderes, noch bedeutsameres Mittel für diesen Zweck ist **Fluoricum acidum** AZ61,163, das muttermalähnliche Naevi sogar hervorgebracht hat GA2,691.

Typhus abdominalis

Aufgrund seines Nutzens bei typhösen Fieberzuständen muss man davon ausgehen, dass Lycopodium auch einigen Einfluss auf das Blut und das Nervensystem hat. Hilfreich ist das Mittel nicht zu Beginn des Typhus, sondern wenn die Krankheit trotz Ihrer Behandlung zu einem besorgniserregenden Zustand fortgeschritten ist. Der Patient liegt wie betäubt und mit herabhängendem Unterkiefer da GS, die Augen nur halb geöffnet, von Schleim überzogen und ins Leere gerichtet; Urin geht unwillkürlich ab. Auch bis zum 14. Tag des voll entwickelten Fiebers sind die krankheitstypischen **Roseolen am Rumpf noch nicht erschienen;** das Bewusstsein ist noch stärker eingetrübt, dabei „murmelndes" Delirium KE4,746, Zupfen an der Bettdecke oder Flockenlesen KE4,746, Auftreibung des Abdomens CK671 mit lauten Blähungsbewegungen CK722, **Verhaltung des Stuhls** KE4,746, Zucken der Gliedmaßen hier und da CK1223, beim Atmen „Rasseln und Schnörcheln auf der Brust" CK929, Puls rasch und intermittierend GS, unwillkürlicher Harnabgang oder Harnverhaltung GS; wenn Harn gelassen wird, hinterlässt er **rötliche, sandige Konkremente** CK805ff in der Wäsche. Hier haben wir es mit einem Zustand mangelhafter Reaktion zu tun, der letal enden muss, wenn er nicht rasch behoben wird – und Lycopodium ist dazu oftmals in der Lage.

Calcarea carbonica Das eben geschilderte Symptomenbild ist jenem sehr ähnlich, welches nach Calcarea verlangt. Es kann in diesem Typhusstadium, wenn der Ausschlag nicht erscheinen will, ebenfalls das Heilmittel sein. Doch kann Calcarea nicht nur obstruierten Stuhl, sondern auch Durchfall haben, während **Lycopodium** dabei immer zu Verstopfung neigt KE4,745. Außerdem hat Calcarea deutlich mehr **Halluzinationen;** der Kranke sieht, sobald er seine Augen schließt, lauter Phantasiegebilde, was ihn keinen Schlaf finden lässt; auch wenn er völlig bewusstlos ist,[2] wird er ständig durch irgendwelche imaginären Dinge erschreckt. In solchen Fällen lässt Calcarea den Ausschlag auf der Haut erscheinen und bringt den Patienten aus seinem prekären Zustand heraus.

Hyoscyamus niger Auch bei Hyoscyamus hinterlässt der Urin Spuren von rotem Sand in der Wäsche.GS Der Unterschied zwischen dieser Arznei und **Lycopodium** ist bei drohender zerebraler Lähmung in erster Linie gradueller Natur – wobei **Lycopodium** das tiefer wirkende der beiden Mittel ist. Es hat ferner eine deutlichere Verschlimmerung [des Fiebers?] am Nachmittag und eine geringere Erregbarkeit der Nerven, etc.[3]

Bei diesen typhösen Zuständen gibt es hinsichtlich der **Zunge** ein paar Zeichen, die auf Lycopodium hinweisen. Die Zunge scheint geschwollen zu sein CK438, und der Patient kann sie nicht herausstrecken GS; wenn sie aber herausgebracht wird, rollt sie wie ein Pendel von einer Seite zur anderen GS.[4] Zudem ist die Zunge fast immer trocken AZ13,231 und mit Bläschen besetzt

[2] Farrington schreibt irrtümlich „fully conscious"; in einer analogen Passage in der *Calcarea*-Vorlesung (Nr. 65) heißt es dagegen richtig *unconscious*.

[3] Auf welches der beiden Mittel sich diese Aussage bezieht, ist unklar. Vom Kontext her müsste sie sich auf *Lycopodium* beziehen; andererseits schreibt Farrington sie in seiner *Comparative Materia Medica* (S. 89) klar *Hyoscyamus* zu. Inhaltlich könnten beide Mittel gemeint sein; so hat z. B. auch *Hyoscyamus* „nachmittägiges Fieber" (*RA* 94).

[4] Dieses Hin-und-her-Bewegen scheint in Farringtons Darstellung ein eher passiver Vorgang zu sein, während es in einem Symptom Hahnemanns eine aktive Bewegung ist: „Die Zunge fährt unwillkührlich zum Munde heraus und zwischen den Lippen hin und her." (*CK* 441)

[Zungenspitze[CK445]]. Dies sind genügend Symptome, um Sie zur Wahl von Lycopodium zu berechtigen.

Scharlach

Bei Scharlach ist Lycopodium nicht aufgrund seiner Fähigkeit angezeigt, ein scharlachähnliches Exanthem und Fieber hervorzurufen; vielmehr ist es in jenen Fällen indiziert, die sich nicht normal entwickeln, sondern konstitutionsbedingt einen malignen Verlauf zu nehmen drohen. Sie können sich hier von den eben erwähnten typhösen Symptomen leiten lassen, außerdem aber auch durch ein anderes Zeichen, das jenen vorausgeht und Sie bereits lange vor dem Erscheinen solch ernster Symptome zu Lycopodium führen kann. Ich meine den Zustand, in dem sich das scharlachkranke Kind nach dem Schlaf befindet. Es erwacht mürrisch und reizbar aus dem Schlaf, gebärdet sich „mit Schimpfen und Schreien und Ungezogenheit“[AZ3,27], tritt seine Kleidung mit den Füßen weg und schlägt jeden, der ihm zu nahe kommt[GS]. Oder es fährt erschreckt aus dem Schlaf hoch[CK1525] und klammert sich an seine Mutter, als wollte es bei ihr Schutz vor etwas suchen, das ihm Angst macht. Obwohl dieses Symptom der **Reizbarkeit nach Schlaf** unbedeutend erscheinen mag, so ist es das doch ganz und gar nicht. Es ist als der Beginn kommenden Unheils anzusehen, und wenn ihm nicht mit der passenden Arznei begegnet wird, sind Sopor und drohende Hirnlähmung[GS] die Folge.

Lycopodium ist hier mit **Cuprum**, **Belladonna**, **Stramonium** und **Zincum** vergleichbar, die alle ebenfalls durch **schreckhaftes Hochfahren aus dem Schlaf** gekennzeichnet sind. Das Element der Reizbarkeit aber sowie das Fehlen von Symptomen, die für die anderen Mittel charakteristisch wären, das ist es, was Sie auf die Spur von Lycopodium bringt.

Verwandte Mittel, denen noch mehr Reizbarkeit eigen ist, sind **Chamomilla**, **Arsenicum** und **Kalium carbonicum**.

Lycopodium wird allgemein oft benötigt, wenn ein Kind plötzlich **widerspenstig**[CK52] und **sehr eigensinnig** wird[KE4,56]; es wird dann im Schlaf kurzatmig[GS; SK45], schreit im Schlaf ängstlich auf[CK1517], wimmert oder weint im Schlaf[CK1518f]. Die Muskeln werden schlaff[CK1442], sodass es sich kaum auf den Beinen halten kann[CK1449ff].

Harngrieß

Besagte Reizbarkeit nach Schlaf kann auch unter anderen Umständen zur Mittelfindung dienen. Manchmal leiden Kinder an sog. Harn- oder Nierengrieß, und dabei werden Harnsäurekristalle in so großer Menge mit dem Harn ausgeschieden, dass das **Wasserlassen schmerzhaft** wird. Die Kinder wachen dann [nachdem sie sich eingenässt haben[HY19,15]] schreiend vor Schmerzen auf und treten um sich. Hier ist Lycopodium sowohl durch die subjektiven wie auch die objektiven Symptome angezeigt; es ist in dieser Hinsicht mit **Sarsaparilla** verwandt.

Wenn es aufgrund der Schmerzen zu einer reflektorischen Harnverhaltung gekommen ist, sollten u. a. **Zingiber**, **Pulsatilla**, **Arnica** und **Prunus spinosa** verglichen werden.

Parotitis nach Scharlach

Wenn Lycopodium bei Scharlach angezeigt ist, wird man oft feststellen, dass dabei auch die eine oder die andere Ohrspeicheldrüse entzündet ist und ein eitriges Sekret absondert.

Doch das wahrscheinlich am besten geeignete Mittel unserer Materia medica bei Parotitis im Verlauf eines Scharlachfiebers ist **Rhus toxicodendron**. Als Nächstes kommt **Calcarea carbonica** – und danach Lycopodium. **Lachesis** ist hier nur dann indiziert, wenn die Schwellung purpurfarben ist und der Eiter nicht „bonum et laudabile“, sondern dünnflüssig-jauchig und wundmachend.

Chronische Augenleiden

Lycopodium wird bei Augenerkrankungen häufig übersehen, obschon es hier ein sehr nützliches Mittel ist; allerdings wird es hauptsächlich in Fällen gebraucht, die chronisch geworden sind. Es kommt hier z. B. beim **Trachom** in Betracht, mit Trockenheitsgefühl und Beißen in den Augen[GS]; bei **Retinopathia pigmentosa** und selbst bei **Katarakt**[HY18,457]. Außerdem vermag es **Gerstenkörner** zu heilen, besonders solche in der Nähe der inneren Augenwinkel.[CK237]

42

Diphtherie

Bei Diphtherie muss an Lycopodium gedacht werden, wenn die Pseudomembranen auf der rechten Halsseite stärker ausgeprägt sind oder wenn sie **rechts** beginnen und sich dann nach links ausbreiten.[GS] Der Patient hat ein ständiges Bedürfnis zu schlucken[GS], was mit krampfartigem Zusammenziehen im Schlund[CK455] und heftigen Stichschmerzen im Hals[CK459] einhergeht. Verschlimmerung der Beschwerden durch das Schlucken von Flüssigem[(CK457)], besonders von **kalten Getränken;** zudem Verschlimmerung in der Zeit von 16 bis 20 Uhr.[(GS)] Die zervikalen Lymphknoten sind angeschwollen.[GS] Wenn Lycopodium bei Scharlach oder Diphtherie das Heilmittel ist, wird gewöhnlich auch die **Nase** mit affiziert, sodass diese **verstopft** ist und der Kranke durch den Mund atmen muss.[GS] Neben den Tonsillen ist oft auch die Zunge so geschwollen, dass er diese herausstrecken muss, um Luft zu bekommen. Es kommt vor, dass die diphtherischen Beläge, nachdem Sie **Lachesis** verabreicht haben, auf die rechte Seite wandern; dann muss ergänzend Lycopodium gegeben werden.

Arum triphyllum und **Nitricum acidum** sind Lycopodium bei Diphtherie der Nase sehr ähnlich. Bei **Phytolacca** ist der Hals dunkelrot verfärbt, und alle Symptome sind schlimmer auf der rechten Seite[MM356]; doch ist der Kranke, anders als der Lycopodium-Patient, nicht in der Lage, warme oder heiße Getränke zu sich zu nehmen[GS].

Magen, Leber

Wir kommen als Nächstes zur Wirkung von Lycopodium auf die Leber. Das Mittel wirkt sehr stark auf dieses Organ ein und ruft dabei eine Vielzahl von Symptomen hervor. Die Zunge ist, um mit dem Mund zu beginnen, belegt[CK491]; morgens beim Erwachen[5] besteht ein saurer[CK501], bisweilen auch fauliger Geschmack[6] im Mund. Der Patient hat „grosse Essbegierde“[CK512], der an Heißhunger[CK515] grenzen kann; doch vergeht ihm oft schon nach wenigen Bissen der Appetit[CK], er fühlt sich voll und schwer[CK547] – das Essen „steht ihm bis zum Hals“ –, was aber schon bald von neuerlichem Hunger gefolgt wird. **Magendrücken sogleich nach dem Essen**[CK550], nicht erst einige Zeit später, wie bei **Nux vomica**. Kann den Kleiderdruck am Bauch nicht vertragen, ähnlich wie bei **Lachesis**; doch unterscheiden sich die beiden Mittel darin, dass **Lachesis** diese Empfindlichkeit die ganze Zeit über hat, während Lycopodium sie nur nach einer Mahlzeit spürt.

Die **Lebergegend** ist sehr berührungsempfindlich.[CK632] Manchmal besteht dort auch ein **Gefühl des Spannens**[CK642], und diese subjektive Empfindung kann ein Hinweis auf das Mittel sein, wenn eine chronische **Hepatitis**[GS] oder Leberabszesse[GS] bestehen.[7] Das Zwerchfell wird bei diesem Zustand oft in Mitleidenschaft gezogen, und dann hat der Patient das Gefühl, als würde eine Schnur um die Taille gebunden.[8]

Blähsucht

Ausgeprägte Neigung zur Ansammlung von Blähungen.[CK673] Dies ist vielleicht der Grund dafür, warum schon **kleine Speisemengen** bei dem Patienten Völlegefühl erzeugen. Die Blähungen wandern eher nach oben als nach unten. Gurrende **Blähungsgeräusche** im Bereich der **linken Kolonflexur**[CK725], mit besonderer Auftreibung dieses Areals. Starke Gärungsprozesse im Darmtrakt, gefolgt von viel Blähungsabgang[CK721f] und bisweilen durchfälligen Stühlen. Gewöhnlich leidet der Patient jedoch eher unter Stuhlverstopfung[CK] und **vergeblichem Stuhl-**

[5] Nicht beim „Aufstehen“ (arising), wie Farrington schreibt.

[6] In den Quellen findet sich nur *putrid smell (GS)* bzw. bei Hahnemann „Mund-Gestank, früh, beim Erwachen, den er selbst spürt.“ (*CK* 494)

[7] Farrington schreibt: „... in chronic hepatitis when abscesses have formed.“ Diese beiden Krankheiten sind gewiss als unabhängig voneinander bestehend anzusehen.

[8] Genau genommen besteht ein „Spannen wie von einer Schnur entlang der Ansatzstellen des Zwerchfells; kann sich nicht strecken oder aufrecht stehen.“ (In den *Guiding Symptoms* [Bd. 7, S. 105] muss es statt „making ...“ *marking diaphragmatic attachments* heißen.) Bei Bönninghausen findet sich ein ähnliches Symptom: „Spannung um die Hypochondern, wie von einem Reife.“ *(UE)*

drang[CK729f]; nach Stuhlgang ein Gefühl, als ob noch viel zurückgeblieben wäre[CK738].

All diese Symptome, besonders wenn mit Aszites[UE] verbunden, deuten auch bei jener als **Leberzirrhose** bekannten Krankheit auf Lycopodium hin. [„Aszites durch Lebererkrankung nach Alkoholabusus."[GS]]

Bei diesen gastrischen und hepatischen Symptomen sind viele Mittel Lycopodium ähnlich, und eines von ihnen ist **Nux vomica**.

Nux vomica Nux kann dabei wie folgt unterschieden werden: Auch wenn es wie **Lycopodium** sauren Mundgeschmack[RA262], Verschlimmerung am Morgen und Völlegefühl nach dem Essen[RA399] hat, treten doch die sofort nach dem Essen einsetzenden Beschwerden deutlich stärker bei **Lycopodium** hervor. Bei der Blähsucht der beiden Mittel hat Nux mehr Herabdrängen[RA444] mit häufigerem Stuhldrang[RA506] und Drücken auf die Blase[RA546]. Bei beiden Mitteln steht vor allem Obstipation mit vergeblichem Stuhldrang im Vordergrund. Der Unterschied ist aber folgender: Nux vomica hat diesen vergeblichen Drang aufgrund einer anfallsweise auftretenden irregulären Peristaltik;[9] bei **Lycopodium** rührt er von einer krampfhaften Zusammenziehung von Mastdarm und After her[CK731f].

Sulfur Das Mittel ist in Bezug auf die Blähungsanhäufung[CK822] und den sauren oder bitteren Mundgeschmack[CK565f] ebenfalls ähnlich; doch der typische Ort für die Ansammlung oder Stauung der Gase ist bei Sulfur das **Sigmoid,** was vom Patienten in der linken Leistengegend empfunden wird.

Momordica balsamina Momordica ist ein weiteres Mittel, das neben **Lycopodium** eingeklemmte **Blähungen in der linken Kolonflexur** hat.

Allium cepa Die Küchenzwiebel hat Knurren und Kollern und stechende Schmerzen in dieser Gegend[AA349], vermutlich aus demselben Grund.

Raphanus sativus Auch an Raphanus muss in Fällen von zurückgehaltenen Blähungen gedacht werden. Dr. James B. Bell aus Massachusetts, einer unserer bedeutendsten Chirurgen, führte einmal eine Bauchoperation durch. Der Patient war anschließend extrem aufgebläht, aber es gingen keinerlei Winde ab, wenngleich er durchaus Stuhlgang hatte. Dieses Symptom findet sich auch bei Raphanus. [„**Niemals Abgang von Winden,** weder nach oben noch nach unten."[HY14,437]] Dr. Bell verabreichte das Mittel, und der Patient erholte sich rasch.

Wassersucht

Wir kommen als Nächstes zu den wassersüchtigen Zuständen, die durch Lycopodium heilbar sind. Das Mittel kommt vor allem bei Ödemen in der **unteren Körperhälfte** in Betracht.[CK1314] Die obere Körperhälfte ist abgemagert, die Muskeln der Arme und des Thorax sind atrophiert, das Abdomen aufgetrieben; die **Unterschenkel** sind **ödematös** angeschwollen[CK1282] und von Geschwüren[CK] und wunden Stellen überzogen, aus denen beständig Serum heraussickert[GS]. Nun, es gibt drei Mittel, die infrage kommen, wenn sich bei Unterschenkelödemen **Geschwüre** bilden; es sind dies **Rhus toxicodendron**, Lycopodium und **Arsenicum**. Die Ursache einer solchen Wassersucht ist im Falle von Lycopodium eine Lebererkrankung.

Das Mittel ist auch erfolgreich bei **Hydroperikard**[GS] infolge eines Herzleidens eingesetzt worden, nachdem **Arsenicum** versagt hatte.

Katarrhe der Atemwege, Pneumonie

Bei Schnupfen müssen wir besonders dann an Lycopodium denken, wenn die Nase viel verstopft ist und der Patient deshalb nur mit offenem Mund atmen kann.[CK904] **Kinder mit chronischem Schnupfen,** denen nachts der Atem stockt[CK905] und die deswegen aus dem Schlaf hochschrecken und sich die **Nase reiben**[GS], benötigen zumeist Lycopodium.

Auch bei Katarrh der größeren oder kleineren Bronchien kommt Lycopodium in Betracht, vor allem wenn neben Schleimrasseln[CK929], Husten und Dyspnoe Nasenflügelatmen[GS] besteht.

[9] Farrington schreibt missverständlich: „*Nux vomica* has this ineffectual urging from its fitful action." Wie aus anderen Teilen des Buches (Vorl. 16, 20) hervorgeht, ist aber Obiges gemeint.

42

Lycopodium kann auch bei hektischem Fieber [„Zehrfieber, mit klebrichten Nachtschweißen“ [SK30]] mit **Eiterherden** in den Lungen [KE3,299] passend sein, zumal wenn die **rechte Lunge** stärker betroffen ist als die linke.

Es ist ferner bei Pneumonie von Nutzen, wenn die Hepatisation so ausgedehnt ist, dass der Patient große Schwierigkeiten beim Atmen hat und sich dabei die Nasenflügel atemsynchron zusammenziehen und ausdehnen.[GS] Auch bei **typhöser Pneumonie** [GS] kann es, sofern die Symptome insgesamt passen, angewendet werden, desgleichen bei den üblen Folgen einer fehlbehandelten Lungenentzündung, namentlich wenn Lungeneiterung oder Phthisis[GS] droht.

Muskulatur, Bindegewebe

Ich komme nun zur Wirkung von Lycopodium auf die muskulären und fibrösen Gewebe. Das Mittel schwächt die Muskeln und wird so zu einem Heilmittel bei zarten Personen, deren Muskulatur nur **schwach entwickelt** ist. Die Arme fühlen sich schwer und kraftlos [CK1128] an; doch dass diese Schwäche mehr funktioneller Natur ist, zeigt sich daran, dass sie sich bei der Arbeit und Bewegung als durchaus kräftig erweisen können [CK1129]. Die Gliedmaßen schlafen leicht ein [CK1127], mit Taubheit und Gefühllosigkeit derselben [SK27], bisweilen auch mit Ameisenlaufen. Diese Empfindungen können Begleiterscheinung eines Rheumatismus sein, einer Neuralgie etc. Lycopodium ist bei chronischem **Rheumatismus** und bei **Gicht** wirksam, wenn die Schmerzen durch feuchtes Wetter schlimmer und durch Wärme und langsame Bewegung gebessert werden und wenn zudem die charakteristischen gastrischen Zeichen und die Harnsymptome zugegen sind. Überdies sind die Beschwerden überwiegend rechts lokalisiert.

Nieren

Was Nierenerkrankungen betrifft, finden wir Lycopodium, wie bereits erwähnt, bei dem Vorhandensein von **Harnsäurekonkrementen** im Urin indiziert, desgleichen bei rechtsseitigen Nierenkoliken [GS].

Kälte des einen Fußes, bei Hitze des anderen

Es gibt ein Lycopodium-Symptom, das ich hier noch gern ergänzen würde – ein Symptom, das bei Typhus, Pneumonie und Scharlach nicht ganz selten ist –, nämlich Kälte des einen [rechten] Fußes, während der andere warm oder sogar heiß ist [CK1320]. Auf dem Papier mag dieses Symptom unscheinbar oder belanglos erscheinen, doch ich kann Ihnen versichern, dass es in der Praxis von unschätzbarem Wert ist.

Auch **Sulfur** hat mitunter Kälte eines Fußes, doch hier ist gewöhnlich der linke Fuß betroffen.[10]

Arzneimittelbeziehungen

Lycopodium ist ein wichtiges Komplementärmittel von **Lachesis**.

[10] In den gängigen Quellen gibt es dafür keine Bestätigung, und im Kent-Repertorium ist *Sulfur* eines der wenigen Mittel, die in der Rubrik „coldness, foot, right“ aufgeführt sind.

42

KAPITEL

43 Vorlesung: Umbelliferae und Berberidaceae

Umbelliferae

Die Umbelliferae (Doldenblütler) sind eine Pflanzenfamilie, deren Mitglieder eine ausgesprochene Wirkung auf das Nervensystem haben und in manchen Fällen hysterieähnliche Symptome erzeugen. Sie affizieren zudem die Drüsen und Lymphknoten, indem sie diese entweder anschwellen oder atrophieren lassen. An den Schleimhäuten erzeugen sie allesamt katarrhalische Symptome, und manche von ihnen bringen auch pustulöse Ausschläge auf der Haut hervor. Die Arzneien, die wir aus dieser Familie beziehen, sind die folgenden:

- Conium maculatum
- Cicuta virosa
- Aethusa cynapium
- Phellandrium aquaticum
- Petroselinum
- Asa foetida
- Ammoniacum gummi

Conium maculatum

Conium maculatum, der Gefleckte Schierling, wirkt hemmend bzw. dämpfend auf das zentrale Nervensystem ein. Es erzeugt einen **paretischen Zustand,** der sich **von unten nach oben** ausbreitet – der untere Teil des Körpers versagt eher seine Dienste als der obere. Wenn die Arznei in giftigen Dosen eingenommen wird, treten zuerst Schwierigkeiten beim Gehen auf[CK]; die Beine sind schwer und kraftlos, die Knie zittern, als sollten sie zusammenknicken[CK797]. Mit zunehmender Giftwirkung werden dann auch andere, lebenswichtigere Organe mit einbezogen. Die Lungen werden angegriffen, das Atmen fällt schwer[CK556]; das Herz arbeitet nicht mehr gleichmäßig; „grosser, langsamer Puls, zwischen denen, ohne Ordnung, mehrere kleine, schnelle folgen“[CK910]. Bis zu diesem Zeitpunkt bleibt der Geist völlig klar; der Patient stirbt schließlich an Atemlähmung.

Altersbeschwerden, Lähmungen

Wir können Conium nutzbringend bei jenen Erschöpfungszuständen einsetzen, die ein **hohes Alter** bisweilen mit sich bringt. [„Beschwerden des Greisenalters.“[SK357]] Es kommt ferner im Anschluss an schwere Krankheiten in Betracht, etwa nach einer Diphtherie oder nach überstandenem Typhus, außerdem bei den Folgen übermäßiger Befriedigung des Geschlechtstriebes[SK356].[1] Bei den Lähmungen von Conium ist die Sensibilität kaum beeinträchtigt. Es ist hierin mit **Gelsemium** und **Cocculus** vergleichbar, welche ebenfalls funktionelle motorische Lähmungen erzeugen und deshalb wichtige Heilmittel **postdiphtherischer Lähmungen** sind.

Hypochondrie

Bei der Behandlung der Folgen sexueller Ausschweifungen kann Conium äußerst nützlich sein, wenn zugleich auch die Gemütssymptome passen. Das Mittel ruft ein vollkommenes Bild von Hypochondrie hervor.[CK; SK356] Der Patient neigt zu hypochondrischer Niedergeschlagenheit[CK3] und melancholischen Anwandlungen; er scheut die Nähe anderer Menschen, mag aber dennoch nicht gern allein sein[CK9]. Conium kann aber auch gegeben werden, wenn eine solche Gemütsverfassung **Folge eines zölibatären Lebenswandels** ist. [„Hypochondrische

[1] Farrington spricht – in zeittypischer Übertreibung – vom „Laster aller Laster, Masturbation“.

Beschwerden, besonders bei unverheiratheten, streng enthaltsamen Personen …“ [SK356]]

Zincum oxydatum ist [ebenso wie **Zincum** [SK737]] unserem Mittel in dieser Art von Hypochondrie sehr ähnlich. Conium ist jedoch ein das Nervensystem dämpfendes Mittel, während **Zincum oxydatum** dieses sowohl reizt als auch schwächt.

Schwindel

Conium ist ein wichtiges Mittel bei **Schwindel,** wenn dieser Folge einer zerebralen Minderdurchblutung ist [orthostatische Kreislaufdysregulation, mit Verschlimmerung beim Aufrichten oder Aufstehen aus sitzender oder liegender Position [CK66ff]] und besonders wenn er beim **Umdrehen** im Bett [GY2] auftritt. Der Schwindel geht oft mit einem benommenen Gefühl im Kopf einher [CK40], als ob das Gehirn betäubt wäre [CK64].

Augen

Aufgrund seiner Wirkung auf Drüsen und Lymphknoten ist zu erwarten, dass Conium auch als skrofulöses Mittel dienlich sein kann. So ist es beispielsweise bei **skrofulöser Ophthalmie** angezeigt, wenn diese durch eine ausgeprägte **Photophobie** gekennzeichnet ist, welche in keinemVerhältnis zum Grad der Entzündung steht.[KE1,264ff] Darüber hinaus kann Conium bei (gewöhnlich einseitiger) **Ziliarneuralgie** und Prosopalgie[CK213] hilfreich sein, < durch Kälteanwendung, worunter sich die Wange dunkelrot verfärbt und anschwillt.

Ohren

Die Arznei beeinflusst das **Ohrenschmalz;** es wird **vermehrt** produziert [CK] und bekommt eine dunklere Farbe, „von Ansehen wie zerfaultes Papier, mit eiterähnlichem Schleime gemischt“ [SK362]. Die richtige Behandlung ist in diesen Fällen, das angehäufte Ohrenschmalz durch vorsichtiges Spülen des Gehörgangs zu beseitigen und dann durch eine Gabe Conium dessen Neubildung zu verhindern.

Thorax

Conium hat keine starke Wirkung auf die Brust; gleichwohl ist es manchmal bei Schwindsüchtigen [SK366] von Nutzen, die trotz lockeren Hustens keinen Auswurf herausbringen können [CK547]; er wird sofort wieder verschluckt [GS]. Besonders hilfreich ist es auch bei quälendem **Nachthusten**[CK538], ausgelöst durch ein Kribbeln im Kehlkopf, als ob dort ein trockener Flecken wäre [CK530]; Besserung, wenn sich der Patient im Bett aufrichtet [CK535f]. Während des Tages besteht kaum Husten.

Das Mittel hat eine schwächende Wirkung auf das Herz; der **Puls** ist dabei mal voll und regelmäßig, dann wieder weich, schwach und **unregelmäßig.** Dieses Symptom ist bei **alten Leuten** oft eine Indikation für Conium.

Harnwege

Conium ruft chronische Zystitis mit **intermittierendem Harnfluss** hervor; „der Harn-Abgang stockt plötzlich beim Uriniren und fliesst nur erst nach einer Weile wieder“ [CK]. Durch dieses Symptom geleitet, habe ich **Prostatahypertrophie** alter Männer erfolgreich mit Conium behandelt.

Maligne Tumoren, Indurationen

Der Nutzen von Conium bei Drüsenerkrankungen und malignen Tumoren rührt von seiner Fähigkeit her, vergrößerte Lymphknoten und **Drüsengeschwülste** [(SK358)] hervorzurufen. Die betroffenen Gewebe sind dabei typischerweise **hart wie Stein.** Diese Indurationen treten am häufigsten in den **Mammae** [SK366], den **Hoden** [GS] und im **Uterus** [GS] auf. Gewöhnlich sind sie nur mit geringen oder gar keinen Schmerzen verbunden, allenfalls sticht es gelegentlich darin [CK765]. Conium ist nicht selten zu Beginn von szirrhösen Karzinomen indiziert.[SK358] Eine wichtige Indikation für das Mittel ist zudem, wenn als **Folge von Stoß** oder Quetschung Verhärtungen bestehen bleiben.[SK358]

Es gibt bei Conium eine Form von Entzündung, die sehr an die bei bösartigen Krankheiten auftretenden Entzündungen erinnert. Im Mund lokalisiert, bietet eine solche Entzündung uns ein Bild von No-

43

ma [2] dar; die Zunge CK247 und die Schleimhäute sind geschwollen und sondern ein übelriechendes Sekret ab; die Teile sind von aschfarbenem, gräulichem Ansehen und können sogar gangränös werden. Es bestehen große Schwierigkeiten beim Schlucken CK252, die teils auch durch Krämpfe im Schlund CK251 bedingt sind.

Bei Magenkrebs [s. 2. Fußnote] zeigt sich Erbrechen von Blut und einer grau-schwarzen Materie, die aus zersetztem Blut und zerfallenem gangränieszierten Gewebe besteht.

Arzneimittelbeziehungen

Conium komplementiert bisweilen die Wirkung von **Nux vomica** bei Stuhlverstopfung, besonders wenn nach Stuhlgang zittrige Schwäche besteht. GS; CK441

Ammoniacum gummi

Das Ammoniak-Gummiharz ist der getrocknete Milchsaft des Doldengewächses Dorema ammoniacum, das in vielen Steppen Asiens gedeiht.[3] Ammoniacum hat sich einigen Ruf erworben als Heilmittel bei Augenerkrankungen. Ich habe es erfolgreich bei **Asthenopie** verschrieben, namentlich bei Brennen und Beißen in den Augen durch nächtliche Anstrengung derselben unter künstlichem Licht. Es kommt zu Gefäßinjektion und häufig auch zu klopfenden Empfindungen HY13,221, besonders in den inneren Augenwinkeln. Das Mittel steht so zwischen **Belladonna**, das bei Augenaffektionen durch Überanstrengung in Verbindung mit ausgesprochener lokaler Kongestion dienlich ist, und **Ruta graveolens**, das vor allem dann angezeigt ist, wenn sämtliche Gewebe der Augen als Folge von Überanstrengung derselben durch feine Handarbeiten gereizt sind.

[2] Die auch als „Wangenbrand“ bezeichnete Noma ist weder als Prüfungssymptom noch als klinisches Symptom *(GS;KE)* überliefert. Vielleicht liegt eine Verwechslung mit *Wangenkrebs* vor, der – neben Lippenkrebs – durch *Conium* geheilt worden sein soll. (*AZ* 44,70)
Nebenbei bemerkt, beruht der in den *Guiding Symptoms* zu lesende Eintrag „Cancer of stomach“ auf einer Verwechslung in den *Klinischen Erfahrungen* (Bd. 5, S. 202). Dort ist von „Magenkrebs“ die Rede, wo in Wirklichkeit besagter *Wangenkrebs* gemeint ist. Entsprechend muss auch die Nennung von *Conium* im Kent-Repertorium (Stomach, cancer) infrage gestellt werden.

[3] Farrington spricht fälschlich von einem „sehr großen Baum, der in Arabien wächst“.

Asa foetida

Asa foetida ist ein Gummiharz von stark knoblauchartigem Geruch. Es ist vor allem bei zwei Krankheitskategorien von Nutzen; die erste Kategorie sind **nervöse Leiden** vom klassisch **hysterischen Typ.** Das Mittel bewirkt an den Muskelfasern des Ösophagus und des Intestinums eine Umkehrung der Peristaltik MT371. So entsteht ein Gefühl von **Aufsteigen eines Balles aus dem Magen in die Speiseröhre** und bis in den Hals hinein MT355; dies kann ausgelöst werden durch Überessen, durch Bewegung oder durch alles, was die Nerven zu erregen vermag. Im aufgetriebenen Bauch ein nach oben gerichtetes berstendes Gefühl, als wollte alles zum Mund herauskommen. Wir sehen diese Symptome häufig bei hysterisch bedingten Bauchschmerzen; damit verbunden ist oft Aufstoßen von scharfem, ranzigem Geschmack MT360f sowie ein Leere- und Flauheitsgefühl in der Magengegend, < gegen 11 Uhr (wie bei **Sulfur**).

Die zweite Hauptwirkungsrichtung von Asa foetida sind die **Knochen.** GA Es ruft **periostale Entzündungen** hervor, die schließlich zu kariösen **Knochengeschwüren** führen, hauptsächlich an den Schienbeinen. KE4,424f Ein Charakteristikum dieser Geschwüre ist die äußerste **Empfindlichkeit ihrer Ränder** und ihrer Umgebung gegenüber der leisesten Berührung; das Abnehmen der Kompresse verursacht jedes Mal heftigste Schmerzen. KE4,425

Asa foetida heilt hysterische und andere nervöse Beschwerden, die nach plötzlicher **Unterdrückung von Absonderungen** oder Ausscheidungen entstanden sind. GS

Das Mittel ruft Entzündungen an den Augen hervor. So kann es z. B. bei **syphilitischer Iritis** angezeigt sein (besonders wenn diese zuvor mit Quecksilberpräparaten behandelt worden ist), verbunden mit nächtlichen brennenden[GS] oder klopfenden[HC2,211] Schmerzen in den Augen und deren Umgebung; auch Wundheitsschmerz in den Knochen um die Augen herum. Das ähnlichste Mittel bei syphilitischer Iritis ist **Aurum,** welches durch Wärmebesserung gekennzeichnet ist. Asa foetida hat hier **Besserung durch Druck** auf den Augapfel, **Aurum** nicht.

Phellandrium aquaticum

Phellandrium ist manchmal bei **Kopfschmerzen** angezeigt, die auch die zum Auge ziehenden Nerven in Mitleidenschaft ziehen; dabei wühlendes Drücken[R2,44] oder schmerzhafte Schwere auf dem Scheitel [als läge dort ein harter Körper[R2,23]], verbunden mit Brennen in den Augen[R2,87] und Tränen derselben[R2,90; GS]

Phellandrium ist auch hilfreich bei heftigen **Schmerzen im Verlauf der Milchgefäße,** jedes Mal nach dem Stillen des Kindes.[AZ23,254] [4]

43

Petroselinum sativum

Petroselinum ist bei **Harnröhrenaffektionen** von Nutzen, besonders wenn bei einer **Gonorrhö** die Entzündung nach hinten gewandert ist und der Patient über [drückende[GA4,9]] Schmerzen im Bereich der Peniswurzel klagt; zusätzlich bestehen typischerweise plötzlicher, unwiderstehlicher Harndrang[GS] sowie Jucken tief im Perineum[(GA4,7)].

[4] Farrington (bzw. der Bearbeiter) schreibt irrtümlich: „... when the child nurses". (In der 1. Auflage fehlte dieser Zusatz noch.) Vgl. Ende der Vorlesung 29, wo es im Original – auch nicht ganz korrekt – „between the acts of nursing" heißt.)

Aethusa cynapium

Aethusa cynapium, die Hundspetersilie, ist ein starkes Gift,[5] das sowohl betäubende als auch lähmende Eigenschaften in sich vereint. Der Hauptnutzen, den wir aus diesem Mittel ziehen, hängt mit seiner Wirkung auf den Magen zusammen. Es ruft fürchterliche Übelkeit[ES] und heftiges Erbrechen[AN4,106] hervor. Bei **Säuglingen** oder Kindern besteht das Erbrochene zumeist aus geronnener Milch[AN4,105], teils auch aus grünlichem Schleim[WI1,63].[6] Nach dem **Erbrechen der Milch** [sei es Muttermilch oder Kuhmilch, geronnen oder nicht geronnen[AZ36,179]] sinkt das Kind erschöpft zurück und schläft ein, nur um nach kurzer Zeit wieder hungrig zu erwachen, zu trinken und aufs Neue zu erbrechen.[AZ36,179] Das Gesicht ist gewöhnlich bleich[AN4,81], die Augen sind dunkel umrandet. Ähnliches sehen wir bei **Antimonium crudum,** das sich von Aethusa aber durch seine weiß belegte Zunge[CK117] unterscheidet. **Calcarea carbonica** bzw. **Calcarea acetica** haben ebenfalls Erbrechen geronnener Milch, doch neigen diese Kinder zu sauer riechenden Durchfällen.[GS]

[5] Über die Giftigkeit dieser Pflanze gibt es in der Literatur widersprüchliche Angaben. Einerseits gibt es etliche Berichte über Vergiftungsfälle (u. a. *AHZ,* Bd. 72, S. 56), andererseits schreibt T. F. Allen in seiner „Revision of Aethusa" (*Encyclopedia,* Bd. 10, S. 262), dass 30 bis 40 Personen verschiedene Mengen des Pflanzensaftes zu sich genommen hätten „ohne den geringsten Effekt". Lewin (*Gifte und Vergiftungen*) schreibt: „Bei *Menschen* ruft der ausgepreßte Saft der Pflanze bis zu 120 g, und die Tinktur aus den Samen in allen Reifezuständen in beträchtlichen Mengen, sowie das Weichharz bis zu 0,6 g angeblich keine Vergiftung hervor. Die angeblichen Vergiftungssymptome bei *Menschen* bestanden in Übelkeit, bisweilen Erbrechen, Schlingbeschwerden, Schmerzen im Schlunde und Magen, kleinem Puls, Krämpfen und Bewußtlosigkeit." Roth, Daunderer und Kormann stufen es in ihrem Werk *Giftpflanzen, Pflanzengifte* als „sehr stark giftig" ein.

[6] Nach Farrington soll die geronnene Milch *selber* häufig grün sein, was wohl ein Irrtum ist. Das Erbrechen von *grünlichem Schleim* tritt offenbar, wie aus dem Vergiftungsbericht von Meyer (*WI* 1,63) hervorgeht, auch dann auf, wenn nicht das Kraut, sondern die Wurzel verzehrt wurde.

Cicuta virosa

Cicuta virosa, ein weiteres Mitglied der Familie der Doldenblütler, erzeugt in jeder Dosierung Kongestionen im Bereich der Hirnbasis und in der Medulla oblongata. Der Patient wird zuerst am ganzen Körper steif[RA(170)], mit stierem Blick[RA(35)], bläulich aufgetriebenem Gesicht[ST2,525], Schaum vor dem Mund[RA(68)] und Bewusstlosigkeit[RA(182)]. Es folgen Rucke, wie elektrische Schläge, vom Kopf durch den Körper.[KE4,551] Die Kiefer sind krampfhaft zusammengepresst[RA(65)], eventuell mit Beißen auf die Zunge. Im Anschluss an diese spasmodischen Erscheinungen kommt es zu größter Schwäche und Erschöpfung.[GS] Diese Symptome sind Hinweise auf Cicuta bei **Epilepsie,** bei **wurmbedingten Krämpfen** und auch bei einigen Formen von **Krämpfen im Wochenbett.**[AZ51,74]

Darüber hinaus finden sich im Arzneimittelbild von Cicuta auch Symptome, die an die **Spätfolgen einer Gehirnerschütterung**[GS;SK319] erinnern. Die Pupillen sind z. B. stark dilatiert[RA(43)]; es können Schwindel und Kopfschmerzen bestehen und manchmal auch epileptiforme Konvulsionen.[GS]

Cicuta greift auch die Haut an, indem es pustulöse Ausschläge erzeugt, die zusammenfließen und dann zu **honiggelben Grinden** antrocknen[AR3,3,79;GS]; sie bilden sich besonders am Kinn und in der Umgebung des Mundes, wobei sie den Bart zusammenkleben[NZ21,78]. Das Mittel hat sogar zwei Fälle von **Epitheliom** [Lippenkrebs[NZ4,154]] geheilt, wobei die kanzerösen Stellen von diesen honiggelben Grinden bedeckt waren.

Berberidaceae

Aus dieser Familie der Sauerdorn- oder Berberitzengewächse können wir uns zwei Arzneien widmen, nämlich **Berberis vulgaris** und **Podophyllum peltatum.**

Berberis vulgaris

Berberis vulgaris gehört, zusammen mit **Caulophyllum** und **Podophyllum**, zur Familie der Berberidaceae. Es enthält ein Alkaloid namens Berberin, welches u. a. auch in Pflanzen wie **Hydrastis canadensis**, **Curcuma javanensis** (= **C. xanthorrhiza**), **Menispermum canadense**, **Coptis chinensis** etc. enthalten ist. Einige Chemiker haben sogar behauptet, dass das, was als Hydrastinum muriaticum im Handel ist, in Wirklichkeit gar keine Hydrastin-Verbindung sei, sondern dass es sich dabei um Berberinum muriaticum handelt. Dieses Berberin erzeugt, wenn es in großen Dosen Tieren verabreicht wird, Unruhe, krampfartiges Zittern, Durst, Durchfall und zuletzt Lähmung der hinteren Extremitäten. Der Mensch wird durch Berberin in weitaus geringerem Maße vergiftet als niedere Tiere. In der alten Schule findet es Verwendung als Mittel gegen Malaria und als bitteres Stomachikum.

Berberis vulgaris wirkt mehr auf die Nieren und die Blase als auf jeden anderen Körperteil; dann kommt die Leber und ganz zum Schluss die Schleimhäute. Das Mittel untergräbt die Lebenskraft in einer Weise, dass auch die Ernährung beeinträchtigt wird, wie sich an dem eingefallenen Gesicht[JH159] und der ungeheuren Mattigkeit[JH1180] erkennen lässt.

Nieren

Lassen Sie uns als Erstes auf die Nierensymptome eingehen, als den wichtigsten Symptomen von allen. Genau wie ich **Digitalis** bei diversen Krankheiten nur dann empfehlen würde, wenn auch die Herzsymptome für das Mittel sprechen, so würde ich Berberis bei bestimmten Leiden wie Peritonitis, Metritis etc. nur dann empfehlen, wenn sie von den charakteristischen Nierensymptomen der Arznei prägend begleitet werden. Es sind typischerweise stechende, wühlende oder **reißende Schmerzen** in der einen oder anderen Nierengegend, welche bei tiefem Druck verschlimmert werden[JH575] (offenbar deshalb, weil sie in der Niere selbst lokalisiert sind). Diese reißenden Schmerzen breiten sich nach unten aus, **den Harnleiter entlang bis in das Becken hinein.** Eine Art drückend-spannender Schmerz in der **Lendengegend,** die sich **taub, steif und lahm** anfühlt[JH567]; Schmerzen von stechendem oder reißendem Charakter strahlen von der rechten oder hinteren Niere nach unten in das Kreuz aus. Ein weiteres, für Berberis offenbar sehr charakteristisches Symptom ist ein **Glucksen**[JH584] [= **Puckern** oder schmerzloses Pulsieren] in der **Lenden- oder Nierengegend.**[7]

Harnblase, Dysurie

Im Bereich der Blase kommt es zu heftig schneidenden Schmerzen, die sich bis in die Harnröhre erstrecken.[JH401] Brennen in der Harnröhre bei, besonders aber nach dem Wasserlassen.[JH429] Der **Urin** selbst ist auf sehr charakteristische Weise verändert; er ist zumeist **molkig-trübe**[8] und bildet einen „Schleimbodensatz mit aufgestreutem weißem oder weißgraulichem, später auch rötlichem Kleiensedimente".[JH482] Mit diesen Harnsymptomen gehen die eben erwähnten reißenden Schmerzen einher. Wann immer derartige Nieren- und Blasenbeschwerden auftreten, müssen Sie an Berberis denken, gleichgültig ob das Hauptleiden eine Entzündung des Uterus, des Darms, des Peritoneums oder irgendeines anderen Körperteils ist. Das eingefallene Gesicht wirkt dabei sehr angegriffen[JH159] und drückt tiefsitzendes Leiden aus. Große allgemeine Erschöpfung.[JH1185]

Berberis sollte zusammen mit **Pareira brava** studiert werden. Der Unterschied zwischen den beiden Mitteln ist vor allem dieser: Bei **Pareira** ziehen die Schmerzen beim Harnen von den Nieren **bis in die Schenkel** herab[AZ113,70], während sie bei Berberis selten weiter als bis in die Hüften ausstrahlen.[9] Zudem kann der **Pareira**-Patient nur dann Wasser lassen, wenn er sich in **kniender Stellung** befindet, den Kopf auf den Boden gestützt.[AZ113,71] Der Harn selbst hat einen ammoniakalischen Geruch.[AZ113,70]

Leber

Manchmal besteht ein ähnlicher Zustand bei Leber-Galle-Erkrankungen. Charakteristischerweise entstehen dabei unter dem Rand der rechten falschen Rippen heftig stechende Schmerzen, die von dort in die Magengegend oder ins Abdomen zu ziehen scheinen.[JH304] Solche Symptome deuten stark auf eine **Gallenkolik**[AZ70,69] hin.

Analfistel

Mehrmals wiederkehrendes und tagelang anhaltendes Wundsein mit starkem Brennen in der Umgebung des Afters[JH349]; häufiger oder beständiger Stuhldrang[JH327]. Berberis hat Analfisteln geheilt, die mit derartigen Beschwerden einhergingen [auch mit Jucken am After, Reizhusten und anderen Brustbeschwerden[AZ70,69], ferner mit biliösen Symptomen[GS]].

Bei Analfisteln vergleiche man **Silicea**, **Sulfur**, **Ignatia** und **Calcarea phosphorica**; Letzteres kommt vor allem dann in Betracht, wenn nach operativer Beseitigung der Fistel Lungensymptome [Lungenschwindsucht[AZ70,69]] entstanden sind.

[7] Farrington schreibt, offenbar aufgrund einer Falschübersetzung in T. F. Allens *Encyclopedia* (*EN* 599): „Another symptom which seems to be peculiar to *Berberis* is a bubbling [?] feeling as if water were coming up through the skin. It is a peculiar symptom, and one that may point very strongly to *Berberis* as the remedy." Die Empfindung **Glucksen** (oder „Gluchsen") taucht im Arzneimittelbild von Berberis besonders häufig und auch in ganz anderen Zusammenhängen auf und kann insofern tatsächlich als für das Mittel charakteristisch angesehen werden. Doch sie hat stets dieselbe Bedeutung, nämlich die eines **leichten Klopfens,** niemals die des „Sprudelns, Brodelns oder Blubberns, als ob Blasen nach oben steigen würden", wie Farrington es beschreibt. Der Begriff wurde von T. F. Allen bei anderen Arzneien neben „bubbling" auch mit „clucking" (Glucken, Schnalzen) oder „gurgling" (Gluckern) übersetzt; auch dort hat er fast immer die o. g. Bedeutung.

[8] *Molkig* wurde von Allen (*EN* 453) als „wolkig" missverstanden, und genauso findet es sich in den *Guiding Symptoms* und bei Farrington.

[9] Vgl. dazu die Fußnote in der *Cantharis*-Vorlesung. (7. Vorlesung)

Dysmenorrhö

Berberis ist auch bei Frauenleiden zu erwägen, wenn Leukorrhö oder Menstruationsanomalien[SK163] mit den eigentümlichen Harnwegsbeschwerden der Arznei verbunden sind.

Gicht, Rheumatismus

Berberis kann auch bei Gelenkerkrankungen eingesetzt werden, wenn diese mit den reißenden oder brennenden Schmerzen und den pulsierend-glucksenden[SK166] Empfindungen einhergehen, wie ich sie beschrieben habe [siehe Fußnote 7]. Es ist ferner bei gichtigen oder rheumatischen Beschwerden hilfreich, wenn zugleich die charakteristischen Harnsymptome vorhanden sind.[SK157] Letzteres stellt Berberis an die Seite von Mitteln wie **Lithium carbonicum**, **Benzoicum acidum**, **Calcarea carbonica** und **Lycopodium**.

Benzoicum acidum Die Benzoesäure ist bei Gicht und Rheumatismus in Verbindung mit Harnwegsbeschwerden von Nutzen, wenn der Urin einen sehr starken **Harngeruch** hat[AA148] [stinkender Geruch[AA152]; Urin von dunkler, sehr gesättigter Farbe[AA]], **wie der eines Pferdes.**[10]

Calcarea carbonica Calcarea hat einen sehr übelriechenden[CK894], dunkelfarbigen[CK889] Urin, der aber einen weißen Bodensatz bildet[CK893], statt einen weißgrauen wie bei **Berberis**.

Lycopodium Das Mittel hilft bei Rheumatismus oder Gicht, wenn der Urin **Harnsäurekonkremente** enthält.

[10] Letztere Charakterisierung ist in der Pathogenese *expressis verbis* nicht zu finden. Hahnemann versteht unter Pferdeharn einen *übelriechenden, säuerlichen Harn* (*CK* 694, bei *Nitricum acidum*).

Podophyllum peltatum

Podophyllum peltatum, der Entenfuß oder Maiapfel, ist eine etwa halbmeterhohe Wildstaude, deren stark gelappte Blätter an die Form eines Entenfußes oder einer gespreizten Hand erinnern. Sie findet sich als Bodendecker zumeist am Rand von Wäldern [im Osten Nordamerikas]. Die medizinisch verwendeten Teile der Pflanze sind die nach der Reife der Früchte gesammelten Wurzeln, teils auch die Blätter.[11] Äußerlich angewandt ruft die Pflanzentinktur eine intertrigoähnliche Wundheit [Bläschen und Pusteln[EN173f]] hervor. Das beim Verreiben der Wurzel in die Augen gelangende Pulver erzeugt heftige Entzündung der Bindehäute[AH2(B)25], bis hin zu ausgedehnten oberflächlichen Hornhautgeschwüren[EN19], die sogar perforieren können.

Diarrhö

Der Hauptangriffspunkt der Arznei ist jedoch das Abdomen. Schon bald nach der Einnahme kommt es zu Durchfall und kolikartigen Bauchschmerzen[AH2(B)92f]; die charakteristischen **frühmorgendlichen** Durchfälle[AH2(B)115] stürzen dabei nur so heraus, **wie Wasser aus einem Hydranten.** Vor den Durchfällen oder währenddessen **leeres Würgen** [„beständiges Aufsperren des Mundes wie zum Würgen ohne Erbrechen"[AH2(B)123]] oder auch wirkliches Erbrechen, mit krampfhaften Zusammenziehungen des Magens, welche das Kind jedes Mal schrill aufschreien lassen[NR1,512]. Es ist eine Art von frühmorgendlicher Diarrhö, wie sie uns auch an **Sulfur**, **Dioscorea**, **Bryonia**, **Natrium sulfuricum** und einige andere Arzneien denken lassen würde. Die Durchfälle erneuern sich augenblicklich **nach jedem Essen oder Trinken,** wie z. B. bei **Croton tiglium.**[NR1,513]

[11] Nicht die Früchte, wie Farrington schreibt; siehe das Vorwort Herings zur Prüfung [*AH* 2(B)43].

43

Leber, Galle

Zusätzlich zu seiner Wirkung auf das Intestinum beeinflusst Podophyllum auch stark die Leber, und dies ist mit die wichtigste Indikation für den Gebrauch des Arzneimittels. So ist es etwa bei Trägheit der Leberfunktion oder bei **chronisch kongestionierter Leber** und Stauung des Pfortadersystems dienlich.[NR1,512] Die Leber ist geschwollen und empfindlich, dennoch verspürt der Patient **durch ständiges Reiben** dieses Bereichs **Erleichterung.**[GS] Gesicht und Skleren sind oftmals gelb verfärbt.[(GS)] Es besteht ein fauliger[AH2(B)32] oder schlechter Geschmack im Mund[EN41], wohl aufgrund der Zersetzung der Speisen im nur träge arbeitenden Verdauungstrakt. Die **Zunge** ist weiß[AH2(B)35] oder gelb[GS] belegt und weist am Rand **Zahneindrücke**[AZ111,5] auf. Die Galle wird in der Gallenblase nicht selten eingedickt und bildet dann leicht Steine[AZ109,85], weshalb Podophyllum auch bei qualvollen **Gallenkoliken** ein mögliches Heilmittel ist. Die Stühle können entweder die bereits erwähnte Beschaffenheit haben, oder sie sind obstipiert und lehm- oder kreidefarben[NR1,514] und zeigen so einen Mangel an Gallenfarbstoffen an. Diese biliösen Podophyllum-Zeichen ähneln jenen von **Mercurius** sehr, was dem Mittel auch den Namen „vegetabilisches Merkur" eingetragen hat. Es ist jedoch weitaus weniger schädlich als Quecksilber.

Bei Stuhlverstopfung von Säuglingen, die mittels Flasche [d. h. mit Kuhmilch] ernährt werden, ist Podophyllum mitunter hilfreich; die Stühle sind trocken[AH2(B)126] und krümelig.[GS]

Was die Zahneindrücke am Zungenrand betrifft, so steht **Mercurius** an der Spitze der Arzneien mit diesem Symptom[RA300]; Podophyllum steht hier an zweiter Stelle, gefolgt von **Yucca filamentosa**[EN54] und schließlich **Rhus toxicodendron**[GS], **Stramonium** und **Arsenicum metallicum**[EN30].

Rektum- und Uterusprolaps

Der Podophyllum-Patient neigt bei den langwierigen Durchfällen auch zu Rektumprolaps.[AH2(B)132f] Der Mastdarm tritt schon vor dem Stuhl bei geringem Drang heraus.[AH2(B)135] [12] Öfteres Heraustreten des Mastdarms am Morgen.[AH2(B)134]

Podophyllum scheint ferner die Fähigkeit zu haben, Gebärmuttervorfall hervorzurufen[AH2(B)160] und zu heilen[AH2(B)158f], wobei der Prolaps mit Herabdrängen im Unterbauch[AH2(B)104] und der Sakralregion einhergeht, < durch Bewegung. Weitere Begleiterscheinungen sind: neuralgische Schmerzen im rechten Ovar[AH2(B)146], die später den N. femoralis herabziehen; Rückenschmerzen; Verzögerung der Menses[GS]; dicker, durchsichtiger Vaginalausfluss[AH2(B)153]; oft auch gleichzeitig Mastdarmvorfall.

Mit Podophyllum verwandt sind bei Gebärmuttervorfall **Sepia** und **Nux vomica**; die Indikationen für diese Arzneien habe ich Ihnen schon früher in den entsprechenden Vorlesungen [Nr. 11 und 16] genannt.

Tonsillitis

Nur wenige würden Podophyllum für ein Heilmittel bei Tonsillitis halten, und doch gibt es hierbei einige klar umrissene Indikationen für das Mittel. Die Halsschmerzen fangen meist auf der rechten Seite an und gehen dann auf die linke über[AH2(B)41], wie bei **Lycopodium**. Große Trockenheit des Halses.[AH2(B)39] „Halsweh links, besonders schmerzhaft, wenn er Flüssiges schluckt; schlimmer des Morgens."[AH2(B)38] „Halsweh, was sich nach den Ohren erstreckt."[AH2(B)40]

Zahnungsbeschwerden

Podophyllum ist auch ein wertvolles Mittel während der Zahnung von Kleinkindern. Es scheint keine direkte Wirkung auf das Gehirn zu haben, verursacht aber eine reflektorische Reizung des Gehirns, sei es allein durch die abdominellen Störungen [Cholera infantum[AH2(B)122] etc.] oder auch

[12] Anders als in der 1. Auflage ist hier „(*Nux vomica* danach)" ergänzt, was irreführend ist. Man vergleiche die verschiedenen Heilungsberichte in Rückerts *Klinische Erfahrungen* (Bd. 1, S. 994, Bd. 5, S. 491).

durch die dentitionsbedingten Irritationen. Die Symptome, die Podophyllum bei Zahnungsbeschwerden indizieren – zusätzlich zu den bereits erwähnten – sind: Wimmern und Weinen im Schlaf[AH2(B)215] oder „Stöhnen im Schlafe mit halboffenen Augen“[AH2(B)216] (nicht das schrille Aufschreien, wie es z. B. bei **Belladonna** vorkommt)[13]; Zähneknirschen des Nachts[AH2(B)29]; Hin-und-her-Rollen des Kopfes im Bett[AH2(B)18]; Zurückwerfen des Kopfes.

Remittierendes Fieber

Schließlich finden wir Podophyllum auch bei Fiebererkrankungen angezeigt, gewöhnlich bei solchen vom remittierenden Typ und besonders bei remittierenden **Gallenfiebern**[GS]. Das Mittel ruft während des Frostes nicht viele charakteristische Symptome hervor, doch während des Hitzestadiums sind die Kranken sehr schläfrig [tiefer Schlaf[HC1,51]] und manchmal auch delirant und geschwätzig[AH2(B)234].

[13] In der Pathogenese von *Podophyllum* findet sich gleichwohl auch das folgende Symptom: „Schmerzhafter Durchfall mit Aufschreien und Zähne-Knirschen, bei Kindern im Zahnen." (*AH* 2[B]125)

43

KAPITEL

44 Vorlesung: Das Mineralreich – Selenium

Einleitendes

Wir wollen heute mit dem Studium der Arzneien beginnen, die aus dem Mineralreich stammen. Ich habe Ihnen auf der Tafel (> Abb. 44.1) die chemischen Elemente und einige ihrer Verbindungen aufgezeichnet und dabei nach bestimmten verwandtschaftlichen Beziehungen angeordnet, wie sie sich aus der Chemie ergeben. In den kommenden Vorlesungen möchte ich Ihnen eine allgemeine Vorstellung von den Beziehungen der Arzneien zueinander vermitteln, insbesondere jener aus dem Mineralreich. All die Elemente haben untereinander, aus chemisch-physikalischer Sicht, auch eine elektrische Beziehung, und zwar über ihre **negative und positive elektrische Polarität.** Bestimmte Elemente sind ausgesprochen elektronegativ, und andere sind ebenso deutlich elektropositiv. Manche Elemente, wie Gold, Silber etc., stehen in dieser Hinsicht in der Mitte, sind also relativ neutral; ich habe sie daher in dem aufgemalten Magneten in der Nähe des neutralen Punkts angesiedelt. Der Vorteil dieser Methode, sich die Dinge zu erarbeiten, wird klar werden, wenn wir weiter fortschreiten.

Von den elektronegativen Elementen wissen wir, dass sie eher gute Lichtleiter sind, von den elektropositiven Elementen, dass sie eher gute Wärmeleiter sind. Die stärksten elektrischen Kräfte finden sich bei den Elementen bzw. Arzneien im Bereich der beiden Pole; sie nehmen ab, je weiter wir uns der Biegung des Magneten nähern.

Eine weitere, wissenswerte Tatsache, die wir im Allgemeinen feststellen können, ist die folgende: Die **elektronegativen** Arzneien wirken **morgens auf den Darmtrakt** und **nachmittags auf die Brust,** oder, anders gesagt, ihr Wirkungsort verlagert sich im Verlauf des Tages nach oben. Das genaue Gegenteil zeigt sich bei den **elektropositiven** Arzneien; diese wirken **morgens auf die Brust** und **nachmittags auf den Darmtrakt.** Die meisten von Ihnen kennen den morgendlichen Durchfall von **Sulfur**, der den Patienten aus dem Bett treibt, und Sie wissen, dass sich die asthmatische Dyspnoe dieses Mittels zum Nachmittag hin verschlimmert. Von den Arzneien am anderen Pol, wie etwa den Kalisalzen, ist dagegen bekannt, dass sie eine Verschlimmerung der Brustsymptome am Vormittag haben und eine solche der Darmsymptome in der zweiten Tageshälfte. Dies ist natürlich nur eine sehr allgemeine Aussage, dennoch kann sie Ihnen überaus nützlich sein, wenn Sie sich zwischen Arzneien zu entscheiden haben.

Lassen Sie mich Ihnen ein Beispiel geben: Sie haben einen Fall von Skrofulose zu behandeln und schwanken zwischen **Sulfur** und einem bestimmten Kalziumsalz. Viele Symptome dieser beiden Arzneien sind sich erstaunlich ähnlich; doch die bloße Tatsache, dass der Durchfall des Patienten am Morgen einsetzt oder am Nachmittag – was unter anderen Umständen ganz unbedeutend erscheinen mag –, dient hier zur klaren Unterscheidung zwischen den beiden Mitteln. Damit will ich keineswegs sagen, dass **Sulfur**, nur weil es morgendlichen Durchfall erregt, *immer* das Heilmittel sein muss, wenn dieses Symptom vorhanden ist. Vielmehr will ich damit Folgendes sagen: Wenn Sie zwischen zwei Arzneien entscheiden müssen, die einander auf der Skala der Elektronegativität entgegengesetzt sind, gewinnt diese Art von Beziehung mit den erwähnten Implikationen eine große Bedeutung. Je mehr sich die Arzneien oder chemischen Elemente dem Neutralpunkt des Magneten nähern, desto geringer wird dieser Effekt, bis er schließlich gar nicht mehr wahrnehmbar ist.

Diese Art der Anordnung der Arzneimittel ist auch noch in anderer Hinsicht hilfreich. So sehen Sie beispielsweise **Oxygenium** und **Sulfur** am negativen Pol nahe beieinander – diese Elemente stehen sich nicht nur chemisch [im Periodensystem] nahe, sie

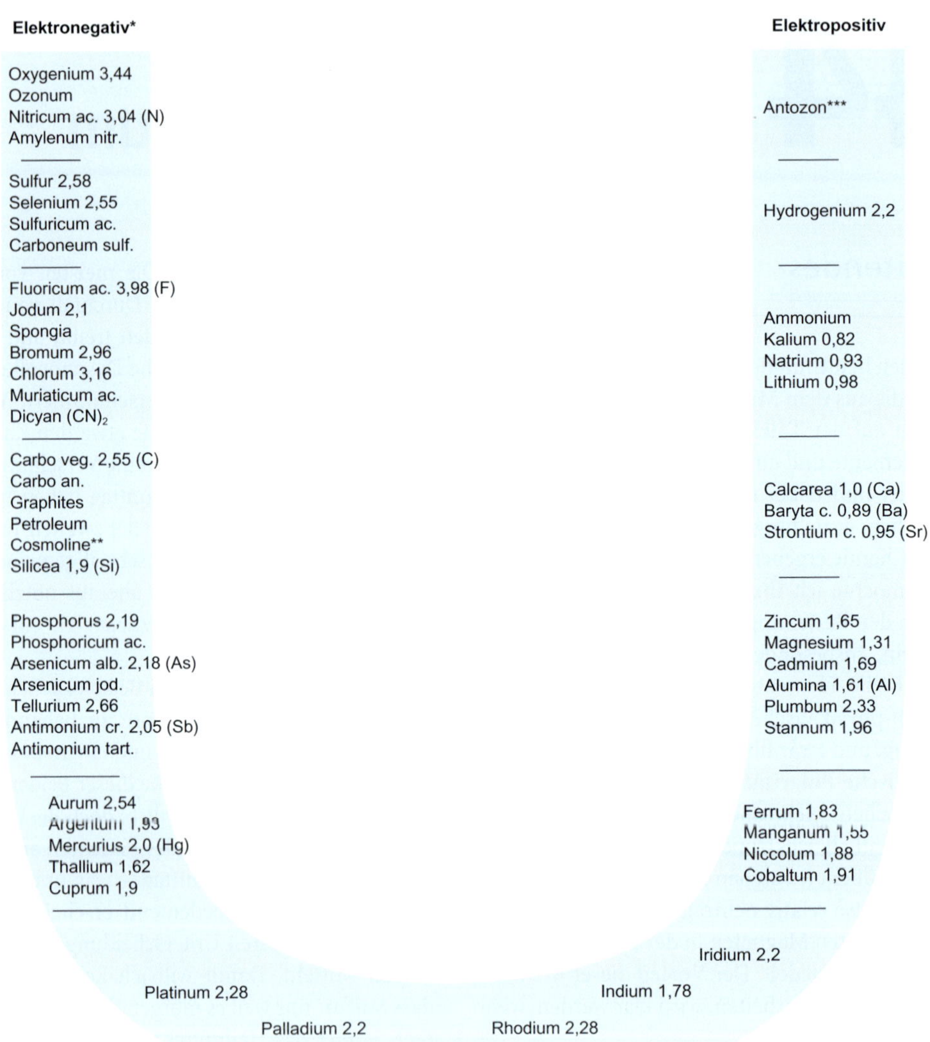

Abb. 44.1 Skala der Elektronegativität der chemischen Elemente und mineralischen Arzneien

* Die von Farrington hier vorgenommene Einteilung der chemischen Elemente und einiger ihrer (homöopathisch bedeutsamen) Verbindungen in Bezug auf ihre Elektronegativität spiegelt nur ungefähr die wirklichen Verhältnisse wider. Ich habe deshalb hinter die Elemente die heute gültigen EN-Werte gesetzt; bei manchen der aufgeführten Verbindungen gelten die genannten Werte nur für das jeweils in Klammern stehende Element.

** Amerikanischer Handelsname für ein Korrosionsschutzmittel für Schusswaffen. Chemisch eine homogene Mischung aus öligen und wachsartigen, langkettigen, nichtpolaren Kohlenwasserstoffen; Schmelzpunkt 45–52°C, Siedepunkt 185°C. (Wikipedia)

*** Die 1858 von C.F. Schönbein aufgestellte Theorie von Ozon und Antozon als zwei aktiven, entgegengesetzt geladenen Sauerstoffmodifikationen, die bei der Elektrolyse des Wassers entstehen sollen, ist später widerlegt worden. Dass es sich beim Ozon jedoch um eine allotrope Form des Sauerstoffs handelt, die aus drei Atomen (O_3) besteht, ist erstmals 1863 von J.L. Soret vermutet worden. Was Schönbein als „Antozon" bezeichnete, ist in Wirklichkeit ein Abbauprodukt des Ozons in Gegenwart von Wasser und damit nichts anderes als *Wasserstoffperoxid;* doch auch dieses ist immer noch ein starkes Oxidationsmittel und rangiert als solches eher am anderen Ende der von Farrington aufgezeichneten Skala.

sind einander auch als Arzneien ähnlich. In derselben Umgebung finden wir auch den Stickstoff, der in der Homöopathie in Form von **Nitricum acidum** zum Einsatz kommt.

Darunter folgen mehrere Arzneien, die in der Chemie eine Gruppe bilden und als **Halogene** bekannt sind; wir verwenden sie vor allem als **Fluoricum acidum**, **Jodum**, **Bromum** – und **Spongia**. Letzteres Mittel ist hier nicht als chemische Substanz eingefügt, sondern als Arzneimittel, das seine arzneilichen Eigenschaften im Wesentlichen dem Jod und Brom verdankt, welche es enthält. Es ist durchaus von praktischem Wert, sich all diese Mittel auch in diesem Zusammenhang einzuprägen, denn sie sind sich innerhalb ihrer Gruppe nicht nur chemisch, sondern auch arzneilich ähnlich. Darüber hinaus ermöglicht Ihnen ein solches Gruppieren von Mitteln, ganze Arzneigruppen besser im Gedächtnis zu behalten, aus denen Sie dann ein Mittel auswählen können, das genau zu Ihrem Fall passt. Ich habe bei den Halogenen noch **Dicyan** hinzugefügt, da es sich chemisch ähnlich wie diese verhält und auch arzneilich mit diesen verwandt ist.

Unter den Halogenen finden wir die **Kohlenstoffgruppe**, mit **Carbo vegetabilis**, **Carbo animalis**, **Anthrakokali**, dem Diamanten sowie **Graphites**. Hinzu gesellen sich **Petroleum** und Cosmoline, zwei ölige Substanzen, die reich an Kohlenstoff sind und viele Ähnlichkeiten mit den reinen Kohlemitteln haben. In einer späteren Vorlesung werde ich Ihnen die Charakteristika mitteilen, die allen Kohlenstoffmitteln gemeinsam sind, sodass Sie sagen können: Hier habe ich es mit einem Patienten zu tun, der ein Kohlenstoffpräparat braucht – welches mag es sein? Dieses Mittel bestimmen Sie dann in derselben Art und Weise, wie Sie sich etwa auch für eines der Halogene entscheiden.

Als Nächstes haben wir auf der Tafel eine Gruppe, die im Wesentlichen aus **Phosphorus**, dessen Säure und zwei Arsenverbindungen besteht; ferner finden wir dort **Tellurium**, **Antimonium crudum** und schließlich **Antimonium tartaricum**, das mit dem Sulfid [**Ant-c.**] genügend ähnlich ist, um hier ebenfalls seinen Platz zu finden. Die Arzneien dieser Gruppe weisen untereinander viele Ähnlichkeiten auf. **Phosphorus** und **Arsenicum album** stehen sich vor dem Auge des Arztes ständig gegenüber, und er kann sich oft nur schwer entscheiden, welches von beiden er geben soll.

Die Antimonverbindungen sind mit Schwefel und Selen isomorph, bilden also gleiche Kristallformen.[1] Ein weiteres Faktum ist – wie es die Chemie bereits nahelegt –, dass Substanzen von ähnlicher Kristallstruktur auch ähnliche medizinische Wirkungen entfalten. Diese isomorphen Substanzen können einander in der Chemie [d. h. bei der Bildung der Kristallgitter] häufig ersetzen. Ich teile Ihnen diese Dinge mit, damit Sie eine umfassende, rationale Vorstellung von den Arzneien bekommen, eine Vorstellung, die die Arzneien nicht als von allem losgelöste Einzelsubstanzen sieht, sondern sie als mit der Natur wie auch untereinander im Zusammenhang stehend begreift.

Weiter unten auf dem elektronegativen Schenkel, nahe dem Neutralpunkt, finden Sie die **Edelmetalle,** namentlich Gold und Silber. Im Verlauf der Vorlesungen werden wir später den Mitteln auf der elektropositiven Seite nach oben folgen und uns mit deren Zusammenhängen untereinander befassen. Jeder von Ihnen wird z. B. wissen, wie nahe Barium und Strontium – chemisch wie auch medizinisch – miteinander verwandt sind. Die Verwandtschaft zwischen diesen beiden Stoffen beruht ganz wesentlich auf der Ähnlichkeit ihrer chemischen Herkunft.[2] Dies ist auch der Grund dafür, warum die beiden Mittel nicht gut aufeinander folgen.[3] Auf der linken Seite sehen Sie **Sulfur** und **Sulfuricum**

[1] Wörtlich: „The *Antimony* preparations are similar in form and isomorphous with *Sulphur* and *Selenium*." Eine Bestätigung für diese Aussage habe ich in der Literatur nicht finden können. In *Meyers Konversationslexikon* (4. Aufl., 1885–92) wird unter dem Stichwort **Isomorphie** aber u. a. Folgendes festgestellt:

„1. Schwefel, Selen, Mangan, Chrom; die analog zusammengesetzten Verbindungen ihrer Säuren mit derselben Base sind gewöhnlich isomorph; …

11. Phosphor, Arsen, Antimon; die analogen Salze der gewöhnlichen Phosphor- und Arsensäure sind isomorph, während Arsen und Antimon isomorphe Oxyde und Schwefelverbindungen bilden; …"

[2] Strontium steht im Periodensystem in der 2. Gruppe zwischen Kalzium und Barium. Diese drei Elemente sind isomorph bezüglich ihrer Kohlensäuresalze.

[3] Laut Abdur Rehman *(Encyclopedia of Remedy Relationships in Homoeopathy)* folgt *Baryta carbonica* gut auf *Strontium carbonicum* bei Arteriosklerose, besonders der Hirngefäße; hier soll *Stront-c.* die Rolle eines Schrittmachers für *Bar-c.* spielen (Burnett).

acidum ähnlich nahe beieinander stehen. Nehmen wir an, Sie können sich in einem verwickelten Fall nicht recht zwischen diesen beiden Mitteln entscheiden. Also sagen Sie sich: „Ich gebe einfach als Erstes **Sulfur**, und wenn es meinem Patienten morgen nicht besser geht, bekommt er anschließend **Sulfuricum acidum**." Das ist eine verwerfliche Praxis! Viel besser wäre es, wenn Sie heute **Sulfur** und morgen **Calcarea carbonica** verabreichen würden. Warum? Wir haben es hier zwar mit ähnlichen Mitteln zu tun, gleichwohl sind sie sich in ihren familiären Beziehungen bzw. ihrer chemischen Herkunft vollkommen fremd. Warum sind mir diese zwei Arten von Arzneibeziehung so wichtig? Weil ich möchte, dass Sie einen Unterschied machen zwischen dem, was gleich ist, und dem, was ähnlich ist! **Ignatia** und **Nux vomica** sind sich z. B. in einer Weise ähnlich, dass sie in vieler Hinsicht auch als identisch angesehen werden können. **Ignatia** und **Zincum** wiederum sind konkordante Arzneien, die zwar ähnlich, aber keineswegs identisch sind.

Wie Sie dem Schema entnehmen können, habe ich den Wasserstoff (**Hydrogenium**) über die Gruppe der Alkalimetalle bzw. ihrer Salze eingeordnet.[4] Darüber findet sich nur noch Antozon. Ozon ist negativer Sauerstoff, Antozon ist positiver Sauerstoff (➤ Abb. 44.1). Ozon kommt vermehrt in der frischen Seeluft vor [sowie in den Bergen, in Waldgebieten sowie nach Gewittern] – und wie oft schicken wir nicht unsere Patienten an die Meeresküste, damit sie dort Linderung erfahren! Dies gilt allerdings nur für Patienten, die vom Typus her in Richtung **Sulfur** tendieren; handelt es sich dagegen um Patienten, die einem der „Salz-Mittel" angehören, würde ich ihnen eher nebelige Gegenden empfehlen, die wenig ozonbelastet sind.

[4] Nach Maßgabe der heute gültigen Skala der Elektronegativität (verstanden als das Bestreben eines Atoms, in einem Molekül die Bindungselektronen an sich zu ziehen) liegt Wasserstoff mit einem Wert von 2,2 viel weiter im mittleren Bereich. Das elektronegativste Element ist Fluor (3,98), das am wenigsten elektronegative (bzw. das elektropositivste) Element das Alkalimetall Franzium (0,7). Sauerstoff liegt mit einem Wert von 3,44 hinter Fluor an zweiter Stelle, Phosphor (2,19) direkt neben Wasserstoff in der Mitte, Kalium (0,82) am anderen Ende in der Nähe von Franzium.

44

Selenium

Lassen Sie uns nun, nach dieser allgemeinen Einführung, mit dem Studium jener Arzneimittel beginnen, die dem Mineralreich entstammen. Den Rest dieser Vorlesung möchte ich der Betrachtung von Selenium widmen, und morgen folgt dann der „König der Arzneien" – **Sulfur**.

Selen ist isomorph mit Schwefel und ähnelt diesem sowohl chemisch als auch arzneilich. Es zeitigt nur geringe Wirkung auf das Blut und die Lymphgefäße, umso größere aber auf das Nervensystem.

Allgemeine Schwäche

Entsprechend finden wir Selenium häufig bei nervösen Leiden passend. Es scheint eine Schwäche[EN176], eine allgemeine Kraftlosigkeit hervorzurufen, die alle Teile des Körpers erfasst. Diese Schwäche zeigt sich in einer leicht entstehenden **Erschöpfung durch jede Art von Anstrengung** oder Arbeit. Wenn der Patient am Abend nur etwas länger aufbleibt oder seinen Geist nur leicht überanstrengt, ist er den ganzen nächsten Tag so abgespannt, dass er nur das Nötigste denken kann und auch zu körperlicher Arbeit kaum in der Lage ist.[GA3,140] Besonders **heißes Wetter** macht ihm in dieser Beziehung sehr zu schaffen[GS], was auch daran erkennbar wird, dass er mit dem Untergehen der Sonne und der kühler werdenden Luft kräftiger wird.[(GA3,118)] Die große Trägheit und Erschöpfung bewirken einen unüberwindlichen Hang, sich hinzulegen und zu schlafen, und dennoch werden danach alle Beschwerden schlimmer[GA3,112].

Spermatorrhö, Impotenz

Der Patient verträgt keinerlei Beanspruchung des Nervensystems, und deshalb geht es ihm z. B. auch **nach Samenergüssen stets schlechter,** seien diese willkürlich oder unwillkürlich erfolgt. Als Folge des Samenverlustes ist er am nächsten Tag reizbar und verdrießlich[GA3,77], ist benommen, hat Kopfschmerzen und leidet unter Lahmheit und Schwäche im Kreuz[AZ88,64]. Er neigt zu unbewusstem Herauströpfeln von Samen[GA3,60] oder Prostatasaft[GS] im Schlaf. Auströpfeln von Prostatasaft vor[GA3,52], bei[GS] und nach dem Stuhlgang[KE5,586], im Sitzen und Gehen[GA3,51] sowie nach Harnen. Die Ähnlichkeit der Arznei mit **Sulfur** ist hier nicht zu übersehen. Beide Mittel haben üble Folgen von geistiger Erschöpfung und Mangel an Schlaf, und beide haben unwillkürlichen Samenabgang sowie Neigung zu **Prostatorrhö.** Der Unterschied liegt darin, dass bei Selenium die Erschlaffung des Penis sehr viel ausgeprägter ist.[GA3,62] Sie haben hier zwei Mittel, die beide bei ähnlichen Zuständen geeignet erscheinen, und doch ist dieser kleine Unterschied hinreichend, um zu wissen, welches von ihnen sich bei Ihrem Patienten als nützlicher erweisen wird. Beide neigen zu Impotenz; doch bei **Sulfur** finden wir eher kalte Geschlechtsteile[CK1012] und mangelndes Erektionsvermögen, während bei Selenium völlige Erschlaffung der inneren und äußeren Genitalien vorherrscht, sodass der Samen ganz unwillkürlich fortträpfelt.

Schwäche nach langwierigen Fiebern

Selenium kann bei den Folgen einer Typhuserkrankung notwendig werden. Wenn der Patient nach Abklingen des Fiebers wieder umherzugehen beginnt, verspürt er eine so große Schwäche im Rücken, dass er fürchtet, eine Lähmung zu erleiden. Auch hier sehen Sie wieder die große Ähnlichkeit zwischen Selenium und **Sulfur**. **Sulfur** ist von unschätzbarem Wert bei Erschöpfung infolge von langwierigen Krankheiten. Gleiches gilt auch für Selenium, doch fehlen ihm so charakteristische **Sulfur**-Symptome wie Hitzewallungen[CK1713] bei der geringsten Bewegung oder auch Schwäche- und Leeregefühl in der Magengegend am späten Vormittag[CK588].

Nervöse Kopfschmerzen

Selenium ist mitunter bei nervlich bedingten Kopfschmerzen angezeigt. Die Schmerzen sind von stechendem Charakter und treten gewöhnlich über dem linken Auge auf, vermehrt beim **Gehen in der Sonne.**[GA3,6] Auch hier sehen Sie wieder, wie heißes Wetter den Selenium-Patienten beeinträchtigt! Die Kopfschmerzen kehren ziemlich **regelmäßig alle Nachmittage** wieder[GA3,3], und sie werden darüber hinaus auch durch starke Gerüche erregt[GA3,6], wie etwa den von Tuberosen, Moschus etc. Diese Art von Kopfschmerz ist ganz offensichtlich nervöser Natur, weil er mit tiefer Schwermut sowie mit **profusem Abgang von klarem, hellem Harn** einhergeht[GA3,6]. Letzteres Symptom finden Sie häufig bei hysterischen Patientinnen, doch andere Mittel haben es noch sehr viel ausgeprägter als Selenium, z. B. **Gelsemium**, **Ignatia**, **Lac defloratum** oder **Moschus**.

Ein weiterer Hinweis auf den nervösen Ursprung dieser Kopfschmerzen ist die Tatsache, dass der Patient eine Verschlimmerung der Beschwerden durch das **Trinken von Tee** und bestimmter Säuren erfährt, namentlich von Limonade[GA3,5] oder Tamarindensaft[GA3,4]. Auch bei den Kopfschmerzen zeigen sich wieder manche Ähnlichkeiten mit **Sulfur**, so etwa bei der periodischen Wiederkehr derselben. Allerdings kehren die Schmerzen bei **Sulfur** nicht jeden Nachmittag zurück, sondern alle acht Tage[SK630]; **Sulfur** hat auch nicht, wie Selenium, die Verschlimmerung des Kopfwehs durch Tee, wohl aber durch Kaffee.

Beide Mittel können bei Kopfschmerzen von Säufern indiziert sein, ebenso bei Kopfschmerzen von Menschen, die sich einem Trinkgelage hingegeben haben. Der **Sulfur**-Kopfschmerz wird durch alle Arten von alkoholischen Getränken schlimmer, während der Selenium-Kopfschmerz manchmal durch Branntwein gebessert wird,[5] ebenso wie die gastrischen Symptome. Der Selenium-Patient hat ein großes **Bedürfnis, Branntwein zu trinken.**[GA3,30f] Dies ist aber nicht das Alkoholverlangen eines Abhängigen, vielmehr ist es auf eine eigentümliche **Flauheit in der Magengegend** zurückzuführen. Der Patient hat das Gefühl, etwas Anregendes oder Belebendes zu sich nehmen zu müssen – und Branntwein erhält den Vorzug, weil er hier kurzzeitig Abhilfe zu schaffen vermag. Dasselbe Phänomen finden Sie auch bei **Staphisagria** und **Hepar sulfuris**, die beide eine Empfindung im Magen haben, als ob dieser schlaff herabhinge[RA105;CK240] – ein Mangel an Tonus in der Magenwand und daraus sich ergebend eine ungenügende Sekretion von Magensaft.

[5] Laut Prüfung erregt Wein Kopfschmerzen, nicht aber Branntwein. (*GA* 3,5) Von einer Besserung bestehender Kopfschmerzen durch Branntwein ist in den Quellen nirgends etwas zu lesen.

44

Obstipation

Selenium wird bei einer besonderen Form von Stuhlverstopfung empfohlen, wiewohl ich einräumen muss, dass es in dem einen Fall, in dem ich es angewandt habe, versagt hat. Die Verstopfung, bei der es angezeigt ist, hängt ganz und gar mit einer **Atonie des Darmtrakts** zusammen. Peristaltik ist so gut wie nicht vorhanden, sodass sich der Stuhl im Mastdarm staut und anhäuft[GA3,43]. Durch stete Resorption der Feuchtigkeit wird der Kot so hart und trocken, dass er am Ende mechanisch entfernt werden muss.[AZ81,127] Selenium soll in solchen Fällen den Tonus des Rektums wiederherstellen und so einem Rezidiv dieses Symptoms vorbeugen. Dasselbe Symptom findet sich auch bei **Alumina**, **Opium**, **Plumbum** und **Bryonia**, doch sind diese Mittel wahrscheinlich nicht so häufig in der Rekonvaleszenz nach einer langwierigen Krankheit indiziert.

Schlaflosigkeit

Eine weitere Besonderheit von Selenium, die alle anderen Symptome zu beeinflussen vermag, ist der Charakter des Schlafs. Der Patient macht nachts nur lauter Nickerchen und wacht über jedes kleine Geräusch auf[GA3,127]. „Abends zeitig schläfrig, dann nur ein halber Schlaf mit viel Erwachen …“[GA3,121] „Sehr **zeitig Erwachen** und immer **zu derselben Stunde,** geht er auch noch so spät schlafen.“[GA3,133] Alle Beschwerden erhöhen sich nach Schlaf.[GA3,112] Auch dieser „Katzenschlaf“ erinnert sehr an **Sulfur**. Typisch für die **Sulfur**-Schlaflosigkeit ist jedoch, dass der Patient nach dem Erwachen meist hellwach ist und dann nicht wieder einschlafen kann.[GS] Er hat nicht diese bestimmte Uhrzeit des Erwachens am frühen Morgen, wie sie für Selenium so charakteristisch ist.

Haut

Weitere Ähnlichkeiten zwischen den beiden Arzneien zeigen sich bei den Hautaffektionen. Selenium ist besonders hilfreich bei **Juckreiz** an den Hautfalten zwischen den Fingern sowie in der Umgebung von Gelenken[GS], besonders um die Fußknöchel herum[GA3,100]. Das Jucken kann auch anderenorts an **kleinen Stellen** auftreten und mit **Kribbeln** verbunden sein[(GA3,111)], was einmal mehr auf die Beteiligung des Nervensystems hindeutet. **Ausfallen der Haare,** nicht nur auf dem Kopf[GA3,7], an den Augenbrauen[GA3,11] und am Backenbart[UE], sondern auch an anderen Körperteilen [etwa im Schambereich[UE]].[6] **Ekzematischer Ausschlag auf der Kopfhaut,** mit kribbelndem Jucken und Heraussickern einer serösen Feuchtigkeit nach Kratzen.[(GS)] Auch hier ist Selenium **Sulfur** wieder auffallend ähnlich, doch unterscheidet es sich von jenem durch das stellenweise auftretende Kribbeln[GA3,111] (wenn der Patient alt genug ist, seinen Zustand zu beschreiben).

Leber

Manchmal, wenn auch nicht häufig, finden wir Selenium, wie **Sulfur**, bei chronischen Leberleiden[GY2] angezeigt. Man muss vor allem bei **Lebervergrößerung** an das Mittel denken, wenn diese mit Appetitlosigkeit, besonders am Morgen, einhergeht.[GS] Zugleich besteht ein weißer Zungenbelag[GA3,25], was Selenium sogleich von **Sulfur** trennt.[7] Außerdem hat **Sulfur** bei dem Mangel an Esslust großen und beständigen Durst[CK613], was bei Selenium nicht so ist. Selenium neigt darüber hinaus zu heftigen **Stichen in der Lebergegend,** < bei jeder Bewegung und durch äußeren Druck[GS; GA3,36]; die ganze Gegend unter den rechten Rippen ist schmerzhaft empfindlich[GA3,36]. Wenn sich zudem in der Lebergegend ein roter, juckender Frieselausschlag[GA3,37] zeigt, ist Selenium das einzige noch infrage kommende Mittel.

Heiserkeit

Selenium hat eine entschiedene Wirkung auf den Kehlkopf und die Lunge. Bei mehreren Vergiftungen

[6] Bei Farrington heißt es fälschlich: „… not that of the head …, but of other parts of the body." Der Fehler entstand seltsamerweise erst in einer der späteren Überarbeitungen. In der 1. Auflage hieß es noch korrekt: „… both that of the head … and other parts …"

[7] Warum dies ein Unterscheidungskriterium sein soll, ist unklar, hat doch auch *Sulfur* besonders morgens eine weiß belegte Zunge. (*CK* 511f)

von Tieren mit Selen kam es zur Entzündung der Kehlkopfschleimhaut und zur Anschoppung der Lunge mit Flüssigkeitsaustritt ins Lungengewebe. Postmortale Untersuchungen zeigten, dass die Schleimhäute allenthalben kongestioniert und hier und da von dunkelroten bis purpurnen Flecken durchsetzt waren. Beim Einschneiden mit dem Skalpell ins Lungenparenchym quollen Blut und schaumiges Serum hervor.

Ich habe Selenium erfolgreich bei **Heiserkeit von Sängern** eingesetzt, besonders wenn diese **gleich beim Ansetzen zum Singen** auftrat [GA3,72]. Das Mittel kann aber auch hilfreich sein, wenn sich die Heiserkeit erst nach längerem Gebrauch der Stimme einstellt.[GS] Weil sich immer wieder durchsichtiger, stärkeartiger [starchy] Schleim im Hals ansammelt, ist der Patient gezwungen, sich **häufig zu räuspern** [GA3,73]. Diese Symptome sollten natürlich stets auch an eine beginnende Kehlkopftuberkulose [GS] denken lassen. Bei dieser Heiserkeit oder Stimmlosigkeit gehört Selenium in eine Reihe mit **Arum triphyllum**, **Spongia**, **Causticum**, **Carbo vegetabilis** und **Phosphorus**.

Arum triphyllum hat insgesamt eine völlig andere Wirkung, ist Selenium aber in Bezug auf die Kehlkopfsymptome ziemlich ähnlich. Wie dieses ist auch **Arum** bei Heiserkeit von Sängern oder Rednern von Nutzen, besonders aber dann, wenn die Stimme ganz plötzlich während ihres Gebrauchs versagt. So redet der Patient z. B. in einer gleichbleibenden Tonlage – und **plötzlich schlägt seine Stimme um,** und er spricht in einer **höheren Tonlage** weiter.[AZ82,151]

Arzneimittelbeziehungen

Die Antidote von Selenium (➤ Tab. 44.1) sind **Pulsatilla** und **Ignatia**.[SK507] **China** [GA3,116] sowie der Genuss von Wein [GA3,5] haben sich als unverträglich erwiesen bzw. verschlimmern die Beschwerden außerordentlich.

Die durch Selenium hervorgerufene Schwäche wird, wie Hahnemann sagt,[8] durch den Gebrauch der Chinarinde bedeutend vermehrt. Die Abmagerung, die Selenium verursacht, ist jener von **China** sehr ähnlich.[9] Wir finden bei Selenium Schwäche und Abmagerung infolge von Säfteverlust, ein Zustand, der uns auch von **China** bekannt ist; gleichwohl sind beide Arzneien einander „feindlich“.

Tab. 44.1 Vergleichsmittel von Selenium

Selenium	
Allgemein	• *Sulfur*
Heiserkeit	• *Antimonium tartaricum* • *Causticum* • *Carbo vegetabilis* • *Phosphorus* • *Spongia*
Antidote	• *Ignatia* • *Pulsatilla* [10]
Unverträglich	• *China* • Wein

[8] Die Prüfung des Selens durch Hering wurde 1833 im *Archiv* veröffentlicht, wird Hahnemann also bekannt gewesen sein. Ob und wo er sich jedoch in diesem Sinne geäußert hat, konnte nicht eruiert werden.

[9] *Selenium:* „Auffallendes Abmagern, besonders im Gesicht, an den Händen und Schenkeln." (*GA* 3,115)
China: „Abmagerung, besonders der Arme und Beine." (*SK* 296)

[10] Farrington schreibt irrtümlich: „< *Puls.*" („<" = unverträglich).

KAPITEL

45 Vorlesung: Sulfur

Einleitendes

Sulfur ist ein Mittel, mit dem Sie alle vertraut sind. Wenn Sie die Arznei selber zubereiten, sollten Sie insbesondere darauf achten, dass Sie vollkommen reinen Schwefel verwenden. Die bei uns im Handel erhältliche Schwefelblume ist immer noch ziemlich unrein. Sie enthält einige Sauerstoffsäuren des Schwefels, etwas Selen und oftmals auch Arsen. Wenn chemische Substanzen in der Natur in dieser Weise miteinander vergesellschaftet sind, dann müssen sie, wie sich herausgestellt hat, auch medizinisch miteinander verwandt sein. Vergleichbare Beziehungen gibt es auch zwischen manchen Arzneipflanzen und dem Boden, auf dem diese wachsen. So ist beispielsweise die Tollkirsche, **Atropa belladonna**, die besonders gut auf kalkhaltigen Böden gedeiht, nah mit **Calcarea carbonica** verwandt. Der Fliegenpilz, **Agaricus muscarius**, wächst niemals in Böden, die Kohle enthalten.[1] Entsprechend gibt es auch keine Verwandtschaftsbeziehungen zwischen **Agaricus** und den Kohlemitteln. **Cistus canadensis** gedeiht gut auf Böden, die Glimmer[2] enthalten, weswegen Gemeinsamkeiten zwischen dieser Arznei und den Magnesium-Verbindungen zu erwarten sind.

Hauptmittel bei Reaktionsmangel und Krankheitsunterdrückung

Sulfur ist, so kann man wohl sagen, das zentrale Arzneimittel unserer gesamten Materia medica. Es hat klar umrissene Beziehungen zu fast jedem Mittel, das wir verwenden (➤ Tab. 45.1). Der große Nutzen von Sulfur beruht auf dieser Eigenschaft, und es ist unser Hauptmittel bei mangelhafter Reaktion. Wenn der Organismus auf ein gut gewähltes Mittel nicht ansprechen will – welche Krankheit auch immer bestehen mag und ob diese nun mit den charakteristischen Symptomen von Sulfur übereinstimmt oder nicht –, dann ist Sulfur oftmals das passende Mittel, um eine Reaktion herbeizuführen und den Fall voranzubringen; und Sulfur wird den Fall entweder selbst heilen oder aber den Weg für ein anderes Mittel ebnen, das dann die Heilung vollenden kann. Diese Qualität von Sulfur resultiert aus seiner Beziehung zu dem, was Hahnemann **Psora** genannt hat. Hahnemann lehrte, und dies hat sich in der Praxis immer wieder bewahrheitet, dass sich, wenn eine Krankheit unterdrückt wird **(und eine Krankheit wird unterdrückt, wenn sie von der Oberfläche ins Innere des Körpers vertrieben wird)**, eine Konstitution oder Dyskrasie entwickelt, die dann jede

Tab. 45.1 Komplementär- und Folgemittel sowie Antidote von Sulfur

Sulfur	
Komplementärmittel	• *Calcarea carbonica* • *Aconitum napellus* • *Aloe*
Folgemittel	• *Psorinum* • *Mercurius, Nitricum acidum, Lachesis* • *Nux vomica, Pulsatilla, Bryonia* • *Baptisia, Arsenicum* • *Calcarea, Lycopodium, Silicea, Sepia* • *Aconitum, Belladonna, Bryonia* • *Phosphorus, Antimonium tartaricum, Arsenicum album*
Antidote	• *Nux vomica* • *Pulsatilla* • *Mercurius*

[1] Inwieweit dies richtig ist, konnte ich nicht verifizieren. In den *Guiding Symptoms* (Bd. 1, S. 210) gibt es eine ähnliche Behauptung: „Mushrooms will not grow in ground containing either iron or coal."

[2] Von den verschiedenen Glimmerarten ist wohl der Magnesium enthaltende Biotit gemeint.

Abnormität, an der der Patient leiden mag, negativ beeinflusst. Ein Hautausschlag ist, um ein Beispiel zu nennen, durch äußere Maßnahmen ausgetrocknet oder durch Salben nach innen getrieben worden. Einige Zeit später entsteht irgendeine andere Krankheit – nicht notwendigerweise wieder ein Hautleiden; sie kann pathologisch völlig anders geartet sein. So kann sich der Patient etwa infolge einer Unterkühlung eine Lungenentzündung zuziehen. Die durch die Unterdrückung des Hautausschlags alterierte Konstitution modifiziert dann die Pneumonie in einer Weise, dass diese solange nicht geheilt werden kann, bis der gleiche Ausschlag wiederhergestellt wurde. Dann aber werden Sie erstaunt sein, wie rasch jenes Mittel, das zuvor nicht „anschlagen" wollte, nun den Fall kuriert. Unzählige Male hat Sulfur derart unterdrückte Krankheiten wieder hervorgebracht, und diese Tatsache ist auch der Grund für seine ausgedehnte Anwendung in der Praxis. Besonders geeignet ist Sulfur, wenn eine Krätze unterdrückt worden ist.

Sulfur ist aber bei mangelnder Reaktion – der Patient reagiert nicht auf augenscheinlich gut gewählte Arzneien – keineswegs das einzige Mittel, das uns zur Verfügung steht. Über den diesbezüglichen Wert von **Psorinum** habe ich schon in einer früheren Vorlesung gesprochen. **Cuprum** sollte hier ebenfalls in Betracht gezogen werden; des Weiteren **Laurocerasus** bei Brustaffektionen, namentlich bei **Lungenleiden,** die auf keine Behandlung ansprechen. **Valeriana** und **Ambra grisea** bei nervöser Schwäche bzw. **Überreiztheit der Nerven;** oder auch **Carbo vegetabilis**, besonders bei abdominalen Erkrankungen sowie bei **Kreislaufkollaps,** der durch kalten Atem, kalte Knie usw. gekennzeichnet ist.

Konstitution

Sulfur passt besonders für Personen von hellerem Teint und aufbrausendem Temperament, wenngleich Menschen mit dunklerer Haut ebenso seinem Einfluss unterliegen können, wenn sie deutliche Sulfur-Symptome zeigen. Sulfur ist eines unserer wichtigsten Mittel bei der Behandlung von Schwarzen. Ob dies der raschen Ausbreitung der Skrofulose bei dieser Rasse zuzuschreiben ist, vermag ich nicht zu sagen. Sulfur ist ferner oft für Menschen geeignet, die eine **raue Haut** haben und leicht irgendwelche **Hauterkrankungen** bekommen, vom einfachen Erythem bis hin zum manifesten Ekzem. Der Körper hat eine ausgesprochene Neigung zu **übelriechenden Ausdünstungen,** welche zum Teil auch einer gewissen Unreinlichkeit geschuldet sein mögen, denn der typische Sulfur-Patient ist kein großer Freund des Wassers; zudem verschlimmert Baden oder Waschen seine Beschwerden. Die **Wasserscheu** kann zu einem regelrechten Widerwillen gegen Wasser gesteigert sein. Dieser unangenehme Körpergeruch ist aber auch durch Waschen kaum zu beseitigen, weshalb er wohl größtenteils auf abnorme Absonderungen der Haut zurückzuführen ist. Der Sulfur-Patient ist von eher „derber Faser"; sein **Haar** wirkt **spröde und ungepflegt.** Es besteht ein **Verlangen nach alkoholischen Getränken,** besonders nach herberen Arten wie Bier[CK609], Whisky etc. Aufgrund einer Schwäche des Rückens [und damit verbundenen Kreuzschmerzen] ist er **nicht fähig, gerade zu stehen;** er muss gebückt gehen.[CK1254]

Ungleichmäßige Blutverteilung

Kommen wir nun zur Wirkung von Sulfur auf den Kreislauf. In fast jedem Fall, wo Sulfur das passende Mittel ist, ist auch die Blutzirkulation in irgendeiner Weise gestört, wobei besonders der venöse Teil betroffen zu sein scheint und eine Art von Plethora hervorgerufen wird. Es handelt sich hier aber nicht um eine Plethora vera im Sinne einer allgemeinen Blutvermehrung, sondern eher um **lokale Hyperämien,** welche auf eine ungleichmäßige Verteilung des Blutes zurückzuführen sind, wodurch nur bestimmte Bereiche des Körpers kongestioniert erscheinen. Diese Kongestionen stehen im Allgemeinen mit abdominalen Störungen in Zusammenhang, besonders mit einer **Stauung im Pfortadersystem,** einem heutzutage weitverbreiteten Übel. Sulfur ist vor allem bei plethorischen Beschwerden angezeigt, die aufgrund des plötzlichen **Sistierens** einer gewohnten Absonderung entstanden sind, vornehmlich einer **rezidivierenden hämorrhoidalen Blutung.** So können beispielsweise Hämorrhoiden, die regelmäßig geblutet haben, dies plötzlich nicht mehr tun, und dann weisen ein Vollheitsgefühl im Kopf mit dilatierten Blutgefäßen, Völlegefühl in der Lebergegend etc. darauf hin, dass es in der Folge zur Kongestion dieser Teile gekommen ist. Sulfur wird in solchen Fällen den Blutandrang mildern und den gewohnten Hämorrhoidalfluss wiederherstellen. Anschließend können Sie dann mit Sulfur oder, je nach den Indikationen des Falles, mit einem anderen Mittel fortfahren, um auch diese abnorme Absonderung in geeigneter Weise einer Heilung zuzuführen.

Die **Kopfkongestion,** bei der Sulfur angezeigt ist, geht mit Gesichtsröte [GS; CK193] und Brausen in den Ohren einher [CK196], was darauf hindeutet, dass auch der Hörnerv von der Kongestion betroffen ist. Der Blutandrang zum Kopf verschlimmert sich im Freien, während er sich beim Sitzen im warmen Zimmer bessert.[GS] [3] Gefühl von Vollheit und Schwere im Kopf [CK138], als wollte dieser platzen. Verschlimmerung der Kopfbeschwerden beim Bücken.[CK98+115]

Sulfur ist auch oft bei **Blutdrang nach der Brust** [CK1239] indiziert, der mit Bluthusten [SK646] verbunden sein kann oder auch nicht. Der Patient hat große Schwierigkeiten beim Atmen; die Brust fühlt sich beengt an [CK1178], das Öffnen von Fenstern und Türen verschafft dabei Erleichterung. Diese Symptome werden von **heftigem Herzklopfen** begleitet [CK1197], bedingt durch das Bemühen dieses Organs, gegen die Blutzunahme im Thorax anzuarbeiten.

Auch im Herzen selbst befindet sich, wenn man das so sagen kann, zu viel Blut. Das Blut strömt in das Herz und wird durch dessen Kontraktionen nicht rasch genug wieder herausbefördert. Dies ist ein sehr häufiges Symptom von Sulfur, welches das Mittel besonders dann erforderlich macht, wenn der Patient **abends** oder **nachts** von plötzlichem **Blutdrang zum Herzen** [CK1238] und starkem Herzklopfen [CK1229] gestört wird, verbunden mit Schnappen nach Luft [(CK1197)] und dem Gefühl, ersticken zu müssen, wenn er nicht sofort frische Luft bekommt. Auch am Tage können diese Beschwerden auftreten, etwa wenn der Patient bergauf geht oder sich anderweitig körperlich anstrengt und das Herz entsprechend mehr leisten muss. Oft hat der Patient dabei das Gefühl, als ob das Herz für die Thoraxhöhle zu groß wäre [„nicht Raum genug hätte“ [CK1236]], ein Symptom, das auch zu **Glonoinum**, **Eupatorium perfoliatum** und **Grindelia robusta** gehört.

Röte der Körperöffnungen

Ein weiterer Hinweis auf die ungleichmäßige Blutverteilung bei Sulfur ist die deutliche Röte verschiedener Körperöffnungen – ein sehr starkes Charakteristikum der Arznei. Die **Lippen** haben eine **leuchtend rote Farbe.**[GS] Dieses Symptom deutet z. B. bei Pneumonie, Scharlach, Dysenterie und Anämie oft auf Sulfur hin. Auch starke **Röte der Ohren** [GS] kommt vor, selbst wenn die ganze übrige Haut normal gefärbt ist. Bei Vorhandensein dieses Zeichens hat eine Gabe Sulfur nicht selten herannahende Ohrenschmerzen von Kindern verhütet oder ein Erysipel abgewendet. Wir sehen diese Röte ferner an den **Lidrändern,** die dabei aussehen wie angemalt. Wir finden **Röte des Afters** mit Wundheit dieses Bereichs, ein Symptom, das besonders bei Durchfall von Kindern zur Bestimmung des Mittels hilfreich ist; beim Abgehen des Stuhls schreit das Kind dann vor Schmerzen. Dieses Symptom allein führt Sie häufig schon zu Sulfur als Heilmittel hin. Gleiches gilt für die **Vulva,** die ebenfalls stark gerötet sein kann.

Hitzewallungen

Ein sehr häufiger Ausdruck der gestörten Blutzirkulation sind fliegende Hitze im Gesicht [CK1938] oder allgemeine Hitzewallungen [CK1951ff]; diese treten nicht nur während des **Klimakteriums** auf, wo Sulfur dann oft angezeigt ist, sondern auch bei jedweder Krankheit, zumal in der Phase der Rekonvaleszenz. Die Hitze wird gewöhnlich von mehr oder weniger Schweiß gefolgt, welcher Linderung bringt. Um für Sulfur ganz und gar charakteristisch zu sein, müssen diese Hitzewallungen aber auch noch mit anderen Zeichen einhergehen, so z. B. mit **brennender Hitze**

45

[3] Auch in den *Guiding Symptoms* (Bd. 10, S. 104) heißt es: „< … in open air; > sitting in warm room.“ Die Richtigkeit dieser beiden Modalitäten ist allerdings höchst zweifelhaft. So lautet beispielsweise ein Prüfungssymptom (Zd Vh ÄÖ, Bd. 1, S. 105): „Hitzegefühl im Hinterhaupt und drückender Schmerz daselbst, die beim Gehen im Freien stets verschwanden, aber beim Eintritt ins Zimmer jedesmal wiederkehrten.“

auf dem Scheitel[ZÖ2,106]. Die **Füße** sind in solchen Fällen zumeist **kalt,** und die Patienin klagt über ein **flaues Gefühl in der Magengegend,** besonders am Vormittag **zwischen 10 und 12 Uhr**[GS]. Auch wenn diese Begleiterscheinungen fehlen, werden Sie Hitzewallungen oft mit Sulfur beseitigen können; wenn aber die Hitze auf dem Kopf, die kalten Füße und die Flauheit im Magen vorhanden sind, werden Sie mit Sulfur niemals einen Fehlschlag erleiden.

Bei fliegender Hitze in der Menopause sind darüber hinaus **Lachesis**, **Sulfuricum acidum**, **Amylenum nitrosum** und **Kalium bichromicum** zu erwägen.

Bei Flauheits- oder Leeregefühl im Epigastrium um 11 Uhr kommen außer Sulfur vor allem **Phosphorus**, **Hydrastis**, **Asa foetida** und **Zincum** in Betracht.

Fiebererkrankungen

Ein weiteres Beispiel für die Wirkung von Sulfur auf den Kreislauf sind die Fiebererkrankungen der Arznei. Es gibt keine speziellen Indikationen für Sulfur bei typhösen oder septischen Fiebern und auch keinen Hinweis darauf, dass Sulfur Veränderungen des Blutes bewirkt, wie sie für Scharlach, Typhus und allgemein für septische Zustände typisch sind, sodass wir auf dieser Basis niemals Sulfur verordnen könnten. Doch gibt es andere Gründe als die septischen Veränderungen des Blutes, die es uns ermöglichen, Sulfur mit Erfolg zu verschreiben. Das Mittel kann bei **remittierendem** oder **kontinuierlichem Fieber** indiziert sein; so kann es etwa nach **Aconitum** gegeben werden, wenn trotz dieser Arznei die **Haut weiterhin heiß und trocken** ist und keine Reaktion bzw. **kein kritischer Schweiß** einsetzt, der die nötige Linderung bringen würde. Stunde um Stunde, Tag um Tag hält das Fieber an (daher sein Name „Kontinua"). Oder das Fieber remittiert ständig – mit einer **Exazerbation an jedem Abend** und einem **leichten Rückgang zum Morgen** hin –, geht aber nie ganz weg. Wenn ein solches Fieber immer mehr typhöse Züge bekommt, können Sie – bei Vorhandensein folgender Symptome – Sulfur verabreichen: Der Patient beginnt in seinem Fieber schläfrig zu werden; die Zunge ist trocken und an der Spitze und den Rändern gerötet; Ihre Fragen beantwortet er nur schwerfällig und sehr langsam. Er verbrennt regelrecht innerlich bei seinem Fieber. Der Sauerstoffverbrauch des Organismus ist es, der diese Symptome verursacht. In solchen Fällen wirkt Sulfur wahre Wunder.

Sulfur kann jedoch auch beim **intermittierenden Fiebertyp** angezeigt sein. Wenn es auch kein Spezifikum bei Wechselfieber oder Malaria ist, so hat es doch auch Periodizität in seiner Symptomatik. Sie müssen es hier aufgrund der wohlbekannten Symptome in Erwägung ziehen: Torpor mit Langsamkeit bei der Beantwortung von Fragen; Schüttelfrostanfälle, die trotz gut gewählter Arzneien kein Ende nehmen wollen, besonders wenn das Wechselfieber einen remittierenden Charakter annimmt oder, was noch häufiger vorkommt, wenn das Fieber remittierend beginnt und dann intermittierend wird.

Ebenso kann Sulfur bei **Neuralgien malarialen Ursprungs** eingesetzt werden, die hauptsächlich das Gesicht betreffen, ganz **regelmäßig wiederkehren** und jedem anderen Mittel trotzen. Hier müssen Sie natürlich auch an **China**, **Arsenicum** und **Chininum sulfuricum** denken.

Ich möchte, dass Sie Sulfur bei diesen Fiebern neben zwei andere Mittel stellen, die jenem gewöhnlich folgen, weil sie in ihrer Symptomatik eher zu weiter fortgeschrittenen Fällen passen. Diese beiden Mittel sind **Baptisia** und **Arsenicum**.

Baptisia tinctoria Diese Arznei ist durch ein Fieber gekennzeichnet, das in seinem Verlauf einen ausgesprochen typhösen Charakter annimmt. Doch bleibt der Torpor nicht auf diese Trägheit beim Beantworten von Fragen beschränkt, sondern geht in einen **soporösen Zustand** über, sodass der Patient sogar einschläft, während er antwortet. Die Zunge bekommt in der Mitte eine braune oder schwärzliche Färbung, und auf den Zähnen bilden sich schmutzige Ablagerungen (Sordes). Die Absonderungen aus dem Mund und dem Darm sind von höchst üblem Geruch; das Gesicht sieht **wie berauscht** aus; das Blut ist durch Sepsis oder die anhaltend hohe Temperatur in Zersetzung begriffen.

Arsenicum album Arsenicum passt für Entzündungsfieber, die weiter fortgeschritten sind als die, die nach **Sulfur** oder nach **Aconitum** verlangen. Arsenicum hat einige Symptome, die an **Aconitum** erinnern, namentlich Unruhe CK28, voller, schnellender Puls, heiße, trockene Haut CK1170, Ängstlichkeit CK14 und Furcht zu sterben CK19; doch neben all diesen Symptomen finden sich auch schon Hinweise für tiefgreifende [4] Gewebsveränderungen. Die lokale Entzündung, die zu dem Fieber geführt hat, hat die Tendenz, die **befallenen Gewebe zu destruieren,** gleich ob es sich bei der Krankheit um einen Abdominaltyphus handelt, um eine einfache Schleimhautentzündung infolge Kälteeinwirkung, wie etwa einen Magenkatarrh, oder was immer sonst. Die Symptome verschlimmern sich **nach Mitternacht;** es besteht **brennender Durst** CK377 und das Bedürfnis, häufig etwas zu trinken, aber immer nur **in kleinen Schlucken** CK383. Trotz des großen Durstes kann der Patient aber auch Wasser verschmähen, weil es die Beschwerden vermehrt, insbesondere das Brennen wie von glühenden Kohlen in dem betroffenen Bereich. Bei all diesen Leiden kann das Gehirn dennoch gut funktionieren – Geist bzw. Verstand völlig ungetrübt bleiben.

Skrofulose

Als Nächstes wollen wir die Wirkung von Sulfur auf das lymphatische System betrachten, einschließlich der Lymphknoten und der Lymphgefäße. Sulfur ist eines unserer Hauptmittel bei der Skrofulose [= exsudativ-lymphatische Diathese], welche bekanntlich in erster Linie eine Störung ebendieses lymphatischen Systems ist. Sulfur ist hier, so kann man wohl sagen, ein wahrhaft fürstliches Mittel. Es ist besonders ganz am Anfang der Skrofulose von Nutzen, wenn sich die ersten Hinweise auf das Leiden bemerkbar machen, erst recht natürlich bei Patienten, die auch noch andere Wesensmerkmale des bereits in kurzen Zügen beschriebenen Sulfur-Typs aufweisen. Der Patient schwitzt vorzugsweise am Kopf, besonders während des Schlafs.(CK1735) Es besteht eine ausgeprägte Neigung zu Hautausschlägen wie etwa **Milchschorf** SK623, **Furunkeln** CK1684 oder – bei älteren Kindern – **Akne** GS. Wenn es sich um ein Kind handelt, ist der Kopf relativ groß, verglichen mit dem übrigen Körper. Die Fontanellen, vor allem die vordere, bleiben aufgrund gestörten Knochenwachstums zu lange offen.(GS) Es besteht eine Neigung zu Knochenaffektionen, zu **Knochenkaries** und, besonders in der frühen Kindheit, zu **Rachitis** und Rückgratverkrümmung.GS(SK621) Das Sulfur-Kind hat übermäßigen Appetit CK603, bis hin zu Heißhungerattacken.CK Das zeigt sich z. B. darin, dass es gierig nach allem greift, was ihm angeboten wird, gleich ob essbar oder nicht, so als sei es im Begriff zu verhungern. Die Assimilation ist mangelhaft. Die Funktion der Drüsen ist so gestört, dass die Ernährung des Körpers trotz eigentlich ausreichender Nahrungsaufnahme nicht gewährleistet ist, sodass das Kind **ständig hungrig** ist und **abmagert.** Es sieht schrumpelig und vertrocknet aus, wie ein kleiner Greis; die Haut hängt in Falten herab, ist gelblich, runzlig und schlaff. All dies sind wertvolle Symptome, die für die Verabreichung von Sulfur sprechen. Gelegentlich werden Sie vielleicht auch einmal zu Beginn einer homöopathischen Behandlung auf Sulfur zurückgreifen müssen, wenn der Fall durch das **Fehlen von charakteristischen Symptomen** gekennzeichnet ist. Zwar weist dabei die Mehrzahl der vorhandenen Symptome klar auf einen Fall von Skrofulose hin, dennoch scheint kein bestimmtes Mittel angezeigt zu sein. Dann sollten Sie Ihre Zuflucht zu Sulfur nehmen, welches die Symptome entwickeln und Ihnen damit zeigen wird, womit Sie es eigentlich zu tun haben.

Marasmus

Bei Marasmus der Kinder können Sie Sulfur geben, wenn viele der bereits genannten Symptome vorhanden sind. Das Kind hat Anfälle von Heißhunger, besonders gegen 11 Uhr vormittags. Neben dieser speziellen Uhrzeit des Hungers sollten aber, wenn Sulfur in solchen Fällen erfolgversprechend sein soll, auch noch Hitze auf dem Scheitel und Kälte der Füße zugegen sein. Wenn Sie diese drei Symptome antreffen, wird Sulfur Sie niemals im Stich lassen. Bei Hitze auf dem Kopf als einzigem Symptom kommt eher **Calcarea** oder **Phosphorus** infrage.

[4] Statt „prolonged tissue-changes" sollte es wohl besser (wie in der 1. Aufl.) *profound tissue-changes* heißen.

Tuberkulose

Eine weitere Affektion, die ich hier im Zusammenhang mit dem lymphatischen System ansprechen möchte, ist die Tuberkulose. Der Grund dafür besteht darin, dass die Lymphwege bei der Ausbreitung der Tuberkulose und der Bildung der Miliartuberkel eine gewichtige Rolle spielen. Sulfur ist ein wertvolles Mittel bei Tuberkulose, welcher Teil des Körpers auch immer befallen sein mag, und besonders nützlich ist es bei **tuberkulösem Hydrozephalus.** Hier hat es gute Dienste geleistet – nicht im 3. Stadium, wenn der Fall fast hoffnungslos ist, aber am Anfang des pathologischen Prozesses, wenn heftige Krämpfe und plötzliches Erröten des Gesichts auftreten. Das Kind kann wegen Schwäche der Halsmuskeln seinen Kopf nicht aufrecht halten; es möchte liegen und den Kopf niedrig gelagert haben, denn in dieser Position ist es für den Hals am wenigsten anstrengend, den Kopf gerade zu halten. Das Kind schreit mitten im Schlaf laut auf, als habe es sich sehr erschreckt. Beim Einschlafen passiert es häufig, dass ein Bein oder beide Beine plötzlich zu zucken beginnen. Das Gesicht ist gerötet, die Pupillen sind dilatiert. Dies ist kein Fall für **Belladonna**! **Belladonna** kann keine tuberkulöse Meningitis heilen, es hat dies nie getan und wird es niemals tun. Die Symptome haben die Neigung, mehr oder weniger regelmäßig wiederzukehren. Einhergehend mit diesen wenigen zerebralen Symptomen finden sich sehr viele Allgemeinsymptome, von denen wir einige schon besprochen haben, andere hingegen im Verlauf der Vorlesung noch abhandeln werden. Wenn ich Ihnen diese Allgemeinsymptome bei den hier erörterten Krankheiten nenne, soll das nicht heißen, dass sie das Mittel auch nur dann indizieren, wenn sie in dem jeweiligen Zusammenhang auftreten.

Bei **Lungentuberkulose** ist Sulfur allenfalls zu Beginn der Erkrankung angezeigt. Was die Anwendungsweise des Mittels betrifft, sollten Sie die größte Vorsicht walten lassen. Sorglos oder fälschlich verabreicht, vermag es die Krankheit durchaus zu beschleunigen, die Sie doch eigentlich heilen wollten. Sie dürfen Sulfur nicht zu häufig wiederholen, und überhaupt dürfen Sie es nur dann geben, wenn Sie sich Ihrer Sache ganz sicher sind. Sulfur hat nämlich die Tendenz, alles, was gerade im Organismus schlummert, wachzurütteln. Die speziell auf Sulfur hinweisenden Symptome sind bei dieser Tuberkuloseform die folgenden: der Körper fühlt sich zu heiß an; der Patient mag es, wenn die Fenster geöffnet sind, wie kalt es draußen auch sein mag; häufige Hitzewallungen; leeres oder hohles Gefühl in der Magengegend [CK715]; Hitze auf dem Scheitel, bei Kälte der Füße, etc.; übermäßiges Herzklopfen beim Treppensteigen oder Bergaufgehen [GS]; Schmerzen [Stiche] durch die linke Brust, von der Brustwarze bis zum Rücken [(CK1200f)]. Bei einem Zustand wie diesem dürfen Sie Sulfur verabreichen, so hoch, wie Sie wollen, in einer, zwei oder drei Gaben. Während Sie den Erfolg abwarten, beobachten Sie Ihren Patienten sorgfältig; in vielen Fällen, wenn auch nicht in allen, wird eine Heilung das Ergebnis sein.

Bei **Mesenteriallymphknotentuberkulose** ist Sulfur durch jene Symptome angezeigt, die ich beim Thema Abmagerung und Skrofulose schon erwähnt habe. Sulfur kann auch bei **Coxitis tuberculosa** und der **weißen Kniegelenkgeschwulst,** dem sog. Tumor albus, der wahrscheinlich ebenfalls tuberkulöser Genese ist [vgl. Fußnote in der **Bryonia**-Vorlesung (Nr. 29)], hilfreich sein. Auch hier werden Sie durch die Allgemeinsymptome zur Wahl des Mittels geleitet.

Bei diesen tuberkulösen Leiden sollten Sie u. a. **Calcarea carbonica** und **Phosphorus** zum Vergleich heranziehen. Diese beiden Arzneien können bei skrofulösen Kindern passend sein, oft aber erst im Anschluss an Sulfur. Sie sind mehr aufgrund des allgemeinen Erscheinungsbildes des Patienten angezeigt als allein aufgrund der zerebralen Symptome. Alle drei Arzneien zeigen, wie Sie wissen, Unvollkommenheiten in Bezug auf das Gewebewachstum. Der Sulfur-Patient neigt dazu, magerer zu sein als der **Calcarea**-Patient.

Calcarea carbonica Calcarea passt besonders für dicke, schlaffe, scheinbar wohlgenährte Kinder; die Blässe und die Weichheit des Fleisches weisen darauf hin, dass das Wachstum des Fettgewebes auf Kosten anderer Gewebearten erfolgt ist. Der Schweiß des **Sulfur**-Patienten hat einen üblen Geruch; der Calcarea-Patient **schwitzt überwiegend am Kopf,** und der Schweiß ist kalt.

Calcarea phosphorica Der phosphorsaure Kalk zeigt folgende Symptome: Es besteht eher eine Neigung zur **Abmagerung** als zur Fettsucht; das **Abdomen** ist tendenziell **vergrößert,** aber schlaff; die Fontanellen, besonders die hintere, bleiben zu lange offen.

Apis mellifica Eines unserer bedeutendsten Mittel bei tuberkulöser Meningitis ist bekanntlich Apis, das mit **Sulfur** viele Gemeinsamkeiten aufweist. Beide sind hilfreich bei zerebralen Symptomen, die ihre Ursache in der Unterdrückung oder dem Zurücktreten eines Hautausschlags haben – **Sulfur**, wenn es sich um einen chronischen Ausschlag handelte, Apis, wenn es ein akuter Ausschlag war; dennoch gibt es auch hier Überschneidungen. Das beste Unterscheidungsmerkmal jedoch, welches auf Apis hindeutet, ist die ausgeprägte **Exsudation ins Gehirn,** verbunden mit **gellendem Aufschreien** des Kranken. Außerdem sollten wir die Unruhe der beiden Arzneien miteinander vergleichen.

- Bei **Sulfur** kann der Patient entweder überhaupt nicht schlafen, oder er fährt wiederholt plötzlich aus dem Schlaf hoch, oder er schlummert nur sehr oberflächlich – der sog. Katzenschlaf.
- Bei **Apis** haben wir folgendes Bild: das Kind ist schläfrig; es wacht plötzlich vor Schmerzen mit einem schrillen Schrei aus dem Schlaf auf; es kann völlig oder auch nur teilweise bei Bewusstsein sein; manchmal kann es trotz Schläfrigkeit keinen Schlaf finden.

Geist und Gemüt

Sulfur wirkt auf das Nervensystem ebenso machtvoll ein wie auf den Kreislauf, wobei zunächst die Hirnfunktionen einigen Veränderungen unterliegen. So kann es z. B. bei hysterischen Zuständen hilfreich sein, sofern auch die Allgemeinsymptome des Mittels vorhanden sind. Die Patientin bildet sich ein, dass sie sehr reich sei; zerreißt ihre Kleider oder wirft sie weg, im Glauben, sie habe alles im Überfluss[CK63]; „bildet sich ein, schöne Kleider zu haben, **sieht alte Lumpen für schöne Kleider an,** einen Rock für eine Jacke, eine Mütze für einen Hut"[CK62]. Zu anderen Zeiten kann tiefste Melancholie[CK4] vorherrschen, mit „Widerwille gegen jede Beschäftigung"[CK33]; die Patientin ist vollkommen lustlos, kann sich zu keiner Arbeit aufraffen[CK50ff]. Dies ist nicht die tiefverwurzelte Gleichgültigkeit von **Phosphoricum acidum**, sondern eher eine **Unaufgelegtheit zu allem**[CK52], eine Trägheit des Geistes wie des Körpers[CK47], wie sie bei einer hypochondrischen Gemütsverfassung[CK8] häufig vorkommt.

Die Patientin kann aber auch von **religiösen Wahnvorstellungen**[CK] beherrscht sein, die höchst **egozentrisch** sind: Sie hat Angst, nicht errettet zu werden, fürchtet um ihr eigenes Seelenheil[SK628], während ihr das Los der anderen völlig egal ist[GS].

Sulfur-Kinder wiederum sind oft überaus **reizbar** und **verdrießlich**[CK41], „unleidlich heftig und schwer zu beruhigen"[CK45].

Säuglingsintoxikation

Sulfur kann bei Säuglingsintoxikation [Hydrozephaloid] indiziert sein. Ich habe das Mittel bei dieser Erkrankung vielfach erprobt und schätze es hier als überaus wertvoll ein. Der Zustand kann sich beispielsweise im Verlauf einer Cholera infantum entwickeln.[GS] Der kleine Patient ist soporös, das Gesicht ist blass und in kaltem Schweiß gebadet[GS], besonders die Stirn. (Verwechseln Sie den Fall deshalb nicht mit **Veratrum album**, das hier nicht angezeigt ist.) Die Augen sind halb geoffnet, und die Pupillen reagieren nur sehr träge auf Licht; die Urinsekretion sistiert[GS] (ein höchst alarmierendes Symptom); gelegentlich zucken einzelne Gliedmaßen, und bisweilen schreckt das Kind schreiend aus dem Schlaf auf. Bei einem Zustand wie diesem wirkt Sulfur wie ein wahres Zaubermittel, und zwar unabhängig davon, ob der Durchfall fortbesteht oder nicht. Es gibt kein Mittel, das Sulfur hier ersetzen könnte. Es fehlen das heftige Rollen mit dem Kopf, das hochrote Gesicht oder das häufige Aufschreien von **Belladonna**, desgleichen der Cri encéphalique, der für **Apis** so typisch ist. Vielmehr zeigt sich eine Gruppe von Symptomen, wie sie in dieser Kombination nur Sulfur eigen ist.

Wirbelsäule, Rückenmark

An der Wirbelsäule ruft Sulfur mehrere krankhafte Zustände hervor. Zunächst finden wir es bei **Spinalirritation** dienlich; der Patient zuckt vor Schmerz zusammen, sobald zwischen den Dornfortsätzen Druck ausgeübt wird. Auch bei Zuständen **spinaler**

Kongestion kann das Mittel hilfreich sein, wenn das Übel von Unterdrückung oder Ausbleiben der Menses herrührt oder, was noch charakteristischer ist, von Unterdrückung einer hämorrhoidalen Blutung[GS]. Der Rücken ist dabei so empfindlich, dass jede plötzliche Erschütterung des Körpers heftigste Schmerzen entlang der Wirbelsäule verursacht; es besteht ein Gefühl trockener Hitze im Rücken, besonders im Lumbosakralbereich [Brennen[CK1260]], und dies geht oft mit **kalten Füßen** einher.

Sulfur kann ferner bei **Paraplegie** oder lähmungsähnlichen Zuständen beider Beine[CK1476] von Nutzen sein; es hat dergleichen sowohl erzeugt als auch geheilt. Allerdings glaube ich nicht, dass es in weit fortgeschrittenen Fällen eine große Hilfe ist, die ihre Ursache in einer Sklerose oder einer Erweichung des Rückenmarks oder in einer chronischen Entzündung der spinalen Meningen haben. Doch hat es gute Dienste geleistet bei Lähmung der Beine, die mit völliger Harnverhaltung[GS] und Taubheit bis hinauf zum Nabel verbunden war. Der Urin ist, wenn er mit dem Katheter abgelassen wird, trübe und hochgradig übelriechend. Sulfur muss in solchen Fällen in wiederholten Dosen verabreicht werden. Es wird hier zugegebenermaßen nicht immer zum Erfolg führen, denn viele Fälle dieser Art müssen als unheilbar angesehen werden; aber manche Patienten sprechen eben doch auf Sulfur an, wenn die zugrunde liegende Ursache des Übels noch nicht allzu lange besteht und die Strukturveränderungen des Rückenmarks noch nicht so tiefgreifend sind, dass sie nicht behoben werden könnten.

Allgemeine Rückenschwäche, die keinem bestimmten Krankheitsbild zugeordnet werden kann, ist bisweilen von Sulfur geheilt worden. Der Patient hat außerdem das typische „hängeschultrige" Aussehen. Die Brust fühlt sich [beim Husten[CK1157]] innerlich leer an; Schwäche und Ermüdung der Brust beim Sprechen[CK1184] oder Singen[CK]; Flauheitsgefühl im Epigastrium am späten Vormittag. Auch wenn diese Symptome während der Genesung von einer akuten Krankheit auftreten, müssen wir an Sulfur denken.

Rheumatismus, Synovitis

Wir kommen als Nächstes zur Wirkung von Sulfur auf Muskeln, Bänder, Sehnen und Gelenke. Sulfur ist bei akutem und **chronischem Rheumatismus** (besonders Letzterem) angezeigt[KE3,546], wenn die entzündlichen Schwellungen von unten aufzusteigen scheinen; d. h., sie beginnen in den Füßen und dehnen sich dann nach und nach auf die oberen Gelenke aus.[GS] Die Schmerzen sind nachts im Bett deutlich schlimmer.[GS] Wegen **brennender Hitze der Füße** oder Fußsohlen[CK1590] **in der Nacht** streckt der Patient diese **nachts** unter der Bettdecke hervor.

Bei **akuter Polyarthritis** bzw. rheumatischem Fieber finden wir Sulfur vor allem dann hilfreich, wenn sich beim Einschlafen stets ein lästiges Rucken der Gliedmaßen[GS] einstellt.

Bei einer [monartikulären] **Synovitis** kommt Sulfur ebenfalls in Betracht, besonders wenn es bereits zu einem Gelenkerguss gekommen ist. Sulfur bewirkt eine rasche Resorption des Exsudats, vor allem wenn das **Knie**[GS] betroffen ist.

Seröse Häute

Sulfur übt auch eine Wirkung auf die serösen Häute aus. Es ist bei **Pleuritis**[KE3,341] besonders dann indiziert, wenn heftige Stiche in der linken Brust bis in den Rücken ausstrahlen[CK1200f], vermehrt beim Liegen auf dem Rücken und bei der mindesten Bewegung[CK1203]. Es ist außerdem in jenen Fällen nützlich, die auf gut gewählte Arzneien nicht richtig ansprechen, zumal wenn bereits ein deutlicher pleuritischer Erguss besteht. Hier muss aber auch an **Apis** gedacht werden.

Bei **Peritonitis**[KE5,357f] ist Sulfur mehr durch die Allgemeinsymptome angezeigt als durch jene, die direkt mit dem entzündeten Bauchfell in Zusammenhang stehen.

Augenentzündungen

Lassen Sie uns nun die Wirkung des Mittels auf die Schleimhäute betrachten, insbesondere seinen Nutzen bei Katarrhen und bei Pneumonie. Sulfur ist, um mit den Augen zu beginnen, ein wichtiges Heilmittel bei **Konjunktivitis,** vor allem wenn die Entzündung Folge eines eingedrungenen **Fremdkörpers** im Auge ist[SK632] und **Aconitum** zuvor nicht genügend geholfen hat.[GS] Es kann auch bei **skrofulöser Ophthalmie**[GS] passend sein, wenn dabei die charakteristische Neigung des Mittels zur Kongestion erkennbar wird; die Augen sind stark gerötet und injiziert, verbunden mit einem Gefühl, als wären Sand[GS] oder Glassplitter im Auge. Die Entzündung verschlimmert sich bei heißem Wetter, während das Kind im Winter vergleichsweise wenig Beschwerden hat; diese hängen somit offenbar mit der gefäßerschlaffenden Wirkung der Hitze zusammen, wofür auch das schlechte Befinden des Kindes in der Nähe eines heißen Ofens spricht.

Bei Vorliegen der eben genannten Symptome können wir Sulfur auch bei **Keratitis**[GS] einsetzen, zumal wenn der Zustand von Verletzung oder Reizung durch einen Fremdkörper herrührt (etwa von einem Sandkorn oder Aschefunken) und **Aconitum** zuvor versagt hat.

Chronische Rhinitis

Bei Schnupfen finden wir Sulfur bisweilen bei jenen Menschen wirksam, die unter chronischer Rhinitis leiden[(CK1097)]; Borken bilden sich in der Nasenhöhle[SK634], die Nase blutet leicht[CK362] und ist geschwollen[CK354]; die **Nasenlöcher** sind schorfig und, was für den Sulfur-Zustand besonders typisch ist, auffallend gerötet[CK352]. Die Nase ist verstopft[CK1095], wenn sich der Patient im Haus aufhält, während er im Freien ungehindert atmen kann.

Chronische Laryngitis

In Bezug auf den Kehlkopf und die Bronchien ist Sulfur mitunter bei Laryngitis und Bronchialkatarrh angebracht.[GS] Die bestehende Heiserkeit macht die Stimme viel tiefer als gewöhnlich[A3,292] – eine Art Basso profundo. Manchmal herrscht dabei auch völlige Stimmlosigkeit[CK1103], besonders am frühen Morgen. Je chronischer der Fall, desto eher ist Sulfur indiziert.

Chronische Bronchitis

Bei Bronchitis und vor allem bei chronischer Bronchitis zeichnet sich Sulfur durch eine beständige, massive Ansammlung von dickem, purulentem Schleim aus, welche häufig Erstickungsanfälle sowie starkes Herzklopfen mit sich bringt. Die Fenster müssen bei diesen Anfällen geöffnet sein. Der Husten verschlimmert sich in horizontaler Lage und kann dann so heftig werden, dass er Übelkeit und Erbrechen[CK1148] hervorruft.

Pneumonie

Sulfur kann manchmal eine Pneumonie verhüten, indem es die Lungen von jener Anschoppung befreit, welche der fibrinös-entzündlichen Exsudation in die Alveolen notwendig vorausgeht. Wenn Sie Sulfur ganz am Anfang geben, werden Sie dadurch die Krankheit völlig abwenden können, vorausgesetzt natürlich, das Mittel ist auch insgesamt angezeigt. Doch auch wenn es hierfür zu spät ist und die Exsudation bereits eingesetzt hat, d. h., am Anfang des Stadiums der **roten Hepatisation,** können Sie Sulfur noch verabreichen; auch dann wird das Mittel den Verlauf der Krankheit noch günstig beeinflussen. Darüber hinaus können Sie Sulfur auch in **torpiden Fällen** zur Anwendung bringen, um eine Reaktion herbeizuführen, wenn die Resolution nicht schnell genug vonstattengeht und Sie deshalb die Entstehung von Tuberkeln befürchten. Sie können es ferner bei Pneumonien anwenden, die einen **typhusähnlichen Verlauf** nehmen, mit verlangsamtem Sprechen, trockener Zunge, etc.; es kann außerdem in einem späteren Stadium hilfreich sein, wenn die Lunge nicht zu ihrem Normalzustand zurückkehren will und Lungengewebe einzuschmelzen droht. In einem solchen Fall sind alle möglichen Rasselgeräusche in der Brust zu hören; der Auswurf ist mukopurulent, der Patient leidet unter **hektischem Fieber,** verliert an Gewicht, etc. Sulfur wird hier dem Kranken das Leben retten. Sie sollten es aber nicht mehr geben, wenn sich schon Tuberkel gebildet haben; dann heißt das heilende Mittel **Lachesis**. Sulfur ist höchstens in den frühen Stadien der Lungenschwindsucht angezeigt, in fortgeschrittenen Fällen bringt es nur selten Nutzen. Ganz zu Beginn der Erkrankung hingegen, wenn die Blutmenge in der Brust erhöht, der Klopfschall über einer Lungenspitze bereits gedämpft und die Atembewegungen des oberen Thorax vermindert sind, wird Sulfur den Fall heilen, indem es die Blutzirkulation normalisiert.

Morgendliche Diarrhö

Auch bei Affektionen des Darmtrakts ist Sulfur ein überaus nützliches Heilmittel. Sie können es bei Durchfall geben, wenn folgende charakteristische Symptome zugegen sind: Der Stuhl wechselt häufig seine Farbe oder Beschaffenheit, mal ist er gelb, mal schleimig[CK887], mal wässrig[CK878]. Er kann unverdaute Speisen enthalten[CK884], besonders bei skrofulösen Kindern. Er tritt verstärkt am frühen Morgen auf und **treibt den Patienten** regelrecht **aus dem Bett**[CK867, GS].

Anwendung findet Sulfur ferner bei **Ruhr**[KE1,878], besonders wenn der Tenesmus vorüber ist, aber weiterhin Schleim und Blut abgehen.

Mehrere andere Mittel müssen bei morgendlichem Durchfall mit Sulfur verglichen werden.

Bryonia An erster Stelle ist hier Bryonia zu nennen, das bei frühmorgendlichem Durchfall dienlich ist, wenn dieser einsetzt, sobald der Patient **sich umherzubewegen beginnt.**[GS]

Natrium sulfuricum Das Glaubersalz ist **Sulfur** ähnlich und wird häufiger in skrofulösen Fällen benötigt. Es hat ebenfalls [wie **Bryonia**] morgendlichen Durchfall nach Aufstehen[AN4,157] und Umhergehen, doch ist der Stuhlgang mit **viel Blähungsabgang** verbunden[AN4,154; EN301(Fußn.)].

Rumex crispus Ein weiteres Mittel ist Rumex crispus, das genau dasselbe Symptom hat wie **Sulfur** – frühmorgendlichen Durchfall, der aus dem Bett treibt[AA116]. Allerdings ist das Symptom hier in der Regel Begleiterscheinung eines **Kehlkopfkatarrhs,**[5] mit dem charakteristischen Kitzelhusten von Rumex[AA147+179, GS].

Podophyllum peltatum Ein anderes Mittel, das hier nicht selten mit **Sulfur** verwechselt wird, ist Podophyllum. Auch dieses Mittel hat frühmorgendlichen Durchfall[AH2(B)115], der den Kranken aus dem Bett treibt.[GS] Wie bei **Sulfur** kann der Stuhl von wechselnder Farbe[AH2(B)118f] sein. Podophyllum unterscheidet sich von **Sulfur** jedoch darin, dass die **Diarrhö den ganzen Tag** fortbesteht[AH2(B)108] (wobei sie auch noch mittags schlimmer ist[GS]). Bei **Sulfur** findet sich demgegenüber fast immer eine Neigung zur Wundheit [Jucken und Wundheitsgefühl[ZÖ1,317]; Brennen[CK925]] am After.

Phosphorus Phosphorus hat typischerweise am Morgen **schmerzlose, schwächende Durchfälle**[GS] von grüner Farbe[CK958].

Dioscorea villosa Auch Dioscorea hat morgens Diarrhö, doch ist diese mit kneifenden[EN699], kolikartigen Bauchschmerzen verbunden, ganz ähnlich jenen von **Colocynthis**; doch die Schmerzen von Dioscorea verlagern sich oft plötzlich in weit entfernte Körperteile wie Finger oder Zehen[GS], und im Gegensatz zu **Colocynthis** muss sich der Dioscorea-Patient bei seinem Bauchweh **nach hinten strecken,** um Erleichterung zu bekommen[GS].

Hautsymptome

Ich möchte nun ein paar Worte über die Hautsymptome von Sulfur verlieren. Ich bin auf sie schon verschiedentlich zu sprechen gekommen, sodass ich hier nur noch ein paar Ergänzungen anbringen will. Sie werden sich erinnern, dass die Haut bei einem konstitutionellen Sulfur-Patienten in der Regel unrein oder ungepflegt erscheint; sie ist **unheilsam**[SK624], **schrundig**[CK1683] und meist ziemlich **rau**[SK635] anzufühlen. Es besteht nur eine **geringe Schweißneigung,** und wenn der Patient doch schwitzt, dann nur **partiell**[CK1956ff], und der Schweiß riecht **ekelhaft**[CK1335], säuerlich[CK1963] oder moderig. Neigung zu **Komedonenakne,** vornehmlich im Gesicht.[GS] Pusteln bilden sich hier und da[CK1375], die nur ganz langsam verheilen. Sommersprossen[GS] sind reichlich über Gesicht, Hände und Arme verteilt. Neigung zu **Intertrigo**[GS]; die Haut wird wund, wo immer sie aufeinander liegt, in den Leisten und Achseln, unter den Brüsten oder in Hautfalten am Hals.

Krätze

Sulfur ist auch oft bei jenem Hautleiden angezeigt, das als Skabies oder Krätze bekannt ist. Hahnemann

[5] Farrington schreibt irreführend: „But it is indicated after [?] catarrhs, with the characteristic cough of *Rumex*."

war der Urheber der Theorie, dass die Unterdrückung des Krätzausschlags durch äußerliche Anwendung von Salben, namentlich Schwefelsalben, für das Auftreten vieler anderer Krankheiten verantwortlich ist, und er zitierte hunderte von Fällen, um seine Behauptungen zu untermauern. Einige Jahre nach dieser Veröffentlichung entdeckte ein Korse[6] die kleine Krätzmilbe (Sarcoptes scabiei), die sich unter die Haut gräbt und in den so entstandenen Gängen ihre Eier ablegt. Er wies nach, dass dies die Ursache der Krätze war, und meinte, damit zugleich auch die Psoratheorie zur Gänze widerlegt zu haben. Aber es gibt noch eine andere Seite der Geschichte! Ein Mann, der Opfer der „Krätze" geworden ist, trifft auf der Straße zwei Freunde, A und B, denen er beiden die Hand schüttelt; A zieht sich die Krankheit zu, während B davon verschont bleibt. Es muss demnach einen Unterschied in den Konstitutionen der beiden Personen geben, anderenfalls hätten sich entweder beide mit der Krätze angesteckt oder keiner, denn beide waren demselben äußeren Einfluss ausgesetzt. Der Organismus von A muss in irgendeiner Weise geschwächt gewesen sein, sonst hätte er sich nicht anstecken lassen; in einem gesunden Organismus findet die Milbe keinen geeigneten „Unterschlupf". So hat die Entdeckung des Korsen am Ende doch nicht die Psoratheorie Hahnemanns zu Fall gebracht. Der Ausdruck **Psora** [= Krätze] ist im Übrigen etwas unglücklich gewählt, aber er dient uns dazu, **jene Konstitution** zu bezeichnen, **die das Gedeihen der Krätzmilbe begünstigt.**

Sulfur ist ein wertvolles Mittel bei Skabies, weil es den Symptomen der Krankheit in hohem Maße entspricht. Beide haben **Jucken in den Gelenkbeugen**[CK1666] und **zwischen den Fingern**[ZÖ1,415], **sobald der Patient im Bett warm wird**[CK1665]. Die Haut wird rau und schuppig, und „es entstehen hie und da kleine Bläschen voll gelblichen Wassers"[CK1377]. Wenn die Skabies fortschreitet, finden sich auch vereinzelt Pusteln in den befallenen Hautarealen. Damit Ihr Patient die Milben wieder loswird, müssen die Körperteile gründlich mit warmem Wasser und Seife gewaschen und anschließend die Haut kräftig mit einem gewöhnlichen Leinentuch abgerieben werden. Dann wird Lavendelöl aufgetragen, welches sowohl die Eier als auch die ausgewachsenen Milben abtötet, ohne den Krätzausschlag zu unterdrücken. Danach können Sie Sulfur oder ein anderes passendes Mittel innerlich verabreichen. Wenn aber die Krätze durch äußerliche Anwendung von schwefelhaltigen Salben unterdrückt worden ist, steht eine Reihe anderer Arzneien zur Wahl.

Mercurius solubilis Geben Sie Mercurius, wenn pustulöse und ekzematöse Ausschläge den Fall komplizieren.

Sepia Sepia kommt vor allem dann in Betracht, wenn entsprechende konstitutionelle Symptome vorhanden sind. Vereinzelt bilden sich große Pusteln, die in eine regelrechte **Impetigo** ausarten können.

Causticum Diese Arznei ist besonders dann von Nutzen, wenn ein Krätzausschlag mit quecksilber- oder schwefelhaltigen Salben unterdrückt worden ist.

Dyspepsie

Nun einige Bemerkungen zur Wirkung von Sulfur auf den Verdauungsapparat. Sulfur ist nicht selten bei Störungen des Magens, der Leber und des Darmtrakts hilfreich und kann bei Dyspepsien der verschiedensten Art angezeigt sein. Als besondere Indikationen für das Mittel können die folgenden gelten: Zunächst einmal finden wir es allgemein bei Patienten hilfreich, die oft unter **abdominaler Plethora** oder passiver **Kongestion des Pfortadersystems** leiden, was subjektiv als Spannungs-[CK789] oder Völlegefühl[CK786] im Bauch wahrgenommen wird, mit raschem Sättigungsgefühl schon nach wenigem Es-

[6] Gemeint ist der korsische Medizinstudent Simon François Renucci, der 1834 im Pariser Hospital Saint-Louis während einer Vorlesung über die Krätze darauf hinwies, dass in seiner Heimat die an Krätze Leidenden schon seit Langem erfolgreich mit einer Desinfektionslösung behandelt würden. Viele Jahre vorher hatte er selbst bereits mehrmals mit Erfolg Ansteckungsversuche mit der Krätzemilbe an Gesunden unternommen. Allerdings hatten schon Bonomo und Cestoni im Jahre 1686 sowie Wichmann (1786) die Krätzmilbe als eigentliche Ursache der Skabies bezeichnet, doch erst durch Renucci gelangte die Lehre zu allgemeiner Anerkennung.

45

sen[CK627]. Die **Leber** ist mit Blut überladen, **geschwollen**[CK753] und **druckempfindlich**[CK747]. Der Darm ist obstipiert, mit häufigem vergeblichen Stuhldrang[CK860] und Neigung zu **Hämorrhoiden**[CK935] als direkte Folge des abdominalen Blutstaus. **Stuhlverstopfung wechselt häufig mit Durchfall ab**[GS]; in solchen Fällen setzt der Durchfall gewöhnlich nicht, wie sonst bei Sulfur üblich, am frühen Morgen ein.

Sulfur kann auch das Heilmittel bei Magenbeschwerden sein, die ihre Ursache in der Unterdrückung eines Hautausschlags haben[GS], sei es eines Erysipels, eines Ekzems, einer Skabies oder was immer sonst.

Das Mittel kommt außerdem bei dyspeptischen Beschwerden nach Genuss von **Mehlspeisen** infrage.[CK599] Es hat den Anschein, als könnte in jedem Fall von Lebererkrankung, bei der Sulfur angezeigt ist, der Patient keine Mehlspeisen verdauen, wozu neben Pankreassaft und Galle auch der Magensaft selbst benötigt wird.

Erbrechen ist eine häufige Begleiterscheinung der Sulfur-Dyspepsie. Der Patient verträgt keine **Milch;** sie wird, gleich nachdem sie geronnen ist, wieder erbrochen.[CK593] Dies ist, wie Sie wissen, ein häufiges Symptom von Alkoholikern. Die erbrochenen Massen sind gewöhnlich sauer und mit unverdauten Speisen vermischt.

Zusätzlich zu diesen Symptomen finden Sie bei Sulfur alle möglichen Störungen des Appetits. Der Patient bekommt um 10 oder **11 Uhr vormittags großen Hunger,** selbst wenn er normal gefrühstückt hat. Er verspürt dann eine Hohlheit[CK715] oder Schwäche in der Magengegend[GS] mit einem nagenden Gefühl, als müsste er umgehend etwas essen, um nicht ohnmächtig zu werden. Doch wenn er etwas zu sich nimmt und seinen Hunger stillt, fühlt er sich bald „wie voll und aufgeschwämmt im Magen"[CK714]. Er fühlt sich schwerfällig und träge und so angegriffen und abgespannt[CK634], dass er des Lebens überdrüssig wird.

Wir sollten uns allerdings bewusst sein, dass Sulfur nicht so sehr zu Beginn derartiger Beschwerden angezeigt ist als vielmehr im Anschluss an eine Gabe **Nux vomica**, welches fast die gleiche Symptomatik aufweist. Erst wenn diese Arznei nur teilweise zu lindern vermochte, ist Sulfur an der Reihe, um die Heilung zu vollenden.

Lebervergrößerung

Verdauungsstörungen von Alkoholikern, namentlich nach Abusus von **Branntwein** und **Bier,** seltener nach übermäßigem Weingenuss, erfordern mitunter Sulfur. Auch hier finden Sie oft die Leber vergrößert oder kongestioniert.

Lachesis Das Schlangengift sollte Verwendung finden bei Lebervergrößerung von Trinkern, wenn die Symptome des Falles einen trägen, adynamischen Charakter angenommen haben, besonders wenn es zu einer **Entzündung**[WS1315] und **Abszessbildung**[WS1317] in der Leber gekommen ist.

Phosphorus, Laurocerasus Wenn die Leber nach dem Kongestionsstadium zu **atrophieren** beginnt, müssen wir auf andere Mittel setzen; die wichtigsten von ihnen sind Phosphorus und Laurocerasus. Phosphorus kommt besonders bei fettiger Degeneration des Leberparenchyms[GS] in Betracht [Laurocerasus bei chronisch indurierter Stauungsleber (Muskatnussleber[GS, SK11])].

Männliche Geschlechtsorgane

Als Nächstes einige Bemerkungen zu Sulfur bei Beschwerden seitens der Sexualsphäre sowie bei Geschlechtskrankheiten. Es gibt ein Trio von Arzneien – **Nux vomica**, Sulfur und **Calcarea carbonica** – das sich bei Neigung zu **Masturbation** und **übermäßigem Geschlechtsverkehr**[CK1018f] häufig bewährt hat. Nachdem Sie mit **Nux** begonnen haben, stellt sich meist schon bald eine gewisse Besserung bei dem Patienten ein; nach und nach kommen dann oft Sulfur-Symptome zum Vorschein. Wenn Sulfur aber nur teilweise weitere Linderung bringt, vervollständigt in der Regel **Calcarea** die Heilung. Die Symptome, die auf Sulfur hinweisen, sind folgende: der Patient ist **schnell ermattet** und abgeschlagen[CK1746]; er zeigt viele der schon angesprochenen gastrischen Beschwerden, vor allem aber das Flauheitsgefühl im Epigastrium sowie Hitzewallungen, kalte Füße und Hitzegefühl auf dem Scheitel; häufige **Pollutionen** nachts im Schlaf[CK1023f], die ihn am nächsten Morgen sehr erschöpft sein lassen. Die Samenflüssigkeit ist dünn bis wässrig[CK1021] und fast geruchlos; es ermangelt ihr all der charakteristischen Eigenschaften eines normalen Samensekrets. Die **Genitalien** sind **erschlafft;** Hoden und Hodensack hängen welk herab [CK1009ff]; der **Penis** ist missfarbig, **bläulich** und immer **kalt** [CK998]; Erektionen finden kaum noch statt [CK1013]. Wenn ein Beischlaf versucht wird, ergießt sich der Samen frühzeitig, fast schon beim ersten Kontakt.[SK644] Der Patient leidet unter Kreuzschmerzen [CK1264] sowie Schwere und Mattigkeit der Beine [CK1475], sodass er kaum noch gehen kann. Und er ist, was nicht verwundert, niedergeschlagen und zutiefst „hypochondrisch betrübt" [CK8].

Sulfur kann auch bei **Gonorrhö**[GS] indiziert sein – egal ob der Harnröhrenausfluss dick und eitrig oder dünn und wässrig ist –, wenn es beim Wasserlassen in der Harnröhre brennt [CK980] und die **Harnröhrenmündung stark gerötet** und entzündet ist [CK994].

Phimose [CK1003] ist eine weitere Indikation für Sulfur, besonders wenn die Vorhaut entzündet und verhärtet [CK1005] ist.

Weibliche Geschlechtsorgane

Der Einfluss von Sulfur erstreckt sich auch auf die weiblichen Geschlechtsorgane. Die wesentlichen Symptome, die es dort erzeugt, hängen mit der Kongestion dieser Teile [„Blutdrang nach dem Uterus" [SK644]] zusammen, und sie gehen mit Hitzewallungen und abdominaler Plethora einher. Es besteht ein fortwährendes **Herabdrängen** in der Gebärmuttergegend [ZÖ1,114], mit einem Gefühl von Vollheit und Schwere daselbst, was der Patientin besonders beim Stehen unangenehm auffällt. **Brennen in der Scheide** [CK1031], oft mit **Jucken** [CK1028] verbunden sowie mit Aufblühen von Papeln im äußeren Schambereich [CK1029].

Das Sulfur hier am nächsten stehende Mittel ist **Aloe**. Es ruft genau die gleichen Symptome hervor, das gleiche Herabdrängen, das gleiche plethorisch bedingte Völlegefühl im Bauch; doch fehlt es ihm z. B. an der für Sulfur so typischen Abneigung gegen Waschen oder Baden. **Aloe** wirkt mehr auf das **Rektum** als auf jeden anderen Teil des Verdauungstrakts. Es besteht ständiger Stuhldrang [AA777], und wenn Stuhl ausgeschieden wird, gehen stets auch viele Winde mit ab [AA546]. Die **Hämorrhoiden** von **Aloe** treten in großen Mengen **traubenartig** aus dem After heraus [AA926]; Linderung durch Kaltwasserumschläge [AA942].

Rohes Schwefelpulver

Zum Schluss meiner Vorlesung möchte ich noch auf zwei Nutzanwendungen des rohen Schwefelpulvers hinweisen. Sulfur bietet in der Totalität seiner Symptome ein vollkommenes Bild der **asiatischen Cholera** dar. Es passt nicht nur für die Initialsymptome der Krankheit, sondern zeigt auch Ähnlichkeiten zum Verlauf derselben wie auch zu den nachfolgenden Symptomen. Entsprechend steht uns mit Sulfur ein echtes Prophylaktikum gegen diese gefürchtete Epidemie zur Verfügung. Wie von Dr. Hering vor mehreren Jahren empfohlen, streut man zu diesem Zweck feinstes Schwefelpulver innen über die Unterfläche der Strümpfe oder Socken, sodass der Schwefel mit der Fußsohle in Berührung kommt [CH359;AZ83,98f].[7] Der so verabfolgte Schwefel wird resorbiert, wie anhand der Ausdünstung von Schwefelwasserstoff mit dem Schweiß leicht nachzuweisen ist (eine blanke Silbermünze, auf die Stirn gedrückt, läuft schwärzlich an [AZ83,99]).

Schwefelblumen können als **Desinfektionsmittel** dienen, wenn sie in einem geschlossenen Raum verbrannt werden.

[7] Hering fährt fort: „ … ein halbes Theelöffelchen für jeden Fuß, und hierauf gehe deinen Geschäften nach. Das schützt nicht nur gegen die Cholera, sondern auch gegen manches andere. **Noch hat keinen, der das that, die Cholera befallen** und wurde es Tausenden geraten." (*CH* 359)

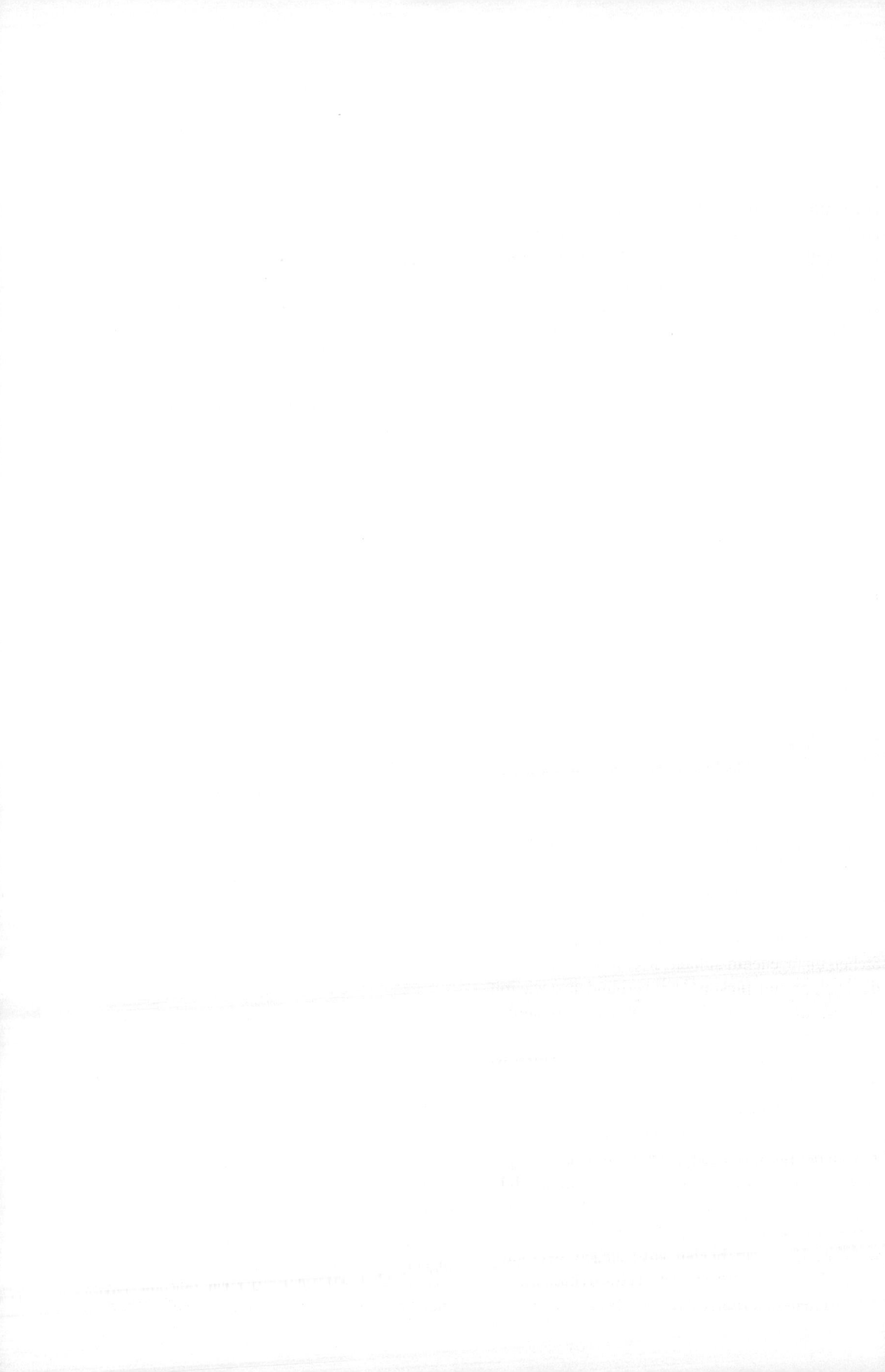

KAPITEL

46 Vorlesung: Die Kohlenstoffgruppe

Einleitendes

Wir wollen uns heute mit jenen Arzneien beschäftigen, die aus der Kohlenstoffgruppe stammen. Kohlenstoff in seiner reinsten Form findet sich [in der Natur] nur im Diamanten; verhältnismäßig rein ist er aber auch im Ruß (*Carboneum*) vertreten. Die verschiedenen Kohlenstoffmittel haben zwangsläufig leicht anders geartete Wirkungen, je nach der Quelle, aus der sie gewonnen wurden (➤ Tab. 46.1).

Tab. 46.1 Kohlenstoffpräparate und bedeutsame Nebenbestandteile

Kohlenstoffpräparate	Nebenbestandteile
Carbo animalis	Kalziumphosphat
Carbo vegetabilis	Kaliumkarbonat
Graphites	Eisen
Carboneum (Lampenruß [= amorpher Kohlenstoff])	Ziemlich rein
Carboneum sulfuratum [CS_2]	(Schwefel in der Verbindung)
Anilinsulfat [$(C_6H_5NH_2)_2H_2SO_4$]	Siehe Summenformel der Verbindung
Kohlegas [Methan, Wasserstoff]	Besonders Kohlenmonoxid[1]

Hahnemann benutzte vor allem die folgenden drei Präparate.

- **Carbo animalis** entstammt dem Tierreich; es wird hauptsächlich aus Knochen gewonnen und enthält daher etwas Kalziumphosphat.[2]
- **Carbo vegetabilis** entstammt dem Pflanzenreich und wird zubereitet aus der gut ausgeglühten Kohle von Birken- oder Rotbuchenholz[CK]; es enthält Kaliumkarbonat.

[1] Kohlegas wurde seit dem Ende des 18. Jahrhunderts durch Kohlevergasung hergestellt und diente in Form von Stadt- oder Leuchtgas hauptsächlich zu Beleuchtungszwecken. Die Hauptbestandteile sind **Wasserstoff, Methan** und **Kohlenmonoxid.** Stadtgas wurde, auch aus Sicherheitsgründen, ab der zweiten Hälfte des 20. Jahrhunderts mehr und mehr durch Erdgas ersetzt, welches im Wesentlichen aus Methan besteht und wegen des Fehlens von CO ungiftig ist.

[2] Dies ist so nicht richtig. Hahnemann hat das von ihm geprüfte Präparat, wie er in den *Chronischen Krankheiten* beschreibt, aus reinem Rindsleder zubereitet; es dürfte daher nur geringste Mengen an Kalziumphosphat enthalten haben. Inwieweit die von ihm zitierten Autoren (Adams, Wahle, Nenning [Hartlaub, Trinks]) ein anderes Präparat verwendet haben, lässt sich nicht zurückverfolgen. Anders ist es im Fall der von Hahnemann zitierten Quelle in *Rust's Magazin*, eines Dr. Weise in Königstein; darüber ist in *Hirschel's Zeitschrift für Homoeopathische Klinik,* Bd. 21, S. 28, zu lesen: „Weise nahm Rind- oder Kalbfleisch, befreite es sorgfältig von Fett, setzte ein Drittel Knochen hinzu und brannte die zerkleinerten Stücke in einer Kaffeetrommel …" Ebendort ist ferner zu lesen: „Die *Pharmacopoea germanica* setzt dem zu verkohlenden Muskelfleisch ein Drittel kleiner Knochen zu, wodurch ein erheblicher Gehalt an phosphorsaurem Kalk, bis zu 60 Procent, bedingt wird." Dies bedeutet, dass viele der in den medizinischen Zeitschriften jener Zeit veröffentlichten Heilungen mit der Tierkohle wohl auf ein solches, stark kalziumphosphathaltiges Präparat zurückzuführen sind. Ob sie auch mit dem von Hahnemann empfohlenen Präparat zu heilen gewesen wären, ist eine offene Frage.

- **Graphites** entstammt dem Mineralreich [3] und ist stets mit mehr oder weniger Eisen verunreinigt.

Wie Sie sehen, handelt es sich bei keinem dieser Mittel um ganz reinen Kohlenstoff. Ich habe auch *Anilinsulfat* an die Tafel geschrieben, das eine Kohlenstoffverbindung ist [$(C_6H_5NH_2)_2H_2SO_4$] und in vieler Hinsicht auch kohlenstoffartige Wirkungen hat. Außerdem finden Sie dort **Carboneum** [4] und *Kohlenmonoxid* [im Kohlegas]. Kohlendioxid scheint keine aktive arzneiliche Wirkung zu haben; es ist nicht sehr giftig, und seine wichtigste schädliche Wirkung hängt mit dem gleichzeitigen Sauerstoffmangel im Blut zusammen. *Kohlenmonoxid* ist weitaus giftiger und führt rasch zum Tod, nicht nur durch das Ersticken, indem es an die Stelle des benötigten Sauerstoffs tritt, sondern auch noch durch eine andere bemerkenswerte Eigentümlichkeit. *Kohlenmonoxid* hat die Eigenschaft oder die Besonderheit, dass es den Sauerstoff regelrecht aus dem Blut verdrängt und dort dessen Platz einnimmt. Sauerstoff wird bekanntlich in einer Bindung an die Erythrozyten im Blut transportiert, und das *Kohlenmonoxid* hat dabei die Macht, den Sauerstoff aktiv aus den roten Blutkörperchen [bzw. dem Hämoglobin] zu verdrängen. Für eine Weile scheint es wie Sauerstoff zu wirken,[5] doch schon bald zeigen sich seine giftigen Eigenschaften mit all den unausweichlichen Folgen innerer Erstickung. Kohlegas, das durch Verschwelung von Kohle zu Koks gewonnen wird, wie auch das Leuchtgas, das in unseren großen Städten eingesetzt wird, haben [wegen ihres CO-Gehalts] ebenfalls diese Eigenschaft. In entsprechender Menge eingeatmet, zeitigen sie schwerwiegende Folgen, besonders wenn nicht genügend Frischluft zur Verfügung steht. Es wird behauptet, dass ebensolches Kohlegas bei der Behandlung von Keuchhusten hilfreich sei, doch ich weiß nur von einem Fall, der so behandelt wurde, und dieses Kind ist gestorben. **Carboneum sulfuratum**, das wie die ersten drei Mittel unserer Gruppe ausführlich geprüft worden ist, hat einige wertvolle Symptome aufzuweisen.[6]

Wirksphäre der Kohlenstoffmittel

Nun, all diese Kohlenstoffsubstanzen haben eine Reihe von Eigenschaften gemeinsam. So zeigen sie beispielsweise allesamt die Fähigkeit, **Fäulnisprozesse,** putride Absonderungen, faulige Körperausdünstungen und übelriechende Wunden zu lindern. Sie kennen die physikalische Eigenschaft der Arzneikohle als adsorbierendes Substrat und wissen daher, wie gut diese in der Lage ist, die Luft oder sich zersetzende Stoffe zu reinigen. Die tierische Kohle ist hierbei wegen ihrer größeren Porosität noch effektiver als die Holzkohle. Wenn Sie eine tote Maus oder Ratte, von solcher Arzneikohle umgeben, für mehrere Monate begraben, finden Sie am Ende dieser Zeit keinerlei üblen Geruch aufgrund des zersetzten Gewebes, sondern nur ein sauberes, weißes Skelett. Doch diese Eigenschaft der Kohle – und das müssen Sie wissen – ist nicht nur rein mechanischer Natur; auch in den Potenzen kann sie im menschlichen Organismus zur Geltung kommen. Ich meine damit

[3] Farrington schreibt stattdessen: „… while the last [*Graphites*] was an artificial product found principally lining the interior of large iron retorts." Farrington spielt hier offenbar auf den Retortengraphit an, der sich bei der Leuchtgasbereitung aus Steinkohle etc. an den inneren Wandungen der Eisenretorten abscheidet. Er ist chemisch sehr viel reiner als der in der Natur vorkommende Graphit. Dies ist aber nicht das von Hahnemann geprüfte und als *Graphites* bezeichnete Präparat. Hahnemann verwendete hierzu die Mine eines „feinen englischen Bleistiftes", wie er in den *Chronischen Krankheiten* schreibt. Dieser Graphit stammte aus Borrowdale in der englischen Grafschaft Cumberland, wo er 1550 erstmals entdeckt und später zu sog. Bleistiften (man hielt den Stoff zunächst wegen seiner Farbe irrtümlich für ein bleihaltiges Mineral) verarbeitet wurde. Es handelte sich um ziemlich reinen Graphit, der lediglich geringe Mengen an Eisen als Beimischung enthielt

[4] Eine kurze Prüfung dieser Substanz in der 1. Verreibung findet sich bei T. F. Allen (*Encyclopedia*, Bd. 2, S. 604).

[5] Gemeint ist wohl, dass das CO-Hb eine hellrote Farbe hat – und der Patient entsprechend eine trotz Sauerstoffmangels rosige Haut.

[6] Da diese Prüfung (Alois Pemerl, *Allgemeine Zeitung für Homöopathie*, Bd. 2, Beilage 2, München 1850) nur schwer zugänglich ist, habe ich sie in meiner Übersetzung der *Homöopathischen Arzneimittelbilder* J.T. Kents (Karl F. Haug Verlag, Stuttgart 1999 u. 2009) vollständig wiedergegeben.

nicht, dass potenzierte Kohle den Geruch von einem verwesenden Tier hinwegnehmen könnte; vielmehr will ich damit sagen, dass Kohle auf den **lebenden** Organismus auch in potenzierter Form ähnliche Wirkungen entfaltet wie im Rohzustand.

Alle Kohlenstoffmittel wirken außerdem auf die **Haut,** wo sie vor allem zu Exkoriationen und intertriginösen Veränderungen führen. Sie affizieren ebenso die **Drüsen** und bewirken Vergrößerung und Verhärtung der axillären und anderer **Lymphknoten,** bis hin zu einem Bild kanzerös entarteter Drüsengeschwülste. Des Weiteren wirken sie auf die **Schleimhäute,** sie rufen Katarrhe der Nase, des Rachens, der Bronchien wie auch des Darms hervor. Sie alle erzeugen **asphyktische Zustände,** bei **Carbo vegetabilis** mehr als bei **Carbo animalis** und besonders ausgeprägt bei *Anilinsulfat* und **Carboneum**. **Carboneum** kann Asphyxie mit Krämpfen verursachen, ganz ähnlich einer Epilepsie.[EN11ff] **Kohlegas** und **Kohlenmonoxid** [7] erzeugen Atemnot vornehmlich aufgrund der hochgradigen Hypoxämie. Alle Kohlenstoffmittel beeinträchtigen darüber hinaus die **Venen,** indem sie die Bildung von Varizen begünstigen. Und schließlich haben sie alle eine ausgesprochene Neigung zur Erzeugung von **Blähungen.** Dies ist einer der Gründe, warum ich mit der Empfehlung von Toastbrot als Krankendiät eher zurückhaltend bin. Wenn das Brot durch milde Hitze vorsichtig getoastet wird, ist es wohltuend; isst man es aber, obwohl es angebrannt ist, entwickeln sich leicht Blähungen, und diese sind übelriechend und stinken nach faulen Eiern.

Carbo vegetabilis

Konstitution

Carbo vegetabilis ist besonders bei älteren Patienten hilfreich, die zu Schwächeanfällen neigen[CK1072]. Es ist angezeigt bei schwächlichen, empfindlichen Personen mit Neigung zu dyspeptischen Beschwerden, die ihre Verdauungsorgane durch zu reichliches Essen und Trinken überstrapaziert haben.[8]

Hämorrhagien

Bei der Untersuchung dieses Arzneimittels wollen wir zunächst dessen Wirkungen auf das Blut besprechen. Carbo vegetabilis kommt bei Krankheiten in Betracht, bei denen die Zusammensetzung des Blutes stark verändert ist. Bei vielen Krankheiten, die Carbo vegetabilis erfordern, besteht eine ausgeprägte Sepsis oder Blutvergiftung. Es ist indiziert bei Hämorrhagien von **passiver,** höchst **langwieriger Natur.** So geben wir es z. B. bei kaum zu stillendem **Nasenbluten**[CK235], wenn das **Gesicht** bereits **sehr blass**[CK238] und eingefallen ist und fast hippokratisch[AR11,3,135] anmutet. Das Blut fließt kontinuierlich über Stunden und manchmal Tage[CK236] hinweg. Es ist **dunkel** und ziemlich **dünnflüssig.** Wir sehen dies vor allem bei alten und sehr geschwächten Menschen, bisweilen aber auch im Verlauf einer malignen Diphtherie. Fast die gleichen Symptome finden wir bei **Camphora** und **Mercurius cyanatus**.

Carbo vegetabilis ist auch bei Blutungen aus den Lungen zu erwägen, nicht nur bei **Bluthusten**[UE], sondern auch bei starken Bronchialblutungen. Der Patient ist in solchen Fällen sehr ängstlich, aber nicht sonderlich unruhig. Die Angst spiegelt sich deutlich im Gesicht und in seinem Ringen nach Luft, doch er wälzt sich nicht ruhelos im Bett umher. Oft klagt der Patient über arges **Brennen in der Brust.**[CK811] Carbo vegetabilis ist vor allem auch dann von Nutzen, wenn die Zerstörung von Lungengewebe weit fortgeschritten ist. Der Puls ist dabei intermittierend und fadenförmig[GS], das Gesicht blass und oftmals mit kaltem Schweiß bedeckt[AR11,3,135]. Der Kranke möchte **angefächelt** werden[GS], denn das bringt mehr Sauerstoff in seine Lungen.

Letztere Symptome deuten auch bei **Uterusblutungen** auf Carbo vegetabilis hin, bei Metrorrhagien

46

[7] Unter dem Namen *Carboneum oxygenisatum* findet sich in Allens *Encyclopedia* (Bd. 2, S. 610) eine Zusammenstellung aller bekannt gewordenen Vergiftungsfälle.

[8] Im Original beginnt die Vorlesung mit einem Absatz über die Arzneimittelbeziehungen von *Carbo vegetabilis* (nebst Tabelle) die ich beide aus Gründen der Plausibilität ans Ende des Kapitels verlagert habe. Deshalb beginnt die Vorlesung mit idesem etwas zu kurz und pauschal geratenenen Absatz, der zudem erst in einer späteren Auflage durch einen der Bearbeiter an diesen Platz gelangt ist.

ebenso wie bei Menorrhagien.[GS] Auch hier bestehen heftig brennende Schmerzen, besonders im Bereich des Kreuzbeins und des unteren Rückens; wenn die Blutung längere Zeit anhält, tritt das Brennen auch in der Brust auf, zusammen mit den erwähnten Atembeschwerden [Luftnot mit Bedürfnis, angefächelt zu werden].

Carbo vegetabilis „arbeitet" hier Hand in Hand mit **China** und **Arsenicum**.

Arsenicum album Auch Arsenicum kann bei diesen passiven, langwierigen Blutungen dienlich sein, in Abhängigkeit von einem gewissen Maß an Gewebszerfall in dem betroffenen Organ. Beide Mittel haben diese heftig brennenden Schmerzen. Als Unterscheidungskriterium, das für alle Krankheitszustände gilt, finden wir bei Arsenicum jedoch eine „Reizbarkeit der Faser" wie auch des Gemüts, was bei **Carbo vegetabilis** nicht der Fall ist. **Carbo vegetabilis** ist ein torpides, träges Mittel, während Arsenicum durch Reizbarkeit, unruhiges Umherwälzen, große Angst etc. gekennzeichnet ist.

Ipecacuanha Die Brechwurzel muss bei Hämorrhagien ebenfalls berücksichtigt werden, besonders bei solchen aus der Lunge und der Gebärmutter, wobei die Patientin tiefe Atemzüge macht, als würde sie seufzen[SK522].[9] Sofern keine Kälte besteht, die fast einem Kreislaufkollaps entspricht, sollten Sie besser mit Ipecacuanha beginnen als mit **Carbo vegetabilis** oder **China**.

[9] Farrington schreibt: „... when the patient takes long breaths, as if panting." Die Verwendung des Begriffs „panting" (= Keuchen, nach Luft schnappen) in Verbindung mit langen oder tiefen Atemzügen widerspricht sich. Sinn ergibt der Satz nur, wenn man „panting" mit *seufzen* übersetzt, wofür normalerweise aber der Begriff „sighing" steht. Gleichwohl hat *Ipecacuanha* auch viele Kurzatmigkeitssymptome; eines von ihnen lautet: „Zusammenziehen auf der Brust mit Kurzathmigkeit und keichendem Athem; sie mußte am offnen Fenster nach freier Luft schnappen, mit Gesichtsblässe, kaum fühlbarem Pulse und Erstickungsgefahr ..."

Krampfadern, Geschwüre

Carbo vegetabilis ist ferner bei varikösen Venen von Nutzen, die nicht nur an den Beinen, sondern auch an den **Armen** und sogar an der weiblichen **Vulva**[GS; SK257] vorkommen können. Diese Krampfadern haben die **Neigung zu ulzerieren.** Sie sind stark **bläulich verfärbt** und sehen aus, als würde das Blut schon lange in ihnen stagnieren. Die daraus resultierenden Geschwüre gehen mit ähnlichen Symptomen einher wie die anderen Geschwüre, die Carbo vegetabilis als Heilmittel erfordern; sie verursachen **brennende Schmerzen** und haben eine fleckige Umgebung, als ob auch die Kapillaren und kleineren Venen dort angeschwollen wären. Unter der Haut bilden sich **Ekchymosen.**[GS] Diese Geschwüre sehen ausgesprochen indolent[10] aus.

Auch nichtvariköse Geschwüre sind durch Carbo vegetabilis günstig zu beeinflussen, wenn sich diese als sehr **unheilsam** erweisen. Sie sind flach und breiten sich eher **oberflächlich** als in die Tiefe des Gewebes aus. Sie sezernieren keinen „lobenswerten" Eiter, sondern solchen von **jauchigem,** scharfem[SK248], fressendem[CK1093], dünnflüssigem, Brennen verursachendem und stinkendem[CK1094] Charakter. Das Brennen verschlimmert sich in der Nacht[GS] und raubt dem Patienten den Schlaf. Selbst bei **Krebsgeschwüren,** wie bei einem ulzerierenden Szirrhus, kann Carbo vegetabilis hilfreich sein.

Karbunkel, Gangräneszenz

Das Mittel kann bei Karbunkeln verabreicht werden, wenn die affizierten Hautareale livide und die eitrigen Sekrete höchst übelriechend sind und mit Brennen einhergehen. In solchen Fällen müssen Sie es nicht nur innerlich geben, sondern auch äußerlich in Form eines **Kohlepflasters** anwenden. Das Pflaster verhindert die Zersetzung der austretenden Säfte,

[10] **Indolente Geschwüre** sind nicht unbedingt, wie der Name nahelegt, durch Schmerzlosigkeit charakterisiert. Laut *Stedman's Medical Dictionary* sind sie definiert als „chronische Geschwüre mit harten, erhabenen Rändern und nur wenigen oder gar keinen Granulationen; sie zeigen keinerlei Heilungstendenz." Im Fall von *Carbo vegetabilis* können sie brennende Schmerzen verursachen. *(GS)*

reinigt die Wunde und beugt so einer Vergiftung des Organismus vor. Dasselbe gilt für gangränöse Prozesse. Wenn Karbunkel oder Furunkel gangräneszieren, ist Carbo vegetabilis nicht selten das passende Mittel. Es unterscheidet sich in diesen Fällen von **Arsenicum** hauptsächlich durch das Fehlen der extremen Unruhe.

Typhus, Gelbfieber

In Bezug auf Fiebererkrankungen ist Carbo vegetabilis besonders bei typhösen und intermittierenden Fieberformen von Nutzen [SK249], bei **Kollapszuständen** während eines Fiebers [GS] sowie bei Gelbfieber [GS]. Wie Schwefel ein Präventivmittel gegen Cholera ist, so ist **Kohle** ein **Präventivmittel gegen Gelbfieber** [bei Einnahme eines halben Teelöffels Kohlepulver 2–3 mal täglich [GS]]. Wenn alle Ausscheidungen des Gelbfieberkranken zusammen mit Kohle in die Erde verbracht werden, wird die Ausbreitung der Krankheit sicher verhindert. Ist das Fieber aber bereits voll entwickelt, so ist Carbo vegetabilis oder Kohle ebenso nutzlos wie **Sulfur** oder Schwefel während des Verlaufs einer Choleraerkrankung.

Wechselfieber

Die Art des Wechselfiebers, bei der Sie Carbo vegetabilis einsetzen können, ist von adynamischer Art. Die Fieberanfälle bestehen schon seit langer Zeit und sind in der Regel immer wieder durch Chiningaben unterdrückt worden [SK249]. Der Patient ist während der Froststadien sehr durstig.[CK1170f] Die **Füße sind bis hinauf zu den Knien eiskalt** [selbst während der Fieberhitze [CK1178]] – ein sehr charakteristisches Symptom von Carbo vegetabilis. (**Menyanthes** ist das Heilmittel bei **Malaria quartana,** wenn die Unterschenkel eiskalt sind.[TF262]) Wenn die Hitze kommt, dann in Wallungen, die als brennend empfunden werden.[GS(CK1177)] Der Schweiß riecht sauer [CK1187] oder auch faulig [CK1186]. Während der Apyrexie ist der Patient blass und außerordentlich matt; er neigt dann zu Anfällen von Gedächtnismangel [CK38], sein Geist ist träge [CK35] und wie benebelt [CK51], sein Gemüt sehr bedrückt [CK9] und melancholisch.

Hektisches Fieber, Tuberkulose

Beim hektischen Fiebertyp ist Carbo vegetabilis weitgehend durch dieselben Symptome angezeigt, wie ich sie bereits skizziert habe. Besonders nützlich ist es bei Zehrfieber infolge langwieriger [tuberkulöser] Eiterungsprozesse, seien es Abszesse in der Lunge [HC1,121], im Hüftgelenk [GS] oder in der Wirbelsäule.

Wie Sie wissen, müssen **Abszesse,** die im Verlauf einer Erkrankung der Wirbelsäule an oder in den **Wirbeln** entstehen [vor allem bei **Spondylitis tuberculosa**], in der Regel eröffnet werden. Chirurgen schrecken manchmal davor zurück, ehe sie nicht den Organismus darauf vorbereitet haben, denn die Reaktion der Lebenskraft ist so träge, dass der Patient den Eingriff möglicherweise nicht überleben würde. Die Gefahr durch das Eröffnen solcher Abszesse kann sehr vermindert werden, wenn zuvor – je nach den vorhandenen Indikationen – Carbo vegetabilis oder **China** verabreicht wird.

Kreislaufkollaps, Cholera asiatica

Bei Kreislaufkollaps [GS] unterschiedlichster Genese ist Carbo vegetabilis ein potenzielles Heilmittel. Es besteht ein ausgeprägter Mangel an Lebenswärme, mit Kälte vor allem der Nase, der Wangen und der Extremitäten. Das Mittel kann z. B. angezeigt sein in den Spätstadien eines Typhus abdominalis; nach langanhaltendem Flüssigkeitsverlust, etwa nach längeren Blutungen; im Verlauf einer asiatischen Cholera; während einer Pneumonie – ja eigentlich bei jeder Art von Krankheit, bei der folgende Symptome in Erscheinung treten: **Eiseskälte des Körpers,** besonders im Bereich der Gliedmaßen [(CK1165)]; **kalter Atem** [CK775]; Puls fadenförmig [CM], kaum tastbar, aussetzend [CK817]; **Lippen zyanotisch;** Atmung sehr schwach und oberflächlich; Patient bewusstlos (oder auch nicht). In genau solchen Fällen ist Carbo vegetabilis ein wahrer Lebensretter und wird so manchen Fall vor einem letalen Ausgang bewahren.

Es gibt noch andere Mittel, die Carbo vegetabilis bei Kreislaufkollaps ähnlich sind.

Camphora Eines von ihnen ist Camphora, es gleicht Carbo vegetabilis bei der **asiatischen Chole-**

ra, ist aber eher ganz am **Anfang** der Erkrankung indiziert, wenn noch keinerlei Erbrechen oder Durchfall vorhanden ist. Der Choleraerreger („poison“) scheint in dieser Phase das Nervensystem derart „geschockt“ oder niedergeworfen zu haben, dass die Körperoberfläche eiskalt ist [RA90], wobei die Haut zumeist trocken ist, eventuell auch von kaltem Schweiß bedeckt; selbst die Zunge ist kalt [EN308]. Wenn der Patient noch sprechen kann, dann mit einer hohen oder piepsigen, vielleicht auch heiseren [GS], tonlosen Stimme. Camphora führt in solchen Fällen sehr schnell eine Reaktion des Körpers herbei. **Carbo vegetabilis** ist erst in einem späteren Stadium angezeigt, wenn die Prostration mehr eine Folge des massiven Flüssigkeitsverlusts durch die Stuhlentleerungen ist.

Veratrum album Auch Veratrum ist mit **Carbo vegetabilis** bei Kollapszuständen vergleichbar. Es hat **Krämpfe der Waden** [RA232], der Oberschenkel [RA(281)] und der Brust [RA167] und, was besonders charakteristisch ist, **kalten Schweiß auf der Stirn** [RA23].

Drüsen, Lymphknoten

Im Folgenden einige Bemerkungen zur Wirkung von Carbo vegetabilis auf Drüsen und Lymphknoten. Das Drüsengewebe, namentlich das der **Mammae**[GS], neigt zu **Verhärtungen.** Die geschwollenen Drüsen brennen und eitern leicht [GS]; wenn Letzteres geschieht, ist das Eitersekret gewöhnlich von jauchiger, putrider Beschaffenheit.

Laryngitis, Heiserkeit

Carbo vegetabilis ist oft bei Katarrhen der oberen Atemwege angezeigt [CK708], die durch **warme, feuchte Luft** ausgelöst werden [GS], wie dies in unseren Breiten [Philadelphia (Pennsylvania)] bei Süd- oder Südwestwind der Fall ist. Die Beschwerden verschlimmern sich am Abend [CK706] und, nicht ganz so typisch, am Morgen [CK706]. Der Patient neigt zu fast **stimmloser Heiserkeit, die regelmäßig jeden Abend wiederkehrt** [CK715], ohne Schmerzen im Hals, doch mit **Rauheitsgefühl in der Kehle** [CK718] und der Luftröhre [CK719]. Trockener Kitzelhusten [CK725], der anfallsweise einen krampfhaften Charakter [CK745] annehmen kann.

Phosphorus Das Mittel ist bei diesen Beschwerden nahe mit Phosphorus verwandt, welches ihm oft vorangeht oder gut folgt. Auch die Phosphorus-Aphonie geht mit einem Rauheitsgefühl im Kehlkopf einher, und sie ist ebenfalls am Abend schlimmer.[GS]

Sulfur Bei morgendlicher Aphonie ist **Carbo vegetabilis** eher an der Seite von Sulfur. Sulfur hat „Heiserkeit und völlige Stimmlosigkeit“ [CK1103], besonders in der Früh [(CK1104)].

Causticum Ein weiteres konkordantes Mittel ist Causticum. Causticum passt bei Kehlkopfkatarrh mit rauer, heiserer Stimme [CK841], besonders von Sängern, Rednern etc.[GS;NZ17,45], verbunden mit Tracheobronchialkatarrh sowie Brennen und **Wundheitsgefühl unter dem Brustbein** [< bei jedem Hustenstoß [CK874]]. Dieses Beschwerdebild findet sich bei beiden Mitteln; der wichtigste Unterschied ist, dass bei Causticum die Heiserkeit eher **am Morgen schlimmer** ist, bei **Carbo vegetabilis** eher am Abend [CK841]. Causticum hat außerdem Verschlimmerung der Beschwerden bei **trockenem, kaltem Wetter, Carbo vegetabilis** bei feuchtwarmem [SK247].

Eupatorium perfoliatum Eupatorium verwende ich bei Heiserkeit mit Wundheitsgefühl in Kehlkopf, Luftröhre und Bronchien, wenn die Heiserkeit morgens vermehrt auftritt und der Patient sich **am ganzen Körper wie zerschlagen** fühlt.[GS]

Asthma bronchiale

Carbo vegetabilis kann auch bei Asthma bronchiale Verwendung finden, besonders bei **Asthma alter Leute** und sehr geschwächter Personen.[GS] Während des Anfalls hat man den Eindruck, der Patient würde ersticken, so sehr ist die Atmung durch die Zusammenschnürung der Brust behindert [CK774]. Erleichterung erfährt der Patient, wenn er **Luft aufstoßen** kann.[CK771] Das Mittel ist besonders dann angezeigt, wenn die Atemnot durch **heraufdrückende Blähungen** noch verstärkt wird.[CK769]

46

Drohende Lungenlähmung, Lungenemphysem

Drohende Lungenlähmung bei Typhus, am Ende einer Lungenentzündung [GS] oder bei bejahrten Personen [SK258] sind weitere Indikationen für Carbo vegetabilis. Der „paralytische Katarrh" alter Menschen ist ein Zustand, der meist nach diesem Mittel verlangt. Wenn der Patient hustet oder atmet, ist lockeres Schleimrasseln zu hören – deutliches Zeichen [?] eines Lungenemphysems [GS]. Die Bronchiolen und Alveolen [11] sind stark dilatiert. Darüber hinaus finden sich große Kälte und andere Zeichen eines darniederliegenden Kreislaufs.

Das Mittel, das Carbo vegetabilis bei Emphysem am nächsten kommt, ist **Ammonium carbonicum**, das wie Ersteres eine Überladung des Blutes mit Kohlensäure hat, mit den für diesen Zustand typischen Zeichen Kälte, Zyanose etc.

Es gibt bei drohender Lungenlähmung eine ganze Reihe von Mitteln, die wir in Erwägung ziehen müssen; auf die meisten von ihnen werde ich aber erst später, im Rahmen meiner Vorlesung über **Phosphorus**, näher eingehen, welches Carbo vegetabilis hier sehr nahesteht. Denken sollten Sie in diesem Zusammenhang vor allem auch an **Moschus** und **Antimonium tartaricum**.

Antimonium tartaricum kommt in Betracht, wenn die Rasselgeräusche sehr laut und schon von Weitem zu hören sind.[AZ88,124] Man hat den Eindruck, als befände sich eine **große Menge Schleim** in der Brust; dennoch kann der Patient **kaum etwas davon herausbringen.** Die Extremitäten sind kalt und durch den Atemmangel blau verfärbt. Der Kranke wird bald schläfrig und fällt in einen somnolent soporösen Zustand, aus dem er zwar kurzzeitig erweckt werden kann [AZ88,115], in den er dann aber rasch zurückfällt. An **Antimonium tartaricum** sollten Sie auch denken, wenn im Verlauf einer Lungenerkrankung, sei es eine Bronchiektasie, sei es ein Bronchialkatarrh bei einem Kind (und hier ist es besonders am Platz), der **Husten aufhört** oder immer seltener wird, obwohl die Schleimproduktion unvermindert anhält. Die Auskultation ergibt **weiterhin starkes Schleimrasseln in der Brust,** trotzdem hustet das Kind weniger, als nötig wäre. Die Mutter denkt, es geht dem Kind besser, doch in Wirklichkeit geht es ihm schlechter, weil Lunge und Thorax allmählich an Kraft verlieren.

[11] Farrington schreibt ungenau „bronchial tubes".

Aortitis

Carbo vegetabilis ist ein hervorragendes Mittel für die bei chronischer Aortitis auftretende schreckliche Atemnot, besonders wenn der Patient anämisch, wassersüchtig etc. geworden ist. Weitere Mittel, die man hier vergleichen muss, sind **Arsenicum**, **Cuprum** und **Lachesis**.

Dyspepsie

Zum Schluss möchte ich noch auf die Wirkung von Carbo vegetabilis auf den Magen und den Darm eingehen. Es steht bei Dyspepsie in Konkurrenz mit einigen anderen wohlbekannten Arzneien, namentlich solchen, die wie Carbo vegetabilis zu eher chronischer Verdauungsschwäche [SK253] neigen. Es ist angezeigt bei den üblen **Folgen von übermäßigem Essen und Trinken,** von allzu häufigem Schwelgen in Tafelfreuden, von Wein [CK373;SK247] und sonstigen Spirituosen, von kulinarischen Ausschweifungen aller Art. Als Ergebnis solchen Wohllebens kommt es zu genau den Symptomen, wie sie Carbo vegetabilis eigen sind: Kopfschmerzen, besonders morgens nach dem Erwachen, wenn der Patient den größten Teil der Nacht dem Alkohol zugesprochen hat; dumpfe Schmerzen am Hinterkopf [CK67], Geistesträgheit [CK35] und starke Eingenommenheit des Kopfes [CK42]. Summen und Schwirren im Kopf, als hätten sich Wespen dort eingenistet.[CK138] Unwohlsein bzw. schlechteres Befinden in warmen Räumen. Die Schmerzen scheinen zudem vom Hinterkopf durch den Schädel bis in die Augen und die Supraorbitalregion zu ziehen, wo sie als dumpfe, drückende Schwere fortbestehen.[(CK74+81)] Übelkeit, Flauheit [CK416], schmerzhafte Empfindlichkeit [CK428] und gewöhnlich eine Art **Brennen** [CK447] **in der Magengegend.** Der Patient hat großen Widerwillen gegen alle fetten Speisen; er kann kein fettes Fleisch [CK369], keine Butter [CK370], keine Bratensoße und überhaupt nichts Gebratenes zu sich nehmen. Milch ist ihm zuwider und

46

bläht ihn auf.[CK371] Nach dem Essen fühlt sich der Magen überladen an, als würde er nach unten drücken.[(CK377)]

Der Bauch ist fortwährend **von angehäuften Blähungen gespannt**[CK470f], und sowohl die nach oben wie die nach unten abgehenden Gase haben einen üblen Geruch. **Ranziges**[GS] oder **fauliges Aufstoßen;** außerordentlich **stinkende Winde**[CK539]. Der Patient neigt zu Stuhlverstopfung[CK544] mit Hämorrhoiden[CK603]. Die Hämorrhoidalbeschwerden verstärken sich nach jeder Zecherei.[GS] Ausfluss einer scharfen[CK606] oder klebrigen[CK607] Feuchtigkeit aus dem After. „Wundheit mit Jücken und Feuchten des Mittelfleisches, Nachts."[CK611] [12] Die **Hämorrhoiden** treten bisweilen stark hervor, vom Blutandrang ganz blau und angeschwollen.[SK256] Ein andermal neigt der Patient zu morgendlichen Durchfällen mit wässrigen Stühlen, begleitet von viel Tenesmus.[SK255; GS] Wenn in solchen Fällen **Nux vomica** keine Hilfe mehr bringt, ist stattdessen häufig Carbo vegetabilis vonnöten. Der Patient ist dabei übellaunig[CK20] und leicht zu zornigen Aufwallungen erregt.[CK26f] Zudem besteht oft Schwindel als Reflex der gastrointestinalen Störungen, zumal wenn zuvor allzu reichlich gegessen und getrunken wurde, nicht selten verbunden mit **Ohnmachtsanwandlungen**[CK61], besonders bei oder nach Mahlzeiten.

Arsenicum album Das mit **Carbo vegetabilis** bei diesen Beschwerden am nächsten verwandte Mittel ist Arsenicum album. Beide Arzneien haben hervortretende, blaue Hämorrhoidalknoten, beide haben Brennen in der Magengegend, beide haben viel Angst und beide eignen sich bei üblen Folgen vom Genuss von Eiscreme oder Eiswasser bei heißem Wetter. Der Unterschied kann kurz so zusammengefasst werden: **Carbo vegetabilis** zeichnet sich durch Torpidität und „nervöse Unreizbarkeit"[CK247] aus, Arsenicum hingegen stets durch nervöse Übererregbarkeit[SK103]. Von beiden Mitteln hat **Carbo vegetabilis** das Brennen am deutlichsten in den inneren Organen, wie etwa im Magen.

Nux vomica Die Brechnuss trifft sich mit **Carbo vegetabilis** hinsichtlich der üblen Folgen von Überessen und Alkoholmissbrauch. Wie ich schon erwähnte, kommt **Carbo vegetabilis** oft in Betracht, wenn Nux aufgehört hat zu wirken. Der Nux-Säufer ist ein hagerer, drahtiger, gelbsüchtiger[SK261] Typ; der **Carbo-vegetabilis**-Typ dagegen ist träge, phlegmatisch und untersetzt.

China officinalis Des Weiteren müssen wir **Carbo vegetabilis** von China abgrenzen, was ziemlich leichtfällt, da die beiden Mittel nur in der von Flatulenz begleiteten Dyspepsie und ihrer Neigung zur Schwäche übereinstimmen. China passt für eine besondere Art von **funktioneller Schwäche,** die ihre Ursache in einem **Säfteverlust** hat. **Carbo vegetabilis** ist das bessere Mittel, wenn die Schwäche organisch bedingt ist und wenn sich uns ein Bild der Kreislaufinsuffizienz darbietet, mit hippokratischem Antlitz und Kälte des Körpers, besonders der Knie[GS]. Beide Arzneien erzeugen starken Meteorismus. China hat allerdings nicht das ranzige Aufstoßen und das Brennen im Epigastrium. Aufstoßen lindert für eine gewisse Zeit die Beschwerden bei **Carbo vegetabilis**, während sie bei China dadurch unbeeinflusst bleiben[GS] oder gar schlimmer zu werden scheinen.

Lycopodium Auch Lycopodium ist ein perfektes Beispiel für diesen Zustand von Meteorismus. Das Abdomen ist enorm aufgetrieben. Der Unterschied ist folgender: **Carbo vegetabilis** erzeugt mehr Aufblähung des Intestinums, Lycopodium mehr des Magens. **Carbo vegetabilis** hat neben den höchst übelriechenden Ructus und Flatus ranziges Aufstoßen und bitteren Mundgeschmack[CK354]; Lycopodium hat eher **saures Aufstoßen**[CK574] und sauren Geschmack[CK501].

[12] **Fußnote Farrington:** *Perineum, feucht (nässend), roh (exkoriiert), wund,* etc.: Am-c., Alum., Nat-m., CARB-V., CARB-AN., NIT-AC., GRAPH. (und Fissuren), SULF., *Rhus-t., Ars.*, ANT-C. (Hämorrhoiden mit viel Schleimabgang), THUJ. (übelriechendes Nässen), SIL. (feucht), *Sul-ac., Caps.*, Petr. (und Fissuren), *Bor.* (mukös-purulentes Nässen), *Sep.* (Nässen).

Dysenterie

Carbo vegetabilis kann auch bei Dysenterie[KE1,866] angezeigt sein, vor allem in sehr schweren Fällen. Der Patient klagt über **Brennen tief im Abdomen,** gewöhnlich in einer der beiden Kolonflexuren. Der

Bauch ist tympanitisch aufgetrieben. Der Puls ist schwach und intermittierend. Die Ausscheidungen aus dem Darm stinken entsetzlich [GS], sind braun und von wässrig-schleimiger Beschaffenheit. In einer so ernsten, fast desperaten Lage bedarf es großer Verschreibungskunst. Sie müssen Carbo vegetabilis hier hauptsächlich mit zwei anderen Arzneien vergleichen, mit **Arsenicum** und **China**.

Arsenicum album Arsenicum hilft, wenn jene „Reizbarkeit der Faser" erkennbar ist, die ich früher schon erwähnt habe. Der Arsenicum-Patient steht ebenso nahe an der Schwelle des Todes wie der **Carbo-vegetabilis**-Patient, doch er ist **ruhelos** und klagt über brennenden **Durst** [CK377], verträgt gleichwohl aber nur **kleinste Schlucke** Wasser [KE1,861;CK383]. Die Darmausleerungen sind bei beiden Mitteln etwa gleicher Art, aber die Bauchauftreibung ist bei Arsenicum nicht so ausgeprägt.

China officinalis China und Carbo vegetabilis sind in Fällen von Ruhr einander ebenfalls ähnlich. Beide haben diese dunklen, dünnflüssigen, stinkenden Stühle, beide diese Blähsucht, beide die große Schwäche und das hippokratische Antlitz. Bei China wird der Stuhlgang jedoch schon gleich nach jedem Essen [SK306] oder Trinken ausgelöst. Aufstoßen gewährt allenfalls kurzfristig Linderung. Auch sind die abgehenden Winde nicht so übelriechend wie bei **Carbo vegetabilis**, noch sind die brennenden Schmerzen so intensiv wie bei diesem oder wie bei **Arsenicum**.

Arzneimittelbeziehungen

Wie eingangs erwähnt, enthält Carbo vegetabilis stets auch etwas Kaliumkarbonat. Bemerkenswert ist in dem Zusammenhang, dass **Kalium carbonicum** auch ein wichtiges Komplementärmittel zu Carbo vegetabilis ist (➤ Tab. 46.2), namentlich bei Erkrankungen des Halses und der Lungen sowie bei Verdauungsstörungen. Carbo vegetabilis steht außerdem in einem komplementären Verhältnis zu **Phosphorus**, und zwar ebenso bei Bronchial- und Lungenleiden und – mehr als irgendwo sonst – bei Halsaffektionen, ferner bei extremen Schwächezuständen, besonders bei drohender Lähmung des gesamten Organismus als Folgezustand schwerer Krankheiten [SK247].

Das Mittel wird antidotiert durch **Arsenicum** und **Camphora** [CK] und verträgt sich nicht mit **Causticum**.[13] Dieses feindliche Verhältnis zwischen Carbo vegetabilis und **Causticum** ist allerdings nicht so ausgeprägt wie das zwischen **Causticum** und **Phosphorus**.

Tab. 46.2 Arzneimittelbeziehungen und Vergleichsmittel von Carbo vegetabilis [14]

Art der Arzneimittelbeziehung	Arzneimittel
Komplementäre Mittel	*Kalium carbonicum, Phosphorus*
Gut folgende Mittel	*Arsenicum album* *China, Phosphorus* *Phosphoricum acidum*
Carbo vegetabilis folgt oft gut nach	*Bryonia, Nux vomica* *Pulsatilla, etc.*
Vergleichsmittel bei Kreislaufkollaps	*Camphora, Veratrum album*
Vergleichsmittel bei drohender Lungenlähmung	*Antimonium tartaricum* *Ammonicum carbonicum* *Baryta carbonia, Moschus* *Nitricum acidum, Laurocerasus* *Lachesis, Opium*
Weitere Vergleichsmittel	*Sulfur, Causticum* *Kalium carbonicum*
Antidote	*Arsenicum, Camphora* *Coffea, Lachesis*
Unverträglich	*Carbo animalis, Kreosostum* *Causticum* (nach C.v.)

[13] Nur wenn *Carbo vegetabilis* **vor** Causticum gegeben wird! In der anderen Richtung ist *Carbo vegetabilis* das wichtigste Komplementärmittel von *Causticum (vgl.* A. Rehman, *Encyclopedia of Remedy Relationships).* In der *Causticum*-Vorlesung (Nr. 72) schreibt Farrington, die beiden Mittel würden gut „aufeinander" (?) folgen.

[14] Vom Übersetzer ergänzt und konkretisiert, da die Angaben im Original zu ungenau und teilweise unverständlich sind.

KAPITEL

47 Vorlesung: Carbo animalis, Graphites und Petroleum

Carbo animalis

Carbo animalis (➤ Tab. 47.1) und **Carbo vegetabilis** folgen nicht gut aufeinander. Sie sind sich insoweit „feindlich", als das eine nicht nutzbringend nach dem anderen gegeben werden kann, da sie sich sehr ähnlich sind. Carbo animalis enthält etwas Kalziumphosphat,[1] und es ist komplementär zu **Calcarea phosphorica**, vor allem bei Affektionen der Drüsen und Lymphknoten.

Konstitution

Carbo animalis passt für alte Menschen und für jene, die krankheitsbedingt sehr geschwächt sind, besonders wenn **venöse Plethora**[GS] vorherrscht. Solche Patienten neigen zu zyanotischen Verfärbungen der Haut und Schleimhäute. Hände und Füße werden leicht blau, wobei sich die erweiterten Venen stark unter der Haut abzeichnen; auch die Wangen verfärben sich schnell bläulich. Diese Patienten werden schon durch den geringsten Anlass krank. Beide Arzneien, Carbo animalis wie **Carbo vegetabilis**, sind mögliche Heilmittel bei Gewebszersetzungen, wie etwa bei einer **Gangrän** oder bei **Ulzerationen** der Haut oder innerer Organe, verbunden mit putriden Absonderungen. Beide können bei **Schwäche der Verdauungsorgane** angezeigt sein, ferner bei den üblen **Folgen von Säfteverlust,** namentlich während der **Laktation.**

Tab. 47.1 Carbo animalis und Vergleichsmittel[2]

Carbo animalis	
Komplementäre Mittel	*Calcium phosphoricum*
Gut folgende Mittel	*Sepia, Silicea, Nitricum acidum*
Vergleichsmittel bei Spätsyphilis	*Badiaga, Mercurius jodatus ruber, Nitricum acidum*
Weitere Vergleichsmittel	*Phosphorus, Natrium muriaticum, Bromum*
Unverträglich	*Carbo vegetabilis*

Bubonen

Ein allgemeines Unterscheidungsmerkmal zwischen den beiden Mitteln, das Sie sich einprägen sollten, ist dieses: Auch wenn beide auf Drüsen und Lymphknoten einwirken, so kommt Carbo animalis doch klar die größere Bedeutung bei Affektionen dieser Gewebsarten zu.[3] So ist es z. B. bei Schwellung und Verhärtung der axillären und inguinalen Lymphknoten dienlich, wie sie vor allem bei Syphilis- und Tripperkranken vorkommt. Diese Bubonen sind steinhart.[KE2,115f] Carbo animalis ist besonders auch dann von Nutzen, wenn die Bubonen zu früh eröffnet worden sind[AZ45,109]; wir finden dann klaffende Wunden vor, die teilweise verheilt sind, mit steinerner Härte des umgebenden Gewebes.

Ein mit Carbo animalis in solchen Fällen konkurrierendes Mittel ist **Badiaga**, besonders bei indurierten Leistenbubonen, die fehlbehandelt worden sind. [„Dieses Mittel ist dann vorzüglich wirksam, wenn der Patient schon *Sulphur, Mercur* und *Jod* genommen hat. …"[AZ45,109]]

Karzinome

Carbo animalis ist auch bei Krebserkrankungen häufiger indiziert als **Carbo vegetabilis**, und beson-

[1] Vgl. zu dieser Problematik die zweite Fußnote in Vorl. 46.
[2] Vom Übersetzer leicht modifiziert.

[3] Wohl aufgrund seines Gehalts an phosphorsaurem Kalk.

ders hilfreich ist es bei Karzinomen der **Mamma** [GS;KE2,375] oder des **Uterus** [GS;KE2,352]. Beim Mammakarzinom finden sich im Drüsengewebe einzelne harte, schmerzhafte Knoten [ST2,249], es kann aber auch „die ganze Brustdrüse fast steinhart, uneben und höckrig" [AR17,2,98] sein.[4] Später nimmt die Haut über der Geschwulst an vielen Stellen eine schmutzigblaurote Färbung an [AR17,2,98] – ein Hinweis auf die charakteristische venöse Stase von Carbo animalis. Die axillären Lymphknoten der betroffenen Seite können ebenfalls anschwellen und indurieren [GS], und die Patientin verspürt in der Brust heftig brennende [KE2,375] oder auch reißende, stechende Schmerzen, die bis in die Achselhöhle und den Arm ausstrahlen können [AR17,2,98]. Bei Gebärmutterkrebs ist die Zervix verhärtet [GS], mit Abgang von schleimigem, missfarbigem Blut [AR17,2,101], brennenden Unterleibschmerzen, die sich bis in die Schenkel erstrecken [AR17,2,102], sowie dünnem, übelriechendem Vaginalausfluss [GS].

Magenbeschwerden, Dyspepsie

Im Hinblick auf die Verdauungsorgane hat Carbo animalis – anders als **Carbo vegetabilis** – ein „schwächendes **Leerheitsgefühl** in der Herzgrube" [GY3], das **durch Essen nicht gebessert** wird [HC3,115]; in dieser Hinsicht ist es **Sepia** sehr ähnlich.

Bei den **Schwächezuständen stillender Mütter** [GS] sind es neben diesem die folgenden Symptome, die uns Carbo animalis seinem Geschwister vorziehen lassen: Wie bei der vegetabilischen Kohle belastet jeglicher Genuss von Speisen den Magen [CK247f] und veranlasst Beschwerden [CK], doch entsteht bei Carbo animalis nach dem Essen ein **Kältegefühl im Magen,** das durch festes Aufdrücken der Hand [GS(CK272)] oder Reiben des Bauches zu lindern ist; dies zeigt Ihnen, wie sehr die Carbo-animalis-Mutter durch die Milchprodukion schon geschwächt worden ist. Typischer für **Carbo vegetabilis** ist demgegenüber eine **schmerzhafte Schwere des Magens** [CK426f], als würde dieser herabhängen [SK254] oder nach unten zerren. Beide Kohlemittel neigen bei dieser Verdauungsschwäche zu **Hämorrhoiden,** doch bei Carbo animalis dringt viel dünne, geruchlose Flüssigkeit aus dem Mastdarm, was bei **Carbo vegetabilis** nicht so ausgeprägt der Fall ist.[5]

Lungenerkrankungen

Bei Lungenerkrankungen zeigen beide Arzneien viele Gemeinsamkeiten. Beide können in den Spätstadien einer **Pneumonie** angezeigt sein, bei weit fortgeschrittener **Bronchitis** oder bei einer **Lungentuberkulose,** wenn das verkäste Lungengewebe eingeschmolzen ist, die Flüssigkeit sich zu zersetzen beginnt und expektoriert wird. Und genau hier passiert es auch am ehesten, dass Sie bei der Entscheidung für eines der beiden Mittel einen Fehler machen.

Carbo animalis hat jedoch folgendes Symptom, das Ihnen die Wahl erleichtern wird: Erstickungshusten [CK445] mit Rauheit und Heiserkeit im Halse [CK434], welcher das Gehirn schmerzhaft erschüttert, als ob dieses lose wäre [CK87]. Außerdem hat der Patient ein deutliches **Kältegefühl in der Brust.** [CK483] Der Auswurf ist übelriechend, besteht aus grünem Eiter und kommt zumeist aus einer Kaverne in der rechten Lunge.[CK455] Beim Schließen der Augen schnürt sich die Brust zusammen, sodass der Patient zu ersticken meint.[CK673+466]

Weitere Mittel mit Kältegefühl in der Brust sind z. B. **Bromum**, **Paris quadrifolia** und **Camphora**.

Der **Carbo-vegetabilis**-Husten ist krampfartiger Natur [illegible] und geht mit tiefer Rauheit der Stimme einher, welche dem Patienten auch ganz versagen

[4] Die Beschreibung Farringtons ist hier missverständlich, daher habe ich direkt aus den Quellen zitiert.

[5] Worauf sich hier der Unterschied wirklich gründet, ist nicht ganz klar. Ist es die Menge, die Konsistenz oder der Geruch des Sekrets? Zur Konsistenz: Farrington spricht von „thin fluid", Hahnemann hingegen von „*klebriger* Feuchtigkeit" (*CK* 368); das hat aber auch *Carbo vegetabilis* (*CK* 607). Eine dünnflüssige Beschaffenheit wird in den Quellen *(CK; GS)* nirgends erwähnt. Der Unterschied könnte aber auch im Geruch liegen: Laut Hahnemann ist das Sekret bei *Carbo animalis* „geruchlos" (*CK* 368), bei *Carbo vegetabilis* „dumpfriechend" (*CK* 607), zwei Geruchsqualitäten, die m. E. einander sehr nahekommen. „Dumpfriechend" wurde von T. F. Allen mit „musty" übersetzt (*EN* 583), rückübersetzt wurde daraus in den dt. Repertorien „schimmelig", „modrig" oder „muffig".

kann, wenn er sie anstrengt[CK718]. Er verspürt fast ständig ein heftiges **Brennen in der Brust.**[CK811] Profuser Auswurf[SK257], besonders bei Bronchitis alter Leute. Der Auswurf ist eitrig-gelb[CK752] und höchst übelriechend, mehr noch als bei Carbo animalis. Der Patient atmet schwer[CK765], besonders beim Umwenden im Bett[CK759]; die Atmung kann sogar ganz aussetzen, sobald der Patient einzuschlafen beginnt[CK758]. Viel Schleimrasseln in der Brust.

Ohren

Bei Affektionen der Ohren stimmen beide Arzneien in vieler Hinsicht überein, so etwa bei **Otorrhö**[CK] mit Absonderung eines dünnen, jauchigen, blutigen und wundmachenden Sekrets. Bei Carbo animalis findet sich zudem aber auch eine **periostale Geschwulst hinter dem** (rechten) **Ohr**[CK129], oberhalb des Mastoids – hierin vergleichbar mit **Nitricum acidum**, **Aurum** und **Capsicum**. Bei **Carbo vegetabilis** ist ein derartiger Ohrenfluss zumeist eine Folgeerscheinung von exanthematischen Fiebererkrankungen, wie Masern oder Scharlach; es kommt aber nicht zu dieser Anschwellung hinter dem Ohr.

Beide Mittel können bei **Schwerhörigkeit** hilfreich sein. Carbo animalis zeichnet sich dabei durch die Besonderheit aus, dass der Patient nicht sagen kann, von welcher Seite ein Ton oder Geräusch genau kommt.[CK133] **Carbo vegetabilis** ist hingegen bei Schwerhörigkeit angezeigt, wenn diese mit Trockenheit des Gehörgangs durch **Mangel an Ohrenschmalz**[UE] einhergeht oder wenn sie mit Absonderung einer dicken, übelriechenden Substanz[CK210f] [Cerumen[GS]] verbunden ist.

Sehstörungen

Was die Augen betrifft, ist Carbo animalis mitunter bei **Hyperopie** indiziert: „... Äusserst erweiterte Pupille mit grosser Langsichtigkeit, dass er nichts Nahegehaltenes deutlich erkennen konnte.“[CK112] „Die Gegenstände auf der Strasse scheinen ihm verändert, z. B. weiter auseinander und heller als gewöhnlich, wie in einer leereen verlassenen Stadt.“[CK32] [6] Die Augen scheinen ganz lose in ihren Höhlen zu liegen [weswegen der Patient trotz aller Anstrengung nicht scharf sehen kann][CK116]; dieses Gefühl hängt mit einer Erschlaffung des Bindegewebes zusammen, ähnlich wie es auch im Gehirn der Fall ist [Gefühl von Lockerheit des Gehirns[CK87]]. Trübsichtigkeit[CK115] alter Leute beim Versuch zu lesen, was durch Reiben der Augen gebessert wird. Carbo vegetabilis ist hingegen eher bei **Kurzsichtigkeit**[CK189] indiziert; Gegenstände oder Personen können erst in großer Nähe zu den Augen erkannt werden[CK190]. Dieses Symptom macht sich besonders nach Anstrengung der Augen bemerkbar[CK189], oder wenn sie über längere Zeit ununterbrochen benutzt worden sind.

Spätsyphilis

Carbo animalis ist bei Spätsyphilis von größerem Nutzen als **Carbo vegetabilis**, und zwar aus folgendem Grund: Zwar können beide Mittel im Tertiärstadium angezeigt sein, nachdem zuvor Quecksilbermissbrauch getrieben worden ist und besonders wenn Drüsen und Lymphknoten befallen sind und starke Abmagerung besteht; doch Carbo animalis ist darüber hinaus auch noch durch das Auftreten von roten Flecken[CK159] oder rötlichbraunen Papeln[(CK162)] auf der Haut und besonders im Gesicht indiziert. Letzteres ist, wie Sie wissen, die charakte-

[6] Statt dieser beiden Hahnemann-Zitate schreibt Farrington: " In eye affections we find *Carbo animalis* indicated when the patient ist far-sighted; while walking along the street objects seem to him to be far off." Der zweite Teil des Satzes muss wohl als unzutreffend angesehen werden: Weder ist er ein korrekte Beschreibung der Weitsichtigkeit, noch gibt er das Hahnemann-Symptom (*CK* 32) richtig wieder (welches aber offensichtlich die Grundlage für Farringtons Aussage darstellt).

ristische Farbe syphilitischer Ausschläge.[7] In dieser Hinsicht gleicht Carbo animalis eher **Mercurius jodatus ruber**, **Nitricum acidum** und **Badiaga** als **Carbo vegetabilis**.

Schwäche

Bei großer Schwäche und Erschöpfung ist **Carbo vegetabilis** in der Regel Carbo animalis überlegen. Es gibt nur ganz wenige charakteristische Symptome, die die tierische Kohle als Heilmittel in den späten Stadien eines Bauchtyphus, einer Pneumonie oder eines Scharlachs anzeigen. Die einzige Schwierigkeit, die Sie vielleicht bei der Entscheidung zwischen den beiden Mitteln haben werden, bezieht sich auf etwaige Schwächezustände während der Stillperiode.

Graphites

Arzneimittelbeziehungen

Graphites (zu den Wirkungen ➤ Tab. 47.2) ist kein reiner Kohlenstoff; selbst die reinsten Sorten enthalten immer noch Spuren von Eisen. Wie Sie auf der Tafel sehen (➤ Tab. 47.3), habe ich bei den komplementären Mitteln an erster Stelle **Arsenicum** und **Ferrum** eingetragen. Graphites hat mit **Ferrum** viele Symptome gemein und steht mit diesem in einem komplementären Verhältnis noch viel mehr Gemeinsamkeiten verbinden es aber mit **Arsenicum**.

Tab. 47.2 Wirkungen von Graphites

Organ/Organsystem	Wirkungen, Indikationen
Konstitution	• Leichter Erethismus; dann schwach, schlaff, anämisch-chlorotisch • Fett, fröstelig, verstopft • Lymphknoten schwellen an
Haut	• Schrunden, Rhagaden, Fissuren • Herpes, Ekzeme • Heraussickern spärlicher, klebriger Flüssigkeit • Narben werden erweicht
Schleimhäute	• Trockenheit aufgrund spärlicher Sekretion • Risse, Fissuren etc.

Tab. 47.3 Graphites und Vergleichsmittel[9]

Graphites	
Komplementäre Mittel	*Arsenicum album, Ferrum metallicum, Sulfur, Lycopodium, Hepar sulfuris*
Gut folgende Mittel	*Pulsatilla, Sepia, Calcarea carbonica, Silicea, Phosphorus*
Vergleichsmittel bei Hauterkrankungen	*Mezereum, Petroleum, Iris, Rhus toxicodendron*
Vergleichsmittel bei Narben	*Staphisagria, Phytolacca, Silicea*
Vergleichsmittel bei Analfissuren	*Ratanhia, Paeonia, Nitricum acidum, Silicea*
Weitere Vergleichsmittel	*Mercurius, Antimonium crudum, Kalium carbonicum*
Antidote	*Arsenicum album, Nux vomica*

Die Verwandtschaft mit **Ferrum** zeigt sich hauptsächlich in jenen Symptomen, die mit Anämie oder Bleichsucht[SK448] der Frauen zu tun haben, wie z. B. Störungen der Blutverteilung oder Blässe der Haut und der Schleimhäute. **Arsenicum** ergänzt die Wirkung von Graphites[8] bei vielen Hautveränderungen, bei Affektionen der Drüsen und Lymphknoten,

[7] Farrington spricht von „coppery-red blotches", also „kupferroten Flecken". Dies nimmt wahrscheinlich Bezug auf das Symptom „Kupfer-Ausschlag im Gesichte" (*CK* 161). Dies wiederum ist der alte Ausdruck für eine *Rosacea*, aber keineswegs ein „kupferfarbener Ausschlag", wie er häufig missverstanden wird. Die „rötlichbraunen Papeln", die ich im Text ergänzt habe, sind insofern durch Prüfungssymptome nicht belegt, passen aber zu der anschließenden Aussage Farringtons, es sei die charakteristische Farbe syphilitischer Ausschläge (gemeint sind wohl die papulösen Syphilide des späten Sekundärstadiums der Lues).

[8] Farrington schreibt missverständlich: „It [*Graphites*] is complementary to Arsenic …"

[9] Vom Übersetzer modifiziert und ergänzt.

bei brennenden Schmerzen in inneren Organen, etc. Neben diesen beiden komplementären Mitteln hat Graphites noch einige weitere Verwandte mit ähnlichem Wirkungskreis. Graphites wird antidotiert durch **Arsenicum** und bei manchen seiner gastrischen Symptome durch **Nux vomica**. **Arsenicum** hat demnach, wie Sie sehen, zwei Arten von Beziehungen zu Graphites, eine antidotarische und eine komplementäre; bei einer Reihe von Symptomen ergänzt es die Wirkung von Graphites, bei einer anderen zerstört es sie. Es sind besonders die Gemütssymptome von Graphites, die durch **Arsenicum** antidotiert werden.

Gemüt

Der Graphites-Patient und besonders die Graphites-Patientin ist oft traurig gestimmt [CK9] und grämt sich über die kleinsten Vorfälle [CK6]. Sie ist sehr ängstlich [CK17] und macht sich viele Sorgen. Sie neigt zu Vorahnungen oder Befürchtungen, es könnte etwas Schlimmes geschehen, etwa ein großes Unglück bevorstehen.[CK20] Dies macht sie beklommen [CK15] und unruhig, treibt sie von einem Ort zum anderen [CK22], sodass man sie kaum beruhigen kann. Diese Gruppe von Symptomen ist es, die durch **Arsenicum** antidotiert wird. Der **ängstliche, sorgenvolle Gemütszustand** ist ein sehr wichtiges Symptom von Graphites, und Sie alle wissen, wie bedeutsam die psychischen Symptome bei einer homöopathischen Verschreibung sind. Viele Graphites-Krankheitsbilder sind zugleich von dieser Angst und dieser Niedergedrücktheit [CK5] geprägt. Wir finden sie bei der Bleichsucht, bei den Hauterkrankungen, bei den Augenentzündungen etc., wie wir später noch sehen werden.

Konstitution

Graphites wirkt am besten bei Frauen mit Neigung zu **Fettleibigkeit.**[GY43] Diese Korpulenz zeigt – und das sollten Sie sich gut einprägen – nicht das gesunde, feste Fleisch, wie es einem robusten und kräftigen Menschen zu eigen ist; vielmehr ist sie von jener Art, wie wir sie auch bei **Calcarea carbonica** beobachten: Zeichen einer gewissen Mangelernährung. Beide Mittel stehen einander bei diesen adipösen, kränklichen Individuen sehr nahe. Bedingt durch eine Hypoxämie ist die Graphites-Konstitution zudem durch einen **Mangel an Lebenswärme** gekennzeichnet. Diese Patientinnen frieren ständig, gleichgültig ob sie sich im Freien aufhalten oder im Haus. Nach anfänglicher Anregung des Blutkreislaufs [CK722] kommt es bald zum Absinken desselben [„plötzliches Sinken der Kräfte“ [CK1030]] und nachfolgend zu venöser Stase. Die Patientin neigt zu Ohnmachtsanwandlungen [CK1032], was ihr große Angst macht. Sie kann sich kaum bewegen [CK1028f], alle Gewebe sind wie erschlafft, doch besteht keine vollständige Lähmung [„lähmige Empfindung in allen Gelenken“ [CK1033]].

Im Falle einer **Chlorose** zeigt die Patientin folgende Symptome: Neigung zu Blutandrang zum Kopf [CK232] mit Röte des Gesichts, genau wie es auch für **Ferrum** typisch ist. Die Patientin fühlt einen plötzlichen Schlag in der Herzgegend [CK725], und anschließend wallt ihr das Blut zum Kopf [CK102], sodass sie glaubt, herzkrank zu sein. Abends nach dem Niederlegen verspürt sie ein Pochen im ganzen Körper.[CK721f] Dies ist nicht auf eine wirkliche Vermehrung des Blutvolumens zurückzuführen. Das Blut ist sogar ausgesprochen „wässrig“, und wenn Sie es mikroskopisch untersuchten, würden Sie eine Vermehrung der weißen Blutkörperchen feststellen. Die Menstruation kommt in diesen Fällen um viele Tage zu spät [CK827], und das Regelblut ist zu blass und fließt nur spärlich [CK]. Die Schleimhäute und besonders die Lippen sind, zumal während der Regel, blass, genau wie bei **Ferrum**. Starker Vaginalausfluss [CK650], wie Wasser [CK], bisweilen auch wundmachend.[GS]

Wie sollen wir nun, so werden Sie sich vielleicht fragen, einen Zustand wie diesen von **Pulsatilla** unterscheiden? Wie Graphites hat auch dieses Mittel verspätete und spärliche Menses [SK414]; das Blut kann blass [SK415], aber auch dunkel [RA571] sein. Auch die **Pulsatilla**-Patientin leidet gewöhnlich an Blutarmut, ist eher fröstelig [RA1020] veranlagt, schnell niedergeschlagen und verzagt [RA1129] und bricht beim geringsten Anlass in Tränen aus [RA1125]. Wie wollen Sie zwischen diesen beiden Arzneien eine Unterscheidung treffen? Der Hauptunterschied besteht wohl darin: Die Graphites-Patientin hat so gut wie immer irgendwelche **Hautsymptome,** die uns auf die richtige Spur bringen, die **Pulsatilla**-Patientin hingegen eher selten. Die Graphites-Haut ist **rau, derb**[GS], **chronisch trocken**[SK448], schwitzt nicht leicht. Kleine, mitunter eitrige Knötchen[CK990ff] erscheinen am ganzen Körper, vermehrt während der Regel. Während bei **Pulsatilla** eher Durchfall vorherrscht[RA458], besteht bei Graphites eine starke Neigung zur **Stuhlverstopfung**[SK456]. Diese Symptome reichen gewöhnlich aus, dass Sie zwischen den beiden so nahe verwandten Mitteln klar differenzieren können.

Lymphknotenschwellungen, Skrofulose

Der wichtigste Gegenstand unseres Studiums von Graphites ist, neben der Haut, dessen Wirkung auf die Lymphknoten. Das Mittel verursacht eine Vergrößerung der Lymphknoten im Bereich des seitlichen Halses[CK764], der Achseln, der Leisten[CK483] und des Mesenteriums. Zusammen mit den ausgeprägten Hautveränderungen ist es dieses Symptom, das uns bei Skrofulose[G42] oft zu Graphites greifen lässt. Besonders bei Kindern mit skrofulöser Diathese müssen wir Graphites im Verein mit **Calcarea carbonica**, **Sulfur** und **Silicea** in Betracht ziehen. Wir finden den Unterleib bei diesen Kindern vergrößert, mit einzelnen Härten darin[CK]. Sie leiden an dünnflüssigen Durchfällen[CK518], mit Fäzes, die teilweise unverdaut sind und unerträglich stinken[CK524].

Skrofulöse Augenleiden

Bei skrofulöser Ophthalmie[G99+107] haben wir in Graphites ein Mittel, das in seiner Bedeutung[10] von keinem anderen Arzneimittel übertroffen wird, nicht einmal von **Calcarea**, **Sulfur** und **Arsenicum**. Die Hornhaut ist dabei manchmal entzündet, nicht selten auch von oberflächlichen Geschwürchen besetzt.[GS] Die Augenlider sind verdickt[CK153], besonders die Lidränder, die zudem von Schorfen oder Schuppen bedeckt sind.[GS] Die Lider können verklebt sein, besonders morgens.[CK161] Das große Charakteristikum jedoch, das die Wahl von Graphites sicher macht, ist dieses: Die **Lidrandentzündung**[CK151] ist in den **Augenwinkeln** am stärksten ausgeprägt [Blepharitis angularis[GS]], besonders in den äußeren[CK150]. Wenn zusätzlich die Lidränder [in den äußeren Canthi[GS]] noch die Neigung haben, **rissig** zu werden und zu bluten, brauchen Sie mit der Gabe von Graphites nicht zu zögern.

Die Lidknorpel können so verdickt sein, dass sich die Lidränder dadurch nach innen[GS] oder nach außen kehren. Beim **Entropium** verlieren die Wimpern ihre gleichmäßige Ausrichtung[GS] und reizen durch die Einwärtsdrehung die Bindehaut. Nicht selten bilden sich **Gerstenkörner** an den [unteren[CK152]] Lidrändern.

Graphites beeinträchtigt auch das Sehvermögen; so können z. B. Buchstaben beim Schreiben doppelt gesehen werden[CK166], oder sie fließen beim Lesen zusammen[SK451]. Ein **ekzematöser Hautausschlag**[GS] entsteht in der Umgebung der Augen, auf den Wangen, auf und hinter den Ohren oder auf dem Scheitel, bis zum Hinterkopf herab; er kann aber auch verstreut am ganzen übrigen Körper auftreten, vornehmlich in den Gelenkbeugen. Hinter den Ohren nimmt der Ausschlag einen intertriginösen Charakter an[CK196] und wird dann **feucht und klebrig;** so kann es geschehen, dass einem Kind, das nachts auf einer Seite gelegen hat, das Ohr am nächsten Morgen fest am Kopf anhaftet.

Graphites ist manchmal bei **Keratoconjunctivitis phlyctaenularis** angezeigt. Kleine, knötchenförmige Infiltrate[11] bilden sich auf der Hornhaut und anderen Teilen des Auges und verursachen Brennen und starken Tränenfluss[CK146]. Diese Tränen, vermischt mit dünnem, eitrigem Sekret, machen die Wange wund, wenn sie darüber fließen. Auch das Nasense-

[10] Vom Übersetzer ergänzt. Farrington schreibt nur: „… we have no remedy … that excels *Graphites*." Dies ist eine unhomöopathische Ausdrucksweise, denn sie würde ja bedeuten, dass *Graphites* bei skrofulöser Ophthalmie das „beste" Mittel wäre („besser" wirken würde als jedes andere) und folgerichtig stets als Erstes versucht werden sollte. Da dies von Farrington nicht gemeint sein kann, bleibt als Deutung nur, dass *Graphites* bei diesem Leiden das *wichtigste* Mittel und mithin am häufigsten angezeigt ist.

[11] Es handelt sich um rundliche, lymphozytäre Infiltrate, nicht um „Bläschen", wie Farrington schreibt.

kret, das teilweise – über den Tränennasengang – aus dem Auge stammt, ist dünnflüssig und wundmachend, und entsprechend sind auch die Nasenlöcher, wie die Lidränder, rissig und von Schorfen bedeckt.

Ich möchte nun kurz anhand einiger Merkmale aufzeigen, worin sich Graphites bei skrofulösen Augenleiden von den mit ihm verwandten Mitteln unterscheidet.

Petroleum Das Steinöl ist **Graphites** in vielen seiner Symptome ähnlich. Es erzeugt einen Hautausschlag, der dem von **Graphites** sehr ähnelt, und es ist besonders dann indiziert, wenn das am meisten hervorstechende Symptom eine **Intertrigo hinter den Ohren** ist. [„Röthe, Rohheit, Wundheit und Feuchten hinter den Ohren." [CK162]] Wenn das Kind alt genug ist, klagt es außerdem über Drücken [CK51] und andere schmerzhafte Empfindungen im Hinterkopf. Der Hauptunterschied zwischen den beiden Arzneien ist aber wohl, dass die Hautveränderungen von **Graphites** mehr herpetiformen Charakters sind und die von Petroleum überwiegend rein ekzematöser Natur [AZ81,82].

Calcarea carbonica Bei der Verschreibung von Calcarea helfen Ihnen die lokalen Symptome, also vor allem jene der Augen, nicht viel weiter. Sie sind zu vage – eben die klassischen Symptome einer skrofulösen Ophthalmie. Hilfreich bei der Bestimmung des Mittels wären hingegen dessen Allgemeinsymptome, wie etwa **Schwitzen des Kopfes** und **kalte, feuchte Füße,** die bei **Graphites** nicht so deutlich hervortreten. Prägen Sie sich aber ein, dass Calcarea das wichtigste Mittel bei den **chronischen Folgen** einer solchen Augenentzündung ist; bei den akuten Symptomen selbst ist es weniger dienlich. So passt es z. B. am besten bei zurückbleibenden Hornhauttrübungen [SK203] oder Lidschwellungen.

Arsenicum album Arsenicum hat dasselbe Brennen in den Augen [CK188] und auch den scharfen, wundmachenden Tränenfluss [CK207], aber es unterscheidet sich dadurch, dass die **Lider** dabei **krampfhaft geschlossen** sind [CK212]. Ansonsten sind die Symptome auffallend ähnlich.

Sulfur Sulfur hilft, wenn die Lidränder röter sind als normal; bei **Graphites** sind sie eher abgeblasst.

Euphrasia officinalis Der Augentrost ist bei phlyktänulärer Augenentzündung [GS] mit wundmachender Absonderung bisweilen hilfreich; doch das Sekret ist dabei dick und eitrig, während es bei **Graphites** dünnflüssig ist.

Mercurius solubilis Mercurius kann in skrofulösen Fällen ebenfalls nützlich sein, vor allem wenn es dem Patienten **nachts** und in der Hitze und dem grellen Schein eines offenen Feuers schlechter geht. Es ist besonders dann vorzuziehen, wenn die Skrofulose durch **Syphilis** kompliziert ist.

Hepar sulfuris Hepar hat sehr viel Ähnlichkeit mit **Graphites**. Die Arznei kommt besonders in Betracht, wenn es in den Augen und in der Augenumgebung klopft.[GS] Wenn das Kind noch nicht alt genug ist, um seine Symptome zu beschreiben, sehen Sie doch an seinem Verhalten, dass es Schmerzen hat, und Sie werden auch feststellen, dass irgendwelche **Eiterungen** im Gange sind, etwa dass sich ein Gerstenkorn mit viel Eiterbildung entwickelt [AZ6,114f]. Hepar passt überhaupt für Eiterungsprozesse besser als **Graphites**. Sie werden ferner bemerken, dass das Kind keinerlei Berührung der Augen [CK73] oder gar Druck vertragen kann, weil die Teile **überaus empfindlich** sind. [„Bei jedem Schritte thuts ihm in den Augen weh." [CK71]]

Erysipel

Graphites soll die habituelle Wiederkehr von erysipelatösen Entzündungen verhüten, wenn dazu eine Anlage besteht.[KE4,142] Die befallenen Hautareale fühlen sich hart an, und wenn das Gesicht betroffen ist, ist es sehr entstellt. Es bestehen brennende, stechende Schmerzen [CK241], wie bei **Apis**. Die Gesichtsrose von Graphites fängt gewöhnlich auf der rechten Seite an und breitet sich dann auf die linke aus.[GS] Das Mittel ist besonders dann hilfreich, wenn zuvor mit Jod Missbrauch getrieben wurde.

Narben

An Graphites muss vorrangig gedacht werden, wenn es gilt, alte, harte Narben zu erweichen oder ganz zum Verschwinden zu bringen.[G80] Das Mittel scheint die Fähigkeit zu besitzen, den Organismus zur Resorption von Narbengewebe zu veranlassen. Graphitarbeiter stellten schon vor langer Zeit fest, dass Verletzungen an ihren Händen sehr schnell verheilten und Narben rasch verschwanden. Dr. Guernsey hat von dieser Eigenschaft der Arznei Gebrauch gemacht, um Narben nach früheren Mammaabszessen zu beseitigen.[GY34f] Prof. Korndörfer erreichte mit Graphites eine deutliche Besserung bei einem Kind, das am Auge operiert worden war. Es hatten sich Narben gebildet, die sich stärker kontrahierten, als der Chirurg erwartet hatte. Graphites besserte den Zustand so weit, dass die Teile wieder in ihre normale Lage gelangten.

Verdauungstrakt

Als Nächstes müssen wir über die Wirkung von Graphites auf die Verdauungsorgane sprechen, wo es vor allem mit den anderen Kohlenstoffmitteln **Carbo vegetabilis** und **Carbo animalis** Gemeinsamkeiten aufweist. Der Graphites-Patient klagt oft über **Mundgeschmack wie von faulen Eiern**[12], der ihn besonders morgens nach dem Aufstehen belästigt.[CK356] Dieses Symptom finden wir bei Graphites so ausgeprägt wie bei keinem anderen Kohlenstoffmittel.

Der Graphites-Patient hat einen großen **Ekel vor Süßigkeiten**[13].[CK363] „Widerwille gegen Fleisch-Speise …"[CK365] wie auch Unverträglichkeit derselben[G90]. Dieses Symptom finden wir auch bei **Pulsatilla** und **Ferrum** wie überhaupt bei allen Mitteln gegen Bleichsucht.

Nach dem Essen wird der Magen von Gasen aufgebläht, ganz ähnlich, wie wir es von **Lycopodium** kennen; doch schmeckt und riecht die aufgestoßene Luft bei **Lycopodium** nicht ranzig oder faulig, wie es bei Graphites der Fall ist[CK374;GS]. Dies reicht gewöhnlich hin, um hier zwischen den beiden Arzneien unterscheiden zu können.

Brennen im Magen[CK435]; Magenkrampf oder „Zusammenziehschmerz im Magen"[SK455]. All diese **Magenschmerzen** werden **durch Essen gebessert**[CK428] – eine Modalität, die Graphites u. a. mit **Petroleum**, **Chelidonium** und **Anacardium** teilt. Selbst bei Atemnot sehen wir diese Modalität: Der Patient bekommt nachts plötzliche Erstickungsanfälle und wacht darüber auf[CK1107]; er muss dann schnell aufstehen und etwas essen, was ihm für eine gewisse Zeit Linderung bringt.[GS]

Das **Abdomen** wird ebenfalls von **Blähungen** stark aufgetrieben, ein Zustand, der mit Blutandrang zum Kopf verbunden ist.[CK456] Die Leber ist bisweilen vergrößert und verhärtet[CK], mit größter Empfindlichkeit der Hypochondrien gegen jeden Kleiderdruck, besonders nach dem Essen[CK455+458]. Der Graphites-Patient neigt zu hartnäckiger **Stuhlverstopfung.**[CK] Die Stuhlklumpen sind typischerweise von Schleim bedeckt und mit **Schleimfäden** verbunden[CK509]; dies ist ein sehr charakteristisches Symptom von Graphites und ebenso von **Cascarilla**[GA3,17].

Hämorrhoiden, Analfissuren

Der Patient leidet unter Hämorrhoiden, die Brennen verursachen[illegible] und bisweilen auch stechen; der After ist dabei wund und empfindlich[CK543], sodass der Kranke vor Schmerzen kaum sitzen kann[GS]. Brennend schmerzende Risse im After und besonders zwischen den Hämorrhoidalknoten. Bei solchen Analfissuren ist Graphites eines unserer wichtigsten Mittel, und wir müssen es hier insbesondere mit **Ratanhia**, **Paeonia**, **Nitricum acidum** und **Silicea** vergleichen.

Ratanhia peruviana Ratanhia ist ein ausgezeichnetes Mittel bei diesem Leiden und zu empfehlen, wenn zugleich starkes **Zusammenschnüren des Afters** besteht.[GS] Die Stühle sind zudem so hart, dass sie nur mit vieler Anstrengung zu entleeren sind[R3,138], und anschließend schmerzt und brennt der After noch stundenlang[R3,137].

[12] Farrington schreibt fälschlich: „… as though he had been eating eggs."

[13] In den *Chronischen Krankheiten* (2. Aufl.) heißt es „Füssigkeiten"; dass hier nicht Flüssigkeiten gemeint sind, wie bei Jahr zu lesen ist (SK 454), zeigt ein Blick in die 1. Auflage (dort Symptom Nr. 184).

Paeonia officinalis Diese Arznei kann bei Analfissuren hilfreich sein[HC3,40], die viel **nässen,** weshalb die **Analregion ständig unangenehm** feucht ist[GS]; dabei Wundheit und beißendes Jucken[HY21,322] daselbst. Nicht selten sind auch sehr große Hämorrhoiden vorhanden.[GS]

Nitricum acidum Die Salpetersäure kommt vor allem dann in die engere Wahl, wenn dabei das Gefühl besteht, es würden **Splitter** oder ähnlich scharfe Fremdkörper in den After drücken, vermehrt bei der leisesten Berührung.[GS]

Silicea Auch Silicea ist ein wichtiges Heilmittel bei Rissen im After.[GS] Typisch für Silicea ist jedoch, dass der Stuhl beim Herauspressen leicht wieder „zurückschnappt".[CK511]

Graphites unterscheidet sich von **Ratanhia** und **Nitricum acidum** besonders durch die Tatsache, dass jene mehr oder weniger Tenesmus oder Zusammenziehschmerz des Afters aufweisen, während Graphites nur wenig oder nichts dergleichen hat.

Schnupfen

Wir kommen zu den Schleimhäuten der Atemwege. Graphites ist bei Nasenkatarrh[CK661] dienlich, wenn dieser mit ausgeprägter **Trockenheit der Nase**[CK655;G103] verbunden ist. Sie finden dies oft in skrofulösen Fällen. Der Zustand wechselt ab mit der Bildung von harten Schleimstücken oder Krusten in der Nase[G103]. Ein andermal kann der Nasenschleim blutig sein[G102] oder auch faulig stinken[CK673f]. Hier zeigt sich wieder der übelriechende Charakter der Absonderungen, der die Kohlenstoffpräparate insgesamt kennzeichnet. Die Nasenlöcher sind wund, geschwürig, schorfig, rissig[SK452], ähnlich wie wir dies bei **Antimonium crudum**, **Calcarea** und **Arum triphyllum** sehen. Der **Geruchssinn** ist allzu **empfindlich;** der Patient kann besonders den **Duft von Blumen** nicht vertragen.[CK233]

Tubenkatarrh, Schwerhörigkeit

Knacken, Knallen oder Platzen im Ohr beim Essen, Schlucken und bei sonstigen Bewegungen des Unterkiefers.[CK212ff] Dies verrät Ihnen, dass ein Katarrh der Tuba Eustachii[G102] vorliegen muss. Bei der Untersuchung mit dem Otoskop zeigt sich das Trommelfell nicht perforiert, sondern normal und weiß. Die Gehörgänge sind aufgrund nur spärlicher Sekretion von Ohrenschmalz ziemlich trocken, verbunden mit **Schwerhörigkeit,** die durch **Lärm,** etwa beim Fahren in einem Wagen, eher **gebessert** wird[CK199, G102] Es ist hier tatsächlich nicht die Bewegung des Fahrens, welche das Hören bessert, sondern das laute Dauergeräusch des Gefährts.

Halsentzündung

Graphites kann bei chronischer Halsentzündung angezeigt sein, wenn der Patient beim Schlucken von Speisen wie auch beim Leerschlucken das Gefühl hat, als befände sich ein Klumpen im Hals.[CK321] Ähnliche Mittel sind hier **Sulfur** und **Calcarea.**

Husten

Der Husten von Graphites ist nicht sonderlich charakteristisch. Es ist ein eher trockener Husten[CK684], der mit dem Gefühl einhergeht, als würde der Hals eingeschnürt, mit Rotwerden des Gesichts und Tränen der Augen[GS]. Der Husten wird durch tiefes Atmen ausgelöst[CK693] oder verschlimmert.

Geschlechtsorgane

Graphites hat eine ausgeprägte Wirkung auf die männlichen Geschlechtsorgane. Das Mittel erzeugt „unbändigen Geschlechtstrieb"[CK] und heftige Erektionen[CK600]. Sehr viel bedeutender aber ist **Impotenz**[GS] und gänzliches **Fehlen von Wollust**[CK594]; der Patient ist „sehr gleichgültig gegen Beischlaf und [verspürt] wenig Reiz dabei"[CK597]. Oder „bei der Begattung erfolgt, aller Anstrengung ungeachtet, kein Samen-Erguss."[CK607]

Auch die weiblichen Geschlechtsorgane werden in Mitleidenschaft gezogen. Die **Eierstöcke** (besonders der linke) schwellen an und werden **steinhart** und empfindlich[CK622;GY23]; die Regel kommt sehr verspätet[CK627] und spärlich[GY19], verbunden mit allgemeinem Frösteln[CK646], Stuhlverstopfung[GY10] und Hautausschlägen[GY41+20]. Graphites kann ferner bei manchen **Uterusverlagerungen**[GY] indiziert sein. Der Muttermund steht weit hinten[G87] und drückt gegen die hintere Scheidenwand, weswegen das Mittel bei übermäßiger Anteversio und Anteflexio uteri hilfreich ist. Damit gehen [während der Regel[CK639]] herabdrängende Schmerzen in der Gebärmutter[CK613] einher, die sich auf den ganzen Unterleib und das Kreuz ausdehnen können[KE2,232]. Besonders vor und nach der Regel starker **Weißfluss,** teils wie Wasser[CK]; bisweilen **stoßweise** erfolgend[G88]. Zusammen mit diesen Symptomen besteht nicht selten ein ekzematöser Ausschlag im Bereich der Vulva.[(CK617)]

Petroleum

Dies ist ein stark kohlenstoffhaltiges Öl, aber es ist kein reiner Kohlenstoff. Medizinisch steht es einerseits irgendwo zwischen **Sulfur** und **Phosphorus**, andererseits zwischen **Graphites** und **Carbo vegetabilis**.

Hautveränderungen

Es hat sich herausgestellt, dass Arbeiter in der Petroleumindustrie sehr zu Hautausschlägen neigen. Es erscheinen Quaddeln im Gesicht oder am Körper, die jucken und brennen, wie bei Nesselsucht[illegible]. Es kann auch ein vesikulärer Ausschlag entstehen, der sich zu einem regelrechten Ekzem auswachsen kann, mit dicken Schorfen und heraussickerndem Eiter[GS]. Die Haut wird allmählich immer rauer und trockener, und es bilden sich Schrunden[SK315] und tiefe Risse, die leicht bluten und eitern. Diese Symptome machen Petroleum zu einem hervorragenden Mittel bei **Ekzemen** [Flechten[CK]], wo immer sie erscheinen mögen. Petroleum ist bei **Rhagaden** besonders dann von Nutzen, wenn sie im **Winter** auftreten[CK], wenn im Winter Hände und Finger aufspringen[CK571] und unerträglich jucken[CK572] und brennen[CK567]. Schon kleine Verletzungen der Haut werden schnell geschwürig.[CK663]

Rheumatismus

Petroleum hat sich manchmal bei Verstauchungen von Gelenken bewährt, besonders wenn chronische Rheumatiker davon betroffen waren.[GS] Es ist bei Rheumatismus vor allem dann angezeigt, wenn die Knie steif sind[CK608] und häufig stechend schmerzen[CK613]; dabei oft auch Steifheit des Halses[CK537] und knackende Geräusche beim Bewegen des Kopfes.[14]

Ozäna

Wir müssen an das Mittel ferner bei Affektionen der Schleimhäute denken, etwa bei Ozäna, deren Sekrete ähnlich beschaffen sind wie die des Ekzems; Borken und eitriger Schleim werden aus der Nase abgesondert[GS]. Die Nase fühlt sich innerlich wund an, die Nasenlöcher sind geschwürig[CK179] und rissig[GS], wie bei **Graphites**. Der Retronasalraum und die Choanen[CK466] sind mit eitrigem Schleim angefüllt, weshalb sich der Patient oft schneuzen[CK469] oder räuspern muss.[GS]

Augen

Im Bereich der Augen ist Petroleum besonders bei Lidrandentzündung hilfreich, ferner bei Entzündungen der Tränenwege [Dakryozystitis], zumal wenn bereits Eiterung begonnen und sich eine Fistel gebildet hat[GS(CK121)]. Diese **Neigung zur Fistelbildung** zeigt sich auch am Zahnfleisch, am Anus etc., sie ist ein allgemeines Charakteristikum der Arznei.

Übelkeit

Betrachten wir als Nächstes die Wirkung von Petroleum auf den Magen-Darm-Trakt. Es erzeugt sehr viel Übelkeit und Brechreiz[CK305], teils mit Schwin-

[14] Farrington ergänzt: „… owing to roughness of the muscular fibres", was sachlich nicht richtig ist. Die Knackgeräusche entstehen wahrscheinlich in den Gelenkverbindungen der Wirbelbögen durch die Überwindung von Adhäsionskräften zwischen den aufliegenden Gelenkflächen.

del[CK36], teils mit Erbrechen von Galle[AZ64(MB)7] verbunden. Die Übelkeit tritt vermehrt am frühen Morgen auf[CK303], beim Fahren in einem Wagen[UE] wie auch während der Schwangerschaft (mit Erbrechen)[SK321]. Petroleum ist auch ein bedeutendes Mittel bei **Seekrankheit.**[CK]

Diarrhö

Petroleum verursacht eine Diarrhö, die in vieler Hinsicht jener von **Sulfur** gleicht. Die Stühle sind wässrig[CK375] und übelriechend, und sie enthalten oftmals unverdaute Speisereste.[GS] Die Durchfälle treten verstärkt frühmorgens auf[SK321] und gehen mit sichtlicher Abmagerung[CK708] einher.[GS] Der Unterschied zu **Sulfur** besteht vor allem darin, dass sie auch während des Tages nicht nennenswert nachlassen. Eine weitere Form von Diarrhö, die durch Petroleum geheilt werden kann, hängt mit dem Genuss von **Kohlgemüse** (Sauerkraut, Grünkohl etc.) zusammen, welches den Magen und die Verdauung beeinträchtigt.[CK272] [15] Stinkende Stühle mit starker Flatulenz[CK338] und viel Aufstoßen von Luft[CK355] kohlartigen Geruchs.

Vergesslichkeit, Sinnestäuschungen

Petroleum hat auch eine Wirkung auf das Nervensystem. So finden wir es manchmal bei typhösem Fieber [„Nervenfieber"] angezeigt, das mit leichtem Delirium verbunden ist. Es verursacht große Vergesslichkeit[CK29], sodass der Patient selbst in ihm **wohlbekannten Straßen** rasch die **Orientierung verliert**[GS]. Wenn dieses Symptom jedoch nach Einwirkung großer Hitze entstanden ist, sollten Sie zu **Glonoinum** greifen.

Ein weiteres Geistessymptom, das durch Petroleum heilbar ist, ist die Einbildung, **doppelt vorhanden** zu sein oder dass noch eine andere Person mit im Bett läge[GS]. Dieses Symptom hat zur Anwendung des Mittels bei einer Wöchnerin geführt, die sich [nachts, im Dunkeln] einbildete, dass außer ihrem eigenen noch ein zweites Baby in ihrem Bett sei, und sie war sehr darum besorgt, beiden gleichermaßen ihre Aufmerksamkeit zu widmen.[HC4,109] Petroleum befreite sie von dieser Sinnestäuschung.

Weitere Symptome

- **Trockener Reizhusten,** besonders abends nach dem Niederlegen[CK;CK477ff], ist der typische Husten dieser Arznei. Wir finden ihn vor allem bei Kindern[GS], die zugleich an Durchfall leiden, welcher sich aber nur tagsüber bemerkbar macht[GS].
- Petroleum beeinflusst auch die Schweißproduktion, indem es reichlichen, **stinkenden Schweiß** vor allem in den **Achselgruben**[CK543] und an den Füßen[CK648] bzw. Fußsohlen[CK647] verursacht.[GS]
- Das einzige Brustsymptom von Bedeutung ist ein **Kältegefühl in der Herzgegend**[CK505]. Sehr ausgeprägt ist dieses Symptom bei **Natrium muriaticum**, wo es besonders bei geistiger Anstrengung auftritt.[CK909] Wir finden es außerdem bei **Kalium chloricum**, **Graphites**, **Kalium nitricum**, **Carbo animalis** und **Kalium bichromicum**.
- Petroleum ist ferner erfolgreich bei **Bleivergiftung** zum Einsatz gekommen.[GS]

[15] Hahnemann ergänzt: „… vorzüglich bei stürmischer Witterung". Auch an anderer Stelle (*CK* 374) hebt Hahnemann diese Modalität hervor, sodass ein Nachtrag ins Repertorium (Diarrhö < bei Sturm) sicher gerechtfertigt ist.

KAPITEL

48 Vorlesung: Halogene (und Spongia)

Halogene

Wir wollen uns heute dem Studium jener Gruppe von chemischen Elementen widmen, die als Halogene (Salzbildner) bezeichnet werden, bestehend aus den Elementen Fluor, Chlor, Brom und Jod (➤ Tab. 48.2). Als Gruppe zeichnen sich die Halogene durch folgendes große Charakteristikum aus (➤ Tab. 48.1): Sie haben allesamt einen starken Einfluss auf den **Kehlkopf** und die Bronchien, wie überhaupt auf sämtliche **Schleimhäute.** Diese werden von ihnen außerordentlich gereizt, mit heftiger Entzündung, Wundheit und Exkoriationen, was jeder bestätigen kann, der schon einmal die Gase oder Dämpfe von Chlor, Jod oder Brom eingeatmet hat. Sie alle rufen **Glottiskrämpfe** hervor, und am meisten ausgeprägt ist dies bei **Chlorum** [GA1,79]. Sie alle befördern die Bildung von **Pseudomembranen** auf den Schleimhäuten; mit Ausnahme von **Chlorum** sind dies eher kruppöse Pseudomembranen [1], während **Chlorum** zur Bildung von diphtheroiden Pseudomembranen neigt. Alle Halogene wirken darüber hinaus auf das **lymphatische System** und den **Drüsenapparat** und führen dort zu Vergrößerung und Verhärtung und manchmal sogar zur Bildung von Abszessen. Daher haben sie alle einen Nutzen bei **Skrofulose,** wobei **Jodum** die Liste aber deutlich anführt.

Tab. 48.1 Hauptwirkungen der Halogene

Organ/Organsystem	Hauptwirkungen
Schleimhäute	Starke Reizung, Pseudomembranen
Kehlkopf	Stimmritzenkrampf
Lymphatisches System, Drüsen	Vergrößerung, Verhärtung

Auch **Dicyan** [$(CN)_2$] gehört, chemisch und medizinisch gesehen, in diese Gruppe, obwohl es eigentlich der organischen Chemie entstammt. Es hat viele Ähnlichkeiten mit den Halogenen, und wie **Chlorum** ist es bei diphtherischen Belägen von Nutzen. In ähnlicher Weise verwenden wir **Hydrocyanicum acidum** und **Amygdalus persica** (welches Blausäure enthält) bei diphtherischen Halsentzündungen, und **Mercurius cyanatus** kommt bei einigen der schlimmsten Diphtherieformen in Betracht. Gleiches gilt, wenn auch in geringerem Maße, für **Kalium cyanatum**.

Angesichts dieser allgemeinen Charakteristika der Halogene werden Sie sich vielleicht in manchen Fällen fragen: „Mein Patient benötigt offensichtlich irgendein Halogen, doch welches ist das richtige?" Um diese Frage beantworten zu können, wollen wir nun die Elemente [2] einzeln und im Vergleich mit anderen Arzneien abhandeln.

Bromum

Beschäftigen wir uns als Erstes mit Bromum. Bromum hat eine ziemlich merkwürdige Wirkung auf das Sensorium: Es erzeugt eine Art **Schwindel,** der auf Brücken durch den **Anblick von fließendem Wasser** ausgelöst wird; überhaupt kann der Anblick von allem, was sich rasch bewegt, zu Schwin-

[1] Kruppöse Pseudomembranen sind unspezifisch-entzündliche oberflächliche Auflagerungen im Kehlkopf, die sich – im Unterschied zu diphtherischen – ohne Substanzverlust abziehen lassen. *(Roche Lexikon Medizin)*

[2] Mit der Ausnahme von Fluor, das wegen seiner schwierigen chemischen Darstellung als Element nur als Wasserstoffsäure *(Fluoricum acidum)* Eingang in die Homöopathie gefunden hat. (Siehe Vorlesung 49.)

Tab. 48.2 Vergleichsmittel und Antidote der Halogene

Halogen	Vergleichsmittel	Antidote
Bromum	*Phosphorus, Antimonium tartaricum*	*Ammonium carbonicum*
	Carbo animalis	–
	Aconitum, Spongia, Hepar, Kaolinum	
	Kalium bromatum	
Fluor	–	–
Jodum	*Mercurius, Phosphorus, Sulfur, Calcarea*	*Sulfur*, Stärke, *Hepar sulfuris, Arsenicum*
	Arsenicum, Calcarea, Argentum nitricum	
	Spongia, Hepar, Kaolinum	
	Antimonium tartaricum	
Chlorum	–	–

del führen.[3] Damit einher geht ein eigentümlicher ängstlicher Gemütszustand, wie er allen Halogenen gemein ist. Und dieser ängstliche Zustand ist primär wohl weniger seelisch bedingt, vielmehr rührt er wahrscheinlich von irgendeiner körperlichen Störung her. Er ist eine häufige Begleiterscheinung von Herz- und Lungenaffektionen, und vermutlich hat das Symptom auch hier seinen eigentlichen Ursprung. Diese **Ängstlichkeit** kommt in folgenden Zeichen zum Ausdruck: „Gesichtstäuschung; es scheint ihr, als ob allerlei Dinge auf dem Boden vor ihr her hüpften.“ GA1,14 „Abends beim Alleinsein ist es ihm, als müße er sich umsehen und würde irgend eine Erscheinung da erblicken.“ GA1,12 „Phantasie-Täuschungen, es scheint ihr, als ob ihr fremde Personen über die Achsel sähen.“ GA1,13 Dies ist ein Effekt des Broms, und diejenigen von Ihnen, die bereits ein wenig mit **Kalium bromatum** vertraut sind, würden jetzt erkennen, woher die speziellen Befürchtungen und Ängste dieser Arznei ursprünglich stammen. Der Schwindel von Bromum wird durch Nasenbluten gelindert[4] – ein Hinweis darauf, dass er kongestiver Natur ist. Ein weiteres Symptom, das auf eine Kopfkongestion bei Bromum hindeutet, ist dieses: „Bald nach dem Mittagsmahl … in der Tiefe des Hirns ein Gefühl, wie es … einem Schlaganfall vorhergehen mag, eine Empfindung, als müsse Besinnungslosigkeit und Schwindel eintreten …“ AZ44,374

Drüsen und Lymphknoten

Betrachten wir als Nächstes das lymphatische System und den Drüsenapparat. Wie alle anderen Halogene greift auch Bromum Drüsen und Lymphknoten an, indem es diese **vergrößert** und **verhärtet.** Es passt von daher oft bei **skrofulösen Leiden** KE4,398, meist von Kindern, wenn etwa eine oder beide **Parotiden** induriert und vielleicht auch schon in Eiterung begriffen sind. Aus der Geschwürsöffnung sickert ein wässriges, wundmachendes Sekret, dennoch bleibt die gesamte Drüsengeschwulst in der Umgebung der Öffnung unvermindert hart GS, und die Drüse ist übermäßig warm oder heiß anzufühlen. Ich habe die Veränderungen an den Ohrspeicheldrüsen hier nur beispielhaft beschrieben, andere Drüsen können gleichermaßen affiziert sein.

[3] Farrington schreibt ungenau: „… vertigo, which is worse from running water. Anything moving rapidly produces this vertigo.“ Die einzigen Prüfungssymptome, die hierzu einen Bezug haben (sie sind beim selben Prüfer aufgetreten), lauten: „Schwindel, besonders wenn er über ein kleines, fließendes Wasser geht.“ (*GA* 1,17) „Sobald er den Fuß über das Wasser setzt, Schwindel; er zieht dann den Fuß unwillkührlich in der Richtung des Stromes hin.“ (*GA* 1,18) Inwieweit die Aussage Farringtons richtig ist, dass „alles, was sich schnell bewegt“, Schwindel verursache (oder auch nur der *Anblick* schnell sich bewegender Dinge, wie ich es einschränkend formuliert habe), muss offenbleiben.

[4] Überliefert ist, dass der Schwindel mit Nasenbluten *einhergeht* (*GA* 1,20f) und dass Nasenbluten die Brust- und Augenbeschwerden erleichtert (*GA* 1,95f).

Bromum kann auch bei **Brustkrebs**[KE4,304] ein sehr nützliches Mittel sein. Sie erinnern sich vielleicht, dass ich kürzlich auf eine Ähnlichkeit von Bromum mit **Carbo animalis** hinwies [in Bezug auf Kältegefühl in der Brust (Vorlesung 47)]. Das Mittel hat darüber hinaus mit **Carbo animalis** Brustkrebs mit Verhärtung der axillären Lymphknoten und Brennen in den indurierten Drüsenteilen[KE4,304] gemein. Bromum hat zusätzlich aber auch noch schneidende oder stechende[KE4,304] Schmerzen daselbst. Bei der Palpation der harten Brustdrüse ist bisweilen ein dumpfes, schwaches Klopfen darin zu spüren. Manchmal hat die Patientin bei ihren Schmerzen auch das Gefühl, als würde ein Faden von der Brust in Richtung Axilla zerren, ein Symptom, das häufiger noch auf **Croton tiglium** oder **Paris quadrifolia** hindeutet.

Die **Hoden** werden von Bromum ebenfalls in Mitleidenschaft gezogen. Sie sind härtlich angeschwollen, völlig glatt[NZ2,124] und unnatürlich heiß, wenig empfindlich bei Druck, aber schmerzend bei Erschütterung, etwa beim Fahren in einem Wagen[NZ2,124].

Sie werden feststellen, dass Affektionen der Drüsen und Lymphknoten allgemein vor allem bei solchen Personen durch Bromum heilbar sind, die eine **helle Haut, blonde Haare** und **blaue Augen** haben.[HC4,128] Ich werde auf dieses Merkmal im weiteren Verlauf der Vorlesung noch einmal zu sprechen kommen, da es ein Zeichen von erheblichem Wert ist. Ich will damit nicht sagen, dass jedes skrofulöse Kind mit blauen Augen Bromum benötigt; doch kann dieses konstitutionelle Merkmal sehr wohl dazu dienen, dass wir Bromum besser von den anderen Halogenen abgrenzen können.

Auch die **Tonsillen** werden von Bromum angegriffen. Sie sind geschwollen, stark gerötet und von einem Netz dilatierter Venen überzogen. Die Halsschmerzen verschlimmern sich besonders beim Schlucken von Flüssigem[GS]; gewöhnlich sind auch die äußeren Halslymphknoten vergrößert. Die Tonsillitis geht mit einem wunden oder rohen Gefühl im Rachen einher[(GA1,124)], was bei skrofulösen Kindern bekanntlich ohnehin häufig vorkommt. Viele Ärzte sind hier versucht, die Mandeln operativ zu entfernen, aber das ist nicht sinnvoll, denn in der Regel ist das Leiden durch Homöopathika sehr gut zu beeinflussen. In manchen Fällen ist diese Vergrößerung der Mandeln auch als Vorbote einer Tuberkulose anzusehen.

Bromum ist gelegentlich auch bei Vergrößerung der Schilddrüse angezeigt; selbst ein hartnäckiger **Kropf**[5] von Hühnereigröße konnte durch das Mittel geheilt werden.[AZ43,244]

Schnupfen

Als Nächstes haben wir über die Wirkung von Bromum auf die Schleimhäute zu sprechen. Das Mittel ist, um mit der Nase zu beginnen, bei Schnupfen bisweilen hilfreich, wenn das Sekret reichlich, wässrig und wundmachend[GA1,266] ist. Gleichzeitig oder im Wechsel damit können die Nasenlöcher verstopft sein.[(GA1,263ff)] Mit dem Schnupfen ist ein besonderer Kopfschmerz verbunden: eine drückende Schwere im Vorderkopf[GA1,29], die das Gehirn nach unten, zur Nasenwurzel heraus zu drücken scheint.[(GA1,50)] Die ganze Nase ist innerlich wund[GA1,94], desgleichen die Nasenränder[GA1,266]; es ist eine brennende, **beißende Wundheit**[GA1,89ff], genau wie man sie auch als Folge des Einatmens von Bromdämpfen erwarten würde. Später bilden sich dann **Geschwüre** in der Nase[GA1,91], mit Schorfen und Krusten, die sich beim Schnäuzen blutig ablösen.[(GA1,93)] Jeder Versuch, die Nase zu putzen, geht mit dem Abgang von Krusten und Blut einher. Dies ist, wie Sie wissen, bei skrofulösen Kindern ein immer wiederkehrendes Phänomen.

Laryngospasmus

Was Kehlkopf und Lungen betrifft, ist Bromum manchmal bei Kehlkopfkrampf[AR22,2,33] (auch Laryngismus stridulus genannt) angezeigt. Die Neigung zu diesem Leiden ist sehr schwierig zu heilen, und oftmals ist das Übel auch zentralnervösen Ursprungs.[6]

[5] Farrington schreibt: „… curing what has been termed bronchocele or goitre." Der Begriff „Bronchozele" ist eine veraltete Bezeichnung für Struma oder Kropf, entstanden aus der ursprünglichen Vorstellung, dass der Kropf eine Hernie der Luftwege sei. Er hat sich in der englischen Sprache als Bezeichnung für den Kropf länger erhalten als in der deutschen.

[6] Gemeint ist wahrscheinlich der Laryngospasmus im Rahmen einer Spasmophilie.

Der Anfall beginnt mit einem plötzlichen Verschluss der Glottis; das Kind wird blau im Gesicht, der Körper von einzelnen Krämpfen befallen. Wenn ein Anfall vorüber ist, dauert es nicht lange, und es folgt der nächste. Im zweiten Stadium erscheinen generalisierte Krämpfe, und der Patient magert allmählich immer mehr ab. Das Leiden kann mit der Zahnung in Zusammenhang stehen, mit Verdauungsschwäche oder mit einer Hypertrophie der Thymusdrüse [GA1,357f].

Jodum Wenn Letzteres der Fall ist, gebührt Jodum klar der Vorzug.

Calcarea phosphorica Wenn die Glottiskrämpfe durch **verzögerte Zahnung** ausgelöst werden, ist Calcarea phosphorica nach meinem Eindruck vielversprechender als jedes andere Mittel.

Chlorum Von Dr. Dunham ist ein Fall überliefert, der von einem allopathischen Arzt bereits aufgegeben worden war; weil Dunham aber die Symptome von Chlorum kannte, welches mehr als jede andere Arznei zu derartigen Glottiskrämpfen neigt, erzeugte er etwas Chlor und ließ das Kind von dem Gas einatmen – mit fast sofortiger Besserung und schließlich Heilung der Krankheit. Alle Halogene können bei diesem Zustand nützlich sein, doch hat sich Chlorum dabei als am wirksamsten erwiesen. Was die lokalen Symptome betrifft, unterscheiden sich die Halogene nur wenig voneinander.

Weitere mögliche Heilmittel dieser Erkrankung sind – neben **Antimonium tartaricum**, **Belladonna**, **Arsenicum** und (in vereinzelten Fällen) **Phosphorus** – die folgenden Mittel.

Lachesis Das Schlangengift ist vor allem dann angezeigt, wenn das Kind mit den Beschwerden aus dem Schlaf erwacht.

Ignatia amara Dieses Mittel passt, wenn ein ärgerliches Wort der Eltern oder das Berichtigen des Kindes bei diesem den Krampf auslöst.

Cuprum metallicum Ein anderes Mittel ist Cuprum, besonders wenn die Krämpfe auch generalisiert auftreten und das Kind seine **Daumen einschlägt.**

Ipecacuanha In manchen Fällen mag auch Ipecacuanha von Nutzen sein, ich bringe ihm in dieser Hinsicht aber wenig Vertrauen entgegen.

Sambucus Ähnlich verhält es sich mit Sambucus [7], denn bei diesem Mittel ist das Zentrum des Übels wohl eher die Brust, während es bei **Cuprum**, den Halogenen, bei **Calcarea phosphorica**, **Lachesis** und **Belladonna** tatsächlich der Kehlkopf selbst ist.

Krupp

Besagter Glottiskrampf tritt oft im Verlauf eines Krupp [Pseudokrupp wie auch echter (diphtherischer) Krupp] auf, wo Bromum das passende Mittel sein kann, wenn die Einatmung äußerst beschwerlich ist [AZ43,246]; das Kind wird plötzlich von Erstickungsnot aus dem Schlaf gerissen. Diese Symptome werden durch **Trinken von Wasser** gelindert – es scheint den Verkrampfungszustand abzumildern. Bei Kehlkopfdiphtherie ist **Bromum**, zusätzlich zum bereits diskutierten Laryngospasmus, durch folgende Symptome indiziert: Das Kind hat zunächst eine tiefe, raue Stimme, die zum Abend hin fast ganz verloren geht.[(GA1,276)] Es jammert und schreit mit heiserer Stimme.[GS] Die diphtherischen Beläge scheinen sich vom Kehlkopf vorzugsweise nach oben in den Rachen auszubreiten.[GS] Jede Einatmung, besonders tiefe Einatmung, verursacht Kitzelreiz in der Luftröhre, der zum Husten nötigt.[GA1,281] Das **Einatmen** allgemein ist **heiser**, **röchelnd** [GA1,321], **sägend** [AZ53,164] oder **pfeifend** [GA1,315], als würde das Kind durch einen Schwamm atmen oder durch irgendeinen innerlich beweglichen metallischen Gegenstand, der dadurch in Vibrationen versetzt wird. Grund hierfür ist das Schwingen der Pseudomembranen, die mehr oder weniger gleichmäßig das Innere des Kehlkopfes auskleiden. Später entsteht dann beim Atmen auch **Rasseln im Kehlkopf** [GS], und wenn das Kind hustet, scheint es, als wäre dieser voll von losem Schleim.

[7] Am Ende der Vorlesung (im Kapitel über *Spongia*) schreibt Farrington jedoch: „*Sambucus* kommt in Betracht, wenn sich im Verlauf einer akuten Laryngitis die Kehlkopfkrämpfe häufig wiederholen."

Antimonium tartaricum ist Bromum bei Krupp sehr ähnlich. Es hat keuchendes oder röchelndes Atmen und hochgradiges Schleimrasseln im Kehlkopf, das sich bis in die Luftröhre hinab erstreckt.[AZ88,124]

Nun einige Bemerkungen zu anderen Mitteln, die bei Krupp infrage kommen, namentlich **Aconitum**, **Hepar sulfuris**, **Spongia** und **Kaolinum.**

Aconitum napellus Aconitum ist hilfreich zu Beginn des Krupps[KE3,116f], sei dieser spasmodischer, katarrhalischer oder diphtherischer Natur. Es ist angezeigt, wenn das Kind plötzlich mit einem Erstickungsanfall aus dem Schlaf hochfährt; es besteht große Unruhe, und ein gewisses Maß an Angst oder „ängstlicher Ungeduld“[RA] ist unabdingbar; die Haut ist heiß; die Atmung ist **frei von jedwedem Schleimrasseln.** Dem Kind scheint es bald besser zu gehen, und es schläft wieder ein, doch nur um kurz darauf erneut aus dem Schlaf gerissen zu werden. Aconitum ist in solchen Fällen besonders dann indiziert, wenn die Symptome nach vorangegangener Einwirkung von **kaltem, trockenem Wind** entstanden sind. Hören Sie mit der Medikation nicht zu früh auf, denn wenn Sie dies tun, nachdem es dem Kind am nächsten Morgen besser gegangen ist, kehren die Beschwerden in der folgenden Nacht oft mit unverminderter Heftigkeit zurück; und ehe Sie sichs versehen, kommt es an den Schleimhäuten von Larynx und Trachea zu fibrinöser Exsudation, und womöglich verlieren Sie Ihren Patienten jetzt.

Spongia Sie müssen zu Spongia wechseln, wenn sich folgende Symptome einstellen: Das Atmen, besonders das Einatmen, ist schwierig, keuchend[RA95], sägend[AZ9,7] oder rau, so als würde das Kind **durch einen Schwamm atmen.**[GS] Der **Husten** ist ausgesprochen **hart und trocken**[RA89], oft rau und **heiser bellend**[KE3,140] oder auch pfeifend[SK577]. Auswurf ist bis zu diesem Zeitpunkt kaum vorhanden. Spongia folgt auf **Aconitum** besonders dann, wenn das Kind kaltem, trockenem Wind ausgesetzt gewesen ist und wenn es außerdem einen hellen Teint[GS] und blaue Augen hat. Die Symptome verschlimmern sich gewöhnlich von **Abend bis Mitternacht.**[SK577;GS] Falls das Mittel nicht ausreichend hilft, müssen Sie wahrscheinlich als Nächstes zu **Hepar sulfuris** greifen.

Hepar sulfuris Hepar hat die Verschlimmerung gewöhnlich erst **nach Mitternacht** oder zum Morgen hin.[GS] Der Husten hat denselben kruppartigen [= rauen, bellenden] Klang wie **Spongia**, doch hört er sich bereits deutlich **gelöster und feuchter** an[KE3,128f]; dies ist die Indikation für Hepar! Wie die beiden anderen Mittel hat auch Hepar Verschlimmerung durch kalten, trockenen Wind.

Manchmal jedoch versagen alle drei Arzneien, sodass wir genötigt sind, Zuflucht zu den Halogenen zu nehmen, insbesondere zu **Bromum** und **Jodum**.

Jodum Die Krupp-Symptome von **Bromum** habe ich Ihnen schon genannt; deshalb will ich jetzt darlegen, wie Sie es bei dieser Krankheit von Jodum unterscheiden können. Jodum ist häufig nach dem Versagen von **Hepar** angezeigt, wenn sich die Pseudomembranen ausgebildet haben. Die Einatmung ist außerordentlich erschwert, sowohl aufgrund der Krämpfe im Bereich der Glottis als auch aufgrund der Lumeneinengung durch die Beläge; oft erfolgt sie in einzelnen Wellen[GS] oder Rucken. Der Husten ist feucht und rau[GS], genau wie bei **Hepar**. Die Stimme ist vor Heiserkeit[CK407] fast erloschen[EN565]. Das Kind greift sich beim Husten an den Hals[GS], um den inneren Druck abzumildern; beim Atmen streckt es den Kopf weit nach hinten, um die Atemwege zu begradigen und so den Luftstrom zu erleichtern. Die Kehlkopfbeschwerden verschlimmern sich besonders am frühen Morgen.[CK410f,414] Jodum passt besonders bei Kindern mit **dunklem Teint, dunklem Haar** und **schwarzen Augen**[AZ74,78]. Dieses Zeichen markiert schon für sich genommen einen gewichtigen Unterschied zur **Bromum**-Konstitution. Darum habe ich eingangs den hellen Teint von **Bromum** so hervorgehoben, weil dieses Merkmal eben sehr gut als Kriterium zur Unterscheidung zwischen den beiden Arzneien dienen kann. Jodum eignet sich darüber hinaus besonders in solchen Fällen, bei denen Hustenbeschwerden durch **feuchtes Wetter** ausgelöst oder verschlimmert werden. Fortgesetztes feuchtkaltes (oder feuchtwarmes[GS]) Wetter ruft genau solche Hustensymptome hervor, wie sie u. a. durch Jodum geheilt werden können.[GS] Wechseln Sie das Mittel in derartigen Fällen aber nicht zu häufig; wechseln Sie es nicht wegen eventuell neu auftretender, beunruhigender Symptome, *solange Sie nicht sicher sind, dass diese wirklich ein anderes Mittel anzeigen!*

Kaolinum Kaolin ist Porzellanerde, eine natürliche weiße Tonerde, die hauptsächlich aus Aluminiumsilikat[8] besteht. Das Mittel hat sich bei Diphtherie als nützlich erwiesen, selbst wenn die Beläge bis weit in die Trachea hinabreichten.[GS] Es besteht ein ausgeprägtes Wundheitsgefühl im Brustkorb, weshalb der Patient keinerlei Berührung in diesem Bereich ertragen kann, nicht einmal die Anwendung von Dampf oder heißen Tüchern auf der Brust.

Asthma bronchiale

Bromum ist, um auf den Gegenstand unseres Studiums zurückzukommen, bisweilen auch bei Lungenerkrankungen von Nutzen. Das Mittel ist bei einer Asthmaform indiziert, bei der der Patient das Gefühl hat, es komme **nicht genügend Luft in die Brust,** weshalb er oft den Thorax aufrichtet und stark einatmet.[AZ37,117] Die Erklärung hierfür liegt nicht nur in den Lungen, sondern auch in der Konstriktion der Glottis. Obwohl der Patient seinen Brustkorb stark ausdehnt, strömt nicht genügend Luft durch die enge Kehlkopföffnung. Bromum ist außerdem bei Asthma angezeigt, das entsteht, sobald man nach längerer Seereise wieder in Küstennähe kommt oder **an Land geht**[GS].[9]

Pneumonie

Bromum kann ferner bei Lungenentzündung hilfreich sein, namentlich bei **Lobärpneumonie des rechten Unterlappens**[illegible]. Als Begleitsymptom kommt es dabei nicht selten zu Nasenbluten [Nasenbluten erleichtert die Brustbeschwerden[GA1,95f]]. Der Patient hat außerdem die eben beim Asthma schon erwähnte „Empfindung, als könne er nicht genügend Luft in die Brust bekommen". Und obwohl viel Schleim in den Lungen zu sein scheint, ist der Kranke kaum in der Lage, diesen abzuhusten.

Tuberkulose

Auch bei Lungentuberkulose[GS] ist Bromum in Betracht zu ziehen, besonders wenn sich die Tuberkel mehr in der rechten Lunge bilden. Der Patient leidet dabei oft unter **Blutandrang zum Kopf und zur Brust**[GA1,348], was durch **Nasenbluten gelindert** wird – beachten Sie, wie häufig diese Modalität bei Bromum vorkommt! Im Bereich der Mammae bestehen bisweilen Schmerzen, die bis in die Achseln ausstrahlen.[GS] Gleichzeitig mit den Brustsymptomen scheinen sich gern auch die Augen zu entzünden[GA1,63], bis hin zur chronischen Konjunktivitis.[(GA1,65)]

Herzhypertrophie

Bromum erzeugt ein sehr charakteristisches Bild von unkomplizierter Herzhypertrophie[GA1,354], womit ich meine: eine Vergrößerung des Herzmuskels ohne Schädigung der Herzklappen. Wegen Beklemmungsgefühlen in der Herzregion[GA1,349f] fällt es dem Patienten schwer, sich körperlich anzustrengen. Er bekommt Herzklopfen, sobald er sich zu bewegen beginnt[(EN609)] oder sich auch nur aus dem Sitz erhebt. Der Puls ist [im Ruhezustand] voll, hart und etwas verlangsamt[illegible] – genau die Art von Puls, wie sie einem überbeanspruchten, vergrößerten Herzen eigen ist. Bromum hat viele derartige Fälle von Herzhypertrophie geheilt; ich glaube, es war Dr. Thayer aus Boston, der darüber berichtet hat.

Das Mittel kommt auch bei **kardialem Asthma** infrage, besonders wenn die Anfälle auf **See seltener** und milder auftreten als an Land.

Aconitum napellus Bei diesen Herzbeschwerden hat **Bromum** große Ähnlichkeit mit Aconitum, aber es fehlt ihm die ungeheure Angst jener Arznei. Beide Mittel können bei unkomplizierter Herzhypertrophie dienlich sein, doch Aconitum hat dabei viel Angst; der Patient fürchtet insbesondere, er könnte plötzlich beim Gehen auf der Straße tot umfallen.

[8] Farrington schreibt fälschlich „a combination of lime and silica". Das Mittel wird heute unter der Bezeichnung *Kaolinum ponderosum* (Bolus alba) vertrieben. Klinische Angaben finden sich in den *Guiding Symptoms*, Bd. 6, an alphabetisch falscher Stelle, nämlich vor *Kalmia* (S. 477).

[9] Farringtons Aussage „… asthma coming on, at or near the seashore" ist missverständlich. Das diesbezügliche Symptom in den *Guiding Symptoms* lautet: „Asthma of sailors, as soon as they ‚go ashore'." Es ist demnach die Landluft, die das Asthma auslöst.

Rhus toxicodendron, Arnica montana Bei unkomplizierter Herzhypertrophie aufgrund von **chronischer körperlicher Überanstrengung** muss **Bromum** außerdem mit Rhus toxicodendron und Arnica verglichen werden.

Jodum

Lassen Sie mich bei diesem Mittel zunächst auf die Symptome eingehen, die aus dessen missbräuchlicher Anwendung resultieren. Jodum ist, in solchen Überdosen eingesetzt, ein starkes Resorptionsmittel; es hat die Fähigkeit, Gewebsschwund herbeizuführen, insbesondere von manchen Drüsenstrukturen. Seine resorbierenden bzw. atrophierenden[SK524] Eigenschaften erstrecken sich auch auf andere Gewebearten, bis am Ende sogar Nervengewebe betroffen ist. So kommt es beispielsweise bei Personen mit **Jodtoxikose** zu starker **Abmagerung**[CK666] oder Abzehrung[CK673]. Bei Frauen atrophieren die Brustdrüsen[CK484] und zweifellos auch die Eierstöcke[GS]. Bei Männern leiden die Hoden in gleicher Weise, unausweichlich verbunden mit zunehmender Impotenz.[GS] Die Haut verfärbt sich braungelb[CK131] bis schmutzig gelb[CK582], und sie wird aufgrund ihrer mangelhaften Funktion rau und trocken[CK550]. Auch die Skleren werden gelb[CK91]; gelbe Flecke erscheinen im Gesicht wie auch am übrigen Körper. Der Appetit ist bis zum **Heißhunger** gesteigert[CK202]; der Patient wird ängstlich[CK205] und schwach, wenn er nicht regelmäßig etwas isst. Schon während der Nahrungsaufnahme geht es ihm deutlich besser [und besonders wohl ist ihm, wenn er sich richtig satt gegessen hat[CK204]]; doch trotz der großen Nahrungsmengen, die er zu sich nimmt, magert er immer mehr ab. Früher oder später wird auch das Nervensystem in Mitleidenschaft gezogen, und ihn befällt ein eigentümliches Zittern[CK632f]; er wird nervös[CK33] und überaus reizbar[CK28], und jedes kleine Ärgernis, das ihn in seinen gesunden Tagen kaum beeinträchtigt hätte, ruft jetzt **Zittern** hervor. Er hat ein Bedürfnis nach freier Luft, als ob ihm kalte, frische Luft zu mehr Gesundheit verhelfen würde. Dies gibt Ihnen eine ungefähre Vorstellung von dem Zustand, auf den der Patient durch die übermäßige Einnahme von Jod reduziert wird. Eines der geeignetsten Antidote für diesen Zustand ist **Hepar sulfuris**, andere Fälle erfordern mitunter **Sulfur**; die individuellen Symptome müssen jeweils entscheiden.

Gemüt

Die Veränderungen des Gemütszustandes sind bei Jodum sehr viel ausgeprägter als bei **Bromum**. Der Jodum-Patient zeigt einen ausgesprochenen **Erethismus**[CK33], bei dem er höchst erregbar ist und von einem ruhelosen Bewegungsdrang befallen scheint; er läuft unaufhörlich umher und mag sich kaum einmal setzen[CK17]. Bei jeder Kleinigkeit befürchtet er, dass dieses oder jenes Übel daraus entstehen könne.[CK21] In seiner Furcht vor Menschen meidet er jegliche Gesellschaft, scheut sich selbst vor dem Doktor.[GS] Manchmal gerät er vor Aufregung fast ins Delirium[EN3], mit Schwindel, Gesichtsröte und großer Angst. Bei marastischen Kindern mit Mesenteriallymphknotentuberkulose besteht eine für Jodum charakteristische Art von Reizbarkeit – sie fangen an zu schreien, wenn man sich ihnen nähert[GS] oder sie auch nur ansieht.

Pneumonie

Betrachten wir nun die Lungenerkrankungen von Jodum und vergleichen sie mit **Bromum**. Jodum ist gelegentlich bei Pneumonie angezeigt, vielleicht häufiger noch als **Bromum**. Es ist besonders dann von Nutzen, wenn die Krankheit auf einen Lungenlappen beschränkt bleibt, d. h., wenn die fibrinös-entzündliche Exsudation[10] in die Alveolen einsetzt. Es besteht ausgeprägter Husten mit starker Atemnot; der Kranke hat das Gefühl, als könne sich die Brust beim Atmen nicht gehörig ausdehnen (und hier ist das Übel [anders als bei **Bromum**] ausschließlich innerhalb des Thorax lokalisiert); der Auswurf ist blutig tingiert[CK444]. Einige Lungenabschnitte beginnen sich zu verdichten, wie die Auskultation ergibt. Jodum kann aber auch noch später, nach dem Stadium der Hepatisation in Betracht kommen, wenn im Sta-

[10] Fußnote Farrington: Bei *Mercurius* und *Jodum* sind die Exsudate fibrinös, bei *Bryonia* serofibrinös, bei *Hepar* eitrig.

48

dium der Resolution das Exsudat nicht resorbiert und expektoriert wird, sondern allmählich in Eiterung übergeht, mit hektischem Fieber und zunehmender Abmagerung (GS); der Patient fühlt sich in kühler, freier Luft deutlich wohler als in einem warmen Raum.

Tuberkulose

Auch Lungenschwindsucht KE5,840 verlangt bisweilen zur Heilung nach Jodum. Es ist hier bei allzu schnell wachsenden jungen Leuten indiziert, die zu häufiger Brustkongestion neigen, ziemlich abgemagert sind und unter einem trockenen Husten CK433 leiden, der durch Kitzelreiz im gesamten Brustraum erregt zu werden scheint GS. Der Patient kann sich nicht in warmen Räumen aufhalten. Der Auswurf ist zäh und oft blutstreifig. KE5,841 Ausgesprochenes Schwächegefühl in der Brust CK459, besonders beim Treppensteigen. Er hat großen Appetit, und es geht ihm allgemein durch reichliches Essen besser.

Das Mittel, das Jodum hier am nächsten steht, ist **Phosphorus**, das ebenfalls gut bei Tuberkulose von schnell heranwachsenden Jugendlichen geeignet sein kann.

Herzhypertrophie

Jodum kann auch bei Vergrößerung des Herzens SK530 indiziert sein, gleich ob diese mit Herzklappenfehlern verbunden ist oder nicht. Es besteht starkes Herzklopfen CK472, durch jede Muskelanstrengung bis zur Anwandlung von Ohnmacht vermehrt CK470, namentlich bei Menschen mit dunklem Teint, dunklen Haaren, etc. Das Herz fühlt sich an, als würde es von einer kräftigen Hand zusammengequetscht. CK477;GS Zu anderen Zeiten fühlt sich der Patient so matt und schwach auf der Brust, dass er kaum sprechen CK649 oder atmen kann. Dies zeigt [?], dass Jodum auch das Bindegewebe in Mitleidenschaft zieht. Bei **Klappenaffektionen** sind Vibrationen über dem Herzen zu spüren, die der Empfindung beim Streicheln einer schnurrenden Katze gleichen. **Spigelia** hat etwas Ähnliches: „Knurren in der Brust, besonders in der Herzgegend, wie das Spinnen [= Schnurren] der Katzen." SK570

Skrofulose

Kommen wir zu den skrofulösen Beschwerden SK523 von Jodum. Das Mittel verursacht Anschwellung und Verhärtung sämtlicher Lymphknoten GS und vieler Drüsen [11] – in noch stärkerem Maße, als wir dies bei **Bromum** sehen –, und diese sind gewöhnlich schmerzlos. Es gibt ein allgemeines Charakteristikum von Jodum, und das ist Torpidität oder Trägheit, und im Fall der Skrofulose ist es gerade diese träge, indolente Art der Krankheit, die auf Jodum als Heilmittel hinweist. Abweichend von der vorherrschenden Tendenz hat Jodum aber auch **Atrophie** von Drüsen, nämlich Welken CK482 oder „schlaffes Herabhängen der **Brüste,** alles Fettes beraubt" CK483 oder auch „Schrumpfen der **Hoden**" GS [12]. Das Mittel ist bei skrofulösen Kindern hilfreich, die trotz ungeheuren Appetits immer mehr abnehmen. CK671 Sie sind ständig hungrig, weinen, damit sie etwas zu essen bekommen, und schon während des Essens fühlen sie sich wohler; dennoch magern sie immer weiter ab. Es geht ihnen besser im Freien und schlimmer, wenn sie sich in warmen Räumen aufhalten müssen. Die mesenterialen Lymphknoten sind vergrößert – ein Zustand, der auch als Tabes mesenterica GS bezeichnet wird. Dieser Zustand deutet besonders dann auf Jodum hin, wenn neben den genannten Symptomen zugleich eine ungemeine Erregbarkeit des Gemüts CK28ff vorhanden ist.

Diarrhö

Jodum ruft eine eigentümliche Diarrhö hervor, und zwar insofern eigentümlich, als sie mit einer **harten, geschwollenen** SK528 und sehr **druckempfindlichen**

[11] Farringtons Formulierung „*Iodine* causes induration of the glands ..." ist zu ungenau. „Glands" kann in der alten medizinischen Literatur sowohl für *Lymphknoten* als auch für *Drüsen* stehen, sodass bei der Übersetzung stets eruiert werden muss, was genau gemeint ist. In diesem Fall musste berücksichtigt werden, dass besonders die weiblichen Brustdrüsen von der allgemeinen Hypertrophie ausgenommen sind.

[12] Bezüglich der Hoden ist auch das Gegenteil möglich, nämlich Geschwulst und Verhärtung derselben. (*KE* 2,207)

Milz [CK257] verbunden ist. Auch die Leber muss in diesen Fällen in Mitleidenschaft gezogen sein, denn die Stühle sind weißlich verfärbt [CK305], mitunter auch molkeartig [GS]. Letzteres Symptom sehen Sie häufig auch im Zusammenhang mit einem chronisch-entzündlichen Zustand des Pankreas.[Z3,101] Jodum hat eine so ausgeprägte Affinität zu Drüsengeweben, dass es zweifellos auch die Bauchspeicheldrüse mit affiziert.

Ovarialzysten

Desgleichen wirkt das Mittel auf die Ovarien. So hat es z. B. Ovarialzysten (Eierstockwassersucht [CK363]) schnell zum Verschwinden gebracht; doch darf Sie die bloße Tatsache, dass es hier bisweilen geholfen hat, natürlich nicht dazu verleiten, Jodum in jedem derartigen Fall zu verabreichen. Auch andere Mittel haben sich bei diesem Leiden als nützlich erwiesen; **Apis**, **Colocynthis** und andere Arzneien haben solche Fälle ebenfalls geheilt, sind manchmal aber auch ohne Erfolg geblieben. Jodum ist zu wählen und auch nur dann angebracht, wenn das gesamte Symptomenmuster zum Arzneimittelbild passt. Es muss dabei über Wochen oder Monate gegeben werden, ehe mit einer vollständigen Resorption der Geschwulst gerechnet werden kann.

Uteruskarzinom

Jodum kann auch bei Gebärmutterkrebs[CK364ff] indiziert sein, besonders wenn dieser mit starken Blutungen einhergeht [CK373ff]. Der vaginale Ausfluss ist typischerweise gelb [GS], fressend [CK387] und wundmachend [CK386]. Dieses Symptom, im Verein mit den anderen Zeichen (wie bräunlichgelbe Haut, Heißhunger etc.), lässt Jodum zu jenem Mittel werden, das viele Fälle lindern und manche sogar heilen wird.

Hydrastis canadensis Es gibt auch noch andere Mittel, an die wir in diesem Zusammenhang denken müssen, namentlich an Hydrastis, das bereits Epitheliome geheilt hat [AZ100,197] und möglicherweise auch bei Uteruskarzinomen[AZ99,44] dienlich ist. Ich persönlich habe mit dem Mittel hier jedoch noch keinen Erfolg gehabt. Es ist sowohl innerlich wie auch äußerlich angewandt worden, wenn es durch Symptome angezeigt war, wie ich sie Ihnen schon in einer früheren Vorlesung [Nr. 34] genannt habe. Besonders typisch für Hydrastis sind ein ausgeprägtes Flauheits- und Schwächegefühl in der Magengegend [EN202] sowie heftiges Herzklopfen [GS] nach jeder Bewegung.

Lapis albus Es gibt eine Substanz bzw. eine Arznei, die durch Dr. von Grauvogl eingeführt und von ihm als Lapis albus [„Weißer Stein"; Kalziumfluorosilikat] bezeichnet wurde.[13] Grauvogl hielt sich einst in einem Badeort in den Alpen [Gastein] auf, deren Thermen angeblich Tuberkulose, Skrofulose und sogar Krebs heilen sollten. Als er eine der Quellen untersuchte, bemerkte er, dass das herabstürzende Wasser dort eine tiefe Spalte in das Gestein gegraben hatte. Er entnahm ein Felsstück von jener Stelle, auf die das Wasser stürzte, und stellte Verreibungen davon her. Mit diesem Präparat heilte er mehrere Fälle von Kropf(NZ19,109) und auch szirrhöse

[13] Grauvogl berichtet 1874 in *Hirschel's Zeitschrift für Homöopathische Klinik* (Bd. 19, S. 81) von der Entdeckung dieses Mittels. Da er keinen passenderen lateinischen Namen für den Felsbrocken aus Gneis kannte, den er im österreichischen Gastein gefunden hatte, wählte er die Bezeichnung *Lapis albus*, „denn er ist weiss und glitzert in der Sonne durch seinen großen Glimmergehalt wie Schnee". Die Geschichte, die Farrington im Folgenden erzählt, unterscheidet sich in vieler Hinsicht von Grauvogls eigener Schilderung, weshalb ich Letztere hier ausschnittweise wiedergeben will: „Da führte mich mein Beruf nach Gastein in das Thal der Ache, welche am Fusse des Tauern entspringt, mit mächtigem Gefälle über die Gneissformation und über beträchtliche Höhen derselben, imposante Wasserfälle bildend, herabstürzt. Die Uferbewohner des Thales haben dicke Hälse, oft sehr grosse Kröpfe. Nachdem ich aus der Ache absichtlich ein paar Wochen getrunken, schwoll auch meine Schilddrüse. Der fernere Umstand, dass die Therme, die aus der Tiefe dieses Gneissgebirges heraussprudelt, Krebsgeschwülste und Geschwüre bedeutend verschlimmert, bewog mich, sogleich diesen Gneiss zu prüfen."

Geschwülste.[14] Das Gestein wurde chemisch untersucht, aber die Analysen haben unterschiedliche Ergebnisse erbracht, sodass ich kaum weiß, welchem ich vertrauen kann.

Gelenkrheumatismus

Jodum ist manchmal bei rheumatischen Gelenkerkrankungen[GS] angezeigt, die mit Ergussbildung und allgemeiner Abmagerung einhergehen. Wassersüchtige Gelenkschwellungen [besonders der Knie[SK531]] sind laut Jahr, Jousset und anderen bisweilen eine Indikation für Jodum. In akuten Fällen ist hierbei vor allem an **Apis**, in chronischen Fällen mehr an **Sulfur** zu denken.

Geschwüre

Sowohl Jodum als auch **Bromum** haben einen gewissen Nutzen bei Geschwüren. Jodum ist z. B. bei Geschwüren von eher skrofulöser Natur hilfreich, mit schwammigen Rändern und Absonderung von blutigem, jauchigem oder auch eitrigem Charakter.[(GS)]

Bromum ist diesbezüglich nicht ganz unähnlich. Es hilft bei Geschwüren, die einen aashaften Gestank verbreiten und zu gangräneszieren drohen. Die umgebende Haut ist grünlichgelb verfärbt. Dies ist die Art von Ulzeration, bei der **Bromum** besonders geeignet ist.

[14] Über seine Heilerfolge berichtet Grauvogl Folgendes: „In meiner Praxis nun beobachtete ich alsbald die auffallendsten Erfolge; und die Heilung eines Wangenkrebses bei einer 50jährigen Frau, der eine Oeffnung der Wange erzeugt hatte, die grösser war als der Umfang eines Thalers ..." „... Erfolg bei allen sogenannten skrophulösen Affectionen, Geschwüren etc., bei allen Krankheiten der Drüsen und Lymphgefässe, auch bei drüsenartigen Tumoren, wo physiologisch keine Drüsen vorzukommen pflegen, ferner bei noch geschlossenen Krebsen, bei Fluor albus, sogar bei Tuberkulose, was auch daran erinnerte, dass Vieles, was man Tuberkulosis nennt, von der sogenannten Skrophulosis abstammt." „So weit reichten meine Erfahrungen, als ich im verflossenen Jahre nach Petersburg kam und mir über Gebärmutterkrebse bei 5 Individuen berichtet wurde, dass alle 5 von allopathischen Aerzten als Krebse constatirt und für unheilbar erklärt waren, aber mit *Lapis albus* vollständig und andauernd geheilt wurden."

Chlorum

Zum Schluss noch einige Worte über Chlorum, über das ich als Arznei aber nicht viel weiß. Es kann in Substanz zugeführt werden, indem das in eiskaltem Wasser gelöste Gas wiederholt eingeatmet wird; zumindest ist es in den überlieferten Fällen oft so eingesetzt worden[MA3,130ff]. Chlor und auch all seine chemischen Verbindungen scheinen eine besondere Affinität zu den Schleimhäuten zu haben. Von daher hat es sich bei manchen **Katarrhen**[GA1,63] als hilfreich erwiesen. Chlorgas erzeugt heftigen Schnupfen, der dünn-wässrig ist und so scharf, dass er die Nase innerlich und um die Nasenlöcher herum wund macht.[GA1,67] Auch die Mundhöhle zeigt sich bei der Untersuchung wund und entzündet; Chlorum erzeugt hier kleine, faulig riechende Geschwürchen[GA1,30+32], die gelblichweiß belegt sind und wie **Aphthen** aussehen.

Chlorum kann bei skorbutähnlichen Zuständen dienlich sein, wie überhaupt alle Chloride. **Stomatitis ulcerosa** mit fauligem Mundgestank[GS], wie wir sie auch bei **Natrium muriaticum** und **Kalium chloricum** sehen.

Das Mittel wirkt auch auf das Nervensystem, vermutlich vermittels des Blutes. So kann es beispielsweise bei **typhösen** oder **typhoiden Fieberzuständen** [„Nervenfieber"] hilfreich sein.[GS] In seinem angegriffenen Geisteszustand hat der Patient die Befürchtung, er könnte seinen Verstand verlieren; es erscheint ihm alles konfus, und er kann sich auf nichts besinnen[GA1,1], besonders nicht auf die Namen von Personen, die er sieht[GA1,2]. Auch fürchtet er ständig oder hat das Gefühl, es sei eine heftige Krankheit im Anzug.[GA1,4] Typisch ist ferner ein „schmerzhaftes, angreifendes Gefühl im Wirbel [= Scheitel] und herunter an der linken Seite[15], mit Neigung zum Niederliegen."[GA1,11] Dies ist der Vorbote einer Typhuserkrankung und verschlimmert sich deutlich nach dem Essen[GA1,101]. In solchen Fällen wird Chlorum das Fieber häufig mildern.

[15] Farrington schreibt: „... passing down the left side of the body." Dass sich der Schmerz angeblich in die linke Seite des ganzen Körpers erstreckt, gibt das Originalsymptom m. E. nicht her. Hering hätte es sonst sicher so formuliert.

Chlorum kann gelegentlich bei **Impotenz** angezeigt sein; doch wenn diese durch das Einatmen von Chlorgas hervorgerufen wurde, ist **Lycopodium** das passende Antidot.[GA1,59]

„Chlor ist das einzige Mittel, von dem sich etwas erwarten läßt bei Erstickung, die durch Schwefelwasserstoffgas veranlaßt worden ist.“ [GA1,135]

Spongia tosta

Spongia tosta ist keine chemische Substanz; vielmehr entstammt der geröstete Badeschwamm, um den es sich hier handelt, dem Tierreich. Da dessen Symptome aber nahe mit denen der Halogene verwandt sind, ist es zweckmäßig, das Mittel an dieser Stelle abzuhandeln. Der „Röst-Schwamm“ (Hahnemann) enthält neben Jod auch etwas Brom, ferner kalkhaltige Substanzen und wohl auch noch einige weitere Bestandteile von untergeordneter Bedeutung.[16] Das Mittel unterscheidet sich von **Jodum** in mancher Hinsicht: Zuallererst passt es vornehmlich für Menschen mit **hellem Hauttyp** [blonden Haaren und „schlaffer Faser“] [GS]; außerdem eignet ihm auch nicht die Fähigkeit zur Erzeugung fibrinöser Exsudate, wie sie **Jodum** hat. Jedoch zielt seine Wirkung auf ganz ähnliche Gewebsstrukturen wie bei den Halogenen, d. h., sie erstreckt sich hauptsächlich auf die **Drüsen,** den **lymphatischen Apparat** und die **Schleimhäute.** Darüber hinaus finden wir Spongia nicht selten bei Tuberkulose hilfreich, und von unschätzbarem Wert ist es zudem bei der Behandlung von Herzkrankheiten.

Struma

Studieren wir als Erstes seine Wirkung auf die Drüsen. Wie die Halogene kann auch Spongia bei Geschwulst und Verhärtung von Drüsen und Lymphknoten [SK572;GS] in Betracht kommen. Ein wichtiges Mittel ist es beispielsweise beim Kropf.[RA] Die Schwellung kann eine oder beide Seiten der Schilddrüse betreffen; sie ist hart und so ausgedehnt, dass sie manchmal bis an das Kinn heranreicht; **nachts** ist der Zustand häufig mit **Erstickungsanfällen** verbunden.[HC3,108] Diese Anfälle hängen nicht allein mit der Größe des Kropfes zusammen, denn auch bei sehr kleinen Strumen tritt dieses Symptom deutlich hervor. Ich möchte Sie darauf hinweisen, dass der Umfang von Schilddrüsengeschwülsten zu unterschiedlichen Zeiten durchaus variieren kann; so wird z. B. gesagt, dass er mit den **Mondphasen** zu- und abnehmen kann. Von daher wurde der Vorschlag gemacht, dass man Spongia (oder auch andere Kropfmittel) am besten bei abnehmendem Mond geben sollte, weil dadurch das Schrumpfen der Geschwulst beschleunigt werde.

Orchitis

Spongia wirkt auf die Hoden genauso machtvoll ein wie die Halogene, indem es **Härte** und **Geschwulst** dieser Keimdrüsen [SK576] erzeugt. Von besonderem Nutzen ist es in Fällen von rezidivierender Hodenentzündung, die zuvor allopathisch behandelt wurden [KE2,211], oder auch bei Orchitis nach unterdrückter Gonorrhö [GS]. Es bestehen eigentümliche **quetschende Schmerzen** in den Hoden [RA79], mit stumpfen Stichen in den Samenstrang hinein [RA80], schlimmer durch jede Bewegung [GS] oder Berührung [RA78] [17].

Allgemein ist Spongia in Fällen von Orchitis jedoch nicht unser wichtigstes Mittel.

Pulsatilla, Hamamelis Pulsatilla steht hier ganz oben auf der Liste, und als Nächstes folgt vielleicht Hamamelis, die Virginische Zaubernuss. Letzteres sollte sowohl lokal appliziert als auch innerlich eingenommen werden; es lindert den intensiven

[16] Laut Mezger *(Gesichtete Homöopathische Arzneimittellehre)* sind dies (neben Kalk) Magnesium, Kieselsäure, Schwefel- und Phosphorsäure. Der Bromgehalt in Form von Dibromtyrosin soll außerdem den des Jod (Dijodtyrosin) um ein Mehrfaches übersteigen.

[17] Farrington schreibt: „… worse on any motion of the body or clothing.“ In den *Guiding Symptoms* heißt das vollständige Symptom hingegen: „Shooting up entire cord; any motion of bed [2] or clothing brought on throbbing, in addition to constant, heavy, dragging pains.“

Wundheitsschmerz und befähigt den Patienten, wieder seinen Verpflichtungen nachzugehen.

Mercurius solubilis Ein anderes Heilmittel ist Mercurius, besonders wenn die geringfügig vorhandene gonorrhoische Harnröhrenabsonderung gelblichgrün ist.

Gelsemium sempervirens Als weiteres Mittel ist Gelsemium in Betracht zu ziehen, vor allem zu Beginn der Erkrankung.[18]

Wenn jedoch dieser charakteristische klemmende[RA79], quetschende Schmerz in den Hoden [und die in die Samenstränge fahrenden Stiche[RA80]] nebst Verhärtung derselben[SK576] vorhanden sind, dann ist Spongia eines unserer vorrangigen Mittel.

Laryngitis

Spongia ist häufig bei akuter Laryngitis[SK577] angezeigt, einer Krankheit, die schnell lebensbedrohlich werden kann. Es ist hier nach **Aconitum** indiziert, wenn der Husten rau und **heiser bellend**[KE3,140] wird und der Patient mit einem Laryngospasmus aus dem Schlaf erwacht[GS]; der Kehlkopf ist dabei höchst **empfindlich auf gelinden Druck** und Berührung[KE3,140]. Geben Sie in solchen Fällen nicht **Lachesis**, denn die Empfindlichkeit hängt nicht mit einer Hyperästhesie der Hautnerven zusammen, sondern ist Folge eines Entzündungszustandes der Kehlkopfknorpel. Unter diesen Umständen kann schon das bloße Drehen des Kopfes einen Erstickungsanfall auslösen.

Es gibt noch ein anderes Mittel, an das Sie in diesem Zusammenhang denken sollten, und das ist **Sambucus**. Der Flieder kommt in Betracht, wenn sich im Verlauf einer akuten Laryngitis diese Kehlkopfkrämpfe häufig wiederholen.[GS]

Dieselben Symptome, die für Spongia bei Laryngitis sprechen, weisen auch bei **Kehlkopftuberkulose**[SK577] auf das Mittel hin. Auf die Verwendung von Spongia beim **Krupp** brauchen wir hier nicht noch einmal einzugehen, wir haben schon am Anfang der Vorlesung darüber gesprochen, als es um **Bromum** ging.

Tuberkulose

Wir kommen als Nächstes zu den Lungen und speziell zur Indikation von Spongia bei Lungentuberkulose[AR22,3,113]. Es wird besonders dann benötigt, wenn sich das Lungengewebe zu verdichten beginnt und der Klopfschall über einer oder beiden Lungenspitzen gedämpft ist. Der **Husten** hat einen harten, metallisch klingenden Charakter; er wird ausgelöst oder verschlimmert durch Tiefatmen oder Sprechen, durch **jede kleine Aufregung** sowie durch trockenen, kalten Wind, seltener auch durch feuchtes Wetter[GS]. **Nach Essen und Trinken lässt der Husten für eine Weile nach.**[RA90] Auch bei **Anacardium** finden wir diese Besserung des Hustens nach Mahlzeiten.[19]

Der Spongia-Patient neigt außerdem zu starker Brustkongestion, besonders wenn er sich bewegt, und sei es nur ein kleiner Spaziergang; dieser Zustand geht mit plötzlicher Schwäche des ganzen Körpers einher, als müsste er augenblicklich zu Boden sinken.[RA96f] In solchen Fällen hat Spongia, wenn es frühzeitig gegeben wurde, zur Heilung geführt.

Hepar sulfuris folgt gut auf Spongia, wenn der Husten in gleicher Weise fortbesteht, aber mit mehr Rasselgeräuschen verbunden ist aufgrund stärkerer Sekretion von Schleim, sei dieser mit Blut vermischt oder nicht. Die Hustenbeschwerden verschlimmern sich bei **Hepar** zum frühen Morgen hin, während sie bei Spongia überwiegend vor Mitternacht auftreten[GS].

Der Spongia-Patient neigt in diesen Tuberkulosefällen darüber hinaus zu häufigen **Hitzewallungen,** die selbst durch den Gedanken daran erneuert werden[RA12]. Frostschauer treten auf, besonders im Rü-

[18] Dies bezieht sich wohl eher auf das beginnende Entzündungsstadium der Gonorrhö im Bereich der *Harnröhre*. *(GS)* Bei Hoden- oder Nebenhodenentzündung ist *Gelsemium* vor allem hilfreich, wenn die Gonorrhö unterdrückt worden ist. *(GS)* Vgl. Farringtons Ausführungen dazu im *Gelsemium* Kapitel (Vorlesung 15).

[19] In den Arzneimittellehren ist diese Modalität für *Anacardium* nirgends belegt, nur das Gegenteil: „Ärger Husten nach dem Essen, mit Wegbrechen des Genossenen." (*CK* 329)

cken, und vergehen selbst in der Nähe eines warmen Ofens nicht.[RA(225f)] Die nachfolgende Hitze befällt den ganzen Körper mit Ausnahme der Oberschenkel, welche taub und frostig bleiben.[RA144]

Organische Herzerkrankungen

Spongia ist bisweilen bei organischen Herzerkrankungen hilfreich.[HC1,134] Der Patient kann dabei nicht mit niedrig gelagertem Kopf auf dem Rücken liegen, ohne sogleich Herzschmerzen zu bekommen und erstickende Brustbeklemmung zu erleiden.[HC2,211] Nachts schreckt er oft aus dem Schlaf hoch, mit einem Gefühl, ersticken zu müssen[HC1,135]; er sitzt dann aufrecht im Bett, mit ängstlichem Blick, rotem Gesicht und schnellem, schwerem Atmen.

Bei **rheumatischer Endokarditis** hören Sie ein lautes, blasendes Geräusch über der einen oder anderen Herzklappe.[GS] Spongia muss in Fällen wie diesen häufig nach **Aconitum** verabreicht werden. Wir sehen dasselbe angstvolle Auffahren aus dem Schlaf und dieselbe Gesichtsröte, und vermutlich ist auch starke Brustkongestion zugegen. **Aconitum** passt hier nur für den anfänglichen, der Endokarditis vorausgehenden hyperämischen Zustand. Spongia ist vonnöten, wenn es schon zur Exsudation gekommen und der Schaden somit bereits eingetreten ist. Auch wenn das Mittel nicht in der Lage ist, das ausgeschwitzte Material zu beseitigen, so vermag es immerhin das weitere Fortschreiten des Entzündungsprozesses zu verhindern. Beginnen Sie bei der Behandlung von Herzerkrankungen nicht zu früh mit **Lachesis**, **Hydrocyanicum acidum** oder **Arsenicum**; beginnen Sie lieber mit **Aconitum,** Spongia, **Spigelia**, **Bryonia** oder **Phosphorus**. **Arsenicum** und vergleichbare Mittel kommen erst später an die Reihe; wenn Sie sie zu früh geben, schwächen Sie Ihren Patienten nur. Wenn Sie kein eindeutiges Bild eines Arzneimittels vor sich haben, geben Sie in den ersten Stadien keines, das gewöhnlich erst in den späteren Stadien indiziert ist.

KAPITEL

49 Vorlesung: Die Säuren

Einleitendes

Es gibt noch sehr viel mehr Säuren, als ich hier an die Tafel geschrieben habe [1]; doch nur mit wenigen sind wir wirklich gut vertraut. Was die Beziehungen und Ähnlichkeiten der Säuren untereinander angeht, muss hier nur auf ein paar Dinge hingewiesen werden. Das Wesen einer Säure wird, wie leicht zu erkennen ist, immer auch durch ihren mehr oder weniger elektronegativen Charakter mitbestimmt; alle Säuren verbinden sich sehr leicht mit elektropositiven Substanzen, wie z.B. Kalium und Natrium. Sie müssen sich im Übrigen von der Vorstellung freimachen, dass der Begriff „Säure" notwendigerweise impliziert, dass diese Substanz sauer ist, denn tatsächlich sind nicht alle Säuren wirklich sauer, noch verfärben alle Säuren Lackmuspapier rot. Früher nahm man an, dass alle Säuren Sauerstoff enthalten und dass Sauerstoff einer ihrer notwendigen Bestandteile sei; dies hat sich aber als falsch herausgestellt, denn manche Säuren, wie etwa Flusssäure oder Salzsäure, enthalten durchaus keinen Sauerstoff. Die Säuren entstammen entweder dem Mineral- oder dem Pflanzenreich.

Von jenen aus dem **Mineralreich** verwenden wir in der Medizin:

- **Fluoricum acidum** und **Muriaticum acidum**, welche ihren Ursprung in den Halogenen haben.
- **Nitricum acidum**, eine Verbindung von Stickstoff und Sauerstoff.
- **Sulfuricum acidum**, **Phosphoricum acidum** und **Silicea** bzw. **Silicicum acidum** (Kieselsäure), welch letztere als Sand in der Natur vorkommt und keineswegs sauer ist.
- Auch die Substanz, die wir als **Arsenicum album** bezeichnen, ist eine Säure – Arsenicosum acidum.

Aus dem **Pflanzenreich** bzw. der organischen Chemie benutzen wir folgende Säuren:

- **Hydrocyanicum acidum**, auch Blausäure genannt, findet sich in einer Vielzahl von Pflanzen.
- Auch **Oxalicum acidum** stammt aus dem Pflanzenreich. Diejenigen von Ihnen, die schon einmal Sauerampfer gekostet haben, werden wissen, wie sauer dessen Blätter schmecken; es ist deren Gehalt an Oxalsäuresalz, der diese so sauer macht. Oxalsäure ist auch im Rhabarber enthalten, im Medizinalrhabarber (**Rheum officinale**) ebenso wie im essbaren Gartenrhabarber, und kann diesen durchaus giftig werden lassen. Besonders wenn er neu gepflanzt ist, enthält Rhabarber gern über Gebühr große Mengen an Oxalsäure und kann manche Menschen ziemlich krank machen.
- **Citricum acidum** und Malicum acidum [2] sind ebenfalls vegetabilischen Ursprungs. Malicum acidum (Äpfelsäure) findet sich vor allem in Äpfeln, Birnen und auch in Himbeeren; Zitronensäure ist hauptsächlich in Zitronen und Orangen enthalten.
- Auch Essigsäure (**Aceticum acidum**) ist organischen Ursprungs und der Hauptbestandteil des Essigs.
- Milchsäure (**Lacticum acidum**) wiederum wird aus saurer Milch gewonnen.

[1] *Fluoricum acidum, Muriaticum acidum, Nitricum acidum, Sulfuricum acidum, Oxalicum acidum, Citricum acidum, Arsenicosum acidum, Phosphoricum acidum, Hydrocyanicum acidum, Picricum acidum, Lacticum acidum, Malicum acidum, Silicicum acidum.*

[2] Hat in der Homöopathie bis heute m.W. keine Verwendung gefunden.

49

Diätetische Bedeutung der Säuren

Lassen Sie mich zunächst etwas über die Säuren im Allgemeinen sagen und darüber, was sie als Gruppe auszeichnet. Durch sorgfältige Experimente hat man herausgefunden, dass die Säuren allesamt die **sauren Sekretionen des Körpers vermindern** und die alkalischen vermehren. Wenn man z. B. eine gewisse Säuremenge, etwa einen Löffel Zitronensaft, dem Magen zuführt, so vermindert dies die Sekretion von Magensaft, und auf der anderen Seite vermehrt es die Speichelsekretion. Der praktische Wert dieses Hinweises ist zwar eher gesundheitserhaltender als therapeutischer Natur, gleichwohl ist er in dieser Hinsicht auch von großem Nutzen. So wissen wir beispielsweise, wie unerträglich bisweilen Durst bei Fiebererkrankungen ist. Dieser Durst mag, zumindest teilweise, auf eine mangelnde Sekretion der Speicheldrüsen zurückzuführen sein. Der Mund ist ausgetrocknet, die Zunge klebt am Gaumen. In Fällen wie diesen **regen säurehaltige Getränke** mittels Reflexwirkung **den Speichelfluss an** und verschaffen Ihrem Patienten große Erleichterung. Sie können ihm z. B. **Limonade** geben, vorausgesetzt natürlich, dies steht nicht dem von Ihnen verordneten Arzneimittel entgegen. Bekanntlich gibt es ja einige Arzneien, die durch Zitronensäure antidotiert werden, und andere, die damit nicht gut harmonieren. Wenn der Patient etwa unter dem Einfluss von **Belladonna** steht, würden Sie ihm keinesfalls Essig erlauben, weil Essig die Wirkung dieser Arznei verzögert [bzw. die Beschwerden der Patienten noch erhöht [KA:SK141]]. Wohl aber dürfen Sie Limonade oder Zitronensaft gestatten, weil diese die Wirkung von **Belladonna** und damit die Genesung noch befördert.[GS] **Antimonium crudum** „verträgt" allgemein keine sauren Getränke; Sie können stattdessen aber Tamarindenwasser geben. Wenn der Mund oder der Hals bei Fieber wund und entzündet ist, muss die Schärfe des sauren Getränks durch Beimischung irgendwelcher **Schleimsubstanzen** abgemildert werden. Gummi arabicum wäre eine Möglichkeit, doch stört es in gewissem Maße die Verdauung. Irisch Moos [Chondrus crispus, Knorpeltang, Carrageen], Isländisch Moos [**Cetraria islandica,** Hirschhornflechte] und die Rinde der Schleimulme [Ulmus fulva] sind zu arzneilich; sie wirken stark auf die Lunge ein und können daher entsprechende Nebenwirkungen hervorrufen. *Leinsamen* hat eine gewisse arzneiliche Wirkung, die aber nicht gegen seine Anwendung [wohl als Leinsamentee [3]] spricht. Auch Gelatine kann hier Verwendung finden, wenn Sie sicher sind, dass sie rein ist. Manche Gelatinesorte wird aus Gerberabfällen hergestellt, manche aus Fischgräten, und diese ist auch recht schmackhaft. Am besten ist aber die aus Kalbshaxen gewonnene Gelatine; sie wird, in Wasser aufgelöst, dem Getränk zugemischt, um so die Schärfe der Säure abzumildern.

Vegetabilische Säuren können, allein schon aufgrund ihres prophylaktischen Werts, bei Verdauungsstörungen hilfreich sein. So können Sie die Säure z. B. bei Neigung zu **Hyperazidität des Magensafts** einnehmen lassen, indem diese jeweils vor dem Essen getrunken wird. Erlauben Sie dem Patienten, vor jeder Mahlzeit etwas *Limonade* zu trinken, und Sie werden häufig die Rückmeldung bekommen, dass das übliche Sodbrennen und saure Aufstoßen nach dem Essen sich deutlich vermindert hat. Auch *Pepsin,* das oft als zusätzliches Hilfsmittel bei der Behandlung von dyspeptischen Störungen eingesetzt wird, ist aus homöopathischer Sicht durchaus zulässig, weil es die Wirkung von Arzneien in keiner Weise behindert und auch selbst nicht arzneilich wirkt. In seiner Wirkung wird es oft noch von irgendwelchen Säuren unterstützt, besonders bei der Verdauung von stickstoff-[= eiweiß-]haltiger Nahrung.

- Essig ist erfolgreich als Gegenmittel bei Alkoholrausch [GS(FN11)] wie auch bei den üblen Folgen von Inhalationsanästhetika [AJ8,222] zur Anwendung gekommen.
- Eine Eigenschaft der *Milchsäure* ist sehr bemerkenswert. Es ist eine überaus korrosive Säure, die sich in jedes Gewebe des Körpers hineinfrisst. Sie löst selbst den Zahnschmelz auf, sodass man bei ihrem Gebrauch sehr vorsich-

[3] Ein vielversprechend klingendes Leinsamentee-Rezept bei Entzündung der Rachen- und Magenschleimhäute findet sich im Internet (www.faszination-spreewald.de): „30 g Leinsamen, 15 g Süßholz, 30 g Zucker und 4 Esslöffel Zitronensaft mit 1 Liter kochendem Wasser übergießen und 4 Stunden an warmer Stelle ziehen lassen, dann abgießen."

tig sein muss. Wenn sie in materiellen Dosen eingenommen wird, sollte dies mittels eines Strohhalms geschehen, um den Kontakt mit den Zähnen nach Möglichkeit zu vermeiden. Dr. Hering empfahl sogar zur Reinigung der Zähne, diese gelegentlich mit fetter Milch zu bürsten, die man zuvor eine Zeitlang – bis zum Einsetzen der Säuerung – hat stehen lassen.[4]

- *Milchsäure* wie auch *Salzsäure* haben einen positiven Effekt auf die Verdauung. Manche Menschen erfahren große Linderung, wenn sie saure Milch zu sich nehmen.
- *Schwefelsäure* muss [als Nahrungsbestandteil] in jeglicher Form vermieden werden, da sie sich mit dem Eiweiß der Nahrung verbindet und dieses damit unlöslich bzw. schwerer verdaulich macht. Sie wird als Nahrungsbestandteil eigentlich nicht eingesetzt, außer bei einer billigen Süßigkeit für Kinder namens „Sourballs", welche fast ausschließlich mit Schwefelsäure angesäuert werden.
- *Blausäure* ist bei Dyspepsie mit Sicherheit eines der in Betracht kommenden Heilmittel.[AZ105,144] Manche Menschen sind von dem Leiden auch dadurch befreit worden, dass sie die Samen von Pfirsichkernen aßen, welche diese Säure in geringer Menge enthalten.

Schwäche

Sämtliche Säuren erzeugen – wir reden jetzt von deren arzneilichen Wirkungen – eine besondere Art von Schwäche. Es handelt sich dabei nicht um eine einfache funktionelle Schwäche, wie sie etwa bei **China**, nach kopiösen Durchfällen auftreten kann, noch um eine funktionelle Schwäche der Nerven, wie sie durch **Zincum** heilbar ist. Vielmehr handelt es sich um eine Schwäche, die durch mangelhafte Ernährung des Gewebes bedingt ist, vornehmlich aufgrund krankhafter Veränderungen des Blutes. So finden wir Säuren z. B. häufig bei adynamischen Krankheitsformen indiziert, die als hervorstechendes Merkmal eine Sepsis aufweisen, etwa bei schweren Verläufen von Typhus oder Scharlach. Auch bei Erschöpfungszuständen infolge übermäßiger Beanspruchung einzelner Körperorgane können Säuren in Betracht kommen; so kann beispielsweise gewohnheitsmäßigen Trinkern nicht selten durch **Sulfuricum acidum, Phosphoricum acidum** oder **Arsenicum** geholfen werden.

In diesem Zusammenhang gibt es einen Unterschied zwischen den mineralischen Säuren einerseits und den organischen Säuren andererseits. Die Mineralsäuren rufen in Verbindung mit Schwäche und Prostration allesamt eine „Reizbarkeit der Faser" hervor. Sie verursachen eine **reizbare Schwäche,** einhergehend u. a. mit schwachem, irritablem Puls, während die Pflanzensäuren Schwäche ohne jede Reizbarkeit erzeugen.

Hämorrhagien

Eine Qualität, die fast allen Säuren eigen ist, ist zudem ihre Fähigkeit, Blutungen zum Stillstand zu bringen. Wir alle wissen um den Nutzen von **Aceticum acidum**, was dies betrifft.[GS] Ich habe mir angewöhnt, bei Patientinnen mit Neigung zu Uterusblutungen[GS] die Krankenschwester zu instruieren, für den Fall, dass eine Blutung einsetzt, noch vor meinem Eintreffen ein Tuch in Essigwasser zu tauchen und auf die Schamgegend zu legen. Dies war in vielen Fällen rasch von Erfolg gekrönt.

Auch **Citricum acidum** ist bekanntlich in der Lage, Hämorrhagien hervorzurufen und zu heilen. Ein Kind, das im Übermaß Zitronen gegessen hatte, bekam plötzlich Blutungen aus sämtlichen Körperöffnungen, selbst aus den Konjunktiven.

Später werden wir sehen, dass auch **Phosphoricum acidum, Sulfuricum acidum** und **Arsenicum album** Blutungen auslösen und stillen können. Es wird gesagt, dass sie dies vermöge ihrer adstringierenden Wirkung bewerkstelligen. Doch wie kann das sein, wenn sie auch in der 200. Potenz diesen blutstillenden Effekt haben?

[4] „Sind sie [die Zähne] nachher mit lauem Wasser wieder abgespült, so fühlt man es, wie rein sie sind. Das kommt von der Milchsäure, die darin ist, die den Zahnstein und alles, ja die Zähne selber auflöst, wenn sie stark genug ist. Ob sie in so schwachen Gaben, besonders da der Speichel sie bald unwirksam macht, doch auf die Dauer schaden kann, das weiß ich nicht." (*CH* 223)

Diphtherie

Eine andere Eigenschaft der Säuren ist ihre Neigung, Pseudomembranen hervorzurufen. Dies ist der Grund, warum einige von ihnen bei Diphtherie angezeigt sein können: **Muriaticum acidum**, **Phosphoricum acidum**, **Sulfuricum acidum** und **Nitricum acidum** beispielsweise. Doch auch hier ist wieder Vorsicht geboten: Da diese Säuren, besonders aber die vegetabilischen, diphtherieähnliche Beläge verursachen können, erlauben Sie Kindern, die sich gerade von einem Krupp erholen, keinesfalls, saures Obst zu essen. Wenn das Kind entsprechend empfänglich ist, kann jede dieser Säuren einen Rückfall herbeiführen.

Diabetes mellitus, Skorbut

Diabetes mellitus ist eine weitere Indikation für die eine oder andere Säure, besonders aber für **Phosphoricum acidum** und **Lacticum acidum**.

Viele Säuren sind auch bei Skorbut von Nutzen, vor allem wenn dieser aufgrund langanhaltender einseitiger Ernährung mit salzigen, konservierten Speisen und bei gleichzeitigem Mangel an frischem Obst und Gemüse entstanden ist.[5]

Fluoricum acidum

Die Flusssäure ist eine höchst ätzende Säure, die, bekanntlich sogar Glas angreift. In homöopathischer Zubereitung zeichnet sich Fluoricum acidum in erster Linie durch seine ausgeprägte Wirkung auf die **Knochen** und die **Haut** aus[GA2,722], allgemein auf die eher niederen Gewebe [lower tissues] des Körpers.

Knochenaffektionen

Fluoricum acidum ist nicht selten bei Karies oder Nekrosen von Knochen angezeigt, besonders wenn die langen Röhrenknochen[GS] wie Femur, Humerus oder Radius betroffen sind. Die Absonderungen aus den affizierten Teilen sind gewöhnlich dünnflüssig und wundmachend. Linderung finden die Beschwerden und Symptome zumeist durch **kalte Umschläge.**

Das Mittel ist auch oft bei **Knochengeschwüren** am Schläfenbein [Felsenbein[AR23,1,127]] und besonders am Warzenfortsatz hilfreich, seien diese syphilitisch bedingt[GS] oder Folge eines skrofulösen Mittelohrkatarrhs.

Eine weitere wichtige Indikation sind **Zahnfisteln.**[AR23,1,123] Die Absonderungen daraus sind blutig und verursachen einen salzigen, unangenehmen bis fauligen Geschmack[GS]; mehr und mehr wird dadurch die gesamte Konstitution untergraben. Fluoricum acidum kann hier große Linderung bringen, doch gibt es noch ein weiteres Mittel, das zwar noch nicht ausreichend geprüft ist, aber allem Anschein nach noch besser wirkt als die Säure, und das ist das Kalziumsalz derselben – **Calcarea fluorica**.

Calcarea fluorica Das Kalziumsalz der Flusssäure ist besonders nützlich bei **Knochengeschwülsten** [Exostosen][GS] und Vergrößerung von Knochen, unabhängig vom Bestehen einer Karies.

Letzten Sommer kam eine Dame zu mir in Behandlung, deren Zahnarzt eine Nekrose des linken Unterkiefers diagnostiziert hatte. Ein Backenzahn war von ihm gezogen worden; gleichwohl ging es der Patientin immer schlechter statt besser, und aus der Wundhöhle sickerte beständig ein Sekret heraus. Der Zahn direkt hinter dem extrahierten Zahn war mit einer Goldfüllung versehen und hatte eine ganz raue Oberfläche an der Wurzel, wie ich bei der Untersuchung feststellte. Wenn die Patientin ihre Kiefer fest zusammenpresste, trat aus der Zahnlücke eine stinkende, dunkle, blutige Flüssigkeit hervor, die mit winzigen Knochenstückchen durchsetzt war. Das umgebende Zahnfleisch war blaurot verfärbt und roch ebenfalls übel. Der Zahnarzt hatte sich bei dieser Sachlage für einen chirurgischen Eingriff ausgesprochen. Ich gab der Patientin jedoch zunächst **Silicea**, was eine gewisse Bes-

[5] Vorrangig bei der Therapie dieser Hypovitaminose ist natürlich, wie man heute weiß, ausreichende Vitamin-C-Zufuhr. Homöopathische Arzneien können als *sekundäre* Maßnahme dann den Heilungsverlauf möglicherweise beschleunigen.

serung brachte, gefolgt von **Fluoricum acidum**. Diese beiden Mittel stehen in einem komplementären Verhältnis zueinander, und Sie werden, zumal bei Knochenleiden, häufig feststellen, dass Sie sie des Öfteren im Wechsel zu verabreichen haben. **Fluoricum acidum** ist besonders auch dann angezeigt, wenn zuvor mit **Silicea** Missbrauch getrieben worden ist; außerdem ist es bisweilen vonnöten, wenn **Silicea** eine Zeitlang gut geholfen hat, aber die Heilung nicht zu vollenden vermochte. Nun, in dem vorliegenden Fall half auch **Fluoricum acidum** nur eine gewisse Zeit; die Besserung kam irgendwann zu einem Stillstand, und zu diesem Zeitpunkt bemerkte ich eine Schwellung an der Außenseite des Unterkiefers. Dies brachte mich auf die Idee, dass hier möglicherweise Calcarea fluorica besser wirken könnte, und ich verordnete das Mittel in der 6. Potenz. Nachdem die Patientin es zehn Wochen lang regelmäßig eingenommen hatte, war die Absonderung aus der Zahnlücke komplett zum Erliegen gekommen; der mit Gold gefüllte Zahn war nicht mehr schmerzhaft, und überall an dem betroffenen Zahnfleisch bildeten sich frische, rosafarbene Granulationen. Auch mit der Sonde war kein kranker Knochen mehr festzustellen.

Silicea Als Unterscheidungsmerkmal zwischen **Fluoricum acidum** und Silicea bei Knochenaffektionen und Geschwüren aller Art sei hier noch einmal festgehalten, dass **Fluoricum acidum** Linderung durch Kälte erfährt, während Silicea diese niemals ertragen kann; selbst geringste Zugluft wird als unerträglich empfunden.

Haut, Nägel

Kommen wir zur Wirkung von Fluoricum acidum auf die Haut. Das Mittel scheint eine ausgesprochene Rauheit der Haut zu verursachen [GA2,153], verbunden mit **Hautausschlägen** der verschiedensten Art sowie **ausgeprägtem Juckreiz.** Ich kenne kein Mittel, dass ein so generalisiertes und anhaltendes Jucken der Haut erzeugt wie Fluoricum acidum. Jucken an kleinen Stellen den ganzen Tag hindurch, bald hier, bald da [GA2,676+679], < **durch Wärme** [GA2,681], > **an einem kühlen Ort.**

Alle **Narben** [6] des Körpers röten sich an den Rändern [GA2,685] und fangen heftig an zu jucken [GA2,684]. Hier und da bilden sich auf oder an den Narben kleine Bläschen [GA2,685], was die Affinität von Fluoricum acidum zu dieser Art von Gewebe deutlich werden lässt. Kleine, rötliche, erhabene Flecken erscheinen am Körper [GA2,688], die sich sehr schnell wieder abschuppen [RP1309]. Kein Mittel hat diese Neigung zum **Abschuppen** oder Abschälen [GA2,690] von Hautausschlägen deutlicher als Fluoricum acidum.

Die Wirkung des Mittels erstreckt sich auch auf die **Finger- und Zehennägel,** indem es diese weit schneller [GA2,530] [aber auch ungleichmäßig und **deformiert** [GS]] wachsen lässt. **Thuja** hat demgegenüber den Effekt, dass die Nägel weicher werden.[GS]

Fluoricum acidum kommt auch bei **Nagelbetteiterungen** in Betracht, namentlich bei subperiostalen oder ossalen Panaritien [GS]. Auch hier sind, wie bei den anderen Knochenaffektionen, die abgesonderten Sekrete übelriechend. Als Unterscheidungskriterium zwischen Fluoricum acidum und manchen anderen Mitteln dient wieder die Besserung durch kalte Umschläge.[7]

Muskuläre Ermüdung

Eine besondere Wirkung des Mittels auf die Muskeln ist noch nicht so lange bekannt, nämlich dass es dem Prüfer „eine erhöhte Fähigkeit, ohne Ermüdung seine Muskeln anzustrengen" [AZ96,78], verleiht, gleich ob die Anstrengung bei der ärgsten Sommerhitze oder in der Kälte des Winters geschieht.[GA2,593] In dieser Beziehung kann man der Arznei einen allgemein kräftigenden oder tonisierenden Effekt zusprechen.[8]

---

[6] Nicht „alte Narben", wie bei Farrington und in den *Guiding Symptoms* zu lesen ist.

[7] Weitere Mittel mit dieser Modalität sind laut Kent-Repertorium: *Apis, Led.,* **Nat-s., Puls.**

[8] Hier wie auch in vielen anderen Fällen dürfte es sich wohl um eine zufällige Heilwirkung während einer Prüfung gehandelt haben. Derselbe Prüfer berichtete ein andermal: „Das Gehen wird ihm schwer, weil die Schenkel sich müde fühlen, kaum kann er sie mit Mühe entlang schleppen …" (*GA* 2, 594).

Rhus toxicodendron Den gleichen Effekt beobachten wir auch bei anderen Arzneien. So wissen wir z. B., wie Rhus toxicodendron Menschen in die Lage versetzt, muskuläre Ermüdung zu überwinden. Gleiches gilt für **Arsenicum album**.

Coca Das Mittel jedoch, das diese Fähigkeit mehr als jedes andere mir bekannte Mittel besitzt, ist Coca. Die Blätter dieser interessanten Pflanze werden von den Indianern in Südamerika viel zum Kauen benutzt, besonders von jenen, die sich in den Anden aufhalten und dort die Berge überwinden müssen.[AZ96,78] Coca verhütet all die Symptome, die aus derartigen Reisestrapazen erwachsen, namentlich jene, die auf das Missverhältnis zwischen dem äußeren und dem inneren atmosphärischen Druck zurückzuführen sind. Wir Homöopathen nutzen diese Eigenschaft bei geschwächten Personen und alten Leuten, die leicht außer Atem geraten und besonders bei niedrigem Luftdruck Probleme bekommen. Dies sind die Umstände, wo Coca große Erleichterung verschafft.

Schlaf

Unter dem Einfluss von Fluoricum acidum hat der Patient oder Prüfer schon nach kurzem Schlaf das Gefühl, erquickt und ausgeschlafen zu sein.[GA2,607] Diese Wirkung kann auch durch niedrige Potenzen von **Mephitis putorius** erzielt werden. [„Zeitiger Erwachen, mit Wohlsein, in mehren Fällen,“ [GA]]

Variköse Venen

Fluoricum acidum hat variköse Venen und Geschwülste[AR23,1,132] [Teleangiektasien und kleine Blutblasen[GA2,691]] hervorgerufen wie auch geheilt. Bei einigen Prüfern traten vereinzelt kleine, blaue Venenansammlungen hervor. [„Hellrothe Gefäßerweiterungen, welche die Oberhaut erhoben.“ [GA2,691]] Das Mittel kann auch bei flachen [Blutgefäß-(?)] Naevi[GS] von Nutzen sein.

Ein anderes Mittel bei varikösen Venen ist **Hamamelis**, besonders wenn es sich um akute Fälle handelt; es wird hier oft sowohl innerlich wie auch äußerlich angewandt.

Muriaticum acidum

Nachdem Sie bereits eine Vorstellung von den Säuren im Allgemeinen gewonnen haben, werden Sie Muriaticum acidum (➤ Tab. 49.1), die Salzsäure, als relativ leicht zu studierendes Mittel empfinden.

Nervöse Symptome bei Typhus

Der fortgesetzte Gebrauch von Muriaticum acidum führt zu pathogenetischen Effekten, die man in zwei Klassen von Symptomen einteilen kann, besonders was die Geistes-, Gemüts- und Nervensymptome angeht. Eine der ersten Wirkungen der Arznei ist übermäßige Erregung oder „Aufregbarkeit“[CK16]. Der Patient ist sehr reizbar[CK15] und verdrießlich[CK11], und **alle Sinne sind höchst empfindlich.** Helles Licht tut ihm in den Augen weh[(CK96)]; das Gehör ist so geräuschempfindlich[CK119], dass selbst entfernte Klänge [besonders Menschensprache[GS]] Summen oder Sausen in den Ohren oder auch Kopfschmerzen verursachen[GS]. Auch der Geruchs- und Geschmackssinn ist abnorm gesteigert. Der Kranke ist unruhig und verändert häufig seine Lage.[GS;CK566] Sein Geist wird von lebhaften Gedanken und Vorstellungen bedrängt, die sich auf die Vergangenheit[CK19] und Gegenwart, aber auch auf die Zukunft beziehen können. Die Wangen sind glühend rot[CK130]; Mund und Zunge werden schnell trocken[(CK159)]; der Herzschlag ist beschleunigt und sehr veränderlich, aber ohne je

Tab. 49.1 Wichtige Anwendungsgebiete und Vergleichsmittel von Muriaticum acidum

Muriaticum acidum	
Indikationen	• Reizbare Schwäche • Typhus abdominalis • Diphtherie • Scharlach • Muskelschwäche durch Opium
Vergleichsmittel	• *Rhus toxicodendron, Bryonia, Phosphorus, Phosphoricum acidum* • *Apis, Rhus toxicodendron, Arsenicum* • *Opium* • *Nitricum acidum*
Antidote	• *Camphora, Bryonia,* Laugen

de Kraft[(GS)]. Der Patient ist, wenn überhaupt, allenfalls leicht delirant. Er ist schläfrig, findet aber dennoch keinen richtigen Schlaf[CK516]; oder er schläft die ganze Nacht unruhig, wirft sich im Bett hin und her[CK531], hat viele lebhafte, ängstliche Träume[CK535]. Dies sind die anfänglichen Symptome der Erregung oder des **Erethismus,** die unter dem Einfluss von Muriaticum acidum auftreten können. Gleichzeitig werden Sie aber – unter der Oberfläche dieser Symptome – von Beginn an auch ein gewisses Maß an Schwäche feststellen können. Der Patient scheint nach außen hin einen Überschuss an Energie zu besitzen, doch entströmt diese einer im Grunde geschwächten Konstitution. Es ist keine echte Hyperaktivität, sondern lediglich eine übermäßige Erregbarkeit der Nerven, die nur den einen Aspekt der sog. **reizbaren Schwäche** darstellt.

Das nächste Stadium, das der **Erschöpfung,** hat naturgemäß verschiedene Ausprägungen. Der Patient ist, um mit den Gemütssymptomen zu beginnen, eher traurig und in sich gekehrt[CK2], schweigsam oder einsilbig[CK7], grüblerisch oder „ängstlich bedenklich"[CK5]. Wenn Sie ihn befragen, erfahren Sie, dass er sich vor irgendetwas fürchtet, sei dies real oder auch nur eingebildet. Kopfschmerzen stellen sich nun häufig ein, „als wenn das Gehirn zerrissen und zertrümmert wäre"[CK35]; oder er verspürt eine Schwere im Hinterkopf[CK29], als ob dieser mit Blei gefüllt wäre[GS]. Mehr und mehr wird der Kranke unfähig, sich zu besinnen, verfällt unter stetem Murmeln ins Delirium, **ächzt und stöhnt im Schlaf.**[ST1,225] Die **Zunge** wird immer trockener, und schmal und spitz, wie sie ist, scheint sie auch **geschrumpft** zu sein[CK164]; schließlich ist sie so verdorrt, dass sie beim Versuch zu sprechen wie ein Stück Waschleder im Munde rasselt. Noch später wird die Zunge fast völlig gelähmt, sodass der Patient sie, selbst wenn er noch bei vollem Bewusstsein ist, kaum nach seinem Willen bewegen kann.[ST1,225] Das Herz schlägt schnell, aber schwach und unregelmäßig, und typischerweise **setzt der Puls bei jedem dritten Schlag aus**[CK567]. Der Patient ist mittlerweile so matt und hinfällig[CK506], dass immer mehr Muskeln ihre Dienste versagen. Wässriger Durchfall stellt sich ein[CK261] und geht mit **Vorfall des Mastdarms** einher, selbst beim Harnen[CK271]. **Ständig rutscht er im Bett herunter**[CK526], weil es ihm offenbar an Kraft gebricht, seinen Kopf auf dem Kissen zu halten. Jetzt droht bald Lähmung des Gehirns, was sich durch den leeren, stieren Blick, das Herabfallen des Unterkiefers[GS] und die Kälte der Extremitäten[EN660] ankündigt, und wenn diesem Zustand nicht Einhalt geboten wird, folgt unweigerlich der Tod.

Dies sind die Symptome, die – namentlich bei Typhus abdominalis – nach Muriaticum acidum verlangen. Die hier mit der Salzsäure verwandten Mittel sind **Rhus toxicodendron**, **Bryonia**, **Apis**, **Phosphoricum acidum**, **Nitricum acidum** und **Arsenicum**.

Bryonia Die Zaunrübe ähnelt **Muriaticum acidum** in den frühen Stadien des Bauchtyphus. Beide haben Übelkeit beim Aufrichten im Bett, beide haben Trockenheit der Zunge und Schmerzhaftigkeit des ganzen Körpers. Doch gibt es eine ganze Reihe anderer Symptome, die Ihnen eine Unterscheidung ermöglichen; ich habe sie in der Bryonia-Vorlesung [Nr. 29] ausführlich beschrieben.

Rhus toxicodendron Rhus hat zu Beginn des Fiebers ebenfalls die große Unruhe; der Patient ist ständig in Bewegung und wälzt sich im Bett umher, was ihn daran hindert einzuschlafen. Er ist leicht delirant und murmelt vor sich hin. All diese Symptome finden sich sowohl bei Rhus als auch bei **Muriaticum acidum.** Rhus hat allerdings nicht so viel Schwäche wie Letzteres; deswegen wird es eher von **Muriaticum acidum** gefolgt, als dass dieses ihm vorangeht.

Phosphoricum acidum Dieses Mittel ähnelt **Muriaticum acidum** in mancher Hinsicht, unterscheidet sich aber vor allem in seiner **apathischen Gleichgültigkeit**[SK361].[9] Der Patient ist in einem Zustand, in dem ihm alles vollkommen egal ist; sein eigenes Schicksal kümmert ihn ebenso wenig wie das von anderen. Dies ist nicht der Zustand, der nach **Muriaticum acidum** verlangt, denn Schweigsamkeit [wie sie bei **Muriaticum acidum** zu beobachten ist] ist nicht Gleichgültigkeit. Auch verursacht Phosphori-

[9] Farrington schreibt versehentlich: „*Phosphoric acid* resembles *Muriatic acid,* but resembles [?] it in this respect: *Phosphoric acid* has apathy and indifference." Richtig wäre eine gegenteilige Formulierung, etwa: „... but differs from it ..."

cum acidum nicht dieses Maß an körperlicher Schwäche und Erschöpfung, wie wir sie bei **Muriaticum acidum** sehen. Die charakteristische Somnolenz von Phosphoricum acidum während eines typhösen Fiebers stellt sich so dar: Der Patient kann aus seinem schlummersüchtigen Zustand relativ leicht wachgerüttelt werden und beantwortet Fragen dann „zwar richtig, aber langsam und nicht mehr, als er muss“.[KE4,773] Anschließend sinkt er „sehr bald wieder in den vorigen Zustand zurück“.[ST1,225]

Apis mellifica Auch Apis weist manche Ähnlichkeiten mit **Muriaticum acidum** auf. Beide Mittel haben die trockene, zusammengeschrumpfte Zunge, das Herabrutschen im Bett, die drohende Hirnlähmung, etc. Doch zeigt die Apis-**Zunge** einige Besonderheiten, die es bei **Muriaticum acidum** nicht gibt: An der Spitze und am Zungenrand erheben sich viele kleine, sehr schmerzhafte **Bläschen**[AA408ff]. Der Kranke kann die Zunge nicht herausstrecken oder zum Sprechen bewegen[BI20], sie scheint sich an den Zähnen zu verfangen[GS]; oder sie zittert[GS], wenn er sie doch herauszubringen vermag.

Arsenicum album Arsenicum ist leicht anhand der Symptome zu unterscheiden, die ich Ihnen demnächst in der entsprechenden Vorlesung (Nr. 53) vorstellen werde.

Baptisia tinctoria Sie sollten in diesem Zusammenhang auch an Baptisia denken, das mit **Muriaticum acidum** vor allem die extreme Schwäche gemein hat. Der Baptisia-Kranke hat jedoch einen **wie berauscht** oder betrunken wirkenden Gesichtsausdruck; die Zähne sind von schwarzen Sordes bedeckt, und die Zunge hat – bei leuchtend roten Rändern – einen gelblichbraunen Mittelstreifen.[GS]

Mahnung zur Vorsicht

An dieser Stelle möchte ich Sie zur Vorsicht mahnen: Verwechseln Sie die anfänglichen Symptome von Muriaticum acidum nicht mit denen von **Belladonna**! Dies ist ein Fehler, wie er gerade Anfängern leicht passiert. Sie bemerken beispielsweise das gerötete Gesicht, die Übererregbarkeit der Sinne und die trotz Schläfrigkeit bestehende nächtliche Schlaflosigkeit; all dies sind auch Symptome von **Belladonna**. Doch betrachten Sie einmal die Symptome von **Belladonna** in ihrem Gesamtzusammenhang und dann diejenigen von Muriaticum acidum, und Sie werden erkennen, dass sie jeweils eine ganz verschiedene Bedeutung haben. Die **Belladonna**-Symptome entsprechen nur der Hyperämie und dem Beginn der Krankheit, passen aber nicht zu der Überwältigung des ganzen Organismus durch die Krankheit, wie es bei Muriaticum acidum der Fall ist.

Scharlach

Als Nächstes möchte ich auf die für **Muriaticum acidum** typischen Symptome beim Scharlach eingehen. Der ganze Körper ist **intensiv gerötet**[Z1,114], mit Blutandrang zum Kopf, leuchtend rotem Gesicht und großer Schläfrigkeit. Der **Ausschlag** kommt jedoch nur sehr **spärlich** heraus und ist unregelmäßig über die Körperoberfläche verteilt, durchsetzt mit Petechien[KI583] und bläulichen oder **purpurnen Flecken.**[(GS)] Das Kind ist sehr unruhig und möchte besonders bei den Fieberexazerbationen nicht zugedeckt sein, **entblößt sich** immer wieder.[KI583; CK566] Mit dem Fortschreiten der Krankheit wird die Haut immer livider[KE4,58] und die Füße regelrecht blau.

Katarrhalische oder diphtherieähnliche Symptome komplizieren nun häufig den Fall. Aus der Nase fließt ein dünnes, scharfes Sekret, das die Oberlippe wund macht[KI583], und auch die Sekretionen des Mundes reizen so sehr, dass sich die Schleimhäute stark röten und stellenweise sogar ihr Epithel einbüßen. Nach und nach bilden sich weißlich- bis gelblichgraue Beläge im Mund und besonders im Rachen, auf den Mandeln, dem Zäpfchen und der hinteren Rachenwand.[EN194f] Bei einem Prüfer[10] waren diese Beläge den Pseudomembranen einer diphtherischen Angina so ähnlich, dass man über deren wahren Charakter sehr im Zweifel sein konnte.[EN195] Es entwickelt sich ein fauliger Mundgeruch[KE4,57], und die Uvula wird ödematös[EN204]. Manchmal hängt diese daumendick herab und liegt auf der Zunge, so-

[10] Genau genommen eine Prüferin (Quellen-Nr. 27 in Allens *Encyclopedia*).

dass es beim Kind Würgen und Erstickungsgefühl auslöst. Dies sind die katarrhalischen und diphtheroiden Symptome von Muriaticum acidum, und sie können ebenso im Rahmen eines Scharlach wie auch unabhängig davon auftreten.

Belladonna Bei einem derart fortgeschrittenen Beschwerdebild ist Belladonna kein passendes Mittel mehr. Einige Symptome könnten Sie vielleicht dazu verleiten, dieses Mittel zu geben, aber das wäre grundfalsch. So sind etwa, um Ihnen ein Beispiel zu nennen, die Schläfrigkeit oder der gestörte Schlaf, wie wir sie bei Belladonna sehen, durch eine Kongestion des Gehirns bedingt, und das ist bei **Muriaticum acidum** nicht der Fall.

Apis, Sulfur Größere Verwandtschaft besteht hingegen mit Apis und Sulfur, die beide ebenfalls eine intensive Röte der Haut hervorrufen.

Kalium permanganicum Auch Kalium permanganicum hat bei den Halssymptomen manche Gemeinsamkeiten mit **Muriaticum acidum,** besonders was die **ödematöse Uvula** betrifft [EN43], doch ist der **Foetor ex ore** noch sehr viel extremer [GS].

Weitere Mittel mit stark geschwollener Uvula sind **Apis**, **Natrium arsenicosum**, **Mercurius cyanatus**, **Capsicum**, **Kalium bichromicum**, **Arsenicum** und **Hydrocyanicum acidum.** Letzteres Mittel ähnelt **Muriaticum acidum** neben den Halssymptomen auch in der Lividität der Haut sowie in dem Vorhandensein von Petechien im Scharlachexanthem.

Sulfuricum acidum Die Schwefelsäure ähnelt **Muriaticum acidum** bei Scharlach darin, dass beide diese **Petechien** und die **bläulichen Flecken** haben, die große Schwäche und die diphtheroiden Beläge, nicht aber in dem Bedürfnis, sich während der Fieberhitze zu entblößen. Darüber hinaus sind für Sulfuricum acidum aber auch **großflächige Sugillationen** [Z5,44] in der Haut typisch, die so aussehen, als sei der Patient an dieser Stelle heftig geprellt worden.

Leberzirrhose, Aszites

Ich habe festgestellt, dass Muriaticum acidum bisweilen in den letzten Stadien eines Aszites aufgrund einer Leberzirrhose von Nutzen ist. Natürlich kann es aber auch bei jeder anderen schweren Lebererkrankung hilfreich sein, bei der es durch die Symptome angezeigt ist. Die Wasseransammlung im Bauchraum nimmt, wie es bei Leberzirrhose der normale Gang der Dinge ist, allmählich immer mehr zu. Der Patient gerät am Ende in einen **typhusähnlichen Zustand** und wird schläfrig. Dies sind die Symptome, bei denen ich Muriaticum acidum gewählt habe, wenngleich das Mittel hier keine Heilung herbeiführt, sondern nur zu lindern vermag. Neben der Schläfrigkeit kommt es zu großer Abmagerung; der Mund ist trocken, mitunter von Aphthen übersät; die **Stühle** sind häufig wässrig und **gehen unwillkürlich ab;** der Magen ist so schwach und gereizt, dass er keine Speisen bei sich behalten kann.[GS]

In diesen Fällen von schwacher Verdauung sollte **Nitromuriaticum acidum** [Königswasser] nicht außer Acht gelassen werden.[EN28] Die Symptome des Mittels finden Sie in T. F. Allens *Encyclopedia* [Bd. 7, S. 43] aufgezeichnet; sie sind denen von Muriaticum acidum sehr ähnlich.

Antidote

Die Antidote von Muriaticum acidum sind – für die dynamischen Wirkungen der Arznei – **Camphora** und **Bryonia** [SK162], und für die akuten Giftwirkungen der Salzsäure sind es natürlich Alkalien.

Muriaticum acidum kann auch zur Heilung der Muskelschwäche dienen, wie sie sich nach langwierigem Missbrauch von **Opium** einzustellen pflegt.[GS]

KAPITEL

50 Vorlesung: Phosphoricum acidum und Sulfuricum acidum

Phosphoricum acidum

Schwäche, Trägheit, Apathie

Phosphoricum acidum (➤ Tab. 50.1) ist eine Verbindung von Sauerstoff mit Phosphor. Das Mittel ruft ausgeprägte allgemeine Schwäche hervor. Bisweilen erzeugt es auch vorübergehende Erregung, doch das Hauptcharakteristikum der Arznei ist diese Schwäche, welche vornehmlich durch apathische **Gleichgültigkeit**[SK361], körperliche und **geistige Trägheit**[CK733; CK] sowie völlige **Abstumpfung der Sinne** gekennzeichnet ist. Der Patient spricht wenig und beantwortet Fragen nur ungern.[CK18] Seine Antworten sind kurz, und meist bestehen sie nur aus einem „Ja" oder „Nein"; man merkt ihnen an, dass dem Kranken alles Reden höchst lästig ist[CK17]. Das Delirium ist ruhig, nicht heftig, und geht mit der charakteristischen sensorischen Abstumpfung und oft auch mit unverständlichem Gemurmel einher.[GS] Der Kranke liegt in einem soporösen, wie betäubten Schlaf und bekommt nichts von dem mit, was um ihn herum vor sich geht; doch wenn man ihn wachrüttelt, scheint er kurzzeitig bei klarem Verstand zu sein. Das ist typisch für Phosphoricum acidum; es dämpft die Sinne und allgemein den Körper, und doch sind diese Veränderungen gewissermaßen nur oberflächlich. Das Mittel scheint, so könnte man sagen, nicht tief auf die Gewebe einzuwirken und dort so schwerwiegende Veränderungen herbeizuführen, wie wir dies etwa bei **Lachesis** sehen. Jedes Phosphoricum-acidum-Symptom, auf das ich im Folgenden eingehen werde, ist von den hier beschriebenen depressorischen Tendenzen des Mittels beeinflusst.

Von daher würden wir Phosphoricum acidum nicht in fortgeschrittenen Fällen verabreichen, wenn sich der Patient in einem tiefen Koma befindet und nicht mehr zu erwecken ist.

Tab. 50.1 Vergleichsmittel von Phosphoricum acidum

Phosphoricum acidum	
Vergleichsmittel	• *Rhus toxicodendron* • *China, Arsenicum album, Veratrum album* • *Nux vomica* • *Ferrum metallicum* • *Baptisia*
Antidot	• *Camphora*

Typhus abdominalis

Die Symptome, die Phosphoricum acidum beim Bauchtyphus indizieren, sind die folgenden: spitze Nase[GS]; dunkelblaue Ringe um die Augen[CK243]; möglicherweise Nasenbluten[CK240], welches aber in den Frühstadien des Typhus keine Linderung der Beschwerden bringt. Dies ist das genaue Gegenteil von **Rhus toxicodendron**, das Phosphoricum acidum in anderer Hinsicht aber recht ähnlich ist. **Rhus** hat ebenfalls Nasenbluten zu Beginn des Fiebers, doch werden die Symptome dadurch teilweise gebessert.[GS] Der Phosphoricum-acidum-Patient bohrt gern mit dem Finger in der Nase[GS] oder zupft an ihr herum, was Sie aber nicht zu der Annahme verleiten darf, dass er Würmer habe und deshalb **Cina** benötige. Ihm kann auch einfach nur die Nase jucken[CK231], oder das Symptom hängt mit einer Darmreizung zusammen, die nichts mit Würmern zu tun hat. Bei **Cina** rührt diese Reizung gewöhnlich von Würmern her, bei Phosphoricum acidum hingegen von einer **Affektion der Peyer-Plaques,** was eine Vielzahl von Bauchsymptomen mit sich bringt. So ist der Bauch meist stark aufgetrieben[CK359], mit hörbarem Kollern[CK391] und Gluckern[CK393] darin. Häufig bestehen wässrige Durchfälle[GS], die teils unwillkürlich abgehen[CK410] und auch noch Unverdautes enthalten können.[GS] Getrunkene Milch kommt mehr oder weniger unverdaut wieder heraus, zusammen mit reichlichen Blähungen[CK394]. Die Zunge ist trocken[CK288] und zeigt bisweilen einen dunkelroten Mittelstreifen; meist ist sie aber blass und klebrig, mitunter auch von einem Schleimfilm überzogen.[GS] Manchmal geschieht es, dass sich der Patient im Schlaf unwillkürlich auf die Zunge beißt – aufgrund einer krampfartigen Bewegung des Unterkiefers, während die Zunge noch hervorsteht. Der **Urin** ist stark eiweißhaltig; er sieht **milchig aus**[AR14,1,41], zersetzt sich sehr schnell und ist mit Phosphaten überladen.[GS]

Dies sind die Hauptsymptome, die bei Typhus abdominalis die Wahl der Phosphorsäure nahelegen. Die Phosphoricum acidum hier am nächsten stehenden Mittel sind **Rhus** und **Phosphorus**.

Rhus toxicodendron Phosphoricum acidum folgt häufig auf Rhus, nachdem dieses zwar die Unruhe, nicht aber die Durchfälle gebessert hat und wenn der Patient dann in diesen ruhigen Sopor versinkt.

Phosphorus Diese Arznei hat eine noch größere Trockenheit der Zunge und mehr sensorische Erregbarkeit; alle Sinne sind mehr oder weniger stark gereizt. Der Patient kann keinerlei Geräusche oder Gerüche ertragen. Wenn Durchfälle bestehen, sind diese blutig tingiert und sehen aus wie **Fleischwasser.**[JB3,335]

Nitri spiritus dulcis Wenn das Krankheitsbild durch eine **Abstumpfung der Sinne** gekennzeichnet ist, sollten wir neben **Phosphoricum acidum** auch an Nitri spiritus dulcis denken. Auch hier liegt der Kranke träge im Bett, völlig gleichgültig gegenüber seiner Umgebung; auf Fragen antwortet er zwar etwas bereitwilliger als der **Phosphoricum-acidum**-Patient, ist ansonsten aber ähnlich apathisch. Dies ist der Zustand, bei dem Hahnemann Nitri spiritus dulcis zu geben pflegte. Ich habe dieses Mittel gut auf **Phosphoricum acidum** folgen sehen, wenn Letzteres versagt hatte.

Arnica montana Den Bergwohlverleih müssen wir **Phosphoricum acidum** an die Seite stellen, denn wie die Säure neigt auch Arnica zu Apathie oder Gleichgültigkeit[RA622]. Der Patient scheint dabei aber nicht wahrzunehmen, wie krank er in Wirklichkeit ist; **der Ernst seiner Lage ist ihm nicht bewusst** [„sagt, es fehle ihm nichts"[GS]], selbst wenn die Krankheit bereits deutlich fortgeschritten ist. Die Abstumpfung der Sinne hat ein noch höheres Maß angenommen als bei **Phosphoricum acidum**, und der **Sopor** ist so ausgeprägt, dass der Patient mitten in der Beantwortung einer Frage wieder einschläft[GS]. Darüber hinaus finden Sie in der Regel die für diese Arznei typischen **Petechien** oder Ekchymosen, später auch unwillkürlichen Abgang von Stuhl und Urin.

Opium Mehr als **Phosphoricum acidum** ist Opium ein Heilmittel soporöser Zustände, wenn diese rasch an Intensität zunehmen. Nur zu Beginn des Opium-Schlafes kann der Patient noch aus diesem erweckt werden.[RA484] Später nimmt die **Betäubung** dann ein solches Ausmaß an, dass er auch durch noch so starkes Rütteln nicht mehr zum Bewusstsein gebracht werden kann.[RA478f] Die Atmung wird immer mühsamer, mit zunehmendem **Röcheln auf der Brust**[RA482]; das **Antlitz** ist nicht blass, eingefallen und hippokratisch wie bei **Phosphoricum acidum**, sondern im Gegenteil tiefrot bis **bräunlichrot.** Je mehr die Brauntönung hervortritt, desto mehr ist Opium indiziert.

Folgen von Kummer

Von größter Bedeutung sind bei dieser Säure die Gemütssymptome. Mit Phosphoricum acidum besitzen wir eines unserer wichtigsten Mittel bei den üblen Folgen von Kummer, Sorge und ähnlich niederdrückenden Emotionen, vor allem aber bei den **chronischen Folgen von unglücklicher Liebe.**[SK358] Es ist hier besonders nach **Ignatia** angezeigt; **Ignatia** passt mehr für die akuten, Phosphoricum acidum mehr für die chronischen Symptome.

Auch bei **Heimweh** ist Phosphoricum acidum eines unserer ersten Mittel.[AZ50,27] [„Weinerlichkeit, wie vom Heimweh."[CK7]] Der Patient wirkt traurig und niedergeschlagen.[CK1f] Er neigt zu hektischen Fieberschüben mit fliegender Hitze des Gesichts[CK247], vornehmlich nachmittags[CK809], abends[CK812] oder nachts[CK810]. Starke Schweiße zum Abend hin [um Mitternacht[CK814]]. Klagt über eine **drückende Last auf dem Scheitel,** als ob das Gehirn oder der Kopf dort zerschlagen wäre[CK91;GS] – ein für Phosphoricum acidum sehr charakteristisches Symptom. Hinweise auf das Mittel wie diese finden wir auch in entfernteren Körperregionen. Wir alle wissen, wie sehr Emotionen sich auf den Körper auswirken können: wie z. B. schlechte Nachrichten die Verdauung beeinflussen können oder wie Muttermilch durch starke Gemütserregung plötzlich zum Nachteil des Kindes verändert werden kann. So kann Phosphoricum acidum z. B. ein Heilmittel bei Gebärmutter- oder Eierstockentzündungen sein, wenn diese letztlich auf emotionale Ursachen zurückzuführen sind.[GS] Auch bei Uterusprolaps können Sie das Mittel einsetzen, wenn dieser durch eine depressive Gemütsverfassung begünstigt zu sein scheint. Wenn dann noch andere Symptome hinzukommen, die Sie in Ihrer Wahl unterstützen, werden durch die Gabe von Phosphoricum acidum sowohl die lokalen Zeichen als auch konstitutionelle Schwächen umso rascher und nachhaltiger behoben.

Capsicum annuum Bei übergroßem **Heimweh** sollten Sie natürlich stets auch Capsicum in Betracht ziehen.[1]

Natrium muriaticum Bei chronischen Kummerfolgen mit Scheitelkopfschmerz, Traurigkeit, Weinerlichkeit, Abmagerung etc. müssen Sie neben **Phosphoricum acidum** auch an Natrium muriaticum denken.

Diarrhö

Als Nächstes ein paar Bemerkungen zu der Diarrhö, die von Phosphoricum acidum hervorgerufen wird. Das Mittel ist besonders bei solchen Durchfällen angezeigt, die mit viel lautem Kollern[CK391] oder Poltern[AZ13,19] verbunden sind. Die Durchfälle kommen sehr häufig[CK405], bestehen meist schon seit langer Zeit[ST1,207f] und betreffen vorzugsweise junge Menschen, die allzu schnell gewachsen sind[SK358;GS]. Auffallend ist, dass sie trotz Häufigkeit den Patienten vergleichsweise wenig oder gar **nicht schwächen.**[CK407] Die Mutter erzählt Ihnen vielleicht, dass ihr Kind schon seit sechs Wochen an diesen mit viel Blähungsgetöse einhergehenden Durchfällen leide, sie aber nicht den Eindruck habe, dass es dadurch sonderlich mitgenommen würde. Die Stühle können unverdaute Speisereste enthalten[SK367] und treten vermehrt nach dem Essen auf.[GS]

Der Unterschied zwischen Phosphoricum acidum und **China** besteht hier darin, dass die **China**-Durchfälle den Patienten außerordentlich erschöpfen.

Folgen von Samenverlusten

Phosphoricum acidum eignet sich eher für die Spätfolgen von Säfteverlusten als für deren akute Folgen. So finden wir das Mittel vor allem hilfreich bei langanhaltenden Beschwerden von allzu häufigen Samenabgängen, gleich ob sich diese während des Schlafs[CK473] oder im Wachzustand ereignen, bei jedem Pressen zum Stuhlgang[CK477] oder zum Urinieren oder aufgrund von übermäßigem Geschlechtsverkehr oder häufigem Onanieren[KE2,61f]. Der ganze Organismus scheint durch diese Samenverluste geschwächt werden zu können.[AZ2,130] Der Patient kann z. B. zu Schwindel neigen und immer Angst haben, er könnte plötzlich umfallen"[CK55]. Eine seltsame Form des Schwindels kann ihn früh im Bett ereilen: „Beim Schliessen der Augen wars, als wenn sich die Füsse in die Höhe hüben und er auf den Kopf zu stehen käme."[CK61] Weitere mögliche Folgen: Skrotum und Hoden hängen schlaff herunter. Mangelnder Geschlechtstrieb[CK467] oder Impotenz[AZ36,70], mit gänzlich fehlenden oder ungenügenden Erektionen. Neigung zu vorzeitigem Samenerguss beim Koitus. Der Kranke klagt über Kribbeln wie von Ameisen am Hodensack. Rücken[GS] und Beine[UE] sind schwach, sodass er beim Gehen schwankt und leicht hinfällt[UE]. Er hat wenig oder gar keine Schmerzen, abgesehen vielleicht von einem besonders nachts auftretenden Brennen im Rücken.

Bei den chronischen Folgen des Verlusts von Samenflüssigkeit ist Phosphoricum acidum **China** sehr ähnlich und diesem sogar überlegen. **China** passt eher für die akuten Beschwerden, etwa wenn ein

[1] „Heimweh mit Backenröthe." (*CK*, Bd. 1, S. 164.)

Mann in drei oder vier aufeinanderfolgenden Nächten Pollutionen gehabt hat und davon sehr geschwächt ist. Hier wird ihm **China** rasch wieder auf die Beine helfen.

Wenn Sie Phosphoricum acidum für den Erschlaffungszustand der Genitalien geben, tun Sie dies am besten in niedriger Potenz!

Kopfschmerzen

Bei Kopfschmerzen wird Phosphoricum acidum hin und wieder benötigt, besonders wenn Schulmädchen davon betroffen sind[GS]; die Schmerzen setzen ein, sobald sich die Mädchen geistig anstrengen, und sie bestehen fort, solange diese Anstrengung aufrechterhalten wird. Darüber hinaus müssen wir an Phosphoricum acidum denken, wenn **übermäßiges Lernen** und Studieren neurasthenische[GS] und andere Schwächezustände zur Folge hat.

Bronchial- und Lungenerkrankungen

Phosphoricum acidum zieht auch die Schleimhäute in Mitleidenschaft, und insbesondere kommt es bei Affektionen der Brustorgane infrage. „Trockener Husten von Kitzel tief in der Brust, gleich über der Herzgrube; Abends nach dem Niederlegen ist der Husten am schlimmsten.“[CK492] Am Morgen gelblicher[CK495] oder mukopurulenter Auswurf, gewöhnlich von salzigem Geschmack[A784,44].

Auch in Fällen von **Lungentuberkulose**[GS] müssen wir das Mittel erwägen (wenngleich nicht so oft wie **Phosphorus**), verbunden mit großer **Schwäche der Brust,** sodass der Patient kaum sprechen kann. Diese Schwäche scheint die Hauptursache für die Kurzatmigkeit[CK] des Kranken zu sein. Die geringste **Zugluft** führt zu neuerlicher Erkältung; besonders die Brust muss warm eingehüllt sein, weil ihm jeder Luftzug, der auf die Brust trifft, unerträglich ist.[GS] Wenn diese Symptome vorhanden sind, ist die Säure **Phosphorus** überlegen.

Knochenerkrankungen

Betrachten wir nun die Wirkung von Phosphoricum acidum auf die Knochen. Das Mittel kommt bei skrofulösen und **rachitischen Beschwerden**[SK358] von Kindern in Betracht, desgleichen bei **Hüftgelenktuberkulose** und bei kariös bedingter **Wirbelsäulenverkrümmung**[GS], wenn zugleich folgendes Symptom zugegen ist: Das Kind klagt (wenn es alt genug dafür ist) über Schmerzen auf den Knochen, als würde **mit einem Messer darüber geschabt.**[CK714] Ursache für diese Empfindung ist eine Entzündung der Knochenhaut. Das Symptom ist schlimmer in der Nacht, und es kann auch nach Quecksilbermissbrauch auftreten.[GS]

Schließlich ist Phosphoricum acidum bei **Wachstumsschmerzen**[RP1075] [„Nächtliche Schienbeinschmerzen“[GS(CK664)]] empfohlen worden, und auch **Guajacum** werden hier gute Wirkungen nachgesagt.

Diabetes mellitus

Wie alle Mineralsäuren affiziert auch Phosphoricum acidum die Nieren. Es verursacht primär eine übermäßige Harnausscheidung **(Polyurie).** Das entsprechende Symptom wurde von mehreren Prüfern etwa wie folgt beschrieben: Häufiger Abgang wasserhellen Harnes[CK426ff], so reichlich und so schnell herausströmend, als hätte sich die Weite der Harnröhre verdoppelt[(EN438)]. Phosphoricum acidum kann von daher als mögliches Heilmittel bei Diabetes mellitus[GS] angesehen werden. Die Symptome, die Sie hier zu seiner Wahl führen, sind zunächst einmal dieser häufige und profuse Harnfluss, der den Patienten auch nachts zu häufigem Aufstehen zwingt. Darüber hinaus hat der Urin oft ein **milchiges Aussehen,** und bisweilen setzt er gallertartige Klumpen ab[AR14,1,41], besonders wenn zudem ein Blasenkatarrh besteht. In diesem Zusammenhang möchte ich **Lacticum acidum** nicht unerwähnt lassen, das ich bei Diabetes mit großem Nutzen eingesetzt habe. Neben der Polyurie[EN179] finden sich typischerweise eine ausgeprägte Anämie, anhaltende Übelkeit nach dem Essen[EN142], erodierte[GS; EN89] oder aphthöse[RP397] Stellen im Mund sowie starker Speichelfluss[EN96].

Schlaf

Ein Charakteristikum von Phosphoricum acidum ist, dass sich der Patient, obwohl er insgesamt ziemlich geschwächt ist, schon **nach einem kurzen Nickerchen ausgeruht** und erquickt fühlt.[GS] Ich nehme an, dass diese stimulierende Wirkung der Säure mit dem Phosphor zusammenhängt, den sie enthält.

Sulfuricum acidum

Konstitution

Der Sulfuricum-acidum-Patient hat typischerweise ein unruhiges und **hastiges Wesen;** alles, was er tut, kann nicht schnell genug verrichtet werden.[CK11f] Gleichwohl kann auch das gerade Gegenteil bestehen, ein Zustand geistiger Betäubung[CK25] und verminderter Erregbarkeit der Sinne, etwa bei einer Typhuserkrankung. Der Patient beantwortet Fragen dann nur höchst langsam und mühevoll, wie wir dies auch bei **Phosphoricum acidum** beobachten. Charakteristisch für das Mittel ist ferner ein **allgemeines Zittergefühl;** der Kranke hat das Gefühl, als würde er im ganzen Körper zittern, von Kopf bis Fuß, obwohl äußerlich nichts zu sehen ist. Das Gesicht ist oft spitz und wirkt abgespannt[MA3,17]; es ist bleich[CK110], und die Augen sind blau umrändert[GS]. Manchmal hat der Patient die Empfindung, als sei das Gesicht ausgedehnt und als würde Eiweiß darauf trocknen.[CK113] Der Sulfuricum-acidum-Patient neigt zu besonderer **Schwäche** im Bereich der **Verdauungsorgane;** so hat er z. B. oft ein Gefühl von Kälte[CK228] und Schlaffheit im Magen[CK229], und weil kalte Getränke den Magen leicht verkühlen, fügt er diesen mit Vorliebe Hochprozentiges bei[CK182], selbst wenn er gar nicht alkoholabhängig ist. Der Magen ist manchmal so „schwach", dass sämtliche Speisen sogleich erbrochen werden, und das Erbrochene ist überaus sauer[Z2,107].

Folgen von Alkoholmissbrauch

Sulfuricum acidum (➤ Tab. 50.2) ist besonders bei **Gewohnheitstrinkern**[GS] indiziert, die am Ende ihrer Kräfte angelangt sind. Sie sind völlig heruntergekommen und haben schon seit langer Zeit jenen Zustand hinter sich, wo ihnen **Nux vomica** noch hätte helfen können. Sie haben ein blasses, runzliges Gesicht und frieren leicht; ihr Magen ist so schlaff, dass er keinerlei Nahrungsaufnahme toleriert[EN442f]. Sie können nicht einmal Wasser trinken, es sei denn, sie reichern es mit Whisky an. Die Leber ist vergrößert. Die Patienten neigen zu trockenem **Husten**[CK362] **mit anschließendem leeren Aufstoßen**[CK365] (sog. Magenhusten); jeder Hustenstoß schmerzt in der Leber. Der Durchfall ist wässrig[CK288] und übelriechend[CK291] und geht mit einer ungemein reizbaren Stimmung[CK5] einher. Alles, was sie tun, geschieht in nervöser, hastiger Art und Weise.

Tab. 50.2 Vergleichsmittel von Sulfuricum acidum

Sulfuricum acidum	
Vergleichsmittel	• *Pulsatilla* (komplementär + Antidot) • *Arnica, Conium, Ruta* • *Nux vomica* • *Lachesis*

Stete Feuchtigkeit in der Analregion, mit Heraussickern von Flüssigkeit aus dem Mastdarm. Dieser Personenkreis leidet häufig unter **Hämorrhoiden**[GS], die brennend schmerzen[CK299] und so groß sind, dass sie das gesamte Rektum ausfüllen. All diese Beschwerden finden in Sulfuricum acidum ein wunderbares Linderungsmittel.

Bei der **Dyspepsie** von Trinkern können Sie Sulfuricum acidum von **Carbo vegetabilis** dadurch unterscheiden, dass Sulfuricum acidum eher ein „saures Mittel" und **Carbo vegetabilis** eher ein „putrides Mittel" ist.

Sulfuricum acidum kann auch einfach nur zu dem Zweck eingesetzt werden, das Bedürfnis nach alkoholischen Getränken zu vermindern. Zwei oder drei Tropfen Schwefelsäure, in einem halben Glas Wasser gelöst und in dieser Form zwei- bis dreistündlich teelöffelweise eingenommen, reichen gewöhnlich hin, dass der Süchtige allmählich das physische Verlangen nach Alkohol verliert. Die Einnahme wird so lange fortgesetzt, bis völliges Wohlbefinden eingetreten ist, selbst wenn es dabei vorübergehend zu leichter Wundheit der Mundschleimhaut kommt. Sollte diese Medikation zu Durchfall führen, ist **Pulsatilla** das passende Gegenmittel.

Stomatitis aphthosa

Ein wichtiges Anwendungsgebiet von Sulfuricum acidum ist die Stomatitis aphthosa[CK151], die sich bevorzugt bei Schwächezuständen aufgrund langwieriger Krankheit entwickelt, besonders aber auch bei Kindern[SK657] mit Sommerdurchfällen[AZ54,124] oder **Marasmus**[GS]. Der Mund ist von schmerzhaften, gelblichen[2] Schwämmchen[GS] übersät, und es besteht starker Speichelfluss[CK149]. Damit einher geht häufig Erbrechen [oder Aufschwulken[CK187]] von saurer Milch oder saurem Schleim. Das ganze Kind riecht sauer, obwohl es immer gründlich gewaschen wird.[GS] Häufige Stühle, wie gehackt aussehend, safrangelb und zähschleimig.[CK290] Auch leidet das Kind dabei mit großer Wahrscheinlichkeit unter dem schon beschriebenen „Magenhusten", der durch nachfolgendes Luftaufstoßen gekennzeichnet ist.

Diphtherie

Auch bei Diphtherie ist Sulfuricum acidum eines der Mittel, an die wir denken müssen.[AZ90,181] Die Mandeln sind leuchtend rot und so stark geschwollen, dass das Schlucken fast unmöglich ist; Flüssiges läuft dabei zur Nase wieder heraus.[GS] Das Kind ist leichenblass und schläfrig bis somnolent. Durch die große Ansammlung von diphtherischem Exsudat im Rachen kann es nur schwer atmen und kaum noch sprechen[GS] oder auch nur einen Laut von sich geben.

Kontusionen, Hämorrhagien

Sulfuricum acidum ist ferner ein bedeutendes Verletzungsmittel.[SK654] Anwendung findet es vornehmlich bei Quetschungen von Weichteilen im Anschluss an **Arnica**; bei Drüsenkontusionen nach **Conium**; bei Kochen[haut]verletzungen nach **Ruta**. Besonders angezeigt ist es bei **hartnäckigen blauen Flecken**[UE], mit Schmerzhaftigkeit und Steifheit des betroffenen Körperteils.

Mehr als jede andere Säure ist Sulfuricum acidum auch bei Hämorrhagien von Nutzen. Es erzeugt und heilt **Blutungen aus allen Körperöffnungen,** wobei das Blut **dunkel** und dünnflüssig ist.[GS]

---

[2] Laut Constantin Hering *(Homöopathischer Hausarzt)* spricht es besonders für die Anwendung der Schwefelsäure (Mundspülungen mit verdünnter Säure – ein Tropfen Säure in einer Flasche Wasser), wenn das **Kind** eine gelbliche Farbe hat. (*CH* 318)

KAPITEL

51 Vorlesung: Nitricum acidum, Hydrocyanicum acidum und Picricum acidum

Nitricum acidum

Über die Salpetersäure als chemische Substanz brauche ich kaum Worte zu verlieren, da Ihnen deren Eigenschaften sicher zur Genüge bekannt sind. Deshalb wollen wir gleich zu ihrer medizinischen Anwendung übergehen (➤ Tab. 51.1). Sie kennen sicher auch ihre Wirkung auf die Gewebe und speziell auf die Haut, welche durch die Säure gelblich- bis dunkelbraun verfärbt wird. Salpetersäure ist eine höchst ätzende Säure, die sich tief in das Gewebe hineinfrisst. Sie ist daher viel zur Beseitigung von Warzen, Tumoren, Geschwüren und überschießenden Granulationen eingesetzt worden.[1]

Tab. 51.1 Anwendungsbereiche und Vergleichsmittel von Nitricum acidum

Nitricum acidum	
Anwendungsbereiche	• Schleimhauterosionen, < am Übergang zur Haut • Geschwüre mit unregelmäßigem Rand und wucherndem Granulationsgewebe; bluten bei der leichtesten Berührung • Übelriechende Absonderungen • Quecksilbermissbrauch • Typhus abdominalis – Erschöpfung • Nasenkatarrh • Fibröses Gewebe, Knochengewebe
Vergleichsmittel	• *Calcarea, Kalium carbonicum, Lycopodium* • *Arsenicum, Carbo veg., Phosphorus, Moschus, Antimonium tartaricum* • *Phosphoricum acidum, Muriaticum acidum* • *Hepar sulfuris, Mercurius* • *Arum triphyllum* (komplementär)

[1] Meist in Form von Silbernitrat (Höllenstein).

Haut-Schleimhaut-Übergänge

Nitricum acidum wirkt machtvoll auf die Schleimhäute ein und hat eine besondere Affinität zu den **Körperöffnungen,** wo Haut und Schleimhaut ineinander übergehen. Daher zeigen sich seine Symptome hauptsächlich im Bereich des Mundes, der Lippen, der Nasenlöcher, der Harnröhrenmündung und des Afters.

So ist Nitricum acidum beispielsweise bei **Mundfäule** oder Ulzerationen des Mundes hilfreich, und dabei entwickeln sich, entsprechend dem Charakter der Arznei, die heftigsten Symptome an den Lippen. **Bläschen** auf und an den **Lippen** [GS] im Zusammenhang mit der Stomatitis. Es besteht häufig starker Speichelfluss [CK397], besonders in Fällen, die zuvor mit Quecksilberpräparaten malträtiert worden sind. In der Analregion kommt es zu Wundheit [CK664] und „schründenden Schmerzen“ [CK656],[2] zumal bei bestehender Diarrhö, wozu Nitricum acidum neigt [CK]. Auch **Analfissuren** [GS] sind oft vorhanden, wie ich schon in der **Graphites**-Vorlesung [Nr. 47] näher erläutert habe.

Geschwüre

Die Geschwüre des Mittels verströmen einen unangenehmen bis putriden [RP1335] Geruch und sind durch einen **gezackten** [GS], **wie ausgefransten Rand** gekennzeichnet; sie breiten sich besonders zur Peripherie hin aus [GS], gehen aber auch in die Tiefe, mehr als die **Mercurius**-Geschwüre, die flach bleiben und sich an der Oberfläche vergrößern. Die Ulzera von Nitricum acidum sind in der Regel von **überschießendem Granulationsgewe-**

[2] *Fußnote Farrington:* Wunder, exkoriierter Anus: **Merc.,** SULF., **Cham.,** *Ars.*, Puls., Graph., Chin.

be ausgefüllt, welches schon von der geringsten Berührung, und sei es nur das Anlegen eines Verbandes [CK1211], zu **bluten** beginnt. Die Geschwürschmerzen sind stechend [CK1209] oder splitterartig [GS] und gehen oft mit Brennen einher [CK1210], was durch Applikation von kaltem Wasser noch gesteigert wird. Nitricum acidum ist besonders bei syphilitischen Geschwüren nach Quecksilbermissbrauch angezeigt [SK233], desgleichen bei solchen skrofulöser Natur, nachdem **Calcarea** versagt hat.

Übelriechende Sekrete und Ausscheidungen

Die Absonderungen, die durch Nitricum acidum hervorgerufen werden, sind charakteristischerweise übelriechend, dünnflüssig und wundmachend und (wenn eitrig) von schmutzig gelblichgrüner Farbe [GS] – also alles andere als „bonum et laudabile".

Der **Vaginalausfluss** von Nitricum acidum riecht oft übel [CK807] oder faulig [CK808]; er hat eine hell- [CK804] oder kirschbraune Farbe [CK808], ist scharf [GS] und wundmachend und von wässriger [GS] oder zähschleimiger [CK804] Konsistenz.

Ein weiteres Beispiel für die Neigung der Arznei zu stinkenden Ausdünstungen oder Absonderungen stellt der **Urin** dar, der übel bis säuerlich riecht, ganz so **wie Pferdeharn** [CK694], wohl aufgrund einer starken Sättigung mit Hippursäure. Am ausgeprägtesten finden wir dieses Symptom bei **Benzoicum acidum**. Es ist für diese Arznei so charakteristisch, dass es bei der Vielzahl der Krankheiten, die durch **Benzoicum acidum** heilbar sind, nur selten, wenn überhaupt jemals fehlen wird.

Die **Stühle** zeigen ebenfalls die putride Tendenz des Mittels. Sie stinken faulig [CK617], sind häufig grün verfärbt [GS] und enthalten bei Kindern Klumpen aus Kasein [GS]. Bisweilen bestehen sie aus bloßem Schleim [CK613] oder aus von Schleim umhüllten Kotballen [CK596], verbunden mit stetem, aber meist erfolglosem Stuhldrang [CK603]; der Tenesmus [CK619+626] ist durchaus mit dem von **Mercurius** zu vergleichen. Ein andermal sind die Stühle, vor allem bei skrofulösen Kindern, mangels Galle hell verfärbt [CK616], breiig [CK608] und nicht nur übel, sondern auch sauer riechend [GS].

Ozäna, Nasendiphtherie

An den Schleimhäuten der oberen Atemwege kommt es zu katarrhalischer Entzündung. Nitricum acidum ist bei **Schnupfen** besonders dann angezeigt, wenn dieser im Rahmen einer ernsten Fiebererkrankung wie Scharlach oder Diphtherie auftritt. [GS] Ozäna bzw. „Stinknase", mit Geschwürigkeit der inneren Nase und Auslaufen gelblichen, übelriechenden Schleims [KE5,173; GS]; dabei sind gewöhnlich auch die Ohrtrompeten beiderseits verlegt. [GS] [3]

Bei Nasendiphtherie ist Nitricum acidum eines unserer Hauptmittel. Das Sekret aus der Nase ist wässrig [CK824], höchst übelriechend und wundmachend für alle Teile, die es berührt; dabei häufiges Nasenbluten [CK265]. Wenn Sie die Nase inspizieren, finden Sie ausgeprägte weiße Beläge darin. Eine sehr charakteristische Begleiterscheinung derartiger Erkrankungen ist ein [jeden 4. Schlag [CK1408]] aussetzender Puls. Wenn die Pseudomembranen in den Rachen hinabgewandert sind, entwickelt sich auch von dorther ein übler, fauler [CK402] Geruch. [GS] Das Kind klagt über ein Gefühl, als hätte es einen Splitter im Hals [< beim Schlucken [GS]]. Dies ist ein allgemeines Charakteristikum von Nitricum acidum – das **Gefühl eines Splitters,** einer Fischgräte oder eines Glasstückchens in dem affizierten Teil; es zieht sich durch die gesamte Symptomatologie der Arznei. Sie finden dieses spezielle Stechen in den Geschwüren [CK373], Sie finden es im Rektum im Zusammenhang mit Fisteln und Hämorrhoiden [(CK640)], und Sie finden es auch hier, im Hals.

Nitricum acidum hat bei diphtherischem oder skarlatinösem Nasenkatarrh viel Ähnlichkeit mit seinem Ergänzungsmittel **Arum triphyllum**. Auch dieses verursacht ein scharfes, ätzendes Nasensekret, welches die Oberlippe wund macht [GS]; die Mundwinkel reißen ein [GS], sodass das Kind wegen deren Wundheit nicht mehr den Mund öffnen kann.

---

[3] Im Original heißt es (der Satz wurde erst in einer späteren Auflage eingefügt): „Yellow foetid eczema [?] with ulcers; the Eustachian tubes obstructed." Ganz offensichtlich muss es hier statt „eczema" *ozaena* heißen. Auf diese Indikation, speziell **syphilitische Ozäna,** weist Farrington bereits in der *Lachesis*-Vorlesung (Nr. 4) hin.

Auch **Muriaticum acidum** hat bei Diphtherie ein dünnes, wundmachendes Nasensekret und ebenso einen aussetzenden Puls sowie Appetitlosigkeit.[GS]

Syphilis II nach Merkurmissbrauch

Ein Indikationsbereich, bei dem unserem Mittel kaum ein anderes gleichkommt, ergibt sich aus seiner Fähigkeit, die üblen, langwierigen Folgen einer Quecksilbermedikation zu beheben.[SK231] Die Gemütssymptome, die auf Nitricum acidum bei solchen Zuständen hindeuten, sind die folgenden: Ärgerliche, reizbare Stimmung[CK41], Unruhe[CK42] und Ängstlichkeit[CK16]. In seiner Reizbarkeit lässt sich der Patient zu **Schimpfworten**[CK48]**, Flüchen** und Verwünschungen[CK50] hinreißen. Weitere Beschwerden sind: **Knochenhautschmerzen**[CK1161]; Ophthalmie[GS]; Entzündungen oder Geschwüre in der Hornhaut[KE1,275], mit Neigung der Ulzera zur Perforation; Schwerhörigkeit[CK248] durch Tuben- und Mittelohrkatarrh; viel Speichelfluss[CK397]; Geschwüre im Hals[SK241]; Knochenfraß, besonders des Warzenfortsatzes[SK239]; ruhrartige Stühle[SK244], etc.

Nitricum acidum eignet sich eher für das Sekundär- als für das Primärstadium der Syphilis, und ganz besonders eignet es sich für das Sekundärstadium nach Merkurmissbrauch. Es heilt, wenn **Schankergeschwüre** trotz solcher Behandlung wiedergekehrt sind und sich nun an Umfang immer mehr ausbreiten.[(AZ13,5)] Abendliche und **nächtliche Knochenschmerzen,** vor allem in den Knochen des Kopfes und in den Schienbeinen[GS], vermehrt bei jeder Wetteränderung[SK232]. An feuchten Tagen neigt der Patient zu bohrenden Schmerzen in den Knochen. Geschwüre erscheinen im Hals oder auf der Körperoberfläche, und diese haben charakteristischerweise sehr **unregelmäßige Ränder.** Es entwickeln sich Warzen, die fast immer mehr oder weniger gestielt sind.[GS] Gelblichbraune oder kupferfarbene Flecken[GS] überall auf der Haut. Große Mattigkeit[CK1246] und Erschöpfung[CK1239], mit Schweißneigung[CK1185].

Wenn Quecksilber missbräuchlich eingesetzt worden ist, ist **Hepar sulfuris** wahrscheinlich das beste Antidot, das wir haben. Wenn die Quecksilberbehandlung allerdings im Zusammenhang mit einer Syphilis steht, ist Nitricum acidum vorzuziehen.

Lungentuberkulose

Nitricum acidum kann auch bei Lungentuberkulose benötigt werden.[SK247] Es kommt zu plötzlichem Blutandrang zur Brust [zum oberen Teil der Brust[CK920]] und ausgeprägtem hektischen Fieber – ein Hinweis darauf, dass durch das Aufbrechen von Tuberkeln Ulzerationen in der Lunge entstanden sind. Der Brustkorb ist äußerst berührungsempfindlich. Der Patient leidet unter häufigem Bluthusten[CK865], und das Blut ist gewöhnlich hellrot und kopiös. Es besteht große Kurzatmigkeit[CK881], sodass der Kranke kaum sprechen kann, ohne außer Atem zu kommen. Morgendliche Heiserkeit.[EN970] Erschöpfende[CK632] phthisische Durchfälle, schlimmer morgens. Heftige Stiche durch die rechte Brustseite bis zum Schulterblatt.[CK907f] Intermittierender Puls. Die geringste Anstrengung verursacht Herzklopfen und Atemlosigkeit.[CK879f] Schweiße vor allem nachts[CK1413] und in der Früh[CK1410], sie erschöpfen den Patienten außerordentlich.[GS] Kälte der Haut am ganzen Körper[CK1361], besonders nachts[CK1357] und zum Morgen hin. Frösteln abends[CK1363] beim Zubettgehen.[CK1358] Anfälle fliegender Hitze öfters des Tages[CK1390]; auch nur an den Händen[CK1402] oder Füßen[CK1399]. Viel Hustenreiz durch Kitzel im Hals[CK], in der Luftröhre und Magengrube[KH], der den Patienten vor allem nachts nicht zur Ruhe kommen lässt[CK852+859f]. Die Auskultation ergibt laute Rasselgeräusche über der ganzen Brust; Auswurf übelriechend[KH], blutig[CK865] [schwarzes, teils geronnenes Blut[CK866f]] und ausgesprochen eitrig, wobei der Eiter eher schmutzig grün[GS] ist als gelb oder grünlichgelb, wie wir dies bei **Pulsatilla** und **Lycopodium** sehen. Manchmal ist der Husten auch von lockerem, röchelndem Charakter. Der Patient ist gewöhnlich von hagerer Statur und hat schwarzes Haar und dunkle Augen.[GS]

Nitricum acidum ist bei Tuberkulose oft nach **Calcarea carbonica** oder **Kalium carbonicum** angezeigt. **Calcarea** eignet sich besonders für leukophlegmatische Patienten. Die Gesichtsfarbe ist bei diesem Mittel blass[CK389] oder gelblich[CK391]. Die ganze Brust ist schmerzhaft empfindlich, besonders bei Druck und selbst bei Berührung und Einatmung[CK1084]. Lockerer, röchelnder[KE4,757] Husten, mit Schleimrasseln auf der Brust.[GS] Wenn Durchfall besteht, so ist dieser [anders als bei Nitricum acidum] schlimmer am Abend.[GS] Langwierige[SK210] und dennoch schmerzlose[CK1018] Heiserkeit. Wenn der **Calcarea**-Zustand jedoch zunehmend von **Schwäche** geprägt ist, wie sie für die Säuren typisch ist, dann ist Nitricum acidum eines der besten Folgemittel. Es führt zwar eher selten zur endgültigen Ausheilung der Tuberkulose, bringt aber viel Erleichterung und verlängert das Leben um Jahre.

Typhus abdominalis

Ein weiterer Anwendungsbereich von Nitricum acidum ist der Typhus abdominalis, vor allem dessen **ulzeratives Stadium,** wenn die Peyer-Plaques zu zerfallen beginnen.[AR21,2,50] Sie finden den Patienten in einem stark erschöpften Zustand [bedingt durch die vielen Blutabgänge[KE4,757]]. Die charakteristischen Indikationen für Nitricum acidum sind dabei die folgenden: Stühle grün[GS], schleimig und übelriechend, bisweilen auch eitrig aufgrund der zerfallenden Geschwüre; **kopiöse, hellrote Darmblutungen,** welche die Erschöpfung so vermehren, dass schon die kleinste Bewegung des Körpers Empfindungen von Ohnmacht hervorruft[AR21,2,50]. Die Zunge ist entweder weiß[CK387] und mit Bläschen[CK376] oder kleinen, wunden Stellen[GS] besetzt, oder sie ist bräunlich und trocken.

Deutliche pneumonische Zeichen können das Krankheitsbild komplizieren, und diese **Pneumonie** droht in Lungenlähmung überzugehen[KE4,757], was bekanntlich beim Bauchtyphus keineswegs selten vorkommt. Diese **beginnende Lungenlähmung** zeigt sich durch lautes Schleimrasseln in der Brust, bräunlich-blutigen Auswurf und unregelmäßigen Puls.[KE4,757] Typischerweise setzt der Puls in solchen Fällen jeden dritten [?] Schlag aus.[4]

Denken Sie bei drohender Lungenlähmung auch an **Moschus**, **Phosphorus**, **Antimonium tartaricum**, **Arsenicum**, **Cuprum** und eine Reihe weiterer Mittel, auf die ich bereits früher eingegangen bin.[5]

Bei **Blutungen aus dem Darm** sollten Sie folgende Mittel nicht vergessen.

Alumen Alumen hat sich als hilfreich erwiesen, wenn dabei Massen von geronnenem, schwarzem Blut abgehen.[MM335]

Arsenicum album Arsenicum wird hier benötigt, wenn die Hämorrhagien aus dunklem, wässrigem, übelriechendem Blut bestehen[GS] und der Patient dabei überaus ängstlich und ruhelos ist.

Hamamelis virginiana Diese Arznei ist indiziert, wenn der Blutfluss profus und dunkel-venös ist[GS], aber nicht von Angst begleitet wird; manchmal ist das Blut auch dunkel und teerartig[GS].

Leptandra virginica Ein weiteres Mittel ist Leptandra, welches bei Bauchtyphus mit Symptomen biliösen Charakters von Nutzen ist; die Stühle bestehen hauptsächlich aus schwarzem Blut, das wie Teer aussieht.[GS]

Hydrocyanicum acidum

Krämpfe

Hydrocyanicum acidum, die Blausäure, wirkt auf das zentrale Nervensystem und hier insbesondere auf die Medulla oblongata und den oberen Teil des Rückenmarks. Es ruft Konvulsionen hervor, die von einem voll entwickelten epileptischen Anfall kaum zu unterscheiden sind.[EN408ff;GS] Dr. Hughes aus Brighton in England empfiehlt das Mittel als ein Spezifikum gegen **Epilepsie** – was es natürlich nicht ist.[6] Bei jeder Krankheit müssen Sie, um eine Heilung zu erreichen, sämtliche Symptome des Falles berücksichtigen und das dazu passende Mittel verabreichen.

[4] „Ungleicher Puls; nach einem regelmässigen Schlage folgen zwei kleine schnell hinter einander; der vierte blieb ganz aus." (CK 1408)

[5] Vergleiche u. a. die *Carbo-vegetabilis*-Vorlesung (Nr. 46).

[6] In seinem *Manual of Pharmacodynamics* (S. 115) bezeichnet Hughes *Hydrocyanicum acidum* als ein Mittel, das einen „sehr prominenten Platz unter den Antiepileptica" verdient.

Hydrocyanicum acidum erzeugt darüber hinaus heftige **tetanische** Krämpfe [EN413], die sehr jenen ähneln, die von **Nux vomica** hervorgerufen werden. Der ganze Körper ist steif und nach hinten gebogen, mit schmerzhafter Verkrampfung der Nackenmuskeln, wie bei **Cicuta** das Atmen erfolgt nur noch stoßweise, mit großen Pausen dazwischen [MA4,6]; die Kiefer sind fest verschlossen [EN163ff]; Schaum tritt aus dem Mund [EN187]; das Gesicht ist stark gerötet [EN142] und kongestioniert [EN146].

Das Mittel ist auch bei Krampfzuständen von Nutzen, die hin und wieder bei schweren Anfällen einer Krankheit einsetzen, mit Blauwerden des Gesichts [GS] und großer Prostration. Der Patient ringt nach Atem [EN281] und greift sich ans Herz. Die ganze Haut ist livide verfärbt.[GS]

Drohende Hirn- und Lungenlähmung

Hydrocyanicum acidum kommt ferner in Betracht in Fällen von extremer Schwäche und Erschöpfung [EN428ff] mit drohender Lähmung von Hirn und Lunge, wenn dabei das Schlucken von Getränken mit **hörbarem Kollern** entlang des Schlundes und der Eingeweide verbunden ist.[R1,322 [7]]

Cholera

Bei Cholera muss Hydrocyanicum acidum an die Seite von **Camphora** gestellt werden; es ist hier speziell angezeigt, wenn der Kreislauf völlig darniederliegt und sämtliche Ausscheidungen wie Erbrechen und Durchfall plötzlich zum Stillstand gekommen sind [GS].

Scharlach

Bei Scharlach müssen wir in malignen Verläufen an das Mittel denken, die wenig Anlass zur Hoffnung bieten: Das Exanthem ist schon von Beginn an dunkler als gewöhnlich und wird bald livide [GS]; die Füße sind fast immer kalt.

Reizhusten

Hydrocyanicum acidum kann bei Reizhusten infrage kommen, der auf ein **organisches Herzleiden** zurückzuführen ist; ferner ist es mitunter bei trockenem Kitzelhusten von **Schwindsüchtigen** hilfreich.[(GS)]

Bei diesem quälenden Reizhusten, der Schwindsüchtige ebenso befallen kann wie Menschen, die an einer organischen Herzaffektion [wie z. B. Mitralklappenstenose [NZ17,187]] leiden, ist u. U. **Laurocerasus** vorzuziehen, zumal wenn der Husten anhaltend nachts auftritt, sobald sich der Kranke niedergelegt hat.[NZ17,187] Sie können **Laurocerasus** aber auch bei Husten mit kopiösem Auswurf verabreichen, der mit lauter kleinen Blutpunkten durchsetzt ist.[SK13; GS]

Picricum acidum

Vergiftungsbild

Pikrinsäure ruft als Erstes Kongestionen hervor. Diesen folgen sehr bald allgemeine Mattigkeit [EN397f] und geistige Trägheit [EN7f], was zeigt, wie sehr das Mittel die Lebenskraft untergräbt. Die Mattigkeit schreitet allmählich von einem leichten Ermüdungsgefühl bei Bewegung [EN390] zu völliger Lähmung fort.[GS] Damit einher gehen große Gleichgültigkeit und ein **Mangel an Willen und Energie** [AZ93,37]; der Kranke kann sich nicht aufraffen, irgendetwas zu unternehmen [EN6]; er will nur still sitzen [EN7] oder liegen [AZ99,80] und sich ausruhen. Tiere, die mit Pikrinsäure vergiftet wurden, wurden von Lähmung der Hinterbeine befallen, mit verlangsamter Atmung und ausgeprägter Muskelschwäche [EN416]. Bei den anschließenden Autopsien zeigten sich die Hirnrinde, das Kleinhirn, die Medulla oblongata und das Rückenmark zu einer weichen, breiigen Masse reduziert. Das Blut hatte eine dunkelbraune Farbe, mit vielen kleinen, glänzenden, fettigen Partikeln darin. Der Urin war reich an Phosphaten, Harnsäure und Uraten [EN273f], arm hingegen

51

[7] Prüfungssymptom der Blausäure innerhalb der *Laurocerasus*-Prüfung von Hartlaub/Trinks.

an Sulfaten und Chloriden [8]. Auch Albumin und Zucker fanden sich im Urin.[GS] Die Leber war voller fettiger Granula, der Leberrand dunkel von stagnierendem Blut.

Diese Symptome und pathologischen Beobachtungen lassen den Nutzen von Picricum acidum bei **Krankheiten des Gehirns** und des **Rückenmarks** erkennen. Doch brauchen wir, um das Mittel geben zu können, nicht so lange zu warten, bis es zu den erwähnten Lähmungserscheinungen gekommen ist. So kann die Arznei etwa auch bei typhösen Fiebern hilfreich sein[GS], ferner bei Zuständen von **Hirnermüdung infolge übermäßiger geistiger Anstrengung**[AZ99,80]. Bei letzterer Affektion ist Picricum acidum eines unserer wichtigsten Mittel.

Neurasthenie

Picricum acidum ist oft bei Neurasthenie[GS] von Nutzen. Es bestehen anhaltende, dumpfe **Kopfschmerzen**[EN29], die sich beim geringsten Versuch, geistig zu arbeiten, verschlimmern.[GS] Die Schmerzen können auf die Stirn beschränkt sein[EN52] oder auch – noch schlimmer – auf den **Hinterkopf,** von wo sie sich nicht selten bis in den Nacken und das Rückgrat erstrecken[AZ93,37]. Der Patient klagt über ein fortwährendes Müdigkeits- und Schweregefühl. Jedes Bemühen, zu studieren oder zu lernen, führt zu neuerlichem Auftreten dieser Kopfbeschwerden, zu **Brennen entlang der Wirbelsäule**[EN315], zu größter Schwäche des Rückens und der Beine[EN310], zu Schmerzhaftigkeit der Muskeln und Gelenke. Der Schlaf ist oft höchst unruhig und wird von **priapismusähnlichen Erektionen** und **profusen Samenergüssen** gestört.[EN276] Die erwähnten Hinterkopfschmerzen strahlen manchmal auch nach oben aus und ziehen dann nach vorn, bis in das Foramen supraorbitale[EN98] und schließlich in das Auge[EN94]. Starkes Hitzegefühl in der unteren Dorsal- und in der Lumbalregion.[EN316] Heftige Schmerzen in der Lendengegend, teils bis in die Beine ziehend, vermehrt bei Bewegung.[EN318] Der Patient erwacht bisweilen aus dem Schlaf mit einer schmerzhaften Müdigkeit und Schwere im Kreuz.[GS;EN321f] Auch die Beine fühlen sich dabei[EN321] schwer wie Blei[EN360] und zugleich völlig kraftlos an.[EN347ff] Diese **Schwäche und Schwere des Rückens und der Beine**[9] ist oft mit dumpfen Schmerzen in der Stirn verbunden.[EN55] Manchmal klagt der Patient über Taubheit[EN365] oder Kribbeln[EN379] in den Beinen, als wollten diese „einschlafen“[EN364]; Prickeln oder feines Stechen in Beinen und Füßen, wie von Nadeln[EN376]; Zittern der Beine vor Schwäche[EN359]. Er bekommt kribbelnde Empfindungen in den Lippen[EN161]; Ameisenlaufen am Kopf[EN74] oder anderen Stellen der Körperoberfläche. Ungewöhnlich starkes Gefühl von Ermüdung und Erschöpfung bei der kleinsten Anstrengung.[EN389f] Schwindel bei der geringsten Bewegung[EN11], besonders aber beim Bücken[EN13], Gehen oder Treppensteigen[AZ93,37]. Die Kopfschmerzen des Mittels sind zumeist dumpf drückend und gehen mit einem Gefühl der Vollheit und Schwere im Kopf einher[EN17], gesteigert bisweilen zu heftigem Klopfen[EN16], mit gelegentlichem Stechen zwischendurch[EN38]; **Verschlimmerung** vor allem durch **geistiges Arbeiten**[EN41] und Bewegen der Augen[EN42], **Besserung** durch ruhiges Sitzen[EN96], festes Binden des Kopfes[EN46] und **Aufenthalt im Freien**[EN31]. Pupillen dilatiert[EN144]; Funken vor den Augen[EN150]; Beißen und Brennen derselben[EN142]; dicker Eiter in den Augenwinkeln[EN106]; die Augensymptome verstärken sich durch künstliches Licht[EN114]. Mit der Kopfkongestion ist häufig Nasenbluten verbunden.[EN156] Die Nase ist voller Schleim, sodass der Patient nur durch den Mund atmen kann.[EN157] Speichel schaumig oder fadenziehend[EN163]. Saurer[EN164] oder bitterer[EN166] Mundgeschmack. Wundheit des Rachens, mit einem rauen, kratzigen Gefühl beim Leerschlucken, besonders nach Schlaf; besser bei und nach dem Essen.[EN169f] Ansammlung von dickem, weißem Schleim auf den Mandeln; der Hals schmerzt beim Schlucken desselben, als wollte er

[8] Farrington schreibt „Urate“ statt *Chloride*. Die Korrektur erfolgte anhand der eindeutigen Befunde, die in Allens *Encyclopedia* (Bd. 7, ab S. 524) als Tafelbilder wiedergegeben sind.

[9] Farrington schreibt: „With this heaviness of the feet [?] he sometimes complains of dull frontal headache.“ In dieser Form ist das „Symptom“ später auch in die *Guiding Symptoms* übernommen worden (Bd. 8, S. 440 unten). Jedoch passt die spezielle Bezugnahme auf die Füße überhaupt nicht in den Kontext, und von einer ausschließlichen „Schwere der Füße“ ist in der Pathogenese (Allen, *Encyclopedia*) nirgends die Rede, auch nicht in der Kombination mit Stirnkopfschmerzen.

aufplatzen.[EN172] Neigung zu saurem Aufstoßen[EN190], besonders in Verbindung mit Stirnkopfschmerzen[EN54]. Folgende gastrische Beschwerden können sich zur Hirnermüdung hinzugesellen: Heftiges, elendes Übelkeitsgefühl im Magen und Abdomen morgens beim Erwachen (5 Uhr), durch Aufstehen und Umhergehen noch vermehrt.[EN193] Unangenehmes Drücken in der Magengegend, wie von einer Last; möchte aufstoßen, hat aber offenbar nicht die Kraft dazu.[EN205] Die reizende Wirkung der Arznei zeigt sich ferner im Auftreten von Durchfallen; die Stühle sind dünnflüssig[EN237], gelblich und manchmal ölig aussehend[EN239], und sie gehen unter Brennen und Beißen im After ab[EN236], gefolgt von großer Erschöpfung[EN237]; mitunter auch erfolgloser Stuhldrang[EN248]. Die Nieren sind kongestioniert; Urin von abnorm hohem spezifischen Gewicht, mit Beimengung von Zucker[EN265] und Eiweiß.[GS] Haut[EN430] und Skleren können ikterisch verfärbt sein [Lebergegend vage schmerzhaft oder empfindlich].[AZ77,128] Kleine, rötliche Papeln erscheinen im Gesicht und verwandeln sich später in schmerzhafte Pusteln[EN432f] oder kleine Furunkel[GS]. Die Füße sind gewöhnlich sehr kalt.[EN455]

Dies sind, gedrängt zusammengefasst, die wichtigsten Symptome von Picricum acidum. Lassen Sie uns im Anschluss einige verwandte Mittel zum Vergleich heranziehen.

Phosphorus Phosphorus verursacht wie **Picricum acidum** fettige Veränderungen im Blut und ebenso fettige Degeneration der Organzellen von Nieren, Hirn und Rückenmark. Beiden Mitteln gemeinsam ist die sexuelle Übererregbarkeit und die Neigung zu Priapismus, und beide können bei Hirnermüdung angezeigt sein; beide haben kongestionsbedingten Schwindel, und beide neigen zu kribbelnden Empfindungen überall am Körper. Der Unterschied liegt im Wesentlichen darin, dass Phosphorus bei seiner Schwäche mehr Reizbarkeit erregt, wie sich in der Überempfindlichkeit gegenüber allen äußeren Eindrücken zeigt. Die Sinne sind übermäßig geschärft[SK332], oder es entstehen, wenn diese bereits geschwächt sind, sehr leicht endogene, subjektive Sinneswahrnehmungen, wie etwa Funkensehen[CK329] oder laute Ohrgeräusche[CK369f]. Auch der Geruchssinn ist verfeinert[CK404], und besonders empfindlich reagiert der Patient auf elektrische Veränderungen in der Atmosphäre. „Grosse Schwäche im Kopfe, dass sie keinen Ton auf dem Klaviere vertragen konnte."[CK110] Kann nicht nachdenken, sobald ihn irgendwelche Geräusche erreichen. Auch der Phosphorus-Patient neigt zu Rückenschmerzen, doch sind diese mehr mit dem Gefühl verbunden, als wäre der Rücken zerbrochen[SK355;CK], besonders bei jeder Bewegung. Typisch sind ferner umschriebene brennende oder heiße Stellen entlang der Wirbelsäule, die durch Reiben nachlassen.[GS] Die sexuelle Erregbarkeit ist auch bei Phosphorus sehr stark[CK1068], doch sind die Erektionen nicht so heftig und langanhaltend wie bei **Picricum acidum**; gleichwohl ist der Trieb zum Beischlaf bei Phosphorus ausgeprägter, ja fast unwiderstehlich[CK1072]. Selbst wenn bei diesem Mittel in extremen Fällen jegliche Reizbarkeit fehlt, so zeigt doch die Anamnese, dass sie einst den Fall sehr geprägt hat.

Nux vomica Nux ähnelt **Picricum acidum** ein wenig, und zwar in Bezug auf die Hirnermüdung, die gastrischen Symptome, das saure Aufstoßen, die morgendliche Verschlimmerung und die Unfähigkeit zu geistiger Arbeit. Allerdings treten die gastrischen Beschwerden bei Nux deutlich stärker in den Vordergrund.

Oxalicum acidum Die Oxalsäure gleicht **Picricum acidum**, mehr noch als **Phosphorus**, in dem extremen Bild von Rückenmarkerweichung. Es hat „Schwäche in den Lenden und Hüften, die sich hinunter in die Unterglieder erstreckt"[AA514], sowie Taubheitsgefühl im Rücken[AA519]. Bei **Picricum acidum** überwiegt das Gefühl von Schwere in diesem Bereich, bei Oxalicum acidum die Taubheit. Die Beine werden bei letzterem Mittel sehr leicht blau und kalt.[AA571] Gelegentlich kommt es zu Anfällen von Atemnot.[GS [10]] Ein anderes Symptom von Oxalicum acidum, das auf eine spinale Meningitis hinweist, ist ein starker Entzündungsschmerz im ganzen Rücken[GS]. Ein charakteristisches Allgemeinsymptom des Mittels sind heftige Schmerzen an kleinen Stellen des Körpers.[(AA84)] Typisch ist außerdem die

[10] Das Symptom ist laut *Guiding Symptoms* Begleiterscheinung einer „Lähmung infolge von Rückenmarkentzündung".

51

Verschlimmerung oder Wiederkehr von Schmerzen und Beschwerden, sobald der Patient **lebhaft an diese denkt.**[AA32ff]

Sulfur Ein anderes Mittel, das besonders in Hinsicht auf Rückenaffektionen nahe mit **Picricum acidum** verwandt ist, ist Sulfur. Sulfur verursacht **Kongestion** im Bereich der **Lendenwirbelsäule,** einen so massiven Blutandrang, dass ein paraplegieähnlicher Zustand [partielle Paraplegie[GS]] mit Taubheit und Kribbeln die Folge ist. Hitze in der Wirbelsäule. Harnverhaltung.[SK643]

Phosphoricum acidum Auch die Phosphorsäure passt oft für neurasthenische Zustände – im Sinne einer zerebrospinalen Erschöpfung durch Überarbeitung.[GS] Der geringste Versuch zu lernen ruft Schwere des Kopfes[CK72] wie auch der Gliedmaßen[SK359] hervor. Gefühllosigkeit der Haut.[SK359] Viel Schwindel.[CK52] Gedankenverwirrung [„kann die Gedanken nicht in gehörige Verbindung bringen"[CK34]]. „Geistes-Schwäche; beim Nachdenken wards ihm schwindeligt."[CK38] „Kriebeln, wie Ameisenlaufen, bald hier, bald da"[CK696], besonders aber im Rücken und im Kreuz[GS]. Rücken und Beine sind schwach, tun dabei aber nicht weh, abgesehen von der einen oder anderen brennenden Empfindung. Häufige Samenabgänge, selbst beim Pressen zum Stuhl.[CK472] Erschlaffung der Genitalien.

Argentum nitricum Die nervöse Erschöpfung von Argentum nitricum geht mit Kreuzschmerzen im Sitzen einher, die sich beim Aufstehen zwar zunächst verschlimmern[ÖZ2,59], dann aber beim Stehen und Umhergehen gebessert werden[ÖZ2,57]. „Schwere und Ziehen in den Lenden mit grosser Abgeschlagenheit und Müdigkeit; dabei Zittern der Beine, wie nach anstrengendem Marsche."[ÖZ2,58] „Steifigkeit, Schwere und lahmiges Weh, vom Os sacrum ausgehend, das Becken hinab und die Hüften entlang."[ÖZ2,67f] [11] Ausgeprägte Neigung zu Schwindel und zittriger Schwäche.[(ÖZ2,78)] Sichtbares Zittern der Glieder.[LH320] Kann Entfernungen schlecht einschätzen, sodass er z. B. fürchtet, an bestimmten Hausecken vorbeizugehen, weil diese ihm vorzuspringen scheinen und er dagegen laufen könnte.[12] „Mangel an Geschlechtstrieb, bei verschrumpften äussern Genitalien."[ÖZ2,70]

Alumina Dieses Metall ist in Fällen angezeigt, die eine gewisse Ähnlichkeit mit **Picricum acidum** haben, sich aber u. a. durch eine besondere Art von Brennen in der Wirbelsäule unterscheiden: „Rückenschmerz, als wenn ein **heißes Eisen durch die untersten Wirbel gestoßen** würde."[CK831] Das Mittel hat Tabes dorsalis geheilt, wenn dieses Symptom mit zugegen war[AZ54,89]; außerdem Taumeln und Schwanken, wenn der Patient im Dunkeln geht oder auch nur die Augen schließt[GS]. Typisch für Alumina bei dieser Krankheit sind ferner Schmerzen in den Fußsohlen beim Auftreten, als wären diese zu weich und geschwollen.[CK981(AZ54,89)]

Silicea Die Kieselsäure ist **Picricum acidum** ebenfalls recht ähnlich. Es hilft bei „großer Nervenschwäche und allgemeiner Kraftlosigkeit"[SK543;CK], die den Patienten vor jeder Anstrengung – körperlicher wie auch geistiger Art – zurückschrecken lässt. Wenn er sich aber erst einmal zu seiner Arbeit aufgerafft hat und in Schwung gekommen ist, kommt er leidlich gut voran. Auch Silicea hat Taubheitsempfindungen, und zwar hauptsächlich in den Zehen, den Fingern[CK831] und im Rücken. Die charakteristische Art der Stuhlverstopfung ist ein weiterer Hinweis auf das Mittel [„Zurückschnappen" des schon vorgetriebenen Kotes[CK511]].

Zincum metallicum Auch Zincum erzeugt und heilt nervöse Erschöpfung.[GS] Die Rückenschmerzen verschlimmern sich im Sitzen[CK893] und konzentrieren sich oft auf die untere Dorsalregion[CK884] und speziell den **untersten Brustwirbel**[GS]. Bren-

[11] Bei Farrington heißt es: „Bones at sacrum give out." Möglicherweise ist auch folgendes Symptom aus den *Guiding Symptoms* gemeint: „Schwäche im Sakroiliakalgelenk, als ob die Knochen lose wären."

[12] Farrington schreibt verkürzt und daher missverständlich: „Vertigo, with fear of projecting corners, etc." Glücklicherweise hat er in der *Argentum-nitricum*-Vorlesung (Nr. 58) näher erläutert, was er eigentlich meint. In der Materia medica ist das Symptom so nicht zu finden.

nen entlang der gesamten Wirbelsäule.[GS] „Kriebeln und Ameisenlaufen in beiden Waden …“[CK1153] Große Mattigkeit in allen Gliedern.[CK1280] Gegen Mittag, um 11 oder 12 Uhr[GS], plötzliches Schwächegefühl im Kreuz[CK1275] und in den Gliedern, mit Zittern und Heißhunger[CK1276+1279]. Alle nervösen Symptome werden durch Genuss von **Wein verschlimmert.**[CK1241f]

Priapismus

Von den Mitteln, die wie Picricum acidum zu priapismusähnlichen Erektionen neigen, vergleichen Sie bitte die folgenden: **Cantharis**, **Phosphorus**, **Capsicum**, **Agaricus**, **Pulsatilla**, **Platinum**, **Opium**, **Ambra**, **Zincum**, **Physostigma**, **Petroselinum** und **Mygale**.

KAPITEL

52 Vorlesung: Silicea

Einleitendes

Silicea (Kieselsäure oder Kieselerde) ist in seinem rohen Zustand inert; es ist unlöslich und hat daher nur einen geringen Effekt auf den Organismus. Wenn man es aber entsprechend den Anweisungen Hahnemanns potenziert, wird es zu einem der wertvollsten Mittel unserer gesamten Materia medica. So ist diese Arznei zugleich auch ein großartiges Beispiel für die Wirksamkeit des Potenzierungsprozesses.

Konstitution

Die bedeutendste Wirkung von Silicea besteht in den Veränderungen der Nährstoffversorgung, die es herbeiführt. Da sich derartige Störungen bei den noch im Wachstum begriffenen Kindern stärker auswirken als bei Erwachsenen, finden wir Silicea-Symptome auch größtenteils bei dieser Patientengruppe, schon vom Säuglingsalter an. Nicht dass das Mittel bei Erwachsenen kontraindiziert wäre, aber sein Nutzen tritt bei den Jüngeren einfach deutlicher zutage. Das Silicea-Kind ist mithin nur unzulänglich ernährt, und zwar nicht aufgrund etwaiger Qualitätsmängel der zugeführten Nahrung, sondern wegen **mangelhafter Assimilation** derselben. Der Kopf ist unverhältnismäßig groß, und die Fontanellen, besonders die vordere, schließen sich erst spät.[SK542] Der **Körper** ist hingegen **schmächtig** und abgemagert[SK543], mit Ausnahme des Bauches, der dick und rund ist[GS], wie wir es oft bei skrofulösen Kindern sehen. Der Kopf (einschließlich Kopfhaut, Gesicht und Hals) ist von stark riechendem Schweiß bedeckt.[CK1192] Das Gesicht ist bleich[CK253], wächsern, erdfahl oder gelblich.[GS] Die **Knochen** sind **schwach entwickelt,** und auch die Muskeln sind schwach, weswegen das Kind nur **langsam laufen lernt**[SK542]. Silicea passt besonders auch für rachitische Beschwerden.[SK542] Die Gelenkkapseln bzw. die fibrösen Teile der Gelenke sind entzündlich geschwollen[GS] oder geschwürig, was den Gelenken, vor allem den Knien, ein knollenartiges Aussehen verleiht.

Impffolgen, Arzneimittelbeziehungen

Silicea ist komplementär zu **Thuja**, besonders bei nervösen Affektionen und bei den üblen Folgen von Pockenimpfungen.[1] Was immer man zugunsten der Notwendigkeit einer Vakzination vorbringen mag, so wissen wir doch, dass dieser Eingriff viel Unheil anrichten kann, und dies auch dann, wenn der Impfstoff völlig rein war. So geraten wir immer wieder in die Situation, dass wir nachteiligen Folgen dieser Impfung entgegenwirken müssen. In Paris wurden einmal dreißig- oder vierzigtausend Kinder gegen Pocken geimpft, nachdem jedes von ihnen zuvor eine Dosis **Sulfur** bekommen hatte; anschließend soll sich bei keinem dieser Kinder irgendeine andere Krankheit entwickelt haben als allein die Impfpustel. Wenn als Folge einer Pockenimpfung ein Erysipel, ein Krampfleiden oder eine Diarrhö entsteht, erweist sich in der Regel Silicea als das heilende Mittel. **Thuja** dient hier seinerseits als komplementäres Mittel zu Silicea, besonders wenn es sich um eine postvakzinale Durchfallerkrankung handelt oder wenn das Impffieber sehr hoch ist. Eine Indikation für **Thuja** ist auch das Auftreten des typischen Exanthems am ganzen Körper, im Verein mit den

[1] Zu Farringtons Zeit war mit „Vakzination" nur die Pockenimpfung gemeint, zu der besonders *Thuja* eine homöopathische Beziehung nachgesagt wird (Burnett, *Vaccinosis and its Cure by Thuja*). Aber auch in Bezug auf andere Impfungen und deren Folgen ist *Silicea*, mehr noch als *Thuja*, von größter Bedeutung.

daraus sich entwickelnden pockenähnlichen [zentral eingedellten] Pusteln. Ein weiteres Mittel bei den üblen Folgen von Pockenimpfung ist **Malandrinum**, das aber bisher nur unzureichend geprüft ist.[2]

Am unteren Rand des Schemas auf der Tafel (➤ Tab. 52.1) habe ich, wie Sie sehen, **Mercurius** als „feindliches" Mittel aufgeführt. Dies bedeutet, dass **Mercurius** nicht gut auf Silicea folgt. Die Symptomatologien der beiden Arzneien sind einander scheinbar ähnlich, und dennoch „vertragen" sie sich offenbar nicht gut. Bei den allopathischen Behandlungen mit substanziellen Merkurpräparaten vermag Silicea zwar die eine oder andere „Nebenwirkung" des Quecksilbers zu antidotieren, doch als potenzierte Arzneien folgen sie nicht gut aufeinander. Seien Sie bei Ihren differenzialdiagnostischen Erwägungen hier also entsprechend umsichtig.

Fluoricum acidum dient als Gegenmittel, wenn Silicea bei Knochenerkrankungen zu häufig gegeben worden ist, und auch **Hepar sulfuris** ist bei manchen Wirkungen von Silicea ein passendes Antidot.

Tab. 52.1 Vergleichsmittel, feindliche Mittel und Antidote von Silicea

Silicea	
Vergleichsmittel	• *Asa foetida, Phosphorus, Conium, Graphites* • *Sulfur, Calcarea carbonica, Lycopodium* • *Gettysburg aqua*
Feindliche Mittel	• *Mercurius, Nux moschata*
Antidote	• *Fluoricum acidum, Hepar sulfuris*

[2] Prüfungen dieser sog. Pferdemauke-Nosode wurden erst in den Jahren 1900 und 1901 von Wesselhoeft, H. C. Allen u. a. vorgenommen. Wie Frank Seiß in seiner Übersetzung der *Homöopathischen Arzneimittellehre* Phataks in einem Kommentar überzeugend darlegt, liegt der Grund für die auffallend gute Wirksamkeit dieser Nosode bei Pocken und Pockenimpffolgen wahrscheinlich darin, dass es sich bei dem verwendeten Krankheitsprodukt in Wirklichkeit um Pferdepocken (Variola equina; engl. „grease") gehandelt hat und nicht um die obskure, uneinheitliche Krankheitsmaterie der Mauke (ebenfalls „grease").

Bindegewebsentzündungen, Eiterungen

Sie sind jetzt genügend vorbereitet, dass wir uns den Wirkungen von Silicea im Einzelnen widmen können. Betrachten wir als Erstes seine Affinität zum Bindegewebe, weswegen es schon seit Langem sehr geschätzt wird. Es befördert entzündliche Veränderungen an diesem ubiquitären Gewebetyp und auch deren Übergang in Eiterung. Zudem sind die Eiterungsprozesse bei Silicea von eher **trägem Charakter,** nicht unbedingt bösartig, aber doch mit der Neigung, sich zu verstetigen und zu **chronifizieren.** Am Ende einer Silicea-Zellulitis oder -Fibrositis steht demnach in aller Regel entweder eine persistierende Eiterung, ein hartnäckiges, unheilsames Geschwür oder eine Induration. Ich bin auf dieses Thema schon einmal eingegangen, als es um die Behandlung der **Tonsillitis** ging [Vorl. 39, **Belladonna**], wo Silicea dann angezeigt ist, wenn die Mandeln ständig Eiter absondern und nicht gesunden wollen. Erst recht ist Silicea das passende Mittel, wenn dies bei einem rachitischen Kind geschieht. Silicea ist auch das Mittel der Wahl bei der Behandlung von **Abszessen** oder **Furunkeln,** die in Gruppen auftreten und kaum Heilungstendenz zeigen; vielmehr sezernieren sie fortwährend einen **dünn-wässrigen bis jauchigen Eiter** von zumeist fauligem Gestank; der Eiter kann aber auch, wenngleich seltener, von dicker Konsistenz sein. Aufgrund seiner Neigung zu Bindegewebsentzündungen kann Silicea auch großzügig eingesetzt werden, um das Entstehen von Eiteransammlungen aller Art zu verhüten.

Silicea kommt außerdem bei jenem gefürchteten Leiden in Betracht, das wir als **Karbunkel** bezeichnen, besonders wenn dieser im Nacken – einer bevorzugten Lokalisation von Karbunkeln – angesiedelt ist.[KE4,195]

Indurationen

Darüber hinaus kann Silicea bei Indurationen Verwendung finden. So kann z. B. im Gefolge einer Behandlung von Furunkeln, Abszessen und anderen Entzündungen dieser Art, einschließlich solcher von Organparenchymen, eine fibrinöse Exsudation stattfinden, die dann am Ende zu einer Verhärtung[SK544] [oder Narbenbildung] führt. Silicea ist in der Lage, derartige Verhärtungen wieder aufzulösen und zu resorbieren – eine Fähigkeit, die es an die Seite von **Graphites** stellt.

Graphites Dieses Kohlenstoffmittel vermag – Sie werden sich erinnern – indurierte Oberflächen zur Resorption zu bringen, bis hin zur völligen Beseitigung von **alten Narben.**[G80]

Phytolacca decandra Selbige Fähigkeit wurde auch schon einmal Phytolacca nachgesagt, doch gibt es dafür meines Wissens keine Bestätigung, zumindest keine so zuverlässige, wie sie **Graphites** erfahren hat.

Sulfur Sie werden hin und wieder feststellen, dass **Silicea** bei solchen Verhärtungen erfolglos bleibt. Dann bewirkt eine Zwischengabe Sulfur häufig, dass **Silicea** anschließend besser wirkt.

Geschwüre

Silicea kann bei fast allen Arten von Geschwüren, benignen wie malignen, gute Ergebnisse erzielen.[SK544] Besonders kennzeichnend für das Mittel sind jedoch Geschwüre aufgrund von Knochenleiden wie Knochenfraß[SK544] oder Knochennekrose; skrofulöse Geschwüre in der Umgebung von Gelenken; Geschwüre im Bereich des Rückgrats infolge von Wirbelkaries oder Wirbeltuberkulose; schließlich Geschwüre im Bereich des Hüftgelenks bei Coxitis tuberculosa, besonders wenn sie mit **Fisteln** in Verbindung stehen[SK544]. Der von diesen Geschwüren abgesonderte Eiter ist dünn und übelriechend, häufig auch vermischt mit Blut und manchmal mit kleinen Partikeln, die wie Käse aussehen. Die Neigung zu spontaner Ausheilung ist hier nur sehr gering. Linderung finden die Ulzerationen durch warme Umschläge, während kalte Anwendungen verschlimmern.

Knochenaffektionen

Silicea hat eine ausgeprägte Wirkung auf die Knochen. Es eignet sich für skrofulöse Kinder mit **Knochenverkrümmungen,** z. B. mit Verkrümmung der Wirbelsäule. Aber nicht nur bei Skoliose, auch bei **Karies der Wirbelsäule** ist Silicea ein überaus wichtiges Mittel.

Es kann bei **chronischer Hüft- und Kniegelenkentzündung**[KE5,926f] [gewöhnlich tuberkulöser Natur] angezeigt sein, zumal wenn über Fistelgänge dünner, stinkender Eiter an die Oberfläche gelangt.[GS; Z1,16] Der Patient ist skrofulös veranlagt und weist viele jener konstitutionellen Merkmale auf, die ich bereits als für den Silicea-Patienten typisch erwähnt habe. Zusätzlich zu den dort aufgezählten Symptomen neigt der Patient zu **stinkendem Fußschweiß**[CK918], der die Zehen schnell wund werden lässt.[CK921] Nicht selten besteht auch höchst übelriechender **Achselschweiß.**[GS] (Bei diesem Symptom steht m. E. **Petroleum** an erster Stelle.) Hinzu kommt eine ausgeprägte Neigung zu geschwollenen Drüsen und Lymphknoten, die verhärten oder in Eiterung übergehen.[SK544] „Grosse Reizbarkeit und schmerzhafte Empfindlichkeit der Haut beim Berühren"[CK1007] ist eine weitere Begleiterscheinung all dieser Symptome. Silicea ist in dieser Hinsicht durchaus mit **Lachesis** vergleichbar, dem, wie Sie wissen, eine extreme Hyperästhesie der Haut[WS3606] eigen ist, besonders wenn die Haut oder in der Nähe befindliche Körperteile entzündet sind. Ich betone diese **Berührungsempfindlichkeit** von Silicea aus zwei Gründen: Zum einen kann sie dazu dienen, das Mittel von den nahe verwandten Kalziumsalzen abzugrenzen, und zum anderen ist sie ein Beispiel für die allgemeine Überempfindlichkeit von Silicea gegenüber Nervenreizen, worauf wir später noch einmal zu sprechen kommen werden.

Lassen Sie uns an dieser Stelle einige in Bezug auf Knochenleiden verwandte Arzneien zum Vergleich heranziehen.

Asa foetida Dieses Mittel hat ebenfalls Ausfluss von dünnem, stinkendem Eiter aus den von Karies befallenen Knochen.[GA1,308] Es unterscheidet sich jedoch von **Silicea** durch die unerträglich **schmerzhafte Empfindlichkeit** der Umgebung des Knochengeschwürs.[GA1,311] So ist z. B. bei Knochenfraß der Tibia[GA1,308] mit Eiterabfluss nach außen die Geschwürsumgebung so empfindlich, dass der Patient nicht den weichsten Verband darauf erträgt.

Phosphorus Phosphorus ist **Silicea** allgemein bei Knochenaffektionen sehr ähnlich. Es ähnelt ihm zudem im Hinblick auf die Neigung zur Bildung von Abszessen und besonders von Mammaabszessen mit ulzerierten Fistelöffnungen. Und ebenso ist es ihm bei Knochenfraß und vor allem bei Knochennekrosen ähnlich. Darüber hinaus hat Phosphorus, wie **Silicea**, Übererregbarkeit des Nervensystems.

Platinum muriaticum Die Chlorverbindung des Platins ist eine weitere wertvolle Arznei bei Knochenkaries.

Angustura vera Ein anderes Mittel ist Angustura vera, das besonders nützlich ist bei **Karies der langen Röhrenknochen** [HC4,84], also vor allem des Humerus, des Femur und der Tibia.

Strontium carbonicum Hilfreich vor allem bei **Karies des Femur** [GS;R3,294ff], wenn diese zugleich mit profusen, wässrigen Durchfällen einhergeht.

Gettysburg aqua Dieses Quellwasser ist reich an Lithiumkarbonat [3] und von großem Nutzen bei genau den gleichen Symptomen wie **Silicea**, nämlich bei kariös oder tuberkulös bedingten Geschwüren im Bereich der Wirbelsäule oder von Gelenken (wie bei Coxitis tuberculosa). Das Sekret aus diesen Ulzera ist scharf und wundmachend.

Calcarea carbonica Wie **Sulfur** und **Lycopodium** ähnelt auch dieses Mittel **Silicea** bei den skrofulösen Krankheiten der Kinder. Der Unterschied zwischen Calcarea und **Silicea** liegt vor allem darin, dass der Kopfschweiß bei Calcarea mehr auf den behaarten Kopf beschränkt ist und eher sauer [4] als übel riecht. Die Füße sind zwar auch schweißnass, doch macht der Schweiß diese nicht wund, wie es bei **Silicea** der Fall ist. Zudem mangelt es Calcarea an der ausgeprägten Berührungsempfindlichkeit von **Silicea**.

Bei diesem Schwitzen bloß am Kopf [CK1192], während der restliche Körper trocken ist, ist **Silicea** übrigens **Rhus toxicodendron** genau entgegengesetzt, welches Schweiß am ganzen Körper hat, „nur am Kopfe nicht“ [RA924].

Ohren

Die Schleimhäute sind der Wirkung von Silicea ebenfalls unterworfen. Wir finden ständigen, übelriechenden **Ohrenfluss** [AZ63,124] von jauchig-wässriger, teils auch flockig-käsiger Beschaffenheit.[GS] Oftmals ist das **Trommelfell perforiert,** und die eitrige Absonderung enthält kleine Knochenpartikel – Zeichen dafür, dass die Krankheit bereits den Warzenfortsatz oder die Gehörknöchelchen angegriffen hat.

Augen

Keratitis mit Neigung zur Bildung von phagedänischen Geschwüren, die sich – wie bei **Nitricum acidum** – durch die Hornhaut fressen und ein Hypopyon entstehen lassen.[GS] Bei Silicea-Kindern liegen diese Geschwüre meist so zentral, dass keine perikorneale Gefäßinjektion stattfindet [GS] und die umgebenden Gewebe entsprechend wenig infiltriert sind. Die Lider sind geschwollen [AZ68,156] und von eiternden **Gerstenkörnern** [GS] besetzt.

Schnupfen

Auch die Nase wird in Mitleidenschaft gezogen. Silicea ist bei Schnupfen besonders dann angebracht, wenn er mit Schleimhautgeschwüren [SK550] einhergeht, die ein dünnes, blutiges, **wundmachendes Sekret** absondern. Die Nase kann aber auch innen so trocken sein [AZ68,156], dass den Patienten ein höchst lästiges Trockenheitsgefühl [CK] plagt. Das Mittel ist ferner hilfreich, wenn sich der katarrhalische Prozess nach hinten ausbreitet und die **Tubenöffnungen** im Nasopharynx affiziert, wodurch ein **uner-**

[3] Siehe dazu eine Anmerkung des Übersetzers (Fußnote in Vorl. 33), welche diese Behauptung infrage stellt.

[4] Dieser Versuch einer Differenzierung lässt sich anhand der Quellen und auch des Repertoriums nicht nachvollziehen, weder hinsichtlich der Lokalisation noch der Qualität des Schweißes. In der Rubrik „Head, perspiration, scalp, sour“ des Kent-Repertoriums ist **Sil.** dreiwertig aufgeführt, Calc. hingegen gar nicht; und in der Rubrik „Head, perspiration, scalp, fetid“ erscheint *Calc.* zweiwertig, während Sil. fehlt.

trägliches Jucken [GS] und Kribbeln in diesem Bereich ausgelöst wird.

Silicea ist bei manchen Formen von **Heuschnupfen** oder Heuasthma [HC1,46] angezeigt, besonders in jenen Anfällen, die mit Jucken und Kribbeln in der Nase, heftigem Niesen und wundmachender Nasensekretion einsetzen.

Husten

Die unteren Atemwege und die Lunge werden von Silicea ähnlich stark affiziert. Es erzeugt Heiserkeit[CK650] sowie Rauheit und Trockenheit im Hals bzw. Kehlkopf [CK653], dazu Husten durch Kitzel [CK669] in der Gegend des Halsgrübchens, ganz ähnlich wie bei **Rumex crispus**. Manchmal hat der Patient auch das Gefühl, als hätte er ein Haar im Rachen, im Kehlkopf oder in der Luftröhre, was ebenso zu Hustenreiz führt.[CK664] Der Husten wird durch **kalte Getränke** ausgelöst [CK665], wie bei **Rhus toxicodendron** und **Squilla**, desgleichen durch jedes **Sprechen** [CK667], wie u.a. bei **Phosphorus**, **Rumex** und **Ambra grisea**, sowie **nachts im Liegen** [CK668], wie bei **Rumex**, **Phosphorus** und **Lycopodium**. Mitunter endet ein solcher Hustenanfall mit dem Erbrechen von Schleim.[(CK679)]

Silicea ist im Eiterungsstadium der **Lungentuberkulose** dienlich, wenn der ursprünglich trockene Husten produktiv wird, mit kopiösem **Auswurf übelriechender, mukopurulenter Massen.**[KE3,398f] [„Eiterige, geschwürige Lungensucht.“ [SK557]] Von großem Nutzen ist es ferner bei der Schleimschwindsucht alter Leute. Der Patient expektoriert nach jeder nur etwas größeren Anstrengung entsetzlich stinkenden Eiter. Silicea vermag derartige Fälle allerdings nur selten zu heilen, wohl aber deutlich zu lindern.

Phellandrium aquaticum ist ebenfalls ein ausgezeichnetes Mittel in den letzten Stadien der Schwindsucht, wenn der Auswurf fürchterlich übel riecht.

Denken Sie bei Bronchialkatarrh, der nur bei tiefen Hustenstößen den Atem übelriechend werden lässt, bitte stets an **Capsicum**.[RA161] Der **Capsicum**-Patient ist, wie Sie wissen, ein Mensch von „schlaffer Faser“, der den Auswurf nur schwer herausbringen kann; deshalb verbleibt das Bronchialsekret relativ lange in der Lunge und wird dort zersetzt. Die normale Ausatmungsluft ist vom Geruch her unauffällig, doch sobald der Patient einmal das Sekret aus den Tiefen der Lunge heraushustet, riecht der Atem entsprechend widerlich.

Stuhlgang

Die Silicea-**Durchfälle** sind gewöhnlich schmerzlos [ohne Leibweh [CK515]], riechen aber aashaft [AR15,2,187] und enthalten nicht selten unverdaute Speisereste [GS]. Das Kind erbricht die Muttermilch, sobald es gestillt worden ist.[GS] Diese Symptome gehen einher mit den typischen Hautveränderungen und konstitutionellen Besonderheiten, die das Silicea-Kind kennzeichnen.

Die **Stuhlverstopfung** ist sehr charakteristisch: Der Kot tritt zum Teil aus dem After hervor, **schnappt** dann aber stets **wieder zurück.**[CK511] Dieses Symptom ist wohl so zu erklären, dass die Austreibungskraft des Rektums zu gering ist und deshalb schnell erlahmt. Das Kind muss zum Stuhl viel pressen [CK512] und schafft es so mit Mühe, diesen vorzutreiben, doch sobald die Anstrengung nachlässt, schlüpft der Kot wieder zurück.

Lähmung und Hyperästhesie

Betrachten wir als Nächstes das Nervensystem, das durch Silicea, worauf erstmals Dr. Dunham aufmerksam gemacht hat, in einer ganz besonderen Weise angegriffen wird. Das Mittel verursacht zum einen Lähmung und **lähmungsartige Schwäche** [CK1036] [„große Nervenschwäche und allgemeine Kraftlosigkeit“ [SK543]], zum anderen aber gleichzeitig eine allgemeine Hyperästhesie. Auch die Schwäche scheint durch die mangelhafte Nährstoffversorgung, die ich eingangs erwähnte, bedingt zu sein, in diesem Fall durch mangelnde Nutrition der Nerven und Nervenzellen selbst – im Hirn wie im Rückenmark. Silicea ist ferner ein Heilmittel bei lähmungsartiger Schwäche als Begleiterscheinung einer Wirbelsäulenerkrankung [besonders Spinalirritation [GS]], zumal wenn dabei die eben beschriebene eigentümliche Obstipation vorhanden ist. Und bei all diesen paralytischen Beschwerden findet sich, wie schon gesagt, diese **übermäßige Empfindlichkeit gegen-**

über allen Nervenreizen. Die Sinne sind außerordentlich geschärft; Gehirn und Rückgrat können selbst **leichte Erschütterung** nicht vertragen, und die Haut ist überaus berührungsempfindlich. **Kälte verschlimmert** die Symptome, Wärme bessert sie.

Epilepsie

52

Silicea ist ein wichtiges Mittel bei Neigung zu epileptischen Krämpfen [KE4,590] mit zumeist deutlicher Aura, welche typischerweise vom **Solarplexus** ausgeht [AZ39,108], wie bei **Bufo** und **Nux vomica**. Die Anfälle sollen vorzugsweise während bestimmter Mondphasen auftreten (Neumond [CK1016], Vollmond [SK543]). Auch werden sie begünstigt durch **geistige Anstrengung** und durch **Gemütsbewegungen** aller Art.

Kopfschmerzen

Die Kopfschmerzen von Silicea sind **nervöser Natur** und werden durch jede geistige Arbeit [CK90] ausgelöst. Sie treten verstärkt über dem rechten Auge auf.[CK94] Verschlimmerung der Schmerzen durch Geräusche [GS], Bewegung [CK119] oder Erschütterung [CK84]; Besserung durch **warmes Einhüllen** des Kopfes [CK98], wobei es nicht der Druck ist, der lindert, sondern die Wärme. Starke, reißende Schmerzen ziehen **vom Nacken** [„wie vom Rücken her“ [CK114]] **oder Hinterkopf nach oben und vorn** in den ganzen Kopf hinein.[HY8,102] Auf dem Höhepunkt des Anfalls kommt es dann leicht zu Übelkeit und Erbrechen, weil der Magen mitleidet.

Wir sollten hier [bei diesen vom Nacken aufsteigenden Kopfschmerzen] **Menyanthes**, **Paris quadrifolia** und **Strontium carbonicum** mit Silicea vergleichen.

Menyanthes Die für Menyanthes typischen Kopfschmerzen [drückender Schmerz auf dem Scheitel, > durch starkes Aufdrücken mit der Hand [RA(7)]] wurden erstmals durch Dr. Dunham bestätigt.[AZ80,48] [5] Es hat darüber hinaus [wie **Silicea**] eigentümliche, vom Nacken ausgehende und über den ganzen Kopf ziehende Schmerzen; des Weiteren finden sich berstende Kopfschmerzen, als ob die Hirnhäute gespannt wären und den Schädel aufsprengen wollten. Und all diese Schmerzen werden [anders als bei **Silicea**] eher durch **Druck gebessert** als durch Wärme.

Paris quadrifolia Die Vierblättrige Einbeere [ein weiteres Mittel mit drückendem Kopfschmerz, > durch Aufdrücken mit der Hand [GA2,7]] hat ebenfalls Kopfschmerzen **spinalen Ursprungs,** die vom Nacken aufsteigen [GS]; dabei erzeugen sie ein Gefühl, als ob der Kopf enorm vergrößert wäre [„als würde er aufgeblasen“ [R3,15]].

Strontium carbonicum Auch Strontium carbonicum verursacht Kopfschmerzen, die vom Nacken nach oben steigen und sich dann über den Kopf ausbreiten. Dies ist wie bei **Silicea** (einschließlich der **Besserung durch warmes Einhüllen** des Kopfes [GS]). Die Unterscheidung zwischen den beiden Mitteln müssen Sie daher anhand der begleitenden Symptome treffen.

Schwindel

Es gibt noch weitere nervöse Beschwerden, die von Silicea hervorgerufen werden. Der Patient neigt zu Schwindelanfällen, die (wie die Kopfschmerzen) „vom Rücken heran schmerzhaft durchs Genick in den Kopf“ [CK62] zu kommen scheinen, sodass er häufig Schwierigkeiten hat, das Gleichgewicht zu halten; muss bei jeder Bewegung befürchten, dass er fallen könnte [CK69].[6]

Sprache

Die Sprache ist ebenfalls beeinträchtigt. Der Patient kann „sich auf die rechten Ausdrücke nicht besin-

[5] Farrington schreibt unverständlich: „*Menyanthes* was first confirmed by Dr. Dunham.“

[6] Farrington ergänzt: „and always to the left“, was nicht richtig ist. Die zahlreichen Schwindelsymptome in den Prüfungen deuten auf keine bevorzugte Fallrichtung hin, und auch im Repertorium ist *Silicea* diesbezüglich in jeder Rubrik vertreten – außer in der Rubrik „Neigung, nach links zu fallen“.

nen“ und **verspricht sich** fast bei jedem Wort.[CK42] Selbst eine geringe Unterhaltung ermattet ihn deshalb außerordentlich[CK36]; doch manchmal kann er auch, wenn er erst einmal bei einem Thema in Schwung gekommen ist, ziemlich flüssig sprechen. Bei nervösen Leiden ist Silicea allerdings dann kontraindiziert, wenn diese von Trägheit gekennzeichnet sind; es passt nicht für abgestumpfte, erschlaffte, gelassen wirkende Personen, die keine Nerven zu haben scheinen. Doch bedenken Sie, dass genau das Gegenteil der Fall ist, wenn statt der nervösen die niederen Gewebe erkrankt sind.

Spinalirritation

Silicea wirkt auf die Wirbelsäule und das Rückenmark ebenso machtvoll ein wie auf das Gehirn, indem es eine allgemeine motorische Schwäche erzeugt; und auch diese Schwäche geht mit der schon erwähnten Übererregbarkeit der Nerven einher. Hals[CK772] und Nacken sind steif, wobei der Kopf wehtut[CK766]. Diese **Nackensteifheit** ist keine Folge von Erkältung oder von Rheumatismus diverser Zervikalmuskeln, sondern von spinaler Irritation[GS]. Starke **Kreuzschmerzen**[CK734], wie zerschlagen [nachts][CK1083]. „Krampfhaftes Ziehen im Kreuze, das zum Liegen zwingt und das Aufrichten nicht gestattet.“[CK] **Schmerzen im Steißbein,** wie nach langem Sitzen oder nach langem Fahren im Wagen[CK733] auf holprigen Straßen. Zittern der Beine[EN1401], welche leicht ermüden, besonders am Morgen[CK1041]. **Verlust von Körpersäften** ist Auslöser von Beschwerden wie diesen oder verursacht eine deutliche Verschlimmerung bestehender Symptome; so kann z. B. ein Samenerguss ein Zerschlagenheitsgefühl am ganzen Körper bewirken[CK610]. Es können ferner Rückensymptome vorhanden sein, die auf eine lokomotorische Ataxie (Tabes dorsalis) hinweisen. „Steifheit, Ungelenkheit und Kraftlosigkeit der Finger.“[CK] Körperteile, auf denen der Patient liegt, neigen zum Einschlafen.[(SK559)]

Gelenkrheumatismus

Silicea kann auch bei chronischem Rheumatismus von Nutzen sein, und es ist vor allem eines jener Mittel, auf die wir bei hereditärem Rheumatismus zurückgreifen können. Die Schmerzen befallen überwiegend die **Schultern** und allgemein die **Gelenke,** und sie sind schlimmer in der Nacht und beim **Entblößen** oder Aufdecken.

Ein [hinsichtlich der nächtlichen Verschlimmerung] Silicea nahestehendes Mittel ist **Ledum**, das aber bezüglich der Temperaturmodalitäten genau die entgegengesetzte Verschlimmerung hat: Der Patient hat mehr Gelenk- und Gliederschmerzen in der Bettwärme, also wenn er sich gut zugedeckt oder warm eingehüllt hat.[SK17] Typisch für **Ledum** ist außerdem, dass die Gelenkbeschwerden die Tendenz haben, von den Füßen nach oben zu wandern.[GS]

KAPITEL

53 Vorlesung: Arsenicum album

Einleitendes

In der heutigen Vorlesung wollen wir uns dem letzten unserer Säuremittel widmen, nämlich der arsenigen Säure (Arsenicosum acidum) bzw. deren Anhydrid Arsenicum album (As_2O_3).

Arsenicum album hat eine ganze Reihe von konkordanten Mitteln, von denen es viele aber auch antidotieren (➤ Tab. 53.1). In komplementärer Beziehung zu Arsenicum stehen u. a. **Phosphorus** und **Allium sativum**.

Tab. 53.1 Anwendungsbereiche, Vergleichs- und Folgemittel sowie Antidote von Arsenicum album

Arsenicum album	
Anwendungsbereiche	• „Reizbarkeit der Faser" • Entzündungen: Magen, Uterus, etc. • Fieber: kontinuierlich, typhös, intermittierend • Haut: Exantheme, Indurationen, Gangrän, Karbunkel, Krebs, Geschwüre • Nerven: Neuralgien, Krämpfe, Betäubung, Erschöpfung, Ohnmacht • Katarrhe: Augen, Nase, Rachen, Bronchien, etc. • Wassersucht: Anasarka, Hydrothorax
Vergleichs- und Folgemittel	• *Aconitum, Sulfur* • *Phosphorus* (Komplementär), *Rhus toxicodendron, Lachesis* • *Ipecacuanha, China, Veratrum album, Colchicum, Ferrum metallicum* • *Baptisia, Muriaticum acidum, Phosphoricum acidum, Nitricum acidum* • *Antimonium crudum, Antimonium tartaricum, Nux vomica, Pulsatilla* • *Secale, Camphora, Carbo vegetabilis* • *Apis* • *Ailanthus* • Anthracinum
Antidote	• *Ferrum magneticum* • *China* • *Ipecacuanha* • *Ferrum metallicum* • *Graphites* • *Camphora* • *Veratrum album*

Arsenikvergiftung

Weißes Arsenik ist seit Langem als rasch wirkendes Mittel bekannt, um Leben zu vernichten, und entsprechend häufig ist es auch zu mörderischen oder selbstmörderischen Zwecken missbraucht worden. Arsen hat die Eigenschaft, sich für lange Zeit an Gewebeproteine zu binden, wodurch es das Gewebe hart werden lässt und widerstandsfähig gegenüber dem natürlichen Zersetzungsprozess. Von dieser Eigenschaft machen Präparatoren beim Ausstopfen und Konservieren von Vögeln und anderen Tieren Gebrauch. Versehentliche Vergiftungen kommen relativ häufig vor, zumal Arsenik auch in den Künsten Verwendung findet. In Form von Scheeles Grün oder Kupferarsenit ist es Bestandteil so mancher Malerfarben, und häufig wird es auch bei der Herstellung bestimmter grüner Tapeten eingesetzt, desgleichen bei künstlichen Blumen. Es wird außerdem Klebstoffen zum Abdichten und Verkleben von Verpackungen beigemischt, wodurch die Güter vor Insektenbefall geschützt werden sollen. Durch all diese Nutzanwendungen sind Arsenikvergiftungen, zumal solche chronischer Natur, alles andere als ungewöhnlich.

In manchen Gegenden betrachten die Menschen Arsenik gar als eine Art Lebensmittel. Frauen nehmen es ein, um dadurch ihren Teint zu verschönern,[1] und Männer nehmen es, weil es sie befähigt, hart zu arbeiten und trotzdem wenig oder gar nicht zu ermüden. Die „Droge" wirkt auf das Muskelgewebe in einer Weise ein, dass dessen Ausdauer und Belas-

[1] Wahrscheinlich im Sinne einer „vornehmen Blässe".

tungsfähigkeit gesteigert wird. Wir können von dieser Tatsache [sinnvollen, also homöopathischen] Gebrauch machen, wenn sich jemand durch Bergsteigen oder eine lange Reise krankhafte Beschwerden zugezogen hat oder wenn bestehende Beschwerden dadurch verschlimmert worden sind. Das „Arsenik-Laster" hingegen ist höchst verwerflich und mit Sicherheit schädlich. Früher oder später werden die Menschen, die diesem Laster frönen, an Symptomen einer Arsenikvergiftung leiden, besonders wenn sie die Gegend verlassen, in der sie bisher gewohnt haben.

Die Symptome einer solchen schleichenden Arsenikvergiftung sind die folgenden: Die Augenlider sind ödematös geschwollen [CK196], und der Patient leidet an einer leichten Bindehautentzündung [CK191]; Die Augen sind ständig gerötet und von Gefäßen injiziert [SK104], mit Brennen und Beißen darin [CK186f]. Mit diesen Symptomen ist zumeist Trübsichtigkeit verbunden, ob durch die äußerliche Entzündung bedingt oder durch irgendwelche Störungen im Inneren der Augen, vermag ich nicht zu sagen. Die Schleimhäute von Nase, Mund und Rachen sind unnatürlich rot und sehr trocken, mit heftigem Durst, der zu fast unablässigem Trinken zwingt.[CK344f] Die Verdauung ist praktisch immer in Mitleidenschaft gezogen, mit Schwäche und diversen Störungen derselben.[SK106] Die Haut wird trocken und pergamentartig und nimmt eine schmutzige, erdfahle Färbung an [Z1,95]; nur ausnahmsweise bleibt sie rein und transparent. Der Kranke leidet oft unter Nesselsucht [CK1054]; längliche Quaddeln erscheinen auf der Haut, die unerträglich jucken und brennen. Später entwickeln sich dann auch ekzematöse Hautausschläge.[GS] In verschiedenen Teilen des Körpers können hartnäckige Neuralgien dem Patienten zu schaffen machen.[GS]

Dies sind die am häufigsten auftretenden und am zuverlässigsten auf eine Arsenikvergiftung hinweisenden Symptome. Zusätzlich kann es auch immer wieder zu akuten Beschwerden kommen. So gibt es z. B. Zeiten, wo der Patient von schrecklicher Übelkeit und anfallsweisem Erbrechen heimgesucht wird [CK439]; alles was er isst oder trinkt, wird sogleich wieder erbrochen [CK443]. Zu anderen Zeiten leidet er unter Zeichen einer akuten „Sommercholera", mit Brechdurchfällen, ungeheurem Sinken der Kräfte [CK934] und großer Kälte des Körpers [CK1134].

Es kann durchaus vorkommen, dass Sie einmal eine Arsenikvergiftung zu behandeln haben. Wenn es sich um eine akute Vergiftung handelt, sollten Sie Erbrechen herbeiführen und **Ferrum magneticum** als Antidot verabreichen. Auch **Ferrum oxydatum dialysatum** [2] ist hier empfohlen worden; es hat den Vorteil, stabiler als **Ferrum magneticum** zu sein. Gegen die Übelkeit, wie sie während einer chronischen Vergiftung vorkommt, hat sich **Ipecacuanha** bestens bewährt. Bei akuten Beschwerden in Form von Brechdurchfällen etc. lindert **Veratrum album**.

Auch **China** deckt viele der Vergiftungssymptome ab, namentlich die Schwäche, die Wassersucht und die Neuralgien.

Graphites ist eines der besten Mittel, um die Hautsymptome einer chronischen Arsenikvergiftung zu heilen.

Reizbarkeit der Faser

Wir wollen nun die Symptome von Arsenicum album in ihrer Gesamtheit betrachten. Ein fast allgegenwärtiges Zeichen der Arznei, sei es Folge einer Vergiftung oder einer regulären Prüfung, ist das, was man als „Reizbarkeit der Faser" bezeichnet hat. Sie zeigt sich noch in den schlimmsten Fällen, in denen Arsenicum angezeigt ist. Der Tod mag fast unausweichlich bevorstehen, dennoch ist diese „Reizbarkeit der Faser" deutlich erkennbar – ein Hinweis darauf, dass wir es hier mit einem universellen Merkmal der Arznei zu tun haben. Selbst wenn der Patient bewusstlos darniederliegt, wird sein Schlummer immer wieder von ängstlichem Wimmern [CK1088] und großer Unruhe [CK1081] unterbrochen. In Übereinstimmung mit diesem Merkmal finden wir Arsenicum oft bei Patienten indiziert, die allgemein **ängstlich und ruhelos** sind [CK9], beständig ihre Lage verändern [CK27], voller Todesangst [CK19]; sie möchten nicht allein gelassen werden, weil sie fürchten, sie könnten sterben [SK102]. Die **Delirien** [CK82] des Mittels sind hefti-

[2] „Eine in Wasser lösliche Modifikation des Eisenoxydhydrates, … eine dunkelbraungelbe Flüssigkeit von nur sehr schwachem Eisengeschmack, wird als leicht assimilierbares Eisenpräparat medizinisch verwendet." (*Merck's Warenlexikon*)

ger als bei allen anderen Säuren, mit Ausnahme von **Nitricum acidum**, und am schlimmsten sind sie nachts, insbesondere **nach Mitternacht.** Der Patient sieht Gespenster[CK38] und andere eingebildete Gestalten, was ihn am ganzen Leibe zittern lässt[CK23]. Die Ähnlichkeit mit dem Säuferwahnsinn (Delirium tremens) ist hier unverkennbar, und Arsenicum ist dabei von großem Nutzen, besonders bei jenen, die immer wieder rückfällig[KE1,141] und durch ihren ständigen Alkoholkonsum schwerkrank geworden sind und die dann akut, aus welchen Gründen auch immer, ihr gewohntes Quantum Alkohol entbehren mussten.

Die **Schmerzen,** die dem Arsenicum-Patienten widerfahren, seien sie neuralgischer oder sonstiger Art, **bringen ihn zur Verzweiflung**[CK44]; sie erscheinen ihm ganz und gar unerträglich und machen ihn wütend[CK926], mitunter fast rasend.

Beim Einschlafen kommt es zu Zuckungen verschiedener Art[CK1100]; „viel heftiges Zusammenfahren und Aufschrecken im Schlafe"[CK1104]. Fürchterliche Träume stören den Schlaf[CK1123]; schwärmerische Träume[SK100] und nächtliches Phantasieren[CK1129].

Mahnung zur Vorsicht

Bevor wir fortfahren, möchte ich eine Warnung aussprechen, was den Gebrauch von Arsenicum angeht. Arsenicum ist in der Regel kein Mittel, das zu Beginn von Krankheiten benötigt wird,[3] denn seine Symptome tendieren eher in die andere Richtung – in die Nähe des Todes. Wenn Sie das Mittel zu früh geben – bei einer Krankheit, die schon von sich aus häufig letal endet –, laufen Sie Gefahr, genau jenen Ausgang zu beschleunigen, den zu vermeiden Sie eigentlich bestrebt sind. Trotz großer Vorsicht habe ich selbst mehrere Male diesen Fehler gemacht. Verabreichen Sie Arsenicum nicht in den Anfangsstadien einer Typhuserkrankung, es sei denn, die Symptome verlangen ohne jeden Zweifel nach dem Mittel. Bei dieser Krankheit ist es besonders gefährlich, Arsenicum zu früh zu geben; oftmals muss dessen Gebrauch z. B. **Rhus toxicodendron** vorausgehen. Gleiches gilt meines Erachtens auch in Bezug auf die Tuberkulose. In den letzten Stadien dieses Leidens ist das meistens zu beobachtende unruhige Umherwälzen des Patienten kein Arsenicum-Symptom, und Arsenicum wird es folglich auch nicht lindern; es ist lediglich der Vorbote des nahen Todes. Sie sollten sich vergewissern, dass die Gemütsverfassung in solchen Fällen eindeutig die von Arsenicum ist, anderenfalls würden Sie ihrem Patienten nur schaden, statt ihm zu helfen. Es gibt eine Ausnahme hinsichtlich dieser Warnung, und die bezieht sich auf **Gastroenteritiden.** Hier darf Arsenicum, wie ich meine, durchaus frühzeitig gegeben werden, ohne dass man irgendwelche Schäden zu befürchten hat; es wird im Gegenteil – sofern die Symptome passen – großen Nutzen bringen.

Destruierende Entzündungsprozesse

Nun zu den Entzündungen und Fieberzuständen von Arsenicum. Das Mittel verändert die Zusammensetzung des Blutes. Es ist, wie wir noch sehen werden, bei adynamischen Krankheitsformen dienlich, wenn die Veränderungen des Blutes erheblich sind. Die Entzündungen von Arsenicum sind ebenso durch ihre Intensität wie durch ihre Neigung zur Zerstörung des entzündeten Gewebes gekennzeichnet. Bei diesen lokalen Entzündungen klagt der Patient typischerweise über brennende und ruckweise stechende Schmerzen[CK915f], und oft gesellt sich auch noch Klopfen oder Pochen hinzu[CK917f]. Das Brennen ist bisweilen so heftig, dass der Kranke es beschreibt, als würden glühende Kohlen den Körperteil verbrennen. Dieses **intensive Brennen** weist, wenn Arsenicum das passende Mittel ist, auf einen destruierenden Prozess hin, weshalb Arsenicum z. B. bei **Gangrän, Nekrosen, Karbunkeln** oder auch **Karzinomen** erforderlich werden kann. Hingegen ist es fehl am Platz, wenn das Brennen eine bloße Empfindung ist. Patienten klagen ja gelegentlich über brennende Schmerzen hier und da, welche lediglich nervöse Ursachen haben. Ihnen wird Arsenicum nicht helfen können. Nicht selten habe ich Ärzte Arsenicum verschreiben sehen, wenn Frauen unter brennenden Schmerzen in den Ovarien litten. Dabei gab es aber keinerlei Hinweise auf irgendeine akute Entzündung in diesem Bereich; das Brennen entsprang

[3] Eine Ausnahme ist gewiss die Gabe von *Arsenicum* als Konstitutionsmittel.

einer reinen Ovarialgie, bei der Arsenicum nichts ausrichten konnte. Wenn der Schmerz jedoch Begleiterscheinung einer **Eierstockentzündung** ist, wird es zu einem unschätzbaren Heilmittel. All diese Fälle von entzündlich bedingtem Brennen, die Arsenicum benötigen, erfahren durch **heiße Anwendungen** Linderung, durch kalte aber eine starke Verschlimmerung.

Gastroenteritis

Die wichtigsten Lokalisationen von Entzündungen sind bei Arsenicum vor allem der Magen [SK107] und der Darmkanal [SK108], und an nächster Stelle kommt das Herz. Die Magen-Darm-Entzündungen reichen von einer leichten Reizung bis hin zur heftigsten Gastritis und Enteritis. Der Mund ist dabei trocken, die Zunge weiß [CK320], wie angemalt [GS], oder – wie in manchen Fällen von Reizmagen – hochrot mit stark vergrößerten Papillen [GS]. Der **Durst** ist sehr groß, aber der Patient **trinkt immer nur wenig auf einmal** [CK383], weil Wasser den Magen belastet [GS]. Normale Speisemengen bewirken gleich ein Gefühl von Völle und Schwere im Magen [CK471f], ähnlich wie bei **Lycopodium**. Das geringste Essen oder Trinken wird sofort wieder erbrochen.[CK442f] Es kann aber auch eine andere Gruppe von Symptomen imponieren: ein Flauheits- und Schwächegefühl in der Magengegend, das durch Essen gebessert wird, doch sobald der Patient zu essen beginnt, bekommt er Stuhldrang mit Durchfall. Hier ist Arsenicum mit **China** und **Ferrum** vergleichbar.

[illegible] ist eine häufige Erscheinung bei Arsenicum, mitunter auch Brennen im Magen, wie Feuer [CK496] oder wie glühende Kohlen [EN1187], einhergehend mit Durchfall. Schleimige, dünne Stuhlgänge [CK582], teils Blut [CK590], teils Unverdautes [SK108] enthaltend, verbunden mit heftigem Tenesmus und brennenden Schmerzen im After und Mastdarm [CK579]. Wenn dieser Zustand fortbesteht, werden die Stühle dunkelbraun [CK585] oder schwarz und faulig stinkend [CK587] – Hinweis darauf, dass Arsenicum in den schlimmsten Fällen von Enteritis und **Dysenterie** [SK108] hilfreich sein kann. Auslösende Ursachen für diese verschiedenen Symptomengruppen können sein: plötzliche **Verkühlung des Magens** durch Eiswasser oder Eiscreme [SK106]; alkoholische Getränke im Übermaß [GS]; gewisse Gifte, wie etwa das in **verdorbenem Wurstfleisch** [GS]; ranzige Butter oder sonstiges Fett, das sich zu zersetzen beginnt; Hummersalat zu bestimmten Jahreszeiten.

Cholera

Arsenicum erzeugt außerdem Darmerkrankungen, die einer asiatischen Cholera[SK107] zum Verwechseln ähnlich sind. Selbst die für die Cholera typischen Schleimflocken finden sich in den Stuhlentleerungen, die durch Prüfungen des Mittels hervorgerufen wurden.[CK581] Schließen Sie daraus nun aber nicht, dass Arsenicum das Heilmittel schlechthin bei **Cholera asiatica** sein müsse. Es ist das Heilmittel nur dann, wenn folgende Symptome vorhanden sind: heftiges Erbrechen mit Purgieren [CK455], wobei die Durchfälle weniger reiswasserartig sind als vielmehr bräunlichgelb, profus und stinkend [KE1,923]; das Erbrochene besteht zumeist aus gelbgrünem [CK445], galligem [CK447] Schleim; brennender Durst [CK377] mit den für Arsenicum charakteristischen quälenden Begleiterscheinungen [KE1,917]; Körperoberfläche eiskalt [AZ2,105], doch innerlich fühlt sich der Patient glühend heiß.[(SK100)]

Arsenicum ist auch bei **Cholera infantum** [GS] [Säuglingsintoxikation] und bei **Säuglingsatrophie** [SK98] von Nutzen. Es ist dabei durch viele der bereits genannten Symptome angezeigt. Die typischen Darmsymptome sind lienterische Stühle sowie Durchfälle, die ausgelöst werden, sobald das Kind zu essen oder zu trinken beginnt; die Beschwerden verschlimmern sich nach Mitternacht (besonders die Unruhe und die Diarrhö), und das Kleine magert rapide ab. Die Haut ist in der Regel welk und trocken [KE1,442] und oft auch gelblich oder gelbbraun. Die große Ruhelosigkeit lässt darauf schließen, dass der kleine Patient offenbar ständig leiden muss. Weil die Symptome zum Zeitpunkt Ihres Eintreffens meist schon ziemlich fortgeschritten sind, ist es auch in Fällen wie diesen sinnvoll, mit der Verabreichung von Arsenicum nicht lange zu zögern. Das Mittel steht bei Säuglingsatrophie in naher Beziehung zu **Nux vomica** und **Sulfur**; und zwar sollten Sie in solchen Fällen von **Marasmus,** die bei bestehender Obstipation nach **Nux vomica** oder **Sulfur** verlangen würden, frühzeitig zu Arsenicum greifen, wenn Durchfall vorhanden ist. Die gleiche vertrocknete Gestalt, die Sie in einem **Sulfur**-Fall vorfinden, würde

Arsenicum benötigen, wenn die für Arsenicum charakteristischen gastrischen Symptome zugegen wären. In weit fortgeschrittenen Fällen besteht allerdings keine Ähnlichkeit mehr mit diesen Arzneien, wohl aber mit **China** und **Argentum nitricum**.

Lassen Sie uns nun einige verwandte Mittel von Arsenicum bei gastrointestinalen Beschwerden studieren.

Argentum nitricum Dieses Mittel hat vorwiegend nachts grün-schleimige, stinkende Durchfälle, die unter vielem „Blähungsgetöse" abgehen.[ÖZ2,1,55] Obschon beiden Arzneien große Unruhe zu eigen ist, ist es jeweils nicht dasselbe. Der **Arsenicum**-Patient hat bei seinen Beschwerden ein von ängstlicher Rastlosigkeit geprägtes Bedürfnis, ständig seine Lage zu verändern[CK27] oder den Ort zu wechseln; bald will er liegen, bald sitzen, bald stehen. Die **Unruhe** von Argentum nitricum ist hingegen **rein nervöser Natur.** Der Patient neigt dabei außerdem zu Respirationsbeschwerden mit einem Hang zu ständigem Seufzen.[ÖZ2,1,99]

Carbo vegetabilis Sehr viel häufiger werden Sie zwischen **Arsenicum** und Carbo vegetabilis differenzieren müssen. Carbo vegetabilis ist mit **Arsenicum** bei Bauchbeschwerden vergleichbar, die infolge Verkühlung des Magens, etwa durch Trinken von eiskaltem Wasser, entstanden sind. Der Patient hat vielleicht weniger von dem für **Arsenicum** charakteristischen ruhelosen Umherwälzen[CK26] ist aber dennoch häufig nervös, reizbar[CK15] und ängstlich[CK1] – **ohne Umherwälzen.** Carbo vegetabilis gleicht **Arsenicum** auch darin, dass Butter und Fett, zumal wenn sie ranzig sind, Magen-Darm-Symptome zu erregen vermögen.

Secale cornutum Secale ist **Arsenicum** in vielen seiner Symptome sehr ähnlich. Die beiden Mittel stehen in einem komplementären Verhältnis zueinander, und jedes von ihnen verträgt sich gut mit dem anderen. Bei Cholera asiatica haben sie besonders bei den Bauchbeschwerden vieles gemein. Secale kann von **Arsenicum** aber durch folgende Symptome abgegrenzt werden: die wässrigen Darmentleerungen sind profus[KE1,961] und schießen mit großer Heftigkeit heraus[GS]; die Unruhe ist weniger ausgeprägt als bei **Arsenicum**. Wenn Krampfsymptome vorhanden sind, wie es häufig der Fall ist, spreizt der Secale-Patient dabei die Finger weit auseinander[AZ35,279]; typisch sind außerdem Kribbeln und **Ameisenlaufen** in den Extremitäten[AN3,246] und besonders in Händen und Füßen bzw. Fingern und Zehen[AN3,247], ferner **Unverträglichkeit von Wärme.**

Veratrum album Die Weiße Nieswurz ähnelt **Arsenicum** bei der sog. Sommercholera (Cholera nostras)[GS]. **Arsenicum** hat dabei allerdings nicht so **reichliche Durchfälle** wie Veratrum, und besonders kennzeichnend für Veratrum ist zudem der **kalte Schweiß auf der Stirn.**

Cadmium sulfuricum Das Sulfid des Kadmiums gleicht **Arsenicum** in Bezug auf **schwarzes Erbrechen**[AZ48,182], das sich vorzugsweise bei Gelbfieber[GS] einstellt, aber auch alle möglichen anderen Krankheiten begleiten kann.

53

Wechselfieber

Wir finden Arsenicum häufig bei intermittierenden Fiebererkrankungen[KE4,839ff] angezeigt. So folgt es z. B., wie Sie alle wissen, bei der Behandlung von Schüttelfrost und Fieber oft auf **China**. Es hat viele Fälle dieser Art geheilt, besonders wenn zuvor Chinin versagt hat oder missbräuchlich gegeben worden ist[SK101]; auch passt es oft, wenn sich der Kranke das Wechselfieber in den Salzwiesengebieten oder Außenmarschen entlang der Meeresküste zugezogen hat. Das Froststadium weist keine nennenswerten Besonderheiten auf, und es verläuft auch ziemlich unregelmäßig. Dagegen ist die Fieberhitze kaum zu verwechseln: Es ist eine intensive, **brennende Hitze**[EN2804] **mit immerwährendem Durst**[CK374], besonders auf warme Getränke[GS] [„mit öfterem, doch stets geringem Trinken"[SK101]]; kalte Getränke werden nicht vertragen, sie lassen den Patienten frösteln und schaudern[GS]. Schweiß erleichtert nicht immer die Fieberbeschwerden; manchmal erscheint er nur sehr verzögert und spärlich und ist von kurzer Dauer.[GS]

Neuralgien malarialen Ursprungs

Die Zeiten der Apyrexie sind durch gravierende Symptome gekennzeichnet: Wassersüchtige Anschwellungen stellen sich ein[KE4,840] als Folge einer Milz- und Lebervergrößerung[KE4,845]; der Patient ist dabei kaum in der Lage, sich aufzusetzen. Oft entwickeln sich auch **Neuralgien,** die typischerweise immer wiederkehren, aber in der Zwischenzeit **völlig intermittieren**[KE3,487]. Die Schmerzen befallen gewöhnlich eine **Gesichtshälfte** und lassen den Patienten wie rasend im Zimmer umherlaufen.[Z1,122] Auf dem Höhepunkt des Anfalls kommt es meist zu Übelkeit und Erbrechen, auch Summen und Klingen in den Ohren[GS] sind nicht selten. Arsenicum kann auch bei intermittierenden, **halbseitigen Kopfschmerzen** malarialen Ursprungs in Betracht kommen, besonders wenn deswegen früher viel Chinin eingenommen wurde.[KE5,74]

Es gibt mehrere Arzneien, die Arsenicum bei diesen malariabedingten Neuralgien ähnlich sind.

Cedron Charakteristisch für dieses Mittel sind Neuralgien, die jeden Tag **zu exakt derselben Stunde** wiederkehren.[GS]

Chininum sulfuricum Das Sulfat des Chinins eignet sich für periodische Anfälle von Neuralgien, wenn die Schmerzen durch **festen Druck gelindert** werden.[GS]

Valeriana officinalis An Valeriana müssen wir bei Patienten mit **hysterisch** bedingten Nervenschmerzen denken.[GS]

Cactus grandiflorus Cactus hat neuralgische und andere Arten von Schmerzen, die unweigerlich auftreten, sobald der Patient eine gewohnte Mahlzeit auslässt.

Kalmia latifolia, Kreosotum Diese beiden Arzneien können ebenfalls bei Neuralgien hilfreich sein, besonders wenn die Schmerzen von brennendem Charakter sind.

Magnesia phosphorica Das phosphorsaure Magnesium wird bei Neuralgien benötigt, die sich regelmäßig **jede Nacht** einstellen [bei völligem Wohlbefinden während des Tages][NZ21,46]; die Schmerzen werden **gelindert durch Wärme und Druck**[AT15].

Mezereum Der Seidelbast hat neuralgische Schmerzen im Bereich der Wangenknochen[CK121;KE1,425] und in der (linken[GS]) Supraorbitalregion[AZ107,133]. Sie hinterlassen ein taubes Gefühl[KE1,426] und werden durch Wärme ausgelöst[KE1,426] oder verschlimmert. Mezereum ist besonders dann dienlich, wenn zuvor flechtenartige, **grindige Hautausschläge** durch Quecksilberpräparate **unterdrückt** worden sind.[4] Es ist eines jener Mittel, die bei den im Anschluss an eine **Gürtelrose** auftretenden Neuralgien in Betracht kommen.[GS]

Robinia Typisch für Robinia ist ein Gefühl im Kieferknochen wie ausgerenkt[GS]; damit verbunden ist ein intensiv saurer Mundgeschmack sowie saures Aufstoßen oder saures Erbrechen.[GS]

Andere Mittel, an die man bei Gesichtsneuralgie, auch solche malarialen Ursprungs, denken muss, sind **China**, **Spigelia**, **Platinum**, **Stannum** und **Chelidonium**.

Typhus abdominalis

Bei Bauchtyphus abdominalis ist Arsenicum erst in einem späteren Stadium der Krankheit angezeigt[JB1,147], wenn die Blutveränderungen so weit fortgeschritten sind, dass sich ein Bild völliger Erschöpfung darbietet.[KE4,703] Der Patient glaubt vielleicht, dass er noch in der Lage ist, sich umherzubewegen, stellt dann aber schnell fest, wie schwach er in Wirklichkeit ist.[5] Er bekommt Ohnmachtsanfälle, die besorgniserregend sind, mit gänzlicher Bewusstlosigkeit[ÖZ2,1,132] und kaltem, klebrigem Schweiß auf der Haut[JB1,148]. Mit großer Unruhe einhergehende Delirien[KE4,703], die besonders nach Mitternacht hervortreten[JB1,148]. Wegen brennender Fieberhitze ist der Schlaf vermehrt gegen 3 Uhr morgens gestört.[GS] Mundschleimhaut und Zunge sind von einem dicken, schwarzbraunen Belag überzogen.[KE4,704] Mitunter ist die Zunge auch stark gerötet[(ÖZ1,1,188)], mit hochroten, sehr hervorstehenden Papillen an der Spitze[HV12,38] und am Zungenrücken,

---

[4] Farrington schreibt etwas unklar: „… when there have been herpetic eruptions after the abuse of mercury."

[5] „Die Schwäche hat den höchsten Grad erreicht, der Kranke ist zu jeder Bewegung des Körpers unfähig, nur die Hände sind noch mit Zupfen an der Bettdecke oder mit anderen automatischen Bewegungen beschäftigt." (*JB* 1,148)

wie bei **Belladonna**; die Begleitsymptome werden Sie aber davor bewahren, Arsenicum mit dieser Arznei zu verwechseln. Der Mund ist voller schmerzhafter Bläschen[AZ32,233] und Aphthen[HV12,38], welche leicht bluten. In anderen Fällen ist die Zunge bläulich[CK319] und an den Rändern von Geschwüren übersät[HV12,38]. In schweren Fällen ist der Patient manchmal nicht fähig, einen Schluck Wasser herunterzubekommen, weil die Speiseröhre teilweise gelähmt ist.[(CK342)] Starke, tympanitische Bauchauftreibung[KE4,704] kommt bei Arsenicum nicht so oft vor, wenngleich der Darm sehr in Mitleidenschaft gezogen ist. Dagegen ist Diarrhö fast immer vorhanden und scheint durch jeden Ess- oder Trinkversuch erregt oder noch verstärkt zu werden.[GS] Bisweilen gehen Stuhl und Harn unwillkürlich ab.[KE4,705] Die Durchfälle sind gelb und wässrig[CK578], stinken entsetzlich und verschlimmern sich nach Mitternacht.[GS] Die Stühle können aber auch Blut[CK590] oder eiterartigen Schleim[AZ19,309] enthalten. Infolge einer Blasenatonie wird der Harn nicht selten zurückgehalten, sodass die Blase zu bersten droht.[KE4,696] Das Fieber ist anhaltend so hoch, dass es den Kranken immer mehr auszehrt, ihn fast zu „konsumieren" droht. Manchmal haben Sie es auch mit einer **hämorrhagischen Diathese** zu tun, mit Blutungen aus diversen Körperteilen[KE4,705], aus den Augen, der Nase, etc. Dies ist ein gefährliches Zeichen.

Colchicum ist ein Mittel, das wir bei Typhus abdominalis zu vernachlässigen geneigt sind. Es scheint bei dieser Krankheit zwischen Arsenicum und **China** zu stehen, indem es die extreme Schwäche des Ersteren und den ausgeprägten Meteorismus des Letzteren in sich vereinigt. Die Hauptsymptome von **Colchicum** sind abdominaler Natur; es sind – neben der starken Auftreibung des Unterleibs[GA1,141] – dünne, wässrige Stühle[GA1,169], die oft unfreiwillig[HV8,171] und mit Heftigkeit[HV8,142] abgehen, begleitet von Übelkeit und häufigem Galleerbrechen[HV8,140]. Der Körper ist heiß, die Gliedmaßen aber kalt[GS], wie bei **Phosphorus**. Die Nasenlöcher sind trocken und schwärzlich[HV8,168]; Lippen, Zähne und Zunge sind von einem dicken, braunen Belag bedeckt[HV8,165]. Der Patient ist geistig etwas umnebelt, kann aber Fragen richtig beantworten; ansonsten ist er schweigsam, da ihm die Gefahr, in der er sich befindet, nicht bewusst zu sein scheint.[GS]

Die Beziehungen von Arsenicum zu anderen Arzneien beim Typhus habe ich Ihnen schon verschiedentlich beschrieben; ich brauche deshalb hier nicht noch einmal darauf einzugehen.

Entzündungsfieber

Arsenicum kann auch bei synochalem, sthenischem Entzündungsfieber indiziert sein, das in seinem frühen Stadium so sehr dem von **Aconitum** ähnelt, dass man zwischen den beiden Arzneien kaum unterscheiden kann.[(KE4,631)] Wir finden trockene, heiße Haut, einen vollen, gespannten Puls, Unruhe und Angst. Bis zu diesem Zeitpunkt entspricht der Zustand exakt **Aconitum**. Doch er endet hier nicht; er nimmt einen **kontinuierlichen** Fiebertypus an, mit keinerlei Intermissionen und nur geringen Remissionen. Die Hitze steigt weiter an, und der Patient wird noch unruhiger, zugleich aber auch schwächer; die Zunge wird braun, und es entwickeln sich typhöse Symptome.

Die Unterscheidung zwischen Arsenicum und **Sulfur**, das bei solchem Fieber ebenfalls hilfreich sein kann, ist leicht zu treffen. Arsenicum ist angezeigt, wenn die große Ruhelosigkeit und die brennende Hitze darauf hindeuten, dass der Fall über ein einfaches synochales Fieber hinaus fortgeschritten ist.

Schnupfen, Erkältung

Nun zur Wirkung von Arsenicum auf die Schleimhäute. Es ist oft ein vorzügliches Heilmittel bei Erkältungen im **Winter.** Die Nase sondert ein dünnes, wässriges Sekret ab, das die Oberlippe wund macht[CK668], und doch fühlen sich die Nasengänge ständig verstopft an[CK666]. Dies wird von dumpf klopfendem Kopfweh in der Stirn[CK143] begleitet. Wiederholte Anfälle dieser Art von Katarrh oder Schnupfen münden schließlich in der Absonderung eines dicken, gelblichen, mukopurulenten Nasenschleims[GS; EN511]. Geschwüre[CK261] und Borken[GS] bilden sich in der Nase. **Niesen** ist ein stark hervortretendes Symptom, und dieses Niesen ist in einem Arsenicum-Fall keine Kleinigkeit [„arges, anhaltendes Niesen"[CK661]]; es bringt keineswegs die Erleichterung, die man normalerweise anschließend verspürt. Der Niesreiz geht von einer einzelnen Stelle in der Nase aus, als würde diese mit einer Feder gekitzelt, und nach dem Niesen ist dieser Reiz genauso quälend wie zuvor. Wenn die Erkältung weiter nach unten wandert, wird der Fall durch ein katarrhalisches Asthma kompliziert[CK740], und der Patient kann sich vor Atemnot nicht niederlegen[CK729], < nach Mitternacht. Linderung bekommt er nur, wenn er Schleim abhusten kann.

Arsenicum jodatum ähnelt Arsenicum album bei Schnupfen, Heuschnupfen und Grippe sehr. Es hat das gleiche dünne, scharfe Nasensekret, die gleiche Frösteligkeit; doch infolge des in der Verbindung enthaltenen Jods hat es eine ausgeprägte Affinität zu den Lymphknoten.

53

Heuschnupfen

Die Ähnlichkeit zwischen den genannten Arsenicum-Symptomen und denen des Heuschnupfens wird Ihnen sofort aufgefallen sein. Andere Mittel, an die Sie hier denken könnten, sind z. B. **Ailanthus**, **Silicea** (das typischerweise Jucken oder Reiz im Bereich der Choanen oder Tubenmündungen hat), **Lobelia inflata** und ein Mittel, das von Dr. Jeanes eingeführt wurde, **Rosa damascena**.

Rosa damascena Die Damaszenerrose ist von Nutzen zu Beginn des Heuschnupfens, wenn die Eustachischen Röhren mit betroffen und eine gewisse Schwerhörigkeit sowie Ohrgeräusche vorhanden sind.

Sinapis nigra Der Schwarze Senf hilft, wenn die Nasenschleimhaut trocken und heiß ist und keinerlei Absonderung stattfindet; die Beschwerden sind schlimmer nachmittags und abends.[GS] Jedes Nasenloch kann entweder allein oder im Wechsel mit dem anderen affiziert sein.[GS]

Wyethia helenoides Wyethia ist spezifisch, wenn neben den üblichen Heuschnupfensymptomen **Juckreiz am weichen Gaumen** besteht.

Asthma bronchiale

Arsenicum ist eines unserer Hauptmittel bei akutem und chronischem Asthma bronchiale, das besonders nach Mitternacht und im Liegen[CK] eine Verschlimmerung erfährt.[KE5,793f] Der Patient ist dabei höchst ängstlich und unruhig.[KE3,180] Da die Exspiration bei diesem Leiden oft chronisch behindert und verlangsamt ist, wird der Fall nicht selten zusätzlich durch ein Emphysem kompliziert.[HV9,464] Arsenicum folgt bei emphysematischem Asthma besonders gut auf **Ipecacuanha**.[GS]

Bei **Lungenemphysem** sind vornehmlich folgende Mittel mit Arsenicum zu vergleichen: **Lachesis**, **Sulfur**, **Ipecacuanha**, **Antimonium tartaricum**, **Naphthalinum**, **Carbo vegetabilis** und – vor allen anderen – **Antimonium arsenicosum**.

Diphtherie

Auch bei Diphtherie erweist sich Arsenicum als ein überaus wertvolles Mittel. Arsenik in Substanz tötet die mikroskopisch kleinen Diphtherieerreger direkt ab; im potenzierten Zustand heilt es die Krankheit, wenn stinkender Atem, adynamisches Fieber und große Somnolenz vorhanden sind[GS], unterbrochen von gelegentlichem Aufschrecken[KE5,751] oder Aufschreien oder von Zuckungen der Glieder[KE5,751]. Die diphtherischen Beläge sehen dunkel aus, wie in **Gangräneszenz**[SK106] begriffen. Der Puls ist stark beschleunigt und schwach.

Ich würde Ihnen empfehlen, zu **Arsenicum jodatum** zu wechseln, wenn zusätzlich zu den gewöhnlichen Arsenicum-Symptomen die lokalen **Lymphknoten bedeutend vergrößert** sind.

Herz, Ödeme, Nieren

Die kardialen Symptome von Arsenicum sind, kurz gefasst, diese: Herzschlag zu stark[CK765], sichtbar für die Umstehenden[GS] und hörbar für den Patienten selbst[CK766], < nachts[CK767] und besonders beim Liegen auf dem Rücken[CK765]. Herzklopfen mit großer Unregelmäßigkeit des Herzschlages[CK766]; oder sehr frequenter, schwacher Puls[HV12,58]. Bei Herzentzündungen wie **Endokarditis**[AZ27,19] oder **Perikarditis** ist Arsenicum oft nach Zurücktreten eines Masern- oder Scharlachexanthems angezeigt.[KE3,427] Dabei ist die charakteristische „namenlose Angst, die in keiner Lage Ruhe [finden] lässt, besonders hervortretend“ [KE3,427]; auch spürt der Patient oft ein Kribbeln in den Fingern [HY13,464], vor allem linkerseits. Ödeme treten mehr oder weniger generalisiert auf, beginnend mit einer **Geschwulst der Augenlider** [CK195] und der Füße [CK892] und endend mit allgemeiner **Hautwassersucht** [CK989]. Erschwertes Atmen.[CK715] Es gibt zwei Arten von **Dyspnoe** im Zusammenhang mit Herzerkrankungen: die eine hängt mit dem unzureichenden Bluttransport durch die Lunge und den Körper insgesamt zusammen, die andere mit der Ansammlung von Flüssigkeit in der Brust – mit **Pleuraerguss** [ST2,265] und Hydroperikard [AZ30,186]. Erstickungsanfälle hauptsächlich in der Nacht [CK740], besonders nach Mitternacht, aber auch schon gleich beim Hinlegen.[6] Die Haut ist kalt und klebrig-feucht [CK1179], während dem Patienten innerlich brennend heiß ist [CK1167]. Wenn dieser Arsenicum erfordernde Zustand unbehandelt fortschreitet, entwickelt sich ein **Morbus Brightii** der Nieren.[AZ55,93] Der Urin wird stark eiweißhaltig und enthält wächserne und fettige Zylinder.[(AZ55,92)] Hydropische Erscheinungen [KE5,521]; auf den ödematösen Gliedern, besonders den Beinen, bilden sich Bläschen, die aufplatzen und eine seröse Flüssigkeit entleeren. Die Haut ist gespannt und erscheint blass und wachsartig [GS]. Erschöpfende Durchfälle begleiten gewöhnlich diese Symptome.[KE5,521] Mit großer Wahrscheinlichkeit besteht zudem brennender Durst, doch kaltes Wasser vermehrt die Beschwerden noch.[GS]

Was die **Wassersucht** betrifft, erinnern Sie sich bitte an den Vergleich, den ich zwischen Arsenicum, **Apis**, **Apocynum** und **Aceticum acidum** angestellt habe [vgl. Vorl. 8]; **Aceticum acidum** steht dabei in der Mitte zwischen Arsenicum und **Apis**.

Denken Sie auch an die Ähnlichkeit zwischen Arsenicum und **Mercurius sulfuricus** beim Hydrothorax [vgl. Vorl. 37].

[6] „Der Athem entgeht ihm Abends, wenn er auch noch so behutsam ins Bette steigt und sich niederlegt, doch sogleich …" (*CK* 729)

Bei **Nierenaffektionen** sollten Sie Arsenicum mit **Apis**, **Helleborus**, **Phosphorus**, **Aurum**, **Terebinthina** und **Digitalis** vergleichen.

Bei **Digitalis** besteht eine venöse Hyperämie der Nieren, weshalb es in Betracht zu ziehen ist bei Nierenerkrankung mit Ödemneigung, schwachem [CK660] oder langsamem Puls [CK661] sowie verminderter Sekretion [DP92f] eines eher dunklen, trüben Urins [CK439], der natürlich auch eiweißhaltig sein kann. Das Symptomenbild gleicht hier genau dem von Arsenicum, nur dass **Digitalis** die Unruhe und Reizbarkeit fehlt.

Angina pectoris

Arsenicum album kann auch bei der schrecklichen Krankheit Angina pectoris [ST2,489] angezeigt sein. Der Patient ist gezwungen, aufrecht zu sitzen; er kann keinen Muskel bewegen, ohne sogleich heftig zu leiden.[ST2,489] Bisweilen hält er sogar die Luft an, so schmerzhaft ist es für ihn zu atmen. Der Schmerz strahlt vom Herzen in die ganze Brust und in den linken Arm aus [bis in den Hals und den Hinterkopf[GS]]. In schweren Fällen tritt kalter Schweiß auf die Stirn, der Puls ist kaum noch tastbar, und zu alledem bestehen häufig brennende Schmerzen in der Herzgegend.

Ekzeme

Kommen wir nun zur Wirkung von Arsenicum auf die Haut. Die Neigung des Mittels zur Verhärtung [Hyperkeratose] der Haut lässt es zu einem wertvollen Mittel bei Ekzemen werden, ja bei jeder Hautkrankheit, die mit einer Verdickung [übermäßigen Verhornung] der Epidermis und entsprechend **reichlicher Schuppenbildung** einhergeht. Beim Ekzem selbst ist Arsenicum hilfreich, wenn die sich bildenden Bläschen bald pustulös werden und schließlich dicke Krusten bilden. Es ist besonders angezeigt bei kleieartigen Schuppen auf dem Kopf, die bis auf die Stirn herabreichen.[GS] Desgleichen kann es auch bei dickem, schorfigem Ausschlag der Kopfhaut [GS] benötigt werden, welcher Eiter absondert und sehr übelriechend ist.

Arsenicum ist in dieser Hinsicht u.a. mit **Sepia**, **Rhus toxicodendron** und **Graphites** vergleichbar.

53

Sepia officinalis Wie bei **Arsenicum** kommt es bei Sepia zu einem trockenen, kleieförmigen Abschuppungsprozess, doch bei Sepia entsteht dieses „Abschilfern" im Anschluss an eine Bläschenbildung auf nur mäßig geröteter Haut, oder es folgt auf ein feines Exanthem, besonders im Bereich von Gelenken, oder auf einen kreisförmigen Ausschlag, wie etwa eine Ringflechte [KE4,260].

Rhus toxicodendron Rhus hat Bläschen auf einer erysipelatös geröteten Oberfläche [(SK450)], vornehmlich im Genitalbereich und anderen behaarten Hautbezirken.

Graphites Die Hautveränderungen von Graphites haben viel Ähnlichkeit mit **Arsenicum**, zeichnen sich aber durch das Heraussickern einer klebrigen Flüssigkeit [GS] aus.

53

Clematis erecta Auch Clematis ähnelt **Arsenicum** bei Hautaffektionen, hat aber mehr Exkoriation [GS] oder Wundheit; Verschlimmerung des Juckreizes nach Waschen [SK330]. „Bei zunehmendem Monde sind die Flechten roth und nässend, bei abnehmendem aber blaß und trocken." [SK330 [7]]

Hydrocotyle Hydrocotyle hat Ekzeme [AZ56,64] mit verdickter, schuppiger Haut, aber weniger Brennen als **Arsenicum**.

Kreosotum Bei diesem Mittel häufen sich die Schuppen zu großen, verhärteten Massen an [GS]; Ausschläge auf den **Streckseiten** der Extremitäten [(GS)]. Unruhe im ganzen Körper [SK560], mit einem „Gefühl, als ob sich alle Theilchen des Körpers bewegten" [GA2,434].

Natrium muriaticum Kochsalz erzeugt demgegenüber schuppige Ausschläge auf den **Beugeseiten** der Extremitäten [GS] und nässende Ekzeme in den Gelenkbeugen [GS]. Weiße Schuppen oder Schorfe auf dem behaarten Kopf [CK205], im Wechsel mit Schnupfen und Geruchsverlust [SK197,GS].

[7] Farrington schreibt nur: „Moist, alternating with dry scabs."

Urtikaria

In Bezug auf exanthematische Krankheiten kommt Arsenicum vor allem bei urtikariellen Exanthemen in Betracht. Es ist hierbei ein wertvolles Mittel, wenn die Quaddeln brennen und jucken und mit großer Unruhe einhergehen.[GS] Besonders kann es indiziert sein bei üblen Folgen von „zurückgetretenem Nesselfriesel" [CH329]. Selbst Kruppanfälle können durch Arsenicum geheilt werden, wenn sie anstelle eines zuvor bestandenen Nesselausschlags auftreten.[GS]

Scharlach

Bei Scharlach muss in schlimmen Fällen an Arsenicum gedacht werden, wenn das Exanthem nicht recht herauskommen will und blass und spärlich erscheint.[KE4,28f] Das Kind verfällt wiederholt in Krämpfe: Es liegt in einer Art Betäubung bleich darnieder, stöhnt und wirft sich unaufhörlich hin und her [CH331]; plötzlich scheint es aufzuwachen und gerät augenblicklich in Krämpfe, nur um bald darauf in seinen benommenen Zustand zurückzusinken. Arsenicum ist außerdem von Nutzen, wenn – nach vorherigem Versagen von **Rhus toxicodendron** – im Verlauf eines Scharlachs die **Parotiden** anschwellen und **zu eitern** beginnen.

Geschwüre

Die Geschwüre, bei denen Arsenicum hilfreich ist, sind in der Regel nicht sehr tief, sie breiten sich eher oberflächlich aus.[GS] Auch hier sind die Schmerzen typischerweise brennend [CK1062], mitunter auch stechend [GS] oder reißend [CK1061]. Die Absonderungen sind zumeist jauchig [CK1070] und dunkel und machen die Umgebung wund. Leichtes Bluten der Geschwüre.[CK1068f]

Gangrän

Arsenicum ist bei gangränösen Nekrosen [GS] hilfreich, besonders bei **trockener Gangrän** alter Leute [GS], mit heftigem Wundheitsschmerz und **Brennen** des befallenen Körperteils [bei objektiver Kälte [GS]], aber **Linderung durch warme oder heiße Auflagen.**

Secale cornutum Diese Modalität reicht aus, dass Sie zwischen **Arsenicum** und Secale, einem anderen bedeutenden Gangränmittel, leicht unterscheiden können, denn die trockene Gangrän von Secale wird durch **kalte Anwendungen** gelindert [GS].

Lachesis Das Schlangengift ist eines unserer besten Mittel bei **traumatischer** Gangrän [GS], etwa wenn die Ränder einer Risswunde schwarz werden.

China officinalis Die Chinarinde passt bei Gangrän („feuchter Brand“ [SK296]) im Zusammenhang mit ausgeprägter Blutungsneigung [GS] oder nach starken Blutverlusten [GS].

Karbunkel

Arsenicum album ist ein wichtiges Mittel bei Karbunkeln [KE4,187ff] und bösartigen, großen Furunkeln [CH338] mit vielen, tief ins Gewebe herabreichenden Löchern. Es ist dabei durch den Charakter der Schmerzen angezeigt, die sich, wie Sie wissen, durch die ganze Pathogenese ziehen: schneidende, lanzinierende und vor allem brennende Schmerzen mit Verschlimmerung nach Mitternacht, verbunden mit der typischen physischen und psychischen Erregbarkeit des Mittels.

Anthracinum Es kommt vor, dass **Arsenicum** bei der Therapie dieser Karbunkel versagt. Dann müssen wir zu Anthracinum [KE4,185] übergehen, am besten in der 30. Potenz. Anthracinum hat hier genau die gleichen Symptome wie **Arsenicum**, nur in einem noch intensiveren Grad.

Phytolacca decandra An Phytolacca müssen wir bei diesem Leiden [MM1217] denken, wenn es mit stechend-lanzinierenden, zuckenden Schmerzen einhergeht. Das Mittel soll generell Eiterungsprozesse beschleunigen.[GS]

Carbo vegetabilis, Lachesis Diese beiden Arzneien werden hierbei gern vernachlässigt. Wenn wir Carbo vegetabilis anwenden, ist es sinnvoll, zusätzlich einen Umschlag mit Aktivkohle auf dem Karbunkel zu applizieren.

Krebserkrankungen

Arsenicum kann unter Umständen bei Krebserkrankungen zum Einsatz kommen. Ich will nicht behaupten, dass das Mittel Krebs zu heilen vermag, aber es hat immerhin manche [gutartige] **Epitheliome** geheilt, ebenso wie **Conium**, **Hydrastis**, **Clematis** und einige andere Mittel. Bei echten Karzinomen hingegen, bei offenen Krebsgeschwüren weiß ich von keinem Fall, der geheilt worden wäre; doch selbst wenn diese Fälle nicht geheilt werden können, ist es immer noch möglich, ihnen Linderung zu verschaffen.

Krebsschmerzen können ja bekanntlich für den Betroffenen wahre Folterqualen bedeuten. Sie sind gewöhnlich von scharf stechendem, lanzinierendem Charakter; ein rot glühendes Messer, in den befallenen Körperteil gestoßen, könnte nicht schlimmer sein. Arsenicum lindert derartige Fälle bisweilen, wenn es angezeigt ist.

Arsenicum jodatum ist manchmal ersatzweise zu geben, wenn Arsenicum selbst nicht geholfen hat. In anderen Fällen müssen wir dagegen unsere Zuflucht zu **Belladonna** nehmen.

Migräne

Zum Schluss wollen wir kurz Arsenicum album als Heilmittel bei Nervenleiden betrachten. Es ist bei wiederkehrenden [CK120], halbseitigen Kopfschmerzen [CK117] indiziert, wenn diese über einem Auge lokalisiert [CK119] und von heftigem, lanzinierendem [8] Charakter sind. Die Migräne wechselt häufig mit **Leberbeschwerden** und Gallenkoliken ab.[AZ34,13f]

[8] Für diesen Schmerzcharakter gibt es in den Quellen keine Bestätigung. Ein Dr. Tietzer aus Königsberg beschreibt die Migränebeschwerden von *Arsenicum* (ähnlich wie Hahnemann [*CK* 121ff]) wie folgt (*AZ* 34,14): „Der Schmerz selbst ist bei dieser Hemicranie ein sehr unbestimmter, die Kranken können ihn in der Regel nicht genau angeben. Es stellt sich im Allgemeinen ein klopfend-reißender und ein drückender, betäubender Kopfschmerz heraus …“

53

Die Schmerzen verschlimmern sich durch jede Bewegung und bessern sich vorübergehend durch kalte Auflagen[CK118].[9]

Epilepsie

Arsenicum kann auch bei Epilepsie Anwendung finden.[CK1005] Der Patient verliert das Bewusstsein[CK1004], fällt hin und windet sich in Krämpfen.[GS] Vor dem Anfall ist ihm schwindelig, er leidet unter Druckschmerz im Hinterkopf sowie unter Brennen im Rückgrat.[HY2,412f] Wenn der Patient nach dem Anfall wieder zu sich kommt, ist er „schmerzlos, aber sehr betäubt“[HY2,412]; gleichwohl tritt auch in diesem Zustand die allgegenwärtige Unruhe zutage.

[9] Gegenteiliges berichtet Dr. Tietzer (s. o.). „Patient kann keine Ruhe finden, muß den Kopf, selbst die Füße hin- und herbewegen und glaubt dadurch eine Erleichterung zu haben; auch äußere Wärme erleichtert." (*AZ* 34,14)

KAPITEL

54 Vorlesung: Phosphorus

Arzneimittelbeziehungen

Phosphorus (➤ Tab. 54.1) hat zwei wichtige komplementäre Mittel, **Arsenicum** und **Allium cepa**.[1] Als Antidote habe ich **Nux vomica** und **Terebinthina** auf der Tafel verzeichnet.[2] Der diesbezügliche Nutzen von **Terebinthina** ist uns aus der alten Schule überliefert: Terpentinöl scheint Phosphor chemisch unwirksam zu machen, indem es diesen löst und damit neutralisiert. Ebenso wirkt es aber auch antidotarisch, wenn es potenziert verabfolgt wird. **Nux vomica** ist hilfreich, wenn Phosphorus als Heilmittel übermäßig starke Wirkungen hervorgerufen hat oder wenn es fälschlich gegeben worden ist.

Geist und Gemüt

Wenn wir Phosphorus studieren, fällt uns als Erstes dessen ausgeprägte Wirkung auf das Nervensystem ins Auge; sie ist die wichtigste Eigenschaft des Mittels, und sie macht sich in jedem Teil der Phosphorus-Prüfung bemerkbar. In keinem Fall weisen seine Symptome auf eine Zunahme der Kraft oder der Vitalität hin, ebenso wenig auf eine wirkliche Anregung irgendwelcher Körperfunktionen; vielmehr deutet alles auf einen Zustand hin, wie wir ihn auch bei **Arsenicum** vorfinden: **reizbare Schwäche.** Der Phosphorus-Patient ist **außerordentlich empfänglich für äußere Eindrücke** aller Art [CK35]; er verträgt weder Licht [CK332], Geräusche [CK361ff], noch Gerüche [CK403]; auch ist er sehr berührungsempfindlich. Elektrische Veränderungen in der Atmosphäre, wie sie bei plötzlichem Wetterwechsel vorkommen, besonders aber bei **Gewitter,** machen ihn furchtsam und verschlimmern alle bestehenden Beschwerden.[(SK331)] Auch psychisch ist der Patient leicht zu erregen und zu beeindrucken [CK62ff]; er ist „aufgebracht über jede Kleinigkeit" [CK64]. Dies ist keine bloße Gereiztheit; er gerät regelrecht außer sich vor Zorn [CK54+65], neigt zu Anfällen von Jähzorn [CK67] und wie der **Nux-vomica**- und **Chamomilla**-Patient muss er anschließend als Folge davon selber körperlich leiden [„Beschwerden von Aergerniß" [SK331]]. Zu anderen Zeiten ist der Phosphorus-Patient eher **ängstlich** und unruhig [CK25], besonders in der Dämmerung [GS] oder im Dunkeln. Seine Phantasie kann ihm dann alle möglichen Streiche spielen; so sieht er z. B. grässliche Gesichter, die ihn aus jedem Winkel des Raumes angrinsen [CK31]. Er ist geistig so überstimuliert, dass er das ständige **Zuströmen von Gedanken** nicht ein-

Tab. 54.1 Vergleichsmittel und Antidote von Phosphorus

Phosphorus	
Vergleichsmittel	• *Nux vomica, Coffea, Ambra* • *Rhus toxicodendron, Muriaticum acidum, Lachesis* • *Carbo veg., Arsenicum, Nitricum acidum, Kalium carbonicum* • *China, Veratrum album* • *Sulfur, Calcarea, Silicea, Lycopodium, Calcarea phosphorica* • *Allium cepa, Bryonia* • *Zincum* • *Osmium*
Feindliche Mittel	• *Causticum* • *Apis mellifica*
Antidote	• *Nux vomica* • *Terebinthina* • *Camphora* • *Coffea* • Wein

[1] Dies sind die beiden einzigen Arzneien, die in den *Guiding Symptoms* als komplementär genannt werden. Weitere sind laut Miller/Klunker *(Arzneibeziehungen): Calc., Carb-v., Kali-bi., Lyc., Petr., Sang., Sep.* Die Zahl der darüber hinaus gut folgenden Mittel ist sehr viel größer.

[2] Nach Jahr *(Symptomencodex)* in der Tabelle um einige Mittel ergänzt.

dämmen kann.[CK88] Doch dieser Effekt ist nur vorübergehend und wird bald gefolgt von Gedankenleere[CK87] und großer Vergesslichkeit[CK86] oder von einer Verschlimmerung all seiner Beschwerden durch geistige Anstrengung. Jede Beanspruchung seines Geistes ist ihm zuwider. Auch dies lässt uns sogleich an **Nux vomica** denken. Als weiterer Hinweis auf die reizbare Schwäche von Phosphorus können die **Delirien** des Mittels angesehen werden. Sie können im Zusammenhang mit Typhus, Gelbsucht oder sexuellem Erethismus auftreten und ziemlich heftig werden. Oft sind diese Delirien durch Zustände ekstatischen Wahnsinns charakterisiert. So kann sich der Patient z. B. einbilden, sein Körper sei in einzelne Teile zerstückelt, und er fragt sich, wie er die Teile wieder richtig zusammenbringen soll.[GS] Oder er leidet an Größenwahn und phantasiert, er sei eine hochstehende Persönlichkeit[CK89] und von lauter Insignien der Macht umgeben. Zu anderen Zeiten nimmt der Wahnsinn die Form sexueller Erregung an: Der Patient entblößt sich ohne jede Scham[CK80] und ist bestrebt, seine Begierde zu befriedigen, gleichgültig, wer das Opfer ist. All diese deliriösen Anfälle gehen früher oder später in einen komatösen Zustand über, in eine Apathie oder eine Benommenheit, in der er auf Fragen entweder gar nicht oder nur höchst widerwillig antwortet. Phosphorus ist hierin **Hyoscyamus** sehr ähnlich und folgt diesem Mittel häufig bei **Erotomanie.** Ähnlichkeiten hinsichtlich des Delirs bestehen außerdem zu **Stramonium**, **Baptisia**, **Rhus toxicodendron** und **Muriaticum acidum**.

Übererregbarkeit der Sinne

Überall am Körper spiegeln die Symptome diese Übererregbarkeit der Sinne wider. Kopfschmerzen z. B. gehen mit erhöhter Empfindlichkeit gegenüber Gerüchen einher[CK404]; mitunter ist der Geruchssinn so gesteigert, dass der Patient schon durch den Duft von Blumen ohnmächtig wird[GS]. Oder es bestehen pulsierende[CK210], pochende[CK208] Kopfschmerzen, die durch Musik verschlimmert werden.[GS] Das Hören der menschlichen Sprache ist beeinträchtigt[CK]: „Fremde und eigne Worte schallen stark in den Ohren, wie ein Echo“[CK361]; „Starkes Wiederhallen in den Ohren …“[CK360]; „Nachklingen jedes Tones, den Jemand vernehmlich spricht …“[CK36] Brausen in den Ohren[CK366], wie von Blutandrang.[GS] Der Phosphorus-Patient neigt außerdem zu sexueller Übererregbarkeit[CK1072] mit gehäuften Erektionen[CK1075], zu ununterdrückbaren lüsternen Gedanken und zu vermehrten nächtlichen Samenergüssen[CK1085].

Spinalirritation, neurologische Störungen

Symptome von Spinalirritation[GS] sind für Phosphorus sehr charakteristisch. Sie gehen oft mit Herzklopfen einher, das sich durch jede Gemütsbewegung noch verstärkt[CK1273], sei es Kummer, Zorn oder Freude. Die Wirbelsäule ist, wie in all diesen Fällen spinaler Reizung, äußerst empfindlich gegen Berührung.[GS] Zudem besteht eine ausgeprägte Schwäche der Wirbelsäule.[(CK1316)] Der Rücken fühlt sich schwach an, wie gelähmt[CK1706], so als würde er jeden Augenblick zusammenbrechen[GS]. Kraftlosigkeit auch in allen Gliedern[CK1701]; die Beine fangen beim Gehen gleich an zu zittern.[GS] Der Patient stolpert viel, die Zehen bleiben an jeder Unebenheit des Bodens hängen.[GS] Er schwankt beim Gehen, die motorische Koordination scheint gestört zu sein.[GS] Nächtliche Schlaflosigkeit bzw. häufiges Erwachen wegen übermäßiger Hitze des Körpers.[GS; CK1777] Wenn der Patient doch einmal schläft, wird er von ängstlichen[CK1795] oder lebhaften[CK1797], fürchterlich aufregenden Träumen gepeinigt. All dies sind Beispiele für den Erethismus von Phosphorus und auch für die verminderte Widerstandskraft gegenüber äußeren Reizen. Die solcherart konstitutionell geschwächten Personen sind zu verschiedenen Krankheitszuständen prädisponiert. Der Verlust von Lebenssäften wie Blut, Samen oder Milch, aber auch zu häufiges Gebären oder zu rasches Wachstum bei Jugendlichen kann das Entstehen von Tuberkulose oder von Nervenkrankheiten wie **Paralysen, Chorea** und Rückenmarksleiden begünstigen.

Selbst ataktische Störungen wie **Gangataxie** (Tabes dorsalis) können durch Phosphorus geheilt werden, wenn der Beginn des Leidens auf übermäßigen Säfteverlust zurückgeführt werden kann, vor allem auf häufige Verluste von Samenflüssigkeit. **Brennende Hitze entlang der Wirbelsäule**[GS] ist ein typisches Phosphor-Zeichen, des Weiteren starkes

54

Kribbeln und Ameisenlaufen in der Wirbelsäule und den betroffenen Extremitäten[GS]. Zu Beginn der Krankheit neigen die Patienten stets zu ausgeprägter sexueller Erregbarkeit; dies ist eine Art *Conditio sine qua non:* entweder sind sie auch jetzt noch sexuell leicht erregbar, oder sie sind es zumindest früher gewesen.

Impotenz

Sie werden Phosphorus nur selten bei Impotenz[CK1080] angezeigt finden, es sei denn, ihr ist eine **Überreizung der Geschlechtsteile** vorausgegangen bzw. sie ist eine Folge davon.[AZ59,100] Dies ist ein wertvoller Hinweis. Ich finde das Mittel besonders bei jungen Männern indiziert, die versuchen, ihren natürlichen Trieb zu unterdrücken, und dennoch macht sich lokal immer wieder dieser „Erethismus" bemerkbar. Hier hilft Phosphorus auf wunderbare Weise, das geschlechtliche Verlangen einzudämmen. Wenn die Genitalorgane aufgrund von geschlechtlichen Ausschweifungen ihre Kraft verloren haben und der Patient impotent geworden ist, ist Phosphorus das passende Mittel, desgleichen, wenn die Impotenz durch einen zölibatären Lebenswandel entstanden ist, dem eine entsprechende Überreizung vorausging. Dies ist anders als bei **Conium**, wo der Patient früher sexuell normal erregbar gewesen ist und sich dann diese spezielle Schwäche entwickelt hat[SK366].

Gehirnerweichung

Gehirnerweichung[KE5,55f] ist eine weitere Form von Atrophie des Nervengewebes, bei der Phosphorus viele Lorbeeren ernten konnte. Der Patient hat ständig dumpfe Kopfschmerzen[CK150], fühlt sich die ganze Zeit matt und angegriffen[CK1687], und das Gehen fällt ihm schwer und ermüdet ihn außerordentlich[CK1685f]. Das Mittel ist in solchen Fällen besonders nach vorherigem Gebrauch von **Nux vomica** angezeigt. Manchmal wird mir – und das völlig zu Recht – die Frage gestellt: Wie können Sie **Nux vomica** als Antidot von Phosphorus angeben – und auf der anderen Seite von **Nux vomica** als einem Mittel sprechen, das diesem gut vorangehen oder folgen kann? Dazu wäre zum einen zu sagen: Das Antidot kann durchaus auf das fragliche Mittel folgen und auch notwendig sein – nicht um es zu antidotieren, sondern weil die aufkommenden Symptome eine entgegengesetzte Polarität haben und dementsprechend ein entgegengesetztes Mittel erforderlich machen. Zum anderen: Ein Arzneimittel kann sehr wohl in einigen seiner Symptome antidotarisch und in anderen Symptomen konkordant in Bezug auf ein zweites Mittel sein.

Chorea

Phosphorus kann erfolgreich bei Chorea zur Anwendung kommen, wenn sie bei Kindern auftritt, die zu schnell wachsen; der Patient ist gewöhnlich schwach und kraftlos, in allen Gliedern wie gelähmt[CK1701]. [„Er geht wie lahm, ohne es selbst zu merken." [CK1703]]

Typhus und typhusähnliche Fieber

Bleiben wir bei den nervösen Symptomen von Phosphorus, so sehen wir das Mittel bei manchen adynamischen Formen von **Nervenfieber**[KE4,765] [Typhus abdominalis] sowie bei typhusähnlichen Fieberzuständen angezeigt. Ich gebrauche diesen Ausdruck „typhusähnliche Fieberzustände", um deutlich zu machen, dass Sie Phosphorus nicht nur bei Bauch- und Flecktyphus in Betracht ziehen sollten, sondern auch bei jeder anderen Fieberform, die einen typhösen Charakter annimmt und die im Folgenden aufgezählten Symptome zeitigt:

Große **zerebrospinale Erschöpfung;** Gehirn und Rückenmark scheinen in besonderer Weise von dem typhösen „Gift" angegriffen zu sein. Das Gesicht hat zumeist ein aschfarbenes oder wächsernes Aussehen.[GS] Die Zunge ist von einem zähen, fadenziehenden Schleim bedeckt, der nur schwer zu entfernen ist; er scheint sich außer auf der Zunge auch auf den Zähnen und dem Zahnfleisch abzulagern.[GS] Die Zähigkeit dieses Schleims einerseits und die Schwäche des Patienten andererseits haben zur Folge, dass er den Mund kaum reinigen kann.

Der Körper, genauer gesagt der Rumpf, ist heiß, während der Kopf kühl und die Extremitäten ausgesprochen kalt sind.[GS] **Kongestion des Thorax** wie des **Abdomens.**[GS] Der Atem ist heiß, und es ist fast immer entweder eine typhöse Bronchitis oder eine **typhöse Pneumonie** mit zugegen.[KE4,765] Mit Letzterem meine ich insbesondere die dem Typhus eigene pneumonische Infiltration[AZ51,34], bei welcher Phosphorus besonders häufig indiziert ist.

Es besteht ein brennender Durst, vor allem zwischen 15 und 18 Uhr; er wird **gelindert durch kaltes Wasser,** und es geht dem Patienten anschließend auch besser, **bis das Wasser im Magen warm geworden ist** – dann wird es gewaltsam wieder herausbefördert. Mit der Ausnahme des chronischen Erbrechens von Dyspeptikern ist Phosphorus bei Erbrechen nur selten hilfreich, es sei denn, wir finden die eben beschriebenen Modalitäten.

Dies ist anders als bei **Arsenicum**; und es ist auch anders als bei **Bismutum**, bei dem das Wasser erbrochen wird, sobald es beim Trinken den Magen erreicht[NZ14,141],[3] einhergehend mit Brennen in der Magengegend[WI1,419]. **Kreosotum** zeichnet sich demgegenüber durch das Erbrechen von unverdauten Speisen etliche Stunden nach dem Essen aus.[GA]

Kehren wir aber zu den Indikationen für Phosphorus bei typhoiden Fieberzuständen zurück. Die Eingeweide und speziell der Darmtrakt sind in diesen Fällen natürlich stets mit affiziert. Die Leber ist gewöhnlich vergrößert[GS] und empfindlich, sie „schmerzt beim Befühlen stumpf drückend"[CK820]. Gleiches gilt für die Milz.[GS] Der Patient bekommt Durchfall, sobald er etwas isst; in diesem Punkt ist das Mittel mit **Arsenicum** identisch. Die Durchfälle sind in einem Phosphorus-Fall von flockiger Konsistenz, dunkelfarbig und blutig tingiert[KE4,768], und **nach dem Stuhlgang** besteht **extreme Schwäche**[4] – Zeichen der eingangs erwähnten zerebrospinalen Erschöpfung. Sie finden dieses Zeichen bei allen „zerebrospinalen" Mitteln, etwa bei **Conium** oder **Nux vomica**, besonders aber bei Phosphorus. Wenn zwischenzeitlich Phasen von Obstipation auftreten, kommt es zu den für Phosphorus so charakteristischen **Bleistiftstühlen,** i. e. lange, schmale, schwer abgehende Stühle, wie sie oft auch bei Hunden zu beobachten sind.[OB58]

Während des Fiebers, das in der Regel mit starker Kongestion des Thorax und Abdomens verbunden ist, stößt der Patient immer wieder die Bettdecke von sich; wenigstens aber streckt er seine Arme heraus, um sich abzukühlen. Die Haut ist von reichlichem **Schweiß** bedeckt, der aber **keine Erleichterung** bringt.[JB1,143] In Bezug auf dieses Schweißsymptom möchte ich eine Warnung aussprechen: **Mercurius** ist bei Abdominaltyphus nur dann angezeigt, wenn deutliche Zeichen einer Leberaffektion und entsprechender Ikterus zugegen sind.[KE4,747] Daher werden Sie nicht oft Gelegenheit haben, das Mittel hierbei anzuwenden – und niemals sollten Sie es allein wegen dieses Symptoms „reichlicher Schweiß ohne Erleichterung" tun. Nur wenn zugleich Gelbsucht und die typischen Bauchsymptome vorhanden sind, können Sie sicher sein, dass Sie in **Mercurius** das passende Mittel gefunden haben. Außer **Mercurius** gibt es noch einige andere Arzneien mit dieser Schweißmodalität, insbesondere Phosphorus, aber auch **Rhus toxicodendron** und **Chamomilla** (Letzteres vor allem bei Kindern).

Phosphorus ist selbst in extremen Fällen von Bauchtyphus angezeigt, wenn diese durch **drohende Lungenlähmung** gekennzeichnet sind. Der Kranke befindet sich in einer Art Koma, mit heißem Atem und röchelnder Respiration; es hat den Anschein, als rasselte eine große Menge Schleim in der Lunge und als fehle dem Patienten die Kraft, diesen auszuwerfen[AZ24,157]. Die Gliedmaßen sind kalt und von ebenso kaltem Schweiß bedeckt.[KE4,768] Der Puls ist kaum tastbar.

Ich möchte Sie hier an **Carbo vegetabilis** erinnern, das bei derartigen Kollapszuständen ebenfalls geeignet sein kann und oft sehr gut auf Phosphorus folgt. Es unterscheidet sich von diesem, zumindest theoretisch, wie folgt: Phosphorus wirkt mehr auf das zentrale Nervensystem, **Carbo vegetabilis** mehr auf den Sympathikus und vor allem auf den Solarplexus.

[3] Farrington schreibt: „… immediately after taking food [?]." E. B. Nash schreibt hingegen in seinen *Leitsymptomen:* „*Nur Wasser* wird auf diese Weise erbrochen; Speisen behält der Organismus etwas länger bei sich (bei *Arsenicum* werden sowohl Wasser als auch Speisen sofort erbrochen)."

[4] In den *Guiding Symptoms* (Bd. 8, S. 383), die diese Typhus-Schilderung Farringtons zusammengefasst wiedergeben, heißt es fälschlich „external weakness" statt *extreme weakness*.

Fettige Degeneration

Als Nächstes möchte ich eine Eigenschaft des Phosphors zur Sprache bringen, die nicht mit seiner Wirkung auf das Nervensystem zusammenhängt, nämlich dessen Fähigkeit, fettige Degeneration herbeizuführen. Das Mittel scheint die Beschaffenheit des Blutes zu verändern – wie, ist nicht genau bekannt –, indem es dieses zersetzt und dabei flüssiger bzw. weniger leicht gerinnbar macht. Gleichzeitig erzeugt es Hyperämie des einen oder anderen Körperteils, vorzugsweise Kongestion des Kopfes oder eines der inneren Organe. Diese **Hyperämie** ist keine aktive, arterielle Kongestion, sondern eher eine **passive Blutstase.** Der affizierte Körperteil wird mit Blut überfüllt, und das Blut ist dabei von minderer Qualität; es vermag das kongestionierte Organ nicht ausreichend zu ernähren [und mit Sauerstoff zu versorgen], sodass dort allmählich eine fettige Degeneration des Gewebes einsetzt. Dies kann im Gehirn oder im Rückenmark stattfinden (wie ich schon [in der Vorlesung über **Picricum acidum**] ausgeführt habe), es können aber auch das Herz oder die Lunge, vor allem aber die **Leber** und die **Nieren** betroffen sein; selbst die Muskeln können fettig degenerieren.

Leber

Die Leber ist ein bevorzugter Angriffsort des Phosphors. Die dabei entstehenden Symptome hängen mehr oder weniger direkt mit der **fettigen Degeneration** zusammen. Wenn Phosphor über längere Zeit eingenommen wird, kommt es als Erstes zu dieser Hyperämie der Leber; das Organ vergrößert sich in der Folge[EN1639], einhergehend mit ausgeprägter Druckschmerzhaftigkeit[CK820] und Gelbsucht[EN1641]. Weißgraue Verfärbung der Stühle[EN1982ff] weist auf die mangelnde Gallensekretion hin. Das Abdomen ist stark von Blähungen aufgetrieben.[CK848] Die Gelbsucht nimmt mit der Zeit ein immer bedrohlicheres Ausmaß an, und der Puls wird schwach und fadenförmig[EN2687]. Diese Symptome sind auf zwei Ursachen zurückzuführen: zum einen auf die zwangsläufigen Veränderungen, die Phosphor am Blut selbst hervorruft, zum anderen auf die Vergiftung des Blutes durch die verminderte Ausscheidung der Gallenfarbstoffe in der Leber. Diese Substanzen haben einen depressorischen Einfluss auf das Herz, verlangsamen so den Puls[EN2683] oder machen ihn schwach und fadenförmig. Wenn man die Leber in diesem Stadium untersucht, findet man bereits Zeichen einer beginnenden Atrophie, mit Zerstörung der Leberparenchymzellen und Zunahme des interstitiellen Bindegewebes. Das bindegewebige Gerüst der Leber hat sich entzündlich bedingt vermehrt, und der dadurch ausgeübte Druck auf die Parenchymzellen trägt zu deren Untergang bei. So kommt es schließlich zu dem als **Leberzirrhose** bezeichneten Zustand, einhergehend mit Aszites und varikösen Venen, die über dem gesamten Abdomen sichtbar sind.[GS] Das alterierte, vergiftete Blut kann einer der Gründe dafür sein, dass der Patient in das eingangs beschriebene Delirium verfällt. Der Urin ist in diesen Fällen gewöhnlich stark eiweißhaltig.[EN2184] Der Ikterus und die damit zusammenhängenden Symptome nehmen bis zum Exitus des Patienten kontinuierlich zu.

Phosphorus ist oft bei **akuter gelber Leberatrophie**[GS] von Nutzen, ein Zustand, den es auch zu erzeugen vermag.

Ebenso kann es bei fettiger Leberdegeneration als **Folge eines Herzleidens**[GS] dienlich sein, desgleichen bei **Leberamyloidose,** entstanden im Gefolge einer langwierigen Knochenkrankheit, wie Karies oder Tuberkulose der Wirbel oder der Hüftgelenke.[GS]

Das Mittel kann ferner bei **Hepatitis** helfen, wenn diese eitrig wird, mit hektischem Fieber, Nachtschweißen und tastbarer Schwellung und großer Druckschmerzhaftigkeit der Lebergegend.[GS]

Die **Gelbsucht** ist bei Phosphorus nicht funktioneller Natur, sondern weist auf eine tiefgreifende organische Störung hin; sie kann im Zusammenhang mit Anämie, mit Gehirnerkrankungen[GS], mit Schwangerschaft[AR23,3,34] oder mit malignen Leberkrankheiten auftreten.

Verdauungstrakt, Appetit

Phosphorus hat eine ausgeprägte Wirkung auf den Verdauungstrakt. Die **Zunge** ist weiß belegt, besonders entlang der Mitte, wie bei **Bryonia.** Bei Gallenbeschwerden ist die Zunge gelblich belegt[PH142]; bei typhösen Erkrankungen erscheint sie bräunlich bis

54

schwarz[AZ67(MB)30] und sehr trocken[CK577], vergleichbar mit **Rhus toxicodendron**. Der Rachen und die angrenzenden Teile können entzündet sein, namentlich die Uvula. Weißlicher, fast durchsichtiger Schleim sammelt sich im Hals.[GS]

Der Patient neigt zu bulimieähnlichen **Heißhungerattacken,** besonders **in der Nacht.**[CK639] Diese Anfälle von Heißhunger deuten vor allem dann auf Phosphorus hin, wenn sie während Fieberfrost[GS] und Fieberhitze auftreten. Der Patient wacht nachts hungrig auf und kann erst dann wieder einschlafen, wenn er etwas gegessen hat. Dabei besteht ein besonderes **Verlangen nach sehr Kaltem,** Erfrischendem[CK], nach Eiscreme, Eiswasser etc., und es scheint auch Linderung zu bringen – bis es im Magen warm geworden ist, dann wird es wieder erbrochen; dies ist ein charakteristisches Zeichen des Mittels.

Phosphorus kann Erbrechen bei **chronischer Dyspepsie** heilen, wenn der Magen einfach erschöpft zu sein scheint.[GS] Möglicherweise ist dabei die innere Oberfläche des Magens von Schleim überzogen, was die Einwirkung des Magensaftes auf die Speisen behindert.

Wir finden Phosphorus auch bei Spasmus[GS] oder **Striktur**[AJ5,19] **des Ösophagus** von Nutzen, besonders bei Verengung desselben im Bereich des Mageneingangs. Verschluckte Speisen scheinen eine gewisse Strecke ungehindert hinabzuwandern, um dann plötzlich und gewaltsam wieder ausgewürgt zu werden.

Magen

Kommen wir zum Magen selbst, wo Phosphorus bei einer höchst gefährlichen Krankheit, dem perforierenden **Magengeschwür**[AZ51,53], hilfreich sein kann. Es ist dabei durch die Schmerzen angezeigt, durch das Erbrechen der Speisen gleich nach dem Hinunterschlucken sowie durch die Beschaffenheit des Erbrochenen, welches dunkle, krümelige, halbfeste Massen enthält, die wie Kaffeesatz aussehen.[GS]

Die gleichen Symptome indizieren Phosphorus auch beim **Magenkarzinom**[AJ16,1ff], besonders wenn dieses ins Stadium der Ulzeration übergeht.

Pankreas

Phosphorus ist eines der wenigen Mittel, die auch auf die Bauchspeicheldrüse wirken. Es ist hier vor allem bei fettiger Degeneration des Pankreas von Nutzen, und die Symptome, die es dabei anzeigen, sind neben den erwähnten gastrischen Zeichen in erster Linie ölige Stühle. Manchmal sehen die Stühle auch wie Froschlaich oder, genauer gesagt, wie gekochter Sago aus.[GS] Auch bei **Diabetes mellitus** und Morbus Brightii sollten wir an Phosphorus denken, wenn diesen Leiden eine Erkrankung des Pankreas vorausgegangen ist oder wenn sie damit einhergehen.

Darm

Das Intestinum wird von Phosphorus fast genauso heftig angegriffen wie von **Arsenicum**. Es bewirkt zum einen Stuhlverstopfung[CK929], deren Charakter ich Ihnen bereits erläutert habe [Bleistiftstühle]; zum anderen erzeugt es aber auch starke **Diarrhö**, die meist wässrig ist[EN1949] und verstärkt am Morgen auftritt[CK953]; hier trifft es sich mit **Sulfur** und **Podophyllum**. Phosphorus ruft ferner grüne[CK958], schleimige[SK350] Durchfälle hervor, < morgens; sie enthalten oftmals **Unverdautes**[SK350] und schwächen den Patienten außerordentlich. Das Mittel kann bei Cholerine angezeigt sein oder bei solchen Durchfällen, die während einer Choleraepidemie entstehen.[KE1,953ff] **Lähmung** des Darmkanals[SK350] wird von Phosphorus hervorgerufen und geheilt, besonders wenn die unteren Darmabschnitte – Kolon und **Rektum** – betroffen sind: „Schleimfluss aus dem stets geöffneten After.“[CK]

Nieren

Bei Erkrankungen des Harnapparats ist Phosphorus ein hochrangiges Heilmittel. Man muss an das Mittel bei jenen Beschwerden denken, die unter dem Terminus **Morbus Brightii** zusammengefasst werden.[GS; HC3,139] Es ist hilfreich bei **fettiger** oder **amyloider Nierendegeneration,** zumal wenn diese von einem ähnlichen pathologischen Befund der Leber und des rechten Herzens begleitet wird, mit den entsprechenden Symptomen venöser Stase und venöser Hyperämie in verschiedenen Organen, mit Lungenödem und all den anderen Zeichen pulmonaler Anschoppung, die auf eine beginnende Pneumonie hinweisen. Der Harn enthält epitheliale, fettige oder wachsartige Zylinder.[GS]

Phosphorus kann Blutungen aus jedwedem Körperteil beheben, namentlich solche aus der Lunge[CK1218] und dem Magen[GS], wenn die Bright'sche Nierenerkrankung damit verbunden ist.

Weibliche Geschlechtsorgane

Phosphorus ist ein ausgesprochenes **Reizmittel für den Geschlechtstrieb;** es bewirkt bei Frauen nymphomanische Zustände[OB58;GY17] und bei Männern Satyriasis[GS] bzw. unwiderstehlichen Trieb zum Beischlaf[CK1072].

Die weiblichen Geschlechtsorgane selbst werden zwar nicht nennenswert affiziert, doch scheint die **Menstruation** einigen Veränderungen unterworfen zu sein. Oft ist die Regel heftiger und länger anhaltend als gewöhnlich[PH146], und das Blut ist eher blass[EN2313]. Die Patientin ist während dieser Zeit traurig gestimmt und stets den Tränen nah.[GY1] Häufiger ist Phosphorus bei unterdrückten Menses indiziert: **Amenorrhö** bei Frauen, die vikariierend unter **Bluthusten**[GS], **Nasenbluten**[CK] oder **Hämaturie**[CK1055] leiden.

Bei Erkrankungen der **Mammae** ist Phosphorus vor allem hilfreich, wenn sich **Abszesse** darin gebildet haben.[SK352] Die entzündete Brust hat ein rotlaufähnliches Aussehen.[SK352] Rote Streifen strahlen von der Fistelöffnung des Abszesses in die Umgebung aus. Der sezernierte Eiter ist nicht „laudabile“, sondern von dünn-wässrigem, jauchigem Charakter. Hier ist Phosphorus komplementär zu **Silicea**, und es ist **Belladonna** sehr ähnlich.

Nase

Als Nächstes wollen wir uns mit der Wirkung von Phosphorus auf die Atemwege beschäftigen. Wir finden das Mittel bei Schnupfen nicht so häufig angezeigt, ausgenommen es handelt sich um einen **chronischen Katarrh** oder um eine Ozäna. Dann ist es durch die Farbe und Beschaffenheit des Nasensekrets angezeigt, welches aus **grünem**[GS], **blutstreifigem**[CK394] **Schleim** besteht. Grüner Schleim, der *nicht* blutig tingiert ist, benötigt eher selten Phosphorus.

Nasenpolypen[SK342], die **viel bluten**[GS], erfordern gewöhnlich Phosphorus. Auch bei Polypen in den Ohren[GS] oder im Uterus kommt Phosphorus des Öfteren in Betracht. Andere hierbei zu beachtende Mittel sind **Teucrium marum verum**, **Calcarea**, **Calcarea phosphorica**, **Thuja** und **Sanguinaria**.

Kehlkopf

Zum Kehlkopf hat Phosphorus einen stärkeren Bezug als jedes andere Mittel. Die Symptome, die hier auf Phosphorus hindeuten, sind **Heiserkeit**[CK1168], die sich zum **Abend** hin verschlimmert und bis zur völligen Stimmlosigkeit[HY7,56] steigern kann, sowie höchste Empfindlichkeit des Kehlkopfes[SK352]. Manchmal hindert große **Schmerzhaftigkeit** des Kehlkopfes den Patienten am Reden[SK352], und durch Husten wird der Schmerz noch einmal erheblich vermehrt[AZ79,119].

Es kann ferner bei **Pseudokrupp** und **Kehlkopfdiphtherie** angezeigt sein[KE3,134], gewöhnlich aber erst in einem späteren Stadium. Gleichwohl vermag es als eine Art Prophylaktikum zu dienen, „um bei zu häufigen Anfällen der Bräune sehr geneigten Kindern Recidive zu verhüten“[AZ13,292]. Auch in weit fortgeschrittenen Kruppanfällen ist es noch hilfreich, wenn das Zentralnervensystem bereits sehr erschöpft ist, wie wir es auch bei den typhoiden Fieberzuständen gesehen haben. Dann finden wir Aphonie, rasches Nachlassen der Kräfte, kalte, klebrige Schweiße, rasselndes Atmen, eingefallenes, bleiches Gesicht und Herabhängen des Unterkiefers.[(GS)] Der Puls ist dabei schwach, fadenförmig und aussetzend. Bei dieser Symptomenkonstellation ist Phosphorus **Lycopodium** sehr ähnlich.

Husten

Phosphorus kann bei **Tracheitis** und bei Bronchitis[KE3,171] hilfreich sein, besonders bei großen, schlanken, fast schwindsüchtig wirkenden Men-

54

schen, die zu Hohlbrüstigkeit und gebeugtem Gang neigen. Der Husten verschlimmert sich beim Wechsel von einem warmen Raum in die kalte Luft [CK1189] oder überhaupt bei **Wechsel von warm nach kalt.** Phosphorus hat trockenen Kitzelhusten [CK1204] durch **Reiz im Kehlkopf** [im Hals [CK1197]] und **unter dem Brustbein** [in der Luftröhre [CK1178]].[GS] In extremen Fällen geht der Husten mit Zittern am ganzen Körper einher, so groß ist die nervöse Schwäche des Patienten. Bedingt durch die lokale Entzündung ist der Husten oft mit fast unerträglichen Schmerzen im Kehlkopf verbunden, außerdem mit berstenden Kopfschmerzen [CK1201], wie bei **Bryonia**, und auch mit **Brennen und Rauheit** im Kehlkopf und in der Luftröhre [CK1163]. Zudem besteht ein beengendes, spannendes Gefühl in der oberen Brust.[CK1258+1265] Diese Beengung ist nicht das Gefühl eine Bandes um die Brust,[5] sondern die Empfindung, als wäre die Lunge selbst zusammengezogen [CK1255].

Die Beziehung zwischen Rachen, Kehlkopf und Luftröhre als Ausgangspunkt für Husten ist von Dr. Dunham treffend beschrieben und im Wesentlichen drei Arzneien zugeordnet worden:

- **Belladonna** wirkt besonders auf den Rachen [und den Kehlkopf (vgl. Vorlesung 39)] und erregt so einen von dort ausgelösten quälenden, trockenen Kitzelhusten. Der Rachen ist dabei leuchtend rot, die Tonsillen sind geschwollen.
- Weiter unten kommt es zu Kitzel im Halsgrübchen [AA146], der vor allem durch kalte Luft oder jede Vermehrung der vorbeiströmenden Luft gesteigert wird und den Hustenreiz verstärkt.[GS] Dieser Zustand erfordert **Rumex crispus**
- Wenn sich der Reiz noch weiter abwärts ausbreitet, bis in die Bronchien hinein, wird wahrscheinlich **Phosphorus** das heilende Mittel.

Phosphorus ist bei einer Vielzahl von Hustenarten indiziert. So ist es beispielsweise beim sog. Leber- oder Magenhusten nützlich, der nach dem Essen einsetzt und von einem Kitzelreiz im Epigastrium verursacht zu werden scheint. Ebenso hilft es bei Husten [von Kindern [RP806]], wenn dieser vom Anblick eines ins Zimmer eintretenden Fremden verschlimmert wird – ein rein nervöses Reflexsymptom. Auch bei von starken Gerüchen, etwa einem Parfum, erregten Husten [GS] ist in der Regel Phosphorus vonnöten. Tatsächlich vermag **alles, was das Nervensystem stört** oder aus dem Gleichgewicht bringt, beim Phosphorus-Patienten Husten auszulösen.

Bronchitis

Phosphorus kann bei Bronchitis oder Bronchialkatarrh [KE5,691f] hilfreich sein, wobei die Entzündung sowohl die Bronchien als auch, wenn sie weiter abwärts voranschreitet, die Bronchiolen erfassen kann. Die Symptome sind die folgenden: Husten mit Schmerz unter dem Brustbein, als ob dort etwas losgerissen würde [EN2386(CK1214)]. Das Atmen erschwerender Druck oben in der Brust.[CK1160] „Nachts, Erwachen mit Gefühl von Verengerung des Kehlkopfes und der Luftröhre, als müsse er ersticken." [CK1754] Die Lunge ist zudem mit Blut überfüllt [CK1268]; über der ganzen Brust sind Rasselgeräusche vernehmbar [GS(CK1171)]; Atmung keuchend und mühsam; sogar emphysematöse Aufblähung der Lunge. Der **Auswurf** kann verschiedener Art sein, z. B. **blutig-schleimig** [CK1218]. Sehr charakteristisch ist ein aus gelblichem Schleim bestehender Auswurf, der von blutigen Streifen durchzogen ist [CK1217]. Er kann rostfarben [ST1,354] sein, wie bei Pneumonie, oder eitrig [CK1221]; oft schmeckt er salzig oder auch süßlich [AZ61,155].

Pneumonie

Bei Pneumonie ist Phosphorus angezeigt, wenn die **bronchialen** Symptome [Komplikation mit Bronchitis [HY15,507]] deutlich hervortreten; dann ist es fast sicher das passende Mittel. Phosphorus erzeugt keine Hepatisation von Lungenlappen, sodass es gewöhnlich nicht indiziert ist, wenn einzelne oder mehrere Lappen völlig hepatisiert sind.[6] Sehr wohl kann es hingegen angezeigt sein beim Auftreten von typhösen Symptomen im Verlauf einer Pneu-

[5] Auch diese Empfindung wird von Hahnemann beschrieben: „Die Brust ist immer so gespannt, als wäre ein Band darum gelegt." (*CK* 1248)

[6] Diese Aussage wird durch viele Beispiele in der Literatur widerlegt (vgl. *KE* 3,321).

54

monie (ich habe diese Symptome eingangs erwähnt), besonders in der Spätphase des Stadiums der Exsudation und in der Frühphase der Resolution, d.h. genau dann, wenn die Hepatisation beginnt und wenn sie sich wieder zurückbildet. Es besteht große Trockenheit der Atemwege [CK1249], mit Brennen [HY15,507] und Wundheitsgefühl [EN2477f] in der oberen Brust.

Tuberkulose

Bei Tuberkulose ist an Phosphorus vor allem bei Jugendlichen zu denken, die zu schnell gewachsen sind, die eine zarte Haut und lange, seidige Wimpern sowie ein charmantes, reizendes Wesen haben. Geistig sind sie sehr weit entwickelt, doch wird diese geistige Stärke nicht von einer entsprechenden Physis unterstützt. Das Mittel ist besonders dann von Nutzen, wenn ihre Neigung zur Schwindsucht angeboren ist oder wenn sie in der frühen Kindheit an einer Knochenkrankheit [Rachitis [SK331]] gelitten haben. Die ersten Zeichen der Tuberkulose, die Sie feststellen werden, sind diese: der Patient erkältet sich leicht; er leidet unter Blutandrang zur Brust; jede kleine Erkältung geht mit dem schon erwähnten Beengungsgefühl oder Zusammenschnüren in der oberen Brust einher; Schmerzen in der linken Lungenspitze; kann nicht auf der linken Seite liegen; Aphonie; trockener Husten; hektische Wangenröte, besonders zum Abend hin; nächtliche Brustbeklemmung, die zum Aufsetzen nötigt; Leeregefühl in der Magengrube, besonders vormittags gegen 10 oder 11 Uhr; wacht nachts hungrig auf und hat das Gefühl, unbedingt etwas essen zu müssen, um nicht ohnmächtig zu werden. Schließlich tritt das hektische Fieber mehr in den Vordergrund, und es kommt zu rascher Kavernenbildung in der Lunge.

Dies sind die Indikationen für Phosphorus bei Tuberkulose, doch muss ich hier noch eine Warnung hinzufügen: Wenn Sie das Mittel nicht mit großer Vorsicht verabreichen, laufen Sie Gefahr, die Krankheit noch zu beschleunigen. Vergewissern Sie sich, dass es wirklich das passende Mittel ist, und wiederholen Sie es nicht zu oft, sonst werden Sie den Krankheitsprozess, den zu verlangsamen oder zu stoppen Sie bestrebt waren, noch befördern. Bei stark ausgeprägter Tuberkulose würde ich eher dazu raten, Phosphorus nicht zu geben. Zumindest sollten Sie, wenn die Lunge bereits von vielen Tuberkeln durchsetzt ist, mit der Gabe von Phosphorus sehr zurückhaltend sein, es sei denn, das auf das Mittel verweisende „Bild" ist so charakteristisch, dass ein Fehler so gut wie ausgeschlossen ist.

Gleiches gilt im Übrigen für **Sulfur**, das ebenfalls besser für den Beginn der Krankheit passt. Ein oder zwei Dosen dieser Arznei sind dann, lässt man sie gehörig auswirken, häufig noch in der Lage, die entstehenden Symptome erfolgreich abzuwehren. Haben sich aber erst einmal Tuberkel gebildet, müssen Sie hinsichtlich der Anwendungsweise von **Sulfur** große Vorsicht walten lassen.

Herz

Nun einige Worte zur Wirkung von Phosphorus auf das Herz. Es ist bei Leiden dieses Organs besonders dann indiziert, wenn das **rechte Herz** mehr betroffen ist als das linke. Seine Symptome deuten mehr auf die üblen Folgen einer Erkrankung des rechten als auf solche des linken Herzens hin, kurz gesagt: auf **venöse Stase.** Das Mittel passt bei allen möglichen Arten von **Herzklopfen:** heftiges Herzklopfen durch emotionale Erregung [CK1273], wie z.B. durch das plötzliche Eintreten eines unerwarteten Besuchers ins Zimmer, ob willkommen oder nicht; Herzklopfen schon bei geringer Bewegung [CK1276]; Herzklopfen in Verbindung mit Blutandrang zur Brust, besonders bei rasch heranwachsenden Jugendlichen [GS].

An Phosphorus muss auch bei **Endokarditis** gedacht werden, wo es oft vergessen wird. Es ist vor allem dann angezeigt, wenn eine Endokarditis oder Myokarditis im Verlauf eines akuten Gelenkrheumatismus oder während einer Pneumonie auftritt.[GS]

Das Mittel ist ferner bei **fettiger Herzdegeneration** von Nutzen. Sie können es von **Arsenicum** unterscheiden durch die überwiegende Beteiligung des rechten Herzens, die venöse Stase und die **Gedunsenheit** des Gesichts [CK426], namentlich **unter den Augen.**[GS] **Arsenicum** hat mehr Symptome durch Linksherzinsuffizienz, mehr Brustbeklemmung beim Atmen, mehr Orthopnoe und mehr Anasarka oder allgemeine Wassersucht.

Knochen

Phosphorus hat auch eine deutliche Wirkung auf die Knochen. Wir sehen dies beispielhaft an der **Unterkiefernekrose,** wie sie früher so häufig bei den Arbeitern in der Zündholzindustrie aufzutreten pflegte. Es sind dabei die Phosphordämpfe, welche die Nekrose des Unterkiefers und manchmal auch des Oberkiefers verursachen. Sie werden sich vielleicht fragen: Ist dies nicht ein lokaler Effekt, bedingt durch das Einatmen dieser Dämpfe? Doch wenn es ein lokaler Effekt ist, warum betrifft er dann hauptsächlich den Unterkiefer und kaum den Oberkiefer? Und auch wenn Menschen peroral, also über den gesamten Verdauungstrakt mit Phosphor vergiftet wurden, ist es in erster Linie der Unterkiefer, der angegriffen wird, was zeigt, dass das Mittel eine besondere Affinität zu diesem Knochen hat. Phosphorus ist von daher bei Karies oder Nekrose des Unterkiefers vorrangig in Erwägung zu ziehen. Wir sehen diese Erkrankung bisweilen bei Kindern während der Zahnungsperiode oder auch als Folge eines entzündeten oder vereiterten Lymphknotens [oder ausgehend von kariösen Zähnen].

54

Gleichwohl affiziert Phosphorus neben dem Unterkiefer auch noch andere Knochen. So finden wir die Arznei z. B. nicht selten bei skrofulösen Kindern mit **Wirbelsäulenkaries** indiziert. Dabei sind es in erster Linie die Begleitsymptome, die Ihnen helfen, das passende Mittel zu bestimmen. Das Kind zeichnet sich beispielsweise durch den charakteristischen Phosphorus-Körperbau aus. Es neigt, ganz ähnlich wie das **Sulfur**-Kind, zu Durchfall mit Verschlimmerung am frühen Morgen, wobei der Stuhl oft unverdaute Speisereste enthält. Auch besteht die Neigung zu einer Mitbeteiligung der unteren Atemwege: Der Patient erkältet sich leicht und entwickelt schnell eine Bronchitis. Phosphorus kann auch noch dann bei Karies der Wirbelsäule angezeigt sein, wenn sich die Entzündung bereits nach innen ausgebreitet und das Rückenmark selbst erfasst hat. Dies wird vom Patienten zunächst als **Brennen** in bestimmten Bereichen der Wirbelsäule wahrgenommen; er kann keinerlei Wärme in der Nähe des Rückens vertragen, und ein heißer Schwamm, dort aufgebracht, lasst ihn regelrecht zusammenzucken. Er hat zudem das Gefühl, als wäre der Körper fest von einem Band umschlungen. Die Schwierigkeiten beim Gehen nehmen allmählich immer mehr zu, bis das Kind am Ende überhaupt nicht mehr gehen kann. Oft entwickelt sich dabei auch ein partieller Verlust der Kontrolle über die Sphinkteren.

Gelenke

Phosphorus affiziert außerdem die Gelenke, insbesondere die Hüft- und Kniegelenke. Es ist oft bei **Coxitis tuberculosa** oder bei **Tumor albus** des Kniegelenks angezeigt, die beide, wie Sie wissen, bevorzugt bei skrofulösen Kindern auftreten. Auch bei diesen Krankheitsbildern müssen Sie Phosphorus natürlich anhand der Allgemeinsymptome von den anderen Antipsorika abgrenzen. Als kleine Hilfestellung mag Ihnen dabei die Erkenntnis dienen, dass Phosphorus hier in enger Verbindung mit **Silicea** steht und dieses zu komplementieren scheint; wir können es mit Nutzen einsetzen, wenn **Silicea** bei diesen Gelenkerkrankungen nur zum Teil erfolgreich war.

Fisteln

Neigung zur Fistelbildung im Bereich von Drüsen und Gelenken ist ein weiteres Merkmal der Arznei. Diese Fisteln bilden an ihren Öffnungen kleine **Geschwüre mit hohen Rändern** infolge überschießender Granulationen, und die eitrigen Absonderungen sind eher dünnflüssig und jauchig. Um das Geschwür herum zeigt sich bei Phosphorus, mehr wohl noch als bei **Silicea,** eine **erysipelähnliche Röte,** die häufig (wie bei **Belladonna**) in die Umgebung ausstrahlt. Zudem bestehen oft **brennende, stechende Schmerzen** und ausgeprägtes hektisches Fieber, mit Nachtschweißen, Durchfällen und abendlichen Angstzuständen.

Die gleichen Symptome finden sich auch bei Entzündung der Brustdrüsen, wenn sie, wie bei **Silicea**, mit geschwürigen Fistelöffnungen einhergehen; auch hier besteht der Hauptunterschied in der erysipelähnlichen Röte um das Geschwür herum.

Brennende und stechende Schmerzen lassen in diesen Fällen auch an **Apis** denken, doch hat **Apis** nicht diese tiefsitzenden Eiterungsprozesse, die bei Phosphorus und **Silicea** bis in das Organparenchym herabreichen können.

Augen

Als Nächstes einige Worte über die Wirkung von Phosphorus auf die Augen. Auch wenn es kein vorrangiges Mittel bei Affektionen der äußeren Teile des Auges sein mag, führt es doch mit Sicherheit die Arzneiliste bei jenen Krankheiten an, die die tiefer gelegenen Gewebsstrukturen des Auges befallen, wie die Retina, die Chorioidea oder den Glaskörper.

Phosphorus kommt besonders bei nervösen Augenleiden in Betracht, und mit „nervös" meine ich: auf die Augennerven bezogen. Es eignet sich daher bei Hyperämie der Netz- und Aderhaut – bis hin zur **Chorioretinitis** GS, mit möglicherweise ernsten Folgeschäden. Das Sehvermögen ist stark eingeschränkt.

Der Patient sieht alle möglichen Farben [„Gegenstände erscheinen grün oder grau" GS]. Schwarze Punkte oder Flecke schweben vor den Augen CK325f, oder alles ist wie von einer grauen Decke überzogen GS; CK322. Sieht in der Entfernung alles wie im Rauch CK318 oder Nebel GS.

Gegenstände sehen häufig rot aus; z. B. können **Buchstaben beim Lesen rot** erscheinen GS,[7] ein Symptom, das meines Wissens von keinem anderen Mittel bekannt ist. Auch andere Arzneien haben das Symptom, dass Gegenstände rot erscheinen, doch nur bei Phosphorus sind beim Lesen die Buchstaben rot.[8]

Phosphorus kann auch bei **Retinitis albuminurica** GS angezeigt sein, eine Netzhautentzündung, die als Begleiterscheinung von Nierenleiden auftritt.

Des Weiteren ist es ein wichtiges Mittel bei **Retinitis** infolge von Unterdrückung bzw. Ausbleiben der Regelblutung oder infolge von anderen **uterinen** oder **ovarialen Störungen.** Wenn Sie es mit Augenaffektionen zu tun haben, vergessen Sie nie, dass die Augen nur ein Teil des Körpers sind. Seien Sie sich stets dessen bewusst, dass eine Augenläsion durchaus als Ursache auch eine Krankheit in einem ganz anderen Körperteil haben kann. Achten Sie daher bei Ihrer Mittelwahl darauf, nach möglicherweise sonst noch vorhandenen konstitutionellen Symptomen zu fahnden.

Phosphorus kann zudem bei **Amblyopie** AZ108,97 oder **Asthenopie** GS hilfreich sein, besonders wenn diese mit Morbus Brightii verbunden oder auf Flüssigkeitsverlust zurückzuführen ist.GS Wenn der Patient versucht zu lesen, verschwimmen die Buchstaben und laufen zusammen, und die Augen beißen CK275 und brennen CK280. Das Mittel hilft auch oft bei Schwachsichtigkeit als Folgezustand nach Typhus oder nach sexuellen Ausschweifungen, ferner bei Blindheit nach Blitzschlag GS. In diesen Fällen sieht der Patient am Abend fast immer einen grünen Schein um das Kerzenlicht CK330.

Ergänzen will ich noch, dass Phosphorus zu jenen Arzneien gehört, die **Katarakt** zu bessern GS [oder zu heilen AR8,3,156] imstande sind. Andere Mittel, die hier vorrangig in Betracht kommen, sind **Silicea**, **Baryta carbonica**, **Conium**, **Secale**, **Natrium muriaticum**, **Calcarea carbonica** und **Magnesia carbonica**.

Ohren

Neben der schon erwähnten Überempfindlichkeit gegenüber Geräuschen hat Phosphorus auch den gegenteiligen Zustand, nämlich **Taubheit** KE1,371 oder **Schwerhörigkeit** CK371, Letzteres namentlich für die menschliche Sprache CK. Das genau entgegengesetzte Symptom findet sich bei **Ignatia** [„Harthörigkeit, doch nicht für Menschensprache" SK507]. Diese Schwerhörigkeit stellt sich bei Phosphorus bevorzugt **nach erschöpfenden Krankheiten** ein, etwa nach einem Nervenfieber (Typhus).KE1,371 [9] Sie kann auch bei Zuständen von Kopfkongestion CK215 auftre-

[7] Eine Kasuistik dazu findet sich in den *Guiding Symptoms* (Bd. 8, S. 337 unten: „An old lady …").

[8] Das Symptom fehlt im Kent-Repertorium. „Gegenstände erscheinen rot" haben: Atro., **Bell.,** Carb-s., **Con.,** *Dig., Hep., Hyos.,* Jodof., *Nux-m.,* **Phos.,** *Stront.* (*RP* 274)

[9] Farrington schreibt: „This deafness may be purely nervous, as after typhoid fever." Der Sinn dessen erhellt aus einer längeren Erläuterung des Vorgangs, die Lobethal geliefert hat; danach wird die Schwerhörigkeit „hervorgerufen durch die noch einige Zeit fortbestehende zu starke Action der Blutwelle in den Carotiden, deren verändertes Verhalten sehr bald auf die so nahe gelegenen Theile des Gehörs influirt, und bei verkehrter Behandlung nach längerer Dauer in unheilbare Taubheit übergeht. – Der Sitz des Leidens sind die Blutgefässe des innern Ohres, welche die Nerven erst mittelbar durch den unaufhörlichen Sturm des aufgeregten Blutes afficiren. – Es beginnt diese Schwerhörigkeit, wenn sie nicht mit dem Ende des Nervenfiebers in hohem Grade auftritt, ganz allmälig, mit einem anfangs helleren Ton, dann dumpferem Brausen vor einem und bald vor beiden Ohren." (*KE* 1,371)

ten und geht dann oft mit Summen oder Brausen in den Ohren einher.

Hämorrhagische Diathese

Bei seiner Wirkung auf das Blut beeinträchtigt Phosphorus in besonderem Maße dessen Gerinnungsfähigkeit, daher das Symptom **kleine Wunden bluten sehr** [CK1632]. Warum Hahnemann dies als besonders charakteristisch für Phosphorus ansah, erklärt sich so: Ein Prüfer hatte bemerkt, dass er, nachdem er sich einmal in den Finger gestochen hatte, große Schwierigkeiten hatte, die Blutung wieder zu stillen. Hahnemann vermerkte dies als mögliches Symptom von Phosphorus. Später hatte er dann eine Patientin, die bei der Schilderung ihrer Beschwerden auch eine solche ausgeprägte Blutungsneigung erwähnte. Hahnemann verabreichte ihr Phosphorus und heilte sie damit vollständig. Seit dieser Zeit ist das Mittel viele Male erfolgreich bei hämorrhagischer Diathese zum Einsatz gekommen. **Lachesis** hat ein vergleichbares Symptom; es ist aber klinisch noch nicht so umfassend bestätigt worden wie bei Phosphorus.

Phosphorus ist nicht selten ein Heilmittel bei **Bluterbrechen.** [SK347; EN1413] Dieses kann vikariierend auftreten, wie z. B. bei unterdrückten Menses [oder bei bevorstehender Menarche [HY15,195]]; es kann Folge einer einfachen Hyperämie des Magens sein oder auch Zeichen eines organischen Magenleidens, insbesondere eines aufgebrochenen Karzinoms [AZ46,1ff] oder eines Magengeschwürs [AZ51,51]. Das Erbrochene enthält dunkle, krümelige Substanzen, die an Kaffeesatz erinnern.

Phosphorus kann schließlich auch bei **Bluthusten** [CK1218] nützlich sein, wenn es durch die schon genannten Symptome angezeigt ist.

KAPITEL

55 Vorlesung: Die Antimonpräparate

Einleitendes

Wir wollen uns heute zwei Antimonpräparaten widmen, **Antimonium crudum** und **Antimonium tartaricum**. Der Begriff **Antimonium crudum** bedeutet nicht, dass es sich um das metallische Antimon handelt, sondern dass wir es mit dem Erz [Schwefel-Spießglanz, Antimonsulfid, Sb_2S_3] zu tun haben, in welcher Form es am häufigsten in der Natur vorkommt. **Antimonium tartaricum**, der Brechweinstein, ist ein Doppelsalz, das Tartrat von Antimon und Kalium [$K(SbO)C_4H_4O_6$]. Es gibt noch weitere Antimonverbindungen, die in der Medizin Verwendung finden, doch wir wollen uns hier nur mit den Genannten beschäftigen, da sie die bei Weitem wichtigsten sind.

Antimon (➤ Tab. 55.1) übt einen depressorischen, dämpfenden Einfluss auf das Herz und den Kreislauf aus. Auch die Atmung wird beeinträchtigt, und in der Mehrzahl der Fälle nimmt die Schweißsekretion zu. Der nächste wichtige Angriffsort des Antimons sind die Schleimhäute, besonders die des Verdauungskanals. Es erregt Übelkeit, Erbrechen und Durchfall, verbunden mit ohnmachtsähnlicher Schwäche und Erschlaffung. Die erbrochenen Massen bestehen zunächst aus Schleim und Speiseresten; später enthalten sie Galle und schließlich auch Blut. Der Grund für das Galleerbrechen liegt nicht in einer speziellen Wirkung des Antimons auf die Leber, vielmehr verursacht es einen Reflux des Gallensaftes aus dem Duodenum in den Magen. In den Extremitäten entstehen Krämpfe, begleitet von profusen Durchfällen, was dann zum perfekten Bild des Kollapsstadiums führt, wie wir es bei der Cholera oder bei Cholera nostras sehen. Die emetische Wirkung des Antimons ist indes nicht durch eine lokale Wirkung auf den Magen bedingt. Man hat Tierversuche unternommen, bei denen der Magen exstirpiert und durch eine Harnblase ersetzt wurde; dann wurde Antimon intravenös gegeben: Auch hier kam es – trotz Fehlens des Magens – zu Würgen und heftigen Brechanstrengungen. Dies spricht dafür, dass die Wirkung der Substanz über den Nervus vagus vermittelt wird.

Antimon ruft darüber hinaus Krämpfe hervor, und diese krampferzeugende Wirkung hängt wohl mit einer gestörten Durchblutung der Hirnbasis zusammen.

Jedes Antimonpräparat verursacht Anschoppung der Lungen mit Blut. Vergiftungen mit Antimon, namentlich mit dessen Tartrat, sollen zur Hepatisation von Lungenlappen geführt haben, was aber in letzter Zeit angezweifelt wurde. In Wirklichkeit, so hieß es, handle es sich bei diesen Hepatisationen um Atelektasen.

Antimon bewirkt zudem emphysematöse Aufblähung von Lungengewebe, besonders im Bereich der Lungengrenzen.

Tiere, denen mit dem Futter Antimonsäure zugeführt wurde, entwickelten fettige Degeneration der Leber, des Herzens etc.

Auch die Haut wird von den Antimon-Präparaten angegriffen. Die Reizung, die sie hier erzeugen, stellt sich eher langsam und verzögert ein. Nach der anfänglichen leichten Röte entwickeln sich bald Papeln, die dann zu Pusteln werden. Pustulöse Ausschläge sind für Antimon sehr charakteristisch, in Sonderheit für das Tartrat. Die Pusteln ähneln dem Pockenausschlag, und zwar so sehr, dass **Antimonium tartaricum** viele Male mit Erfolg bei dieser Krankheit eingesetzt wurde.

Antimon ist besonders von Nutzen, wenn Pusteln (gleich ob syphilitischer Natur oder nicht) im Genitalbereich auftreten.

Während die Bildung von Pusteln insgesamt eher für **Antimonium tartaricum** spricht, deuten hornige Wucherungen und Schwielenbildungen an Händen und Füßen sehr viel mehr auf **Antimonium crudum** hin.

Tab. 55.1 Allgemeine Wirkungen des Antimons; Vergleichsmittel von Antimonium crudum

Antimon – Antimonium crudum	
Allgemeine Wirkungen des Antimons	• Depressorische Wirkung auf Herz und Kreislauf • Vermehrte Schweißsekretion • Schleimhäute: Katarrhe • Übelkeit, Erbrechen, Durchfall, Ohnmacht, Kollaps • Haut: Exanthem, Pusteln
Vergleichsmittel	• *Bryonia, Ipecacuanha, Nux vomica, Pulsatilla* • *Chamomilla* • *Sulfur, Arsenicum, Hepar* • *Ranunculus bulbosus* • *Aethusa cynapium*

Antimonium crudum

Ich habe im obigen Schema (➤ Tab. 55.1) keine komplementären Mittel von Antimonium crudum aufgeführt. **Squilla maritima** wird [in den *Guiding Symptoms*] als komplementär angegeben, aber ich habe mich persönlich noch nicht davon überzeugen können, dass dies stimmt.

55

Gemüt

Wenn Antimonium crudum angezeigt ist, treten in aller Regel bestimmte Gemütssymptome hervor, die für das Mittel typisch sind. Antimonium crudum wird häufig bei Kindern benötigt, die zu Übellaunigkeit und Missmut[CK10f] neigen. Sie können es nicht einmal leiden, **wenn man sie auch nur ansieht.**[CK] Handelt es sich um einen Erwachsenen, so ist dieser oft mürrisch[CK12] und traurig[CK1] gestimmt, nicht unähnlich dem **Pulsatilla**-Patienten. In manchen Fällen neigt der Patient auch zu erotomanischen Anwandlungen, verbunden mit „sehr aufgeregtem Geschlechtstrieb“[CK33]. Er wird dann **sentimental** und gerät [besonders während des Mondscheins[R1,15]] in einen „Zustand schwärmerischer Liebe und ekstatischer Sehnsucht zu einem idealen weiblichen Wesen, das seine Phantasie ganz erfüllt“[CK18].

Bei Kindern geht die verdrießliche Gemütsverfassung nicht selten mit Übelkeit, Hitze und Röte des Gesichts sowie unregelmäßigem Puls einher.[HC1,140] Das Kleine fängt besonders dann an zu jammern, wenn es **mit kaltem Wasser gewaschen** werden soll, fühlt sich aber besser nach Waschen mit warmem Wasser.[HC1,140] Die Beschwerden dieser Kinder treten häufig in Verbindung mit solchen des Magens auf.

Verdauungstrakt

Die gastrischen Symptome von Antimonium crudum sind sehr ausgeprägt. Das Mittel passt oft bei **Magenkatarrh,** sei dieser durch zu viel kalte Speisen oder Getränke oder durch Überessen[GS] herbeigeführt. Die **Zunge** ist **weiß belegt**[CK117], und dieser Belag ist gleichmäßig über dem ganzen Zungenrücken verteilt, als ob er weiß getüncht worden wäre. Oftmals ist die Zunge auch trocken, wie bei **Bryonia**. Bisweilen nimmt der weiße Belag eine leicht gelbliche Färbung an[AZ87,188], besonders im hinteren Teil der Zunge. Der Zungenrand kann sich [stellenweise[R1,74]] wund anfühlen und gerötet sein[GS], und im Rachen sammelt sich oft gelblicher Schleim an[1]. Es bestehen Übelkeit und **Erbrechen**[GS(CK145)]; Letzteres steht dabei im Vordergrund und setzt ein, sobald das Kind etwas isst oder trinkt.[GS] Antimonium crudum ist besonders hilfreich, wenn das Erbrechen ausgelöst wurde durch **Überladen des Magens;** durch Genuss von schwer verdaulichen Speisen, von zu viel fetten Speisen oder von **Saurem,** wie Essig, saurem Wein[(CH48)] etc.; durch **starke Erhitzung** im Sommer.[(GS)] Das Erbrochene enthält Speisereste oder, bei Säuglingen, geronnene Milch. Der Appetit ist äußerst gering.[CK129] Es kann heftiges Leibschneiden bestehen[CK], und in solchen Fällen findet man fast immer Harnsäuresediment im Urin.

Der Darm ist in Mitleidenschaft gezogen, oft in Form von wässrigen Durchfällen, die kleine, harte Klumpen enthalten[GY8]; diese **Diarrhö** wird erregt

---

[1] Ursprung dieser Aussage ist wahrscheinlich folgendes Symptom Casparis: „… mässiger Schnupfen …, er muss den ganzen Tag viel dicken, gelblichen Schleim aus den hintern Nasenlöchern [Choanen] in den Rachen ziehen und auswerfen.“ (*R* 1,175)

oder verschlimmert durch Essig und andere Säuren, durch **kaltes Baden** oder auch durch Überhitzung.[GS] Wenn Verstopfung vorhanden ist, wie es bei vorherrschendem Erbrechen oft der Fall ist, bestehen die Stühle aus weißen, harten, trockenen Klumpen, die wie unverdauter Quark aussehen.[(GS)] Bei älteren Menschen und vor allem bei **Greisen** – Antimonium crudum eignet sich in besonderer Weise für die beiden Extreme des Lebens – finden wir oft **abwechselnde Diarrhö und Obstipation** [CK]; die Stühle bestehen bei Verstopfung aus harten, trockenen Kotballen, bei Durchfall aus wässriger Flüssigkeit, vermengt mit festen Stücken [GY10].

Lassen Sie mich hier, was das **Erbrechen** und andere Beschwerden angeht, einige Unterscheidungen treffen zwischen Antimonium crudum und seinen konkordanten Mitteln.

Aethusa cynapium Die Hundspetersilie ist unsere Hauptstütze bei **Erbrechen geronnener Milch** [AN4,105] von Säuglingen und Kleinkindern während der Zahnung oder zu anderen Zeiten. Das Erbrochene kommt plötzlich und in einem Schwall heraus, worauf der kleine Patient gewöhnlich wie vor Schwäche einschläft, nur um ein paar Minuten später hungrig zu erwachen, wieder Nahrung zu verlangen und erneut zu erbrechen.[AZ36,179] Bei **Antimonium crudum** ist das Kind hingegen sofort wieder hungrig, sobald es die Milch von sich gegeben hat. Aethusa passt für schwere Fälle, die über einen längeren Zeitraum auf diese Weise schlecht ernährt worden sind und dadurch sehr geschwächt und heruntergekommen sind; außerdem bei Erschöpfung infolge **sommerlicher Brechdurchfälle** [Cholera infantum] oder durch den Reizzustand während der **Zahnung.** Aethusa lindert nach meiner Erfahrung den Wundheitsschmerz im Zahnfleisch zahnender Kinder außerordentlich, wenn dabei Erbrechen ein vorherrschendes Symptom ist.

Ipecacuanha Die Brechwurzel hat, wie **Antimonium crudum**, Erbrechen bald nach dem Essen, bei und besonders gegen Ende von Hustenanfällen [GS] sowie nach Genuss von Saurem; von daher ist es für ähnliche Fälle geeignet. Doch Ipecacuanha hat insgesamt mehr Übelkeit. Erbrechen und Würgen herrschen bei **Antimonium crudum** vor, **Übelkeit** bei Ipecacuanha. Darüber hinaus zeichnet sich letzteres Mittel durch eine **reine,** allenfalls leicht belegte **Zunge** aus [GS], während bei **Antimonium crudum** ein dicker, weißer Belag zu erwarten ist.

Bryonia Auch Bryonia weist bei den gastrischen Beschwerden Ähnlichkeiten mit **Antimonium crudum** auf. Es hat ebenfalls eine „sehr weiß belegte Zunge" [RA220], „Trockenheit im Munde" [RA207] und Stuhlverstopfung [RA336]. Es kann ebenfalls Magenkatarrh durch Überessen heilen, besonders bei Personen von sehr reizbarem Temperament. Doch die Bryonia-Zunge unterscheidet sich etwas von jener bei **Antimonium crudum**, und zwar darin, dass sie hauptsächlich **entlang der Mitte weiß belegt** ist, während die Ränder frei bleiben.[GS] Der Bryonia-Stuhl ist außerdem „sehr dick geformt" [RA339], hart und trocken, wie verbrannt [SK191], sowie von brauner Farbe. Wenn Diarrhö besteht, stinkt der dünnflüssige Stuhl nach faulem Käse.[RA347f]

Pulsatilla Als weiteres Vergleichsmittel müssen wir Pulsatilla heranziehen. Hier finden wir zum einen Ähnlichkeiten hinsichtlich des Gemütszustandes, zum anderen haben beide Mittel Magenbeschwerden nach Genuss von Schweinefleisch. Pulsatilla hat allerdings nicht das charakteristische Erbrechen von **Antimonium crudum**, und die Stühle von Pulsatilla sind gewöhnlich grün oder gelblichgrün und schleimig [RA455f]. Das Mittel passt besonders bei Magenverstimmung, wenn zu viele Speisen **durcheinander gegessen** wurden – Eiscreme, Gebäck, Torten, Fettes, etc.[GS]

Haut

Antimonium crudum wirkt in markanter Weise auf die Haut, indem es dort dicke, hornige **Schwielenbildung** veranlasst. [Große, hornartige Stellen oder Hühneraugen in der **Fußsohle,** nahe den Zehengrundgelenken [CK; CK387]]. Es ist oft bei **ekzematösen** Hautausschlägen angezeigt, wenn die Haut diesen Charakter aufweist.

Ebenso ausgeprägt ist seine Wirkung auf die **Nägel,** deren normales Wachstum stark beeinträchtigt wird. Wenn nach einem Unfall ein Nagel gespalten ist und nicht richtig verheilen will, sondern verdickt und geteilt weiter wächst, bewirkt Antimonium crudum, dass er wieder wächst, wie er es sollte. Ich habe das Mittel auch mit Erfolg bei meinem eigenen Pferd eingesetzt, bei dem ein Huf gespalten war.

Kinder, die Antimonium crudum benötigen, haben oft einen Hautausschlag, der aus honiggelben Schorfen[CK86] oder **Krusten**[CK91f] besteht, so **dick und hart** wie die erwähnten Schwielen.[GS] Die befallenen Hautpartien reißen leicht ein, besonders im Bereich der Nasenlöcher[CK78] und der Mundwinkel[CK97].

Mir ist ein Fall von **Diphtherie** bekannt, der durch Antimonium crudum geheilt wurde, wobei folgende Symptome bestanden: das Kind war höchst verdrießlich; es jammerte und weinte schon, wenn man es bloß ansah; dies zeigte sich insbesondere beim Erwachen aus dem Schlaf. Und dann waren da diese Krusten an den Nasenlöchern und Mundwinkeln! Antimonium crudum beseitigte nicht nur diesen Ausschlag, sondern heilte auch die Diphtherie.

Augen

Die Augen sind entzündet.[CK51] Die Beschwerden werden vermehrt durch jedes helle Licht[CK49], wie den Schein eines Feuers oder der Sonne, was an **Mercurius** erinnert. Antimonium crudum unterscheidet sich hier von **Graphites** dadurch, dass die Wundheit mehr die [äußeren[GS]] Augenwinkel betrifft, während bei **Graphites** die Entzündung eher die gesamten Lidränder befällt[2].

Weibliche Geschlechtsorgane

Auf die weiblichen Geschlechtsorgane hat Antimonium crudum einigen Einfluss. Es kann bei **Uterusprolaps** hilfreich sein, wenn auch subjektiv ein stetes herabdrängendes Gefühl besteht, als ob etwas aus der Scheide nach außen drängen würde[(CK240)]. Die Ovarialregion ist häufig empfindlich[GY12], besonders wenn die **Menses durch kaltes Baden unterdrückt** wurden.[GS] Wässrige Leukorrhö[CK241], mit kleinen Klümpchen darin.[GS]

Gicht

Eine weitere Nutzanwendung von Antimonium crudum will ich zum Schluss noch erwähnen; sie bezieht sich auf erwachsene Patienten, die von Gicht geplagt werden. Das Mittel ist hier vor allem dann dienlich, wenn die Gicht chronisch geworden ist und sich bereits an vielen Gelenken **Gichtknoten** gebildet haben. Doch hilft es hier nur unter der Voraussetzung, dass auch die für das Mittel charakteristischen Magensymptome zugegen sind.

Antimonium tartaricum

Antimonium tartaricum (zu den Vergleichsmitteln ➤ Tab. 55.2) oder Tartarus emeticus, wie es auch genannt wird, ist ein Doppelsalz von Antimon und Kalium, die beide dämpfend auf die Blutzirkulation einwirken. Von daher können wir bei Antimonium tartaricum erst recht Symptome erwarten, die auf den Einfluss dieser beiden Elemente zurückzuführen sind. Und so erzeugt das Mittel auch mehr Schwäche des Herzens und der Lunge, als es Antimon allein vermöchte.

Kopfschmerzen

Wir finden bei Antimonium tartaricum Eingenommenheit des Kopfes mit Wärme der Stirn, Abgeschlagenheit und allgemeiner Unlust[AZ88,13] – eine Art „Betäubung, mit dem Gefühl, als sollte er schlafen"[GA1,6]. Diese **Schläfrigkeit** ist vormittags am stärksten ausgeprägt.[GA1,333f] Häufig bestehen Kopfschmerzen mit der Empfindung, als würde die **Stirn von einem Band eingeschnürt**[GA1,49] oder zusammengedrückt[EN79]. Diese Art von Kopfschmerz tritt oft im Zusammenhang mit einer passiven Kongestion des Gehirns auf; wir finden ihn auch bei **Gelsemium**, **Mercurius**, **Carbolicum acidum**, **Sulfur** und mehreren anderen Mitteln. Umherbewegen[HC3,56],

[2] Dies widerspricht der Beschreibung der Augenbeschwerden von *Graphites*, die Farrington in Vorlesung 47 gegeben hat. Dort hebt er darauf ab, dass sich *Graphites* gerade durch die stärkere Betroffenheit der Augenwinkel auszeichne.

Tab. 55.2 Vergleichsmittel von Antimonium tartaricum

Organ/Organsystem	Vergleichsmittel
Kehlkopf und Lunge	• *Baryta carbonica, Lachesis* • *Ipecacuanha, Kalium jodatum* • *Phosphorus, Sulfur, Carbo vegetabilis* • *Laurocerasus, Ammonium carbonicum* • *Bromum, Jodum, Spongia*
Haut	• *Conium, Mercurius, Kalium bichromicum, Kalium jodatum*
Gastrointestinaltrakt	• *Veratrum album, Mercurius*

kühle Luft[3] und kaltes Waschen des Kopfes[GA1,35] lindern die Beschwerden (Letzteres steht im Gegensatz zu **Antimonium crudum**, wo kaltes Baden nicht nur Kopfschmerzen hervorruft[CK25], sondern auch allgemein verschlimmert). Zuweilen klagt der Patient auch über **Klopfen** im Kopf, vorwiegend auf der rechten Seite [in der rechten Stirnhälfte[GA1,44]]. Eine andere, häufiger vorkommende Art von Kopfschmerz ist ein **Ziehen in der rechten Schläfe,** das sich nach unten bis ins Jochbein und den Oberkiefer erstreckt[GA1,30] – ein rheumaähnlicher, in der Knochenhaut sich ausbreitender Schmerz. Ist es ein Kind, das unter diesen Beschwerden leidet, bemerken Sie, dass es **nicht angesehen oder angefasst werden** will, und wenn Sie ihm trotzdem Ihre nicht willkommene Zuwendung zuteil werden lassen, können Sie damit durchaus einen Krampfanfall auslösen. Beim Erwachen aus dem Schlaf scheint das Kind ganz benommen zu sein; gleichzeitig ist es aber so überaus reizbar, dass es zu heulen anfängt, wenn man es nur ansieht.

Schwindel ist eine häufige Begleiterscheinung verschiedener Antimonium-tartaricum-Beschwerden, und dieser Schwindel scheint bisweilen mit Schläfrigkeit abzuwechseln.[GS]

Unterdrückte Exantheme

Antimonium tartaricum ist oft bei unterdrückten Hautausschlägen indiziert, wenn die Folge davon diese Kopfsymptome sind. Insbesondere wird es benötigt, wenn ein **Scharlach-, Masern- oder Pockenexanthem** nicht recht herauskommen will oder zurückgedrängt worden ist. Dann kommt es, zusätzlich zu den schon erwähnten Zeichen, zu starken Atembeschwerden. Das **Gesicht** verfärbt sich **bläulich** oder purpurn, das Kind wird immer **schläfriger,** und Zuckungen treten auf. Es besteht fortwährendes **Schleimrasseln auf der Brust.**[AZ88,124] Diese Symptome zeigen an, dass die Situation lebensbedrohlich geworden ist. Antimonium tartaricum wird hier häufig den Ausschlag herausbringen oder wiederherstellen und so dem Kind das Leben retten.

All die bisher genannten Beschwerden begleiten zwei große Krankheitsgruppen, bei denen Antimonium tartaricum sich als nützlich erweisen kann, nämlich einerseits Lungen- und andererseits Magen-Darm-Erkrankungen.

55

Husten

Bei Kindern ist Antimonium tartaricum ein unschätzbares Heilmittel bei Lungenerkrankungen. So ist es z. B. bei **Keuchhusten** angezeigt oder auch bei jeder anderen Art von Husten, sei dieser durch Zahnung[Z2,186] oder sonstige Ursachen bedingt, wenn, was sehr oft der Fall ist, das Kind husten muss, sobald es **zornig** wird[GA1,208]. Auch nach jedem Essen kann heftiger Husten auftreten, der jeweils mit Erbrechen des Genossenen[AZ53,53] und von Schleim[GA1,211] endet.

Bronchiolitis

Ein weiteres Lungenleiden, das sehr oft Antimonium tartaricum nötig macht, ist dieses: Ein Säugling lässt beim Trinken plötzlich von der Brust ab und

[3] Die beiden einzigen Kopfschmerzsymptome in Allens *Encyclopedia,* die eine Besserung in freier Luft haben (*EN* 36+71), stammen allerdings **nicht** von *Antimonium tartaricum,* sondern von *Manganum* („Braunstein"), wie überhaupt sämtliche Symptome mit der Quellenziffer **1** von T. F. Allen fälschlich beiden Mitteln zugeschrieben wurden. Insgesamt handelt es sich um 124 „Braunstein"-Symptome (*R* 2,1–124), die in der *Encyclopedia* bei *Antimonium tartaricum* gestrichen werden müssen, desgleichen etliche Symptome in den *Guiding Symptoms* sowie die entsprechenden Einträge in den Repertorien.

schreit, als sei er außer Atem gekommen; es scheint ihm besser zu gehen, wenn er aufrecht gehalten Z2,186 und umhergetragen wird. Nun, dies ist möglicherweise der Beginn einer Bronchiolitis. Bei der Auskultation vernehmen Sie wahrscheinlich über der ganzen Brust feinblasige Rasselgeräusche. Hier kupiert Antimonium tartaricum oft den ganzen Krankheitsprozess und erspart dem Kind viel Leid. Ist die Entzündung aber bereits fortgeschritten, geht das Atmen mit ausgeprägtem Pfeifen einher.KE5,738 Der Husten klingt zwar feucht und locker, und doch ist das Kleine nicht imstande, irgendwelchen Schleim herauszubringen.Z2,186 Sein Kopf ist heiß und in Schweiß gebadet.GA1,209f Trotz gleich bleibender Schleimmenge wird der Husten allmählich immer weniger; das Kind wird schläfrig, der Puls schwächer, und erste Zeichen von Zyanose stellen sich ein.[4] Je schneller Sie in derartigen Fällen Antimonium tartaricum verabreichen, desto besser ist es für Ihren Patienten.

Ipecacuanha geht Antimonium tartaricum bei Brustkatarrhen bzw. Bronchiolitis von Kindern häufig voraus. Über der ganzen Brust sind deutlich feinblasige Rasselgeräusche zu hören. Wenn die Kinder husten, fangen sie an zu **würgen** und sie beginnen Schleim zu erbrechen, können aber kaum etwas expektorieren.CH189 [5]

Drohende Lungenlähmung

Antimonium tartaricum ist auch bei Lungenaffektionen **alter Menschen** dienlich, insbesondere bei Orthopnoe GA1,214 und drohender Lungenlähmung SK678. Sie hören laute Rasselgeräusche in der Brust, und doch kann der Kranke den Schleim nicht herausbefördern. Hier ist **Baryta carbonica** komplementär zu Antimonium tartaricum und oft noch hilfreich, wenn Letzteres nur teilweise geholfen hat.

[4] Entsprechend der Schilderung des gleichen Prozesses in der *Ipecacuanha*-Vorlesung (Nr. 36) habe ich den Text zum besseren Verständnis abgewandelt; vor allem, was den zeitlichen Ablauf anbelangt.

[5] Farrington schreibt hier missverständlich: „When they cough they gag, but raise but little phlegm." Entsprechend der Beschreibung in der *Ipecacuanha*-Vorlesung (Nr. 36) habe ich den Text etwas ergänzt.

Weitere Arzneien, die wir bei drohender Lungenlähmung zum Vergleich heranziehen müssen, sind die folgenden.

Lachesis Der Lachesis-Patient erleidet eine deutliche Verschlimmerung der Atembeschwerden beim Erwachen aus dem Schlaf.

Kalium jodatum Das Mittel kommt vor allem in Betracht, wenn Lungenödem und viel Schleimrasseln in der Brust bestehen und das bisschen Auswurf, das herauskommt, grünlich ist und schaumig wie Seifenwasser.

Carbo vegetabilis Die Holzkohle kann ebenfalls in solchen Fällen geeignet sein SK258, aber hier ist das Rasseln verbunden mit kaltem Atem und Kälte der unteren Extremitäten, von den Füßen bis zu den Knien.

Moschus Moschus kommt infrage, wenn lautes Schleimrasseln besteht und der Patient unruhig ist; das Mittel ist hier besonders nach einer Typhuserkrankung indiziert.GS Der Puls wird immer kraftloser, und schließlich wird der Patient ohnmächtig.GS

Ammonium carbonicum Vergessen Sie bei drohender Lungenlähmung auch Ammonium carbonicum nicht [vgl. Vorlesung 64].

Asphyxia neonatorum

Antimonium tartaricum ist bei Erstickungszuständen von Neugeborenen GS angezeigt, wenn Schleimrasseln im Hals zu hören ist.

Laurocerasus ist hier von Nutzen bei deutlicher Zyanose des Gesichts, Zuckungen der Gesichtsmuskeln SK9 und vergeblichem Ringen nach Luft GS, ohne wirkliches Atmen.

Pneumonie

Antimonium tartaricum erzeugt ein vollkommenes Bild der **Pleuropneumonie.**GS Bestimmte Bereiche der Lunge sind wie paralysiert. Feine Rasselgeräusche sind selbst über den hepatisierten Teilen zu hören. Es besteht starke Atembeklemmung[GA1,219], besonders gegen Morgen [früh um 3 Uhr[GA1,215]]; der Patient muss sich aufsetzen, um Luft zu bekommen[GA1,215].

Das Mittel kann auch bei **biliöser Pneumonie**[GS] indiziert sein, d. h. bei Pneumonie mit Leberkongestion und ausgeprägtem Ikterus. Die Magengrube ist sehr empfindlich gegen Berührung und Druck, verbunden mit Meteorismus, Übelkeit und Erbrechen. Beim Auftreten derartiger Komplikationen ist Antimonium tartaricum nicht selten bei Lungenentzündungen von Trinkern[GS] angezeigt.

Pocken

Antimonium tartaricum ruft **Pusteln** hervor, die fast identisch sind mit jenen der Pocken, weshalb es bei dieser Krankheit überaus hilfreich sein kann.[SK673] Besonders nützlich ist es am Anfang, bevor der Ausschlag herauskommt, wenn der Patient unter trockenem Kitzelhusten[GA1,205] leidet, der unter anderen Umständen eher auf **Bryonia** hingedeutet hätte. Hier sollten Sie jedoch Antimonium tartaricum wählen, denn dieses Mittel deckt sämtliche Symptome ab. Es passt für den Husten und auch für die Ursache des Hustens. Darüber hinaus passt es für die Augensymptome, wie sie bei exanthematischen Krankheiten wie Pocken, Masern, Scharlach etc. typischerweise auftreten.

Wenn Antimonium tartaricum Pusteln [an den Genitalien] hervorgerufen hat, werden diese durch **Conium** geheilt.[GS]

Magen-Darm-Erkrankungen

Bei Erkrankungen des Magen-Darm-Trakts ist Antimonium tartaricum durch folgende Symptome angezeigt: Übelkeit mit großer Angst.[GA1,103] Aufstoßen wie nach faulen Eiern [nachts].[GA1,126] Viel Gähnen[GA1,323] und größte Schläfrigkeit[GA1,328]. Das Erbrochene ist grün[NZ14,80], wässrig[HY18,340], manchmal schaumig oder aus Speisen und Schleim bestehend[GA1,211]. Das Erbrechen selbst geht mit Zittern der Hände einher[GA1,115], anschließend große Mattigkeit und Schläfrigkeit[GA1,117]. Das Erbrechen kann mit Durchfall abwechseln[GA1,116+170], mit vielen Zeichen eines hypovolämischen Schocks [„collapse"], wie Kühle der Haut[GA1,372] und Eiseskälte von Händen[GA1,239] und Füßen[GA1,263]; die Stühle sind profus[EN487] und wässrig[GA1,165]. Der Kranke ist entweder durstlos[GA1,397], oder er trinkt wenig, aber häufig[GS]. Verlangen nach Saurem[GA3,5], nach saftigen Früchten[GA3,3], nach Kühlendem[GA1,117], etc. Leibschneiden.[GA1,116]

All dies bietet Ihnen auch ein perfektes Bild von **Veratrum album**. Der Unterschied zwischen den beiden Mitteln ist vor allem, dass **Veratrum** mehr kalten Schweiß auf der Stirn hat, Antimonium tartaricum hingegen mehr Schlafsucht[GA].

55

KAPITEL

56 Vorlesung: Die Quecksilberpräparate

Einleitendes

Wir wollen uns heute mit dem Studium des Quecksilbers und seiner Verbindungen befassen. Quecksilber ist in der alten Schule schon seit Langem als Arzneimittel bekannt und in Gebrauch. Sein Missbrauch, resultierend aus übermäßiger oder unangemessener Einnahme, hat das Mittel jedoch bei den Laien sehr unpopulär werden lassen. Viele Schulmediziner haben deshalb versucht, ein Ersatzmittel dafür zu finden, das denselben Zweck erfüllt, aber nicht die schädlichen Nebenwirkungen aufweist. Zwar waren sie bei ihrer Suche einigermaßen erfolgreich, doch ist es ihnen nie wirklich gelungen, etwas zu finden, das jenem Mittel im Hinblick auf dessen eigentlichen, wahren Wert gleichgekommen wäre. In letzter Zeit gibt es nicht mehr so viele Allopathen, die noch diese großen Merkurdosen verabreichen, wie sie früher gang und gäbe waren. Rein wissenschaftlich gesehen, ist diese Zurückhaltung allerdings kein Zeichen für wirklichen Fortschritt in der Medizin, sondern nur dafür, dass die Ärzte aufgrund ihrer ungenügenden Behandlungserfolge und der negativen Resonanz in der Bevölkerung zu dieser Kurskorrektur gezwungen waren. Daher scheuen sich heutzutage viele Ärzte, ihre Patienten darüber aufzuklären, dass sie sie Quecksilberpräparate einnehmen lassen. Die Eklektiker wiederum haben Merkur durch pflanzliche Präparate wie **Podophyllum** und **Leptandra** ersetzt, besonders bei Lebererkrankungen.

Tab. 56.1 Mercurius und seine Verbindungen

Merkurialsalze	
Mercuriusverbindungen	• *Mercurius vivus* und *solubilis* • *Mercurius dulcis* • *Mercurius corrosivus* • *Mercurius aceticus* • *Mercurius jodatus flavus* • *Mercurius jodatus ruber* • *Mercurius cyanatus* • *Cinnabaris* • *Mercurius sulfuricus* • *Mercurius praecipitatus ruber*

Homöopathische Quecksilberpräparate

Wir Homöopathen haben dagegen keine Angst, Quecksilberpräparate einzusetzen, denn wir handeln im Einklang mit einem unumstößlichen Gesetz, geleitet durch deren Wirkungen auf den gesunden menschlichen Organismus; darum haben wir nicht die üblen Folgen zu gewärtigen, die eine Überdosierung oder fehlerhafte Anwendung dieser Mittel zwangsläufig mit sich bringt. Ich habe hier auf der Tafel (➤ Tab. 56.1), wie Sie sehen, eine ganze Reihe solcher Präparate aufgeführt. Sie alle haben bestimmte arzneiliche Eigenschaften; doch haben wir weder genügend Zeit, noch ist es auch nur zweckmäßig, uns ausführlich mit jedem von ihnen zu beschäftigen.

Hauptziel ist es in dieser Vorlesung, die wichtigsten Wirkungen des Quecksilbers im Allgemeinen abzuhandeln und dann, in einem zweiten Schritt, die hervorstechenden Charakteristika der einzelnen Präparate herauszuarbeiten, damit Sie in der Lage sind, im konkreten Fall einem von ihnen den Vorzug vor den anderen zu geben. Sie wissen z. B. von einem Patienten, dass er von seinem allgemeinen Beschwerdebild her ein Merkurpräparat benötigt, und wollen nun herausfinden, welches es ist. Mit einiger Wahrscheinlichkeit wird es eines der beiden Mittel sein, die hier im Schema nebeneinander gesetzt sind: **Mercurius vivus** oder **Mercurius solubilis**. Ich weiß nicht genug, um diese beiden Präparate anhand ihrer Symptome unterscheiden zu können. Die Prüfungs- und Vergiftungssymptome sind in T.F. Allens *Encyclopedia* zwar separat zusammengestellt worden, dennoch habe ich mich nicht imstande gesehen, wesentliche Unterschiede zwischen ihnen auszumachen. Es handelt sich bei diesen beiden Präparaten zum einen um das metallische Quecksilber (**Mercurius vivus**), zum anderen um das lösliche „Hydrargyrum oxydulatum nigrum Hahnemanni". Dieses **Mercurius solubilis** ist jedoch kein chemisch reines Quecksilberpräparat, es enthält zusätzlich Reste von Ammonium und Salpetersäure. Auch wenn nur Spuren von Salpetersäure vorhanden sind, so müssen diese doch die Symptomatologie des Mittels beeinflussen – in welchem Ausmaß dies geschieht, vermag ich freilich nicht zu sagen. Die Prüfungen von **Mercurius solubilis** sind ausgezeichnet, und das Mittel kann, im Gegensatz zu **Mercurius vivus**, als „ausgeprüft" angesehen werden. Die Symptome des „Vivus" rekrutieren sich im Wesentlichen aus Vergiftungsfällen und aus Heilungen, kaum aber aus regulären Prüfungen. Wenn Sie daher die Symptome eines Patienten klar und deutlich im Kapitel **Mercurius solubilis** der *Encyclopedia* wiederfinden, würde ich Ihnen empfehlen, dieses Präparat auch zu verwenden.

Unterhalb von **Mercurius vivus** und **solubilis** finden Sie auf der Tafel zwei Chlorverbindungen des Quecksilbers (**Mercurius dulcis** und **corrosivus**), gefolgt von **Mercurius aceticus,** von dem nur wenige Symptome bekannt sind [*RAML*, Bd. 1, S. 425]. Es folgen zwei Jodverbindungen des Quecksilbers, die sehr wichtig sind: das rote **Mercurius jodatus ruber** und das gelbe **Mercurius jodatus flavus**. Als Nächstes sehen Sie dort eine Cyanverbindung, und dann kommen **Cinnabaris**, das Sulfid des Quecksilbers, **Mercurius sulfuricus**, das Sulfat, und zum Schluss **Mercurius praecipitatus ruber**, von dem ebenfalls nicht viele Symptome überliefert sind.[1] **Cinnabaris**, die beiden Jodverbindungen, **Mercurius corrosivus**, **Mercurius solubilis** und **Mercurius vivus** sind die am häufigsten gebrauchten Präparate.

[1] In Allens *Encyclopedia* sind es genau genommen 72 Symptome. Farrington schreibt, von den letzten drei [?] Mitteln seien nicht viele Symptome bekannt, was nicht ganz richtig ist: *Cinnabaris* ist mit 372 Symptomen vertreten, *Mercurius sulfuricus* immerhin mit 120.

Tab. 56.2 Antidote von Mercurius

Antidote	
• *Hepar sulfuris* • *Nitricum acidum* • *China* • *Dulcamara* • *Kalium jodatum* • *Kalium chloricum* • *Aurum*	• *Asa foetida* • *Staphisagria* • *Lachesis* • *Jodum* • *Mezereum* • *Stillingia*

Antidote

Im obigen Schema (➤ Tab. 56.2) sehen Sie eine lange Reihe von Antidoten von **Mercurius**. Dies ist schon für sich genommen ein Hinweis auf die zahlreichen üblen Folgen, die der Missbrauch des Quecksilbers mit sich bringen kann. Freilich sind diese Antidote nicht alle gleichermaßen bedeutsam.

Hepar sulfuris Wie ich kürzlich bereits erwähnte [Vorl. 51], ist Hepar sulfuris das wichtigste Antidot des Quecksilbers, wie übrigens auch vieler anderer Metalle. Es ist hilfreich gegen die **Gemütsveränderungen,** zu denen es im Verlauf einer Merkurbehandlung kommen kann, wie Angst, Verzweiflung, Reizbarkeit oder auch suizidale Stimmung; desgleichen hilft es bei Knochenschmerzen, Stomatitis, Ulzerationen und Magenbeschwerden.

Nitricum acidum An Nitricum acidum müssen wir vorrangig denken, wenn „niedere" Gewebe wie **Knochen, Periost** und **fibröse Strukturen** vom Quecksilber in Mitleidenschaft gezogen wurden. Der Patient hat Knochenschmerzen, vor allem in der Nacht, Schmerzen in den Schienbeinen bei feuchtem Wetter sowie Geschwüre im Rachen. Das Mittel kommt besonders in Betracht, wenn **sekundäre Syphilis durch merkurielle Vergiftung kompliziert** ist.[SK233]

China officinalis Die Chinarinde soll das passende Gegenmittel sein bei chronischer **Sialorrhö** infolge Quecksilbermissbrauchs.[SK302]

Dulcamara Auch Dulcamara wird hierbei erfolgreich eingesetzt[GS], besonders wenn der Speichelfluss bei jeder **feuchten Witterung** bzw. Wechsel zu feuchtkaltem Wetter exazerbiert.

Kalium jodatum Jodkali ist ein bekanntes Antidot des Quecksilbers und in den letzten Jahren vermehrt in Gebrauch gekommen. Es wird von beiden Medizinschulen verbreitet eingesetzt, in syphilitischen wie auch nichtsyphilitischen Fällen. Wie **Nitricum acidum** ist es vor allem dann angezeigt, wenn **Syphilis und Merkur gemeinsam** den Patienten krank gemacht haben und besonders die „niederen" Gewebestrukturen betroffen sind, also etwa Knochen, Knochenhaut, Drüsen und Lymphknoten. Es passt oft bei syphilitischer **Ozäna,** mit Ausfluss eines dünnen, wässrigen Sekrets aus der Nase, das die Oberlippe wund macht [KE5,167]. Es ist wohl das beste uns zur Verfügung stehende Mittel gegen die ständigen **Katarrhe nach Quecksilbermissbrauch.** Jedes Einatmen feuchter oder auch nur kühler Luft bewirkt einen heftigen Schnupfenanfall.[GS] Doch handelt es sich hier wohlgemerkt um einen Fall merkurieller Vergiftung, welcher durch Kalium jodatum entgegengewirkt wird. **Chemosis** der Augen: Die Bindehäute sind ödematös geschwollen, die Augen brennen und tränen den ganzen Tag [R3,40f GS] Es bestehen neuralgische Schmerzen in einer oder beiden Wangen.[(R3,68)] Die Nase ist innerlich geschwollen und fühlt sich verstopft an, sondert gleichzeitig aber viel wässrigen, brennenden Schleim ab [R3,184ff], einhergehend mit mehr oder weniger starken Halsschmerzen. Diese Symptome kehren bei jeder geringfügigen **Kälteexposition** wieder. Es gibt kaum ein anderes Mittel, das derartige Beschwerden rascher heilt als Kalium jodatum.

Kalium chloricum Es gibt noch ein anderes Kaliumsalz, das zum Quecksilber in antidotarischer Beziehung steht, und das ist Kalium chloricum. Dies ist ein wirksames Gegenmittel, wenn das Merkurgift eine Art **Skorbut** [SK554] hervorgerufen hat: Das Zahnfleisch ist schwammig-weich und blutet leicht [GA2,74]; in Mund und Rachen finden sich zahlreiche Geschwüre von aphthösem Charakter [EN84], verbunden mit erheblichem Mundgestank.

Aurum metallicum Gold wird vor allem benötigt, wenn nach einer „Kur" mit Quecksilber **Schwermut** mit Todessehnsucht [CK5] und **Selbstmordneigung** [CK] überhandnimmt; außerdem kommt es in Betracht, wenn sich **Knochenfraß** entwickelt hat, namentlich im Bereich des Gaumens [SK127] oder der Nase [SK126].

Asa foetida Bei den durch Quecksilber hervorgerufenen Knochenaffektionen dürfen wir auch Asa foetida nicht außer Acht lassen. Als charakteristisches Merkmal, das Asa foetida von den anderen Arzneien unterscheidet, finden wir eine extreme **Berührungsempfindlichkeit der Umgebung des erkrankten Knochenareals.**[SK113] So ist z. B. im Fall eines Unterschenkelgeschwürs, das mit einer kariösen Tibia in Verbindung steht, der Wundbereich so empfindlich, dass der Patient kaum das Anlegen oder Abnehmen eines Verbandes toleriert.[GA1,311ff] Das ganze Gewebe im Umkreis des entzündeten Zentrums scheint dem Knochen fest anzuhaften. Asa foetida ist manchmal auch bei **Iritis** im Gefolge einer Merkurbehandlung angezeigt.[HC2,211] Auch hier zeigt sich wieder als charakteristisches Unterscheidungsmerkmal eine große, schmerzhafte Empfindlichkeit der das Auge umschließenden Knochen.

Staphisagria Auch Staphisagria ist ein Antidot des Quecksilbers, zumal in schlimmen, langwierigen Fällen [SK594], wenn der Organismus durch das Gift sehr **heruntergekommen** ist. Der Patient sieht bleich und abgezehrt aus, hat dunkle Ringe um die Augen [RA(83)] und einen „merkurialen" Mund und Hals, d. h. schwammiges Zahnfleisch [GS], schlaffe Zunge, Geschwüre auf der Zunge [GS] und im Rachen, etc.; außerdem leidet er unter ausgeprägten Schmerzen in allen Knochen [RA234].

Lachesis Lachesis kann ebenfalls gelegentlich für einige Symptome der Merkurvergiftung „zuständig" sein, wenn das Gift der Konstitution aufgepfropft worden ist und zugleich die speziellen Charakteristika jener Arznei zugegen sind.

Jodum Das elementare Jod ist als Antidot besonders dann gefragt, wenn **Drüsen und Lymphknoten** affiziert sind.

Mezereum Der Seidelbast wirkt hervorragend, wenn Quecksilber das Nervensystem angegriffen und sich eine **Neuralgie** entwickelt hat. Die Nervenschmerzen können im Gesicht auftreten, in den Augen oder in jedem anderen Körperteil.

Stillingia sylvatica Schließlich haben wir noch Stillingia, das hilfreich ist, wenn das Krankheits-

oder Vergiftungsbild besonders durch **Entzündungen des Periosts** und Knotenbildung auf den Knochen geprägt ist.

Vergiftungsbild

Quecksilber geht, wie man heute weiß, mit den Geweben des Körpers eine lose Verbindung ein. Es ist in allen Geweben nachgewiesen worden und kann über fast jedes Ausscheidungsorgan wieder eliminiert werden. Man hat das Metall im Schweiß, im Urin, in der Galle, im Stuhl und im Speichel gefunden. Bei einem graviden Uterus geht es sogar auf den Fötus über, desgleichen über die Milch auf den Säugling, wenn das Mittel von der noch stillenden Mutter eingenommen wurde. Da die Verbindung des Quecksilbers mit den Geweben, wie ich eben sagte, eher lose ist, kann sie auch leicht wieder gelöst werden. Wenn ein Mensch akut mit Quecksilber vergiftet worden ist, so wird dieses entsprechend leicht durch eines der hier genannten Mittel wieder aus dem Organismus herausgedrängt. Es sind aber besonders die chronischen Fälle, um die Sie sich vorrangig zu kümmern haben, und deren Heilung kann Sie nicht selten zur Verzweiflung treiben. Noch größere Schwierigkeiten werden Sie haben, wenn die Merkurialisation mit anderen „Giften" wie Syphilis oder Skrofulose vergesellschaftet ist.

Die **Vergiftungssymptome** des Quecksilbers sind die folgenden: Bald nach Aufnahme des Gifts nimmt der **Atem** einen **ekelerregenden Geruch** an[RA356], der schwer zu beschreiben, aber leicht wiederzuerkennen ist. Typisch ist außerdem ein metallischer Geschmack im Mund.[RA370] Dies sind frühe Zeichen, die sich lange vor den wohlbekannten Charakteristika der Arznei einstellen. Der Patient fühlt sich sehr matt[RA1053]; häufig verspürt er Übelkeit in der Magengegend[RA426] und erbricht sein Essen ohne erkennbaren Anlass. Das Gesicht wird blass[RA147], die Augen sind von dunklen Ringen umgeben[RA145]; die Lippen sind bläulich verfärbt. Er klagt über Hitze, besonders in der Stirn und von der Nasenwurzel abwärts. **Bettwärme** macht ihm sehr zu schaffen; sobald er im Bett warm wird, fangen seine Schmerzen wieder an und vertreiben den Schlaf.[RA1087; SK121] Als Nächstes verspürt er zunehmende **Wundheit im Mund.**[RA307] Die Mundschleimhaut schwillt an und nimmt eine unnatürlich rote Farbe an. Durch **gesteigerte Sekretion der Speicheldrüsen** füllt sich der Mund rasch wieder mit Speichel, welcher zunächst aber von normaler Beschaffenheit ist. Erst in weiter fortgeschrittenen Fällen leidet durch diese Überproduktion auch die Zusammensetzung des Speichels. Der Atem wird immer übelriechender; das Zahnfleisch schwillt an[RA246] und wird berührungsempfindlich[RA242]; die Zähne fangen an zu wackeln[RA260]. Mitunter erscheint eine dunkelrote Linie auf dem Zahnfleisch, direkt unterhalb der Zähne. Später wird das **Zahnfleisch schwammig**[RA256], klafft von den Zähnen ab[RA246], zieht sich zurück[RA255]; es verfärbt sich stellenweise weiß[RA257], wird von einer gelblich-weißen Substanz bedeckt[EN194],[2] wird geschwürig[EN195] und sondert stinkenden Eiter ab[(RA248)]. Die Zunge schwillt so stark an, dass sich an ihrem Rand ein **Abdruck der Zähne** bildet.[RA300]

Nach und nach werden auch die Drüsen und Lymphknoten in Mitleidenschaft gezogen – **Parotiden** und **Halslymphknoten schwellen an**[RA346]. Wenn Sie in diesem Stadium in den Mund schauen, finden Sie die Mündung des Ductus parotideus entzündlich gerötet und manchmal sogar geschwürig.[(RA343)] Auch andere Drüsen, wie etwa das **Pankreas** oder die **Leber,** werden von dem Gift angegriffen. Allopathische Ärzte haben die Gewohnheit, bei fast jeder „Leberbeschwerde" Kalomel [Hydrargyrum chloratum] oder sonstige Quecksilberpräparate zu verordnen. Erst kürzlich haben allerdings mehrere bedeutende Ärzte der alten Schule erklärt, dass Quecksilber nicht den Gallenfluss anrege und daher bei träger Leberfunktion auch nutzlos sei. Doch wie dem auch sei, sicher ist: In der einen oder anderen Weise affiziert Quecksilber sehr wohl die Leber. So erzeugt es beispielsweise Duodenalkatarrh[GS], und dieser Katarrh kann sich über den Gallengang bis in die Leber ausdehnen. Diese Art von Lebererkrankung führt dann häufig zu **Gelbsucht,** und das ist eine Störung, bei der sich Mercurius als nützlich erwiesen hat. Das Mittel hat darüber hinaus **Hepatitis** hervorgerufen[EN400] und

[2] Quellenangaben mit Bezug auf die *Encyclopedia* (T. F. Allen) beziehen sich in diesem Kapitel, sofern nicht von anderen Präparaten die Rede ist, zumeist auf das metallische Quecksilber (bei Allen unter der Überschrift **Mercurius** zu finden), nur gelegentlich auf *Mercurius solubilis*.

geheilt[SK133], besonders wenn sich bereits einer oder mehrere **Abszesse** in der Leber gebildet hatten. Individuelle Empfänglichkeit sowie Alter des Patienten verändern all diese Symptome erheblich. So werden Sie z. B. feststellen, dass es schwieriger ist, Kinder zur **Hypersalivation** zu bringen als Erwachsene. Manche Menschen bekommen schon von sehr geringen Quecksilbermengen Speichelfluss, andere sind dagegen in dieser Hinsicht nur schwer zu beeinflussen. Skrofulöse Personen werden, wie Sie wissen, durch Merkur sehr stark in Mitleidenschaft gezogen.

Die später auftretenden Symptome der Quecksilbervergiftung sind diese: Die Beschaffenheit des Blutes wird beeinträchtigt; vor allem die Albumin- und Fibrinogenfraktion ist vermindert, stattdessen sind gewisse Lipide erhöht, deren genaue Zusammensetzung ich nicht kenne. Eine Folge davon ist, als besonders hervorstechendes Symptom, dass der Patient immer mehr verfällt und an Gewicht wie auch an Kraft verliert.[SK122] Er neigt zu **Fieber** von überwiegend **hektischem** Charakter.[SK125] Die Knochenhaut wird angegriffen, verbunden mit einer charakteristischen Reihe merkurialer Schmerzen, namentlich **Knochenschmerzen,** die bei **Wetterwechsel**[GS] und in der nächtlichen Bettwärme[SK120f] schlimmer werden. Typisch sind ferner Frost und Schauder vor jedem Stuhlgang[RA543ff], bisweilen auch währenddessen[EN1192].[3] Die Haut bekommt allmählich einen bräunlichen Teint. Geschwüre bilden sich, besonders an den Unterschenkeln[SK123]; sie sind äußerst hartnäckig, zeigen keinerlei Heilungstendenz. Nachts wird der Kranke von Schlaflosigkeit[RA1075] und Blutwallungen[RA1225] geplagt; ihm ist heiß[RA1195], was ihn zusätzlich am Einschlafen hindert; rasch gerät er in **Schweiß**[RA1199], welcher ihm aber **keinerlei Linderung** verschafft. Auch das gesamte Nervensystem leidet mit, was sich in zwei Gruppen von Symptomen manifestiert.

Zunächst wird der Patient ängstlich[RA1228] und unruhig[RA1220]; „… muß bald dahin, bald dorthin gehen und kann nirgend lange bleiben“[RA1229]; **findet die ganze Nacht keine Ruhe,** steht auf und legt sich wieder hin[RA1230]. Der Patient scheint dabei außerdem viel Angst und Beklemmung in der Herzgegend zu verspüren – die sog. Präkordialangst –, ebenfalls mehr in der Nacht.[GS]

In einer zweiten Gruppe von Beschwerden stellen sich Zuckungen der Gliedmaßen ein[RA1000], die den Anschein erwecken, als wäre er vom Veitstanz befallen. Oder, was noch häufiger vorkommt, er leidet unter Zittern der Hände.[RA852] Dieser **Tremor** ist vom Patienten nicht unter Kontrolle zu bringen und kann sich allmählich über den ganzen Körper ausbreiten[RA1217], sodass er an eine Schüttellähmung (M. Parkinson)[GS] erinnert. Am Ende kann der Patient so weit gelähmt sein, dass er seine Glieder nicht mehr aktiv bewegen kann.[GS] Nicht selten verliert er seinen Verstand und bietet das Bild eines völlig Schwachsinnigen dar.[RA28ff] Er stellt alle möglichen verrückten Dinge an[RA1260f]; sitzt z. B. mit einem idiotischen Grinsen in einer Ecke des Zimmers und spielt mit Stroh; oder er tut ganz ekelhafte Dinge und isst z. B. seinen eigenen Kot. Großer Gedächtnismangel[SK126]; kann sich an die gewöhnlichsten Ereignisse nicht erinnern.

Mahnung zur Vorsicht

Seien Sie mit der Verabreichung von Mercurius sehr vorsichtig und eher zurückhaltend, denn es ist, so häufig, wie es angezeigt erscheint, ein tückisches Mittel. Sie können damit durchaus oft eine Linderung der Beschwerden erreichen, doch Ihr Patient kehrt dann nicht selten schon nach wenigen Wochen zurück und berichtet, es gehe ihm wieder schlechter. Sie geben Mercurius erneut, und wieder hilft es für eine gewisse Zeit; doch über kurz oder lang kommen Sie an den Punkt, wo das Mittel nicht mehr wirkt. Wenn ich eine dauerhafte Heilung, etwa bei einem skrofulösen Kind, erzielen will, gebe ich ihm nur sehr selten Mercurius; und wenn ich es doch einmal tue, dann allenfalls als **interkurrentes** Mittel.

[3] Farrington schreibt: „Chilliness with or after [?] stool.“ Für Letzteres gibt es in den Quellen keinen Beleg, nur für das Gegenteil: „Chilliness while at stool, *ceasing after the evacuation.*“ (*EN* 1192, bei Merc. sol.) Ein Symptom Hahnemanns lautet: „Von einem durchfälligen Stuhlgange bis zum andern, Frost; beim zu Stuhle gehen selbst aber überlief ihn eine Hitze, vorzüglich im Gesichte“ (*RA* 546), kann also in beide Richtungen (*vor* und *nach* Stuhlgang) gedeutet werden. Doch sprechen die Symptome 543–545 dafür, dass *Frost vor dem Stuhlgang* bedeutsamer ist.

Tab. 56.3 Wirkorte der Merkurialsalze

Wirkorte	Merc.	Merc-j-r.	Merc-j-f.	Merc-cy.	Merc-d.	Merc-c.	Cinnb.	Merc-sul.	Merc-pr-r.	Merc-ac.
Augen	+	–	+	–	+	+	+	–	–	–
Nase	+	+	+	+	–	+	+	–	–	–
Mund und Rachen	+	+	+	+	+	+	+	–	–	–
Nieren und Blase	+	?	–	+	–	+	–	–	–	+
Herz	+	–	+	+	–	+	–	+	+	–
Lunge	+	+	+	–	–	+	+	+	–	–
Genitalien	+	+	+	+	–	+	+	–	+	–
Drüsen, Lymphknoten, Knochen	+	+	+	+	+	+	+	+	+	+
Haut	+	+	+	+	–	+	+	–	+	–
Magen und Leber	+	+	+	–	–	+	+	+	–	–

Wirkorte der Merkurialsalze

In der obigen Tabelle (➤ Tab. 56.3) habe ich die Merkurialsalze zusammengestellt und sie jeweils den verschiedenen Organen oder Organsystemen zugeordnet. Überall wo Sie ein Kreuz bzw. Plus vermerkt sehen, bedeutet dies, dass das Präparat auf jenen Körperteil wirkt, der in der ersten Spalte genannt ist. Diese Tabelle soll Ihnen nur einen groben Überblick geben; sie hat keine Relevanz für die Praxis und erhebt auch keinen Anspruch auf Wissenschaftlichkeit.

Mercurius solubilis (inkl. M. vivus)

Konstitution, Gemüt

Mercurius vivus – gewissermaßen der Idealtypus all dieser Präparate – ist oft bei Menschen von **skrofulösem Habitus** angezeigt (sei dieser syphilitisch beeinflusst oder nicht), bei denen das lymphatische System und der Drüsenapparat übermäßig aktiv sind. Diese Überfunktion äußert sich zunächst in plethoraähnlichen Zuständen, während in weiter fortgeschrittenen Stadien Anschwellung der Drüsen und Lymphknoten mit allgemeiner Abmagerung [ST2,130] und Blutarmut das klinische Bild prägen. Mercurius ist mitunter auch bei skrofulösen Kindern indiziert, die einen unverhältnismäßig großen Kopf [ST2,130] haben, mit (besonders vorne) noch offenen Fontanellen [GS]. Sie lernen nur langsam gehen, die Zähne entwickeln sich mangelhaft oder sehr zögerlich, die Gliedmaßen sind oft kalt und feucht, fühlen sich klamm und klebrig an. Von **Calcarea**, **Silicea** und **Sulfur** unterscheidet sich Mercurius durch folgende Charakteristika: Zwar neigt auch der Kopf, wie bei jenen Arzneien, zum Schwitzen, doch ist der **Schweiß** gewöhnlich **stinkend** [RA1200], und er fühlt sich fettig oder **ölig** an [RA1202]. Mercurius ist nicht so häufig angezeigt wie **Calcarea**, **Silicea** oder **Sulfur**, noch ist es in seinen Wirkungen gleichermaßen sicher oder anhaltend. Doch es kann ein Mittel sein, um eine teilweise Besserung zu erreichen, und im Verlauf einer Behandlung mit **Sulfur** kann es z. B. als Zwischenmittel dienen, wenn jenes nicht mehr zu wirken scheint.

Der Patient, der Mercurius benötigt, zeigt plethorische Symptome Verbindung mit Angst und Unruhe, Umherwälzen im Bett und rastlosem Umherwandern. Es ist eines unserer wichtigsten Mittel mit Neigung zu nostalgischen Gefühlen, zu „sehnsüchtigem **Heimweh**“[RA1256]. Der Patient wird ängstlich und missmutig[RA1247], „sehr ärgerlich und unverträglich, leicht reitzbar“[RA1251]. Die Angst scheint dabei im Blut lokalisiert zu sein [„Angst und Bangigkeit im Blute, er wußte sich nicht zu lassen“[RA1232]], d. h., sie ist stets mit einem **Gefühl von „Wallung im Blute“**[RA1225] verbunden. Dies unterscheidet Mercurius von anderen Arzneien.

Die **Kongestionen** von Mercurius indizieren das Mittel oft nach **Belladonna**. Es gibt Ähnlichkeiten zwischen den beiden Arzneien, die klinisch gut bestätigt sind. Mercurius folgt bei Entzündungen, selbst bei Entzündung der Hirnhäute, auf **Belladonna**, wenn der Patient das gleiche **hastige Sprechen**[RA1258] und das gleiche **gehetzte, nervöse Verhalten** wie bei Belladonna an den Tag legt. Das Kind redet so schnell, dass ein Wort in das andere übergeht. Das Gesicht ist ähnlich stark gerötet wie bei **Belladonna**, doch im Unterschied zu diesem Mittel finden Sie zusätzlich auch Geschwulst der Drüsen und Lymphknoten sowie ausgeprägte Entzündung der Mundschleimhaut.

Fieber

Mercurius ist oft bei **katarrhalischen** oder **gastrischen Fiebern** angezeigt[GS], wenn das Gesicht aufgedunsen ist und der Hals innerlich wie äußerlich geschwollen aufgrund einer Mitbeteiligung sowohl der Drüsen und Lymphknoten als auch des Unterhautzellgewebes. Für das Mittel sprechen bei diesen Fiebern außerdem **Gliederschmerzen,** die in der **Bettwärme schlimmer** werden und durch Schweiße keine Erleichterung finden. Darüber hinaus besteht fast immer ein Darmkatarrh, gekennzeichnet durch schleimige, blutige Stühle[RA554] und viel Tenesmus[RA549], der auch nach Beendigung des Stuhlgangs nicht aufhört[GS]. Auch hier werden Sie feststellen, dass Mercurius gut auf **Belladonna** folgt.

Hämorrhagien

Mercurius ist ein wichtiges Heilmittel bei Hämorrhagien aller Art. Es wird oft bei **Nasenbluten** benötigt, besonders wenn das Blut schon beim Herauströpfeln gerinnt, sodass es in **Zapfen an der Nase** hängen bleibt.[RA211] Dies ist ein sehr nützlicher Hinweis. Nehmen wir an, das Nasenbluten tritt bei einem skrofulösen Kind oder einem zu Plethora neigenden Patienten auf, etwa bei einem Knaben von 15 oder 16 Jahren – einem Alter, wo Kongestionen häufig vorkommen. Sie haben bereits **Belladonna**, **Hamamelis** und **Erigeron** ausprobiert und keinen Erfolg gehabt. Das Blut ist eher hell[4] und fließt in Strömen. Auch sonstige Maßnahmen helfen nicht. Dann macht sich dieses Mercurius-Zeichen bemerkbar! Sie verabreichen das Mittel und heilen damit nicht nur den akuten Anfall, sondern verhüten auch künftige Rezidive. Auch bei **Uterusblutungen**[HY13,75] oder **Menorrhagien** kann Mercurius hilfreich sein, wenn das Blut profus, dunkel und **klumpig** ist. Wenn dann noch Drüsengeschwülste, Wundheit des Mundes und andere typische Symptome hinzukommen, ist Mercurius mit Sicherheit das passende Mittel.

Pneumonie

Bei Pneumonie ist Mercurius angezeigt, wenn die **rechte Lunge** affiziert ist und zudem **biliöse Symptome** zugegen sind, wie ikterische Färbung der Haut, etc.[KF5,822] Es bestehen heftig stechende Schmerzen[RA747] durch die untere rechte Lunge[GS]. Natürlich sind auch noch andere Symptome vorhanden, die für Lungenentzündung pathognomonisch sind, doch auf diese brauchen wir hier nicht näher einzugehen.

Peritonitis

Bei Peritonitis kommt das Mittel ebenfalls in Betracht, und auch hier folgt es wieder auf **Belladonna**, wenn die Eiterung eingesetzt hat[GS], mit tympanitischer Bauchauftreibung, Zeichen von Ergussbil-

[4] Im Allgemeinen scheint die Farbe des Blutes bei *Mercurius* doch eher dunkel zu sein (vgl. *GS* und Repertorium). Auch der im Anschluss von Farrington erwähnte Gebärmutterblutfluss zeigt dies.

dung (teils serös, teils purulent), Schweißen, Schüttelfrostanfällen, etc. In solchen Fällen verhindert Mercurius die Ausbreitung des Eiterungsprozesses.

Tonsillitis, Eiterungsprozesse

Allgemein sind Entzündungen, die bereits in Eiterung übergegangen sind, eine Indikation für Mercurius, gleichgültig ob es sich um einen Furunkel, eine Tonsillitis oder welche Entzündung auch immer handelt. Mercurius gehört zu einer bemerkenswerten kleinen Gruppe von Arzneien, die Sie im Praxisalltag sehr häufig einsetzen müssen; es sind dies **Belladonna**, **Hepar sulfuris**, **Mercurius** und **Lachesis**, ergänzt durch **Silicea** und **Sulfur**.

- Zu **Beginn** einer **Entzündung,** etwa einer Tonsillitis, sollten Sie **Belladonna** vorziehen. Der Rachen ist leuchtend rot und geschwollen, und es bestehen größte Schwierigkeiten beim Schlucken von Flüssigkeiten sowie heftige Schmerzen in den Mandeln.[SK150]
- Sie sollten zu **Hepar sulfuris** wechseln, wenn scharfes Stechen im Hals und allgemeine Kälteschauer auf die **beginnende Eiterung** hinweisen. Das Mittel kann die Eiterbildung noch verhindern, wenn es ganz am Anfang des Prozesses gegeben wird.
- **Mercurius** passt für einen weiter fortgeschrittenen Zustand, wenn sich der **Eiter bereits gebildet** hat und Sie diesen rasch hinausbefördern wollen. **Mercurius** verhindert nicht die Entstehung des Eiters, sondern **begünstigt** sie eher noch. Daher können Sie, wenn Sie das Mittel zu früh geben, den Fall auch verderben.
  Bei **Panaritien** unterstützt **Mercurius**, in niedriger Potenz verabreicht, im Allgemeinen die rasche Eiterbildung.
- Wenn die **Suppuration kein Ende nehmen** und die Wunde nicht verheilen will, sollten Sie auf **Hepar** direkt **Silicea** folgen lassen. In manchen Fällen kommt es vor, dass dessen Gebrauch nur für kurze Zeit wohltätig ist; dann werden ein oder zwei Gaben **Sulfur** die Reaktionsfähigkeit des Körpers so aufrütteln, dass anschließend **Silicea** die Heilung vollenden kann.
- **Lachesis** ist indiziert, wenn sich die **Qualität des Eiters verschlechtert** und dieser einen dunkelfarbigen, dünnflüssigen und übelriechenden Charakter annimmt, verbunden mit der für **Lachesis** so typischen extremen Berührungsempfindlichkeit.

Augenentzündungen

Mercurius ist nicht selten bei skrofulös oder syphilitisch bedingten Augenentzündungen angezeigt.[SK128] Der Patient leidet besonders unter dem hellen Schein[RA120] und der **Hitze des Feuers,** weshalb er diesen Anblick ebenso meidet wie warme Räume überhaupt. Das Mittel ist manchmal auch bei **Blepharitis** von Männern hilfreich, die in der Nähe von Feuer arbeiten, wie z. B. Schmiede oder Gießereiarbeiter.[GS] Die Schmerzen und Beschwerden sind gewöhnlich **nachts** [und im Freien[RA124]] schlimmer. Die Lider sind verdickt[RA136], vor allem an den Rändern. Die Augen sondern ein dünnes, scharfes, mukopurulentes Sekret ab[GS], das auch die Wangen angreift und dort einen papulösen Ausschlag erzeugt[AZ31,152]. Auf der **Hornhaut** können sich **Geschwüre** bilden[SK128], diese Geschwüre sind meist nur oberflächlich und von einer gräulichen Trübung umgeben, als ob Eiter zwischen die Hornhautlamellen gedrungen wäre[GS]. Bei **syphilitischer Iritis** ist Mercurius mitunter indiziert, wenn ein Hypopyon entstanden ist.[GS]

Lassen Sie uns nun, was die Augenerkrankungen angeht, zwischen Mercurius und den anderen Quecksilberpräparaten differenzieren.

Mercurius jodatus ruber Auch das Rote Quecksilberjodid kann bei Augenentzündungen angezeigt sein. Die Symptome sind denen von **Mercurius** sehr ähnlich, doch hat die Arznei insgesamt mehr Geschwulst von Drüsen und Lymphknoten.

Mercurius jodatus flavus Das Gelbe Quecksilberjodür wird bei entzündlichen Augenleiden häufiger benötigt als die „rote" Verbindung. So kann es z. B. bei **großen Ulzera der Hornhaut**[GS] hilfreich sein, die aussehen, als wären sie mit einem Fingernagel ausgekratzt worden. Gleichzeitig besteht zumeist ein dicker, gelber Belag auf der Zungenwurzel, während die vordere Zunge rein ist.[EN148]

Mercurius dulcis Bei der Verordnung von Mercurius dulcis oder Kalomel [Hg_2Cl_2] müssen wir uns mehr an die Allgemeinsymptome halten: Das Mittel eignet sich für skrofulöse Kinder mit ausgeprägter Gesichtsblässe und Geschwulst der zervikalen und anderer Lymphknoten.[GS] Die Haut ist eher schlaff und schwammig und schlecht ernährt. Diese Schlaffheit und **Aufgedunsenheit** im Verein mit der **Blässe** sind die Zeichen, die für Mercurius dulcis sprechen.

Mercurius corrosivus Eine weitere Chlorverbindung ist Mercurius corrosivus oder Hydrargyrum bichloratum [Sublimat, $HgCl_2$]. Es muss bei entzündlichen Symptomen von **heftigstem Charakter** in Erwägung gezogen werden. Kein anderes Quecksilberpräparat verursacht so intensive Beschwerden wie dieses. Es erzeugt quälendes Brennen der Augen[AH1(B)81] mit größter Lichtscheu[AH1(B)81] und so scharfem, profusem Tränenfluss[GS], dass die Haut der Wangen davon fast weggefressen wird. Reißende Schmerzen in den Knochen der Augenumgebung.[AH1(B)81] **Hornhautgeschwüre** mit Neigung zur **Perforation** und entsprechender Bildung eines Hypopyons.[GS]

Mercurius corrosivus könnte man fast als Spezifikum bei **syphilitischer Iritis** bezeichnen.[GS; Z1,45] Wenn die Symptome eines solchen Falles nicht klar auf ein anderes Mittel hinweisen, sollten Sie es zunächst mit diesem versuchen. Wenn Sie zusätzlich lokal Atropin anwenden wollen, um den sonst drohenden Adhäsionen vorzubeugen, können Sie dies tun.[5] Das Mittel ist darüber hinaus bisweilen bei **Retinitis albuminurica** angezeigt.[GS]

Cinnabaris Das Sulfid des Quecksilbers ist ein Heilmittel bei einer Vielzahl von Entzündungszuständen an den Augen. Ich will Ihnen hier nur ein charakteristisches Symptom nennen, und das sind Schmerzen im oberen Teil des Auges, die sich vom inneren zum äußeren Augenwinkel ausbreiten[AZ97,70], oder auch solche, die kreisförmig um ein Auge herumlaufen[GS].

[5] Mydriatika sind laut Kent *(Homöopathische Arzneimittelbilder,* Kapitel *Mercurius)* nicht notwendig: „Das passende homöopathische Mittel wird die Iritis rasch stoppen, sodass sich Verwachsungen gar nicht erst bilden können, und wenn sie bereits entstanden sind, wird die Arznei sie wieder beseitigen."

Schnupfen, Erkältung

Betrachten wir als Nächstes die Wirkung von Mercurius auf die Nase. Die Arznei kommt bei Katarrhen der Nase[RA708] und des Rachens in Betracht, die durch **feuchtkaltes Wetter**[GS] oder feuchte, kühle Abendluft[SK120] ausgelöst oder verschlimmert werden. Die Nase juckt[RA201] und brennt inwendig, fühlt sich verstopft an; dabei zugleich stetes Herauströpfeln eines dünnflüssigen Sekrets[RA709]. Der Hals tut weh, als ob er wund wäre.[RA350] Schmerzen in den Gelenken. Dies sind die Beschwerden, die bei Schnupfen Mercurius indizieren, sowohl was die auslösende Ursache wie auch die vorhandenen Symptome betrifft. Hinzu kommt oft ein allgemein fiebriges Gefühl[GS], mit Gesichtsröte und Schweißausbrüchen, die aber keine Erleichterung bringen[SK121]. Es gibt noch eine andere Erkältungsform, bei der Sie Mercurius geben können, und zwar wenn der Schnupfen „reif" ist und das **Sekret mukopurulent** – dick und gelblichgrün.

Pulsatilla, Kalium sulfuricum Hier tritt **Mercurius** in Konkurrenz zu Pulsatilla und Kalium sulfuricum, die beide ebenfalls bei dieser Sekretbeschaffenheit von Nutzen sein können, zumal wenn sich der Patient im Freien wohler fühlt und es ihm abends schlechter geht. Pulsatilla unterscheidet sich, unabhängig von den sonst noch vorhandenen Symptomen, durch die Tatsache, dass die **Nasenabsonderung niemals reizend** ist, sondern vollkommen mild. Das Sekret von Kalium sulfuricum zeichnet sich vor allem durch seine gelbe Farbe[AT24] aus [Pulsatilla: eher gelblichgrün[SK408]].

Nux vomica Wir müssen **Mercurius** hier auch von Nux vomica abgrenzen, das besonders [im Anfangsstadium[GS]] passt, wenn der Schnupfen durch **trockenes, kaltes Wetter** ausgelöst wurde[GS] und zugleich Rauheit und Wundheit[RA232] sowie ein **kratziges Gefühl**[RA251] im Hals bestehen. Bei **Mercurius** dominiert stets eine Empfindung von Brennen[RA323], Rohheit[GS] oder Wundheit im Hals.

Diphtherie

Die Halssymptome von Mercurius könnten Sie dazu verleiten, das Mittel auch bei Diphtherie in Betracht zu ziehen. Nun, Sie können es natürlich in Betracht ziehen, doch sollten Sie dies nur tun, um es anschließend gleich wieder zu verwerfen. Mercurius ist bei Diphtherie *nicht* angezeigt, und selbst bei diphtherieähnlichen Zuständen ist es m. E. nicht sinnvoll. Durchaus gibt es aber andere Merkurpräparate, die Sie hier verwenden können. Sowohl **Mercurius jodatus ruber** als auch **Mercurius jodatus flavus** können bei diphtherieähnlicher Angina [z. B. Scharlach-Diphtheroid [(GS)]] und auch bei echter Diphtheriehilfreich sein.

Mercurius jodatus ruber Dieses Mittel passt, wenn die **linke Tonsille** entzündlich geschwollen ist [MM101] und sich ein gelblichgrauer Belag darauf bildet. Die zervikalen Lymphknoten sind vergrößert [MM264], und auch das lockere Zellgewebe des Halses kann mit angeschwollen sein. Profuser Speichelfluss [GS] und Ansammlung vielen, teils zähen Schleims in Mund und Rachen. Die Beschwerden verschlimmern sich beim Leerschlucken [MM166], weshalb der bloße Versuch, Speichel hinunterzuschlucken, schmerzhafter ist als das Schlucken von Speisen.

Mercurius jodatus flavus An Mercurius jodatus flavus müssen wir eher denken, wenn sich die Pseudomembranen auf der **rechten Seite** des Rachenrings entwickeln [(EN1830)], mit Geschwulst der Speicheldrüsen und Halslymphknoten sowie Ansammlung zähen Schleims im Rachen.[GS] Fast immer ist der **hintere Teil der Zunge** mit einem dicken, **schmutzig gelben Belag** bedeckt [EN149], während die Spitze und der Rand frei bleiben [EN152].

Diese beiden Jodverbindungen sind bei diphtherischer Halsentzündung häufig angezeigt.

Mercurius cyanatus Die Cyanverbindung des Quecksilbers ist eines unserer wichtigsten Heilmittel bei Diphtherie, besonders wenn es sich um die **maligne,** mit **größter Adynamie** einhergehende Form handelt.[NZ24,60] Aufgrund der Gegenwart der Blausäure finden Sie das Mittel in Fällen indiziert, in denen der Kranke von Beginn an äußerst kraftlos ist. Der Puls ist klein und frequent [NZ24,60] – ohne nennenswertes Volumen und bis auf 130/140 Schläge pro Minute beschleunigt. Die Exsudate sind zunächst weiß und bedecken die Gaumensegel und Tonsillen. Doch schon bald schwellen Drüsen und Lymphknoten an; die Beläge bekommen eine dunkle Färbung und drohen gangränös zu werden. Die Schwäche nimmt extreme Formen an; der Atem ist fötide; keinerlei Appetit; Zunge braun, in schlimmen Fällen sogar schwarz [GS]. Schließlich fängt die Nase an zu bluten [GS] – ein gefährliches Symptom, wie Sie wissen. Das Mittel kann auch bei **Kehlkopfdiphtherie** Verwendung finden; der Auswurf ist dick und zäh, und es besteht ein rauer, bellender, kruppöser Husten mit zeitweiliger Erstickungsnot [AZ88,70]. In derartigen Fällen hat Mercurius cyanatus häufig Leben gerettet – doch es wird dies keineswegs immer tun.

Kalium bichromicum Ihnen wird die Ähnlichkeit jenes Mittels mit Kalium bichromicum bei Kehlkopfdiphtherie nicht entgangen sein, die zum einen in der Lokalisation und zum anderen in der dicken, zähen, fadenziehenden Beschaffenheit des Sputums besteht. Der Unterschied ist folgender: **Mercurius cyanatus** zeichnet sich durch außergewöhnliche Schwäche aus, die keine bloße Erschöpfung ist aufgrund der Anstrengungen des Kindes beim Atmen. Sie ist Folge einer Vergiftung des Blutes, wie sie sich u. a. in der Lividität der Haut, der Kälte der Extremitäten und dem schnellen, schwachen Puls zeigt. Wenn diese Symptome *nicht* vorhanden sind, ist Kalium bichromicum vorzuziehen.

Cinnabaris Cinnabaris ist ein Mittel, an das man bei katarrhalischen Beschwerden nicht so oft denkt. Es ist bei Schnupfen indiziert, wenn ein deutliches **Druckgefühl am oberen Nasenrücken** besteht, vergleichbar der Empfindung, wie sie Menschen, die dies nicht gewohnt sind, beim Tragen einer schweren Brille verspüren.[EN105;GS] Auch Halssymptome kommen bei dieser Art von Katarrh häufig vor. Der Rachen ist geschwollen, die Tonsillen sind vergrößert und röter als normal. Große Trockenheit in Mund und Hals, was den Patienten vor allem nachts belästigt und zu häufigem Trinken zwingt.[RA7] Besagte Empfindung am Nasenrücken in Verbindung mit dieser Art von Halssymptomen kann bei Syphilitikern vorkommen, bei Skrofulösen oder bei Menschen, die allgemein zu

Erkältungen neigen. Cinnabaris hat sich auch bei **skarlatinösen Halsentzündungen,** die ja häufig einen **diphtheroiden Charakter** annehmen, als nützlich erwiesen, wenn sich in den Choanen viel klumpiger, zäher, schmutzig gelber Schleim ansammelt [EN103]. Wenn dieses Symptom deutlich hervortritt, ist Cinnabaris das passende Mittel.

Mercurius corrosivus Das Sublimat habe ich erfolgreich eingesetzt, wenn der in der Nase angesammelte Schleim dick und klebrig war, von fast leimartiger Konsistenz [GS]. Bei manchen syphilitischen Affektionen der Nase [Ozäna[KE5,173]] ist das Mittel dadurch indiziert, dass die Geschwüre das Septum perforieren [GS], brennende Schmerzen vorhanden und die Sekrete so scharf sind, dass sie die Gewebe, über die sie fließen, verätzen.

Die Halssymptome von Mercurius corrosivus sind sehr heftig. Ich kann mir Fälle vorstellen, wo es bei Diphtherie [AZ48,49f] vonnöten sein könnte, wenngleich ich es bei dieser Krankheit noch nie eingesetzt habe. Das Zäpfchen ist geschwollen und verlängert [EN328] und dunkelrot verfärbt [GS(EN332)]. Es besteht intensives **Brennen im Hals** [EN305], ebenso stark wie bei **Arsenicum album**, **Arsenicum jodatum** oder **Capsicum**. Dieser brennende Schmerz wird bei jedem äußeren Druck auf den Hals unerträglich vermehrt.[MA1,573] Er geht einher mit erheblichem Zusammenschnürungsgefühl im Hals.[EN316] Jeder Versuch, etwas zu schlucken, sei es fest oder flüssig, löst eine heftige Verkrampfung des Schlundes aus, sodass die Materie augenblicklich wieder ausgestoßen wird.

In diesem spasmodischen Charakter der Symptome zeigt sich eine Ähnlichkeit mit **Belladonna**. Doch die stark inflammatorische Prägung der Symptome, wie sie sich in den extrem brennenden Schmerzen spiegelt, unterscheidet Mercurius corrosivus von jener Arznei. Mithin zeichnet sich das Sublimat einerseits durch die **Konstriktionsneigung** aus, wie sie auch **Belladonna** eigen ist, andererseits aber zusätzlich durch heftigste, **destruierende Entzündung** des Rachens. Ein weiteres Unterscheidungskriterium zwischen den beiden Mitteln ist der Puls: Bei Mercurius corrosivus ist er beschleunigt, sehr schwach und unregelmäßig [EN850], nicht aber voll und kräftig wie bei **Belladonna**.

Syphilis I

Als Nächstes ein paar Worte zur Wirkung der Quecksilberpräparate auf die Geschlechtsorgane, namentlich die syphilitischen Affektionen derselben, gegen die sie schon seit Langem eingesetzt werden. Mercurius solubilis (oder Mercurius vivus) ist bei primären syphilitischen Geschwüren angezeigt [KE2,127ff], dem **harten Schanker** [= Primäraffekt, Ulcus durum], ebenso aber auch beim sog. **weichen Schanker** oder Schankroid [= Ulcus molle].[6] Die Geschwüre sind eher flach [HY13,453] als tief, der Grund der Ulzera erscheint schmutzfarben und **speckig** [KE2,139]. Mercurius solubilis hat derartige Geschwüre hervorgerufen [RA657], und deshalb wird es sie auch heilen. Die Halsentzündung, die häufig das syphilitische Fieber sechs oder sieben Wochen nach Erscheinen des Primäraffekts einleitet, findet sich ebenfalls bei Mercurius solubilis wieder [SK132].

Mercurius jodatus flavus/ruber Die beiden Jodide des Quecksilbers sind beim indurierten Schanker („Hunter'scher Schanker [= ebenfalls Ulcus durum!]) vorzuziehen.[Z1,29] Dies ist eine Geschwürform, die von beiden Arzneien hervorgerufen worden ist [?] – und daher auch durch diese heilbar. Es besteht keinerlei Notwendigkeit, die Geschwüre äußerlich durch Ätzmittel zu behandeln, da das passende, innerlich gegebene Mittel durchaus allein in der Lage ist, den Ausbruch sekundärer Symptome zu verhindern oder zumindest deren Intensität deutlich abzumildern.

Mercurius corrosivus Das Sublimat ist den bisher erwähnten Heilmitteln syphilitischer Symptome überlegen, wenn die schankröse Ulzeration sehr zer-

[6] Farrington schreibt: „*Mercurius solubilis* or *vivus* is indicated in primary syphilis for the so-called soft chancre or chancroid." Der nichtsyphilitische Charakter des Ulcus molle war zur Zeit Farringtons noch nicht bekannt. Der Erreger Haemophilus Ducrey-Unna wurde 1889 (1892) beschrieben, der der Syphilis – Treponema pallidum – erst 1905 durch Schaudinn. Da die Inkubationszeit beim Ulcus molle (3–5 Tage) sehr viel kürzer ist als beim Ulcus durum der Syphilis (ca. 3 Wochen), sind viele der in der Literatur berichteten Schankerheilungen ganz offensichtlich solche des Ulcus molle gewesen. Sie müssen vor allem auch insofern neu bewertet werden, als das Ulcus molle ohnehin eine gute Prognose hat und, anders als die Syphilis, keine Spätfolgen zeitigt.

störerisch ist. Die Geschwüre sind von **phagedänischem** Charakter[GS]; sie haben unregelmäßig gezackte Ränder und fressen so schnell um sich[JB1,135] (mehr in die Breite als in die Tiefe), dass schon nach wenigen Tagen fast der halbe Penis zerstört sein kann.

Syphilis II

Das zweite Stadium der Lues kann mit mehreren dieser Präparate erfolgreich therapiert werden, sofern Merkurialien im Primärstadium nicht missbräuchlich verwendet wurden [dann: **Nitricum acidum**]. Mercurius solubilis hilft sehr schnell bei **Syphiliden** an den Handinnenflächen; sie sind von kupferroter Farbe[GS], jucken etwas und schuppen sich ab.

Genitale Reizung

Es gibt noch eine weitere Nutzanwendung von Mercurius, die hier Erwähnung finden sollte: Wenn Knaben beständig an ihrem Penis kratzen oder ziehen[GS], so tun sie dies möglicherweise wegen eines kitzelnden Juckens[RA659] oder sonstigen Reizes. Hier ist nicht selten Mercurius das passende Mittel – oder vielleicht auch **Cantharis**.

Lebererkrankungen

Lebererkrankungen aller Art unterliegen der Wirkung von Mercurius, wenn folgende Symptome zugegen sind: Die Zunge ist schmutzig gelb belegt und weist an den Rändern **Zahneindrücke** auf.[EN234] Skorbutähnliche Zeichen, wie ulzerierendes und **schwammiges Zahnfleisch**[EN209], verbunden mit einem **fötiden**[EN261] oder unangenehmen **Mundgeruch**[ZÖ1,119]. Haut und Skleren sind deutlich ikterisch verfärbt.[SK133] Neigung zu Kopfkongestion.[EN61] Die Lebergegend ist berührungsempfindlich[SK133], das Abdomen angeschwollen bzw. tympanitisch aufgebläht[EN402f], besonders im Bereich des Epigastriums und der Hypochondrien[GS]. Der Patient kann nicht auf der rechten Seite liegen.[GS] Die Leber ist vergrößert und oft auch verhärtet.[SK133] Die **Stühle** sind entweder – mangels Gallenfarbstoffen – lehmfarben[GS], oder sie sind **gelblichgrün**[(RA557+570)] und gallig und gehen unter viel **Tenesmus** ab[RA549], stets gefolgt von der **Empfindung, nicht alles losgeworden zu sein**[GS].

Es gibt noch ein weiteres Mittel, an das wir im Zusammenhang mit Mercurius bei biliösen Beschwerden denken müssen, und das ist **Leptandra**. Beide Mittel haben diese gelblichgrünen Stühle, desgleichen **teerfarbene Stühle** wie auch entsetzlich stinkende Stühle. Der Unterschied liegt darin: **Leptandra** hat heftigen Stuhldrang und kneifende oder schneidende Bauchschmerzen nach dem Stuhlgang[EN74], aber **keinen Tenesmus.** Das Mittel hat darüber hinaus dumpf drückende Schmerzen in der unteren Lebergegend (nahe der Gallenblase), die sich **bis zur Wirbelsäule** ausdehnen[EN49], sowie brennende Schmerzen in der hinteren Leber[GS].

Dysenterie

Auch bei Dysenterie ist Mercurius nicht selten angezeigt, besonders wenn sie zu einer Jahreszeit auftritt, wo warme Tage von kalten Nächten gefolgt werden.

Nux vomica Nux hat bei dieser Krankheit viel Ähnlichkeit mit **Mercurius**, doch es unterscheidet sich darin, dass die Schmerzen und der Tenesmus nach dem Stuhlgang gewöhnlich enden, während sie bei **Mercurius** bestehen bleiben [oder sogar zunehmen[CH281]].

Aconitum napellus Aconitum geht bei besagten Wettergegebenheiten (kalte Nächte folgen auf heiße Tage[illegible]) **Mercurius** oft voraus. In der Anfangsphase der Ruhr können die Beschwerden durch Aconitum völlig behoben werden; wenn es aber nicht ausreicht, ist gewöhnlich **Mercurius** vonnöten[KE1,859].

Sulfur Es kommt vor, dass nach Aufhören des Tenesmus und des Blutabgangs weiter Schleimsekretion stattfindet; in solchen Fällen hilft Sulfur.

KAPITEL

57 Vorlesung: Die Edelmetalle – Aurum

Einleitendes

In dieser Gruppe finden wir **Aurum metallicum**, **Aurum muriaticum**, **Argentum metallicum**, **Argentum nitricum**, **Platinum** und **Palladium**. Es gibt darüber hinaus noch ein paar weitere Verbindungen der Edelmetalle, von denen wir aber, homöopathisch gesehen, nur wenig wissen. **Aurum** (Gold) und **Argentum** (Silber) haben, in ihrer Metallform, viele Symptome gemein, dennoch gibt es genügend charakteristische Merkmale, anhand derer wir sie in der Praxis leicht unterscheiden können. Bevor ich auf die beiden Arzneien einzeln zu sprechen komme, will ich kurz auf die generellen Unterschiede zwischen ihnen eingehen.

Aurum beeinflusst in besonderem Maße den Blutkreislauf, und es wirkt außerdem stark auf das Gemüt ein, indem es viele emotionale Symptome hervorruft. Damit meine ich: Wenn bei **Aurum** Gemütssymptome [1] auftreten, so folgen diesen stets als Hauptmerkmale oder wichtigste Charakteristika des Falles Symptome seitens der Blutzirkulation.

Argentum zeichnet sich in erster Linie durch Symptome der Atemwegsorgane und des Intellekts aus. Bei **Aurum** besteht eine Neigung zur Hyperämie, also zu vermehrter Blutfülle in einzelnen Bereichen des Kreislaufs; bei **Argentum** überwiegen hingegen Beschwerden oder Symptome von Seiten des Nervensystems. Von den beiden Arzneien scheint vor allem **Aurum** die Knochen anzugreifen, während wir bei **Argentum** nur sehr wenige Symptome finden, die das Mittel bei Knochenaffektionen angezeigt erscheinen lassen. Dagegen greift **Argentum** bevorzugt die Gelenkknorpel an und verursacht Arthralgien oder neuralgiforme Schmerzen in den Gelenken. So ist das Mittel z. B. hilfreich bei Gelenkschmerzen von Frauen, die an Gebärmuttervorfall [GS] leiden. Sie können kaum ihre Gelenke bewegen, und doch weist auch die sorgfältigste Untersuchung auf keinerlei rheumatische Entzündung hin.

Aurum passt oft bei skrofulösen Leiden [SK124], die mit Gesichtsröte einhergehen, worin sich wieder die Tendenz des Mittels zur Blutfülle zeigt. Die Hornhaut ist in solchen skrofulösen Fällen, wenn sie von Trübungen oder Geschwüren befallen ist, von einem stark entwickelten Gefäßkranz umgeben [AZ55,76] – einmal mehr Zeichen der allgemeinen Hyperämieneigung von **Aurum**.

Argentum eignet sich bisweilen bei Chlorose junger Frauen. Es beeinträchtigt die Fähigkeit des Blutes, Sauerstoff aufzunehmen, und lässt so die Gewebe allmählich schrumpfen. Während **Aurum** demnach die **Verteilung des Blutes** affiziert und zu Hyperämie oder lokaler Blutfülle führt, verschlechtert **Argentum** die **Qualität des Blutes**, indem es dessen Fähigkeit zum Sauerstofftransport mindert; als Folge davon darben sämtliche Teile des Körpers durch mangelhafte Ernährung. Silber und vor allem Silbernitrat lassen Eiweiß gerinnen, und dies ist der Grund, warum Letzteres über lange Zeit als lokales Ätzmittel gedient hat. Wenn es zusammen mit Feuchtigkeit auf tierisches Gewebe appliziert wird, koaguliert es augenblicklich dessen Eiweißbestandteile und zerstört so alles, was dort an lebendigen Prozessen vor sich geht. Gleichwohl reicht die Wirkung des Silbernitrats wegen der Bildung dieser Schicht aus geronnenem Eiweiß nicht weit in die Tiefe hinein.

Argentum nitricum erzeugt, mehr als das Metall selbst, gastrointestinale Entzündungen, ganz ähnlich wie **Arsenicum**. In Vergiftungsfällen scheint es darüber hinaus die Epithelschichten anzugreifen. Wenn z. B. Tiere, denen die Substanz eine Zeitlang mit der Nahrung zugeführt wurde, verendet sind, scheinen die Epithelschichten in allen Teilen des Körpers mehr oder weniger zerstört zu sein. Dies ist

[1] Farrington schreibt: „… symptoms of the nervous system", doch können hier m. E. nur Gemütssymptome gemeint sein.

der Grund, warum das Mittel bei Krebs und auch bei Blutungen dienlich sein kann – in beiden Fällen sind epitheliale Strukturen krankhaft verändert.

Aurum metallicum

Aurum ist ein Mittel von eher begrenztem Anwendungsbereich (> Tab. 57.1), doch innerhalb seiner Wirkungssphäre ist es unverzichtbar. Seine wichtigsten Antidote sind **Hepar sulfuris**, **Belladonna** und **Mercurius**. Ob es ein komplementäres Mittel zu Aurum gibt, kann ich nicht mit Bestimmtheit sagen. Beim Studium dieses Mittels müssen wir an erster Stelle dessen ausgeprägte Fähigkeit, **Hyperämie** zu erregen, berücksichtigen, und an zweiter Stelle dessen Wirkung auf das **Gemüt,** die jene auf den Verstand bei Weitem übertrifft.

Herzhypertrophie

Widmen wir uns zunächst dem Thema Hyperämie, welche in jedem Körperteil, zu dem Aurum einen Bezug hat, zum Tragen kommt. Aurum verstärkt die Aktivität des Herzens, was sich an der vermehrten Kraft des Herzschlages zeigt, genau wie wir dies auch bei reiner Herzhypertrophie (ohne Dilatation) beobachten. Als Folge dieser verstärkten Herztätigkeit nimmt die Herzmuskelmasse zu, bis das Organ schließlich hypertroph geworden ist. Dazu gesellt sich eine Reihe von sehr charakteristischen Symptomen. Die Lunge ist mit Blut überfüllt[CK], sodass der Patient z. B. schon bei leichtem Bergangehen oder sonstigen geringen Anstrengungen einen massiven **Druck unter dem Brustbein** verspürt. Er hat das Gefühl, es müsste ihm das Blut aus der Brust hervorplatzen, wenn er nicht augenblicklich stehenbliebe. Aurum lindert derartige Beschwerden in wunderbarer Weise. **Aurum muriaticum** ist hier, Kafka zufolge, dem metallischen Gold noch vorzuziehen. **Ammonium carbonicum** hat eine ähnliche Empfindung, nämlich das Gefühl einer zentnerschweren Last auf dem Brustbein[(CK498ff)], aber allgemein mehr Neigung zu Somnolenz und venöser Stase, als wir es bei Aurum sehen.

Tab. 57.1 Anwendungsbereiche und Vergleichsmittel von Aurum metallicum

Aurum metallicum	
Anwendungsbereiche	• Hyperämie • Gemüt • Induration • Knochen • Fettige Degeneration
Vergleichsmittel	• *Belladonna* • *Mercurius, Nitricum acidum* • *Arsenicum, Asa foetida* • *Ammonium carbonicum* • *Natrium muriaticum*
Antidote	• *Hepar* • *Belladonna* • *Mercurius*

Kopfkongestion

Aus diesem Zustand des Herzens ergeben sich zwangsläufig hyperämische Zustände in anderen Organen. So finden wir eine Neigung zu Blutandrang zum Kopf[CK74ff], der durch geistige Anstrengung noch erheblich vermehrt wird. Es besteht ein Gefühl von Vollheit im Kopf, einhergehend mit Brausen in den Ohren[CK119], wie Wasserrauschen[CK77]. Kopfweh, wie von Zerschlagenheit des Gehirns, „welches … beim Reden und Schreiben bis zur äußersten Heftigkeit und vollkommner Verwirrung der Begriffe steigt."[CK55] Bei extremer Kopfkongestion „gedunsenes, glänzendes[2] Gesicht, wie von Schweiß, mit aufgetriebenen, hervorgetretenen Augen"[CK146].

Augen

Feurige Funken[CK114] oder Lichtblitze vor den Augen zeigen **Druck auf die retinalen Blutgefäße** an. Einen weiteren Hinweis auf die Hyperämie in den Augen liefert die Beobachtung des Augenhintergrundes durch das Ophthalmoskop. Zudem hat der Patient oft die Empfindung, als ob die Augäpfel aus ihren Höhlen herausgepresst würden[CK95], oder er verspürt

[2] Farrington schreibt irrtümlich „glassy" statt *glossy*.

ein Spannen in den Augen, welches das Sehen erschwert[CK96]. Zwei unterschiedliche **Sehstörungen** können mit diesen Beschwerden verbunden sein: Der Patient sieht entweder alles **doppelt**[CK113], oder er leidet unter dem, was man als [horizontale] **Hemianopsie** bezeichnet [„Halbsichtigkeit, als ob die obere Hälfte des Auges mit einem schwarzen Körper bedeckt wäre …“[CK112]]. Diese Augensymptome lassen eine Hyperämie des Gehirns[CK75] vermuten, deren Ursache vor allem in einer Überanstrengung der Augen oder in längerem Aufenthalt an einem heißen Arbeitsplatz zu suchen sein dürfte.

Bei Kongestion der Netzhaut muss Aurum vorrangig mit **Belladonna**, **Glonoinum** und **Sulfur** verglichen werden.

Skrofulöse Ophthalmie ist eine häufige Indikation für das Mittel[AZ55,60], sofern besagte Kongestionssymptome zugegen sind. Es finden sich ausgeprägte konjunktivale Gefäßinjektion, korneale Trübungen und Geschwüre bis hin zur **Pannusbildung** an der Hornhaut[AZ55,60]; überhaupt ist starke Vaskularisation in diesen nach Aurum verlangenden Fällen ein charakteristisches Merkmal. Zusätzlich ist reichlicher, scharfer Tränenfluss vorhanden[AZ55,60], und die Augen sind äußerst berührungsempfindlich.

Aurum ist darüber hinaus eines der wenigen Mittel, die bei **Glaukom** hilfreich sein können.

Die Arznei kann auch bei **syphilitischer Iritis** zur Anwendung kommen, besonders wenn das Auge ausgesprochen empfindlich gegen Berührung ist.[GS] Dabei besteht typischerweise große **Schmerzhaftigkeit der Augenumgebung,** welche tief in den Knochen lokalisiert zu sein scheint.[GS] Das Mittel kommt vorzugsweise in syphilitischen Fällen nach Quecksilbermissbrauch in Betracht.

Bei syphilitischer Iritis mit diesen periorbitalen Schmerzen ist **Asa foetida** zum Vergleich heranzuziehen[HC2,211], doch sind die Schmerzen bei **Asa** nicht so ausgeprägt. Als weitere wichtige Vergleichsmittel wären hier vor allem **Mercurius corrosivus** und **Nitricum acidum** zu nennen.

Nase

Die Nase ist ebenfalls kongestioniert und hat eine **rote, „knubbelige“ Spitze**[GS], was das Gesicht sehr entstellt. Dies kann Folgeerscheinung eines langwierigen Alkoholabusus sein, es kann aber auch bei Kindern als Symptom einer Skrofulose auftreten[SK126]. Wenn Letzteres der Fall ist, geht die Geschwulst oft mit dem für Aurum charakteristischen Nasenkatarrh einher.

Bei **Schnupfen**[CK483] oder Ozäna[SK126] sind die Nasenlöcher wund[CK128] und rissig. Es besteht eine faulig stinkende Absonderung[CK138], die oft von **Knochenfraß** der Nasenknochen[CK] begleitet wird.[GS] Ulzerationen der Nasenschleimhaut mit Perforation des Septums. Aurum ist hier vornehmlich in Fällen skrofulöser oder merkuriosyphilitischer Genese angezeigt.

Ohren

Die Ohrsymptome von Aurum sind nicht sehr zahlreich, dafür aber umso charakteristischer. Als Zeichen der Hirnkongestion kann das schon erwähnte Brausen in den Ohren gewertet werden.[GS] Darüber hinaus findet sich eine große Empfindlichkeit gegen Geräusche [aber Besserung durch Musik].[GS]

Das Mittel ist manchmal bei **Mittelohrkatarrh** indiziert, gewöhnlich einhergehend mit erheblicher Schädigung des Trommelfells und mit **stinkendem Eiterausfluss**[SK126]. Nicht selten breitet sich der krankhafte Prozess von dort bis in den Gehörgang und den Warzenfortsatz des Schläfenbeins aus, mit bohrenden Schmerzen[GS] daselbst und schließlich auch **Karies des Mastoids**[SK126]. Beispiele für die Wirkung von Aurum auf die Knochen habe ich Ihnen ja schon genannt; ich erinnere an die Indikation des Mittels bei Iritis, wenn die Schmerzen mehr in den periorbitalen Knochen lokalisiert sind; und ich erinnere an dessen Wirkung auf die Nasenknochen, wo es zu Karies führt.

Beim Knochenfraß des Warzenfortsatzes ist **Nitricum acidum**[SK239] der nächste Verbündete des metallischen Golds.

Bei bloßer Schmerzhaftigkeit des Mastoids oder bei Entzündung, die in den Mastoidzellen ihren Anfang nimmt, hat **Capsicum** viele Lorbeeren geerntet; doch bei wirklicher Karies dieses Processus sind Aurum, **Silicea** und **Nitricum acidum** die bedeutendsten Mittel.

Mund, Rachen

Auch der Mund und der Hals bieten uns einige Symptome dar. Die Mandeln sind oft rot und geschwollen[SK127] und die Ohrspeicheldrüse der befallenen Seite schmerzhaft bei Berührung, wie gedrückt oder gequetscht[CK120]. Der **Gaumen** kann **kariös** sein.[CK] Bei alledem findet sich meist eine „merkurielle" oder syphilitische Vorgeschichte.

Leber

Ich bin auf all diese Lokalsymptome im Kopfbereich näher eingegangen, weil sie es sind, die durch Aurum am häufigsten beseitigt werden. Kehren aber wir zu den Kreislaufstörungen von Aurum zurück.

Eine weitere Folge der allgemeinen Hyperämieneigung von Aurum ist die Anschoppung der Leber, die kardial bedingt angeschwollen ist[GS]. Die Blutfülle geht mit Brennen und Schneiden im rechten Hypochondrium[AZ29,363] einher. Wenn sie längere Zeit anhält, wird die Leber **fettiger Degeneration** unterworfen und schließlich **zirrhotisch,** mit der Folge einer Bauchwassersucht[KE4,336f]. Durch ungenügende Gallensekretion nimmt der Stuhl eine graue, tonähnliche Farbe an.[KE1,690] Wie bei fast allen Beschwerden, die Aurum als Heilmittel benötigen, ist auch in diesen Fällen die Gemütsverfassung des Patienten auf typische Weise verändert, nämlich von Niedergeschlagenheit[CK1] und Melancholie[CK5] geprägt. Ich werde am Schluss der Vorlesung näher darauf eingehen.

57

Nieren

An den Nieren macht sich der vermehrte Blutandrang zunächst als bloße Steigerung der Harnsekretion[CK241] bemerkbar. Im Laufe der Zeit fangen dann auch die Nieren allmählich an, fettig zu degenerieren; der Harn wird immer spärlicher und eiweißhaltiger[GS], bis die Nieren am Ende geschrumpft oder zirrhotisch sind. Aurum kann in derartigen Fällen eine Besserung herbeiführen, allerdings nur, wenn die Nierenstörung nicht primär entstanden, sondern **Folgeerscheinung eines Herzleidens** ist.[GS]

Das bei **Schrumpfniere Aurum** am nächsten stehende Mittel ist, rein pathologisch gesehen, **Plumbum**.

Orchitis

Auch die Geschlechtsorgane werden von dieser Hyperämie in Mitleidenschaft gezogen. Beim Mann zeigt sich dies u. a. in einer Neigung zu heftigen, **langwierigen Erektionen.**[CK248] Die Hoden entzünden sich leicht, vornehmlich der rechte[(CK260)]. Aurum eignet sich besonders bei chronischer Orchitis [**chronische Geschwulst und Verhärtung**[CK] der Hoden[AZ40,346]], zumal wenn der **rechte Hoden** betroffen ist.

Uterusprolaps

Bei der Frau ist die Gebärmutter chronisch kongestioniert und vergrößert, und bedingt durch das große Gewicht kommt es zum Vorfall[CK] derselben. Dies ist die einzige Prolapsform, die Aurum zu heilen vermag.

Die bei Uterusvorfall sonst gewöhnlich angezeigten Mittel, wie etwa **Lilium** oder **Nux vomica**, können hier nicht helfen, weil der Prolaps bei ihnen nicht das Hauptcharakteristikum darstellt. Der Grund für den Prolaps ist bei Aurum allein **das Gewicht des Uterus**, nicht die Erschlaffung der Bänder oder die allgemeine Schwäche des Organismus.

Es gibt [abgesehen von **Aurum muriaticum**] noch ein anderes Goldsalz, das man in solchen Fällen erfolgreich statt des metallischen Goldes eingesetzt hat, und das ist **Aurum muriaticum natronatum**. Es wurde in der 2. und 3. Verreibung gegeben, und zwar vor allem bei Vorfall und **Verhärtung** des Uterus.

Dyspnoe

Die Lunge leidet ebenfalls unter Blutandrang[GS; CK], was sich durch starke Brustbeengung[CK281] und erschwertes Atmen bemerkbar macht, schlimmer nachts[CK284] und vor allem in der ersten Hälfte der Nacht. Die Engbrüstigkeit nimmt bei fortgesetzter körperlicher Tätigkeit und bei längerem Gehen[CK283] zu. Das Gesicht kann sich dabei blau verfärben, der Patient in schweren Fällen sogar bewusstlos werden.[CK]

Gemüt

Aurum hat eine Reihe von sehr charakteristischen Gemütssymptomen. In praktisch allen Fällen, wo es das Simillimum ist, ist der Patient **schwermütig** veranlagt. Er ist oft den Tränen nahe[CK3] und neigt dazu, sich Vorwürfe zu machen[CK4]; glaubt, er passe nicht in die Welt[CK5] oder er mache alles verkehrt[CK19]. Dieses Gefühl eigener Wertlosigkeit mit der Neigung zu übermäßiger Selbstkritik kann sich bis zur Verzweiflung steigern und manchmal sogar die Form religiösen Wahnsinns annehmen, mit ständigem Weinen und Beten[KE1,8] und der festen Überzeugung, zur Hölle verdammt zu sein[CK21]. Er ist des Lebens überdrüssig[CK22] und hegt fast ständig **Selbstmordgedanken**[GY6ff], bis hin zu tatsächlichen Suizidversuchen. Bei alledem besteht außerordentliche Bangigkeit[CK9] mit **Präkordialangst,** womit eine zitternde Angst[CK8] gemeint ist, die aus der Gegend des Herzens zu entspringen scheint[CK6]. Neben der im Vordergrund stehenden Melancholie hat Aurum aber auch einen schwächenden Einfluss auf das Gedächtnis.[AZ29,362] Typisch ist ferner eine Neigung zu **Jähzorn** und Heftigkeit.[CK34] Jeder Widerspruch, jeder Disput ist dazu geeignet, den Patienten zum größten Zorn zu reizen.[CK30] Er ereifert sich sehr schnell[CK29] und wird dann ganz rot im Gesicht[AZ29,362]. Geistige Arbeit strengt ungemein an[CK44], und er bekommt davon leicht Kopfschmerzen kongestiver Art, wie ich sie eingangs schon beschrieben habe.

Knochenkaries

Der Einfluss des Mittels auf die Knochen wurde schon des Öfteren erwähnt und braucht deshalb hier nur noch einmal kurz angesprochen zu werden. Es ist z. B. hilfreich bei Karies der Schädelknochen sowie der Nasen- und Gaumenknochen[CK], besonders wenn zuvor Missbrauch mit Quecksilberpräparaten getrieben worden ist, gleichgültig ob es sich bei dem Fall um Syphilis gehandelt hat oder nicht.

KAPITEL

58 Vorlesung: Die Silberpräparate

Argentum nitricum

Nervöse Störungen

Argentum nitricum (➤ Tab. 58.1) oder Silbernitrat (Höllenstein) liefert uns mit seiner Wirkung auf Gehirn und Rückenmark eine Vielzahl von Symptomen, die uns bei den verschiedensten Nervenkrankheiten auf seine Spur bringen können, von der einfachen nervösen Schwäche bis zur völligen Lähmung oder voll ausgebildeten Gangataxie.[GS] Hier einige ungewöhnliche Empfindungen, die für das Mittel charakteristisch sind: Gefühl, als würde der ganze Körper[ÖZ2,1,69] oder ein **Körperteil ausgedehnt** – ein sehr häufiges Allgemeinsymptom, wie es z. B. bei Kopfschmerzen, Ovarialbeschwerden und vielen anderen Erkrankungen auftreten kann. Im Fall der Kopfschmerzen kommt es dem Patienten so vor, als sei der Kopf stark vergrößert.[ÖZ2,1,75] Eine an Eierstockschmerzen leidende Patientin berichtet, sie habe das Gefühl, auf der schmerzhaften Seite befände sich eine enorme Schwellung, worauf die körperliche Untersuchung aber keinerlei Hinweis gibt. Wir finden dieses Symptom auch noch bei einigen anderen Arzneien, doch bei Argentum nitricum ist es besonders ausgeprägt.[1]

Tab. 58.1 Vergleichsmittel und Antidote von Argentum nitricum

Argentum nitricum	
Vergleichsmittel	• *Arsenicum, Nitricum acidum* • *Plumbum, Cuprum* • *Zincum*
Antidote	• *Natrium muriat., Mercurius*

Schwindel ist ein weiteres Phänomen, das in einem Argentum-nitricum-Fall fast immer anzutreffen ist. Dieser Schwindel geht mit **zittriger Schwäche,** mit nervös bedingter allgemeiner Abgeschlagenheit und Zittern der Glieder einher.[ÖZ2,1,47] Der Patient taumelt[ÖZ2,1,78] und schwankt beim Gehen[LH320], als wäre er betrunken[ÖZ2,1,58]. Manchmal ist der Schwindel so heftig, dass der Kranke vorübergehend völlig blind ist[RA(1)], verbunden mit Verwirrung der Sinne, Ohrensausen, Übelkeit und Zittern.[ÖZ2,1,78]

Oft bemächtigen sich in Anfällen **eigenartige Ängste** des Patienten, und sein Verhalten ist vielen **inneren Impulsen** unterworfen[GS], die er nicht kontrollieren kann. Er ist stets sehr geschäftig, kann sich nicht ruhig verhalten[GY2], bringt aber nichts zuwege. Neigt zu häufigen Wahrnehmungsstörungen, **schätzt Dinge falsch ein** [z. B.: Zeit vergeht zu langsam, erscheint sehr lang[GY3f]]. Eilt unruhig umher, wenn es gilt, rechtzeitig zu einem Termin zu erscheinen; glaubt, er werde zu spät kommen, während er in Wirklichkeit eine gute Stunde mehr Zeit hat. In manchen Fällen kann der Patient auch in tiefe Melancholie verfallen.[LH320] Fürchtet sich, allein zu sein, weil er glaubt, er werde sterben.[GS] Voller Sorge, er leide an einer unheilbaren Gehirnkrankheit.[GS] Macht ständig Fehler bei der Einschätzung von Entfernungen; wenn er z. B. eine Straße entlanggeht, kann er Angst haben, bestimmte Hausecken zu passieren, weil diese ihm vorzuspringen scheinen und er dagegen stoßen könnte. All diese Fehleinschätzungen hängen mit einer **mangelhaften Muskelkoordination** zusammen. Letzteres ist kein erfundenes Konstrukt, sondern hat sich schon viele Male durch entsprechende Heilungen bewahrheitet.

Diese mangelhafte Muskelkoordination ist auch ein hervorstechendes Symptom bei jener Krankheit, die als lokomotorische oder **Gangataxie** [bei Tabes dorsalis] bekannt ist und bei deren Behandlung die Allopathen schon seit Langem Argentum nitricum als höchst wertvolles Heilmittel einsetzen.

[1] Kent-Repertorium: *Genitalia, Female, Enlarged ovaries, sensation as if:* Arg-m., arg-n., cur., med., *sep., sil.* Eine Ergänzung ist: **Bov.** (N. M. Choudhuri, *A Study on Materia Medica*).

Davon abgesehen können wir das Mittel verwenden, wenn folgende Symptome zugegen sind: Der Patient schwankt nachts und bei geschlossenen Augen so sehr, dass er sich irgendwo festhalten muss.[LH324] Lähmige Schwäche und Mattigkeit der Beine[ÖZ2,1,104], große Abgeschlagenheit und Müdigkeit in den Waden, wie nach weiter Fußreise[ÖZ2,1,66]. Heftige **Schmerzen in der Lumbosakralregion,** wie verrenkt oder zerschlagen[ÖZ2,1,102]; oder Kreuzschmerz im Sitzen, der das Aufstehen kaum gestattet, besser aber im Stehen und Gehen.[ÖZ2,1,59] Auch **Zincum** hat hier die Besserung durch [fortgesetztes[CK882]] Gehen und die Verschlimmerung im Sitzen[CK893]. Der Unterschied zwischen den beiden Mitteln ist, dass Argentum nitricum vermehrten Schmerz beim Aufstehen vom Sitzen hat.[2]

Manchmal neigt der Argentum-nitricum-Patient zu schmerzhafter Schwäche[GS] in den **Iliosakralgelenken,** verbunden mit dem Gefühl, als ob die **Knochen dort locker** wären[GS]. **Aesculus hippocastanum** hat diesbezüglich ähnliche Beschwerden.[GS; GY2f] Ein weiteres Symptom, auf das ich besonders hinweisen möchte, ist **Zittern der Hände**[LH316], was dazu führt, dass der Patient leicht Dinge fallen lässt.

Nachts ist der Patient sehr unruhig und aufgeregt, und wenn er doch einmal schläft, wird er von grauenvollen Träumen gequält.[ÖZ2,1,108]

All diese nervösen Störungen treten bei Argentum nitricum gegen **11 Uhr vormittags** am deutlichsten in Erscheinung – **Sulfur** ist also, wie Sie sehen, nicht das einzige Mittel mit dieser 11-Uhr-Verschlimmerung.

Die Ähnlichkeit zwischen Argentum nitricum und **Kalium bromatum** sowie **Natrium muriaticum** wird Ihnen nicht verborgen geblieben sein. Die zittrige Schwäche[ÖZ2,1,107] im Verein mit Neigung zu heftigem Herzklopfen[ÖZ2,1,100] finden wir in gleicher Weise auch bei **Natrium muriaticum** wieder; und diese ängstliche, stets besorgte Gemütsstimmung, dieses Einbilden, nicht an einem bestimmten Ort vorbeigehen zu können, erinnert sehr an **Kalium bromatum**.

Es gibt aber auch weniger gravierende Symptome, die Argentum nitricum erfordern können, und eines von ihnen ist das, was man als funktionelle Paralyse bezeichnen könnte, wie sie etwa nach erschöpfenden Krankheiten auftreten kann, eine **postdiphtherische Lähmung** beispielsweise. **Gelsemium** ist hier mit Argentum nitricum nah verwandt.

Kopfschmerzen

Als weiteres Nervenleiden, bei dem wir die Arznei einsetzen können, ist die **Migräne** anzusehen, und hier ist Argentum nitricum eines unserer wichtigsten Mittel. Es handelt sich bei diesem Leiden um keine bloße Neuralgie, sondern um eine tiefsitzende Hirnaffektion, von der manche auch glauben, sie sei – mit ihren periodisch wiederkehrenden Anfällen – im Grunde epileptischer Natur. Die Anfälle bestehen bei Argentum nitricum großenteils aus wühlenden oder **bohrenden Schmerzen**[AZ53,185], die bevorzugt im Bereich des **linken Stirnhöckers** auftreten[NZ11,131]. Dieses Bohren wird durch festes Zusammenbinden des Kopfes gelindert[ÖZ2,1,82], weshalb z. B. auch das Tragen eines eng anliegenden Zylinderhutes Erleichterung verschafft. Die Kopfschmerzen werden durch jede unangenehme Gemütserregung ausgelöst oder befördert, ebenso aber auch durch alles, was das Nervensystem zu schwächen in der Lage ist, wie etwa Säfteverlust, Schlafmangel oder geistige Anstrengung[ÖZ2,1,71]. Bisweilen werden die Schmerzen so heftig, dass sie den Kranken fast seiner Sinne berauben.[AZ53,185] Auf der Höhe des Anfalls „todesarge Uebelkeit, die erst mit dem erfolgten Erbrechen von wässerigen, schleimigen, wohl auch galligen Stoffen, oder aber von gewöhnlichen Ingesten endet."[AZ53,178]

Eine andere Form von Kopfschmerzen, die aber im Wesentlichen neuralgischer Natur ist, kann ebenfalls nach Argentum nitricum verlangen: Der Patient hat dabei das Gefühl, als würde sich der **Kopf ausdehnen**[ÖZ2,1,69] oder als wäre er zu groß[ÖZ2,1,75], mitunter verbunden mit der Empfindung, als würden die Schädelknochen auseinander gehen[ÖZ2,1,69]. Die Kopfschmerzen steigern sich in einem Maße, dass der Patient fast wie von Sinnen ist.[ÖZ2,1,72] Auch diese Schmerzanfälle enden gewöhnlich mit Erbrechen, um dann aber wahrscheinlich binnen einiger Minuten oder einer Stunde noch einmal zurückzukehren.

[2] *Zincum* dito (vgl. *CK* 885+887).

Gesichtsneuralgie

Argentum nitricum kann ferner bei Gesichtsneuralgie angezeigt sein, besonders wenn der **Nervus infraorbitalis** [GS] des Trigeminus und die von diesem abgehenden Zahnnerven betroffen sind. Der Schmerz ist ungemein heftig und wird auf seinem Höhepunkt stets von einem widerlichen, säuerlichen Geschmack begleitet.[KE5,179] Er ist meist von gleichem Charakter wie der bei der Migräne beschriebene Schmerz [Bohren [NZ11,130f]]. Dieser saure Geschmack ist m. E. nicht gastrischen Ursprungs, sondern als Missempfindung durch eine Irritation der Geschmacksnerven zu deuten. Das Gesicht ist in fast all diesen Fällen blass und eingefallen, wobei die Blässe eher ins Gelbliche [GS] oder Bläuliche [ÖZ2,1,83] spielt; und wenn im Extremfall das Blut in Mitleidenschaft gezogen ist, hat die gesamte Haut eine schmutzige [AZ58,53], dunkle bis bleiähnliche [ÖZ2,1,68] Farbe.

Gastralgie

Wir finden Argentum nitricum bisweilen bei Gastralgie hilfreich, jenem höchst beschwerlichen Magenleiden, das als rein nervöse Störung [ÖZ2,1,42] anzusehen ist. Das Mittel eignet sich diesbezüglich besonders für zarte, neurasthenische Frauen. Die Magenschmerzen können durch jede Gemütserregung, durch Schlafmangel und häufig auch durch die Monatsblutung veranlasst werden. Es besteht ein beängstigendes Gefühl, als befände sich ein schwerer Klumpen im Magen [ÖZ2,1,69], was bisweilen mit einem nagenden, **geschwürigen Schmerz im Epigastrium** [ÖZ2,1,92] einhergehen kann. „In der Mitte zwischen dem Schwerdtfortsatz und Nabel eine kleine Stelle, welche gegen Berührung ausserordentlich schmerzhaft war" [AZ58,53]; die Schmerzen strahlen von dieser Stelle in alle Richtungen aus [AZ45,223], nehmen an Heftigkeit langsam zu und beruhigen sich nach einigen Stunden auch nur ganz allmählich [AZ58,53] (wie bei **Stannum**). Die Respirationsmuskeln des Thorax werden dabei leicht von Krampf befallen, der Patient so kurzatmig, dass er kaum sprechen kann; regelrechte Erstickungsanfälle setzen ein, wenn er zu trinken versucht oder auch nur ein Taschentuch vor die Nase hält.[AZ42,60] Der Patient verträgt nicht die geringsten Speisemengen, weil dadurch sogleich die Magenschmerzen erneuert werden [AZ45,223]; gebessert werden diese manchmal durch Zusammenkrümmen und festes Pressen der Hand gegen den Magen. Die Schmerzanfälle enden zumeist mit dem Erbrechen von glasigem, fadenziehendem Schleim.[ÖZ2,1,69] Besonders typisch für Argentum nitricum ist die **enorme Anhäufung von Luft im Magen** während der Schmerzepisoden [GS]; der Patient kann über längere Zeit überhaupt nichts aufstoßen,[3] doch wenn es ihm schließlich gelingt, kommen die Gase gewaltsam, häufig und mit großem Volumen heraus.[ÖZ2,1,67] All dies geht oft mit allgemeiner Abgeschlagenheit, zittriger Schwäche und großer Angegriffenheit des Nervensystems einher [ÖZ2,1,107], mitunter auch mit der Empfindung, als würde der Kopf zusammengeschraubt [ÖZ2,1,69].

Der nächste Verbündete von Argentum nitricum ist in diesen Fällen **Bismutum subnitricum**, das ebenfalls bei rein nervösen Gastralgien [HB270] nützlich ist. Der Hauptunterschied zwischen den beiden Mitteln liegt in dem Erbrechen: Speisen und vor allem Getränke [NZ14,141] werden bei **Bismutum** wieder aufgeschwulkt [4], sobald sie den Magen erreichen.

Krämpfe

Ein weiteres Nervenleiden, bei dem Argentum nitricum von Nutzen sein kann, ist die **Epilepsie**. Ein stark auf das Mittel hinweisendes Symptom ist dieses: Stunden oder auch ein bis zwei Tage vor dem Anfall sind die Pupillen ständig erweitert.[GS] Nach dem Anfall ist der Patient sehr unruhig, und die Hände zittern. Argentum nitricum ist besonders angezeigt bei epileptischen Anfällen als Folge von Schreck oder im Verlauf der Menstruation.[GS]

Das Mittel kann auch bei **Krämpfen im Wochenbett** dienlich sein, wenn die Patientin zwischen den Anfällen [und besonders vor einem herannahenden

[3] „Ein eigenthümlicher Anfall von Speiseröhrenkrampf, der sich also gestaltete: Ructus streben nach oben, bei Aufblähung des Magens, als drohe er zu platzen; die Speiseröhre ist bei ihrem Eingang wie spastisch geschlossen, daher fruchtlose Anstrengung zum Aufstossen mit ungeheurem Würgen und drängendem Schmerze im Magen …" (*ÖZ* 2,1,67)

[4] „Aufschwulken" entspricht dem Aufstoßen, bezieht sich aber nicht auf Gase, sondern auf Speisen und Flüssigkeiten.

Anfall[GS]] höchst unruhig wird und sich im Bett von einer Seite auf die andere wälzt.[GS]

Angina pectoris ist eine weitere mögliche Indikation für Argentum nitricum. Der Patient klagt über heftige Schmerzen in der Brust und in der Herzgegend[ÖZ2,1,74], sodass er kaum atmen kann.

Die Arznei kann auch rein nervöses **Asthma bronchiale** heilen.[LH315] Die Atemmuskulatur ist verkrampft[AZ42,60]; die Dyspnoe verstärkt sich besonders in überfüllten Räumen und überhaupt in der Umgebung vieler Menschen[AZ68,189].

Purulente Ophthalmie

Verlassen wir nun die Wirkung des Mittels auf das Nervensystem und kommen zu seiner Verwendung bei Entzündungen und Ulzerationen. Betrachten wir zunächst – im Hinblick auf dieses Thema – seinen Nutzen bei Augenerkrankungen. Argentum nitricum vermag purulente Ophthalmie[ÖZ2,1,22] zu heilen, unter welchem Begriff ich jede Entzündung der Lider oder Augen verstehe, die zu Geschwür- oder Eiterbildung führt. Dieser Eiter ist **dick, gelblich und mild** [nicht wundmachend[GS]]. Argentum nitricum ist hilfreich bei Ophthalmia neonatorum[AZ47,39], wenn der Eiter profus und von besagter Beschaffenheit ist, und vor allem kommt es in Betracht, wenn zuvor **Pulsatilla** oder eines der Merkurpräparate vergeblich gereicht worden ist. Sie können das Mittel auch bei Erwachsenen versuchen, wenn der Eiter derart beschaffen ist. Wie bei **Pulsatilla** werden die Beschwerden **im Kühlen und in freier Luft gebessert,** in der warmen Stube aber unerträglich.[ÖZ2,1,85]

Überhaupt steht **Pulsatilla** Argentum nitricum bei purulenter Ophthalmie sehr nahe. Beide Mittel haben reichliche, dicke, die Umgebung nicht reizende Eiterabsonderung, und beide haben die Linderung an der kühlen, freien Luft. Klinisch hat man festgestellt, dass eine Zwischengabe **Pulsatilla** den Fall wieder voranbringt, nachdem Argentum nitricum aufgehört hat zu wirken.

Blepharitis

Bei Blepharitis[GS] kann Argentum nitricum eingesetzt werden, wenn dicke Krusten auf den Lidern sowie Eiterung und Verhärtung der Gewebe den Fall kennzeichnen. Selbst die Hornhaut ist durch die anhaltende Lidentzündung in Mitleidenschaft gezogen. Strahlungshitze wie etwa greller Feuerschein verschlimmert die Beschwerden außerordentlich. Dieses Symptom finden Sie auch bei **Mercurius**.

Kreosotum kommt bei Lid- und Lidrandentzündung[GA] ebenfalls in Betracht, bei Kindern wie bei Erwachsenen. Typisch ist: Die Augen tränen besonders morgens beim Erwachen, und die Tränen sind heiß und scharf.[GA2,75]

Trachom

Die Körnerkrankheit [Conjunctivitis (granulosa) trachomatosa][GS; ÖZ2,1,22] erfordert häufig Argentum nitricum. Die Bindehaut ist fast scharlachrot, und es besteht reichliche, mukopurulente Absonderung.[GS]

Rhus toxicodendron Rhus ist hierbei sehr ähnlich[GS], hat aber mehr Krampfsymptomatik. Die Lider sind **krampfhaft zusammengezogen,** und wenn Sie sie gewaltsam öffnen, schießen heiße, brennende Tränen hervor, welche um die entzündeten Augen herum Papeln sprießen lassen.

Euphrasia Der Augentrost ähnelt **Argentum nitricum** beim Trachom ebenfalls, unterscheidet sich aber darin, dass sowohl Eiterabsonderung als auch Tränenfluss Lider und Wangen wund machen.[GS]

Asthenopie

Argentum nitricum kann bei akkommodativer Asthenopie eine Hilfe sein. Selbst gröbste Arbeiten strengen die Augen an und verursachen Kopf- und Augenschmerzen.[GS]

Halsschmerzen

Kommen wir nun zur Schleimhaut von Mund und Rachen. Das Zäpfchen und der Racheneingang sind dunkelrot verfärbt.[ÖZ2,1,88] Dicker, zäher Schleim sammelt sich im Hals, und beim Schlucken und sonstigen Bewegen des Halses hat der Patient das Gefühl, als stecke ein **Splitter** darin[ÖZ2,1,89] (wie bei **Nitricum acidum**, **Alumina** etc.). Gleichzeitig besteht oft ein ständiger Schmerz wie von einem Geschwür im Hals.[ÖZ2,1,88f] Die Ursache für diese Beschwerden kann merkurieller, syphilitischer oder skrofulöser Natur sein. Die Papillen der Zunge sind angeschwollen; Zungenspitze rot und schmerzhaft.[ÖZ2,1,63] „Lockeres[5], **leicht blutendes Zahnfleisch,** was jedoch nicht schmerzhaft und nicht geschwollen war.“[RA(2);ÖZ2,1,41] Letzteres kann uns als Merkmal zur Unterscheidung zwischen Argentum nitricum und **Mercurius** dienen.

Kehlkopfreizung, Heiserkeit

Auch der Kehlkopf leidet unter der Wirkung von Argentum nitricum. Es besteht ein mukopurulenter Auswurf, der von der Hinterwand des Kehlkopfes herzurühren scheint. Ausgeprägte Heiserkeit[ÖZ2,1,99], bis hin zu völliger Aphonie[GS]. Sänger, die Argentum nitricum benötigen, klagen oft über ein Gefühl, als würde irgendetwas ihre Stimme blockieren. [„**Chronische Laryngitis von Sängern;** jeder lautere Ton erregt Husten.“[GS]]

Manganum Dieses Metall ist **Argentum nitricum** ähnlich in seiner Fähigkeit, laryngeale Symptome hervorzurufen, namentlich bei **anämischen** oder **tuberkulösen** Patienten. Die Heiserkeit ist bei diesen Menschen meist am frühen Morgen schlimmer[CK260] und wird in dem Maße besser, wie es ihnen gelingt, Schleimklümpchen aus dem Kehlkopf weg zu räuspern[CK267]. Der Manganum-Patient bekommt Husten von lautem Lesen und Sprechen, „mit schmerzhafter Trockenheit, Rauhheit und Zusammenschnüren im Kehlkopfe ...“[CK269] Der **Husten lässt** gewöhnlich **im Liegen nach.**[CK270]

Selenium Selenium ist in Bezug auf Kehlkopfbeschwerden und Stimmverlust **Argentum nitricum** ebenfalls ähnlich.

Paris quadrifolia Ein Mittel, das bei Neigung zu Heiserkeit sehr vernachlässigt wird, ist Paris quadrifolia. Es ist angezeigt, wenn der Patient hauptsächlich morgens wegen eines Reizes im Kehlkopf viel hüsteln muss und erst nach längerer Zeit zähen, grünen Schleim herausbefördern kann.[GA2,79ff]

Zervixgeschwüre

Argentum nitricum ist ein wichtiges Mittel bei Ulzerationen von Os oder Cervix uteri[KE5,637], besonders wenn der Gebärmutterhals außerdem verdickt und verhärtet ist; dabei kopiöser, gelber, wundmachender Ausfluss und häufiges Bluten aus den geschwürigen Stellen.

Urolithiasis

Ich möchte hier auch die Wirkung von Argentum nitricum auf die Nieren hervorheben, weil diesem Thema sonst meist nicht genügend Aufmerksamkeit gewidmet wird. Ich glaube, es war Dr. Preston aus Norristown, der das Mittel überwiegend in solchen Fällen verabreicht hat. Er gab es sehr häufig bei Nierenschmerzen[ÖZ2,1,95] infolge von Kongestion der Nieren oder von Steinabgang.[LH317] Das Gesicht hat dabei eine leicht dunkle Färbung und sieht vertrocknet aus. Es bestehen dumpf drückende Schmerzen in der Lenden-[(ÖZ2,1,102)] wie auch in der Blasengegend. [Bei Nierenkolik „heftigste Schmerzen in den beiden Nierengegenden, die sich auch über die Ureteren bis zur Blase erstreckten.“[LH317]] Beim Harnen verspürt der Patient Brennen und ein Verengerungs-[ÖZ2,1,62] oder Geschwulstgefühl[ÖZ2,1,64] in der Harnröhre. Oft sehr eiliger[NZ11,130] oder plötzlicher Harndrang. Urin dunkelgelb[NZ11,130] und bluthaltig[LH317]; „enthält sichtbare Sedimente von **krystallisirter Harnsäure**“ und Epithelien der Nierenbeckenschleimhaut[LH317]. Argentum nitricum kommt vor allem in Betracht, wenn **Cantharis**, dem es ähnelt, zuvor versagt hat.

An **Nitricum acidum** müssen wir bei Nieren- und Blasensteinen denken, wenn der Urin Oxalsäure enthält und wenn **Oxalate** der Hauptbestandteil dieser Steine sind.

[5] Farrington schreibt stattdessey „tender“ (empfindlich). In Allens *Encyclopedia* finden sich beide Versionen, fast gleichlautend und mit derselben Quellenangabe (18 [= Moodie]; Sy. Nr. 226+228), sodass man vermuten kann, dass eine von ihnen falsch ist.

Diarrhö

Zum Schluss muss ich noch die Wirkung von Argentum nitricum auf den Darmtrakt ansprechen. Es hat in dieser Beziehung einige Ähnlichkeit mit **Arsenicum**. Die Stühle sind grünlich[ÖZ2,1,94] und können häutige Stückchen, Epithelmassen[HC1,32], Schleim und Blut[ÖZ2,1,95] enthalten. Oft ist dies mit **viel Blähungsabgang** verbunden, und ausgelöst wird der Zustand meist durch den **Genuss von Zucker.**[ÖZ2,1,66] Das Mittel ist besonders dann von Nutzen, wenn Durchfall auf irgendeine Art von **Aufregung** folgt, beispielsweise Schreck, die Erwartungsspannung vor einer Prüfung oder wenn wieder einmal die übersteigerte Phantasie mit dem Patienten durchgegangen ist. Auch neigt er zu Durchfall, sobald er nur ein wenig isst oder trinkt.[GS;ÖZ2,1,63]

Bei **Cholera infantum**[GS] ist Argentum nitricum indiziert, wenn die Kinder dünn und hager sind und ganz vertrocknet aussehen, beinahe wie Mumien. Die Beine bestehen, so scheint es, nur noch aus Haut und Knochen. Es gehen zahlreiche grüne, schleimige Stühle „unter vielem Blähungsgetöse“[ÖZ2,1,55] ab, vor allem in der Nacht.

Antidot

Natrium muriaticum ist das passende Mittel, wenn die missbräuchliche Verwendung von Argentum nitricum antidotiert werden soll, desgleichen bei irgendwelchen Nachwirkungen einer Kauterisation mittels Höllenstein.

Argentum metallicum

58

Epilepsie

Argentum metallicum erzeugt Krämpfe, die mit denen einer Epilepsie vergleichbar sind.[6] Das Mittel hat Epilepsieanfälle geheilt, die [im postparoxysmalen Dämmerzustand] von Tobsucht gefolgt wurden, bei welcher der Kranke umhersprang und die in seiner Nähe Stehenden zu schlagen versuchte.[GS]

[6] Als Prüfungssymptom nicht überliefert.

Neuralgien

Das Arzneimittel ruft sporadisch auftretende Schmerzzustände in verschiedenen Teilen des Körpers hervor. [Schmerzen wechseln sehr häufig den Ort.[ÖZ2,1,173]] So lässt es z. B. **Kopfschmerzen** entstehen, die allmählich zunehmen und dann auf ihrem Höhepunkt plötzlich enden.[ÖZ2,1,162] Diese Schmerzen sind gewöhnlich linksseitig[ÖZ2,1,162] und oft mit Schwindel[RA1] verbunden. Der Patient kann sich in diesem Zustand nur schlecht auf etwas besinnen.[RA(1)] Das Herz nimmt an den Neuralgien lebhaften Anteil: Es kommt oft zu krampfhaftem, wenngleich schmerzlosem **Zusammenzucken des Herzmuskels,** vor allem beim Liegen auf dem Rücken.[ÖZ2,1,170] [7]

Arthralgien

Die hierauf naturgemäß folgende Schwäche lässt sich leicht verstehen, wenn man ein spezifisches Merkmal von Argentum berücksichtigt, nämlich seine Wirkung auf die Gelenke. Das Mittel hat eine besondere **Affinität zu den Knorpeln** und knorpeligen Gelenkflächen.[ÖZ2,1,172] Wir finden große Mattigkeit des Körpers[RA(162)] und infolge einer Schwäche der Wirbelsäule einen ausgeprägten Zerschlagenheitsschmerz im Kreuz[RA(109)]. Allgemeine **lähmungsartige Schwäche** bei Bewegung[ÖZ2,1,171], die den Patienten wiederholt zum Ausruhen und Niederlegen[GS] zwingt. Die Knie sind dabei besonders kraftlos, „knicken oft beim Gehen zusammen“[RA(149)]. Es besteht bei Argentum kein eigentlicher Gelenkrheumatismus, vielmehr handelt es sich um Arthralgien, die denselben Schmerzcharakter aufweisen wie die Kopfschmerzen. All diese Beschwerden sind heutzu-

[7] Ein nachgetragenes Prüfungssymptom Hubers (des Silber-Prüfers in der *ÖZ*), das in Allens *Encyclopedia* fehlt, lautet: „Periodisches Zusammenzucken und eine periodisch unordentliche, oft sehr lästige Herzbewegung mit aussetzendem irregulären Pulse[…], vorzüglich, wenn ich auf dem Rücken lag.“ (*ZÖ* 1,555)

tage weit verbreitet; wir sehen sie etwa bei leicht erregbaren, hysterischen Frauen oder auch bei Männern – als Folge von übermäßigem Säfte- und vor allem Samenverlust [RA31].

Kehlkopfkatarrh

Argentum metallicum wirkt auf die Schleimhaut von Rachen und Kehlkopf ein. Es verursacht im Larynx viel Exsudation von purem Schleim, der weder eitrig noch serös ist, sondern aussieht „wie gekochte Stärke, aber undurchsichtig, ohne Geschmack und Geruch“ [RA33]. Das Übel geht oft mit Brennen, Wundheits- und Rohheitsgefühl in der Gegend von Kehlkopf und Halsgrübchen einher, hauptsächlich beim Sprechen und längeren Gebrauch der Stimme.[(AR23,1,99)] Der Schleim lässt sich durch Räuspern leicht auswerfen.[RA(43)]

Ovarialgie

- Ein weiterer Angriffspunkt des Mittels ist der **linke** Eierstock [GS], wo es eine Art Zerschlagenheitsschmerz bewirkt und manchmal ein **Gefühl, als sei der Eierstock vergrößert** (**Argentum nitricum:** rechtes Ovar); dies ist allerdings eine rein subjektive Empfindung. Der Ovarialschmerz ist oft Begleiterscheinung eines Gebärmuttervorfalls.[GS]

KAPITEL

59 Vorlesung: Platinum, Palladium und Alumina

Platinum

Der Wirkungsbereich von Platinum kann grob unter drei Überschriften (➤ Tab. 59.1) gefasst werden: zum einen die Wirkung auf Geist und Gemüt, zum anderen die Wirkung auf das Nervensystem im Allgemeinen und schließlich die Wirkung auf die Geschlechtsorgane, namentlich die weiblichen[SK371].

Geist und Gemüt

Die Platinum-Patientin ist sehr von sich eingenommen, überaus stolz und **hochmütig**[CK38]. Sie scheint auf jedermann herabzublicken[CK36], alle anderen um sie herum zu verachten[BÖ85]. (Ein Geistesverwandter in diesem Hang zur Selbstüberhebung ist **Lycopodium**.) Mit dieser Gemütsverfassung geht oft eine Besonderheit des Sehens, eine Art optischer Täuschung einher: Personen und Gegenstände ihrer Umgebung scheinen ihr auch **physisch kleiner** zu sein, als sie in Wirklichkeit sind.[CK35] Der Geist und das gesamte Nervensystem werden durch Platinum stark erregt, und in diesem Zustand können ihr ganz harmlose Dinge Angst einjagen[GS]; sieht Gespenster oder glaubt, alle Personen, die sich ihr nähern, seien Teufel[SK374]. Hier ähnelt Platinum **Kalium bromatum** und **Hyoscyamus**, die Vergleichbares haben. Auch kann der Patientin plötzlich **alles fremd** erscheinen, und sie weiß dann nicht mehr, wo sie gerade ist. „Es ist ihr, als gehöre sie gar nicht in ihre Familie; es kommt ihr, nach kurzer Abwesenheit, Alles ganz anders vor.“[CK41] Zu anderen Zeiten ist die Kranke überaus niedergeschlagen[CK1] oder **melancholisch**[KE5,612]. Sie glaubt, sie müsse bald sterben, und graust sich bei diesem Gedanken[CK9], ganz ähnlich wie wir es von **Arsenicum** und **Aconitum** kennen. Der **Aconitum**-Patient sagt dabei sogar den Zeitpunkt seines Todes voraus; ansonsten aber unterscheiden sich die beiden Mittel grundlegend. Die Platinum-Patientin ist ausgesprochen **hysterisch** und neigt sehr zu Stimmungsschwankungen, mit abwechselnden Lach- und Weinkrämpfen[AZ62,36] oder mit unangemessener Heiterkeit im Wechsel mit übertriebener Traurigkeit[CK25+28].

Tab. 59.1 Wirkungsbereiche und Vergleichsmittel von Platinum

Wirkungsbereich	Vergleichsmittel
Geist und Gemüt	• *Belladonna, Palladium, Phosphorus, Lycopodium*
Nervensystem	• *Belladonna, Helonias, Stannum, Plumbum*
Geschlechtsorgane	• *Palladium, Argentum metallicum, Helonias, Pulsatilla, Phosphorus, Aurum*

Nymphomanie

Diese Gemütsaufwallungen scheinen bei Platinum mit einer Erregung der Sexualsphäre in Zusammenhang zu stehen. Die Geschlechtsteile sind, besonders bei der Frau, extrem empfindlich.[GY32f] Es besteht ein fortwährendes **wollüstiges Kitzeln**[GY31] oder Kribbeln[CK298] in den äußeren und inneren Genitalien, was das bedauernswerte Opfer nicht selten in einem Maße aufreizt, dass es von der schrecklichen Krankheit namens Nymphomanie[KE2,63] befallen wird. Die Patientin scheint in diesem Zustand enorme Kräfte zu entwickeln, mit äußerster Ausgelassenheit[AN4,326] und dem Bedürfnis, jedermann zu umarmen[GS]. Diese nymphomanen Symptome werden manchmal von **Verhärtung**[CK] und **Prolaps der Gebärmutter**[AZ45,92] begleitet, wie wir dies auch bei **Aurum** sehen[AZ38,278].[1] Die Ovarien sind sehr empfindlich und können anfalls-

[1] Gemeint sind nur die Uterussymptome; *Aurum* hat keine nymphomanen Störungen.

weise brennend schmerzen.[OB225] Platinum hat sogar **Eierstockentzündungen** geheilt[NZ20,174], nachdem sich bereits Eiter gebildet hatte und dieser unter dem Einfluss von **Hepar** oder **Lachesis** entleert worden war.[GY15;OB225] [2]

Wenn, wie es manchmal geschieht, Nymphomanie als Folge von **Würmern** auftritt, die in die Scheide gelangt sind und dort heftigen Juckreiz[AZ79,24] hervorrufen, heißt das Mittel der Wahl **Caladium**.

Dysmenorrhö

Die Regel kommt bei Platinum zu früh und **sehr stark**[CK294]; sie besteht aus **dunklem**[SK379], **fädigem,** teils **geronnenem**[CK297] Blut und geht mit allgemeinen Krämpfen[KE4,588] oder mit schmerzhaftem Herabpressen in der Uterusgegend[CK286] einher. Nun, diese Krampfbeschwerden, wie wir sie bei Platinum sehen, treten überhaupt sehr häufig bei hysterischen Frauen auf.[SK371] Es handelt sich dabei meist um eine Art tetanischer Starre der Gliedmaßen in Verbindung mit Trismus der Kaumuskulatur, und dieser Zustand wechselt mit Engbrüstigkeit bis zur Erstickungsnot ab.[GS;KE4,588]

Die Art der Regelblutung von Platinum erinnert an einige andere Mittel, die hier Erwähnung verdienen.

Crocus sativus Crocus hat z. B. ebenfalls Abgang von dunklem oder schwarzem, fadenziehendem, zähem, klumpigem Blut[KE2,306ff], bisweilen auch als Metrorrhagie nach Entbindung[SK376] oder Abort[KE2,309]. Typisch für Crocus ist in diesem Zusammenhang aber die Empfindung von etwas Hüpfendem, Schlagendem oder sich **Bewegendem** im Bauch, als befände sich dort ein lebendiges Wesen.[GA1,134ff]

Chamomilla Auch Chamomilla hat dunkles, geronnenes Menstrualblut, doch sind die **Gemütssymptome** verschieden von denen bei **Platinum**.

Sabina Während Sabina Abgang von **hellem Blut** hat, das teils dünnflüssig, teils mit **dunklen Klumpen** geronnenen Blutes vermischt ist[SK487], neigt **Millefolium** stets zu hellrotem, **flüssigem** Blut (bei Menorrhagie wie Metrorrhagie)[GS].[3]

Belladonna Die Tollkirsche hat, wie **Platinum**[CK63], heftiges Pressen in der Stirn, als wenn das Gehirn herausgedrückt würde[RA96ff]; auch hat es, wie **Platinum**[CK128], brennende Hitze und glühende Röte des Gesichts[RA183]; es hat das schmerzhafte Herabdrängen in der Uterusgegend usw.; doch im Gegensatz zu **Platinum** kommen und gehen die Schmerzen bei der Dysmenorrhö von Belladonna **plötzlich,** und das Blut ist **heiß**[GS] und **hellrot**[SK153] oder, wenn es doch einmal dunkel ist, klumpig und von üblem Geruch[GS].

Uterusprolaps, Vaginismus

Auch Verhärtung und Vorfall des Uterus können, wie schon kurz erwähnt, eine Indikation für Platinum sein. Typisch ist ein schmerzhaftes Herabpressen aus dem Unterbauch in die Genitalien; von dort zieht der Schmerz dann über beide Leisten und Hüften in Richtung Kreuz, wo er länger bestehen bleibt.[AR1,1,147;CK286] Die äußeren und inneren Genitalien sind dabei extrem empfindlich gegen jede Berührung.[GY32ff] Geschlechtsverkehr kann in diesem Zustand **Vaginismus,** Krämpfe oder sogar Ohnmacht auslösen.[GS]

Bei **Verhärtung des Uterus** sind wichtige Vergleichsmittel: **Sepia**, **Aurum** (mit deutlich größerer Neigung zu Suizidgedanken), **Argentum nitricum** und **Helonias**.

Bei schmerzhafter **Empfindlichkeit der Scheide beim Koitus** vergleiche man **Sepia**, **Belladonna** (wegen großer Trockenheit der Scheide[SK153]), **Kreosotum** (wenn anschließend Uterusblutung einsetzt[GA2,226] [4]), **Ferrum**, **Natrium muriaticum**, **Apis** (wenn von Stechen in den Eierstöcken begleitet oder gefolgt[GS]), **Thuja** etc.

[2] Farrington schreibt: „… when pus has formed, and *Hepar* and *Lachesis* have been insufficient [?] to effect its evacuation." Bei Guernsey heißt es indes: „Has proved curative after the pus has been discharged under *Lachesis*." (*OB* 225)

[3] Farrington schreibt: „*Millefolium* and *Sabina* have bright-red, partly-clotted blood", was so nicht richtig ist.

[4] Im genannten Prüfungssymptom tritt am nächsten Tag die Periode ein.

Folgen von Masturbation

Ein paar Bemerkungen sind auch über die Wirkung von Platinum auf das männliche Geschlecht angebracht. Das Mittel ist manchmal bei üblen Folgen von **präpubertärer Masturbation** angezeigt, beispielsweise wenn sich epileptiforme Krämpfe oder **Epilepsie** [NZ20,174] daraus entwickeln.[GS] Der Knabe hat oft einen traurigen, verlegenen Blick, tiefliegende Augen und eine gelbliche Haut. Die Krampfanfälle gehen meist ohne Verlust des Bewusstseins vonstatten.[ST2,524] In den Intervallen zwischen den Anfällen, „während des unruhigen Schlafs, liegen die kleinen Kranken dann meist auf dem Rücken und suchen immer die Beine zu entblössen, die, mit ausgespreizten Knien, nach dem Bauche heraufgezogen sind, wobei das Gesicht blass, bleich, eingefallen erscheint.“ [ST2,524]

Gesichtsneuralgie

Die Platinum-Patientin leidet oft unter Neuralgien in verschiedenen Teilen des Körpers. Diese Neuralgien sind aufgrund ihrer ausgesprochen charakteristischen Symptomatik sehr einprägsam: Die Schmerzen sind gewöhnlich von krampfhaftem Charakter und erzeugen ein **taubes** [CK56] und **kribbelndes Gefühl** [CK130] in dem befallenen Körperteil. Besonders häufig treten diese Beschwerden im Kopfbereich auf. So kommt es z. B. zu Schmerzen an der Nasenwurzel [GY8], als wäre diese in einen Schraubstock eingespannt, gefolgt von Kribbeln und Taubheit – ein Hinweis darauf, dass das Symptom im Wesentlichen nervale Ursachen hat. Die Schmerzen steigern sich nur ganz **allmählich** und nehmen ebenso langsam wieder ab [UE], wie dies auch für **Stannum** typisch ist.

Belladonna Das Mittel, das **Platinum** bei diesen neuralgischen Beschwerden am nächsten steht, ist Belladonna. Bei beiden Arzneien finden wir ausgeprägte Kopfkongestion mit leuchtender Gesichtsröte und Delirium, doch die langsame Zu- und Abnahme der Schmerzen unterscheidet **Platinum** klar von Belladonna.

Capsicum annuum Der Spanische Pfeffer passt für Menschen von „schlaffer Faser“ mit brennenden, beißenden Nervenschmerzen im Gesicht [(RA22)], die durch die geringste **Zugluft** [RA238], sei diese warm oder kalt, schlimmer werden.

Verbascum thapsus Verbascum ist bei Prosopalgie hilfreich, die durch **betäubend** drückende [RA(10)] oder betäubend stechende [RA(24)] oder durch zusammenquetschende Schmerzen, wie von einer Kneifzange [RA(20)], gekennzeichnet ist; die Schmerzen werden verschlimmert beim Reden und Niesen [KE1,436], durch Temperaturwechsel [RA(10);GS] und Zugluft [RA(29)]. Tägliche Wiederkehr der Schmerzanfälle von 9 bis 16 Uhr, mit Höhepunkt am Mittag [AZ44,127f].[5]

Gnaphalium polycephalum Gnaphalium hat intermittierende neuralgische Schmerzen im Oberkiefer beiderseits [EN9], darüber hinaus heftigste **Ischiasschmerzen,** die gelegentlich mit **Taubheitsgefühl** im Bein abwechseln [EN56f].

Arsenicum album Die Gesichtsschmerzen von Arsenicum sind zumeist von brennendem [Z1,123], stechendem Charakter, wie von rot glühenden Nadeln.[GS]

Krämpfe

Platinum kann auch bei Krampfzuständen Verwendung finden, etwas solchen, die während einer **Geburt** oder im **Wochenbett** auftreten.[GS] Blasse, anämische Kinder können es während der **Zahnung** benötigen, wenn die Kiefer dabei krampfhaft verschlossen sind; nach dem Anfall liegt das Kind auf dem Rücken, die Beine nach oben gezogen und die Knie weit auseinandergespreizt. Bei Kindern wie bei Erwachsenen wechselt das Krampfgeschehen nicht selten zwischen konvulsiven Bewegungen und Opisthotonus hin und her.[GS]

Das Mittel kann auch bei **hysterischen Krämpfen** [SK371] oder Krämpfen infolge nervöser Erregung dienlich sein, wenn diesen ein krampfartiges Zusammenschnüren im Hals [CK171f] oder in der Speiseröhre sowie asthmoide Atembeklemmung vorausge-

[5] Der Schmerzcharakter in diesem speziellen durch *Verbascum* geheilten Fall war nicht wie oben beschrieben, sondern „reißend-schneidend“. (*AZ* 44,128)

hen oder nachfolgen. „Plötzliche Athem-Versetzung im Halse, wie bei Gehen gegen scharfen Wind.“ [CK303] Bei diesem letzteren Symptom ist Platinum **Calcarea carbonica** [CK1062] und **Arsenicum** [CK685] ähnlich.[6] **Moschus** ist mit Platinum bei Hysterie und der Neigung zu hysterischen Krämpfen zu vergleichen.

Obstipation

Hinsichtlich seiner Bauchsymptome hat Platinum viel Ähnlichkeit mit **Plumbum**, und entsprechend ist es höchst erfolgreich gegen die altbekannten, durch **Blei** hervorgerufenen **Koliken** eingesetzt worden.[SK378] Wie **Plumbum** erzeugt auch Platinum eine durch Trägheit des Darms bedingte Obstipation.[GS] Sie geht mit häufigem, aber meist vergeblichem Stuhldrang einher.[CK253f] Wenn Stuhl abgeht, scheint er wie Kitt oder Leim am After festzuhaften.[GS] [7] Platinum ist als Heilmittel der Stuhlverstopfung von Auswanderern sehr empfohlen worden. [„Leib-Verstopfung auf Reisen.“ [CK]]

Platinum muriaticum

Platinum muriaticum, das Chlorid des Platins, hat nur ein Symptom, das ich hier erwähnen möchte, nämlich **Karies im Bereich der Fußwurzelknochen;** die Karies kann syphilitischen oder merkuriellen Ursprungs sein.[DI]

[6] Farrington schreibt hingegen: „Sudden arrest of breathing when walking against the wind.“ Dieses Symptom wurde einige Jahre später gleichlautend in die *Guiding Symptoms* (Bd. 8, S. 465 oben) übernommen. In Allens *Encyclopedia* ist es korrekt übersetzt worden: „Sudden arrest of breathing in the throat, as on walking against a strong wind.“ (*EN* 316) Was mit diesem Symptom (Nr. 303 in den *CK*) wirklich gemeint ist, geht noch deutlicher aus dem Originalsymptom (Nr. 220 der Prüfung im *Archiv*, Bd. 1) hervor. Dort lautet es: „Im Halse ein plötzliches Gefühl, wie wenn man einem scharfen Luftzuge entgegen geht, der einem den Athem versetzt.“

[7] Vgl. Hahnemann: „Sparsame Ausleerung zähen, lehmartig zusammenhangenden Stuhles, unter langem Pressen und Anstrengen der Bauch-Muskeln.“ (*CK* 257)

Palladium

Palladium steht **Platinum** chemisch und symptomatisch nahe und wird hauptsächlich wegen seiner Wirkung auf die weiblichen Geschlechtsorgane benötigt. Seine charakteristischen Gemütssymptome scheinen ihren Ursprung in den uterinen und ovarialen Beschwerden zu haben, und zusammen bilden diese eine nützliche und klar umrissene Symptomengruppe für die erfolgreiche Anwendung des Mittels in der Praxis.

Gemüt

Die Palladium-Patientin weint sehr leicht.[AZ98,78] Wenn sie sich in Gesellschaft befindet, ist sie immer sehr aufgeregt, und besonders am Tag nach einem geselligen Abend sind all ihre Beschwerden schlimmer.[AZ98,78] Alles was man sagt oder tut, verschlechtert ihre Laune, und sie ist dann sehr geneigt, derbe Ausdrücke zu gebrauchen.[AZ98,78] Andererseits glaubt sie, man würde sie allgemein sehr **vernachlässigen** [GY1], und dies ärgert sie umso mehr, als sie der guten Meinung anderer übergroßes Gewicht beimisst.[AZ98,78] Sie fühlt sich von ihren Mitmenschen **nicht genügend gewürdigt** und ist deshalb leicht in ihrem Stolz verletzt [GY1]. Die **Platinum**-Frau ist in dieser Hinsicht völlig anders; ihre Ichbezogenheit äußert sich auf andere Weise, nämlich in Form von Selbstüberhebung und Hochmut. Sie ist so von sich eingenommen, dass sie auf ihre Mitmenschen herabblickt – als ihrer im Grunde gar nicht würdig.[8]

Kopfschmerzen

Palladium hat einen sehr charakteristischen Kopfschmerz, der die Patientin sehr reizbar und ungedul-

[8] Das Missverständnis, dass *Palladium* – wie *Platinum* – ein „hochmütiges“ Mittel sei, und wie es zu dem entsprechenden falschen Eintrag in die Repertorien gekommen ist, habe ich in meiner Übersetzung der *Homöopathischen Arzneimittelbilder* Margaret L. Tylers im Anschluss an das dortige *Palladium*-Kapitel in einer Stellungnahme ausführlich erörtert.

dig macht, nämlich einen **Schmerz quer über den Scheitel,** von einem Ohr zum anderen.[AZ98,79] Die Gesichtsfarbe ist fahl, mit blauen Halbringen unter den Augen.[AZ98,87] Die Patientin neigt zu Übelkeit, meist zum Abend hin, sowie zu saurem Aufstoßen.[AZ98,87] Gewöhnlich besteht auch Obstipation, wobei die Stühle oft weißlich sind.[AZ98,95]

Uterus- und Ovarialbeschwerden

Kommen wir nun zu den speziellen Uterussymptomen von Palladium, die recht zahlreich sind: „Schmerzhaftigkeit im Bauche und Druck nach unten"[AZ98,94] – ein bei Uterusleiden sehr häufiges Symptom. [Auch echter **Prolaps.**[GS]] „Schmerz in der Uterus- und Blasengegend, Abends, nach Anstrengung."[AZ98,101] Messerartig schneidende Schmerzen in der Uterusgegend, > nach Stuhlgang.[AZ98,95] Beständiges Ermüdungsgefühl im Kreuz.[AZ98,102] Sie ist so müde beim Gehen, dass sie taumelt.[AZ98,111] Ungewöhnliche Schläfrigkeit jeden Abend.[AZ98,117] Sie klagt über Wundheits- und Zerschlagenheitsgefühl am ganzen Körper.[AZ98,118] „Schwere wie von einem Gewichte mit Druck tief im Becken; Alles schlimmer nach Anstrengung und Stehen, besser im Liegen auf der linken Seite."[AZ98,101] (Gehen ist für sie weitaus weniger beschwerlich als Stehen.) Anschwellung im Bereich des rechten Eierstocks, mit stechenden Schmerzen, die vom Nabel bis ins Becken schießen.[AZ98,101] „**Rechtes Ovarium geschwollen und schmerzhaft** bei Druck, mit drängenden Schmerzen nach unten."[AZ98,101] „In der rechten Ovariengegend Ziehen nach unten und vorn, durch Reiben erleichtert."[AZ98,101] „Durchsichtiger, gallertartiger Weissfluss, schlimmer vor und nach der Regel."[AZ98,101] Diese Lokalsymptome sind, im Verein mit den Gemütssymptomen, der Inbegriff des Palladium-Arzneimittelbildes.

Argentum Das metallische Silber neigt wie **Palladium** zu ovarialen und uterinen Beschwerden; es ist vor allem dann hilfreich, wenn Gebärmuttervorfall von Symptomen des **linken** Ovars begleitet wird.[GS] Besonders charakteristisch für das Mittel ist dabei die rein **subjektive** Empfindung, als sei der linke Eierstock vergrößert.

Lilium tigrinum Ein weiteres Mittel [mit der Kombination von Uterus- und Ovarialbeschwerden] ist Lilium tigrinum. Das Mittel ähnelt sowohl **Palladium** als auch **Platinum**, und Sie müssen die drei Arzneien in dieser Hinsicht zusammen im Gedächtnis abspeichern. Gemeinsam ist den Kranken eine große Reizbarkeit, eine Neigung, schnell ärgerlich oder zornig zu werden, und ein unbestimmtes Gefühl, dass mit ihnen „irgendetwas nicht in Ordnung" ist. Doch nur die **Palladium**-Patientin ist überaus **leicht zu kränken** und liebt es andererseits, wenn man ihr **schmeichelt,**[9] und nur die **Platinum**-Patientin ist wirklich hochmütig.

Helonias dioica Auch die Helonias-Patientin hat mit **Palladium** einige Gemeinsamkeiten, namentlich in Bezug auf ihre Reizbarkeit, das lokale Wundheitsgefühl und, vor allem anderen, das ständige Ermüdungsgefühl im Kreuz.

Alumina

Alumina oder Aluminiumoxyd, auch unter dem Namen Argilla pura bekannt, ist reine Tonerde. Hering zufolge *(Guiding Symptoms)* können jene Prüfungssymptome, die auf das Präparat von Hartlaub zurückzuführen sind [siehe dessen *RAML,* Bd. 2, S. 80], nicht als rein bezeichnet werden, weil dieser sein Tonerdepräparat lediglich mit Wasser ausgewaschen hat, während Hahnemann das seinige glühender Hitze unterwarf.

[9] Letzteres ist eine Ergänzung des Übersetzers aus den *Guiding Symptoms* („wants to be flattered"). „**Flattery,** desires" lautet eine Rubrik im Kent-Repertorium; einziges Mittel: *Pall.* Im *Synthetischen Repertorium* gibt es eine Unterrubrik von **Haughty** – *wounded [pride],* wishes to be flattered: PALL. –, die dort, auch nach dem, was Farrington über *Palladium* schreibt, fehl am Platz ist. Entsprechend sollte *Pall.* aus der Hauptrubrik gestrichen werden. Ob *Lil-t.,* das als Nachtrag genannt wird, dort wirklich hingehört, bliebe genauer zu untersuchen.

Konstitution

Alumina wirkt am besten bei älteren Menschen[GS] von magerem Habitus[HC4,51] und eher runzligem, vertrocknetem Aussehen; des Weiteren bei Mädchen in der Pubertät, besonders wenn sie bleichsüchtig sind[GS]; schließlich bei zarten oder skrofulösen[SK23] Kindern, namentlich bei Säuglingen, die mit Fertigprodukten ernährt wurden[GS], also mit all dieser „Babynahrung", mit der der Markt heutzutage überschwemmt wird. Diese Art von Ernährung weist ein deutliches Defizit an Nährstoffen auf, und entsprechend schwächlich und verschrumpelt sehen die Kleinen aus. Es besteht eine charakteristische Stuhlverstopfung: Der Darm[CK572] bzw. „der Mastdarm ist unthätig, als mangele ihm die Kraft, den Koth auszudrücken, und die peristaltische Bewegung"[CK573], selbst wenn der Stuhl ganz weich ist – Beleg dafür, dass die **Trägheit des Darms** tatsächlich die Hauptursache der Obstipation ist. Hierin gleicht das Mittel **Bryonia**, sieht man davon ab, dass bei Letzterem der Stuhl in der Regel härter[RA352] und trockener[SK191] ist.

Das Alumina-Kind neigt zu **Ozäna**[SK28] oder ständiger Wiederkehr von Schnupfen[SK28], verbunden mit großer Trockenheit der Nase – die trockenen Schniefgeräusche beim Atmen lassen dies erkennen. Außerdem kann es zum **Schielen**[CK212] neigen, besonders während der Zahnung; Ursache dafür ist zumeist eine Schwäche des M. rectus medialis des betroffenen Auges. Strabismus ist manchmal durchaus arzneilich heilbar, und dann ist diese Methode natürlich jeder chirurgischen Intervention vorzuziehen. Wenn der Strabismus durch Würmer bedingt ist, heißt das Heilmittel wahrscheinlich **Cina**[NZ2,10]; wenn er durch Hirnreizung entstanden ist, **Belladonna**[GS]; und **Cyclamen**[ZÖ2,77] passt, wenn dem Schielen menstruelle oder gastrische Störungen zugrunde liegen.

Tab. 59.2 Wirksphäre von Alumina

Alumina	
Wirksphäre	• Blut • Nerven • Schleimhäute • Magen, Leber, Darm • Genitalien • Rachen, Kehlkopf • Lymphknoten • Haut

Gemüt

Die Alumina-Patientin ist so freudlos und niedergeschlagen[CK1], dass sie, wie die **Pulsatilla**-Patientin, oftmals weinen muss[CK7], und diese **Traurigkeit** befällt sie besonders **morgens beim Erwachen**[CK9], ähnlich wie bei **Lachesis**, **Pulsatilla**, **Sepia** etc. Zu anderen Zeiten wird die Patientin eher von **sorgenvollen Gedanken** gequält, wobei sie vor allem besorgt ist, sie könnte ihren **Verstand verlieren**[CK21] – und dies findet seine genaue Entsprechung bei **Calcarea carbonica**[CK26], **Jodum** etc. Es zeigt Ihnen, wie angegriffen das Nervensystem der Patientin ist. Eine weitere Eigentümlichkeit, die sich besonders in Fällen von **Hysterie** bemerkbar macht, ist das folgende Symptom: „Sie kann kein Blut sehen, kein Messer liegen sehen, ohne daß sich ihr dabei gräßliche Gedanken in die Seele drängen, als sollte sie z. B. einen Selbstmord begehen ..."[CK22]

Männer, die Alumina benötigen, sind **hypochondrisch** veranlagt. Sie haben zu nichts Lust, weder zu geistiger Arbeit[CK50] noch zu sonst irgendeiner Beschäftigung[CK37], und entsprechend plagt sie entsetzliche Langeweile – eine Stunde kommt ihnen vor wie ein halber Tag[CK51]. Alles ist ihnen zuwider[CK34], sie sind missmutig und verdrießlich[CK27]; in dieser Beziehung konkurriert Alumina mit **Nux vomica** und auch **Bryonia**.

Anämie

Auf der Tafel (➤ Tab. 59.2) sehen Sie eine Reihe von Stichworten, an denen ich mich bei der Darstellung von Alumina orientieren werde. Nehmen wir zunächst die Blutveränderungen, die das Mittel offenbar zuwege bringt. Wie Alumina genau auf das Blut einwirkt, weiß ich nicht, aber es gibt Blutkrankheiten, bei denen wir es erfolgreich einsetzen können, und zwar vor allem bei diversen Anämieformen. Es eignet sich z. B. für die **Bleichsucht junger Mädchen** in der Pubertät, wenn die **Regel blass und spärlich** ist[CK693] und zugleich ein abnormes Verlangen nach bestimmten unverdaulichen Dingen besteht, etwa nach Kreide, Griffeln, Kalk, Holzkohle, Kaffeesatz usw.[GS] Die **Leukorrhö,** zu der diese Mädchen neigen, ist manchmal gelbschleimig[CK216], manchmal dick und fadenziehend, manchmal

59

durchsichtig[CK714] und so dünnflüssig und kopiös, dass der Schleim die Beine herunterrinnt[CK712]. Dies erschöpft die Patientinnen außerordentlich, zumal der Ausfluss reich an Eiweißstoffen ist. Zusammen mit diesen Symptomen finden Sie fast immer einen psychischen Zustand vor, wie ich ihn gerade beschrieben habe.

Tabes dorsalis

Kommen wir zu den Nervenleiden des Mittels. Alumina ist bei schweren neurologischen Erkrankungen zur Anwendung gekommen. Bönninghausen benutzte hingegen erfolgreich das metallische **Aluminium**, und zwar für die folgenden Symptome jener gefürchteten Krankheit namens Tabes dorsalis[BÖ543] oder lokomotorische Ataxie:

Häufiger Drehschwindel; alles dreht sich mit ihm im Kreise.[CK63] Lidptosis[CK192], Doppeltsehen oder Strabismus[CK212]. Unfähigkeit, im Dunkeln oder mit geschlossenen Augen zu gehen, ohne zu taumeln[BÖ549(CK70)]; beim Gehen ein Gefühl, als würden die Füße auf ein Kissen treten[BÖ549(CK981)]. Ameisenlaufen oder Kribbeln im Rücken[CK825;BÖ549], in den Unterschenkeln oder den Waden[CK964]. „Beim Sitzen schlafen ihm die Hinterbacken ein.“[CK913] „**Taubheit der Ferse** beim Auftreten.“[CK974] Im Gesicht ein Gefühl wie von Spinnweben[CK274] oder ein Spannen wie von trocknendem Eiweiß[CK268]. „Rückenschmerz, als wenn ein heißes Eisen durch die untersten Wirbel gestoßen würde.“[CK831] Dies sind einige der Alumina-Symptome, die Bönninghausen dazu bewogen, **Aluminium metallicum** gegen Tabes dorsalis zu verabreichen[BÖ554], und sie ermöglichten es ihm, vier Fälle dieser Krankheit zu heilen.

Trockenhaut der Schleimhäute

Als Nächstes die Schleimhäute, wo Alumina eine ausgeprägte Trockenheit erregt. Wenn Sie sich diese Tatsache vor Augen halten, haben Sie eine Erklärung für einen Großteil der Schleimhautsymptome, die das Mittel verursacht. Sie haben damit den Schlüssel zu seiner Dyspepsie, seinem Nasenkatarrh, seinen Halsschmerzen, seiner Stuhlverstopfung. Wenn die Trockenheit eine Zeitlang angehalten hat, kommt es zur Bildung eines dicken, gelben, nur schwer abzulösenden Schleims. Lassen Sie mich Ihnen einige Beispiele geben …

Augen

Im Bereich der Augen ist Alumina z. B. bei **Blepharitis** angezeigt, wenn die Bindehaut zugleich sehr trocken ist[CK210]. Die Lider fühlen sich steif an und reißen leicht ein, so trocken sind sie. Das Alumina hier am nächsten stehende Mittel ist **Graphites;** es hat die gleichen Symptome, nur dass die eingerissenen Lidränder eine größere Neigung haben zu bluten [besonders in den äußeren Canthi[GS]].

Alumina kann bei **Schwach-**[CK210] oder **Trübsichtigkeit**[CK203] hilfreich sein, die durch den gereizten Zustand der Konjunktiven aufgrund der Trockenheit bedingt ist. Weitere mögliche Indikationen für das Mittel sind **Trachom**[GS] und chronische Blepharitis.

- Bei **Trockenheit der Augen** empfiehlt Allen außerdem **Berberis**, **Natrium carbonicum** und **Natrium sulfuricum**.
- Trockenheit der Augen beim **Lesen** erfordert hauptsächlich **Crocus**, **Argentum nitricum**, **Cina** oder **Natrium muriaticum**.
- Bei Herabhängen **(Ptosis)** der Lider denke man [neben Alumina[GS]] vor allem an **Gelsemium**, **Sepia**, **Rhus toxicodendron** und **Nux moschata**.
- Bei Schwäche der Parese des M. rectus medialis (internus) und entsprechend **divergentem Strabismus** ist Alumina besonders mit **Agaricus**, **Jaborandi**, **Conium**, **Ruta** und **Natrium muriaticum** zu vergleichen. Letzteres ist, laut Woodyat, hier das bedeutendste Mittel.

Atemwege

Schnupfen von Kindern ist bisweilen eine Indikation für Alumina, wenn folgende Symptome zugegen sind: große Trockenheit der Nase[GS], Bildung vieler Borken und, weiter hinten, von dickem, zähem, gelbem Schleim[SK28], der nur schwer zu entfernen ist.

Der für Alumina typische **Husten** ist trocken und tritt vor allem morgens nach dem Aufstehen anfallsartig auf[CK756]; erst nach vieler Anstrengung löst sich

59

ein kleines Stück fest haftenden Schleims[CK761], was dem Patienten für einige Zeit Linderung verschafft.

Bei **Halsbeschwerden** (Pharyngitis) kommt das Mittel in Betracht, wenn die Schleimhäute dort schlaff erscheinen [„Rachen fühlt sich schlaff an"[GS]], genau wie es auch beim sog. Predigerhals der Fall ist. Mund[CK333] und Rachen sind besonders beim Erwachen sehr ausgetrocknet[GS] oder wie von Hitze ausgedörrt[CK372]; die Stimme ist dabei rau[CK349] und heiser, versagt beim Sprechen[CK740]. Der Hals ist stark gerötet[CK371], das Zäpfchen verlängert[10]. Die Hals- und Schluckbeschwerden werden durch warme Getränke gelindert.[HC3,30; CK376] Die **Heiserkeit** scheint morgens am schlimmsten zu sein.[CK739] Vorübergehende **Stiche im Hals;** beim Schlucken ein Gefühl, als befände sich ein **Splitter** darin.[CK360] Letzteres Symptom finden Sie u. a. auch bei **Hepar**, **Argentum nitricum** und **Nitricum acidum**.

Verdauungstrakt

Die Neigung von Alumina zur Trockenheit der Schleimhäute zeigt sich im gastrischen Bereich als ungenügende Sekretion von Magensaft. Es entwickeln sich die gleichen dyspeptischen Beschwerden, wie sie auch durch **Bryonia** heilbar sind. Was Alumina von **Bryonia** unterscheidet, ist Folgendes:

Der Patient verspürt beim Herunterschlucken von Speisen oft ein Zusammenschnüren in der Speiseröhre.[CK351ff] Außerdem entstehen **nach Genuss von Kartoffeln** stets bitteres Aufstoßen[CK442], Übelkeit, Brechreiz und **Magenschmerzen**[CK424]; dies ist ein starkes Indiz für Alumina. Auch fehlt selten eine Abneigung gegen Fleisch[CK413] und ein Verlangen nach seltsamen, unverdaulichen Dingen.

Die **Leber** ist berührungsempfindlich und schmerzt beim Bücken[CK490]; heftige **Stiche** in diesem Organ, wie bei **Bryonia** [Alumina: beim Aufrichten nach dem Bücken[CK492]].

[10] Verlängerung des Zäpfchens ist in der Prüfung von *Alumen* vielfach aufgetreten (vgl. *MM* 145ff), nicht aber bei *Alumina*.

Es besteht **Stuhlverstopfung,** meist **ohne jeden Drang**[11], wie schon erwähnt; selbst weicher Stuhl kann nur durch große Anstrengung der Bauchmuskeln entleert werden[CK573]. [Meist ist der Stuhl aber trocken, hart, knotig und spärlich.[CK577; GS]]

Neigung zu **Hämorrhoiden,** die jucken[GS], brennen und nässen[CK610].

Lymphknoten

Hinsichtlich der Wirkung von Alumina auf die Lymphknoten will ich hier nur die Indikation bzw. den möglichen Nutzen des Mittels bei der Behandlung von **Leistenbubonen** anführen. Sie können es bei gonorrhoischem Bubo geben, der mit gelblichem Trippersekret und mit juckendem Brennen in der Harnröhre[CK629] und besonders der Harnröhrenmündung verbunden ist.

Bei Bubonen ist **Mercurius** dasjenige Mittel, das mit Alumina die meiste Ähnlichkeit aufweist.[12]

Haut

Auf die Haut übt Alumina die gleiche Wirkung aus wie auf die Schleimhäute – es macht diese rau und trocken. Entsprechend ist es bei rauen, **trockenen Ekzemen** anwendbar, die leicht rissig werden und dann – gelegentlich – auch bluten können und die außerdem, besonders in der Bettwärme, unerträglich jucken[CK1043+1051] und beißen[CK1053].

[11] Farrington schreibt irrtümlich: „Constipation with urging to stool …" Richtig ist dagegen, was er u. a. schon in der *Nux-vomica*-Vorlesung (Nr. 16) gesagt hat: „Under *Opium*, *Bryonia* and *Alumina* the constipation is unattended [!] by urging to stool."

[12] Korrigiert nach einer früheren Auflage. In der 4. Auflage heißt es lediglich (als vorletzter Absatz des Kapitels): „*Mercurius* is the most similar remedy." Farrington bezieht sich hier aber auf sein Tafelschema, wo der Bezug zu den Bubonen eindeutig ist.

Arzneimittelbeziehungen

Dem rechten Schema (➤ Tab. 59.3) können Sie entnehmen, dass ich **Bryonia** als komplementär zu Alumina aufgeführt habe. Dies gilt insbesondere für gastrische Beschwerden; die beiden Arzneien folgen einander gut bei Magen-Darm-Affektionen. **Bryonia** erweist sich zudem als Antidot allzu starker Alumina-Wirkungen[CK], ebenso wie **Chamomilla**. Bei der Mehrzahl der genannten konkordanten Mittel habe ich in Klammern einige Worte hinzugesetzt[13], um anzudeuten, worin jeweils die Hauptähnlichkeiten bestehen. So sind beispielsweise bei **Pulsatilla** die Begriffe Chlorose und Ozäna ergänzt, was bedeuten soll, dass **Pulsatilla** vor allem im Hinblick auf diese beiden Krankheiten konkordant mit Alumina ist. Dann sehen Sie, dass **Plumbum** hinsichtlich seiner Bauchkoliken Alumina ähnelt, und Alumina hat sich auch als Antidot bei den durch Blei hervorgerufenen Koliken bewährt.

Argentum nitricum, **Nux vomica** und **Sulfur** weisen bei Affektionen des Rückenmarks Ähnlichkeiten mit Alumina auf.

Tab. 59.3 Konkordante Mittel und Antidote von Alumina

Alumina	
Konkordante Mittel	• *Pulsatilla* (Chlorose, Ozäna) • *Calcarea* (Furcht, verrückt zu werden) • *Lachesis* (< beim Erwachen) • *Sepia* (Obstipation, trockenes Ekzem) • *Plumbum* (Kolik) • *Argentum nitricum, Nux vomica, Sulfur* (Rückenmark) • *Mercurius* (Bubonen) • *Bryonia, Chamomilla* (Magen) • *Ruta, Conium, Natrium muriaticum, Sepia, Graphites, Zincum* (Augen)
Antidote	• *Bryonia* (auch **komplementär**) • *Chamomilla* • *Camphora*

[13] Ausgeblieben war in der ursprünglichen Tabelle eine Ergänzung zu *Sepia,* wo ich nach A. Rehman (*Encyclopedia* …) zwei Indikationen nachgetragen habe. Nachgetragen wurde auch *Camphora* als drittes wichtiges Antidot.

KAPITEL

60 Vorlesung: Plumbum und Stannum

Plumbum metallicum

Krampfzustände, Koliken

Zum Studium der Symptome von Plumbum oder Blei beginnen wir am besten mit dessen Haupteigenschaft, nämlich der Neigung, **Muskelfasern zusammenzuziehen.** Dabei bewirkt es nicht nur die Kontraktion willkürlicher (quergestreifter) Muskeln, sondern auch die Kontraktion unwillkürlicher (glatter) Muskeln [GS], etwa derjenigen der Blutgefäße. Das erste Symptom, das sich nach einer Bleivergiftung gewöhnlich einstellt, sind heftigste **Kolikschmerzen** [R1,397]. Das Blei kann über den Magen in den Körper gelangt sein, etwa durch das Trinken von bleiverseuchtem Wasser, aber auch durch Einatmung, wie im Falle der Maler und Anstreicher, die bleihaltige Farben verarbeiten. Die Koliken bestehen aus entsetzlich kneifenden [R1,430], zwickenden [R1,425ff], krampfhaften Schmerzen, und sie gehen mit **Einziehung der Bauchdecken** [R1,409] einher, sodass das Abdomen konkav und wie ausgehöhlt [R1,412] erscheint. Es handelt sich hierbei um einen Krampfzustand der geraden Bauchmuskeln; durch deren Verkürzung wird die Bauchwand einwärts gezogen [besonders im Bereich des Nabels [R1,413]]. Die Schmerzen **strahlen vom Bauch in alle Richtungen aus** [EN1724] und folgen dabei gewöhnlich dem Verlauf von Nerven. Erreichen die Schmerzen das Gehirn, kann der Patient in ein Delirium verfallen, betreffen sie die Brust, kann er Atemnot bekommen; die Hoden werden zurückgezogen, wenn sie sich in diese Richtung erstrecken, und heftige Crampi in den Waden sind die Folge, wenn sich die Schmerzen bis zu den Nerven dieser Region ausdehnen. Während dieser Bleikoliken ist **hartnäckigste Stuhlverstopfung** [R1,495] die Regel, und bisweilen kommt es sogar zum **Koterbrechen** [R1,308].

Tab. 60.1 Vergleichsmittel und Antidote von Plumbum

Plumbum metallicum	
Vergleichsmittel	• *Belladonna, Platinum, Nux vomica, Cuprum, Opium* • *China*
Antidote	• *Opium* • *Alumina*

Mögliche **Gegenmittel** solcher **Bleikoliken** sind (➤ Tab. 60.1) **Alumina**, **Alumen**, **Platinum**, **Opium**, **Nux vomica**, **Arsenicum**, **Colocynthis**, **Sulfuricum acidum**, **Zincum** oder **Belladonna**; verhütet werden können sie unter Umständen durch den Genuss von Alkohol.[GS]

Nebenbei sei erwähnt, dass auch **Baryta carbonica**, wie Plumbum, bei seinen Bauchschmerzen **Einziehung des Nabels** haben kann.[CK368] **Thallium** hat das gleiche Symptom, und zwar als Begleiterscheinung heftiger, lanzinierender Schmerzen durch den Magen-Darm-Trakt, die wie elektrische Schläge rasch aufeinander folgen.[EN14] Die Arznei hat die blitzartigen Schmerzen bei Tabes dorsalis zu lindern vermocht.

Lähmungen

Betrachten wir als Nächstes die paralytischen Symptome. Das erste Charakteristikum ist hier, aufgrund einer Lähmung des die Extensoren des Handgelenks versorgenden Nervus radialis, die **Fallhand** [GS]. Dieses Symptom ist durch Plumbum geheilt worden, wenn es durch andere Ursachen als eine Bleivergiftung entstanden war. Die Lähmung kann sich auf weitere Körperteile ausdehnen, wobei stets mehr die **Extensoren** als die Flexoren betroffen sind.[SK383] Entlang dem Zahnfleischrand entwickelt sich früher oder später eine dunkle, blaugraue Linie [EN804f] – der bekannte Bleisaum des **Saturnismus.** Er wird hervorgerufen durch den im Zahnbelag enthaltenen

Schwefel, der sich mit dem Blei in den gingivalen Blutgefäßen verbindet und dann als unlösliches Bleisulfid ablagert. Die Lähmung dehnt sich, wie gesagt, auch auf andere Bereiche des Körpers aus und ist dann durch **Atrophie der befallenen Teile** gekennzeichnet [R1,936] – mithin auf wirkliche organische Veränderungen zurückzuführen. Sie finden Plumbum deshalb bei **organisch bedingten Lähmungen** indiziert, etwa bei Lähmung durch Erkrankung des Rückenmarks, wenn dieser Teil des Nervensystems fettiger Degeneration oder sklerotischen Veränderungen unterworfen ist.

Plumbum passt oft ausgezeichnet bei jener Nervenkrankheit, die als **Multiple Sklerose** bezeichnet wird. Das Mittel ist dabei besonders durch folgendes Symptom angezeigt: **Tremor, gefolgt von Lähmung.**[GS; EN3585]

Nicht selten ist es außerdem bei lähmungsbedingten **Muskel-** oder **Gelenkkontrakturen** hilfreich.[MA3,613]

Progressive spinale Muskelatrophie kann ebenso eine Indikation für Plumbum sein.

Zerebrale Störungen

Das Mittel ist manchmal bei einem **Delirium** [R1,29] angezeigt, welches dem von **Belladonna** sehr ähnelt: Der Patient beißt [EN25] und schlägt jeden, der ihm zu nahe kommt.[GS] Was Plumbum dabei von **Belladonna** unterscheidet, ist Zittern des Kopfes [MA3,616] und der Hände [R1,850] sowie die Ansammlung von gelblichem Schleim auf den Zähnen [R1,175] und im Mund.[GS] Darüber hinaus wechselt das Delirium oft mit den Bauchkoliken ab, was bei **Belladonna** nicht der Fall ist.

Andere zerebrale Störungen der Bleivergiftung kommen deutlich seltener vor, doch hin und wieder finden sich auch noch folgende Zeichen: Schlaflosigkeit [R1,967]; heftige Vorder-[R1,72] oder Hinterkopfschmerzen [EN318], mit oder ohne Schwindel [R1,48]; Ohrgeräusche [EN529ff]; Sehstörungen, vom Doppeltsehen [EN447] bis hin zur völligen Blindheit [R1,113]; Zusammenschnürung des Halses [R1,204], wenngleich Flüssigkeiten begierig und in großen Schlucken getrunken werden [(AZ47,116)]; geschwächtes Denkvermögen [R1,22], Verdrießlichkeit [R1,20], Neigung zu Melancholie [R1,3]; Proteinurie [EN2085] geht den Beschwerden meist voraus.

Epilepsie

Plumbum hat oftmals Epilepsie hervorgerufen.[R1,925] Die charakteristischen Symptome, die das Mittel dabei indizieren, sind: Lähmungsartige Schwere der Beine vor dem Anfall sowie allgemeine Lähmung [R1,929] und langanhaltender, „schnarchender" Schlaf danach [GS].[1] Plumbum ist besonders angezeigt bei Krämpfen und Konvulsionen als **Folge von Zerebralsklerose** oder **Hirntumor.**[GS]

Obstipation

Bei Obstipation können Sie Plumbum einsetzen, wenn die schon erwähnte Einziehung der Bauchdecken sowie starke **Zusammenschnürung des Afters** [R1,548] vorhanden sind. Es besteht schmerzhaft-spastischer Stuhldrang [R1,546], wobei der Patient über die Empfindung klagt, als würde der After von einem Faden in den Mastdarm hinaufgezogen [(R1,547)].

Habitueller Abort

Plumbum hat die Neigung, die Größenzunahme des Uterus in der Schwangerschaft zu behindern, weshalb das Mittel gelegentlich in Fällen von habituellem Abort [GS] angezeigt sein kann. Während der Fötus immer größer wird, entwickeln sich die uterinen Muskelfasern nicht entsprechend mit.[GS] Irgendwann bietet die Gebärmutter nicht mehr genügend Platz für die heranwachsende Frucht, und es kommt zur Fehlgeburt.[EN2177ff]

Schrumpfniere

Plumbum lässt das Nierenparenchym degenerieren und führt schließlich zu beidseitiger Nephrozirrhose oder Schrumpfniere.[GS] Dabei kommt es nur zu ge-

[1] „Vor dem Anfalle die Beine taub und schwer …, welcher Zustand sich immer mehr verschlimmerte, je näher der Anfall kam. … Die Patienten pflegen noch lange nach den Anfällen eine Befangenheit des Kopfes und kein ganz klares Bewusstsein zu haben." (*AZ* 51,75)

ringen Ödemen und auch nur wenig Proteinurie, aber es entwickeln sich eine ausgeprägte **Urämie** und daraus resultierend urämische Krämpfe.[GS]

Stannum metallicum

Stannum (➤ Tab. 60.2) ist ein Mittel, das nicht allzu viele Symptome hat, weshalb wir es hier vergleichsweise schnell abhandeln können. Sein wichtigstes komplementäres Mittel ist **Pulsatilla**.

Gemüt, Neurasthenie

Die Stannum-Patientin ist gewöhnlich in betrübter[CK1], **weinerlicher Stimmung,** genau wie **Pulsatilla**, wobei Weinen aber alle Beschwerden nur noch mehr verschlimmert[AZ83,176]. Diese niedergedrückte Stimmung sehen Sie auch bei den Lungenerkrankungen, bei denen Stannum das passende Mittel ist. Dies unterscheidet sich ziemlich vom gewöhnlichen Gemütszustand der Schwindsüchtigen, die bekanntlich meist voller Hoffnung sind, fast bis zur letzten Stunde ihres Lebens. Stannum ist aber hauptsächlich dann angezeigt, wenn die Patienten niedergeschlagen sind, und das ist der Grund, warum es bei manifester Tuberkulose[CK587] eher selten indiziert ist. Die Frau, die Stannum benötigt, ist darüber hinaus nervlich sehr angegriffen[SK584] und auch körperlich matt[CK597]. So nervös ist sie, so reizbar und so kraftlos, dass sie schon Angst und Herzklopfen bekommt, wenn sie bloß irgendwelche Anordnungen bezüglich ihrer Hauswirtschaft treffen soll.[AZ83,176] Zudem klagt sie oft über ein Gefühl großer Flauheit oder Leere in der Magengrube[CK373] oder in der Brust[CK377]. Diese **nervöse Erschöpfung** kann sich auf verschiedene Weise bemerkbar machen; vor allem aber wird sie bei oder nach **Treppabgehen** verspürt[CK597], mehr noch als beim Treppensteigen[CK594]. Die Patientin hat das Gefühl, als hätte sie nicht genügend Kraft in den Beinen[CK589], um die ganze Treppe abwärts bewältigen zu können. Die Entkräftung kann sich auch so äußern, dass die Patientin bei schnellem Gehen[CK591] oder Bewegen[CK592] kaum etwas davon merkt, wohl aber bei langsamem Gehen[CK591] oder beim Versuch, sich hinzusetzen – dann fällt sie gleichsam auf den Stuhl, weil ihr die Kraft fehlt, dies langsam zu tun[CK590]. Dies ist durchaus kein eingebildetes Symptom; es kommt z. B. des Öfteren bei Uterusbeschwerden vor.

Tab. 60.2 Wirksphäre und Vergleichsmittel von Stannum

Stannum	
Wirksphäre	• Nerven – Erschöpfung – Lähmung – Krämpfe – Neuralgie • Schleimhäute • Fieberkrankheiten • Organe
Vergleichsmittel	• *Causticum* • *Phosphorus, Sulfur* • *Pulsatilla, Sepia* (komplementär)
Antidote	• *Bryonia* (auch komplementär) • *Chamomilla* • *Camphora*

Bei den Gemütssymptomen sollten Sie Stannum mit **Natrium muriaticum**, **Pulsatilla** und **Sepia** vergleichen.

Natrium muriaticum Auch Natrium muriaticum hat melancholische Niedergeschlagenheit[CK5] und große Geneigtheit zum Weinen[CK18], doch Trost scheint [anders als bei **Stannum**] die Patientin nur noch mehr anzugreifen[CK20]; wenn man versucht, sie zu trösten, macht sie dies eher wütend.

Pulsatilla Die Pulsatilla-Patientin ist sanft, weinerlich und nachgiebig[RA], und sie mag Trost sehr[GS]. Die Regelblutung ist eher spärlich und tritt gern einige Tage verspätet ein[RA571], während für **Stannum** das Gegenteil zutrifft[CK341;GS].

Sepia Die Sepia-Patientin ist „traurig über ihre Gesundheit"[CK5], macht sich darüber lauter kummervolle Gedanken[CK9], zeigt aber auf der anderen Seite große Gleichgültigkeit[CK61] gegenüber ihrer eigenen Familie[CK]. Sie reagiert sehr leicht gekränkt[CK34], hat aber ihrerseits an anderen ständig etwas auszusetzen[CK45] und wird schnell ärgerlich und heftig[CK54].

Schwäche, Lähmungen

Bei der außerordentlichen Schwäche und Hinfälligkeit, die auf eine allgemeine Erschlaffung der Gewebe zurückzuführen ist, stehen neben Stannum eine Vielzahl weiterer Mittel zur Wahl. Betrachten wir aber das Symptom „Große **Erschöpfung durch Reden** oder lautes Lesen“ [GS] [„Große Angegriffenheit von Sprechen“ [SK584]], so kommen außer Stannum nur noch wenige Mittel in Betracht, namentlich **Cocculus**, **Veratrum album**, **Phosphoricum acidum**, **Sulfur**, **Sulfuricum acidum** und **Calcarea carbonica**.

Stannum wird mitunter bei **funktionellen Lähmungen** gebraucht, die ihre Ursache in Erschöpfung, Onanie [GS] oder starker Gemütserregung [Lähmung von Gliedmaßen nach Schreck [ST2, 338]] haben. Menschen mit einer solchen neurasthenischen Konstitution, wie ich sie hier beschrieben habe, werden manchmal durch heftige Emotionen so aus dem Gleichgewicht gebracht, dass einzelne Körperteile oder Gliedmaßen ihre Bewegungsfähigkeit verlieren. Hier muss Stannum vor allem mit **Staphisagria**, **Natrium muriaticum**, **Cocculus**, **Ignatia**, **Phosphorus** und **Collinsonia** verglichen werden.

Verdauungsschwäche

Die Stannum-Patientin hat einen „schwachen Magen“ [SK588], sie neigt zu „großer Verdauungsschwäche“ [SK588]. Besonders morgens [beim Erwachen [GS]] wird sie von Übelkeit und Erbrechen befallen, oder sie muss sich übergeben, wenn ihr **Kochgerüche** in die Nase steigen [GS] (wie bei **Colchicum**). Letzteres Symptom ist ein starker Hinweis auf Stannum, besonders bei Frauen. Flauheits- und **Leeregefühl in der Magengegend**, wie bei **Sepia**, außerdem Neigung zu bitterem Geschmack im Mund [CK186]. Der **Mastdarm** ist **träge** bis untätig; selbst bei weichem Stuhl ist der Abgang schwierig [(CK307)] und mit vielem Drängen verbunden [CK298, GS]. Das Gesicht ist blass und eingefallen [CK144], die Augen tiefliegend [SK587] und dunkel umrändert. Diese Symptome deuten auf eine Schwäche hin, wie sie vor allem bei Frauen vorkommt, und sie sprechen zumal dann für Stannum, wenn zugleich Würmer [GS] vorhanden sind. Selbst **Krämpfe durch Wurmreiz** [AZ10,46] können Stannum nötig machen, wenn auch die übrigen Symptome übereinstimmen, und sie stellen die Arznei in eine Reihe mit **Cina**, **Artemisia vulgaris** etc.

Männer können Stannum benötigen, wenn sie **hypochondrisch** veranlagt sind.[CK1] Sie leiden typischerweise unter **Magenschmerzen,** [die allmählich zunehmen und ebenso langsam wieder vergehen [GS] und] die sie zwingen umherzugehen, weil sie dadurch Erleichterung erfahren; dabei sind sie aber so schwach und von der Bewegung so schnell erschöpft, dass sie sich gleich wieder ausruhen müssen.[GS] Die Zunge ist mit gelblichem Schleim belegt.[CK170]

Uterus- und Vaginalprolaps

Die Stannum-Patientin leidet häufig unter Gebärmuttervorfall.[GY2] Solche Prolapsbeschwerden sprechen laut Dr. Richard Hughes allgemein oft für Stannum.[MP831] Darüber hinaus prolabiert auch die Scheide sehr leicht [CK339], und all diese Prolapserscheinungen verstärken sich besonders beim **Stuhlgang.**[GS] Die Regelblutung ist bei Stannum gewöhnlich sehr stark.[CK341] Durchsichtiger [CK344] oder gelblicher [GS] vaginaler Fluor, der, wie bei dieser Arznei nicht anders zu erwarten, mit großem Kräfteverlust verbunden ist.[SK590] Die Patientin ist dann so schwach, dass sie sich kaum noch umherbewegen kann; morgens beim Ankleiden muss sie sich mehrmals setzen [(CK591)], um sich auszuruhen. Die Glieder zittern [CK593] und fühlen sich bleischwer an [CK577]. Die allgemeine Schwäche macht sich besonders bei **Abwärtsbewegung** bemerkbar, z. B. beim Treppabgehen [2] oder beim Niedersetzen. Diese uterinen und vaginalen [GS] Symptome gehen oft mit „Mattheit und **Leere der Brust**“ [CK351] einher [„als wäre sie ausgeweidet“ [CK352]]. So schwach sind die Atmungsorgane, dass die Patientin vor Kurzatmigkeit kaum sprechen kann [(CK377)] [und Sprechen wiederum schwächt die Brust [GS] und greift die Kranke allgemein sehr an [SK584]].

Uterusvorfall mit Verschlimmerung der Beschwerden beim Stuhlgang finden wir in ähnlicher Weise auch bei **Podophyllum**, wo der Prolaps vor

[2] „Zerschlagenheits-Schmerz der Unterglieder beim Aufsteigen der Treppe; beim Absteigen sind sie so haltlos und schwach, dass er in Gefahr ist zu fallen.“ (*CK* 513)

allem bei Durchfall [und im Verein mit Mastdarmvorfall[AH2(B)132]] vorkommt. Die wässrigen Stühle sind bei **Podophyllum** gewöhnlich von grüner Farbe und kommen in einem großen Schwall heraus.[GS]

Calcarea phosphorica, **Nux vomica** und **Pulsatilla** sollten in diesem Zusammenhang ebenfalls verglichen werden.

Gesichtsneuralgie

So außerordentlich geschwächt, wie es das Nervensystem der Stannum-Patientin ist, verwundert es nicht, dass sie auch oft unter Neuralgien zu leiden hat. Charakteristisch für Stannum ist dabei: Die **Schmerzen nehmen langsam zu** und auch nur **langsam ab.**[GS] Sie treten vorzugsweise im Verlauf des **Supraorbitalnerven** auf.[KE5,193; GS] Liegt dieser Schmerzcharakter vor, ist Stannum z. B. bei Prosopalgie hilfreich, die nach Unterdrückung einer Malaria mittels Chinin entstanden ist.

Bei diesen langsam zu- und abnehmenden Schmerzen sind **Platinum** und **Strontium carbonicum** die Stannum am nächsten stehenden Mittel. **Spigelia**, **Kalmia** und **Natrium muriaticum** haben das Symptom ebenfalls, doch ist die Ähnlichkeit hier vielleicht nicht ganz so deutlich.

Epilepsie

Auch Epilepsie ist erfolgreich mit Stannum behandelt worden[illegible], besonders, wenn das Leiden Reflexerscheinung einer **abdominalen Reizung** war, etwa durch Würmer im Intestinum. Die Patientin hat ein blasses Gesicht[ST2,585] und dunkle Ringe um die Augen sowie Bauchschmerzen, die durch festes Pressen gegen den Leib gebessert werden.[AZ103,162] Zudem klagt sie über einen süßlichen Geschmack im Mund.[GS(CK187)] Die Stannum-Epilepsie kann mitunter auch mit sexuellen Komplikationen in Zusammenhang stehen.[GS; ST2,584f] Die Anfälle gehen oft mit Einschlagen der Daumen oder mit Rückwärtsbeugung des Kopfes einher.[ST2,585]

Hysterische Krämpfe[SK584] können ebenso eine Indikation für Stannum sein, besonders wenn sie mit Schmerzen im Unterleib und in der Zwerchfellgegend verbunden sind.[GS [3]]

Atemwege, Erkältung

Betrachten wir als Nächstes die Wirkung der Arznei auf die Schleimhäute. Wenn Stannum das passende Mittel ist, können wir eine **reichliche Sekretion der Atemwegsschleimhäute** erwarten.[(CK181)] Das Sekret ist mild und nicht reizend, zudem gelblich oder grünlichgelb[KH], also **mukopurulent.** Eher selten kommt es vor, dass der Schleim dick und zäh und mit Blut vermischt ist, und dann häuft er sich im Hals an und ist so schwierig abzulösen, dass der Patient vom vielen Räuspern[CK182] und Husten Brechreiz bekommt.[EN234ff] In der Brust sammelt sich der Schleim sehr schnell an, wird aber leicht ausgeworfen, was dem Patienten jedesmal große Erleichterung verschafft. Der Atemmangel[CK371], die Schwäche[CK356] und die Beklommenheit der Brust[CK374]: all dies bessert sich, wenn das Sputum expektoriert worden ist.

Die Stimme neigt zu **Heiserkeit**[CK351] und bekommt nach vielem Räuspern bisweilen eine größere Höhe als gewöhnlich.[CK174]

Der **Husten** ist bei Stannum sehr beschwerlich und quälend [heftig und angreifend[CK362f]], besonders abends[CK365] und nachts[AZ55,116], und er wird hauptsächlich **durch Reden**[SK590] und schnelles Gehen erregt.

Darüber hinaus klagt der Patient viel über besagte **Schwäche der Brust**; er hat das Gefühl, als mangele es ihm an jeglicher Kraft im Bereich der Atmungsorgane[CK377]. Die **Atemnot** vermehrt sich besonders zum Abend hin.[CK382]

Schleimschwindsucht

Nun, dies sind die Symptome, die Stannum z. B. in Fällen von verschleppter Erkältung oder Grippe[GS] indizieren. Sie können aber auch bei jenem Leiden

[3] Bei Hahnemann heißt es: „Hysterische und hypochondrische Krämpfe in der Zwergfell-Gegend und dem Unterleibe." (*CK* 236)

60

auf das Mittel hinweisen, das man passend als **Phthisis pituitosa**[GS] oder Schleimschwindsucht[SK591] bezeichnet hat. Dabei besteht ein ausgeprägtes hektisches Fieber[GS], mit Frostschauern typischerweise um 10 Uhr vormittags[CK634]. Gegen Abend entwickeln sich allgemeine Hitze und Gesichtsröte[CK639], mit Verschlimmerung aller Beschwerden durch die geringste Anstrengung[(CK643)]. Nachts dann starke Schweiße[CK646], vor allem gegen 4 oder 5 Uhr in der Früh [nach 4 Uhr[CK647]]. Bei einem solchen **hektischen Fieber mit Frost um 10 Uhr** vormittags habe ich es früher mehrere Male mit **Natrium muriaticum** versucht, aber nie irgendeinen Nutzen davon gesehen.

Stannum ist ein Mittel, das Sie mit großer Sorgfalt wählen müssen, wenn Sie keine Enttäuschung erleben wollen. Und auf jeden Fall muss dieses Symptom der **Schwäche** vorhanden sein!

Wenn Sie Stannum bei **katarrhalischer Schwindsucht** unzureichend gefunden haben, sind besonders die folgenden Mittel näher in Betracht zu ziehen:

Silicea Dieses Mittel kann sowohl bei Schleimschwindsucht als auch bei manifester Lungentuberkulose angezeigt sein. Wie bei **Stannum** wird der Husten besonders durch schnelles Gehen oder Bewegen hervorgerufen oder verstärkt, und auch Silicea hat kopiöse Schleimsekretion und entsprechende Rasselgeräusche auf der Brust; allerdings ist bei diesem Mittel der **Auswurf** sehr viel **purulenter**[CK], und in den Lungen finden sich gewöhnlich bereits Eitergeschwüre bzw. **Kavernen**[KE3,398f]. Silicea hat sich häufig bei Schleimschwindsucht alter Leute bewährt.

Phosphorus Phosphorus muss mit **Stannum** gründlich verglichen werden, da beide Arzneien oft versehentlich statt des jeweils anderen verabreicht werden. Beide haben Heiserkeit, abendliche Verschlimmerung, Schwäche der Brust, Husten mit kopiösem Auswurf, hektisches Fieber etc. Doch Phosphorus hat mehr blutigen[CK1218] oder blutstreifigen[CK1217] Auswurf und mehr Beklemmung der Brust[CK1259]; charakteristisch ist außerdem Verschlimmerung beim **Liegen auf der linken Seite** [d.h. Husten, Herzklopfen, Brustschmerzen][GS] sowie Durst auf sehr kalte Getränke[GS].

Senega Dies ist ein Mittel, das schmerzhafte Empfindlichkeit der Brustwände[BE328f] und viel Ansammlung von durchsichtigem, zähem, eiweißartigem Schleim[KH] in den Bronchien erzeugt, der nur schwer zu expektorieren ist.[GS] Die Beschwerden gehen oft mit heftig drückendem Schmerz auf der Brust[BE339] [oder unter dem Brustbein[BE337]] und der Empfindung einher, als würde die Lunge zur Wirbelsäule gedrängt.[GS] Das Mittel eignet sich insbesondere für korpulente Personen von „schlaffer Faser" [„für phlegmatische, schlaffe, vollsaftige Temperamente"[SK510]].

Die Pflanze Polygala senega (Klapperschlangenwurzel) enthält Senegin und Polygalasäure, die als Derivate von Saponinen anzusehen sind, wie sie auch im Seifenrindenbaum (Quillaja saponaria) als dessen Hauptwirkstoffe zu finden sind. Diese Saponine rufen dieselbe Art von Schleimhautkatarrh[4] hervor wie Senega.

Coccus cacti Die Kochenille-Laus hat sich vor allem bei Keuchhusten als nützlich erwiesen, „mit Auswurf einer großen Menge zähen, eiweißartigen, salzigschmeckenden Schleims, welcher sich in Fäden zieht, oft unter Brechwürgen der genossenen Speisen."[AZ55,97] Auch bei katarrhalischer Phthisis kann es hilfreich sein, wenn – bei Vorhandensein dieses **zähen, fadenziehenden Schleims** – in der oberen Brust nahe dem Schlüsselbein lebhafte stechende Schmerzen auftreten.[ÖZ4,570]

Balsamum peruvianum Ein Hinweis auf Perubalsam bei der Schleimschwindsucht kann das Expektorieren von **reichlichem, eitrigem Auswurf** sein.[KM; NR1,84] Wir wissen über das Mittel nur wenig und müssen deshalb zu seiner Wahl auf den Nothbehelf des Ausschlussverfahrens zurückgreifen.

Eriodictyon californicum *Yerba santa*, wie das Mittel auch genannt wird, ist zu erwägen, wenn durch viel Schleimansammlung in den Bronchien

[4] „... the same kind of relaxed cold" heißt es bei Farrington, was nicht ohne Weiteres zu übersetzen ist. Das „relaxed" nimmt sicherlich Bezug auf die im Text erwähnte „schlaffe Faser", und im Zusammenhang mit „cold" bedeutet es wahrscheinlich das schwierige Expektorieren des Schleims im Zuge einer „Erkältung" bzw. eines Katarrhs.

asthmoide Beschwerden entstanden sind.[EN28f] Zusätzlich bestehen Fieber[EN37] und erhebliche Abmagerung.

Bronchitis

An Mitteln mit starker Brustverschleimung [chronische Bronchitis etc.] wären außer Stannum vorrangig zu nennen:

- **Antimonium crudum**, **Antimonium tartaricum**, **Chamomilla**, **Belladonna**, **Calcarea carbonica**, **Calcarea phosphorica** und **Ipecacuanha** (bei Kindern)
- **Lycopodium**, **Sulfur**, **Phosphorus**, **Balsamum peruvianum** (eitriges Sputum)
- **Hepar sulfuris**, **Squilla maritima**
- **Eriodictyon californicum** (Fieber, Abmagerung, Asthma durch Schleim)
- **Copaiva** (kopiöser, grünlichgrauer, ekelhaft riechender Schleimauswurf[SK369])
- **Anisum stellatum** (eitriger Auswurf mit Schmerz am 3. Rippenknorpel, **rechts** > links)
- **Pix liquida** (eitriger Auswurf mit Schmerz am 3. Rippenknorpel **links**)
- **Myosotis** (kopiöser Auswurf, Abmagerung, Nachtschweiße)

Pleuritis

Bei Rippenfellentzündung ist Stannum durch folgende Symptome angezeigt: Scharfe, messerartige **Stiche in der linken Brust,** unterhalb der Mamma, von dort bis unter das Schlüsselbein, zur Achsel hin; dort bleibt der Schmerz, zieht anschließend aber manchmal an der linken Seite herunter bis in den Unterbauch; schlimmer beim Einkrümmen der linken Seite, beim Aufdrücken und besonders beim Einatmen.[RA(256); CK405]

KAPITEL

61 Vorlesung: Cuprum und Zincum

Cuprum metallicum

Cuprum metallicum (➤ Tab. 61.1) und **Cuprum aceticum** (Grünspan) werden von vielen Ärzten für austauschbar gehalten und entsprechend eingesetzt, weil die beiden Mittel ihres Erachtens die gleiche Symptomatologie hätten. Die ursprüngliche Vorstellung jener, die den Ersatz des metallischen Kupfers durch essigsauren Kupfer propagierten, beruhte auf der Annahme, dass das Azetat – im Gegensatz zum Metall – im Körper besser löslich sei. Doch gilt dies natürlich nur für die rohen Substanzen, nicht für die potenzierten Präparate.

Tab. 61.1 Vergleichsmittel und Wirksphäre von Cuprum

Cuprum metallicum	
Vergleichsmittel	• *Sulfur* • *Argentum nitricum, Arsenicum, Veratrum album* • *Colocynthis, Plumbum, Cholas terrapina* • *Stramonium, Belladonna, Hyoscyamus*
Komplementär	• *Calcarea carbonica*
Antidote bei Vergiftung	• Zucker • Eiweiß
Wirksphäre	• Blut: – Chlorose – Fieber – Herz • Nerven: – Spasmen – Neuralgie – Crampi – Reaktionsmangel – Lähmung • Kollaps

Antidote

Cuprum hat als wichtigstes komplementäres Mittel **Calcarea carbonica** an seiner Seite. Als Antidote gegen Vergiftungen mit Kupfer [z. B. Verschlucken von Kupfermünzen [CK]] haben sich Zucker [MM1305] und vor allem Eiweiß [CK] bewährt. **Hepar sulfuris** als allgemeines Antidot der Metalle kommt besonders als Linderungsmittel allzu heftiger dynamischer Einwirkungen der *Arznei* Cuprum in Betracht [CK], ebenso wie z. B. **Belladonna** und **Stramonium**.

Cholera asiatica

Kupfer ist als Prophylaktikum gegen bestimmte Krankheiten von erheblicher Bedeutung, namentlich bei der asiatischen Cholera. Kupferarbeiter erkranken, wie man herausgefunden hat, nur selten an Cholera.[KE5,456] In ähnlicher Weise kann auch der Gebrauch von Schwefel vorbeugend wirken [vgl. Vorl. 45].[KE1,963] Doch anders als **Sulfur** ist Cuprum auch ein Heilmittel bei voll ausgebildeten Symptomen der Cholera, und es ist hier bei folgenden Krankheitszeichen indiziert: Eiseskälte der Haut [KE1,939]; allgemeine Zyanose [GS] [„blaue Lippen und Nägel" [AZ36,4]]; viele Muskelkrämpfe [KE1,939], die Muskeln der Waden [JB2,12] und Oberschenkel ziehen sich zu dicken Wülsten zusammen [(GS)]; ungeheure Schmerzen in der Magengegend [CK166], verbunden mit krampfhafter Engbrüstigkeit und Erstickungsnot [CK239]. So groß ist die Atemnot, dass der Patient nicht einmal ein Taschentuch zum Gesicht führen kann – es nimmt ihm den Atem. Dieses Bild von Cuprum scheint das Mittel zwischen **Camphora** und **Argentum nitricum** anzusiedeln: **Camphora** hat vergleichbare Kollapssymptome, und **Argentum nitricum** hat schreckliche Schmerzen im Epigastrium mit Dyspnoe. Von **Camphora** unterscheidet Cuprum vor allem, dass **Camphora** die vorherrschende Krampfsymptomatik fehlt, die im Kollapsstadium von Cuprum allgegenwärtig ist.

Es gibt in diesem Zusammenhang einen weiteren Krankheitszustand, der Cuprum erforderlich machen kann, und das ist die auf die Cholera nicht selten folgende Urämie mit den sie begleitenden Krämpfen.[GS] Auf den Charakter dieser Krämpfe werde ich später noch eingehen, wenn ich auf die Nervensymptome des Mittels zu sprechen komme.

Anämie, Fieberrezidive

Cuprum ist gelegentlich bei Chlorose angezeigt, die missbräuchlich mit Eisen behandelt wurde. Die anämischen Symptome verschlimmern sich bei warmem Wetter.

Auch bei Fiebererkrankungen mit Neigung zu häufigen Rückfällen müssen wir an Cuprum denken. Es handelt sich dabei nicht um das spezifische Rückfallfieber, sondern um ein Fieber, bei dem die ständigen Rezidive Folge von **Reaktionsmangel** und ungenügender Abwehrkraft des Organismus sind.

Koliken

Kupfer verursacht, in großen Dosen eingenommen, inflammatorisch bedingte Koliken – eine Kombination aus Nerven- und Entzündungssymptomen im Gastrointestinaltrakt. Das Abdomen ist gespannt[EN267] und hart[CK184] wie Stein; der Darm ist zunächst hartnäckig obstipiert[CK200], bisweilen gefolgt von blutigen[CK205], grünlichen[Z1,98], wässrigen Durchfällen. Es besteht ungeheures Erbrechen, verbunden mit schrecklichsten, krampfhaften Bauchschmerzen.[CK147,154f] Das Erbrechen scheint durch **Trinken kalten Wassers** verhindert werden zu können[CK163] – ganz anders als z. B. bei **Arsenicum, Veratrum** und anderen Mitteln. Was spielt sich nun bei dieser Symptomatik genau ab? Zunächst einmal wirkt Cuprum auf den Magen-Darm-Trakt nicht nur in der Weise, dass es diesen entzündet, sondern es beeinflusst auch die vegetativen Nerven; dies führt zur Konstriktion vor allem der glatten Muskelfasern, wie etwa in den Arteriolen, womit auch ein direkter Reiz zur Entstehung einer Entzündung gegeben ist.

Doch Sie müssen, um den Charakter von Cuprum ganz zu verstehen, auch die andere Seite dieses Bildes bedenken. Diesem Zustand folgt nämlich bald Kreislaufkollaps und große **Prostration,** wovon sich der Patient nur äußerst schwer zu erholen vermag.

Reaktionsmangel

Als Spätsymptom der Cuprum-Wirkung, das zudem sehr vernachlässigt worden ist, haben wir demzufolge einen ausgeprägten Reaktionsmangel zu konstatieren. Wir haben gesehen, dass eine ganze Reihe von Arzneien bei einem solchen Zustand hilfreich sein kann. Wir alle wissen natürlich, dass **Sulfur** hier häufig infrage kommt; und wir haben gelernt, unter welchen Umständen **Carbo vegetabilis** und **Laurocerasus**[1] benötigt werden; wir haben gelernt, dass **Valeriana** oder **Ambra grisea** bei der nervösen Veranlagung mancher Menschen geeignet ist, **Capsicum** wiederum bei schwachen, trägen Individuen von „schlaffer Faser" und **Psorinum** in ausgeprägten psorischen Fällen. Wenn aber Cuprum das passende Mittel ist, so haben wir es mit einer ausgesprochenen **Rezidivneigung sämtlicher Symptome** zu tun. Besonders ist es eine Indikation für Cuprum, wenn dieser Reaktionsmangel bei Menschen vorkommt, die durch **geistige und körperliche Überanstrengung** abgespannt und am Ende ihrer Kräfte sind.[(HY12,123)] Ich weiß von einem Fall, wo Cuprum eine beidseitige Beinlähmung noch abwenden konnte, und ausschlaggebend für die Wahl des Mittels war die Tatsache, dass die Erkrankung durch eine solche Überbeanspruchung von Geist und Körper verursacht worden war.

Pneumonie

So müssen wir manchmal auch bei Pneumonie auf Cuprum zurückgreifen, um eine Reaktion herbeizu-

[1] Farrington nennt *Laurocerasus* nicht an dieser Stelle, sondern im Zusammenhang mit *Valeriana* und *Ambra grisea,* was wohl irrtümlich geschehen ist. Vgl. die Differenzierung dieser Mittel für Reaktionsmangel am Anfang der *Sulfur*-Vorlesung; dort werden als Hinweis auf *Laurocerasus* „Lungenleiden, die auf keine Behandlung ansprechen" angegeben.

führen, bevor dann das eigentlich passende Mittel endgültig heilen kann. Cuprum ist indiziert durch plötzliche, krampfhafte **Erstickungsanfälle**[CK239; GS], mit Kälte der Haut, größter Schwäche[CK352] und einer Atemnot, die in keinem Verhältnis steht zum Grad der Verdichtung des Lungengewebes. Der Körper ist von kaltem[CK386], klebrigem[MM1204] Schweiß bedeckt.

Krämpfe

Die Hauptwirkung von Cuprum jedoch, für die es in der Praxis auch am häufigsten benötigt wird, ist die auf das Nervensystem. So ist es z. B. oft bei Krämpfen oder Konvulsionen indiziert, die im Zusammenhang mit Hirnaffektionen auftreten [„Krämpfe durch **Metastasis von anderen Organen auf das Gehirn**“[MM1004]], etwa bei Meningitis.[ZÖ2,70] Kein Mittel unserer Materia medica übertrifft Cuprum in dieser Beziehung, und nur ganz wenige kommen ihm hier gleich. Auch ist es häufig angezeigt, wenn ein **Hautausschlag,** sei es ein Scharlach-[MM22] oder Masernexanthem oder ein Erysipel, zurückgetreten ist oder **unterdrückt** wurde.[GS] Die Symptome, die hier auf das Mittel hindeuten, sind diese: Delirien[CK20] von heftigem Charakter, ganz ähnlich wie bei **Belladonna**; der Patient beißt in das gereichte Wasserglas[MM153]; **geschwätziges Delirium** [„unzusammenhängende, delirirende Reden“[CK21]], besonders beim Erwachen aus dem Schlaf, oder der Kranke macht ein erschrockenes Gesicht, wenn er zu Bewusstsein kommt. Mit dieser Symptomenkombination ist Cuprum ein genaues Abbild von **Stramonium**, zugleich aber ein sehr viel tiefer wirkendes Mittel als jenes.

Die **epileptischen Konvulsionen**[CK342] von Cuprum nehmen gewöhnlich im Gehirn ihren Anfang, mit Blaufärbung des Gesichts und der Lippen[CK94], Verdrehen der Augen[CK340], Schaum vor dem Mund[CK344] und heftigen konvulsivischen Bewegungen der Glieder[CK334], namentlich der **Flexoren.** Der Krampfanfall wird oft gefolgt von tiefem Schlaf, und eingeleitet wird er zumeist, besonders wenn er epileptischer Natur ist, von einem durchdringenden Schrei[CK331].[MM1039] Bei allen Hirnaffektionen besteht eine ausgesprochene Neigung zum **Zähneknirschen.**[MM305]

Neuralgien

Cuprum ist bei Neuralgien [Prosopalgie[MM261]] eher selten angezeigt, doch mag es manchmal hilfreich sein bei plötzlichen Anfällen von Nervenschmerzen mit arterieller Hyperämie, welche die nervöse Versorgung der glatten Muskulatur affiziert.

Cuprum arsenicosum habe ich auf Empfehlung von Dr. J.H. Marsden bei neuralgischen Schmerzen der **Baucheingeweide**[GS; NR2,44] angewendet, und zwar in der 3. Potenz. Ich habe es in Fällen eingesetzt, wo kein anderes Mittel angezeigt erschien – und nach meinem Eindruck mit bestem Erfolg.

Zincum metallicum

Zincum metallicum ist das am häufigsten benutzte Zinkpräparat. Auffallend und seltsam ist bei diesem Mittel die Tatsache, dass zwei strychninhaltige Arzneien, **Nux vomica** und **Ignatia**, in entgegengesetzter Beziehung zu Zincum stehen. **Ignatia** folgt auf Zincum gut und kann sogar dessen Wirkung auf das Nervensystem mildern[CK]. **Nux vomica** hingegen verschlimmert die Wirkung von Zincum[CK1242] und ist von daher als unverträglich oder „feindlich“ einzustufen. Auch **Hepar** antidotiert Zincum[CK], wie überhaupt jedes andere Metall; es ist ein zuverlässiges Mittel, auf das man in Fällen von Metallvergiftung immer zurückgreifen kann, wenn die Symptome auf kein spezielles Antidot hinweisen.

Zincum geht oft **Apis** voraus, wenn folgende Symptomatik zugegen ist: rasch einsetzende, stechend schneidende Schmerzen am ganzen Körper[CK1261+1263], bald hier, bald da[CK1229]; Sehnenhüpfen, Zucken in verschiedenen Muskeln[CK1247f] und Rucke durch den ganzen Körper, besonders während des Schlafs[CK1333]; Kopf heiß[CK157], Füße kalt[CK1191]; die Nieren arbeiten noch.

Auf der Tafel (➤ Tab. 61.2) habe ich die Wirksphäre von Zincum grob umrissen. Das Schema soll beileibe keine umfassende Analyse der Arzneiwirkung darstellen, noch soll es bedeuten, dass Sie Zincum nur in den genannten Punkten zu berücksichtigen hätten. Es soll Ihnen nur als eine Art Ausgangs-

Tab. 61.2 Vergleichsmittel und Wirksphäre von Zincum

Zincum metallicum	
Vergleichsmittel	• *Belladonna, Cuprum, Stramonium* • *Hyoscyamus* • *Calcarea carbonica* • *Camphora* • *Plumbum*
Unverträglich	• *Nux vomica*
Antidote	• *Hepar sulfuris*
Wirksphäre	• Nervöse Dämpfung • Ungenügende Entwicklung von Krankheiten durch Nervenschwäche • Gehirn – Hemisphären – Sensorium – Pons, Medulla oblongata • Wirbelsäule • Anämie • Organe • Haut

punkt dienen, um den herum Sie dann die Symptome des Mittels gruppieren können.

Vergiftungsbild

In giftigen Mengen rufen Zink und seine Salze Ameisenlaufen[CK1153] am ganzen Körper hervor, und dieses Kribbeln ist nur durch Reiben[EN1619] oder Drücken zu lindern. Auch ein zittriges Vibrieren durch den ganzen Körper kommt bisweilen vor, was nicht nur der Patient selbst empfindet, sondern auch objektiv wahrnehmbar ist. [„Nach einer kleinen Gemüths-Aufregung, langdauerndes Zittern, wie von Frost."[CK31]] Später kommt es dann mehrmals täglich zu Ohnmachtsanfällen, gefolgt von großer Erschöpfung und allgemeinem Taubheitsgefühl[EN1554] [„Fühllosigkeit im Körper"[CK]]. Ungeheure Übelkeit[CK450]; sobald ein Schluck Wasser den Magen erreicht, wird es erbrochen.[GS] Dies wird durch den Genuss von Saurem noch verschlimmert; wenn also jemand dem Patienten in diesem Zustand Essig oder Zitronensaft reichen sollte, würde er die Übelkeit und damit das Leiden des Kranken nur vermehren. Zu alldem gesellt sich auch noch Schwindel; ihm dreht sich der Kopf[CK70], die Augen fühlen sich an, als würden sie von einer Schnur zusammengezogen, und an der Nasenwurzel verspürt er einen heftigen Druck.[EN72] Diese Symptome werden gefolgt von Krämpfen und Sopor und schließlich, wenn das Gift nicht antidotiert werden kann, von Exitus.

Weinunverträglichkeit

An dieser Stelle ein warnender Hinweis: Geben Sie, wenn Sie es mit einem solchen Vergiftungsfall zu tun haben, dem Kranken niemals Wein oder ähnliche Alkoholika, denn jedes **Zincum**-Symptom, vom Kopf bis zum Fuß, wird durch Wein erheblich verschlimmert.[CK1241]

Andere Mittel mit Verschlimmerung durch Weingenuss sind: **Rhododendron**, **Glonoinum**, **Nux vomica**, **Selenium**, **Ledum**, **Fluoricum acidum**, **Antimonium crudum**, **Pulsatilla**, **Arsenicum**, **Lycopodium**, **Opium** und **Silicea**.

Glonoinum Der Glonoinum-Patient hat kongestive Kopfschmerzen, die durch Wein vermehrt und verlängert werden.[AA854f]

Ledum palustre Bei Ledum „vermehren sich die ziehenden Schmerzen in einzelnen Gelenken und Gliedern" nach dem Genuss von Wein.[AZ39,326]

Fluoricum acidum, Pulsatilla Die Flusssäure hat Verschlimmerung durch Rotwein [Fließschnupfen[GA2,396]], Pulsatilla durch geschwefelten Wein.

Antimonium crudum Der Schwefelspießglanz passt besonders bei üblen Folgen von saurem Wein [Erbrechen, Durchfall[G3]]. [„Vorzüglich Wein-Trinken verschlimmert sein Befinden."[CK410]]

Bovista, Conium Schon von wenig Wein wie betrunken: **Bovista**[R3,37] und **Conium**[CK63] [„Das mindeste Geistige berauscht ihn"[CK62]].

Silicea Silicea hat „Blut-Wallung und Durst von wenigem Weintrinken"[CK].

Carbo vegetabilis Der Carbo-vegetabilis-Patient bekommt vom Weintrinken ausgeprägte Röte des Gesichts.[AZ60,69]

Chronische Vergiftung

Zinkarbeiter leiden – nach zehn oder zwölf Jahren der Exposition – unter folgenden Symptomen: Rückenschmerzen [CK893]; große Empfindlichkeit der Fußsohlen [Brennen, < beim Gehen [CK1181]; Schmerzen beim Auftreten [CK1188]]; Ameisenlaufen, Taubheit [Einschlafen [CK1151]] und Kälte der Unterschenkel [Kalte Füße [CK1191]]; Gefühl wie von einem Band um den Bauch [„Zusammenschnürendes Bauchweh ..." [CK534]]; Klammschmerzen [CK1253] oder Zucken [CK1246ff] in verschiedenen Muskeln. Übererregbarkeit der Reflexe, sodass z. B. der Reiz in einem Körperteil heftiges Zucken in einem anderen erregt. Die muskuläre Tiefensensibilität ist herabgesetzt, weshalb der Patient bei geschlossenen Augen oder im Dunkeln zu schwanken beginnt. Zittern [Fippern [CK1247]] in verschiedenen Muskeln, fast wie bei der Parkinson-Krankheit. Später wird dann der Gang steif, die Bewegungen sind verkrampft; der Kranke kann nur noch mit der ganzen Fußsohle auftreten. Weil das sympathische Nervensystem mit betroffen ist, kommt es zu Anämie sowie fortschreitender allgemeiner Abmagerung.

Manganum ähnelt Zincum darin, dass es fortschreitende Abmagerung, schwankenden Gang und Lähmungserscheinungen hervorruft. Darüber hinaus erzeugt es akute fettige Degeneration der Leber (ähnlich wie **Phosphorus**).

Neurasthenie

Zincum wirkt auch als Arzneimittel vorrangig auf das Nervensystem, wobei sein Einfluss auf das Nervengewebe eher dämpfender als erregender Natur ist. Es schwächt die Hirn- und Spinalnerven und ebenso diejenigen des Sympathikus; daher kommt es bei solchen Krankheiten in Betracht, die mit einer Schwäche der Funktion des Nervensystems einhergehen. Einen Zustand, bei dem sich Zincum als überaus nützlich erweist, beschreibt die zweite Überschrift auf der Tafel: **Ungenügende Entwicklung von Krankheiten durch Nervenschwäche.** Damit meine ich, dass Zincum ein unschätzbares Mittel ist, wenn das Nervensystem eines Patienten zu geschwächt ist, um eine Krankheit richtig zu entwickeln.[2] Deshalb leidet er unter all den Folgen einer **verborgenen Krankheit** – einer Krankheit, die ihre zerstörerische Kraft an den inneren Organen auslässt. Um Ihnen ein Beispiel anhand der exanthematischen Fieberkrankheiten zu geben: Zincum wird oft bei **Scharlach** oder **Masern** benötigt, wenn der **Ausschlag nicht oder nur unzureichend herauskommt.** Als Folge der Nichtentwicklung der Krankheit [siehe Fußnote] leidet dann vor allem das Gehirn, wie wir später noch sehen werden.

Besserung durch Absonderungen

Als weiterer Beleg für die spezifische Schwäche des Nervensystems, Krankheiten ein Ventil nach außen zu verschaffen [3], können die Ovarialschmerzen von Zincum angesehen werden, die während der Regelblutung völlig zu verschwinden pflegen [GS]. Ein anderes Beispiel für diese Zincum-Wirkung ist das katarrhalische Asthma [= obstruktive Bronchitis], bei dem das Mittel angezeigt ist: Diese Asthmaform geht mit starkem Zusammenschnürungsgefühl um die Brust [CK804] einher (**Cadmium sulfuricum**, **Kalium chloricum**, **Cactus grandiflorus**) und wird sofort deutlich gebessert, sobald der Patient Auswurf herausbringen kann (wie bei **Sepia**, **Antimonium tartaricum** und **Grindelia**). Als weiteres Beispiel mögen die männlichen Geschlechtsorgane dienen, die oft gereizt [CK727] und schmerzhaft empfindlich [CK706] sind (möglicherweise Folge von Spinalirritation oder übermäßiger Masturbation); dieser lokale Reizzustand findet durch Samenabgang augenblicklich Linderung.

Zahnung

Während der Zahnung ist das Kind der nervlichen Belastung nicht gewachsen, und die **Zähne kommen nicht heraus;** der Puls ist verlangsamt und

[2] Vor allem im Sinne von: *die Krankheit an die Oberfläche zu treiben, ihr ein Ventil oder einen Abfluss nach außen zu verschaffen.*

[3] Bei Farrington heißt es schwerer verständlich: „... evidence of this nervous condition of non-reaction."

scheint in langen Wellen zu kommen[GS;][4] das Kind ist schläfrig und presst den Hinterkopf tief ins Kopfkissen hinein, die Augen dabei halb geschlossen und schielend, das Gesicht blass und eher kühl (oder abwechselnd rot und blass).[GS] Hin und wieder stößt es einen lauten Schrei aus[GS], dem Cri encéphalique nicht unähnlich; es zittert am ganzen Körper[CK1251], bohrt mit dem Finger in der Nase[GS] (wie wir es auch bei **Cina**, **Arum triphyllum**, **Veratrum album** und wenigen anderen Mitteln sehen) oder zupft nervös an seinen trockenen, aufgesprungenen Lippen[GS; CK291] (**Arum triphyllum**). Automatische Bewegungen diverser Körperteile, gewöhnlich der Arme und Hände[(CK1250)], und insbesondere **unruhige, „zappelige" Füße.**[GS] Letzteres Symptom ist ein sehr starker Hinweis auf Zincum. Wenn das Kind noch genügend bei Bewusstsein ist, trinkt es wegen des vermehrten Durstes hastig das ihm gereichte Wasser.[GS; HY14,484] In extremen Fällen ist das Abdomen heiß, trocken und eingefallen[GS], und Stuhl und Harn gehen unwillkürlich ab. Bei einer milderen Gehirnaffektion deliriert das Kind beim Erwachen, als wäre es von beängstigenden Träumen[CK1324f] erschreckt worden; es scheint niemanden zu erkennen; rollt den Kopf von einer Seite zur anderen[GS]. Konvulsionen können einsetzen, mit ängstlichen Schreien und Hochfahren aus dem Bett, Knirschen mit den Zähnen und Verdrehen der Augen.[GS] Vor dem Anfall ist es außerordentlich mürrisch[CK21] und reizbar[CK27], mit heißem Körper und großer Unruhe, besonders nachts[CK1309].

Chorea

Zincum ist bisweilen bei Chorea oder Veitstanz indiziert, wenn das Leiden durch Schreck oder durch Unterdrückung eines Hautausschlags verursacht wurde, besonders wenn dabei das Allgemeinbefinden stark in Mitleidenschaft gezogen ist.[GS] Typische Begleiterscheinungen sind große Niedergeschlagenheit[GS] und Reizbarkeit.

Meningitis

Ein weiteres zerebrales Leiden, das Zincum erfordern kann, ist die Meningitis.[GS] Hier ist das Mittel angezeigt, wenn heftige, stechende Schmerzen[CK137f] durch den Kopf fahren, namentlich zu Beginn der Entzündung [im Stadium der Hirnreizung[GS]], sei diese rheumatisch oder anderweitig bedingt; die Schmerzen verschlimmern sich durch den Genuss von Wein[5] oder sonstige alkoholische Getränke[GS]. Auch drückende[CK98] oder reißende[CK124] Schmerzen im Hinterkopf kommen häufig vor, vor allem in der Gegend der Hirnbasis, und diese Schmerzen können bis in die Augen und, auf sympathetische Weise, die Zähne ausstrahlen. Es besteht ein sehr quälender, krampfartiger Schmerz an der Nasenwurzel, wie wir ihn in ähnlicher Weise schon bei den Vergiftungssymptomen kennengelernt haben.

Nun, diese Symptome deuten bei einer ganzen Reihe von Erkrankungen auf Zincum als Heilmittel hin, besonders aber bei einer Meningitis, die ihre Ursache im **Nichterscheinen eines exanthematischen Ausschlags** hat.

Kopfschmerzen

Zincum ist auch bei mehreren Arten von Kopfschmerzen hilfreich. Eine von ihnen ist ein reißender, stechender Schmerz in einer Kopfseite, schlimmer **nach dem Mittagessen**[CK137] und besonders nach Weingenuss[CK73]. Meistens sind die Kopfschmerzen von Zincum überaus **hartnäckig**; zwar können sie zwischenzeitlich deutlich nachlassen oder ganz verschwinden, kehren aber regelmäßig und mit großer Heftigkeit wieder. Typisch für das

[4] Die in diesem Abschnitt geschilderten Zahnungsbeschwerden finden sich in den *Guiding Symptoms* im Kapitel „Teeth" nicht wieder, wohl aber teilweise im Kapitel „Nerves" unter dem Stichwort „Convulsions during dentition …" (Bd. 10, S. 534) sowie im Kapitel „Inner head" unter dem Stichwort „Constant slumber …" (S. 491).

[5] **Fußnote Farrington:** Bei „Kopfschmerzen, < durch Wein" vgl. auch *Rhododendron, Glonoinum, Nux vomica, Oxalicum acidum* und *Selenium*.
Sowohl *Conium* als auch *Zincum* haben Verschlimmerung schon durch Nippen an Wein. *Conium* ist allgemein durch Alkohol schnell „beschwipst"; bei *Zincum* werden fast alle Beschwerden durch kleinste Mengen Wein verstärkt.

Mittel ist ferner ein drückender Schmerz auf dem Scheitel; auch dieser tritt vermehrt nach dem Mittagessen auf[GS], zumal der Patient dann allgemein zu hypochondrischer Stimmung neigt[CK16].

Scharlach

So finden Sie Zincum z. B. bei Scharlach mit den genannten Hirnsymptomen indiziert, zumal wenn folgende Symptome mit zugegen sind: Ausschlag nur ungenügend ausgebildet; Haut am ganzen Körper blaurot[AZ31,237]; das Kind ist sehr unruhig und deliriös, zeitweise aber auch vollkommen regungslos und ohne Bewusstsein[AZ31,237]. Selbst beim glatten Scharlach vom Sydenham-Typ kann Zincum an die Stelle von **Belladonna** treten, wenn dieser **Mangel an Vitalität** und Nervenkraft zutage tritt. Auch in noch schlimmeren Fällen kann Zincum angezeigt sein, etwa wenn die Haut kühl und bläulich wird, der Körper schwer und der Puls kaum zu zählen, fadenförmig und leicht zu komprimieren[KE4,70] [vgl. **Camphora** (s. u.)]. Lassen Sie uns nun Zincum diesbezüglich mit anderen Mitteln vergleichen.

Cuprum metallicum Cuprum hat ausgeprägte zerebrale Symptome, wie Konvulsionen[KE4,48] mit zeitweiligem Aufschreien[CK331], Einschlagen der Daumen[GS], Bohren des Kopfes in das Kissen[CK58] und vorherrschende **Krämpfe der Flexoren.** Das Gesicht ist gewöhnlich sehr rot[CK60] oder gar purpurfarben, die Zähne krampfhaft zusammengebissen[CK108]; das Kind hat Schaum vor dem Mund[CK344]; es fährt wie erschreckt aus dem Schlaf hoch und erkennt keinen der Umstehenden, genau wie bei **Zincum** und **Stramonium**. All diese Symptome sind bei Cuprum Folge eines **unterdrückten** oder **wieder zurückgetretenen** Ausschlags; bei **Zincum** ist die Hirnaffektion auf eine von vornherein ungenügende Entwicklung des Ausschlags zurückzuführen. Die Symptome sind bei Cuprum **allgemein heftiger** und entsprechen mehr denen einer akuten Entzündung.

Belladonna Beim Belladonna-Scharlach ist der Fall anders gelagert; Belladonna passt vornehmlich in den Frühstadien des glatten Scharlachfiebers[RA]. Oft besteht heftiges Erbrechen[KE4,39], und die zerebralen Symptome treten deutlich hervor. Das Kind phantasiert[KE4,38], schreit[RA1406], hat einen wilden Ausdruck in den Augen und ein hochrotes Gesicht[RA182]. Der Hals ist innerlich leuchtend rot und geschwollen[RA500], die Zungenpapillen sind entzündlich vergrößert[RA447]. Der kleine Patient fährt ängstlich schreiend aus dem Schlaf hoch und klammert sich an seine Mutter.[GS] Nehmen wir nun aber an, der Fall schreitet weiter fort, und das Exanthem kommt nicht heraus; das Kind wird blass und livide, rollt den Kopf hin und her, knirscht mit den Zähnen, schreit auf, sobald man es bewegt, und die Füße sind ganz unruhig: dann ist von Belladonna, **Cuprum** oder **Lachesis** nichts Gutes mehr zu erwarten, von keinem Mittel – außer von **Zincum**.

Camphora Schreitet der Fall trotz **Zincum** weiter fort und wird die Haut bläulich und kalt[KE4,45], der Puls fadenförmig[EN582], dann kann Camphora noch eine Reaktion herbeiführen, besonders wenn das Kind **in kaltem Schweiß**[RA(221)] **gebadet ist.**

Veratrum album, Hydrocyanicum acidum In manchen Fällen wird stattdessen Veratrum album[KE4,67] erforderlich sein, in anderen vielleicht Hydrocyanicum acidum[GS].

Calcarea carbonica Calcarea wird bei Scharlach oft vergessen. Es ist, besonders bei skrofulösen Kindern[KE4,44], **Zincum** an die Seite zu stellen[AZ31,231ff], wenn das Exanthem entweder nicht ausgebildet oder wieder zurückgetreten ist, wonach das **Gesicht** unnatürlich **blass**[CK389] **und gedunsen**[GS] erscheint.

Säuglingsintoxikation

Zincum kann auch bei Säuglingsintoxikation [Hydrozephaloid] angezeigt sein, die sich im Gefolge einer **Cholera infantum** [oder einer Sommerdiarrhö[GS]] entwickelt. Das Kind rollt seinen Kopf hin und her, wacht wie erschreckt aus dem Schlaf auf und blickt verängstigt im Zimmer umher; der Hinterkopf ist zumeist heiß, die Stirn eher kühl[CK1369]; Knirschen mit den Zähnen; Augen lichtempfindlich[CK223], der Blick stier; Gesicht blass[CK263] und eingefallen oder abwechselnd rot und blass; Nase inwendig trocken[GS]; Muskelzuckungen im Schlaf; und – last not least – fortwährendes, **zappeliges Bewe-**

gen der Füße. Zincum ist bei dieser Erkrankung nah mit **Calcarea phosphorica** verwandt.

Spinalirritation

Lassen Sie uns als Nächstes die Wirkung von Zincum auf die Wirbelsäule betrachten. Das Mittel ist oft hilfreich bei Wirbelsäulenaffektionen von funktionellem Charakter, namentlich bei Spinalirritation[GS]. Die Symptome, die hierbei auf Zincum hinweisen, sind diese: An erster Stelle und vor allen anderen – ein dumpf **drückender Schmerz im Bereich des letzten Brust-[GS] oder des ersten Lendenwirbels** [„Drücken über dem Kreuze auf den unteren Theil des Rückgrates“[CK884]], und dieser Schmerz verschlimmert sich besonders beim **Sitzen**[CK893], mehr noch als beim Gehen[(CK882)]. Dieses Symptom ist, wie ich festgestellt habe, eine ziemlich verlässliche Indikation für Zincum. Ein fast identisches Symptom gibt es, wenn ich mich recht erinnere, bei **Sepia**; es hat zwar nicht dieselbe Lokalisation, aber dieselbe Verschlimmerung.[CK1117] Ähnliches finden wir – als charakteristisches Zeichen – bei **Cobaltum**.[EN243;GS] Dieser Rückenschmerz von Zincum ist nicht selten mit **Brennen entlang der gesamten Wirbelsäule** verbunden [ebenfalls < im Sitzen[GS]], welches m. E. rein subjektiv ist und nicht durch Kongestion bedingt. Darüber hinaus finden wir bei Zincum im Rahmen der spinalen Reizung Zittern der Gliedmaßen mit einem Gefühl, als ob diese lähmungsartig schwach würden[(CK1276f)]; plötzliche Anfälle einer berstenden Empfindung in der Herzgegend: das Herz schlägt regelmäßig, und plötzlich entsteht ein Gefühl, als wollte es durch die Brust hervorplatzen; Zusammenschnürungsgefühl um die Brust mit entsprechender Kurzatmigkeit[SK748]; der Puls ist langsam und sehr schwach[EN1139] oder auch gespannt, beschleunigt und unregelmäßig[HY14,48;][6] Leere- oder Flauheitsgefühl im Magen gegen 11 Uhr vormittags. Letzteres Symptom finden Sie auch bei **Phosphorus**, **Natrium carbonicum**, **Natrium phosphoricum**, **Sulfur**, **Asa foetida**, **Hydrastis** und **Indium**.

Bei brennenden Schmerzen im Bereich der **Lendenwirbelsäule** sollten Sie neben Zincum auch an **Manganum** denken. [„Brenn-Schmerz auf einer kleinen Stelle über der linken Becken-Gegend, nach dem ersten Lendenwirbel hin.“[CK305]] Doch werden die Kreuzschmerzen von **Manganum** vornehmlich durch **Zurückbiegen** des Körpers vermehrt.[CK304][7] Weitere Hinweise auf **Manganum** sind in diesem Zusammenhang: Mattigkeit der Beine[CK378]; spannendes Ziehen und Reißen hier und da[CK325+415]; ausgeprägte **Anämie**[GS].

Lähmungen

Zincum ist angezeigt bei Lähmung durch Gehirnerweichung infolge von **unterdrücktem Fußschweiß**[GS], einhergehend mit Schwindel, Zittern, Taubheit und Ameisenlaufen. Diese Beschwerden [Ameisenlaufen[EN1619]] werden durch Reiben gebessert und durch Wein stark verschlimmert. Zu den paralytischen Erscheinungen gehört oft auch ein **Herabfallen der Augenlider**[CK].

Bei diesen Lähmungen ist Zincum mit **Phosphorus** und **Plumbum** vergleichbar.

Phosphorus **Zincum** ähnelt Phosphorus darin, dass beide Mittel bei Nervenschwäche und Gehirnerweichung mit dem begleitenden Tremor geeignet sein können. Allerdings fehlt Phosphorus die Verschlimmerung durch Wein und ebenso die Lidptose.

Plumbum Plumbum hat fast die gleichen Symptome wie **Zincum**, darüber hinaus aber auch Mangelernährung bzw. **Atrophie** der gelähmten Körperteile[GS]. Typisch sind ferner Schmerzen in den atrophierten Gliedmaßen und im Wechsel damit heftige Bauchkoliken.[GS]

---

[6] Farrington schreibt: „The pulse is slow, or weak and irregular“, was in dieser Kombination in den Quellen nicht auffindbar ist.

[7] Es sind nicht die brennenden Schmerzen, die durch Zurückbiegen verschlimmert werden, wie Farrington irrtümlich schreibt. Die Verwandtschaft zwischen *Zincum* und *Manganum* bez. der LWS-Beschwerden besteht wohl hauptsächlich darin, dass speziell die Gegend des ersten Lendenwirbels betroffen ist, wie das obige Symptom Hahnemanns (Nr. 305) zeigt.

Augen, Gesicht

Bevor wir die Vorlesung beenden, will ich noch auf einige lokale Wirkungen von Zincum zu sprechen kommen. Zunächst einmal ist es bei manchen Augenaffektionen das Mittel der Wahl; so beispielsweise bei anfallsartig auftretender **Amblyopie** mit starken Kopfschmerzen GS, die wahrscheinlich Folge irgendwelcher organischen Veränderungen im Gehirn oder in den Meningen sind, mit heftigen Schmerzen an der Nasenwurzel CK248 sowie mit Wundheitsgefühl in den inneren Augenwinkeln CK197. Die Pupillen sind dabei zusammengezogen. CK

Eine weitere Nutzanwendung sind **Hornhauttrübungen,** die im Gefolge von wiederholten, langwierigen Entzündungen der Kornea aufgetreten sind. Das beste Präparat ist hier **Zincum sulfuricum**.

Auch **Pterygium** der Bindehaut kann durch Zincum beseitigt werden SC475, besonders wenn im inneren Augenwinkel beißende, stechende Schmerzen bestehen.

Beim **Trachom** GS kann sich Zincum ebenfalls als nützlich erweisen, wieder vorzugsweise in Form seiner Schwefelverbindung.

Bei **Gesichtsneuralgie** kommt Zincum vor allem in Betracht, wenn die Schmerzen äußerst heftig sind und mit bläulicher Verfärbung der Augenlider einhergehen. AZ31,107

Verdauungstrakt

Zincum hat ausgeprägte gastrische und hepatische Symptome. Es ruft bitteren Geschmack CK307 hervor, der vom Patienten besonders im Bereich des Racheneingangs [Fauces] GS wahrgenommen wird. Sobald etwas Wasser den Magen erreicht, wird es erbrochen. **Sodbrennen** besonders nach Genuss von Wein [und Süßem CK422] sowie während der Schwangerschaft; in der Schwangerschaft geht das Sodbrennen gewöhnlich mit geschwollenen Füßen und Unterschenkelvarizen einher GS. Hunger entwickelt sich besonders zum Mittag hin CK416 [gegen 11–12 Uhr GS].

Das Mittel hat auch einen besonderen Einfluss auf die Leber. In den Originalprüfungen gibt es ein Symptom, an dessen genauen Wortlaut ich mich nicht erinnere, das aber etwa wie folgt lautet: Empfindung einer harten Geschwulst in der Nabelgegend, mit kneifenden Schmerzen einhergehend.[8] Dieses Symptom hat zur erfolgreichen Anwendung der Arznei bei **Lebervergrößerung** GS geführt.

Zincum affiziert das Abdomen in ähnlicher Weise wie **Plumbum**, indem es **Kneifen im Bereich des Nabels** CK544 und hartnäckigste **Stuhlverstopfung** CK605 erzeugt. Dies ist mit viel Druck im Bauch CK514 verbunden, der nach hinten gerichtet ist, als würden die Bauchdecken zur Wirbelsäule gezogen GS. Bei fast allen Bauchbeschwerden, die durch Zincum geheilt wurden, sind Schmerz und **Druck** überwiegend in den **Bauchseiten** lokalisiert CK524+527, sodass man davon ausgehen muss, dass das Mittel mit Vorliebe das Colon ascendens und descendens angreift.

Harnverhaltung

Der Urin enthält häufig Blut HY9,343; er ist bisweilen trübe und lehmfarbig CK682 und setzt ein gelbliches, lehmartiges CK683 Sediment ab. Die Patientin neigt, trotz starken Drucks auf die Blase CK667, zu Harnverhaltung CK; kann selbst bei voller Blase und vornüber gebeugtem Sitzen mit gekreuzten Beinen kein Wasser lassen; erst **wenn sie sich nach hinten lehnt, geht der Harn ungehindert ab.** GS [9]

Krampfhusten

Die Zincum-Patientin neigt zu krampfartigem Husten KH, der oft mit dem Gefühl einhergeht, als sollte dabei die Brust zerspringen CK794. Nicht selten kommt es dabei zu **Blutauswurf,** besonders **vor und während der Regel.** CK800 Der Husten wird charakteristischerweise durch Zucker und **Süßigkeiten** verschlimmert. KH Zincum hilft bei Krampfhusten von

[8] In dieser Form nirgends zu finden. Dem nahe kommen folgende zwei Symptome: „Stumpfer Druck auf einer kleinen Stelle unter dem Nabel, wie von innerer Verhärtung, durch äusseren Druck sowie vom Einziehen des Bauches erhöht." (*CK* 523) „Ein stechendes Kneipen in der Nabel-Gegend." (*CK* 544)

[9] Farrington schreibt fälschlich: „The patient cannot pass urine unless [?] he sits cross-legged, even though the bladder be full."

Kindern, wenn diese bei jedem Hustenanfall sogleich nach den Geschlechtsteilen greifen.[KH]

Geschlechtsorgane

Bei seiner Wirkung auf die männlichen Geschlechtsorgane hat Zincum Ähnlichkeit mit **Conium**. Zincum passt bei **Spermatorrhö**[GS] als Folge von langjähriger, übersteigerter Masturbationsneigung; der Patient ist außerordentlich **hypochondrisch,** sein Gesicht blass und eingefallen, die Augen blau umrändert[GS]. Die Genitalien sind äußerlich sehr gereizt. Der rechte oder linke Hoden ist stark gegen den äußeren Leistenring heraufgezogen.[CK725]

Conium unterscheidet sich von Zincum vor allem darin, dass ihm das ungemein reizbare Gemüt[CK28] des Letzteren fehlt. Fällt dem **Conium**-Patienten das Wasserlassen schwer [Harnabgang stockt plötzlich beim Urinieren und fließt erst nach einer Weile wieder[CK]], so geht der Harn, anders als bei Zincum, meist leichter im Stehen ab.

Zincum kann auch bei Erkrankungen der weiblichen Geschlechtsorgane hilfreich sein, namentlich bei Störungen der Menstrualfunktion. Das Mittel kommt besonders in Betracht, wenn dabei Ulzerationen der Zervix[(GS)] bestehen und wenn bohrende Schmerzen in der Gegend des linken Eierstocks[GS] die Patientin plagen. Alle Symptome bessern sich mit dem Einsetzen der Regelblutung.[GS]

KAPITEL

62 Vorlesung: Ferrum und die Magnesiumsalze

Ferrum metallicum

Konstitution

Ferrum wirkt am besten bei jungen Menschen beiderlei Geschlechts, die zu ungleichmäßiger Verteilung des Blutes veranlagt sind. Die Wangen sind hellrot angelaufen [EN185], was dem Patienten den Anschein blühender Gesundheit verleiht; gleichwohl handelt es sich hier nur um eine **Pseudoplethora** [GS]. Wenn der Patient ruhig ist und nicht aufgeregt, ist er gewöhnlich sehr blass, oder das Gesicht hat einen erdfahlen Teint.[RA31f] Als Zeichen dieser ungleichmäßigen Blutverteilung sind auch die folgenden Symptome zu werten: hämmerndes oder pochendes Kopfweh, zumeist periodisch [alle zwei oder drei Wochen [RA25]] wiederkehrend, < nach Mitternacht [GS]; Nasenbluten [RA42f] mit ausgeprägter **Wangenröte;** Nase mit dunklem, klumpigem Blut angefüllt, besonders bei Schnupfen [(GS)]; Asthma [RA168] mit Andrang des Blutes nach der Brust [RA157], < nach Mitternacht [RA167] – der Patient muss sich aufsetzen und die Brust völlig entblößen [AZ5,164]. Er entblößt seine Brust, um sich abzukühlen, und er sitzt aufrecht, um besser atmen zu können; bisweilen bekommt er auch Linderung, wenn er langsam umhergeht [AZ5,164,RA156]. Auch bei Bluthusten [RA180] kann Ferrum das passende Mittel sein, besonders bei schwindsüchtig veranlagten Jugendlichen, „bei denen sich ein auffälliger Erethismus im Gefäßsystem, besonders eine Neigung zu Wallungen und Congestionen nach Kopf und Brust" zeigt.[KE5,838] Aber auch zu Beginn der eigentlichen Lungentuberkulose und selbst in schon weiter vorgerückten Stadien kann das Mittel noch palliativ hilfreich sein.[KE5,838] Fast all diese Symptome können durch jede Art von Gemütserregung ausgelöst werden, und trotz des Anscheins bester Gesundheit gehen sie mit großer **körperlicher Ermüdbarkeit** einher.[KE5,838]

Selbst die **Prosopalgien,** die Ferrum zu heilen vermag, gehen während der Anfälle mit ausgeprägter lokaler Blutfülle der Gefäße [Gesichtsröte [KE5,185]] einher. Diese Gesichtsschmerzen treten besonders als Folge von kaltem Waschen nach vorheriger Erhitzung auf.[KE5,185] Die Schmerzanfälle sind von klopfendem Charakter und häufen sich in der Nacht. Die meisten der bisher genannten Beschwerden, die Kongestionen wie die Schmerzen, werden durch **langsames Umhergehen gebessert.** Sie können die Wirkung von Ferrum am besten verstehen, wenn Sie sich folgende Eigenschaft der Arznei einprägen: Ferrum hat die Fähigkeit, die Blutgefäße zu erweitern, wahrscheinlich indem es die vasomotorischen Nerven lähmt. Entsprechend werden Sie bei dem Mittel nicht den vollen, schnellenden Puls finden, wie Sie ihn von **Aconitum** kennen, sondern eher einen zwar vollen, aber **leicht komprimierbaren Puls.** Typisch für Ferrum ist außerdem ein Zerschlagenheitsschmerz im Bereich des Unterleibs, der besonders beim Betasten des Bauches und beim Husten empfunden wird.[RA111] Dies hängt nicht mit einer Entzündung zusammen, sondern mit einer Erweiterung der abdominalen Blutgefäße, was Ferrum an die Seite von **Gelsemium** stellt und von **Aconitum** wieder um trennt.

Anämie

Als Nächstes müssen wir Ferrum als „chlorotisches" Mittel studieren. Wir verordnen Ferrum hier nicht wie die allopathischen Ärzte – oder zumindest sollten wir es nicht –, weil im Blut ein Eisenmangel besteht. Das ist nicht die homöopathische Verschreibungsweise. Die Homöopathie zielt darauf, den unzureichenden Vorrat an Hämatin auszugleichen, welcher dem Eisenmangel im Blut zugrunde liegt. Und dieser unzureichende Hämatinvorrat hat seine Ursache nicht in einer ungenügenden Eisenzufuhr mit der Nahrung, sondern in der unterentwickelten Fähigkeit des Organismus, das zugeführte Eisen zu assimilieren. Aus diesem Grund ist Ferrum auch keineswegs *das* absolute Heilmittel bei Anämie. Gleichwohl kann es bei dieser Störung durchaus angezeigt sein, sofern ein Großteil der im Folgenden aufgeführten Symptome vorhanden ist. Allgemein gesprochen, ist Ferrum vor allem bei erethischer Chlorose[GS] vonnöten, d. h. bei einer Chlorose, die mit ausgeprägtem **Erethismus des Gefäßsystems**[SK431] vergesellschaftet ist. Die Bleichsucht verschlimmert sich gewöhnlich bei kaltem Wetter.[GS [1]] Das Gesicht ist im Normalzustand blass, wächsern oder fahl, wird aber bei der geringsten Gemütserregung feuerrot[SK433; GS]. Jede kleine Freude, jeder sorgenvolle Gedanke, das plötzliche Eintreten von jemandem ins Zimmer, die Begegnung mit einem Fremden, ja eigentlich alles, was geeignet ist, das seelische Gleichgewicht zu stören, lässt das Gesicht und besonders die Wangen augenblicklich erröten. Die Blutarmut erscheint gewissermaßen unter der **Maske der Vollblütigkeit.**[KE5,602]

Der **Magen** ist dabei stets in Mitleidenschaft gezogen; der Patient neigt zu Magenkrämpfen[RA81] oder „drückenden, höchst empfindlichen Magenschmerzen"[RA78]. Damit geht bisweilen ein Gefühl einher, als würde etwas in den Schlund aufsteigen und diesen wie ein Ventil verschließen.[(EN321)] Es besteht große Abneigung gegen Fleisch[RA74] und alle wirklich nahrhaften Speisen; sie schmecken fade oder haben gar keinen Geschmack[(RA87)]. Der Patient neigt zu häufigen Anfällen von Übelkeit[RA64], und sobald er etwas isst, geht es durch Erbrechen wieder fort[RA58; AZ5,164]; typisch ist auch regelmäßiges **Erbrechen gegen Mitternacht**[RA61f] [< im Liegen[RA61]],[2] was an **Arsenicum** erinnert[3]. Die Schleimhäute sind ungewöhnlich bleich; das normale Lippenrot hat sich [illegible] in ein blasses Rosa[RA48] verwandelt. Bei Männern ist die Glans penis schrumpelig und ganz hell, fast so blass wie die Vorhaut. Auch die Mundhöhle und das Zahnfleisch[KE4,919] weisen mit ihrer Blässe deutlich auf die Anämie hin. Die Menses fließen sehr stark[RA141], bestehen aus teils wässrigem[RA144], teils klumpigem[GS] Blut und gehen unter wehenartigen Bauchschmerzen ab[SK434]. Die Patientin ist überaus träge, es fällt ihr schwer, sich zu irgendwelcher Tätigkeit aufzuraffen; dennoch geht es ihr durch gelinde Bewegung meistens besser[RA250]. Sie **friert** mehr oder weniger den ganzen Tag[EN773], was zum Abend hin oft mit gleichzeitiger Wangenröte verbunden ist. Neigung zu verstärktem **Herzklopfen**[KE3,216] und ausgeprägten Strömungsgeräuschen über den Venen (Nonnensausen)[GS]; heftiges Pulsieren in sämtlichen Blutgefäßen[GS]. Manchmal schreitet die Anämie so weit fort, dass die Füße bis zu den Knöcheln[RA228] [oder gar den Knien[RA215]] ödematös angeschwollen sind.[SK436]

Manganum ähnelt Ferrum in seiner Wirkung auf den Hämatinvorrat sehr, ist hinsichtlich seiner nervösen Symptome aber eher mit **Cuprum**, **Argentum** und **Zincum** zu vergleichen. Wenn die Symptome übereinstimmen, kann es gut als Zwischenmittel gegeben werden, um die Wirkung von Ferrum bei Chlorose etc. zu unterstützen.

Kopfschmerzen, Schwindel

Der Ferrum-Patient ist häufigen kongestiven Kopfschmerzen unterworfen, mit Hämmern oder Pochen im Kopf[RA25], schlimmer zumeist nach Mitternacht. Das Gesicht ist während des Anfalls feuerrot, und die Füße sind kalt. Das Mittel ist in dieser Hinsicht **Belladonna** sehr ähnlich, doch ist es bei einer ganz anderen Art von Fällen indiziert. Der Ferrum-Patient klagt fast immer auch über Empfindungen von Schwindel, welcher ihn besonders dann ereilt, wenn er sich aus dem Liegen plötzlich aufrichtet [illegible]. Auch beim Überqueren einer Brücke bzw. beim **Anblick fließenden Wassers**[RA6] kann ihm schwindelig werden, desgleichen beim Fahren in einem Wagen oder einer Kutsche.[4] Dies sind die Fälle, bei denen

[1] Farrington ergänzt hier missverständlich: „… less so, however, than it is during warm weather." Dem *Ferrum*-Patienten geht es im Allgemeinen in warmer Luft besser. *(GS)*

[2] Farrington spricht in diesem Satz irrtümlich nur von Übelkeit.

[3] Bezieht sich wohl nur auf die Zeitmodalität.

[4] Für Letzteres gibt es in den Quellen keinen Beleg, wohl aber für Schwindel beim Gehen (*RA* 4f) oder Herabsteigen (*RA* 3). Möglicherweise liegt eine Verwechslung mit folgendem Symptom vor: „Beim Niederlegen ein Schwindel, als wenn man … in einem Wagen führe …" (*RA* 2)

Sie Ferrum in der Regel hilfreich finden werden. Ein englischer Arzt hat einmal empfohlen, Ferrum lieber nach einer Mahlzeit einzunehmen als vorher, weil das Mittel dann besser wirken würde. Inwieweit das richtig ist, kann ich nicht beurteilen.

Tuberkulose

Die Schwindsucht ist ein weiteres Leiden, bei dem wir von Ferrum Gebrauch machen können, was mit dessen Neigung zu Blutwallungen zusammenhängt. Das Mittel passt vornehmlich bei jungen Leuten, die zu Tuberkulose veranlagt sind. Es konkurriert hier vor allem mit dem altbewährten **Phosphorus**, ist aber, eher als dieses, besonders dann angezeigt, wenn besagte Pseudoplethora im Vordergrund steht, verbunden mit Engbrüstigkeit und Atembeengung bei jeder kleinen Anstrengung und mit auffälliger Erweiterung der Nasenlöcher beim Ausatmen[KE3,368]. Oft kommt es zu Nasenbluten oder auch zu Hämoptoe, das Blut dabei hellrot und geronnen[GS]. Der Husten ist trocken[RA175] und quälend, und er verschlimmert sich besonders durch warme Getränke; er geht gewöhnlich mit Wundheits- und Zerschlagenheitsgefühl in der Brust[RA173] sowie dumpfen Hinterkopfschmerzen einher. Neben diesem durch Erethismus der Blutgefäße geprägten Frühstadium der Lungentuberkulose kann Ferrum aber auch noch in späteren Stadien von Nutzen sein, wenn grünlich-eitriger, höchst übelriechender und blutstreifiger Auswurf vorhanden ist[KE3,369].

Dies erinnert mich an ein Salz des Eisens, nämlich **Ferrum phosphoricum**. Dieses Salz wurde von Schüßler für das erste Stadium aller Entzündungen[AT15] empfohlen, bevor Exsudation in Gang gekommen ist. Er gründete dessen Verschreibung dabei auf die kombinierte Wirkung von Ferrum und **Phosphorus**. **Ferrum phosphoricum** ist [bei Fieber[GS]] etwa in der Mitte zwischen **Aconitum** [„mehr schnellender Puls"[GS]] und **Gelsemium** [„mehr fließender Puls"[GS]] angesiedelt. Das Mittel ruft jenes Entzündungsstadium hervor, welches die Pathologen als **Reizungshyperämie** bezeichnen, ausgelöst durch eine Parese der vasomotorischen Nerven und entsprechende Erschlaffung der Ringfasern der Blutgefäße.(AT14)

Schüßler selbst hat **Ferrum phosphoricum** als Ersatz für **Aconitum** vorgeschlagen. Der diesbezügliche Nutzen des Mittels hat sich so häufig bestätigt, dass auch ich es Ihnen – unter gewissen Voraussetzungen – weiterempfehlen möchte.

62

Ferrum phosphoricum ist indiziert:

- wenn der Puls voll, rund[GS] und weich ist
- wenn die Entzündung noch nicht zum Exsudationsstadium fortgeschritten ist[GS]
- wenn die Absonderungen (sofern Schleimhäute betroffen sind) blutstreifig sind

Mit anderen Worten: Der Zustand, der nach **Ferrum phosphoricum** verlangt, ist durch **Überladenheit der Blutgefäße** gekennzeichnet.

Wenn sich ein an Tuberkulose erkrankter Patient **erkältet** und dadurch sehr geschwächt wird und wenn er diesen blutigen Auswurf produziert [< durch die geringste Anstrengung oder durch kalte Luft[GS]], dann wird **Ferrum phosphoricum** sogar noch in der 200. Potenz rasch die pulmonale Kongestion beheben. Auch wenn im Verlauf einer **Pneumonie** plötzlich die Gegenseite mit erkrankt und angeschoppt wird, ist es das Mittel der Wahl.(GS)

Ein Kind ist an einem warmen Sommertag in verschwitztem Zustand plötzlicher Kälte ausgesetzt, wodurch die Schweißsekretion sistiert, und als Folge davon entwickelt sich eine **Enteritis** mit wässrigen und blutigen Stühlen[GS]: auch dies ist ein Fall für **Ferrum phosphoricum.** Zu Beginn einer [mit heftigem Fieber einsetzenden[GS]] **Ruhr** kann das Mittel mitunter ebenfalls dienlich sein[AT34], doch wird es nicht mehr viel ausrichten können, sobald Tenesmusbeschwerden hinzutreten.[GS;illegible] Dann müssen Sie zu **Mercurius** oder einem anderen passenden Mittel greifen.

Lienterie

Durchfällige Stühle[RA124] finden sich auch beim metallischen Ferrum, wobei die Stühle typischerweise unverdaute Speisen enthalten[SK434] und provoziert werden, sobald der Patient zu essen [oder zu trinken[AZ5,164]] beginnt. Bei Cholera infantum oder akuter Sommerdiarrhö der Kleinkinder kehren die Durchfallsymptome ziemlich regelmäßig oder periodisch **gleich nach Mitternacht** wieder, und die lienterischen Stühle gehen dabei gewöhnlich auch mit

62

Erbrechen einher[ST1,207]. Diese charakteristischen Modalitäten [lienterische Stühle, < beim Essen und kurz nach Mitternacht] zeichnen nur eine kleine Gruppe von Durchfallmitteln aus, nämlich neben Ferrum noch **China** und **Arsenicum**.

Oleander Oleander z. B. unterscheidet sich von diesen vor allem darin, dass die lienterischen Stühle erst viele Stunden nach dem Essen auftreten. Beim Oleander-Kind geht mit dem Stuhlgang gewöhnlich das weitgehend unverdaut ab, was es am **Vorabend** gegessen hat.[RA189]

China officinalis, Arsenicum album Bei diesen beiden Arzneien erfolgen die Durchfälle allerdings, anders als bei **Ferrum**, eher kurz nach den Mahlzeiten als während derselben, und Arsenicum ist darüber hinaus in ganz besonderer Weise durch den nach Mitternacht einsetzenden Durchfall gekennzeichnet.

Argentum nitricum Auch Argentum nitricum muss in diesen Fällen von Lienterie in Betracht gezogen werden. Der Durchfall entsteht **gleich nach jedem Essen oder Trinken,** als bestünde der Verdauungstrakt nur aus einem vergleichsweise kurzen, vom Mund bis zum After reichenden Kanal.

Metrorrhagie

Bei Uterusblutungen ist Ferrum von Nutzen, wenn ein **mit Koageln vermischter hellroter Blutfluss** besteht und zudem **häufiges Erröten** des Gesichts vorkommt. Das normalerweise bleiche, fahle Gesicht wird durch den geringsten Anlass leuchtend rot; Atmung dabei beschleunigt und etwas mühsam, genau wie bei **Ipecacuanha**; Puls sehr frequent und kräftig. Ferrum scheint bei derartigen Blutungen zwischen **China** und **Ipecacuanha** zu stehen. Wie **China** passt es bei sehr geschwächten Menschen, die von Natur aus anämisch sind. Mit **Ipecacuanha** hat es den hellroten, starken Blutfluss und das erschwerte Atmen gemein. **Ipecacuanha** passt bei Blutungen, die wie ein Schwall herauskommen. Sie können mit Übelkeit verbunden sein oder auch nicht, aber mit großer Wahrscheinlichkeit ist lautes, beschleunigtes Atmen vorhanden.

Uterusprolaps

Ferrum ist manchmal bei Uterusvorfall[GS] hilfreich gewesen, doch ist **Ferrum jodatum** hierbei meist besser geeignet. Typisch für letzteres Mittel ist ein ausgeprägtes Wundheitsgefühl im Bauch[AZ50,99] oder in den Bauchdecken[GS]. Beim Hinsetzen oder Sitzen hat die Patientin das Gefühl, als würde dadurch etwas in der Scheide nach oben gedrückt.[GS]

Wechselfieber

Als Letztes sei der große Nutzen von Ferrum bei Wechselfiebern erwähnt, insbesondere wenn **Chininmissbrauch** vorausgegangen ist.[KE4,918] Man findet während der Fieberhitze Kopfkongestion mit Aufgetriebenheit der Adern[CH355], besonders im Bereich der Schläfen und des Gesichts, sowie klopfendes Kopfweh, ferner Milzgeschwulst[KE4,918] und sogar beginnende Wassersucht[CH355].

Arzneimittelbeziehungen

Ferrum hat zwei bedeutende Komplementärmittel, **China** und **Alumina** (➤ Tab. 62.1). Ferrum und **Alumina** sind zueinander komplementär bei Chlorose, und Ferrum und **China** ergänzen sich bei Anämie infolge von Säfteverlust.

Das beste mir bekannte Gegenmittel bei übermäßigen Eisengaben ist **Pulsatilla**. Und wie es der Zufall will, antidotiert **Pulsatilla** auch Chinarinde, welche von den Ärzten der alten Schule so gern in Kombination mit Eisen verordnet wird.

Tab. 62.1 Vergleichs-, Komplementärmittel und Antidote von Ferrum metallicum

Ferrum metallicum	
Vergleichsmittel	• *Ipecacuanha, Arsenicum, China, Veratrum album* • *Pulsatilla* • *Jodum* • *Cuprum*
Komplementärmittel	• *China* • *Alumina*
Antidote	• *Arsenicum* • *Pulsatilla*

Magnesia carbonica

Magnesia carbonica wird in der einen oder anderen Form von den Allopathen gern als mildes **Abführmittel** eingesetzt. Wenn es dabei allerdings überdosiert und zu lange gegeben wird, kann dies eine Reihe übler Folgen nach sich ziehen. Das Mittel kann sich zum einen schädlich auswirken, weil es die Neigung hat, sich im Darm als Krusten aus Ammoniummagnesiumphosphat anzuhäufen, zum anderen kann es aber auf längere Sicht auch das Nervensystem beeinträchtigen. Die Wirkung auf Letzteres ist mit jener von **Zincum** vergleichbar, und Magnesia kann auch bei ähnlichen Neuralgieformen Anwendung finden.

Bauchweh und Diarrhö bei Kindern

Die meisten Symptome von Magnesia carbonica haben mit der Wirkung der Arznei auf den Gastrointestinaltrakt zu tun; alle anderen Symptome hängen entweder mehr oder weniger von dieser Wirkung ab, oder sie sind nur von sekundärer Bedeutung. Magnesia wirkt auf Erwachsene und Kinder gleichermaßen.

Ist der Patient ein Kind, so ist dieses aufgrund von **Mangelernährung** überaus schwächlich und kränklich. Muttermilch wird verweigert oder macht, wenn sie doch getrunken wird, Magenschmerzen, oder sie geht weitgehend **unverdaut** ab.[GS] Das Kind leidet unter häufigen, **krampfhaften Leibschmerzen,** welche sehr jenen von **Colocynthis** ähneln. Es zieht seine Beine an, um die Schmerzen zu lindern; auch Bewegung bringt nicht selten Erleichterung[CK383]. Die **Durchfälle** riechen typischerweise **sauer**[UE] und bestehen vor allem aus **grünem Schleim**[CK456] oder **Schaum**[CK455], den jemand einmal treffend mit dem auf einem Froschteich schwimmenden Schaum verglichen hat[HC1,33]. Dem Stuhlgang gehen lautes Kollern[CK410] und viel Schneiden und Kneifen im Bauch[CK466] voraus. Manchmal, wenn der Stuhl nicht ganz so durchfällig ist, scheinen diesem auch weiße, talgähnliche Klumpen aufgelagert zu sein.[GS] In schweren Fällen macht das Kind einen deutlich unterernährten Eindruck, wobei die Mundschleimhaut oft von aphthösen Geschwüren übersät ist – Zeichen geringer Abwehrkraft aufgrund ebendieser Unterernährung. Anhand dieser Symptome können Sie erkennen, wie hilfreich Magnesia carbonica bei **Marasmus** von Kindern sein kann.

Es gibt mehrere Arzneien, die Magnesia bei diesen Bauchbeschwerden sehr ähnlich sind, und die wichtigsten von ihnen will ich im Folgenden kurz vergleichend skizzieren.

Colocynthis Zunächst einmal gleicht **Magnesia carbonica**, wie schon erwähnt, Colocynthis hinsichtlich der kolikartigen Bauchschmerzen, die das Kind zum Zusammenkrümmen nötigen; doch es unterscheidet sich von Colocynthis durch die charakteristischen grünschleimigen Durchfälle.

Rheum Größer ist die Ähnlichkeit zwischen **Magnesia** und Rheum. Beide Mittel haben die sauren, schleimigen Stühle, etc. Ersteres ist freilich das deutlich tiefer wirkende Mittel, und wenn Sie im Zweifel sind, welches von beiden Sie geben sollen, fangen Sie lieber mit Rheum an. Rheum verrät sich, wie ich finde, relativ leicht, hat es doch – neben den kneifenden Koliken[RA91] und den sauren[RA93], schleimigen[RA102f], schaumigen[AZ41,67] Ausleerungen – häufig auch noch **Zuckungen** [„convulsivisches Ziehen"] in den Gesichtsmuskeln und Fingern während des Schlafs[RA178].

Chamomilla Chamomilla ähnelt **Magnesia** in vielen Fällen, besonders bei Erkrankungen von Kindern. Bei beiden Mitteln treten Angst und Unruhe deutlich hervor. Doch bei Chamomilla sind die Durchfälle gewöhnlich von gelblichgrüner Farbe und sehen teils **wie gehackte Eier aus.**[KF5,409] Beide Mittel haben Besserung durch Umherbewegen, beide haben Bauchkneifen vor dem Stuhlgang, und beide haben – als Ursache der Erkrankung – oft irgendwelche Diätfehler bei der Ernährung der Kinder. Auch hier ist **Magnesia** natürlich das tiefer wirkende Mittel.

Calcarea carbonica Auch mit Calcarea gibt es einige Gemeinsamkeiten. Beide Mittel haben die sauer riechenden Stühle, das Verschmähen der Muttermilch sowie **unzureichende Ernährung** des Körpers. Calcarea kann aber leicht von **Magnesia** unterschieden werden durch seine Neigung zu **Schweißen am Kopf**[CK], im Gesicht[GS] und auf der Kopfhaut, durch die kalten, feuchten Füße[CK] und durch die Dicke und Härte des Abdomens[CK].

Bei Marasmus der Kinder vergleiche man Magnesia carbonica neben **Calcarea** auch mit **Antimonium crudum**, **Sulfur**, **Podophyllum**, **Sepia** und **Natrium carbonicum**.

Hyperazide Dyspepsie

Handelt es sich bei dem Magnesia-carbonica-Patienten um einen Erwachsenen, können wir uns bei der Bestimmung des Mittels von folgenden Symptomen leiten lassen: Gastrische und hepatische Beschwerden stehen im Vordergrund. Der Patient leidet unter dem, was man als hyperazide Dyspepsie bezeichnet hat. Speisen wie Kohl und Kartoffeln (und andere deftige, namentlich stärkehaltige Speisen) werden in solchen Fällen nicht gut vertragen [führen zu **saurem Aufstoßen** und **Sodbrennen** [GS]]. „Aengstlich und warm im ganzen Körper, besonders im Kopfe, während des Warm-Essens" [CK2] [„ Suppeessens" [R2,2]]. „Nachts innere starke Hitze, dass er davor kaum unterm Bette bleiben konnte, und dabei doch grosse Scheu vor der mindesten Entblössung." [CK837]

Zahnschmerzen bei Schwangeren

Schwangere Frauen benötigen manchmal Magnesia carbonica, wenn sie unter Zahnschmerzen leiden [CK]; besonders **nachts in der Bettwärme** werden die Schmerzen so heftig, dass die Frauen gezwungen sind, aufzustehen und umherzuwandern.[KE1,464]

Es gibt ein Mittel, das ich in diesem Zusammenhang auch noch erwähnen möchte – eines, an das Sie vermutlich kaum denken würden … Ein Arzt aus dieser Stadt behandelte einmal – es mag vielleicht zwanzig Jahre her sein – eine Dame in den ersten Monaten ihrer Schwangerschaft wegen schrecklicher Zahnschmerzen. Er gab ihr Magnesia carbonica und noch ein paar andere Arzneien, doch die Schmerzen hielten unvermindert an. Daraufhin wurde Dr. Lippe konsultiert, der **Ratanhia** vorschlug, ein Mittel mit vor allem nächtlichen Zahnschmerzen [R3,74], die zum Aufstehen und Umhergehen nötigen [GS]. Das Mittel heilte den Fall umgehend. Prägen Sie sich also diese beiden Arzneien für Zahnschmerzen in der Schwangerschaft ein, ergänzt vielleicht noch um **Chamomilla**, das zu Magnesia komplementär ist.

Menstruation

Die Regel kommt gewöhnlich verspätet und eher spärlich [CK499] und zeigt folgende Besonderheit: Sie fließt **stärker nachts** [CK510] oder gleich morgens beim Aufstehen [GS], tagsüber hingegen nur gering und nachmittags oft gar nicht mehr [CK504]; niemals Blutabgang, solange Schmerzen im Uterus bestehen [CK511]. Die nächtliche Vermehrung des Blutflusses ist unabhängig davon, ob die Menstruation insgesamt eher stark oder schwach ausfällt. Bei allen Magnesiumsalzen ist das Monatsblut dunkel oder schwarz, fast **pechartig.**[5]

Rheumatische Beschwerden

Magnesia carbonica hat auch einen gewissen Bezug zu rheumatischen Affektionen von Muskeln und Gelenken.[GS] So kann es z. B. bei **Rheumatismus der rechten Schulter** das passende Mittel sein.[GS;CK649f] Rheumatische Gliederschmerzen [GS], schlimmer nach langem Gehen sowie im Bett, besser durch Wärme.

Sanguinaria canadensis Das Mittel gleicht Magnesia carbonica hinsichtlich seiner rheumatischen Beschwerden im rechten Musculus deltoideus [GS]. Vor einigen Jahren habe ich Sanguinaria des Öfteren eingesetzt, ohne je eine Wirkung davon gesehen zu haben. Danach war ich von dem Mittel so enttäuscht, dass ich meiner Klasse schon mitteilte, ich hätte den Glauben an Sanguinaria verloren. Innerhalb einer Woche nach dieser Begebenheit hatte ich zwei Fälle, die durch Sanguinaria rasch geheilt wurden!

Nux moschata Die Muskatnuss ist mitunter bei Rheumatismus indiziert, der den linken Deltoideus befällt.

[5] Letzteres ist nur von *Magnesia carbonica* überliefert und bezieht sich wohl nicht nur auf die Farbe, sondern auch auf die klebrige Konsistenz (vgl. *CK* 514).

Tab. 62.2 Vergleichsmittel und Antidote von Magnesia carbonica

Magnesia carbonica	
Vergleichsmittel	• *Arsenicum, Phosphorus* • *Belladonna, Camphora, Pulsatilla, Mercurius, Colocynthis* • *Ratanhia, Sepia, Cocculus*
Antidote	• *Pulsatilla* • *Rheum* • *Chamomilla* • *Belladonna*

Katarakt

In unserer Literatur sind zwei Fälle von grauem Star [SK76] überliefert, die durch Magnesia carbonica geheilt wurden. Bei einem von ihnen hatte der Patient früher viel an Kopfschmerzen und an öfteren Furunkeln gelitten.[NZ2,78]

Antidote

- **Nux vomica** ist das passende Mittel bei Stuhlverstopfung als Folge großer Gaben der rohen Arznei.
- **Rheum** kommt bei Magnesia-Missbrauch ebenfalls in Betracht, und zwar wenn Diarrhö mit sauren, schleimigen Stühlen und Tenesmus die Folge ist.
- Auch **Pulsatilla** kann bei einigen Symptomen hilfreich sein.
- **Colocynthis** wird benötigt, wenn kneifende, kolikartige Bauchschmerzen aus dem Missbrauch resultieren.
- **Chamomilla** ist angezeigt, wenn Magnesia neuralgische Schmerzen hervorgerufen hat.[GS]

Magnesia muriatica

Das nächste Mittel, das ich in dieser Vorlesung besprechen möchte, ist das Chlorid des Magnesiums oder Magnesia muriatica. Diese Arznei entfaltet eine besondere Wirkung auf hysterische Frauen [SK86] und skrofulöse Kinder.

Konstitution

Magnesia muriatica eignet sich für Frauen, die unter **hysterischen Anfällen** leiden, mit folgenden Symptomen: Bei [CK671] oder nach [CK658] dem Mittagessen entsteht ohnmachtartige Schwäche,[6] mit Übelkeit, Gesichtsblässe und Zittern am ganzen Körper; gebessert durch anschließendes Aufstoßen.[R3,493] [7] Diese Beschwerden treten nach dem Mittagessen auf, weil dies die Hauptmahlzeit ist und dann mehr gegessen wird als zu anderen Zeiten. Die Patientin ist oft ängstlich [CK4] und unruhig [CK6+20], und jede geistige Anstrengung [z. B. Lesen [CK20]] verschlechtert allgemein ihr Befinden. Die **Kopfschmerzen** der Arznei sind zumeist kongestiver Natur und werden z. B. als „schmerzhaftes Wallen" [CK77] oder „Hitze im Kopfe" [CK83] beschrieben, verbunden bisweilen mit einem Gefühl, als würde Wasser im Schädel sieden [CK78]. Gefühl, als wäre die Stirn taub.[CK89] „Greifen und Toben in beiden Schläfen …, durch Zusammendrücken des Kopfes mit beiden Händen vergehend." [R3,67] Manchmal werden die Schmerzen auch durch Einhüllen [CK88] [8] oder **festes Bandagieren** [HC4,143] **des Kopfes erleichtert.**[GS]

Die Patientin klagt ferner über Spannen und Geschwürschmerz in der Magengegend, besonders abends nach dem Niederlegen; beim Ausstrecken des Körpers verbreitet sich der Schmerz über den ganzen Bauch, und dann kommt es ihr wie eine Kugel in den Hals, sodass es ihr fast den Atem benimmt; schließlich Nachlass aller Beschwerden durch Aufstoßen [und Blähungsabgang].[R3,204] [9]

---

[6] Bei Hahnemann heißt es nicht ganz richtig „Ohnmachts-Anfall". (*CK* 671)

[7] Farrington schreibt ungenau: „After dinner the patient is seized with nausea, eructations, trembling and fainting spells."

[8] Farrington schreibt „warmes Einhüllen", doch es ist wohl besonders der Druck, welcher Linderung verschafft, wie das oben vollständig wiedergegebene *GS*-Symptom nahelegt. Man vergleiche diesbezüglich auch den in der *AHZ* (Bd. 83, S. 127) geschilderten Fall.

[9] Farrington verkürzt obiges Symptom auf das „aufsteigende Kugelgefühl, > durch Aufstoßen", sodass der Zusammenhang verloren geht. Das noch deutlich umfangreichere Originalsymptom lohnt das Nachlesen (Hartlaub/Trinks, *RAML*, Bd. 3); auch die Hahnemann'sche Version (*CK* 260f.) ist bereits zu verkürzt und außerdem fehlerhaft.

62

Hieraus wird erkennbar, dass es die **Gasansammlung im Magen** ist, welche Auslöser dieses Reflexsymptoms [„Aufsteigen einer Kugel"] ist. Herabdrängende Schmerzen in der Uterusgegend während der Regel[CK412] sowie **Gebärmutterkrämpfe**[CK] sind eine weitere häufige Klage der Patientin. Das Monatsblut ist schwarz und klumpig[CK416] oder pecharartig. Während der Regel entstehen beim Gehen Schmerzen im Kreuz und beim Sitzen Schmerzen in den Oberschenkeln.[CK421] Leukorrhö nach jedem Stuhlgang[CK425] oder nach den Gebärmutterkrämpfen[CK]. In fast all diesen Magnesia muriatica erfordernden Fällen ist zugleich eine charakteristische **Stuhlverstopfung** vorhanden: Der Stuhl geht schwer ab und ist hart und knotig wie Schafkot[CK337ff], oder er ist so trocken, dass er gleich beim Durchgang durch den After **abbröckelt**[GY4]. Wenn Sie im Zusammenhang mit der Dysmenorrhö auch dieses Symptom in Erfahrung bringen, können Sie sicher sein, dass Magnesia muriatica der Patientin helfen wird.

Lebererkrankungen

In anderen Fällen finden wir mehr die Leber in Mitleidenschaft gezogen. Magnesia muriatica ist eines unserer bedeutendsten Mittel bei Lebererkrankungen. Die Leber ist vergrößert[GS], das Abdomen hoch aufgetrieben[CK]. Es bestehen **Leberschmerzen,** vermehrt beim Befühlen und besonders **beim Liegen auf der rechten Seite.**[CK] Die Zunge ist schmutzig gelb belegt[KE1,698] und so geschwollen[GS], dass sich Zahneindrücke abbilden.

Dies lässt Sie natürlich sofort an **Mercurius** denken, doch Magnesia muriatica ist von jener Arznei u.a. durch den charakteristischen bröckligen Stuhl leicht zu unterscheiden. Die Füße sind infolge **portaler Hypertension** oftmals ödematös angeschwollen[KE1,698f], und auch die häufig auftretenden Brustbeklemmungen und Palpitationen[KE1,700] stehen mit der Leberstörung unmittelbar in Zusammenhang.

Skrofulose

Magnesia muriatica ist oft auch bei Lebervergrößerung skrofulöser Kindern angezeigt, die rachitisch und in ihrem Wachstum zurückgeblieben[GS] sind. Die Kinder leiden zudem an Hautaffektionen, typischerweise an **Tinea ciliorum**[GS] [Pilzflechte der Wimpern], einem Übel, das hauptsächlich die Haarwurzeln, namentlich die der Wimpern befällt. Ein schuppiger Ausschlag bildet sich um die Wimpern herum, die Haut ulzeriert, und schließlich fallen die Wimpern aus. Gleichzeitig mit der Tinea entwickelt sich ein pustulöser Ausschlag im Gesicht[GS] sowie eine **Ozäna**[GS] mit scharfem, wundfressendem Nasensekret[SK91]; Röte und Geschwulst der Nase[SK90] mit Abblättern der äußeren Haut. Mit diesen Symptomen geht ein ausgeprägter **Fußschweiß**[CK] einher. Hier denken wir natürlich sogleich an **Silicea**, doch ist bei **Silicea** der Schweiß gewöhnlich übelriechend.

Sonderbare Symptome

Ein allgemeines Charakteristikum von Magnesia muriatica, bei Männern wie bei Frauen, ist **Herzklopfen,** das **nur in der Ruhe**[AZ113,139] [im Sitzen[CK483] und beim Liegen auf der rechten Seite[AZ113,139]] einsetzt und **bei Bewegung vergeht**[CK484]. Dieses eigentümliche Symptom ist viele Male bestätigt worden.

Eine weitere Besonderheit, die vor allem bei Frauen häufiger auftritt, ist die Unfähigkeit, Wasser zu lassen, ohne Druck auf die Bauchwand auszuüben. [„Harnabgang bloss durch Anstrengung der Bauch-Muskeln."[CK384]]

Vergleichsmittel

Damit Sie Magnesia muriatica besser von ähnlich wirkenden Arzneien abgrenzen können, wollen wir zum Schluss einige von ihnen zum Vergleich heranziehen (➤ Tab. 62.3).

Caulophyllum, Cimicifuga Bei **krampfartiger Dysmenorrhö** z. B. ist unser Mittel, was die Heftigkeit der Beschwerden angeht, mit Caulophyllum und Cimicifuga zu vergleichen, wobei m. E. Caulophyllum ganz oben auf der Liste steht. Ich weiß von keinem anderen Mittel, das so anhaltende Uterusverkrampfungen erzeugt wie Caulophyllum, mit der Ausnahme vielleicht von **Secale**.

Silicea Silicea ist **Magnesia muriatica** im Hinblick auf die Behandlung **skrofulöser Kinder** recht ähnlich. Beide Mittel haben Fußschweiß, Lebervergrößerung, Rachitis und Ozäna. Der Unterschied liegt vor allem darin: Das Silicea-Kind neigt zu übelriechenden Schweißen, sowohl an den Füßen wie auch am Kopf. Das ist ein gutes Unterscheidungsmerkmal, es gibt aber noch etliche andere. Eine Ähnlichkeit besteht auch bei den Kopfschmerzen der beiden Mittel, nämlich hinsichtlich der Linderung derselben durch warmes [?] Einhüllen des Kopfes.

Mercurius solubilis Quecksilber ähnelt Magnesia muriatica bei **Leberleiden**; es unterscheidet sich von Letzterem in seiner mit Tenesmus [RA549] einhergehenden Diarrhö oder auch, wenngleich eher ausnahmsweise, in seiner aschgrauen Stuhlfarbe [RA558].

Ptelea trifoliata Ein weiteres ähnliches Mittel ist Ptelea, das besonders bei **Kongestion der Leber** [GS] von Nutzen ist, verbunden mit einem Gefühl von Druck und Schwere im rechten Hypochondrium [EN484;GS]. Die Leber ist auch objektiv vergrößert. Der Hauptunterschied zu **Magnesia muriatica** besteht darin, dass der Patient beim **Liegen auf der rechten Seite Erleichterung** erfährt [zerrender Schmerz an der Leber beim Liegen auf der linken Seite [EN484]].

Zincum metallicum Als Arzneien mit ausgeprägter Wirkung auf das **Nervensystem** hat man die Magnesiumsalze insgesamt in eine Gruppe mit Zincum gestellt. Besonders „nervenstärkend" hat sich dabei **Magnesia phosphorica** gezeigt, das von Schüßler eingeführt wurde.[10]

Tab. 62.3 Vergleichsmittel und Antidote von Magnesia muriatica

Magnesia muriatica	
Vergleichsmittel	• *Caulophyllum, Cimicifuga* • *Chamomilla, Pulsatilla, Mercurius* • *Sulfur, Lycopodium, Sepia* • *Phosphorus, Ignatia*
Antidote	• *Chamomilla* • *Camphora*

[10] Farrington schreibt unverständlich: „This fact led Schüssler to *Magnesia phosphorica* as a nerve tonic."

KAPITEL 63 Vorlesung: Baryta carbonica, Strontium carbonicum und Lithium carbonicum

Baryta carbonica

Barium und Strontium sind chemisch nah miteinander verwandt. Von den Elementen selbst haben wir keine Prüfungen, wohl aber von deren Karbonaten und im Fall von Barium auch von dessen Chlorid und Sulfat [?]. Bariumkarbonat ist ziemlich giftig, doch es sind nur relativ wenige Vergiftungsfälle bekannt geworden, weil es in Privathaushalten kaum Anwendung findet.[1]

Ein häufiger benötigtes Komplementärmittel von Baryta carbonica ist **Antimonium tartaricum**, insbesondere bei **Beschwerden alter Leute.**

Tiere, die mit Bariumkarbonat vergiftet wurden, erleiden eine Reizung der Bauchorgane, die an eine starke Entzündung erinnern, verbunden mit einer gesteigerten Darmperistaltik. Auch das Herz wird angegriffen, und das Tier verendet schließlich durch Herzlähmung und Herzstillstand in der Systole. Insgesamt ähnelt die Bariumwirkung hier sehr jener von **Digitalis**. So viel zu den toxischen Wirkungen des Mittels.

Konstitution, Geist und Gemüt

Die ganze Symptomatologie von Baryta carbonica[2] deutet darauf hin, dass das Mittel bei Beschwerden in den „Extrembereichen" des Lebens – also in der **Kindheit** und im **Alter** – besonders nützlich ist; es passt bei alten Menschen, wenn „allgemeine Körper-, Nerven- und Geistes-Schwäche" [SK131] besteht, und es passt bei Kindern, wenn zusätzlich „skrofulöse Affectionen" [SK130] vorliegen. Das Kind, dem Baryta zu helfen vermag, hinkt seinen Altersgenossen geistig hinterher, bis hin zu regelrechtem Schwachsinn [GS]. Es hat, anders als Kinder sonst, keine Lust zu spielen [CK21], stattdessen sitzt es in einer Ecke des Zimmers und tut gar nichts.[GS] Es kann sich schlecht an Dinge erinnern [„vergißt das Wort im Munde" [CK29]], lernt nur langsam sprechen, lesen und verstehen [ist unaufmerksam beim Lernen [CK31]]. Das **verzögerte Sprechenlernen** hängt nicht mit irgendeinem Defekt des Stimm- oder Artikulationsapparates (wie z. B. der Zunge) zusammen, sondern ist Folge einer geistigen Schwäche. Das Kind ist, mit Ausnahme des vergrößerten Bauches und des gedunsenen Gesichts, allgemein eher abgemagert.[GS(SK131)] Es hat oft einen gesteigerten Appetit [CK306], doch wird die Nahrung vom Darmkanal nicht genügend aufgenommen, weil die mesenterialen Lymphknoten krankhaft vergrößert [ST2,132] sind. Ein Fall von chronischem Hydrozephalus bei einem Kind besserte sich unter Baryta carbonica, welches aufgrund der genannten Symptome gewählt worden war. Erwachsene Baryta-Patienten, namentlich solche im Greisenalter, zeigen eine eigentümliche **Scheu gegenüber Fremden** [CK] und ängstigen sich vor jedem nicht vertrauten Gesicht, das ihnen zu nahe kommt. Sie scheinen eine Furcht vor der Gegenwart anderer Menschen zu haben, wobei sie insbesondere argwöhnen, die Leute würden sich **über sie lustig machen.**[CK4] „Große Furchtsamkeit und Feigheit." [CK16] Andererseits können sie bisweilen höchst gereizter Stimmung sein [CK24] und schon über Kleinigkeiten wütend werden [CK25]. Wir alle haben schon einmal ähnliche Symptome bei Menschen beobachtet, sei es bei Greisen oder bei Kindern, die krankheitsbedingt in einen leicht schwachsinnigen Zustand geraten waren.

Ein seltsames Geistessymptom von Baryta ist laut Dr. Talcott aus Middletown, N. Y., das folgende: Der

[1] Das Mittel wurde früher als Rattengift eingesetzt. (Lewin, *Gifte und Vergiftungen*, S. 238)

[2] Hier und im Folgenden ist damit zugleich auch *Baryta acetica* gemeint, welches seit Hahnemanns Prüfung als praktisch gleichwertig angesehen wird.

Patient bildet sich ein, seine Unterschenkel seien abgeschnitten und er würde deshalb auf den Knien gehen.[3]

Lähmungen, Apoplexie

Baryta carbonica kommt oft bei alten Menschen in Betracht, die von Lähmungen betroffen sind, vor allem von Lähmungen im Gefolge eines **Schlaganfalls.**[SK131] Auch das Schrumpfen des Gehirns, dem dieser Personenkreis häufig unterworfen ist, begünstigt die Entstehung von mehr oder weniger deutlichen Lähmungserscheinungen. Sie stellen in solchen Fällen fest, dass der Patient ein kindisches, gedankenloses Benehmen an den Tag legt[KE1,85], dass er sehr vergesslich ist[CK28], unter Zittern der Gliedmaßen[GS] und ausgeprägter Lähmung der Zunge[AR15,1,103] leidet. Baryta carbonica ist eines der wenigen Mittel, die wirklich eine **Zungenlähmung** hervorrufen können.[4] Vergleichbare paretische Symptome sehen wir auch bei den leicht schwachsinnigen Kindern, von denen ich gesprochen habe. Sie haben den Mund halb geöffnet, und der Speichel rinnt ungehindert heraus. Mit ihrem ausdruckslosen Gesicht und dem leeren Blick verraten sie sogleich, dass sie nicht bei klarem Verstand sind.

Baryta ist eines jener Mittel, die bei Schlaganfall von Alkoholikern[AR15,1,103] in die engere Wahl kommen. (Siehe auch die **Opium**-Vorlesung [Nr. 26].)

Das Mittel scheint auch dadurch Lähmungen verursachen zu können, dass es eine **Degeneration der Gefäßwände** herbeiführt, was bis zur Ausbildung eines **Aneurysmas** an den großen Arterien[RP822] gehen kann.

Causticum Causticum wirkt in Bezug auf Lähmungen ähnlich wie **Baryta** [incl. Zungenlähmung und Apoplexie], doch gehen diese bei Causticum mehr mit Kontrakturen und Krampfzuständen einher.

Secale cornutum Auch Secale beeinträchtigt die Blutgefäße, aber die Lähmungsbeschwerden sind zumeist mit Brennen und Taubheit verbunden; außerdem kommt es vermehrt zu Gangräneszenz.

Colchicum autumnale, Arsenicum album Colchicum hat neben Unbeweglichkeit auch Gefühllosigkeit der Zunge[GA1,73], desgleichen Arsenicum[CK321].

Zerebralsklerose

Sowohl Baryta carbonica als auch **Baryta muriatica** kommen bei sklerotischen Veränderungen des Gehirns und Rückenmarks in Betracht; diese degenerativen Prozesse kommen bisweilen sogar bei Kindern vor,[5] wo sie mutmaßlich zu den erwähnten Zeichen von Imbezillität beitragen. Dieselben Zeichen indizieren eines der beiden Mittel auch bei der Encephalomyelitis disseminata[6] alter Menschen. (Bei dem diese Krankheit häufig begleitenden Tremor sollte vorzugsweise an **Hyoscyamus** gedacht werden.)

Baryta carbonica sollte stets vorrangig erwogen werden, wenn sich bei Kleinkindern das Gehirn nur ungenügend entwickelt, zumal wenn auch die typi-

[3] Das Symptom wird von Hering in einem Prüfungsfragment von *Baryta carbonica* erwähnt (*HV* 10,95), und als Quelle wird „Rust" genannt: „Er denkt, er geht auf den Knieen." Andererseits wird das Symptom im *Handbuch* von Noack/Trinks (*HB* 203f.) *Baryta muriatica* zugeschrieben; es lautet dort: „Bei Gefühl von Beängstigung Wahn, ohne Unterschenkel auf den Knieen zu gehen, während die Umgebungen ebenfalls in einer anderen Beschaffenheit als gewöhnlich erscheinen."

[4] Zungenlähmungen sind in den Prüfungen nicht hervorgebracht worden, möglicherweise sind sie aber gelegentlich bei Vergiftungen aufgetreten. F. Hartmann hebt in seiner *Speciellen Therapie* besonders hervor, dass nur wenige Zungenlähmungen „ohne Beihülfe des Baryt. geheilt werden können." (*ST* 2,341)

[5] Farrington spricht hier von „multiple sclerosis of the brain and the spinal cord". Die Multiple Sklerose, wie sie heute definiert ist, manifestiert sich aber erst zwischen dem 20. und 50. Lebensjahr!

[6] Farrington schreibt: „Disseminated sclerosis" – ein anderer Ausdruck für Multiple Sklerose. Da die MS aber keine typische Alterskrankheit ist, ist anzunehmen, dass Farrington unter diesem Begriff andere Erkrankungen des Alters versteht, hauptsächlich wohl die **arteriosklerotisch bedingte senile Demenz,** die bekanntermaßen eine Indikation für *Baryta* darstellt.

schen psychischen Symptome vorhanden sind, wie ich sie eben geschildert habe. **Baryta muriatica** ist von den Ärzten der alten Schule gern bei diesen Skleroseformen eingesetzt worden – mit mehr oder weniger Erfolg.

Das Mittel, das Baryta bei verzögerter Entwicklung des Gehirns am meisten ähnelt, ist **Causticum**.

Tonsillitis, chronische Mandelgeschwulst

Baryta kommt nicht selten bei Katarrhen infrage. So ist es eines unserer wichtigsten Mittel bei „langwieriger Neigung zu Hals-Entzündungen und Mandelgeschwulst“ [SK135], vornehmlich bei **skrofulösen Kindern** mit trockenen Schorfen auf dem Kopf [SK133]. Baryta carbonica verursacht ebenso wie **Baryta muriatica** Verhärtung von Bindegewebe. Beide zügeln als Heilmittel die Proliferation des Bindegewebes, was ihren Nutzen bei Tonsillitis, chronischer Mandelgeschwulst, indurierten Drüsen und Lymphknoten etc. erklärt – sofern auch die Allgemeinsymptome übereinstimmen. Die geringste Exposition gegenüber **feuchtem oder kaltem Wetter** lässt eine latente oder chronische Angina [GS] wieder aufflammen. Es handelt sich dabei nicht um eine bloße Halsentzündung, um eine entzündliche Anschwellung der Rachenschleimhaut mit entsprechenden Schluckbeschwerden, sondern um eine direkte Entzündung des Tonsillenparenchyms mit Bildung von Eiter [CK270]. Die Lymphknoten am Hals [GS], unter dem Kiefer [CK225] und hinter den Ohren [GS] finden Sie in diesen Fällen vergrößert vor. Baryta ist eines jener Mittel, die in der Lage sind, die ständige Wiederkehr solcher Zustände zu verhüten, indem es die konstitutionelle Disposition des Patienten verändert. Es ist von daher eher ein Heilmittel für die chronischen Folgen der rezidivierenden Anginen als für die akuten Beschwerden selbst. Die lokalen Halssymptome sind vor allem diese: Die rechte Mandel ist stärker betroffen [neigt eher zur Eiterung [GS]] als die linke, wie wir es auch bei **Belladonna** sehen; die Halsschmerzen verschlimmern sich beim Schlucken, besonders aber beim Leerschlucken [CK264]. Bei der äußerlichen Behandlung von Mandelentzündungen empfehle ich dasselbe wie bei der Diphtherie, nämlich Gurgeln mit Alkohol und Wasser. Dieses Verfahren scheint die Schleimansammlung im Hals zu beseitigen.

Folgende Arzneien sollten Sie bei **chronisch vergrößerten Tonsillen** mit Baryta vergleichen:

- **Calcarea carbonica** – bei Mandelgeschwulst von eher adipösen, bleichsüchtigen Kindern.
- **Calcarea phosphorica** – in chronischen Fällen mit Knochenwachstumsstörungen.
- **Ignatia** – Tonsillen entzündlich geschwollen, von kleinen, flachen Eitergeschwüren besetzt [SK508]; stechende Halsschmerzen, die bei fortgesetztem Schlingen vergehen und beim Nichtschlingen wiederkommen [RA159f].
- **Hepar sulfuris** – Tonsillen geschwollen, verbunden mit Schwerhörigkeit [GS]; beim Schlucken Stechen im Hals wie von einer Gräte [GS] oder einem Splitter [CK187].
- **Lycopodium** – Tonsillen geschwollen [< rechts], übersät mit kleinen, indurierten [schankerähnlichen [CK471]] Geschwüren.
- **Calcarea jodata** ist Baryta in manchen Fällen von Drüsenvergrößerung ähnlich, namentlich bei geschwollenen Mandeln, die mit kleinen Krypten oder Taschen durchsetzt sind.
- **Conium** passt bei Vergrößerung der Mandeln ohne die geringste Eiterungstendenz.

Chronische Rhinopharyngitis

Baryta muss auch bei Kindern erwogen werden, die neben dieser Tonsillitis an chronischer Rhinopharyngitis leiden. Borken bilden sich in den Choanen und hinter der Uvulabasis. [GS] Oberlippe [CK212] und Nase [CK179] sind geschwollen, wie bei **Calcarea**; doch sind die beiden Mittel anhand ihrer psychischen Symptome gut zu unterscheiden.

Chronischer Husten

Chronischer Husten muss ebenfalls an Baryta denken lassen, wenn er bei skrofulösen Kindern mit geschwollenen Drüsen und vergrößerten Mandeln auftritt. [GS] Jede Einwirkung von Kälte oder Feuchtigkeit löst zudem Kopfschmerzen, Rückenschmerzen und Durchfall aus. In dieser Hinsicht gleicht Baryta **Dulcamara**.

63

Otitis media

Die Ohren können an dem katarrhalischen Prozess beteiligt sein, und dann kann es z. B. beim Schlucken oder Niesen in den Ohren knistern [CK167] oder knacken [CK165], oder es kommt beim Schnauben der Nase zu Widerhall in den Ohren [CK175], etc. Der verstorbene Dr. MacClatchey setzte Baryta erfolgreich bei **nach Scharlach** aufgetretenem Mittelohrkatarrh ein.

63

Augen

Baryta ist mitunter bei **skrofulöser Augenentzündung** indiziert [„namentlich wo Phlyctänen und Ulcera der Cornea sich gebildet hatten" [AZ37,359]]; Besserung der Schmerzen dabei „durch Blinzeln oder Abwärtssehen" [CK114]. Die sonstigen Symptome gleichen denen von **Calcarea carbonica.**

Bei **schwachsichtigen** [HV10,95] alten Menschen ist Baryta manchmal eine Hilfe. Auf das Mittel hinweisende Symptome können sein: „Erträgt es nicht, auch nur etwas längere Zeit auf einen Punkt zu sehen." [GS;CK114] „Funken vor den Augen, im Dunkeln." [CK146]

Asthma bronchiale

Das Mittel ist oft bei alten Leuten von Nutzen, die unter Bronchialasthma [SK138] leiden, mit Verschlimmerung im Liegen und Zwang zu häufigem Aufsetzen [HV10,98]. Baryta hat einen lähmenden Einfluss sowohl auf die willkürlichen wie auf die unwillkürlichen Muskeln, und so wird bei alten Leuten auch der Brustkorb sehr geschwächt. Dann ziehen sie sich einen eigentlich harmlosen Schnupfen zu, und plötzlich wachen sie mitten in der Nacht auf und bekommen nicht mehr genügend Luft, werden ganz blau im Gesicht, etc. Hier ist oft Baryta carbonica am Platz, und es ist eines jener Mittel, die nach vergeblichem Gebrauch von **Antimonium tartaricum** hilfreich sein können.[SK138] Der Patient klagt dabei manchmal über ein Gefühl, als wären die Lungen voller Rauch oder als hätte er den Geruch von Kiefernholzrauch in der Nase.[HC1,57] [„In der Kehle, Gefühl, als wenn er lauter Rauch einathmete." [CK492]] Baryta carbonica sollte nicht bei katarrhalischem oder emphysematösem Asthma gegeben werden, sondern nur bei rein **nervösem Asthma senile** [GS], wenn die Verschlimmerung vor allem in **warmer Luft** und bei **feuchtem Wetter** auftritt [HV10,98]. Die Modalitäten ähneln hier jenen von **Aurum** sehr.[GS]

Kopfschmerzen

Kopfschmerzen bei alten Leuten [die kindisch geworden sind [GS]] können oft mittels Baryta gebessert werden. Verschlimmerung der Schmerzen vor allem beim Erwachen aus dem Schlaf [CK52], nach Mahlzeiten [CK62] sowie in der **Ofenwärme** [CK73]. Häufig ist der Patient dabei benommen – wie betäubt [GS], dumm [CK32] oder düster [CK34] im Kopf.

Lipome

Baryta kann ferner bei Lipomen oder Fettgeschwülsten [SK131;GS] angezeigt sein, die sich gelegentlich hier und da entwickeln. Es wäre natürlich leicht, diese operativ zu entfernen; doch allemal besser ist es, sie arzneilich zu kurieren – wenn man dazu in der Lage ist.

Mesenteriallymphknotentuberkulose

Bei Tabes mesenterica [ST2,132] ist Baryta indiziert, wenn neben den bisher genannten Symptomen auch folgende Beschwerden vorhanden sind: Gefühl, als ob die Speisen beim Schlingen über eine wunde Stelle im Hals gedrängt würden.[HV10,97] Das Kind hat nach dem Essen stets Magenschmerzen.[CK] Beim Stuhlgang geht manchmal Unverdautes ab. Der Unterleib ist dabei schmerzhaft aufgetrieben, die mesenterialen Lymphknoten sind tastbar vergrößert.[ST2,132] Darüber hinaus besteht **stinkender Fußschweiß** [CK], wie bei **Silicea**.

Es gibt noch einige andere Mittel, die mit Baryta bei dieser Krankheitsform verglichen werden können.

Jodum Jodum etwa gleicht **Baryta** darin, dass das Leiden einen ähnlich torpiden Charakter [HY4,224] zeigt. Die beiden Mittel unterscheiden sich aber z. B. im Teint des Patienten. Der Jodum-Patient hat eine dunkle [braune [CK131]] Gesichtsfarbe, dunkle Haare und schwarze Augen [AZ74,78], während die übrige Haut eher bleich [CK128] ist. Und dann fällt natürlich der **ungewöhnliche Hunger** [CK197] des Patienten auf. Wenn Sie das Kind genau beobachten, werden Sie bemerken, dass es so lange ängstlich [CK205] und quengelig ist, bis es etwas zu essen bekommt; dann geht es ihm für kurze Zeit besser [GS]. Doch trotz der großen Mengen an Nahrung nimmt es immer mehr an Gewicht ab.[GS] Schließlich tritt ein Gemütssymptom hervor, das fast immer vorhanden ist, wenn Jodum bei Tabes mesenterica angezeigt ist, nämlich eine **unerträgliche Verdrießlichkeit** [CK27] und Reizbarkeit [CK28] [„schreit vor Wut, wenn man es nur ansieht, anspricht oder anfasst" [GS]], welche noch ausgeprägter ist als die von **Antimonium crudum**.

Calcarea phosphorica Der phosphorsaure Kalk passt bei abgezehrten Kindern, die in ihrer geistigen Entwicklung zurückgeblieben sind [AZ91,22] und trotz fortgeschrittenen Alters immer noch nicht laufen können [GS]; sie haben ein ängstliches, unruhiges Wesen. Das **Knochenwachstum** ist **gestört** [besonders in den Symphysen und Suturen [AZ91,30]], die Knochensubstanz dünn und brüchig [AZ91,22].

Silicea Das Silicea-Kind leidet, wie das **Baryta**-Kind, besonders unter feuchtem Wetter, neigt ebenfalls zu übelriechenden Schweißen wie auch zu allgemeiner Abmagerung – mit der Ausnahme des Bauches. Der wesentliche Unterschied zwischen den beiden Mitteln zeigt sich in der Gemütsverfassung: Das Silicea-Kind ist, anders als **Baryta**, überaus **eigensinnig und stur** [CK26]. Darüber hinaus ist sein Kopf, verglichen mit dem übrigen Körper, unverhältnismäßig groß.[SK542]

Fußschweiß

Bei **übelriechendem** Fußschweiß vergleiche man Baryta vor allem mit **Silicea**, **Thuja**, **Nitricum acidum**, **Kalium carbonicum**, **Graphites** und **Carbo vegetabilis** [7].

Lacticum acidum hat ebenfalls starkes Schwitzen der Füße, allerdings ist der Schweiß nicht übelriechend.[EN309] [8]

Strontium carbonicum

Strontium carbonicum hat eine Reihe von Symptomen, die bedeutsam sind. Seine Wirkung auf den Blutkreislauf ist ausgeprägter als jene des mit ihm verwandten **Baryta carbonica**. Charakteristisch für das Mittel sind häufiges Aufsteigen brennender Hitze ins Gesicht [R3,80] sowie „starkes Klopfen der Arterien und des Herzens" [R3,391]. Es ist möglicherweise bei drohendem Schlaganfall von Nutzen, wenn der Patient schon beim Gehen heftige **Kopfkongestion mit starker Röte und Hitze des Gesichts** erleidet.[R3,46] Jede kleine Anstrengung vermehrt den Andrang des Blutes zum Kopf. Bei manchen Patienten besteht zugleich eine Art Erethismus in der **Brust** [GS]: „krampfhaftes Ziehen und Raffen in der Brust" [R3,216]; „stumpfes, absetzendes Drücken in der Herzgegend" [R3,215], das den Kranken nicht zur Ruhe kommen lässt [GS]; Gefühl einer drückenden Last auf dem Brustbein [R3,214]; Engbrüstigkeit [R3,210] und Wundheitsschmerz vorn in der Brust [R3,221]. Dies sind kongestive Symptome des Herzens, der Lunge und des Kopfes, die auf Strontium carbonicum als Heilmittel hindeuten, und sie können beispielsweise in der Zeit des **Klimakteriums** auftreten, bei welchem Hitzewallungen bekanntlich an der Tagesordnung sind. Eine besondere Modalität, die die Kopfschmerzen und sonstigen Kopfsymptome von Strontium [Spannen [R3,26ff; TM7]] von denen der meisten anderen Mitteln unterscheidet, ist, dass die Beschwerden durch warmes Einhüllen des Kopfes [GS] [und besonders durch Sonnenhitze [TM7]] gelindert werden, ähnlich wie wir es auch bei **Silicea** und **Magnesia muriatica** [9] finden. Diese Patienten vertragen nicht die geringste Zugluft, und deshalb hüllen sie den Kopf

---

[7] *Carbo vegetabilis* hat zwar starken Fußschweiß (*CK* 1018), doch ist dieser – laut *GS* – *wundmachend,* nicht aber übelriechend.

[8] Im Kent-Repertorium wird hier statt *Lac-ac.* irrtümlich „Lact." aufgeführt.

[9] Bezüglich dieser Modalität vgl. die entsprechende Fußnote in der Vorlesung über *Magnesia muriatica* (Nr. 62).

63

trotz der Kongestionsneigung gut ein, auch wenn dies bedeutet, dass sie dann dort schwitzen müssen. Strontium und **Silicea** gleichen sich darin, dass die kongestiven **Kopfbeschwerden durch warmes Einhüllen gebessert** werden; allerdings scheint die Kongestion bei **Silicea** aus der Wirbelsäule hochzusteigen und dann in den Kopf zu gehen – das ist für Strontium nicht typisch.

Eine andere Wirkung von Strontium, für die es allerdings nicht oft gebraucht wird, ist **Diarrhö** mit Verschlimmerung **in der Nacht.** Die Durchfälle sind von seltsam drängendem Charakter: Der Patient hat kaum die Toilette verlassen, da muss er schon wieder eilig zurück! Der Zustand bessert sich erst am frühen Morgen, etwa ab 3 oder 4 Uhr.[GS]

Strontium zeichnet sich darüber hinaus durch eine starke Wirkung auf die Knochen aus. Eine besondere Affinität scheint es dabei zu den **Oberschenkelknochen** zu haben[R3,294ff], wo es **Geschwulst** und **Karies** verursacht, vor allem bei skrofulösen Kindern.[GS] Dieses Leiden ist oft mit der eben beschriebenen Diarrhö verbunden.

Strontium erzeugt zudem einen **Hautausschlag,** der sehr an den bei Sykosis erinnert. So ist das Mittel erfolgreich bei einem sykotischen Ausschlag im Gesicht und anderen Teilen des Körpers gegeben worden, der durch **brennendes Jucken**[R3,365] und **Nässen** gekennzeichnet war.[GS]

Eine weitere Besonderheit des Mittels – und die letzte, die ich hier erwähnen möchte – ist sein Nutzen bei chronischen **Folgen von Gelenkverstauchungen,** namentlich solchen des Sprunggelenks, wenn **Arnica** und **Ruta** zuvor nicht ausreichend geholfen haben.[GS] Durch die langanhaltende Behinderung der Durchblutung hat sich eine **ödematöse Geschwulst des Fußes**[R3,320] entwickelt.

Lithium carbonicum

Lithium carbonicum hat keinen sonderlich weiten Wirkungskreis, und es schwächt auch die Lebenskraft nicht allzu sehr. Körperliche Schwäche und Abgeschlagenheit[HV14,92] kommen in den Prüfungen zwar vor, doch nur im Zusammenhang mit Gelenkaffektionen oder gewissermaßen als Folge davon. Ein besonderer Nutzen des Mittels offenbart sich bei Gelenkbeschwerden, namentlich bei Rheumatismus und vor allem bei manchen Erscheinungsformen der **Gicht.**[HV14,90f] Von den inneren Organen, die von Lithium angegriffen werden, sind die wichtigsten – in der Reihenfolge ihrer „Betroffenheit" – das Herz, der Magen, die Nieren und die Blase. Auch die Schleimhäute werden in Mitleidenschaft gezogen; sie sind zunächst übermäßig trocken, und diese Trockenheit wird später von dicker Schleimabsonderung gefolgt. Die Haut entgeht ebenfalls nicht der Wirkung der Arznei; es erscheinen lästig juckende, zum Kratzen reizende Erytheme, hauptsächlich im Bereich von Gelenken[(HV14,93)] und oft in Verbindung mit rheumatischen Beschwerden. Größte Rauheit der Haut[GS] ist eine weitere mögliche Wirkung von Lithium, desgleichen ein Ausschlag im Gesicht, der an einen Herpes circinatus oder eine Bartflechte erinnert[GS].

Kopfschmerzen

Beschäftigen wir uns nun, vor dem Hintergrund dieser allgemeinen Wirkung, mit wichtigen Lokalsymptomen der Arznei: Schmerzhafte Eingenommenheit auf beiden Seiten des Kopfes.[HV14,60] „Beim Erwachen früh ein heftiges Kopfweh im Scheitel und Schläfe. … Konnte die Augen kaum offen halten, sie schmerzten wie wund …"[HV14,64f] Diese Kopf- und Augenschmerzen traten auf, nachdem [unter Lithium carb. C30] die Regelblutung zu früh und plötzlich aufgehört hatte.[HV14,64] „Schmerz in der linken Schläfe, der sich bis in die Augenhöhle erstreckte", während des Essens vergehend, aber 15 Minuten nach dem Essen wiederkehrend.[HV14,72]

Sehstörungen

Eine höchst charakteristische Sehstörung von Lithium carbonicum ist die **vertikale Hemianopsie:** „Gänzliches Verschwinden der rechten Hälfte dessen, worauf sie sah" [bei beiden Augen gleichermaßen].[HV14,79]

In Übereinstimmung mit seiner Wirkung auf die Schleimhäute finden wir eine durch **konjunktivale Reizung** bedingte Schwachsichtigkeit, ganz ähnlich wie bei **Alumina**. Die Bindehäute der Lider und

Augäpfel fühlen sich trocken und angegriffen an, als wäre Sand darin, und die Augen schmerzen besonders bei und nach dem Lesen.[HV14,80]

Atemwege

Auch die Nase wird bei der Lithium-Prüfung affiziert, sie schwillt an und ist leicht gerötet[HV14,66]; manchmal ist sie inwendig trocken und wie entzündet[HV14,67], während sie im Freien schnell zu tröpfeln beginnt[HV14,61]. Oder der Patient „muss Abends viel schnauben, es hängt ihm hinten in den Choanen mehr Schleim.“[HV14,81] Die Schleimhäute der Atemwege sind oft so empfindlich, dass die **eingeatmete Luft** bis in die Lunge hinein als **unangenehm kalt** empfunden wird.[HV14,87]

Der Patient neigt zu heftigem, trockenem Husten im Liegen, der zum Aufsitzen nötigt und dessen Reiz sich „auf einem kleinen Fleckchen hinten und unten im Halse“[10] befindet.[HV14,64]

Gastrische Beschwerden

Es gibt eine Art von Magenschmerz, die Lithium zu heilen vermag, und zwar eine „nagende Empfindung im Magen“ vor den Mahlzeiten, besonders vor dem Mittagessen, begleitet von dem schon erwähnten Schmerz in der linken Schläfe und Augenhöhle. Auch dieser Magenschmerz bessert sich während des Essens, um kurz danach aber wiederzukehren.[HV14,72]

Eine charakteristische Wirkung auf den Darm ist die Auslösung von Durchfall nach dem Genuss von Kakao oder Schokolade [oder auch Früchten].[HV14,84]

Blasenreizung

Lithium verursacht ferner eine Blasenhalsreizung[HV14,85], welche bekanntlich oft auch eine Beschwerde von Rheumatikern ist. Der Harn ist trübe und er bildet einen flockigen Satz.[HV14,86] „Flüchtige, empfindliche Schmerzen in der untern Blasengegend, etwas nach rechts“[HV14,63], erstrecken sich bis in den Harnleiter [Harnröhre[GS]], den Samenstrang und den Hoden[HV14,67]; danach ein **„trüber Harn**[11] mit mehr schleimigem Satze“[HV14,86].

Menstruation

Bei den Frauen tritt die Menstruation unter Lithium carbonicum oft um einige Tage verspätet und spärlicher ein.[HV14,74] Eine Prüferin bemerkte, dass alle Beschwerden mehr oder heftiger auf der linken Seite auftraten, wenn sie die Arznei vor der Regel einnahm, mehr auf der rechten Seite hingegen bei Einnahme nach der Regel.[HV14,87+74] [12]

Chronischer Rheumatismus mit Klappenaffektionen

Lassen Sie uns nun die rheumatischen Beschwerden von Lithium carbonicum betrachten, einschließlich jener des Herzens. Es ist mir in mehreren Fällen von chronischem Rheumatismus gelungen, den Patienten mit dieser Arznei Linderung zu verschaffen. Die kardialen Symptome, die dabei auf das Mittel hindeuten, sind vor allem diese: „Rheumatischer **Wundheitsschmerz in der Herzgegend.**“[HV14,88] **Ablagerungen auf den Herzklappen** (in vielen Fällen). Gemütsbewegungen [besonders solche kränkender Art] lassen das Herz zittern oder flattern[HV14,88] – wie bei **Natrium muriaticum**, **Sepia** und **Calcarea carbonica**. Heftiger Herzschmerz beim Bücken[GS] oder Vornüberbeugen[13]. Manchmal ein **plötzlicher Ruck**[HV14,68] oder **Schlag**[EN98] **im**

[10] Farrington schreibt nur „a certain spot in the throat". Im Kent-Repertorium wird die Ortsangabe Herings (des *Lithium*-Prüfers) als „Larynx" aufgefasst; bei Kent ist *Lithium* eines von 14 Mitteln in der Rubrik „Cough, dry, irritation in larynx".

[11] Nicht „roter Harn", wie Farrington schreibt.

[12] Farrington schreibt ungenau: „The provers found that all the symptoms accompanying the irregularity in menstruation were on the left side."

[13] „Bending forward" heißt es bei Farrington und auch im Kent-Repertorium, doch der eigentliche Wortlaut in der Prüfung ist: „Als sie des Morgens nach dem Aufstehen sich vorwärts über das Bette legte, ein sehr heftiger Schmerz in der Herzgegend." (*HV* 14,88+72)

Herzen – ganz offensichtlich Zeichen der großen Erregbarkeit des Herzmuskels. „Drücken am Herzen, was erst nach Harnlassen vergeht.“ HV14,62

Zu den rheumatischen Beschwerden an Gliedern und Gelenken gehören: Schmerzhafte Empfindlichkeit mit Schwellung und manchmal Röte der distalen Fingergelenke.GS Schwerfälliges, unbeholfenes Gehen GS durch Steifigkeit der Muskeln (HV14,92). Bisweilen heftiges Jucken an den Seiten der Hände und Füße, ohne erkennbaren Grund [< nachts, > sehr heißes Wasser].GS Die **Gelenkschmerzen** befallen hauptsächlich die **Finger-, Knie- und Fußgelenke.** „Ueber und über wie zerschlagen, steif und wehthuend in allen Knochen, Gelenken und Muskeln.“ HV14,92 Schmerzen wandern die Gliedmaßen hinab.(HV14,95) Der ganze Körper nimmt an Gewicht zu und wird aufgedunsen.GS Diese Anschwellung ist nicht auf eine Zunahme normalen Körperfetts zurückzuführen, sondern auf eine Wassereinlagerung im erschlafften Gewebe, wie sie allen Alkalisalzen eigen ist.

Vergleichsmittel

- **Gettysburg aqua**, das Lithiumkarbonat enthält,[14] ist sehr wirksam bei skrofulösen Kindern, wenn Abszessbildung und Geschwürigkeit an Gelenken vorkommen, wie wir es bei Wirbel- und Hüftgelenktuberkulose sehen, zumal wenn die Eiterabsonderung aus diesen Geschwüren wundmachend DI und übelriechend ist und zudem Diarrhö [15] besteht.
- Dieser Charakter des Nasenkatarrhs von Lithium, bei dem die **eingeatmete Luft** als **kalt** empfunden wird, findet sich auch bei **Kalium bichromicum**, **Aesculus**, **Cistus**, **Hydrastis** und **Corallium rubrum**.
- **Retronasalen Katarrh** (Rhinopharyngitis) haben neben Lithium z. B. auch **Kalium bichromicum**, **Baryta carbonica**, **Sepia** und **Teucrium**, doch ist der in den Choanen sezernierte Schleim bei diesen Mitteln dick und zäh und bildet harte Borken.
- Bei **Ablagerungen auf den Herzklappen** ist Lithium carbonicum zu vergleichen mit **Ledum**, **Kalmia** und **Benzoicum acidum**; auf letzteres Mittel weist vor allem der intensive, beißende Geruch des Urins hin.
- **Zincum**, **Conium** und **Aurum** haben wie Lithium ebenfalls plötzliche Rucke, Stöße oder **Schläge in der Herzgegend.**
- Bei Rheumatismus und Gicht können Sie **Kalmia** und **Calcarea carbonica** zum Vergleich heranziehen, die Lithium besonders bei **Rheumatismus der Fingergelenke** ähneln.
- Bei **Gichtknoten** in und an den Gelenken vergleichen Sie bitte **Calcarea**, **Natrium muriaticum**, **Benzoicum acidum**, **Lycopodium** und **Ammonium phosphoricum**.

[14] Zu dieser Aussage siehe die entsprechende Fußnote in der Vorlesung über *Staphisagria* (Nr. 33).

[15] In den Quellen (vor allem T. F. Allen, *Encyclopedia*) nicht nachzuweisen.

KAPITEL

64 Vorlesung: Die Ammoniumpräparate

Die Ammoniumsalze

Auf dem Programm stehen heute einige für uns bedeutsame Ammoniumsalze:

- das Flüchtige Laugensalz (Hirschhornsalz) oder **Ammonium carbonicum**
- der Salmiakgeist (Ammoniakwasser) oder **Ammonium causticum**
- der Salmiak oder **Ammonium muriaticum**
- und das Phosphat des Ammoniums oder **Ammonium phosphoricum**

Die Ammoniumsalze (➤ Tab. 64.1) eignen sich, insgesamt gesehen, am besten für eher adipöse, aufgeschwemmte Individuen. Besonders **Ammonium carbonicum** passt für **dicke, schlaffe Menschen mit Hang zu Trägheit** und sitzender Lebensweise. **Nux-vomica**- und **Sulfur**-Patienten neigen zwar auch zu Beschwerden durch sitzende Lebensweise, sind aber andererseits nicht adipös und träge.

Auch **Ammonium muriaticum** eignet sich für Menschen mit Neigung zu Fettleibigkeit, Arbeitsunlust und Trägheit[CK], besonders aber dann, wenn das vermehrte **Fettgewebe auf den Rumpf beschränkt** bleibt und die Gliedmaßen vergleichsweise dünn erscheinen.[MA1,10] Dies ist ein wichtiges Unterscheidungskriterium zwischen dem Karbonat und dem Chlorid.

Tab. 64.1 Wirksphäre der Ammoniumsalze

Ammoniumsalze	
Ammoniumverbindungen	• *Ammonium carbonicum* • *Ammonium causticum* • *Ammonium muriaticum* • *Ammonium phosphoricum*
Wirksphäre	• Blut: Skorbut, Urämie, Zyanose, Herz • Schleimhäute: Nase, Rachen und Kehlkopf, Lunge • Haut: Erythem, Scharlach • Organe

Die Ammoniumsalze haben einen beträchtlichen Einfluss auf das **Blut.** So kann z. B. **Ammonium carbonicum** nach längerer Einnahme Symptome verursachen, die denen bei Skorbut[SK45] täuschend ähnlich sehen. Es kommt zu Blutungen aus dem Mund[(CK224)], der Nase[CK145] und dem Darm[CK377] – Hinweis auf eine beginnende Zersetzung des Blutes. Die Muskeln werden weich und schlaff[GS], und der ganze Körper magert sichtlich ab[SK45].

Darüber hinaus wirken alle Ammoniumsalze machtvoll auf die **Schleimhäute** ein, indem sie diese zu heftiger Entzündung veranlassen. Das Leiden beginnt mit einem Gefühl von Brennen und Rohheit, schreitet fort zu einer voll ausgebildeten Entzündung und endet schließlich mit Zerstörung des Epithels, welches sich Schicht um Schicht abschält und eine rohe, brennende, geschwürige Oberfläche zurücklässt. Von daher verwundert es nicht, dass die Ammoniumsalze bei Affektionen von Nase, Hals und Kehlkopf viele Lorbeeren geerntet haben, in begrenztem Maße auch bei Lungenerkrankungen.

Auch die **Haut** leidet unter dem Einfluss dieser Salze. Allein die lokale Anwendung führt bereits zu einem Erythem, gefolgt von Dermatitis mit leichter Schwellung des gereizten Hautbezirks. Bald darauf entwickelt sich ein Ausschlag, der sich bei den einzelnen Salzen etwas unterschiedlich gestaltet. In der Regel ist er zunächst papulös, dann vesikulär, und am Ende geht er in Ulzeration über.

Diese Krankheitszustände sind allen Ammoniumpräparaten gemein, über die wir Kenntnisse besitzen.

In der Therapie wird die Wirkung der Ammoniumsalze durch Kälte, durch **Veratrum viride**, **Digitalis** und **Aconitum** wie auch durch andere Herzberuhigungsmittel behindert.

Begünstigt wird sie durch Wärme, durch **Opium**, **Jodum**, **Valeriana**, **Asa foetida**, Alkohol etc.

Ammonium carbonicum

Blut

Ein Gesichtspunkt, unter dem wir Ammonium carbonicum betrachten müssen, ist der seiner Wirkung auf das Blut. Wie eingangs schon erwähnt, erzeugt das Mittel bei fortgesetztem Gebrauch einen **skorbutähnlichen Zustand.** Die Lebenskraft wird erheblich untergraben, bis hin zur „Kachexie mit Neigung des Blutes zur Auflösung und Zersetzung“ [SK45] und dem Erscheinen von dunklen, dünnflüssigen Hämorrhagien [GS]. Die Muskeln erschlaffen. Die Zähne lockern sich [CK]; das Zahnfleisch wird empfindlich [CK184] und schwillt entzündlich an [CK188]; Abszesse [CK190] und eiternde Geschwüre [CK210] bilden sich darin. Mit diesen skorbutähnlichen Symptomen entstehen zugleich hektische Fieberzustände.[GS]

Urämie, Zyanose

Kommen wir zu den Indikationen von Ammonium carbonicum bei Urämie. Die Symptome, die ich Ihnen in diesem Zusammenhang gleich nennen werde, sind sehr wichtig. Sie sind für Ammonium carbonicum nicht nur bei Urämie charakteristisch, sondern auch bei jeder anderen Krankheit, bei der das Mittel angezeigt ist. Wir können sie bei mit Blutzersetzung einhergehendem Scharlach antreffen, aber auch bei diversen Herzerkrankungen. Nun aber zu den Symptomen:

Sie werden Ammonium carbonicum indiziert finden bei **Schläfrigkeit** [CK707] mit großblasigen Rasselgeräuschen in den Lungen [GS], Flockenlesen, bräunlicher Verfärbung der Zunge sowie **bläulichen** [GS] oder purpurnen **Lippen** mangels Sauerstoff im Blut. Sie erkennen, dass es bei diesen Symptomen durch ein Übermaß an Kohlensäure zu einer Art Blutvergiftung gekommen ist. Dies kann bei einer Urämie der Fall sein, bei einem heftigen Katarrh der unteren Atemwege oder bei jeder anderen Erkrankung, die mit ungenügend oxygeniertem Blut verbunden ist.

Die Ammonium carbonicum hier am nächsten stehenden Mittel sind **Antimonium tartaricum**, **Carbo vegetabilis** und **Arsenicum**.

Ein ähnlicher Zustand herrscht bei **Arnica** vor, und zwar bei Typhuserkrankungen, wenn die Patienten schläfrig und schwerfällig sind und über der Beantwortung von Fragen einschlafen.

Wenn die eben aufgezählten Symptome vorliegen, kommt Ammonium carbonicum auch bei **Lungenemphysem** und **Lungenödem** in die engere Wahl [s. u.].[GS]

Des Weiteren ist das Mittel bei **Vergiftung durch Kohlendämpfe** [CO_2 + CO] in Betracht zu ziehen; manchmal ist in solchen Fällen aber auch **Arnica** hilfreich, in anderen **Bovista**.

Meningitis

Eine Nutzanwendung von Ammonium carbonicum, die sich nicht ohne Weiteres aufdrängt, ist die bei beginnender Meningitis cerebrospinalis. Es kommt vor, dass der Patient am Anfang dieses Leidens von der gewaltsamen Einwirkung des Krankheitserregers so überwältigt wird, dass er in einen halb bewusstlosen [GS], **reaktionslosen Zustand** gerät. Der Körper ist kalt und zyanotisch, der Puls kaum noch tastbar.[GS] In ebensolchen Fällen sollten Sie Ammonium carbonicum verabreichen, um die Reaktionsfähigkeit des Organismus wiederherzustellen. Anschließend können Sie unter Umständen ein spezifischeres Mittel wählen, das dann die endgültige Heilung einleitet.

Herzdilatation

Erwähnenswert ist auch die Wirkung von Ammonium carbonicum auf das Herz. Das Mittel hat sich gelegentlich bei Herzdilatation als nützlich erwiesen. Der Patient wird beim Steigen schnell kurzatmig etwa beim Treppensteigen [CK493] oder Bergaufgehen [CK484]; auch beim Aufenthalt in einem geheizten Zimmer leidet er schreckliche Atemnot [CK491]; Schwere auf der Brust mit viel Husten und blutigem Schleimauswurf [CK484]. „Oefteres Herzklopfen, mit Einziehen des Oberbauches und Schwäche-Gefühl in der Herzgrube.“ [CK517] Häufig gehen all diese Beschwerden mit Zeichen von Zyanose einher.

Pneumonie, chronische Bronchitis

Ammonium carbonicum kommt bei Lungenentzündung in Betracht, wenn neben großer Schwäche Symptome vorhanden sind, die auf eine **Herzthrombose** hindeuten.[GS]

Chronische Bronchitis mit **Tonusmangel der Bronchien,** wodurch die Ausbildung eines Lungenemphysems[GS] begünstigt wird, ist eine weitere mögliche Indikation für unser Mittel. In den Lungen sammelt sich viel Schleim an, die Bronchien sind erweitert, und es finden sich zudem Zeichen eines Lungenödems[GS]. Der Patient ist in diesen Fällen schwach und träge in seinen Bewegungen; er hustet ständig, bringt aber nichts oder nur unter größter Anstrengung ein wenig heraus. Schläfrigkeit kann vorhanden sein, vielleicht auch etwas Delirium mit Gemurmel.

Scharlach

Auch bei Scharlach ist Ammonium carbonicum bisweilen hilfreich, selbst bei der bösartigen Form dieser Krankheit.[GS] Das Mittel erzeugt ein scharlachähnliches Exanthem[CK657], das aber von **miliarem,** frieselartigem Charakter ist[3K46]. Der Hals ist innerlich und äußerlich geschwollen, mit Vergrößerung der zervikalen Lymphknoten und bläulicher[GS] oder **dunkelroter**[GS] **Geschwulst der Tonsillen**[CK243]. Die äußerlich sichtbare Schwellung des Halses hat ihre Ursache nicht nur in den vergrößerten Halslymphknoten, sondern auch in einer Entzündung des Unterhautzellgewebes. Die Nase ist oft verstopft, besonders nachts, sodass das Kind nur mit Mühe, bei weit geöffnetem Mund, atmen kann[CK443f] und deswegen nicht selten angstvoll erwacht, weil es meint, ersticken zu müssen[CK444]. Aus seiner Schläfrigkeit heraus versinkt es tagsüber immer wieder in einen wie betäubten Schlaf. Die Ohrspeicheldrüsen sind oft geschwollen und hart anzufühlen, rechts mehr als links.[CK120;GS]

Lassen Sie uns nun bezüglich des Scharlachs einige konkordante Arzneien von Ammonium carbonicum betrachten.

Belladonna Nehmen wir zunächst Belladonna. Die Ähnlichkeit zwischen diesen Mitteln ist nur oberflächlich: Beide haben Halsbeschwerden vermehrt auf der rechten Seite, beide ein hellrotes, scharlachähnliches Exanthem, beide große Schläfrigkeit. Die Unterschiede aber bestehen darin: Der Ausschlag ist bei **Ammonium carbonicum** miliaren Charakters, nicht glatt wie bei Belladonna. Der Rachen zeigt bei Ersterem ein dunkles, bei Letzterem ein helles, **leuchtendes Rot.** Die Schläfrigkeit ist bei **Ammonium carbonicum** intensiver und durchgehend vorhanden, bei Belladonna wird sie unterbrochen von wilden Erregungsphasen, von ruhelosen Delirien, von Hochfahren aus dem Schlaf oder von Aufschreien im Schlaf. Bei **Ammonium carbonicum** ist der Kranke in einem Zustand bloßer Somnolenz – das Hochschrecken rührt nicht von einer Reizung des Gehirns her, sondern von der behinderten Nasenatmung des Kindes.

Apis mellifica Die Ähnlichkeit zwischen **Ammonium carbonicum** und Apis besteht vor allem darin, dass beide Arzneien ein miliares Exanthem haben und beide durch eine adynamische, maligne Form des Scharlachfiebers gekennzeichnet sind. Apis hat aber mehr und ausgeprägtere Zeichen von Wassersucht. Wann immer es das passende Mittel ist, finden Sie den Rachen und besonders das **Zäpfchen ödematös** geschwollen. Außerdem finden Sie bei Apis Entzündung oder Reizung der Hirnhäute, welche sich durch **gellendes Aufschreien** bemerkbar macht. Es ist kein bloßes Auffahren, als hätte sich das Kind erschreckt, sondern ein plötzlich und unvermittelt auftretendes Kreischen. Oft rollt das Kleine darüber hinaus den Kopf unablässig im Kissen hin und herr.

Lachesis Lachesis steht bei aller Ähnlichkeit der Scharlachsymptome in einem feindlichen Verhältnis zu **Ammonium carbonicum**. Es ähnelt diesem hinsichtlich der lividen Hautfärbung, der Somnolenz, der Anschwellung des äußeren Halses und der dunkelroten oder bläulichen Verfärbung des Rachens. Doch Lachesis hat, im Gegensatz zu **Ammonium carbonicum**, so gut wie immer eine extrem empfindliche Körperoberfläche, sodass der Patient es nicht ertragen kann, wenn etwas seinen Hals berührt. Außerdem befällt Lachesis mehr die **linke Seite** und **Ammonium carbonicum** mehr die rechte. Die Empfindlichkeit des Halses entspricht nicht dem Wundheitsgefühl, wie wir es bei anderen Mitteln finden, etwa bei **Apis**; vielmehr hat sie ihre Ursache in einer **Hyperästhesie** der spinalen Nerven, die sich in dem affizierten Körperteil verzweigen. Fester Druck auf diesen Bereich verschlimmert bei Lachesis nicht, wohl aber **leichte Berührung.**

Rhus toxicodendron Rhus gleicht **Ammonium carbonicum** darin, dass beide Mittel eine dunkle Röte des Rachens sowie große Schläfrigkeit haben. Doch ist es bei Rhus vornehmlich die linke Parotis, die entzündlich geschwollen ist, bei **Ammonium carbonicum** eher die rechte. Und natürlich zeichnet sich Rhus durch eine größere Unruhe aus.

Schnupfen, Erkältung

Kommen wir als Nächstes zur Wirkung von Ammonium carbonicum auf die Schleimhäute. Das Mittel ist gelegentlich bei Nasenkatarrh nützlich, der überwiegend **nachts** die **Nase verstopft** und den Patienten aufwachen und nach Luft schnappen lässt.[CK444] Auch viel trockener **Husten** in der Nacht, besonders heftig gegen **3 oder 4 Uhr**[CK466], ausgelöst durch einen Kitzelreiz im Kehlkopf[CK478f], mit Heiserkeit[CK] und schmerzhafter Engbrüstigkeit, später gefolgt von mühsamem Ausräuspern wenigen Schleims[CK478]. (Bei dieser nächtlichen 3-Uhr-Verschlimmerung von Ammonium carbonicum sollten Sie vor allem die Kalisalze zum Vergleich heranziehen.) Die Nasenlöcher sind oft wund und exkoriiert.

Bei Schnupfen von Kindern hat der Nasenschleim mitunter eine **bläuliche Farbe,** ähnlich wie bei **Ammonium muriaticum**[HC3,28], **Kalium bichromicum**, **Natrium arsenicosum**, **Arundo mauritanica** und **Ambra grisea**. Manchmal ist das Sekret wässrig und so scharf, dass es auf der Oberlippe brennt[CK452] und diese wund macht[GS]; **Brennen** auch „im Halse, die Speiseröhre hinunter"[CK249] oder in der **Luftröhre.** Gefühl, als würde etwas im Halse stecken, wodurch das Schlingen behindert wird.[CK244] „Mitten in der Nacht heftiger, trockner Husten"[CK467], sodass der Patient zu ersticken fürchtet. „Husten mit Auswurf von Schleim mit kleinen **Blut-Punkten.**"[CK483] „Häufiger Zufluß wässerigen Speichels im Munde; sie muss beständig spucken."[CK260] Pulsartiges Schlagen in der Brust.[(CK518)] Ammonium carbonicum eignet sich besonders für **Erkältungsneigung im Winter.**[GS]

Seinen nahen Verwandten, **Ammonium muriaticum**, das dem Karbonat bei diesen katarrhalischen Beschwerden sehr ähnlich ist, wollen wir gleich im Anschluss abhandeln. Differenzialdiagnostisch können wir hinsichtlich der Katarrhe Folgendes festhalten:

- Das *Karbonat* heilt Katarrhe, die vor allem im Winter auftreten; die Nasenverstopfung verschlimmert sich besonders nachts, reißt den Patienten aus dem Schlaf, lässt ihn nach Atem ringen; die schlimmste Zeit ist zwischen 3 und 4 Uhr. Letzteres gilt auch für den trockenen Reizhusten, die Heiserkeit und die durch Schleimansammlung erschwerte Respiration.
- Das *Chlorid* erzeugt „Schnupfen nur in einem Nasenloche"[CK213]; es gleicht Ammonium carbonicum andererseits in der nächtlichen Verstopfung beider Nasenlöcher[CK210], in der Wundheit derselben [„böse Nase"[CK208]], in der bläulichen Farbe des Sekrets[HC3,28], in dem scharfen, ätzenden Schnupfen[CK214], in dem heftigen Brennen im Hals, etc.

Bei diesem **Katarrh mit Nasenverstopfung,** wundmachender Nasensekretion und dem Symptom „Husten, bei dem die Brust **unterm Brustbeine wie roh und wund** weh thut"[CK472] gibt es ein paar Mittel, die Sie zum Vergleich heranziehen sollten.

Ammonium causticum Der Salmiakgeist ist eines unserer bedeutendsten Mittel bei **Stimmlosigkeit**[EN103] in Verbindung mit Wundheitsgefühl und brennender Hitze im Schlund[WI1,122].

Causticum, Carbo vegetabilis Beide Mittel sind Ammonium carbonicum bei diesem Wundheitsgefühl unter dem Brustbein sehr ähnlich.

Laurocerasus Der Kirschlorbeer hat mit Ammonium carbonicum u. a. jenen mit Blutpunkten vermischten Hustenauswurf[SK13] gemein.

Distorsionen

Ammonium carbonicum ist bei Verstauchungen oder Verrenkungen[CK] mit Erfolg eingesetzt worden, wenn das verletzte Gelenk rot, heiß, schmerzhaft und höchst berührungsempfindlich war.[GS] Es folgt hier gut auf **Arnica**.

Zu vergleichende Mittel sind bei Distorsionen außerdem **Sulfuricum acidum** und **Ammonium muriaticum**.

Tab. 64.2 Vergleichsmittel und Antidote von Ammonium carbonicum

Ammonium carbonicum	
Vergleichsmitte	• *Arnica, Antimonium tartaricum* • *Belladonna, Apis, Lachesis* • *Arsenicum, Aurum, Carbo vegetabilis, Curare* • *Conium, Senega, Kalium bichromicum, Calcarea*
Antidote	• *Camphora, Arnica*
Unverträglich	• *Lachesis*

Arzneimittelbeziehungen

Ammonium carbonicum und **Lachesis** stehen, wie sich gezeigt hat, trotz ihrer augenscheinlichen Ähnlichkeiten in einem feindlichen Verhältnis zueinander.

Es wird vor allem durch **Camphora** antidotiert, manche seiner Symptome auch durch **Arnica**.

Ammonium muriaticum

Konstitution

Wie anfangs schon gesagt, passt Ammonium muriaticum[1] besonders für träge Personen, die **am Rumpf sehr beleibt,** an den Extremitäten aber abgemagert sind.[MA1,10] Wie das Karbonat erzeugt auch das Chlorid heftige Entzündungen im Bereich der Schleimhäute. Auch der Blutkreislauf wird in Mitleidenschaft gezogen. Schon bei einer kurzen, angeregten Unterhaltung rötet sich das Gesicht, zumal in einem warmen Zimmer[CK385], wie Sie sich denken können. Das **Blut** scheint **immer in Wallung** zu sein[CK351], zeitweise mit heftigem Pochen in allen Arterien, dabei Ängstlichkeit[CK352] und lähmungsartige Schwäche[GS]. Auch das Nervensystem wird durch die Wirkung von Ammonium muriaticum angegriffen. Es besteht eine gewisse **Periodizität** mancher Symptome; so kommt es z. B. an **jedem siebten Tag** zu einem Fieberanfall, welcher mit Frost und Hitze anfängt und mit profusem Schweiß endigt.[MA1,10] Es gibt viele andere Symptome des Nervensystems, und besonders charakteristisch ist das folgende: „In der Hüfte der linken Seite, Schmerz, als wären die Flechsen zu kurz, so daß sie im Gehen hinken muß; im Sitzen dann nagender Schmerz im Knochen.“[CK305]

Ischias

Ischiasbeschwerden werden rasch durch Ammonium muriaticum geheilt, wenn die Symptome klar nach diesem Mittel verlangen. Die Schmerzen werden **schlimmer, wenn der Patient sitzt** [„Am Oberschenkel, vorn, reißender Schmerz im Sitzen“[CK309], etc.], sie werden zeitweise etwas gelindert beim Gehen und Bewegen[(CK306)], und im **Liegen verschwinden sie ganz.**[2]

Amputationsneuralgie

Ammonium muriaticum hat sich auch bei den neuralgischen Schmerzen hilfreich gezeigt, wie sie in den Stümpfen amputierter Gliedmaßen auftreten können. Vergleichsmittel sind hier **Allium cepa** und **Staphisagria**

Fersenschmerzen

Von Nutzen ist es ferner bei heftigem **Stechen, Reißen** oder **Geschwürschmerz**[3] in einer der Fersen, **schlimmer nachts im Bett**[AN4,358], **besser durch starkes Reiben**[AN4,357].

Andere Mittel, die die Fersen angreifen, sind:

- **Pulsatilla** (Periostitis[GS]).

[1] In einem kleinen Schema führt Farrington folgende Vergleichsmittel an:

- *Apis, Arnica, Natrium muriaticum*
- *Kalium bichromicum*
- *Sepia, Sulfur*

[2] Diese Modalitäten wurden von Dr. Dunham oftmals verifiziert; vgl. die Fußnote in T. F. Allens *Encyclopedia*, Bd. 1, S. 298.

[3] Farrington schreibt fälschlich „pain from ulceration“ statt *pain as from ulceration*.

- **Causticum** [Spannen [CK1244]; plötzliches Reißen, Kribbeln und Jucken [CK1265]; Taubheit beim Auftreten [CK1244], Pressblase [CK1244]; Geschwüre [CK1244]].
- **Ignatia** („Nächtliches Brennen in den Fersen, wenn er sie aneinander hält, während sie beim Befühlen kalt scheinen“ [UE]).
- **Sabina** ist besonders bei Fersenschmerzen [BE345ff] plethorischer Frauen geeignet, die von einer rheumatischen Entzündung [RP1019] herrühren sollen.
- **Manganum** verträgt keinerlei Gewicht auf den Fersen. Es ist ein ausgezeichnetes Heilmittel bei **Rheumatikern,** wenn die Fersen mit affiziert sind und der Patient diese nicht im Geringsten belasten kann. Darüber hinaus ist **Manganum** besonders dann angezeigt, wenn die rheumatischen Beschwerden mit dunklen, fast bläulichen Flecken auf der Haut einhergehen.
- **Antimonium crudum** ist hilfreich bei schmerzhafter Empfindlichkeit der Fersen, vermehrt beim Gehen auf hartem Grund.[CK379f+386] [„Entzündliche Röthe der Ferse.“ [UE]]
- **Ledum**, **Graphites** und **Natrium carbonicum** lassen außerdem Blasen an den Fersen entstehen.
- **Sepia** hat „Geschwürsbildung an der Ferse von einer sich ausdehnenden Blase.“ [GS]
- **Allium cepa** heilt durchs Schuhwerk wund geriebene Stellen an den Füßen, namentlich den Fersen.[AA572;GS]

Distorsionen

Ammonium muriaticum hat einigen Einfluss auf die Gelenke, indem es dort ein Gefühl des Zusammenziehens erzeugt [CK315]. Es ist eines jener Mittel, die bei **chronischen Folgen von Gelenkverstauchungen** erfolgreich angewandt worden sind [auch **Ammonium causticum** [MA1,12]]. Das Mittel greift vor allem die fibrösen Gewebe der Gelenkumgebung an, was sich z. B. darin äußern kann, dass der Patient beim Gehen ein Spannen und Ziehen in den Kniekehlensehnen verspürt, als ob diese zu kurz wären [CK314ff]; diese Schmerzen vergehen erst nach längerer und stärkerer Bewegung [CK315].

Leistenschmerzen bei Frauen

Auf die weiblichen Geschlechtsorgane wirkt Ammonium muriaticum intensiver ein als **Ammonium carbonicum**. Viele Symptome beziehen sich dabei auf die Unterbauch- und Leistengegend, was für einen Nutzen der Arznei bei uterinen und ovarialen Leiden spricht. Eine Patientin klagt zum Beispiel über einen spannenden [CK157f] oder „reißend dehnenden“ [CK159] Schmerz in der Leiste, der in seiner Heftigkeit manchmal einem „Verrenkungsschmerz“ [AN4,156] nahekommt. Die Schmerzen können auch stechend und schneidend [CK160] oder wie geschwürig [CK163] sein, doch am charakteristischsten von allen ist ein **Zerrungsschmerz in den Leisten,** der die Patientin zwingt, gekrümmt zu gehen [CK162]. Dies ist eine Indikation für Ammonium muriaticum bei der Behandlung von Uterusverlagerungen [GS] und auch von Eierstockerkrankungen. In fast all diesen Fällen finden Sie den eigentümlichen „*Muriaticum*-Stuhl“, der beim Durchgang durch den Anus gleich abbröckelt [GY3;AN4,172]. Eine weitere charakteristische Begleiterscheinung dieser Symptome ist ein braunschleimiger [CK204] [4] oder auch transparenter, eiweißartiger [CK203] **Vaginalfluor,** der sich besonders **nach jedem Harnen** einstellt [CK204].

Es gibt noch einige andere Mittel, die bei Frauen mit diesem Gefühl von Verrenkung oder Zerrung in der Leistengegend mit Ammonium muriaticum zu vergleichen sind, beispielsweise **Arnica**.

Apis hat ähnliche Beschwerden quer durchs ganze Hypogastrium, verbunden mit dem Gefühl, als wäre die Haut darüber gespannt oder gedehnt.

Schnupfen, Halsentzündung

Als Nächstes zur Wirkung von Ammonium muriaticum auf die Schleimhäute. Bei dem Schnupfen, den das Mittel erzeugt, ist die Nase überwiegend **nachts verstopft** [CK210], mehr als am Tage, und in der Regel geschieht dies nur **einseitig** [CK213]. Es besteht eine scharfe, wässrige Absonderung aus der Nase, die die Nasenlöcher und Oberlippe wund macht.[CK214] Der

[4] Bei Farrington heißt es (wahrscheinlich irrtümlich) „brown and lumpy“.

Hals ist bei einer Entzündung innerlich und äußerlich so geschwollen [CK91], dass der Patient kaum den Mund öffnen kann [AZ58,69f]. Im Mund und Rachen sammelt sich viel zäher Schleim an, der nur mit größter Mühe herausbefördert werden kann.[AZ58,69] **In den Mandeln pocht es stark** [auch wenn sie nicht geschwollen sind] [CK92], was für Ammonium muriaticum sehr charakteristisch ist.[5] Es ist ein Symptom, das bei **Tonsillitis** oder auch bei **Scharlach** an das Mittel denken lassen muss, zumal wenn die Beschwerden im Hals so heftig sind, dass sie diesen fast vollständig zuschnüren.

Kehlkopf, Brust

Die Brustsymptome von Ammonium muriaticum sind in diesem Zusammenhang keineswegs unwichtig. So kann sich z. B. ein heftiger **Husten** [CK218] entwickeln, entweder als Begleiterscheinung der vorgenannten Symptome oder unabhängig davon. Der Husten scheint die Speicheldrüsen anzuregen, denn während der Hustenanfälle sammelt sich immer viel wässriger Speichel im Mund an.[GS] **Heiserkeit** mit Brennen [CK215] und **Gefühl von Rohheit im Kehlkopf** gehört, was bei einem so reizenden Stoff wie Salmiak nicht verwundert, ebenfalls zur Symptomatologie des Mittels. **Eiseskälte zwischen den Schulterblättern** [CK258] begleitet viele Lungenerkrankungen [GS] wie etwa **Bronchitis** oder **Tuberkulose.** Oft klagt der Patient auch über ein Gefühl der Schwere auf [AN4,237] oder in der Brust (wie bei **Ammonium carbonicum**, wo es mit Brennen [CK] verbunden ist); dieses Gefühl wird manchmal auch als ein „Drücken und Stechen in der Mitte der Brust" [AN4,246] [6] beschrieben, „als wenn ein verschluckter Brocken dort stecken geblieben wäre." [CK231] Andere Empfindungen sind: Brennen an kleinen Stellen der Brust [CK238]; Klopfen auf einer kleinen Stelle in der linken Brusthöhle [CK234].

Leber

Chronische Leberkongestion kann eine Indikation für Ammonium muriaticum darstellen, und sie wird von einer gewissen Schwermütigkeit [CK2] begleitet. Zudem sind die Stühle hart und mit Schleim bedeckt.[EN269]

Ammonium phosphoricum

64

Von Ammonium phosphoricum kann ich Ihnen nur Weniges mitteilen, und das bezieht sich auf dessen erfolgreichen Einsatz bei **chronischer Gicht,** verbunden mit den entsprechenden **Tophi** in den Gelenken. Das Mittel ist nicht zu gebrauchen bei den akuten Symptomen – den höchst schmerzhaften Gichtanfällen in einzelnen Gelenken –, sondern wenn die Krankheit systemisch geworden ist und sich Natriumuratkristalle in den Gelenken und anderenorts abgelagert haben. Der schlimmste Fall dieser Art, den ich je zu Gesicht bekommen habe, war der eines Mannes, der bereits seit 15 Jahren wegen seiner Gicht ans Bett gefesselt war. Er zeigte mir ein Schächtelchen voll von diesen Konkrementen, die er aus seinen Gelenken herausgefischt hatte. Sie waren unterschiedlich groß und sahen aus wie kleine Stückchen Kreide. Einige dieser Knoten waren auch unter der Haut und entlang den Sehnen zu erkennen. Die Hände des Patienten waren völlig deformiert, und auch die Füße waren befallen. Bei dem Husten, unter dem er litt und der ihn letztlich zu Tode brachte, expektorierte er ebenfalls Klümpchen solcher Harnsäuresalze. Ammonium phosphoricum war das Mittel, das diesem Patienten einige Zeit lang deutliche Linderung verschaffte.

[5] *Ammonium muriaticum* scheint überhaupt bei Halsentzündung ein bedeutsames Mittel zu sein; diesbezüglich lohnt die Lektüre der in der *AHZ,* Bd. 58, S. 69f., veröffentlichten sieben Heilungsberichte. Bei keinem dieser Fälle kam es, nebenbei bemerkt, zu dem als so charakteristisch angesehenen Pochen in den Tonsillen!

[6] Bei Hahnemann heißt es stattdessen ungenau „Drücken und Stechen auf der Brust ..." (*CK* 231)

KAPITEL

65 Vorlesung: Die Kalziumsalze – Calcarea carbonica

Die Kalziumsalze

Es gibt eine ganze Reihe von Kalziumsalzen, die mehr oder weniger gründlich geprüft worden sind:

- Calcarea carbonica
- Calcarea caustica
- Calcarea fluorica
- Calcarea phosphorica
- Calcarea sulfurica
- Calcarea hypophosphorica

Das erste Mittel auf der Liste wurde von Hahnemann unter dem Namen **Calcarea carbonica** oder „(kohlensaure) Kalkerde" geprüft. Er gewann die Substanz aus der mittleren Schicht einer Austernschale, weil er annahm, dort das reinstmögliche Kalziumkarbonat vorzufinden. Chemisch gesehen handelt es sich dabei allerdings nicht um ein reines Präparat, da es natürlich auch noch irgendwelche animalischen Bestandteile der Auster enthalten muss. Darüber hinaus enthält die Substanz stets auch Spuren von Kalziumphosphat. Dies ist der Grund, warum Dr. Hering vorgeschlagen hat, die Arznei nicht **Calcarea carbonica** zu nennen, sondern *Calcarea ostrearum* [lat.: ostrea = Auster].

Calcarea caustica ist der gewöhnliche gelöschte Kalk ($Ca[OH]_2$).

Calcarea fluorica ist eines von Schüßlers Gewebemitteln und wurde von Dr. Bell aus Massachusetts regulär geprüft; die Prüfung hat nur relativ wenig Symptome erbracht [vgl. *ES* 398ff.]. Diese Verbindung von Kalk und Fluorwasserstoffsäure liefert uns ein machtvolles Mittel bei der Behandlung von Knochenerkrankungen. In einer früheren Vorlesung [Nr. 49] habe ich Ihnen bereits von dem Fall einer Dame mit Kieferknochennekrose berichtet, bei der **Calcarea fluorica** sehr gut geholfen hatte. Die Arznei ist außerdem auch bei Knochengeschwülsten aller Art von Nutzen.[AT50; GS]

Das nächste Mittel auf unserer Liste ist **Calcarea phosphorica** – ebenfalls eine wertvolle Ergänzung unseres Arzneischatzes.

Die Unterschiede zwischen diesen einzelnen Kalziumsalzen zu kennen – und besonders die zwischen **Calcarea carbonica** und **Calcarea phosphorica** – sollten Sie als eine angenehme Pflicht betrachten. Der Indikationsbereich dieser beiden Verbindungen ist keineswegs deckungsgleich, und wenn das eine Mittel indiziert ist, kann es das andere nicht sein. Glücklicherweise fällt ihre Differenzierung nicht allzu schwer, und auf die Unterschiede werden wir in den Vorlesungen heute und morgen noch öfters zu sprechen kommen.

Ein Kapitel in der Geschichte von **Calcarea phosphorica** verdient unser Interesse. Vor einigen Jahren wurde in Europa ein Arzneipräparat auf den Markt gebracht, das für die Heilung einer bestimmten Krankheit gedacht war, und es erwarb sich für diesen Zweck bald einigen Ruf. Nach einer Weile wurden die mit diesem Präparat erzielten Heilungen immer seltener. Schließlich verklagte ein reicher Mann, der mit dem Mittel nicht geheilt werden konnte, die Herstellerfirma wegen Betruges. Eine chemische Analyse des Präparats wurde notwendig, und sie ergab als Hauptbestandteil Kalziumphosphat. In der ersten Zeit benutzten die Produzenten dafür das aus Knochen gewonnene Salz, doch später fanden sie einen billigeren Weg, das Salz herzustellen, nämlich im Labor – ohne die Verwendung irgendwelcher Knochen. Die Firma behauptete, Kalziumphosphat sei Kalziumphosphat, gleichgültig, wie es hergestellt oder wo es gefunden wurde. Dass es aber durchaus einen Unterschied gibt zwischen dem Kalziumphosphat aus dem Chemielabor und dem aus Tierknochen, zeigt sich an dem Unterschied in der therapeutischen Wirksamkeit der beiden Präparate. Obiger Fall ist dafür ein Beispiel unter vielen anderen.

Calcarea sulfurica (Kalziumsulfat oder Gips) ist ein weiteres der Schüßler'schen Gewebemittel.[1] Es wurde später dann von einem der Studenten am New York College einer Prüfung unterzogen.[2] Laut Schüßler ist **Calcarea sulfurica** mit Erfolg bei **Eiterungsprozessen**[AT25] angewandt worden, etwa bei Neigung zu Furunkulose[AZ107,23f]. Diese klinischen Beobachtungen konnten durch die Prüfung nachträglich untermauert werden. Eine weitere mögliche Nutzanwendung dieser Arznei ist der **Krupp.**[AZ97,118] **Calcarea sulfurica** wirkt wahre Wunder in Fällen, die wie **Hepar sulfuris** durch feuchten, lockeren Husten und Schleimrasseln im Kehlkopf[KE3,126] gekennzeichnet sind, aber gegensätzliche Modalitäten in Bezug auf Wärme und Kälte zeigen – die Kinder ziehen eine kühle Umgebung vor, möchten von keiner Decke zugedeckt sein.

65

Calcarea hypophosphorica [$Ca(H_2PO_2)_2$], in der 2. Dezimalpotenz verabreicht, hat folgende Symptome verursacht: Dumpfer, drückender Schmerz auf dem gesamten Scheitel, allmählich zunehmend, verbunden mit einem (ebenfalls zunehmenden) Gefühl von Niedergeschlagenheit; dann folgt starkes Vollheits- und Beengungsgefühl in der Herzgegend sowie Vollheit in Brust und Kopf.[CY4,526] Die Venen an Händen, Armen, Hals und Kopf stehen wie dicke Stränge hervor.[CY4,527] Schweratmigkeit, möchte die Fenster geöffnet haben; profuser Schweiß am ganzen Körper.[CY4,527] Völlige Kraftlosigkeit der Gliedmaßen, bis hin zur Unfähigkeit, sich zu bewegen oder irgendeinen Muskel anzustrengen.[CY4,527]

Alle Kalziumsalze wirken bevorzugt in die Richtungen, die ich im Schema auf der Tafel (➤ Tab. 65.1) vermerkt habe. Sie beeinflussen allesamt die **Ernährung** des Organismus; deshalb sind sie von besonders großem Nutzen im Säuglings- und Kindesalter, wenn der Körper im Wachstum begriffen ist. Sie unterstützen die Entwicklung der **Knochen** und anderer Gewebe. Einige von ihnen, namentlich

Tab. 65.1 Wirksphäre der Kalziumverbindungen

Kalziumsalze	
Wirkbereiche	• Ernährung • Blut: Anämie, Leukozytose • Drüsen und Lymphknoten • Knochen

Calcarea carbonica und **Calcarea phosphorica**, verursachen **Anämie,** wenn sie im Übermaß zugeführt werden. Und alle Kalziumsalze affizieren neben dem Knochengewebe in besonderem Maße auch **Drüsen- und lymphatisches Gewebe.**

Calcarea carbonica

Calcarea carbonica ist ein Mittel, das bei fast jeder Krankheitsform einmal notwendig werden kann und das an Bedeutung nur noch von **Sulfur** übertroffen wird. Es handelt sich bei ihm, wie schon erwähnt, um kein völlig reines Kalziumkarbonat; es enthält daneben auch noch etwas Phosphat sowie organisches Material aus der Schale der Auster. Chemisch gesehen unterscheidet es sich freilich nur geringfügig von dem im Labor hergestellten Karbonat.

Konstitution, Skrofulose

Calcarea carbonica eignet sich für Fälle, bei denen das Wachstum gestört ist, folglich wird es zu einem unverzichtbaren Heilmittel im Säuglings- und Kindesalter. Es affiziert vorrangig das Vegetativum und beeinflusst dabei grundlegend die Ernährung des Körpers. Unter seinem Einfluss nehmen Sekretion und Resorption rapide zu, und so wird es zu einem bevorzugten Mittel, wenn es darum geht, die „Konstitution" zu verändern. Besonders die Lymphdrüsen werden vom Kalk beeinträchtigt; sie schwellen an, entzünden sich und dienen sogar als Ort pathologischer Ablagerungen, vor allem im Bereich des Halses und des Mesenteriums. Das Nervensystem wird von Calcarea nicht primär angegriffen, am Ende aber doch durch die allgemeine Ernährungsstörung in Mitleidenschaft gezogen, wodurch es zu Krämpfen, Erregungszuständen etc. kommen kann.

[1] Schüßler selbst hat den schwefelsauren Kalk später wieder aus seiner Liste gestrichen, da dieser, wie er schreibt, „nicht in die konstante Zusammensetzung des Organismus eingeht". (*AT* 25)

[2] Die Prüfung von Clarence M. Conant findet sich in Allens *Encyclopedia,* Bd. 2, S. 410; in dt. Übersetzung in der *AHZ,* Bd. 97, S. 109ff.

Der Calcarea-Patient ist in der Regel mollig bis korpulent[CK], der Fettansatz dabei eher **schwammig-weich** als fleischig-fest. Das Mittel passt besonders für skrofulöse Kinder, die stämmig gebaut erscheinen, aber hinsichtlich Knochen-, Muskel- und Gehirnentwicklung zurückgeblieben sind. Die Gesichtsfarbe ist **blass**[CK389] – von wässrigblass bis kreidebleich –, neigt aber zu häufigem Erröten[CK393].

Das Kind ist **träge** und schwerfällig[CK1424] in seinen Bewegungen, nicht lebhaft, hastig und aufgeregt wie das **Sulfur**-Kind. Es ist verdrießlich und eigensinnig[CK38], besonders am frühen Morgen. Die Knochen wachsen nicht gleichmäßig, sodass der Kopf z. B. im Verhältnis zum übrigen Körper groß erscheint und die Fontanellen, vor allem die vordere, lange offen bleiben.[SK202] Das **Abdomen** ist **vergrößert** [aufgetrieben und hart[CK717]], und besonders der Oberbauch tritt wie eine umgedrehte Untertasse[GY14] oder Schüssel hervor. Die Gesichtszüge sind vergröbert, die **Lippen geschwollen,** vornehmlich die **Oberlippe**[CK431]. Die Zahnung ist verlangsamt und macht viele Beschwerden.[CK] Das Kind entwickelt ein großes Verlangen nach gekochten Eiern.[GS] Die Kopfhaut schwitzt stark, besonders im Schlaf; durch die natürliche Verdunstung fühlt sich der Schweiß kühl an, von sich aus ist er weder warm noch kalt. Wenn das Kind morgens erwacht, bemerken Sie, dass das **Kopfkissen feucht** ist, manchmal ist es auch in einigem Umkreis um den Kopf regelrecht nassgeschwitzt. Auch die Füße sind oft kalt und klebrig feucht.[GS; CK1372] Lassen Sie sich durch dieses Symptom aber nicht irreführen, denn manche Kinder haben auch durch das Tragen zu dicker Socken schweißige Füße. Das Calcarea-Kind neigt auch in anderen Körperregionen zu **partiellen Schweißen**[GS], und das ist schon für sich genommen ein fast sicheres Zeichen für Calcarea carbonica. So können beispielsweise nur die Brust[GS] oder die Knie[CK1325] schwitzen, während alle anderen Körperteile trocken sind.

Nun, von diesem extremen Calcarea-Bild gibt es auch den genau entgegengesetzten Zustand, nämlich den von großer Abmagerung oder Atrophie[SK197], bei dem die Haut schlaff und faltig herunterhängt. Bei aller Abmagerung jedoch bleibt der Bauch weiterhin abnorm dick, die Lymphknoten sind geschwollen.[SK197] Solche Kinder nennen wir skrofulös – und es ist die genuine Skrofulose, bei welcher Calcarea carbonica ein Hauptmittel ist.

Eine andere Form der Skrofulose ist tuberkulösen Charakters, und bei dieser Form ist zumeist **Phosphorus** angezeigt. Wir finden die gleichen Drüsengeschwülste, die gleiche Neigung zu indolenten Geschwüren [chronischen Geschwüren ohne Heilungstendenz], die gleichen Schwierigkeiten beim Sprechen- und Laufenlernen; aber dieser Patient hat eine zarte Haut und ein feingeschnittenes, hübsches Gesicht, mit langen, seidigen Wimpern und dunklem, glänzendem Kopfhaar. Dies ist die Art von Skrofulose, die, wenn man ihr nicht rechtzeitig entgegenwirkt, schließlich in Lungenschwindsucht enden wird.

Zahnung

Wenn das Calcarea-Kind älter wird, fällt auf, wie langsam und schwierig die Zahnung vonstattengeht. Das verzögerte Erscheinen der Zähne kann sogar von Fieber oder Krampfanfällen begleitet werden. In Fällen, in denen die Krämpfe persistieren, ist Calcarea **Belladonna** weit überlegen. **Belladonna** mag am Anfang eine Weile helfen, doch dann muss ein tiefer wirkendes Mittel folgen, damit das Kind völlig geheilt werden kann.

Ophthalmie, Hornhauttrübung

Skrofulöse Augenentzündungen sind bei Calcarea-Kindern an der Tagesordnung. Auf der Hornhaut bilden sich Eiterpusteln[KE1,262], wodurch diese zu ulzerieren droht. Die Umgebung eines solchen Geschwürs ist stark vaskularisiert.[GS] Das Kind scheut vor allem das künstliche Licht[CK315f], obwohl ihm auch vom Tageslicht, besonders morgens beim Erwachen, die Augen schmerzen können.[KE1,263] Die Schleim- oder Eiterabsonderungen aus den Augen sind gewöhnlich mild, nicht scharf. Die Hornhaut wird durch die Ulzerationen mehr oder weniger stark getrübt. Calcarea ist bei skrofulöser Ophthalmie oft im Anschluss an die akuten Symptome gebraucht worden, um die Hornhauttrübung und die chronische Verdickung der Lider zu beseitigen.

Kein Mittel sticht bei Flecken und Trübungen der Kornea[KE1,319] so hervor wie Calcarea; doch vergleiche man diesbezüglich auch **Apis**, **Saccharum of-**

ficinale, **Cuprum**, **Alumen**, **Kalium bichromicum**, **Natrium sulfuricum** etc.

Saccharum officinale Besonders Saccharum officinale zeigt etliche Gemeinsamkeiten mit **Calcarea**. Das Mittel ist an mehreren Personen geprüft und klinisch vielfach bestätigt worden. Es ist angezeigt bei dicken, aufgeschwemmten Kindern mit adipösen Gliedmaßen und Neigung zu Ödemen. Es hat Hornhauttrübung hervorgerufen [EN20] und sollte sie daher auch heilen können. Die Gemütssymptome, die mich zur Verordnung des Rohrzuckers veranlassen, sind diese: Das Kind ist launisch und mit Süßigkeiten verwöhnt; nahrhafte Speisen interessieren es nicht, stattdessen möchte es immer irgendwelche Naschereien. Es ist verdrießlich [EN7] und quengelig; und wenn es älter geworden ist, fällt seine große Trägheit auf, die sich darin äußert, dass es sich mit überhaupt nichts beschäftigen mag [(EN10)] – alles ist ihm zu viel, zu mühsam, zu anstrengend.

65

Sulfur Sie werden feststellen, dass bei den Augensymptomen **Calcarea** oft besser wirkt, wenn zuvor Sulfur gegeben wurde. **Calcarea** passt besonders in fortgeschrittenen Fällen, die träge verlaufen und selbst auf Sulfur kaum eine Reaktion zeigen. Hahnemann hat beobachtet, dass **Calcarea** vor allem dann gut auf Sulfur folgt, „wenn die Pupillen sehr zur Erweiterung geneigt sind." [CK]

Nitricum acidum Ein weiteres Mittel, das mit **Calcarea carbonica** bei skrofulösen und tuberkulösen Beschwerden in Beziehung steht, ist Nitricum acidum. Dieses Mittel muss **Calcarea** ersetzen, wenn sich die Geschwüre auf der Hornhaut weiter ausdehnen und diese zu perforieren und zu [illegible] drohen.

Kopfhautekzem

Calcarea-Kinder neigen zu Hautausschlägen, besonders solchen ekzematöser Natur. Die Ekzeme entstehen typischerweise auf der Kopfhaut [CK228] und breiten sich von dort nach unten bis über das Gesicht aus. [GS] Oft erscheinen sie auch nur fleckenweise auf dem Kopf und bilden dann dicke, weiße Schorfe, die wie Kreideablagerungen aussehen. Ein anderes Symptom, bei dem man an Calcarea denken muss, ist dieses: Das Kind kratzt sich am Kopf [CK223], sobald es aus dem Schlaf erwacht. Der Wechsel vom Schlaf zum Wachzustand oder zu körperlicher Aktivität scheint in dem vorhandenen Ausschlag Juckreiz zu erregen.

Ohren

Skrofulöse Kinder, die Calcarea benötigen, leiden oft unter **Entzündungen** des **Gehörgangs** oder auch des **Mittelohres.** Dabei kommt es früh zu einer Verdickung des Trommelfells, mit entsprechender Verschlechterung des Gehörs [CK347]. Ohrgeräusche wie Summen, Brummen oder Brausen [CK] entstehen aufgrund eines abnormen Drucks auf die Kette der Gehörknöchelchen. Ausfluss von Eiter aus den Ohren [CK], manchmal auch von Schleim, der eine schmierige oder breiige Konsistenz [AZ38,88] hat und wie zerkautes Papier aussieht. Wenn man den Gehörgang reinigt und von allem Eitersekret befreit, erscheint das Trommelfell häufig perforiert als Folge einer früher abgelaufenen Otitis media. Der Rand dieses Defekts ist verdickt und granuliert. Calcarea-Patienten haben eine ausgeprägte Neigung zur Bildung von **Polypen im Gehörgang.** [HY3,86] Die Ohrenschmerzen sind bei diesem Mittel oft von plötzlich zuckendem [CK321;GS] oder pulsierendem [CK328] Charakter. In drei verschiedenen Fällen hat Calcarea carbonica C30 **Bläschen an den Ohrmuscheln** hervorgerufen.

Bei **eitriger Otorrhö** muss Calcarea, zuverlässigsten Quellen gemäß, von **Silicea** gefolgt werden, wenn die Ulzeration [im Bereich der Trommelfellruptur oder -perforation] chronisch wird und trotz Calcarea nicht heilen will. Auch das **Silicea**-Kind hat einen unverhältnismäßig großen Kopf, verglichen mit dem übrigen Körper. Doch wenn es am Kopf schwitzt, tut es dies nicht nur auf der behaarten Kopfhaut [wie bei Calcarea], sondern am ganzen Kopf einschließlich Gesicht; und der Fußschweiß ist in der Regel übelriechend und wundmachend. Diese Symptome werden Sie noch aus unserer **Silicea**-Vorlesung in Erinnerung haben. Außer mit **Silicea** müssen Sie Calcarea bei Otorrhö auch noch mit **Hepar sulfuris** und **Mercurius** vergleichen.

Mit den Augen- und Ohrenentzündungen geht bei Calcarea oft eine „skrofulöse" Vergrößerung der

Lymphknoten am Hals, in den Axillen etc. einher. Sie sind hart anzufühlen und weichen der passenden Arznei nur höchst langsam.

Schnupfen

Ein langwieriger Schnupfen ist eine typische Begleiterscheinung dieser Fälle. Die Nasenflügel sind dabei schmerzhaft geschwollen [CK373] und geschwürig [KE5,171], die Löcher von einem nässenden, schorfigen Ausschlag [(CK377)] umgeben. Der Patient hat einen üblen Geruch in der Nase, wie nach faulen Eiern oder nach Schießpulver [CK388], manchmal auch „eine Art Mistgestank" [KE5,171]. Die Nase ist verstopft [CK992], mit Ausfluss von dickem, gelbem Eiterschleim.[GS] Neigung zu **Nasenbluten,** besonders am Morgen [CK383] – wie bei **Belladonna** [RA356], das zudem gut auf Calcarea folgt.

Erbrechen und Durchfall

Wenn Calcarea-Kinder an sommerlichen Brechdurchfällen oder auch echter **Cholera infantum** erkranken, finden Sie folgende Symptome der Verdauungsorgane: Die Kinder entwickeln ein ungewöhnliches **Verlangen nach Eiern.**[GS] Warum das so ist, weiß ich nicht; vielleicht spielt der Schwefelgehalt der Eier eine Rolle? Jedenfalls ist dies ein sehr häufiges Calcarea-Symptom! **Milch wird nicht vertragen** [CK502]; sie kommt, bald nachdem sie in den Magen gelangt ist, in sauren, geronnenen Stücken wieder hoch [GS(CK585)] – das ist für Calcarea charakteristisch. Ebenso kann sie in Form von weißen, käsigen Klümpchen über den Darm ausgeschieden werden. Die Kinder haben oft Heißhunger [CK576] und vor allem nachmittags [CK565] und zum Abend hin starken Durst. Auch die Durchfälle verschlimmern sich gegen Abend [GS] – lassen sich somit leicht von den **Sulfur**-Durchfällen unterscheiden. Die Stühle sind gewöhnlich grünlich [GS] und können Unverdautes enthalten [CK813]; sie sind mehr oder weniger wässrig und riechen sauer [SK208]. Es gibt ein paar Arzneimittel, die Calcarea bei diesen Symptomen ähnlich sind.

Aethusa cynapium Aethusa ist bei Erbrechen von Kindern und Säuglingen zu erwägen, wenn diese alles, was sie trinken, insbesondere Milch [AN4,105], bald wieder von sich geben. Das Erbrochene besteht aus weißen oder gelblichen Klumpen geronnener Milch [AZ54,107] oder aus grünlichem Schleim [WI1,63]. Dieses Erbrechen nimmt das Kind so mit, dass es gleich darauf erschöpft einschläft.[AZ36,179]

Antimonium crudum Ein anderes Mittel ist Antimonium crudum, das folgendes Verhalten zeigt: Nach dem Stillen erbricht das Kind seine Milch in kleinen, weißen, geronnenen Stückchen, möchte danach aber – im Gegensatz zum **Aethusa**-Kind – nicht mehr weitertrinken. Zudem findet sich die charakteristische Diarrhö von Antimonium crudum [jedesmal beim Erbrechen gelblicher, sehr übelriechender Durchfall [KE1,885]], welche Ihnen hilft, das Mittel beispielsweise von Fällen zu unterscheiden, die **Kreosotum** benötigen.

Kreosotum Wenn Kreosotum kein anderes Symptom hätte als das folgende, dann wäre es immer noch unschätzbar und unersetzlich: Der Magen ist so schwach, dass er keinerlei Speisen bei sich behalten bzw. verdauen kann, sodass diese entweder sofort oder wenige Stunden nach dem Essen wieder erbrochen werden.[GS(KE1,605f)]

Phosphorus und **Arsenicum** sollten bei solchem Erbrechen ebenfalls verglichen werden, bei saurem Erbrechen vor allem **Magnesia carbonica**, **Ipecacuanha** und **Sulfur**.

Bei Durchfall mit grünen Stühlen vergessen Sie nicht **Calcarea phosphorica**.

Akuter Hydrozephalus

Calcarea ist bisweilen in den frühen Stadien akuter Gehirnwassersucht indiziert. Wie in vielen anderen Fällen wirkt die Arznei auch hier besonders vorteilhaft nach **Sulfur**, selbst wenn bereits Zeichen von Exsudation vorhanden sind. Dabei sind es hauptsächlich die allgemeinen konstitutionellen Symptome, die auf Calcarea als Heilmittel hinweisen.

Sie werden in diesen Fällen häufig feststellen, dass Calcarea nach vorherigem Gebrauch von **Belladonna** hilfreich ist. Nehmen wir an, Sie werden in einem solchen Fall zu Hilfe gerufen: Das Kind hat einen heißen Kopf und ein rotes Gesicht, es schreckt oft aus dem Schlafe hoch; Sie geben ihm **Belladonna** und bessern so seinen Zustand. Nach wenigen Tagen bekommt das Kind einen Rückfall; wieder geben Sie **Belladonna**, aber diesmal geschieht gar nichts. Dieses Intermittieren, dieses vorübergehende Aussetzen der Krankheit zeigt Ihnen an, dass Sie es nicht wirklich mit einem **Belladonna**-Fall zu tun haben. Nun müssen Sie ein anderes Mittel wählen, und das ist manchmal **Sulfur**, oft aber eben Calcarea, zumal wenn es sich bei dem Patienten auch insgesamt um ein typisches Calcarea-Kind handelt. **Belladonna** und Calcarea sind komplementäre Arzneien, insbesondere bei Erkrankungen von Kindern, bei Hirnaffektionen und während der Zahnung.

Pubertät

65

Später im Leben ist Calcarea dann bisweilen während der Pubertät angezeigt, bei Mädchen häufiger als bei Jungen. Meist wird es erforderlich in der Zeit **vor der Menarche,** wenn sich also die Regelblutung noch nicht eingestellt hat. Das Mädchen macht einen **plethorischen** Eindruck und leidet unter Blutandrang zum Kopf[CK202] und zur Brust[CK1075]. Es neigt zu Korpulenz[CK] und hat, wie es scheint, eine robuste Konstitution; doch wenn Sie das Blut einer solchen Patientin untersuchen, finden Sie eine **Leukozytose,** eine deutliche Vermehrung der weißen Blutkörperchen. Häufig geklagte Beschwerden sind **Herzklopfen, Kurzatmigkeit**[CK1072] und **Kopfschmerzen,** schlimmer schon beim geringsten Steigen[GS]. Calcarea wird hier die Menstruation in Gang bringen und sämtliche Beschwerden lindern.

Auch wenn in der Pubertät **Lungentuberkulose droht** und ähnliche Symptome wie die eben genannten auftreten, ist Calcarea das Mittel der Wahl. Der Jugendliche hat diese Kurzatmigkeit, das Herzklopfen und die Brustkongestion beim Steigen, verbunden mit Blutauswurf[CK1053] aus der Lunge. Nachts besteht ein trockener Husten[CK1042], der sich erst am folgenden Morgen löst[CK1051f]. Der Patient hat Fieber, besonders zum Abend hin[CK1628], mit partiellen Schweißen[GS] und schmerzhafter **Empfindlichkeit der Brust bei Berührung** und beim Einatmen[CK1084], vermehrt unter dem Schlüsselbein. Die Verdauung ist stark in Mitleidenschaft gezogen: Der Kranke kann nichts Fettiges essen, ohne dass ihm davon übel wird. Er neigt zu chronischer Diarrhö[SK208], begleitet von Analprolaps[GS]. Wie Sie sehen, gibt es hier viele Gemeinsamkeiten mit **Phosphorus**, doch anhand einer kleinen Gruppe von Symptomen lassen sich die beiden Mittel gut auseinanderhalten:

- Der Calcarea-Jugendliche ist skrofulös und adipös, und auch in der Vergangenheit bestanden bereits deutliche Hinweise auf das Mittel. Als er Kind war, kamen die Zähne nur sehr verzögert heraus, und die Fontanellen waren lange offen geblieben. Die Oberlippe ist auch jetzt noch deutlich dicker als die Unterlippe.
- Der **Phosphorus**-Patient ist demgegenüber in der Pubertät schlank, schmalbrüstig und hoch aufgeschossen. Die Fasern seines Gewebes scheinen fein und zart, die von Calcarea eher dick und grob zu sein.

Tuberkulose

Calcarea kann auch bei manifester und selbst bei fortgeschrittener Tuberkulose mit Kavernenbildung angezeigt sein.[ST2,122] Das Mittel scheint eine besondere Affinität zum [oberen und] **mittleren rechten Lungenlappen** zu haben.[GS] Schmerzhafte Berührungsempfindlichkeit des mittleren rechten Thorax[(GS)]; über der ganzen Brust ist lautes Schleimrasseln zu hören, vermehrt natürlich rechts; eitriger[CK1052], gelblichgrüner, blutiger Auswurf.[GS;KE3,361] Der Kranke entwickelt eine Abscheu gegen alle Fleischspeisen[CK], und diese gehen außerdem unverdaut ab. Er magert zusehends ab[SK197], gerät immer leichter in Schweiß[CK1013], und bei Frauen kommen bald auch die Menses zum Erliegen[GS]. Dies sind die Symptome, die bei Tuberkulose nach Calcarea verlangen.

Calcarea phosphorica affiziert ebenso wie das Karbonat bevorzugt den rechten Lungenmittellappen. **Sepia** ist diesbezüglich ähnlich,[3] doch fehlt der Arznei die Empfindlichkeit des Brustkorbs gegen Berührung; im Gegenteil kann Berührung sogar als angenehm empfunden werden.

[3] In den *Guiding Symptoms* heißt es: „Tuberkulöse und andere chronische Krankheitszustände im mittleren Drittel der rechten Lunge (*Arsenicum:* oberes Drittel)."

Senega gleicht Calcarea in Bezug auf die Adipositas, unterscheidet sich aber durch folgendes Symptom: „Wundheitsschmerz in den Brustwänden beim Bewegen der Arme, besonders des linken Arms.“ [GS]

Menstruation

Calcarea ist ein wichtiges Mittel bei Frauenleiden, namentlich bei Menstruationsbeschwerden. Es ist besonders angezeigt, wenn die Regel **zu häufig** erscheint [CK960ff] – alle zwei oder drei Wochen – und **zu stark** fließt [CK964], bis hin zur **Menorrhagie.** Die Blutung kann durch körperliche Überanstrengung wie auch durch die geringste Gemütserregung [GS] ausgelöst oder verstärkt werden. Die Patientin klagt außerdem über Schwitzen des Kopfes und [abendliche] Kälte der Füße [SK214].

Bei sehr stark fließenden Menses, die zu häufig wiederkehren [alle zwei Wochen], zu lange anhalten [GS] und die Patientin sehr erschöpfen, ist **Trillium pendulum** eines der verlässlichsten Mittel, die ich kenne, sofern keine deutlichen konstitutionellen Zeichen für irgendein anderes Mittel sprechen. Ich habe es nie in einer anderen als der 6. Potenz verordnet, und in all meinen Fällen hat sich diese als hinreichend erwiesen.

Amenorrhö

Auch bei Unterdrückung oder Ausbleiben der Regelblutung [CK957f] (sekundäre Amenorrhö) kommt Calcarea in Betracht. Hier gibt es aber eine ganze Reihe konkordanter Arzneien.

Belladonna Die Tollkirsche passt, wenn folgende Symptome vorhanden sind: Neigung zu Kongestionen [SK142], Blutandrang zum Kopf [GS], allgemeines Frostgefühl [RA1204ff], Schlaflosigkeit [RA1164], starkes Pulsieren in Stirn und Schläfen [SK147].

Gelsemium sempervirens Der Wilde Jasmin ist bei sekundärer Amenorrhö indiziert, wenn [neben Kopfkongestion [GS]] ein schläfriger, apathischer Zustand vorherrscht.

Glonoinum Dies ist ein vortreffliches Mittel, wenn statt der Monatsblutung heftigstes Klopfen im Kopf auftritt [AA586f], zumal wenn daneben der Urin stark eiweißhaltig [GS] ist, wie es bei Nierenkongestion vorkommen kann.

Aconitum napellus Unterdrückte Regel als Folge heftiger Gemütserregung, insbesondere großem Schreck [RA; GS], verlangt gewöhnlich nach Aconit.

Actaea spicata, Lycopodium Durch Schreck ausgebliebene Regel kann unter Umständen auch durch Actaea spicata [GS] oder Lycopodium [CK] wiederkehren.

Leukorrhö

Calcarea hat oft profuse Leukorrhö, die mit Brennen und Jucken verbunden ist.[SK210] Sie ist meist von milchartiger Beschaffenheit [CK984], kann aber auch dick und eitrig-gelb aussehen. Die Arznei ist häufig angezeigt, wenn der Ausfluss bereits **vor der Pubertät** oder gar bei kleinen Mädchen auftritt.

Ein Mittel, das ich bei Leukorrhö kleiner Mädchen [GS] ebenfalls hilfreich gefunden habe, ist **Caulophyllum**, und zwar dann, wenn diese so reichlich fließt, dass das Mädchen dadurch sehr geschwächt wird. Weitere Mittel, die sich diesbezüglich bewährt haben, sind **Sepia**, **Cannabis sativa**, **Mercurius**, **Phosphorus**, **Pulsatilla** und **Cubeba**.

Impotenz

Calcarea ist auch bei Affektionen der männlichen Geschlechtsorgane von Nutzen. Es ist Bestandteil jener kleinen Gruppe von Arzneien – **Nux vomica**, **Sulfur**, Calcarea –, die erstmals von Jahr bei „schwachem Geschlechtsvermögen“ [CK] empfohlen wurde, wenn dies in übermäßiger Onanie [AR17,1,62] oder sonstigen sexuellen Übertreibungen seine Ursache hatte. Calcarea ist indiziert bei sehr regem Geschlechtstrieb [CK923], der aber mehr geistiger als körperlicher Natur zu sein scheint, d. h., die Phantasie ist üppiger [CK925], als es die objektiven Zeichen der Erregung

65

vermuten lassen. Es mangelt dem Glied an Steifheit, und wenn der Koitus doch zustande kommt, erfolgt der Samenerguss, wenn überhaupt, entweder zu schnell[CK925], zu zögerlich[CK936], zu kraftlos[CK937] oder ohne Wollustgefühl[CK938]. Die Arznei ist außerdem hilfreich, wenn ein Mann nach den Ausschweifungen seiner Jugendjahre zur Ruhe kommt und fortan ein tugendhaftes Leben führen will. Seine Manneskraft hat in der beschriebenen Weise gelitten, und jede Befriedigung seines Triebs wird nun von Schwindel, Kopfschmerzen und Schwäche in den Knien[CK925] gefolgt.[(SK209f)]

Dioscorea villosa In milderen Fällen sexueller Schwäche, die auf keine so tiefe Ursache wie Mangelernährung zurückzuführen sind, ist gewöhnlich Dioscorea völlig ausreichend, wenn im Schlaf profuse Samenverluste[EN863] auftreten und dadurch der Rücken, die Beine und speziell die Knie lahm und kraftlos werden.[GS]

Agnus castus Der Mönchspfeffer ist ein gutes Mittel bei älteren Männern, die sich früher sexuell reichlich ausgelebt haben, doch nun mit fünfzig oder sechzig impotent[GA1,61] geworden sind, auch wenn ihr Geschlechtstrieb noch ungebrochen sein mag. Sie leiden unter häufigem Herauströpfeln von Samen oder Prostatasaft.[GS]

Typhus abdominalis

Calcarea carbonica kann auch aufgrund seiner Wirkung auf das Nervensystem Verwendung finden. So kann es z. B. bei nervösen Fieberformen angezeigt sein, ja sogar zu Beginn eines Typhus abdominalis[KE4,722], wenn folgende Symptome zugegen sind: Der Patient fällt in einen unruhigen Schlaf und träumt von wirren Dingen, die ihn bald darauf erwachen lassen; dann schläft er wieder ein, und wieder halluziniert er dieselben Dinge; sobald er die Augen schließt, kommen ihm irgendwelche widerwärtigen Gesichter[CK1512], grausige Bilder[CK1508] o. Ä. vor die Phantasie[CK1511], die sogleich verschwinden, wenn er die Augen öffnet. Auch später im Verlauf des Fiebers, etwa in der zweiten Woche, ist Calcarea dienlich, wenn die charakteristischen Typhusroseolen nicht auf der Haut erscheinen wollen und der Schlaf immer soporöser wird. Der Bauch schwillt an und wird tympanitisch aufgebläht. Der Kranke wird noch unruhiger und ängstlicher, obwohl er ganz bewusstlos sein kann. Er schreit plötzlich auf, zupft an der Bettdecke oder fingert zittrig in der Luft herum. Der Rumpf ist dabei oft heiß, die Gliedmaßen kalt und klebrig-feucht. Es kann sowohl Durchfall als auch Verstopfung bestehen. Der Patient fährt aus dem Schlaf hoch und sieht sich wie erschreckt um.

Lycopodium ist ein Mittel, das in dieser Krankheitsphase komplementär zu Calcarea ist; doch ist der Leib bei **Lycopodium** stets verstopft[AZ3,27], während Calcarea auch Durchfall haben kann.

Schlaflosigkeit

Eine weitere Nutzanwendung von Calcarea bei nervösen Affektionen, die sich aber bei einem nur oberflächlichen Studium des Mittels nicht sofort aufdrängt, ist sein Gebrauch bei Schlaflosigkeit. Die Schlaflosigkeit, die nach Calcarea verlangt, zeigt sich nicht darin, dass der Patient ein oder zwei Stunden wach liegt; vielmehr zeigt sie sich in jener langanhaltenden Wachheit, die so oft Vorbote oder Begleiterscheinung mancher Krankheit ist. Eine Frau – nehmen wir dies als Beispiel – findet während des Wochenbetts keinen Schlaf; sie leidet unter Symptomen folgender Art: **Beim Schließen der Augen** erscheinen ihr **seltsame Phantasiegebilde;** bei jedem kleinen Geräusch zuckt sie zusammen und ist außer sich vor Angst[(CK33f)]; die Zunge ist trocken.[GS] Ihr Zustand ist von dem einer Wochenbettpsychose nicht weit entfernt. Calcarea carbonica, vornehmlich in der 30. Potenz und verabreicht alle drei Stunden während des Tages, wird in der folgenden Nacht fast mit Sicherheit tiefen Schlaf bewirken. Wie macht Calcarea das? Wie Opium, Koffein oder Chloralhydrat? Nein, im Gegensatz zu diesen führt Calcarea auf hömöopathische Weise einen gesunden Schlaf herbei!

Delirium tremens

Auch jener bedauernswerte Zustand namens Delirium tremens bedarf bisweilen unserer Arznei. Calcarea ist hier angezeigt, wenn mehr oder weniger die gleichen Symptome wie bei der Schlaflosigkeit vor-

65

herrschen, vor allem aber verbunden mit Halluzinationen von Ratten und Mäusen und anderen schreckenerregenden Dingen. Oft phantasiert der Kranke in seinem Delirium z. B. von Feuer, Mord und Totschlag, und besonders typisch ist seine ständige **Furcht, den Verstand zu verlieren**[CK26].

Epilepsie

Calcarea scheint Epilepsie[CK] heilen zu können. Es hilft freilich nicht so sehr bei den Krampfanfällen selbst, vielmehr befördert es die Veränderung der skrofulösen Konstitution, wodurch dann sekundär dieser schrecklichen Krankheit der Boden entzogen wird.[AZ51,66] Die dem Anfall vorangehende **Aura** beginnt mitunter im **Solarplexus** und bewegt sich von dort nach oben (wie bei **Nux vomica**, **Bufo** und **Silicea**), woraufhin der Patient augenblicklich in Krämpfe verfällt. In manchen Fällen verspürt der Patient vor dem Anfall „Uebelkeit und Laufen in einem Arme, wie eine Maus“[AR17,3,54], in anderen „läuft es … aus der Herzgrube [Epigastrium, Solarplexus] nach den Hüften[4] und in den Unterleib herab“[AR17,3,52]. Die Ursachen für die epileptischen Anfälle von Calcarea können Schreck und vor allem Unterdrückung eines chronischen Hautausschlags sein[KE4,543]; auch übermäßige Onanie wird als Ursache genannt[ST2,579].

Sulfur **Calcarea** folgt in diesen Fallsuchten sehr gut auf Sulfur.[AR17,3,41ff] Bei diesem Gefühl einer laufenden Maus am Arm werden Sie vielleicht als Erstes an Sulfur denken, doch das Symptom kommt in gleicher Weise auch bei **Calcarea** vor. Auch die Ursachen der Epilepsie, namentlich Onanie und unterdrückter Ausschlag, sind bei Sulfur die gleichen. **Calcarea** ist, allgemein gesagt, besonders dann indiziert, wenn Sulfur nicht ausreichend geholfen hat oder wenn die Pupillen nach dem Gebrauch von Sulfur „sehr zur Erweiterung geneigt sind“[CK].[5]

Hydrocyanicum acidum Für die Krampfanfälle selbst ist oft die Blausäure ein wirksames Mittel.[GS]

Artemisia vulgaris Der Beifuß ist manchmal in Fällen angezeigt, die durch Schreck entstanden sind[AZ1,146]; die Anfälle erfolgen typischerweise in so kurzen Abständen, dass die Kranken zwischendurch „nicht zur vollständigen Besinnung gelangen“[HB142].

Nux vomica Wenn die Konvulsionen durch Verdauungsstörungen ausgelöst werden[GS], ist Nux vomica das Mittel der Wahl, zumal wenn die Aura als Schmerz in der Oberbauchgegend beginnt[AZ51,75] und sich dann nach oben ausbreitet.

Knochen, Gelenke

Calcarea carbonica ist von größtem Nutzen bei diversen **Knochenerkrankungen**[SK196] und bei **Verkrümmung der Wirbelsäule**[SK212], namentlich der Brustwirbelsäule[GS]. Betroffen sind vor allem Kinder, die nur langsam sprechen und laufen lernen[SK197]; solche, die schwache Fußgelenke haben und ihre Füße nach innen oder außen drehen, je nach den überwiegend affizierten Muskeln. Wichtige andere Mittel mit **Schwäche der Fußgelenke** sind **Natrium carbonicum**, **Silicea**, **Carbo animalis** und **Sepia**.

Es gibt ein Mittel, das bei Schwäche der Beine sehr empfohlen worden ist – ich konnte diese Indikation bisher noch nie bestätigen –, und das ist **Pinus sylvestris**. Es soll Atrophie der unteren Extremitäten geheilt haben[HC3,126], und es soll erfolgreich angewandt worden sein gegen „schwieriges Laufenlernen bei scrophulösen Kindern“[SK371].

Calcarea hat sich auch bei spezifischen Gelenkerkrankungen als heilsam erwiesen, so etwa bei **Tuberkulose der Hüft- oder Kniegelenke** (Tumor albus). Es kommt hier im zweiten Stadium der Krank-

[4] Nicht „Füßen“, wie in den *Klinischen Erfahrungen* (Rückert) und *Guiding Symptoms* (Bd. 3, S. 204) zu lesen ist. Farrington schreibt stattdessen „limbs“, was in diesem Zusammenhang nur „Beine“ bedeuten kann. Außerdem schreibt er statt *Unterleib* „uterus“, wofür es in den Quellen keinen Beleg gibt.

[5] Farrington schreibt fälschlich: „… if the pupils do not dilate after the use of *Sulphur*.“ Vgl. Farringtons diesbezügliche Bemerkung bei den Augensymptomen, welche Hahnemanns Beobachtung richtig wiedergibt.

heit in Betracht, wenn es bereits zur Abszessbildung gekommen ist.

Bei all diesen Knochen- und Gelenkaffektionen müssen Sie Calcarea von **Silicea** abzugrenzen lernen. Für den oberflächlichen Betrachter mögen die Fälle sehr ähnlich erscheinen, doch gibt es auf der konstitutionellen Ebene manche Unterschiede, die Ihnen die Wahl zwischen den beiden Mitteln leichter machen sollten.

Zunächst einmal schwitzt der **Silicea**-Patient gewöhnlich am ganzen Kopf, und dieser Schweiß hat einen sauren oder üblen Geruch; der Kopf ist relativ groß, während der übrige Körper eher abgemagert ist; der Fußschweiß ist bei **Silicea** zumeist stinkend und macht die Zehenzwischenräume und Fußsohlen wund; das Gesicht hat einen erdfahlen oder gelblich-wächsernen Teint. Das **Silicea**-Kind ist nervös und leicht erregbar, nicht schwerfällig und träge, wie es bei Calcarea der Fall ist. Aber auch das **Silicea**-Kind ist, wie Calcarea, aufgrund einer gestörten Assimilation nur unzureichend ernährt. Es scheint unter einer ausgesprochenen Schwäche des zentralen Nervensystems zu leiden; und doch besteht, trotz dieser Schwäche, ein erhebliches Maß an Reizbarkeit, sodass das Kind bei jedem äußeren Sinneseindruck Gefahr läuft, eine Verschlimmerung seiner Beschwerden zu erleiden. So ist, wenn auch nur eine geringe Neigung zur Epilepsie besteht, jede kleine Gemütserregung dazu angetan, beim Kind einen Krampfanfall auszulösen. Bei der **Silicea**-Konstitution beobachten wir außerdem eine deutlich größere Neigung zu Ulzerationen als bei Calcarea; und die eitrigen Absonderungen aus diesen Ulzera sind nicht „bonum et laudabile", sondern eher dünnflüssig und wundmachend.

Rheumatismus, Gicht, Lumbago

Calcarea ist auch bei Rheumatismus dienlich; die Symptome, die es dabei anzeigen, sind: rheumatische Beschwerden[GS], die durch Arbeiten in kaltem Wasser hervorgerufen wurden[SK196]; Rheumatismus der Muskeln von Rücken und Schultern, nachdem **Rhus toxicodendron** versagt oder nicht ausreichend geholfen hat. Calcarea kann auch bei Gichtknoten an den Fingern[CK] indiziert sein, ebenso bei allgemeiner Gichtkonstitution sowie bei Arthritis deformans (rheumatoide Arthritis).

Rhus toxicodendron Rhus scheint unser bestes Mittel bei Lumbago zu sein, unabhängig davon, ob die Schmerzen durch Bewegung besser werden oder nicht. Das Mittel scheint eine besondere Affinität zu den tiefen Rückenmuskeln zu haben.

Calcarea fluorica Dies ist ein Mittel, das bei **chronischer Lumbago** gut auf **Rhus** folgt, wenn die Schmerzen zu Beginn der Bewegung schlimmer, bei fortgesetzter Bewegung aber besser werden.

Secale cornutum Secale ist bei **akut** einsetzendem „Hexenschuss" [AZ78,38] im Rücken angezeigt.[6]

Nux vomica Nux wird bei rheumatischen Kreuzschmerzen[SK279] benötigt, die den Patienten hindern, sich liegend im Bett umzudrehen[RA760]; er muss sich dazu erst hinsetzen.[GS]

Haut

Auf den Nutzen von Calcarea bei Hautausschlägen habe ich in früheren Vorlesungen schon mehrfach hingewiesen. Erinnert sei hier noch einmal an die **chronische Urtikaria**[SK198;CK1466], wo es eines unserer wichtigsten Heilmittel ist. Es hat Flechten hervorgerufen[CK1470], und eine bevorzugte Lokalisation sind dabei die von Barthaaren bedeckten Teile des Gesichts. Bei diesen **Bartflechten** liegt ein Vergleich mit **Mezereum** nahe, das [wie Calcarea[RP379]] Jucken in den Barthaaren[HV8,30] hat, wie von Ungeziefer[CK90], verbunden mit viel Schuppenbildung. **Lithium carbonicum**: Die Wangenhaut unter dem Bart juckt und ist rau wie eine Reibe.[GS] Und **Cicuta**: Dicke, honiggelbe Grinde in den Barthaaren wie auch in den Mundwinkeln[illegible].

[6] Schüßler berichtet 1869 (in seiner „vorbiochemischen" Zeit) in der *Allgemeinen Homöopathischen Zeitung* (s. o.): Gegen den Hexenschuss wende ich *Secale cornutum* in 3.–4. Verd. an. Einst heilte ich bei einem jungen Manne einen solchen Fall an *einem* Vormittage. So rasch verliefen freilich die übrigen von mir mittelst *Secale* behandelten Fälle nicht; doch habe ich von diesem Mittel bedeutend raschere Erfolge gesehen als von *Rhus* und anderen Mitteln."

KAPITEL

66 Vorlesung: Calcarea phosphorica und Hepar sulfuris

Calcarea phosphorica

Einleitendes

Wir wollen uns heute zwei weiteren wichtigen Kalziumverbindungen widmen, dem Phosphat und dem Sulfid. Beginnen wir mit Ersterem – Calcarea phosphorica.

Es gibt viele Symptome, die sowohl bei Calcarea phosphorica als auch bei **Calcarea carbonica** vorkommen, und es ist bisweilen nicht ganz einfach, sich in einem Fall, der ein Kalziumpräparat zu erfordern scheint, für eines der beiden Mittel zu entscheiden. Ich hoffe, ich kann Ihnen in der heutigen Vorlesung genügend Kriterien an die Hand geben, die es Ihnen ermöglichen, hier leichter eine Entscheidung zu treffen. Wenn Sie die Wirkung von Calcarea phosphorica verstehen wollen, müssen Sie sich zunächst dessen Ausgangssubstanzen Kalk und Phosphor in Erinnerung rufen. In ihrer chemischen Verbindung werden diese nun in einer Weise verändert, dass zwar manche Ähnlichkeiten mit **Calcarea carbonica** und mit **Phosphorus** bestehen bleiben, andererseits aber auch viele neue Symptome entstehen, die allein der Verbindung – Calcarea phosphorica – angehören und weder bei **Calcarea carbonica** noch bei **Phosphorus** zu finden sind.

Tab. 66.1 Vergleichsmittel von Calcarea phosphorica

Calcarea phosphorica	
Vergleichsmittel	• *China, Zincum, Phosphorus* (Hydrozephaloid) • *Dulcamara, Silicea, Sulfur* • *Rhus toxicodendron, Causticum* • *Sulfur, Calcarea carbonica, Silicea* • *Phosphorus Baryta carbonica* (geistige Schwäche)

Arneimittelbeziehungen

Arzneien, die Calcarea phosphorica besonders häufig komplementieren, sind **Zincum**, **Ruta graveolens** und **Sulfur** (➤ Tab. 66.1). **Zincum** ergänzt die Wirkung von Calcarea phosphorica oft bei Hydrozephaloid, **Ruta** bei schmerzhaften Affektionen der Gelenke und der Knochenhaut und **Sulfur** so ähnlich, wie wir es bei **Calcarea carbonica** gesehen haben[1].

Konstitution

Calcarea phosphorica scheint besonders bei manchen Zuständen von Mangelernährung[GS] notwendig zu sein, weshalb es häufig zur Zeit der Kindheit und der Pubertät von Nutzen ist, gelegentlich aber auch im hohen Alter. Beginnen wir mit den **Säuglingen und Kleinkindern** … Calcarea phosphorica leistet hier unschätzbare Dienste, wenn das Kind dünn und abgemagert[GS] ist, mit **eingefallenem Abdomen** und schlaffen Bauchdecken sowie Neigung zu Drüsen- und Knochenkrankheiten. Der Kopf ist groß, **beide Fontanellen stehen weit offen**[EN517]. Die Schädelknochen sind ungewöhnlich dünn und weich[GS], wirken sehr zerbrechlich [knistern bei Druck wie Papier[GS]]. Die Zähne kommen nur sehr verzögert heraus.[EN128] Die Wirbelsäule ist verkrümmt.[GS] Das Kind lernt erst spät laufen, und die Wirbelsäule ist so schwach, dass sie den Körper kaum tragen kann. Der **Hals** ist dünn und **kraftlos** – der Kopf fällt zur

[1] Wörtlich: „… and *Sulphur* pretty much as we found under *Calcarea ostrearum.*" Allerdings war in der *Calcarea-carbonica*-Vorlesung nur davon die Rede, dass *Calcarea* gut auf *Sulfur* folgt, nicht umgekehrt. Laut Abdur Rehman *(Encyclopedia of Remedy Relationships in Homoeopathy)* ist *Sulfur* ein komplementäres Mittel von *Calcarea phosphorica* bei „Wachstumsproblemen, Rekonvaleszenz, Rheumatismus und Arthrose".

Seite, wenn er nur geringfügig geneigt wird. Das Kind erbricht ständig Milch [(EN210)], sei es die Muttermilch, sei es die künstlich aufbereitete Kuhmilch. Nach jedem Füttern bekommt das Kleine heftige Bauchschmerzen.[(EN241)] Die Durchfälle sind oft **grün-schleimig,** manchmal auch lienterisch, und mit ihnen gehen viele **stinkende Winde** ab.[SK214; GS] Mitunter sind die Durchfälle sehr kopiös, **heiß und wässrig**[AZ91,23]. Bei **Cholera infantum** können die Stühle den erwähnten Charakter haben, oder sie erscheinen durch die Beimengung von Eiter wie von vielen hellen Flöckchen durchsetzt[GS]. Die Kinder sind bei dieser Cholera infantum am ganzen Körper stark abgemagert; ihr Gesicht ist bleich, alle vorstehenden Körperteile sind kalt. Auffällig ist, wenn die Kinder etwas älter sind, eine große **Vorliebe für Schinken oder Speck.**[AZ91,23] Die geistigen Fähigkeiten dieser Kinder sind stark eingeschränkt; sie brauchen lange, um etwas zu verstehen, erscheinen manchmal geradezu schwachsinnig; selbst Kretinismus[AZ91,22] kann sich durch den fortgesetzten Gebrauch von Calcarea phosphorica entwickeln.

Diese Geistessymptom erinnern stark an **Baryta carbonica**, nur dass die geistige Schwäche bei **Baryta** noch um einiges ausgeprägter ist.

Verschlimmerung durch feuchte Kälte und Wetterwechsel

Wenn das Kind älter wird – wenn auch nicht unbedingt größer –, verursacht jede Einwirkung von Feuchtigkeit oder Nässe ein Gefühl allgemeiner Schmerzhaftigkeit oder Wundheit, besonders wenn es bewegt wird. Die **geringste Bewegung** wird als **unerträglich** empfunden. Lassen Sie sich durch die Bewegungsverschlimmerung aber nicht dazu verleiten, **Bryonia** zu geben. Es handelt sich bei dieser Verschlimmerung nicht um ein Zeichen für **Bryonia**, denn sie weist bereits auf den Beginn einer **Rachitis** hin. Dem Patienten wird am ganzen Körper heiß, wenn er auch nur geringfügig feuchter Kälte ausgesetzt ist (Vgl. bei dieser Empfindlichkeit gegen Feuchtigkeit auch **Dulcamara**, **Sulfur**, **Silicea** und **Causticum**. [Verschlimmerung durch Trockenheit!]). Knochenhaut und Gelenke werden dadurch gereizt und entzündet, was zu dieser Verschlimmerung durch Bewegung führt. Calcarea phosphorica ist ein ausgezeichnetes Mittel, um Rachitis vorzubeugen. Wenn es doch einmal versagen sollte, können Sie immer noch auf **Silicea** zurückgreifen, dem es in dieser Beziehung sehr ähnelt; **Silicea** hat allerdings mehr stinkenden Kopfschweiß, mehr Stuhlverstopfung und eine deutlich stärkere Neigung zu Eiterungen, Furunkeln etc.

Wenn besagte Empfindlichkeit gegen Feuchtigkeit [feuchte Kälte[GS]] besteht, kommt Calcarea phosphorica auch bei Krankheiten von **Erwachsenen** in Betracht. Ich halte diese Modalität für ein wichtiges Merkmal der Arznei! So ist Calcarea phosphorica z. B. bei solcherart empfindlichen Frauen angezeigt, die unter Vorfall oder Schieflage des Uterus[GY1] leiden und dabei viel Schmerz, Schwäche und Leere in der Unterbauchgegend verspüren, besonders beim Abgang von Stuhl und Harn[EN333]. Das Mittel ist ferner bei Frauen [mit Uterusprolaps[AZ91,30]] indiziert, die bei jedem Wetterwechsel über Gelenkschmerzen klagen; diese Eigenschaft unterscheidet es von anderen, ähnlich wirkenden Arzneien. Auch die uterinen Beschwerden selbst verstärken sich bei Wetterwechsel – ein Symptom, das bei Calcarea phosphorica sehr viel deutlicher hervortritt als bei **Calcarea carbonica** oder **Phosphorus** allein. **Phosphorus** hat, wie Calcarea phosphorica, auch jenes Schwäche- und Leeregefühl im Unterbauch[CK893], doch fehlt ihm die eben erwähnte Modalität.

Rheumatismus

Wir können Calcarea phosphorica auch bei rheumatischen Beschwerden[SK214] verabreichen, wenn diese bei jedem Wetterwechsel [bei nassem oder windigem Wetter[AZ91,30]; bei kaltem Wetter[GS]; bei der geringsten Erkältung[GY1]] in Erscheinung treten. Nach Einwirkung von Feuchtigkeit [z. B. Nasswerden im Regen[EN423]] kommt es zu schmerzhafter Nackensteifigkeit;[2] zu umherwandernden Schmerzen in den Gliedern[EN423]; zu dumpf drückenden Schmerzen in den Armen[EN428; GS] und besonders in der Kreuzbeingegend und den Beinen [bei regnerischem, kaltem Wetter[EN472]].

[2] In dem entsprechenden Prüfungssymptom Schréters (*GA* 4,95) ist als Auslöser nur von *Zugluft* die Rede.

66

Erkältung

Wenn sich der Calcarea-phosphorica-Patient eine Erkältung zuzieht, so geht sie mit Trockenheits-[GA4,41] und Wundheitsgefühl[GA4,44] im Hals einher, bei Husten zudem mit Stichen in der Brust[AZ91,30] sowie mit Hitze der unteren Brust und der Oberarme[GS]; außerdem befördert der Husten gelben Auswurf heraus[GS].

Knochenverbindungen, Frakturen

Ein wichtiges Anwendungsgebiet von Calcarea phosphorica ergibt sich aus dessen Wirkung auf Knochenverbindungen, seien es **Symphysen, Suturen** oder Gelenke, seien es Frakturen.[GS] So ruft das Mittel beispielsweise **Schmerzen entlang der Schädelnähte**[EN62] hervor, namentlich der Sutura sagittalis. Auch im **Iliosakralgelenk,** der Verbindung von Kreuz- und Darmbein, entstehen oft Schmerzen [„als wären diese voneinander getrennt"].[EN419] Wenn eine Frau während der Schwangerschaft über Schmerzen in diesem Bereich klagt, sollte ihr Calcarea phosphorica Linderung verschaffen.

Auch am Ort der Zusammenfügung gebrochener Knochenteile – gewissermaßen eine künstliche Sutur – entfaltet Calcarea phosphorica wunderbare Wirkungen. Es gibt Fälle, wo die frakturierten Knochenenden nicht richtig zusammenwachsen wollen; hier ist Calcarea phosphorica das passende Mittel, um die Kallusbildung anzuregen. Sie sollten es in einem solchen Fall besser in niedriger Potenz verabreichen.

Symphytum officinale In dieser Hinsicht lässt sich **Calcarea phosphorica** vor allem mit Symphytum vergleichen, das ebenfalls eingesetzt wird, um die Heilung von Knochenbrüchen in Gang zu bringen oder zu beschleunigen, besonders wenn die **Bruchstelle sehr gereizt**[GS] und schmerzhaft empfindlich[AZ79,160] ist.[3]

Conchiolinum An dieser Stelle ist Conchiolinum erwähnenswert. Das Mittel ist hilfreich bei **Osteitis**[ES484] **an den Enden der Diaphysen von Röhrenknochen.** Eingeatmet als Perlmuttstaub, ruft es ebensolche Beschwerden bei den Schleifern hervor, die die Perlen bearbeiten.

Kopfschmerz bei Schulmädchen

Calcarea phosphorica ist außerdem oft bei Schulmädchen angezeigt, besonders wenn sie auf die Pubertät zugehen und ungewöhnlich nervös und unruhig werden. Sie möchten von zu Hause fort, doch wenn sie fort sind, zieht es sie bald wieder zurück.[(EN3)] Wenn sie in der Schule sind, bekommen sie schnell Kopfschmerzen.[GS] Insgesamt entwickeln sich die Mädchen nur sehr langsam, und sie sind häufig bleichsüchtig.[GS]

Hydrozephaloid

Calcarea phosphorica kommt auch bei Kindern in Betracht, die im Rahmen einer Cholera infantum marastisch werden und Symptome eines Hydrozephaloids entwickeln[4]. Sie haben diese eigentümlichen Essgelüste [nach geräuchertem Fleisch etc.] und zeigen die schon beschriebene Art von Diarrhö. Ihr Gesicht ist schmutzig-weiß[GS] oder blass. Ohren und Nase sind wegen unzureichender Durchblutung kalt. Auch in diesen Fällen ist der Hals, wie eingangs erwähnt, so schwach, dass der Kopf kaum aufrecht gehalten werden kann.

China officinalis China und **Calcarea phosphorica** sind einander in dieser Hinsicht ähnlich. Wenn ein Kind durch die häufigen und langanhaltenden Durchfälle ganz schläfrig und erschöpft ist und ein kaltes Gesicht bekommen hat, können wir

[3] Farrington nennt als Indikation für *Symphytum* stattdessen: „... non-union of fracture, particularly when the trouble ist of nervous origin." (In dieser Form ist die Indikation später auch in die *Guiding Symptoms* eingegangen.) Was Farrington allerdings mit „nervösem Ursprung" meint, hat sich mir auch nach Konsultation zahlreicher Quellen nicht erschlossen.

[4] Farrington schreibt nur: „... who are suffering from marasmus." Gemeint ist aber die im 19. Jahrhundert als Hydrozephaqloid bezeichnete Encephaloenteritis acuta oder Säuglingsintoxikation. Dies geht auch aus Tabelle 66.1 sowie mehreren anderen Stellen des Buches hervor, wo *Calcarea phosphorica*, *Zincum* und *China* neben wenigen anderen als wichtigste Mittel bei diesem Leiden genannt werden.

oft noch mit China ein weiteres Fortschreiten der Krankheit verhindern. Eine Gabe China wird dem Kind in einem solchen Fall wieder auf die Beine helfen und so jenen Zustand verhüten, der sonst **Calcarea phosphorica** erfordert hätte.

Zincum metallicum Andererseits muss **Calcarea phosphorica** manchmal durch Zincum ersetzt werden, wenn folgende Symptome in den Vordergrund treten: Rollen des Kopfes, Zähneknirschen, kaltes, blasses Gesicht, heißer Hinterkopf, zappeliges Bewegen der Füße und andere typische Zeichen der Arznei.

Baryta carbonica Von Baryta carbonica lässt sich unser Mittel u. a. dadurch abgrenzen, dass die geistige Schwäche beim Baryta-Kind noch um einiges ausgeprägter ist.

Vergleich Calcarea carbonica und Calcarea phosphorica

Es ist für Sie höchst bedeutsam, dass Sie zwischen **Calcarea carbonica** und Calcarea phosphorica zu unterscheiden lernen. Dies können Sie z. B. anhand der Beschreibungen erreichen, die ich Ihnen heute und gestern von den beiden Mitteln gegeben habe. Hier noch einmal einige wichtige Punkte:

- **Calcarea carbonica** hat ein vergrößertes Abdomen, Calcarea phosphorica – durch die phosphorische Komponente – ein schlaffes Abdomen.
- Bei Cholera infantum hat **Calcarea carbonica** Verlangen nach Eiern, Calcarea phosphorica nach Pökel- oder Rauchfleisch.
- Die **Calcarea-carbonica**-Durchfälle sind bei dieser Krankheit manchmal grün, meist aber wässrig, weiß [CK817] und mit geronnenen Milchpartikeln vermischt; bei Calcarea phosphorica sind sie grün-schleimig oder heiß und wässrig, verbunden mit viel Abgang stinkender Blähungen.
- Bei **Calcarea carbonica** bleibt besonders die vordere Fontanelle lange offen, bei Calcarea phosphorica zusätzlich auch die hintere.

Hepar sulfuris

Einleitendes

Betrachten wir als Nächstes die Kalkschwefelleber – Hepar sulfuris (calcareum). Bei diesem Arzneimittel (➤ Tab. 66.2) handelt es sich genau genommen um ein unreines Kalziumsulfid; es enthält neben dem Sulfid auch Spuren von Kalziumsulfat [5], außerdem möglicherweise organisches Material sowie höchstwahrscheinlich winzige Mengen von Kalziumphosphat, da es – nebst reinen Schwefelblumen – aus der mittleren Schicht der Austernschale hergestellt wird. Hepar stellt eine wertvolle Ergänzung zu den Heilkräften des Kalks und des Schwefels als Einzelmittel dar. Es besitzt viele Ähnlichkeiten mit seinen Ausgangssubstanzen, weist aber auch deutliche Unterschiede auf.

Überempfindlichkeit der Nerven

Hepar hat eine erhebliche Wirkung auf die Nerven. Prägen Sie es sich als ein Mittel ein, das eine unge-

Tab. 66.2 Wirksphäre und Vergleichsmittel von Hepar sulfuris

Hepar sulfuris	
Wirksphäre	• Nervensystem – Dämpfung des Sensoriums – Reizbarkeit aller Nerven • Fibrinöse Exsudationen • Eiterung • Katarrhe • Lymphknoten – Knochen • Haut • Organe • Antidot gegen Metalle
Vergleichsmittel	• *Belladonna, Lachesis, Mercurius* • *Spongia, Jodum, Bromum, Aconitum* • *Silicea, Sulfur*

[5] Farrington schreibt ungenau „sulphide of lime". Nach *Leesers Lehrbuch der Homöopathie* (Bd. 2, S. 298) entsteht nach dem Erhitzen der beiden Ausgangssubstanzen „ein gelbgraues, kristallinisches Gemenge von Calciumpolysulfiden (CaS_2, CaS_4, CaS_5 usw.) und Calciumsulfat".

heure Empfindlichkeit und Erregbarkeit des Nervensystems verursacht.[CK546f] Schon **leichte Schmerzen** scheinen dem Patienten ganz unerträglich zu sein – sie können sogar **Ohnmacht** auslösen.[CK588] Ein Hautausschlag[CK64+155] oder ein entzündeter Körperteil fühlt sich wund und wie zerschlagen an und verträgt nicht die leiseste Berührung, nicht einmal die eines Verbandes. Dies ist ein allgemeiner Charakterzug der Arznei! Ich habe Hepar oftmals mit Erfolg verabreicht, wenn im Verlauf eines Schnupfens die Mundwinkel wund wurden[(CK149)] und zu eitern begannen; desgleichen half es bei Augenentzündungen[CK82], Gerstenkörnern oder sonstigen pustulösen Ausschlägen auf den Lidern[CK85], wenn zugleich diese übergroße **Empfindlichkeit gegen Berührung** vorhanden war.

Geist und Gemüt

Die Gemütsstimmung des Hepar-Patienten ist von bänglicher Traurigkeit[CK3] gekennzeichnet, besonders zum Abend hin, wo sich der Zustand bis zu Suizidimpulsen steigern kann.[CK4] Der Patient ist oft unzufrieden, verdrießlich und mutlos[CK8], besonders beim Gehen im Freien.[6] In dieser Stimmung fällt ihm dann alles ein, was ihm jemals unangenehm im Leben gewesen ist.[CK12] Das Gedächtnis ist schwach, besonders wenn er ärgerlich und gereizt ist[CK19]; er muss sich auf alles minutenlang besinnen[RA274], finden nicht die passenden Wörter, verspricht und verschreibt sich[CK31], weiß nicht mehr, wo er etwas hin gelegt hat. In seiner allgemeinen Überreiztheit neigt er außerdem zu **hastigem, schnellem Reden.**[UE]

Symptome derartiger Hast gibt es auch bei anderen Mitteln, etwa bei **Belladonna**: „Schnelles, hastiges Sprechen“[GS] und „Trinken mit zitternder Hastigkeit“[SK151] – so heißt es in der Pathogenese der Arznei. Ähnliches finden wir bei **Lachesis**, **Dulcamara** und **Sulfur**.

Um Ihnen zu zeigen, dass wir es bei dem hastigen Sprechen mit einem echten Hepar-Symptom zu tun haben, möchte ich einen Fall von hysterischer Manie anführen, der von einem Arzt jenseits des Atlantiks geheilt wurde. Bei der Wahl des Mittels ließ er sich besonders von diesem einen Symptom leiten: Die Sprache der Patientin war hastig, und die Worte sprudelten nur so aus ihr heraus. Entscheidend fur die Mittelwahl war letztlich die Tatsache, dass sie früher Mengen an Quecksilberpräparaten eingenommen hatte. Hepar sulfuris heilte ihren Geistes- und Gemütszustand vollständig.

[6] Diese Modalität findet sich in der Prüfung nur bei folgendem Symptom: „Befürchtungen über Unwohlseyn der Seinigen, besonders beim allein Gehen ins Freie.“ (*CK* 5)

Neuralgien

Hepar kann bei Neuralgien angezeigt sein, vor allem bei solchen der **rechten Gesichtshälfte.** Oft ist diesen Neuralgien Missbrauch von Quecksilber vorausgegangen, bisweilen auch eine erfolglose Medikation von **Belladonna**, das – nach Einwirkung von kaltem, trockenem Wind – zunächst indiziert erschienen war. Bei Neuralgien und anderen Nervenleiden gehört Hepar in eine Gruppe mit **Belladonna**, **Silicea** und **Sulfur**. Auf **Belladonna** folgt es häufig gut, wie schon erwähnt; und von **Silicea** und **Sulfur** können Sie Hepar leicht anhand der sonst noch vorhandenen Symptome abgrenzen.

Entzündungen

Als Nächstes müssen wir Hepar als Heilmittel bei Entzündungen betrachten. Es eignet sich bei kruppösen [= pseudomembranösen oder fibrinosen] wie auch bei eitrigen Entzündungen. Bei allen Entzündungen und Kongestionen, auf die Hepar passt, ist der betroffene Körperteil äußerst berührungsempfindlich. Das ist so charakteristisch, dass es stets mehr oder weniger deutlich vorhanden sein muss, wenn Hepar infrage kommen soll. **Entzündete Körperteile fühlen sich außerordentlich wund an,** wie ein Furunkel; das zieht sich als roter Faden durch alle Hepar-Entzündungen.

- Nehmen wir als Beispiel eine **Augen- oder Lidentzündung**[KE1,234]: Die Lider sind ödematös geschwollen[CK81], und manchmal entwickeln sich auch „**Gerstenkörner** mit vieler Eiterbildung“[AZ6,114f]. Die Lider schmerzen wie wund und zerschlagen.[CH164] Der Patient erträgt keinerlei Berührung der Augen[CK73], ebenso wenig Kälte. Kal-

66

te Luft, Zugluft[GS] und **kühlende Umschläge vermehren sein Leiden** nur, und anhand dieser Modalität können Sie Hepar gut von **Mercurius** unterscheiden. Das entzündete Auge ist von lauter Pickelchen umgeben.[GS; CK85] Ähnlich in diesem Punkt sind zum einen **Euphrasia**, das einen „feinen Ausschlag um die Augen“[UE] hat, besonders auf den Wangen, über die die scharfen Tränen fließen, zum anderen **Phosphorus**, bei dem oft große Hautgeschwüre von vielen kleinen Geschwürchen umgeben sind[GS].

- Bei **Entzündung des Ohres** – des Gehörgangs[GS] wie des Mittelohres – finden wir die gleiche Schmerzhaftigkeit bei der geringsten Berührung. Hepar ist bei entzündlichen Ohrenschmerzen gewöhnlich nach **Belladonna**, **Chamomilla** oder **Pulsatilla** angezeigt, wenn die Entzündung eitrig zu werden droht oder bereits eitrig geworden ist[GS]. Nur selten ist es zu Beginn des Leidens indiziert.
- Dieselben Besonderheiten der Entzündung bestehen beim **Schnupfen.** Die Nase ist geschwollen und schmerzt wie ein Furunkel[CK363]; Berührungsempfindlichkeit besonders der inwendigen Nasenflügel.
- Ähnliches sehen wir bei **Gesichtsschmerzen,** wo besonders die Jochbeine höchst empfindlich auf jeglichen Druck reagieren.[CK131]

All dies sind nur Beispiele für den allgemeinen Charakter der Arznei. Ich brauche sie nicht weiter zu vermehren, denn sie finden sich überall am Körper, wo immer eine Entzündung entstanden ist.

Eiterung, Abszessbildung

Wenn im Zuge einer Entzündung Eiterung im Entstehen begriffen ist, erfüllt Hepar eine **doppelte Funktion.** Bestehen in dem befallenen Körperteil klopfende, stechende Schmerzen und weist allgemeiner Schüttelfrost auf den Beginn einer Entzündung hin, so vermag Hepar, in **hoher Potenz** verabreicht, nicht selten noch das ganze Übel abzuwenden oder zumindest dessen Verlauf wesentlich abzukürzen. Scheint dagegen in anderen Fällen die Eiterung unausweichlich und wünschen Sie den Prozess zu beschleunigen, so geben Sie Hepar **niedrig.** Bei **Furunkeln** und besonders bei **Tonsillitis** ist Hepar nach **Belladonna** angezeigt, wenn dieses die Entzündung nicht einzudämmen vermochte und deshalb Suppuration eingesetzt hat. Auf den Unterschied zwischen **Belladonna**, Hepar, **Mercurius** und **Silicea** bei diesen Krankheitsformen bin ich ja schon früher verschiedentlich eingegangen.

Krupp, Pseudokrupp

Auch wenn die Entzündung einen kruppös-fibrinösen Charakter annimmt, kann Hepar angezeigt sein, gleichviel ob der Rachen, der Kehlkopf, der Darm oder die Nieren betroffen sind. Die Charakteristika, die Hepar bei kruppöser Kehlkopfentzündung anzeigen, sind diese: Nach intensiver Einwirkung von trockenem, kaltem Wind[GS] wird die Stimme heiser, das Atmen rau und pfeifend[KE5,682]. Die Respiration kann dabei so beschwerlich werden, dass das Kind den Kopf weit nach hinten strecken muss, um die Luftwege gerade zu biegen. Der Husten ist hart, bellend[SK488] und klingend, und zugleich ist er mit Schleimrasseln auf der Brust[SK487] verbunden. Das **geringste Entblößen,** selbst das Aufdecken eines Armes oder Fußes, löst einen neuerlichen **Hustenanfall** aus.[CK377] Auch hier sehen Sie wieder die extreme Empfindlichkeit des Patienten gegen kalte Luft. Wenn sich der Husten am **frühen Morgen** verschlimmert[CK378], ist dies ein weiterer Hinweis auf Hepar. Zwar kommt Hepar bisweilen auch bei Husten in Betracht, der vor Mitternacht auftritt, doch darf er dann nicht trocken sein – er muss mit **Schleimauswurf** einhergehen.[CK384]

Sie können an diesen Symptomen erkennen, dass Hepar eher auf **Aconitum** und **Spongia** folgt, als dass es ihnen vorausgeht.

Aconitum napellus Der Sturmhut ist zu Beginn einer kruppösen Entzündung indiziert, wenn das Kind ungemein ängstlich ist, hohes Fieber hat und angestrengt atmet. Dabei würde ich Ihnen raten, Aconitum auch nach Linderung der Beschwerden noch eine Weile weiter zu geben, denn solche Fälle neigen sehr zu Rezidiven.

Spongia tosta Wenn **Aconitum** allerdings versagt und der Husten in der nächsten Nacht wieder schlimmer wird, ist gewöhnlich Spongia das passende Mittel, besonders wenn sich die Symptomatik wie folgt gestaltet: Der Husten ist hart und trocken [RA89], die Atmung sägend [AZ9,7], der Auswurf gering oder ganz fehlend; das Kind schreckt in Erstickungsnot aus dem Schlaf hoch [GS].

Wenn die kruppösen Symptome zum Morgen hin dennoch fortbestehen und der Husten wegen vermehrter Schleimsekretion einen feuchteren Klang annimmt, dann endlich ist die Zeit für **Hepar sulfuris** gekommen.

Bromum Bromum folgt in der Regel, wenn selbst **Hepar** der Exsudation nicht hinreichend Herr werden kann.

Morbus Brightii

Kafka hat Hepar sulfuris als Heilmittel der **postskarlatinösen** Bright'schen Nierenerkrankung eingeführt.[GS] Es war die Fähigkeit der Arznei, fibrinöse oder kruppöse Exsudationen zu verursachen, die ihn auf diesen Gedanken brachte. Hepar ist in diesen Fällen viele Male erfolgreich gewesen, woraus wir schließen können, dass es eine deutliche Wirkung auf die Nieren haben muss. Kafka gibt es nach einem Scharlachfieber, sobald sich im Urin **Spuren von Eiweiß** zeigen oder erste **ödematöse Schwellungen** erscheinen.[GS]

Schnupfen, Sinusitis

Betrachten wir als Nächstes die Indikationen von Hepar beim gewöhnlichen Schnupfen oder dem, was landläufig als „Erkältung" bezeichnet wird und mit allgemeiner Schmerzhaftigkeit des ganzen Körpers verbunden ist [„Schnupfen-Fieber, wobei es ihm in allen Gliedern liegt" [CK362]]. Allerdings ist Hepar hier nur selten im Anfangsstadium angebracht. Bei akutem Schnupfen oder Halsweh [CK] verdirbt es, zu früh verabreicht, häufig den Fall, weil es eher für **fortgeschrittene, „reife" Erkältungen** passt, die durch reichliche Schleimsekretion gekennzeichnet sind. Mitunter affiziert der katarrhalische Prozess auch die **ethmoidalen Knochenstrukturen,** sodass sich im Siebbein bohrende Schmerzen und ein ausgeprägtes Wundheitsgefühl einstellen. Beim Schlingen hat der Patient das Gefühl, als würde er eine Fischgräte [GS] verschlucken – er verspürt ein **splitterartiges Stechen im Hals** [CK187]. Manchmal beschreibt er es auch als Gefühl einer im Halse steckengebliebenen Brotkrume. Dieses Symptom hat Hepar mit **Mercurius**, **Nitricum acidum**, **Argentum nitricum** und **Alumina** gemein. Die Erkältungsbeschwerden, die Hepar als Heilmittel erfordern, flammen durch jede **Kälteeinwirkung** wieder auf. Hepar ist besonders auch dann indiziert, wenn sich im Organismus durch Quecksilbermissbrauch eine ausgesprochene Anfälligkeit für Erkältungen entwickelt hat.

Lunge

Im Hinblick auf die Lunge ist Hepar bei mehreren Krankheitsformen hilfreich. Bei **Lungenentzündung** kommt es erst in einem späten Stadium – dem der Resolution [GS] – in Betracht, wenn statt der normalen Rückbildung Eiterungsprozesse einsetzen. Insbesondere müsste Hepar bei kruppöser [Lobär-] Pneumonie von Nutzen sein, und zwar, wie bei allen anderen fibrinösen Entzündungen, erst im späteren Verlauf der Krankheit.

Auch bei jenem schrecklichen Leiden namens **Lungentuberkulose** [GS] kann Hepar dienlich sein, wenn sich mit der Bildung von Tuberkeln in der einen oder anderen Lungenspitze ein quälender, kruppähnlicher Husten entwickelt, der besonders zum Morgen hin mit viel Schleimsekretion verbunden ist [„Zäher Schleim auf der Brust" [CK390]; „Rasseln in der Brust, aber kein Auswurf" [GS]]. In Fällen wie diesen folgt Hepar oft auf **Spongia**, und es kann sogar, wenn es gut passt, die Resorption der tuberkulösen Herde veranlassen.

Hepar leistet zudem wunderbare Dienste, wenn sich eine Erkältung auf die Bronchien ausdehnt und der Katarrh auch die Bronchiolen zu erfassen droht [**Bronchiolitis,** Bronchopneumonie].

Antimonium tartaricum Der Brechweinstein lässt sich hier leicht von **Hepar** unterscheiden: Über der Brust sind feuchte, feinblasige Rasselgeräusche zu auskultieren, während die Rasselgeräusche bei **Hepar** einen giemenden, schnurrenden Klang haben – Hinweis auf die größere Zähigkeit des Exsudats.

66

Jaborandi Ein weiteres Vergleichsmittel ist hier u. a. Jaborandi, das bei Bronchitis mit kopiöser Schleimsekretion[GS] nützlich sein kann.

Entzündung von Drüsen und Lymphknoten

Bei Entzündungen von Drüsen und Lymphknoten ist Hepar angezeigt, wenn sie bis zum Eiterungsstadium fortgeschritten sind.[SK480] Von großem Nutzen ist es bei der Behandlung von **Bubonen** – ob venerisch bedingt oder nicht –, insbesondere nach vorausgegangenem Merkurabusus.[KE2,120] Selbst alte Leistenbubonen, die nach Quecksilberbehandlung offen geblieben sind und beständig sezernieren, heilen nicht selten unter Hepar vollständig aus.

Dyspepsie

Es kommt häufiger vor, dass wir Fälle von Dyspepsie infolge langwieriger Quecksilberanwendung seitens der Schulmedizin zu behandeln haben. Hepar wird – als eines unserer wichtigsten Merkurantidote – eine solche Verdauungsschwäche nicht selten beheben können.[SK485] Eine völlige Heilung ist zwar bisweilen unmöglich, doch eine Linderung können wir – mit diesem oder jenem Mittel – nach meiner Erfahrung immer erzielen. Hepar kann aber auch bei Verdauungsstörungen ohne diese spezielle Ätiologie hilfreich sein; Hinweise auf das Mittel liefern die folgenden Symptome: saurer Geschmack im Mund[CK203], **Verlangen nach** „stark schmeckenden, **pikanten Dingen**“[CK208], nach alkoholischen Getränken, vor allem Wein[CK210], nach Saurem[CK208] und **Essig**[CK209], nach scharf gewürzten Speisen[GS]. All diese Dinge scheinen dadurch Linderung zu bringen, dass sie den Magen anregen, weswegen Hepar vor allem dann indiziert ist, wenn die Dyspepsie mit **Magenatonie** vergesellschaftet ist. Der Patient hat besonders am Vormittag ungewöhnlichen Hunger[CK205], verbunden mit einem flauen, leeren Gefühl[GS] und einem nagenden Schmerz im Magen [„wie von Säure“[CK249]]. Auch dieses drängende Verlangen, etwas zu essen, deutet auf einen atonischen Zustand des Magens hin. Obwohl dem Hepar-Patienten Essen im Allgemeinen guttut und seine Kräfte stärkt, führt es doch häufig schon nach geringen Mengen zu einem unbehaglichen Völlegefühl und Drücken im Magen[CK242], zu einem Spannen über der Magengrube, das ihn nötigt, aufzustehen und seine Kleidung zu lockern[CK245]. Manchmal besteht auch Brennen im Magen[CK396] infolge eines Blutandrangs zu diesem Organ.

Mit seinen dyspeptischen Störungen scheint Hepar komplementär zu **Lachesis** zu sein; sie ergänzen sich in folgendem, beiden Mitteln gemeinsamen Symptom: Jede Art von Nahrung, und sei es die leichteste oder gesündeste, verursacht Verdauungsbeschwerden.

Obstipation

Der Darm ist bei Hepar gewöhnlich obstipiert, die Peristaltik unzureichend[CK291], der Mastdarm untätig[CK292], der Stuhldrang oftmals vergeblich, selbst wenn der Kot weich ist[CK293f].

Bryonia Bei der Bryonia-Verstopfung sind die Stühle sehr dick geformt[RA339] und trocken[SK191]. Das muss bei **Hepar** keineswegs so sein.

Nux vomica Nux hat zwar auch vergeblichen Stuhldrang[RA506], doch ist die Obstipation eher durch anfallsartigen Drang und eine gegenläufige (irreguläre) Peristaltik charakterisiert.[7]

Marasmus von Kindern

Wir dürfen die Arznei bei Abzehrung von Kindern[SK480] nicht vergessen! Zwischen **Sulfur** auf der einen und **Calcarea** auf der anderen Seite stehend, ist Hepar sulfuris – als Kombination dieser beiden Substanzen – hier ebenfalls von Wert. Die Symptome, die Sie bei solch abgemagerten Kindern zu Hepar führen, sind u. a. besagte Verdauungsschwäche, wie sie bereits diesen Kleinen eigen zu sein scheint; mit ihrer Nahrung, so sorgfältig gewählt sie auch

[7] Bei Farrington lautet der Satz teils falsch, teils grammatisch verunglückt: „In *Nux vomica* the constipation is of a spasmodic, fitful urging and not ineffectual.“

sein mag, bekommen sie immer wieder Probleme. Sind die Kinder alt genug, schildern Sie Ihnen die Symptome, die ich schon erwähnt habe. Wenn Sie ihnen etwas Kräftiges, Pikantes reichen, wie etwa eine Tasse Fleischbrühe, so genießen sie diese offensichtlich.

Durchfall ist bei diesen Kindern allgegenwärtig, vermehrt insbesondere tagsüber sowie nach jedem Essen.[GS] Die Stühle können grünlich[CK302] sein, schleimig[CK300], lienterisch[GS] oder sauer riechend und weißlich[SK486]. Der **saure Geruch** ist, zumal bei Kindern[SK486], ein ganz wichtiges Zeichen! Manchmal kann auch das ganze Kind sauer riechen.[GS]

Die bedeutendsten Arzneien bei sauer riechenden Stühlen sind **Magnesia carbonica**, danach **Calcarea**, dann Hepar und schließlich **Rheum**. Die Symptome von **Rheum** sind folgende: sauer riechende Stühle[RA93]; der ganze Körper riecht sauer[GS]; die Stühle kommen häufig[RA94], sind braun[GS] und schaumig[AZ41,67]; der Stuhlgang ist für das Kind sehr anstrengend und mit solchen Leibschmerzen verbunden[RA94], dass es schreien muss[GS].

Leberschmerzen

Wenn bei Hepar die Leber in Mitleidenschaft gezogen ist, kommt es zu Schmerzhaftigkeit[CK252] und Stechen[CK250] in der Lebergegend. Die Stühle werden dann lehmfarben[CK301] oder gar weiß[GS].

Blasenatonie

Die Blase ist durch die gleiche Atonie und Untätigkeit der muskulären Wandung gekennzeichnet, wie wir sie schon beim Magen und Rektum festgestellt haben. Der Urin geht daher nur zögerlich ab; statt mit einem kräftigen Strahl fließt er nur langsam und senkrecht heraus.[CK314ff] So braucht es einige Zeit, bis der Patient seine Blase entleert hat. Wenn zu dieser Blasenschwäche auch noch **nächtliches Bettnässen**[CK] hinzukommt, ist Hepar sulfuris wahrscheinlich das heilende Mittel; gleichwohl ist es bei Enuresis allein eher selten angezeigt.

Bei dieser Art von Blasenschwäche sollten Sie auch **Sepia** zum Vergleich heranziehen.

Geschwüre

Die Geschwüre, die nach Hepar verlangen, sind unheilsam[CK564] – sie **heilen nur höchst träge** oder gar nicht –, und sie breiten sich vorzugsweise oberflächlich aus. Sie bluten leicht[CK572]; das Sekret ist blutig eitrig[GS] und stinkt **faulig, wie alter Käse**[CK;SK480]. Ein Merkmal, das die Hepar-Geschwüre erwartungsgemäß ebenfalls kennzeichnet, ist deren **extreme Empfindlichkeit,** namentlich an den Rändern[GS;CK].

Haut

Die Wirkung von Hepar auf die Haut ist überhaupt von großer Bedeutung. In erster Linie ruft das Mittel einen Zustand des Nicht-heilen-Wollens hervor, wie eben schon erwähnt. Jeder kleine Hautkratzer fängt an zu eitern und geschwürig zu werden.[CK564] Gleiches finden wir bei **Mercurius**, **Chamomilla**, **Silicea** und **Lycopodium**.

Darüber hinaus erzeugt Hepar eine Neigung zu juckenden, nässenden Ausschlägen und Erythemen in Gelenkbeugen und im Bereich eng aneinanderliegender Hautflächen (**Intertrigo,** Erythrasma etc.).[GS]

Bei **Ekzemen** mit **eitriger Absonderung** ist Hepar angezeigt, wenn zuvor missbräuchlich Zinkpasten oder Merkursalben angewandt worden sind; für das Mittel sprechen außerdem eine mit brennendem Juckreiz verbundene Verschlimmerung des Ausschlags am Morgen[CK560].

Bei Hautveränderungen zeigt Hepar allgemein Ähnlichkeit mit **Carbo animalis**, **Sepia**, **Psorinum**, **Cuprum**, **Thuja**, **Zincum**, **Graphites**, **Natrium muriaticum** und **Croton tiglium**.

Antidot gegen Metalle

Hepar sulfuris ist unser wichtigstes Gegenmittel bei allen Metallvergiftungen, besonders aber bei **Quecksilbermissbrauch.** Außerdem antidotiert es Chinarinde, Jod und vor allem Kaliumjodid.

66

KAPITEL

67 Vorlesung: Natriumsalze I

Die Natriumsalze

Die Natriumsalze sind den Kaliumsalzen chemisch wie medizinisch recht ähnlich, doch geht die Ähnlichkeit nicht so weit, dass sie den Kaliumsalzen nicht folgen könnten. **Kalium carbonicum** wiederum ist in einigen seiner Symptome komplementär zu **Natrium muriaticum**. Die Natriumsalze sind, so hat es den Anschein, besonders hilfreich bei Beschwerden, die sich jeden Sommer oder schon im Frühling einstellen. Heißes Wetter, elektrische Veränderungen in der Atmosphäre oder auch direkte Sonneneinstrahlung: dies sind die Ursachen für eine ganze Reihe von Beschwerden. So ist z. B. **Natrium carbonicum** von Nutzen bei chronischen Kopfschmerzen, die auf intensive Sonnenexposition zurückzuführen sind.(CK) Bei **Natrium muriaticum** finden wir große Schwäche im Sommer: Der Patient hat beim Gehen in der Sonne das Gefühl, jeden Augenblick ohnmächtig zu werden.

Die in unserer Materia medica hauptsächlich verwendeten Natriumsalze sind.

- das kohlensaure Natron (Sodalaugensalz) oder **Natrium carbonicum**
- das Sulfat (Glaubersalz) oder **Natrium sulfuricum**
- das Chlorid des Natriums (Kochsalz) oder **Natrium muriaticum**
- das Arsenit oder **Natrium arsenicosum**
- das Hydrogenphosphat oder **Natrium phosphoricum**
- das Chlorat oder **Natrium hypochlorosum**
- das Borat oder **Borax**

Natrium carbonicum

Natrium carbonicum ist das erste Natriumpräparat, dem wir uns widmen wollen. Kohlensaures Natron wird in der allopathischen Praxis in erster Linie als Antazidum bei Übersäuerung des Magens eingesetzt. Auch verwenden die Ärzte dieser Schule es gern bei chronischen Ekzemen, indem sie die stark von Hautverdickung betroffenen Körperteile in einer Sodalösung baden lassen. Zweifellos lindert dies die Beschwerden, doch heilt es nicht das Ekzem, es sei denn, Natron wäre zufällig das angezeigte Mittel – dann lindert und heilt es gleichermaßen.

Kohlensaures Natron ist auch als Heilmittel bei Verbrennungen eingeführt worden.[1]

In der Homöopathie besitzt Natrium carbonicum einen hohen Stellenwert – es ist hier zu einer Art Polychrest geworden. Seine größte und auffallendste Wirkung scheint das Mittel am **Magen-Darm-Trakt** zu entfalten; von dort breiten sich viele seiner Symptome aus.

Gemüt

Die Gemütssymptome zum Beispiel zeigen einen deutlichen Zusammenhang mit der Verdauung und sind von großer Neigung zu Hypochondrie CK geprägt. Der Patient ist oft **traurig und niedergeschlagen.**CK1 Andererseits hat er aber auch ein überaus **reizbares Gemüt** CK46; dies zeigt sich besonders **nach einer Mahlzeit,** namentlich dem Mittagessen [„Nach dem Mittag-Essen verdriesslich, ärgerlich, missmuthig …“ CK362], bei dem üblicherweise am meisten gegessen wird. Das Ausmaß der hypochon-

[1] In Form von Natronseife, wie Farrington am Ende der 7. Vorlesung ausführt.

drischen Beschwerden ist bei Natrium carbonicum offenbar vom Stadium der Verdauung abhängig: Sobald Speisen den Magen verlassen und ins Duodenum übergehen, scheint die Hypochondrie nachzulassen, und die Besserung schreitet fort, je weiter die Nahrung im Darm nach unten gelangt. Ein solcher Patient hat gewöhnlich eine ausgesprochene **Abneigung gegen die Gesellschaft von Menschen**[CK4], selbst seiner **eigenen Familie** hat er sich allmählich entfremdet.[GS]

Dyspepsie

Die Verdauungsschwäche zeigt sich deutlicher nach pflanzlicher Kost, insbesondere nach stärkehaltigen Speisen.[GS] Oft geht sie mit **saurem Aufstoßen**[CK383] einher, mit „Wasser-Zusammenlaufen im Munde"[CK394], mit vergeblichem **Brechwürgen in der Frühe**[CK395]. Krampfhaftes Zusammenziehen von Speiseröhre und Magen[(CK413)], wobei aber nur wenig oder nichts in den Mund gelangt, abgesehen von profusem Speichelfluss.[GS] Der Bauch ist besonders nach dem Essen hart und geschwollen, stark aufgetrieben von **Blähungen**[CK433], die beim Abgang wie faule Eier stinken[CK470]. „Gleich nach dem Essen, Kneipen im Bauch, wie Leibschneiden."[CK375] „Schwieriger Abgang auch des nicht harten Stuhles, er muss sehr pressen, ehe er ihn los wird"[CK477] – geradeso, wie wir es in der letzten Woche von **Hepar sulfuris** gehört haben und wie wir es, noch ausgeprägter, bei **Sepia** finden (das, nebenbei bemerkt, ein wichtiges Komplementärmittel von Natrium carbonicum ist).

Ebenso kommt es vor, dass der Patient unter **Durchfall** leidet. Die Stühle sind breiartig[CK500] bis flüssig[CK496] oder wässrig[GS], und meist geht ihnen **heftiger, eiliger Drang** voraus[CK494]. Dieser plötzliche Stuhldrang ist ein allgemeines Charakteristikum aller Natriumsalze – Sie finden ihn z. B. hochgradig auch bei **Natrium sulfuricum** –, und er scheint mit der stark abführenden Wirkung des Natriums selbst zusammenzuhängen. **Wein** wird in solchen Fällen nicht vertragen, er verursacht schon in geringen Mengen „heftigen **Schwindel,** wie eine Ohnmacht".[CK79]

Sepia officinalis Bei diesen gastrischen und nervösen Symptomen ist das **Natrium carbonicum** am nächsten stehende Mittel Sepia, das zudem, wie eben erwähnt, dessen Wirkung sehr oft komplementiert. Beiden Arzneien gemeinsam ist die Abneigung gegen die Gesellschaft von Menschen und die Gleichgültigkeit selbst gegenüber der eigenen Familie. Beide Arzneien haben saures Aufstoßen und Bildung übelriechender Gase im Abdomen. Mit Sepia heilte ich einmal einen Fall von Dyspepsie, der nur wenige gastrische Beschwerden bot – nur ein gewisses Unbehagen in der Magengegend; dafür stachen die Gemütssymptome deutlich hervor, und stets führten sie zu anfallsartiger Indigestion. Es handelte sich um eine Dame, die ihre Haushaltsangelegenheiten zu vernachlässigen begann und auch keinen Anteil mehr an ihren Angehörigen nahm. Sie wurde äußerst reizbar; selbst wenn man sie höflich etwas fragte, konnte sie dies nicht ertragen. Sepia heilte die Patientin vollständig, nachdem sie sechs oder sieben Jahre lang allopathisch behandelt worden war. Dieser Fall zeigt Ihnen, welche Bedeutung den Gemütssymptomen bei der Wahl von Sepia zukommt. **Natrium carbonicum** hat fast dieselbe Art von Symptomen. Es mag nicht so häufig angezeigt sein wie Sepia, doch ergänzt es dieses bisweilen, wenn die Allgemeinsymptome eher den Natriumsalzen entsprechen als Sepia. **Natrium carbonicum** hat, wie alle Alkalien, starke Auftreibung des Bauches[CK433] mit Härte der Bauchdecken[CK437] und Vollheit im Magen[CK410], während Sepia dort eher ein Schwäche-, Leere- und Flauheitsgefühl verspürt, das durch Nahrungsaufnahme kaum zu lindern ist, außer vielleicht beim Abendessen.

Es gibt bei **Natrium carbonicum** eine Ausnahme zum allgemeinen **Völlegefühl** im Magen und Abdomen, und zwar gegen 10 oder 11 Uhr vormittags. Zu dieser Zeit fühlt sich der Patient dort „unangenehm nüchtern"[CK402], ängstlich und schwach[GS], ähnlich wie bei **Jodum**; Essen bessert diese Empfindung zwar[GS], ruft aber Bauchauftreibung hervor.

Nux vomica In diesem Zusammenhang müssen Sie auch die Beziehung zwischen **Natrium carbonicum** und Nux vomica berücksichtigen. Beide Mittel haben beispielsweise diese Neigung zum morgendlichen Brechwürgen, doch ist das Symptom bei Nux vomica stärker ausgeprägt[(RA361)]. Nux ist z. B. vonnöten, wenn morgens Übelkeit mit Heben zum Er-

67

brechen bei Schwangeren auftritt[HY19,25], desgleichen bei derartigen Beschwerden nach einem allzu üppigen Mahl, etc. Darüber hinaus gibt es auch in Bezug auf die üble, „hypochondrische Laune“[SK180] viele Parallelen zwischen **Natrium carbonicum** und Nux vomica. Sie sollten die beiden Mittel sorgfältig gegeneinander abwägen, bevor Sie sich für eines von ihnen entscheiden!

Natrium muriaticum Wie wir in der nächsten Vorlesung noch sehen werden, muss auch Natrium muriaticum bei Verdauungsstörungen mit **Natrium carbonicum** verglichen werden, allein schon deswegen, weil wir es bei beiden mit Natriumsalzen zu tun haben.

Empfindlichkeit gegen Gewitter und Musik

Die Wirkung von Natrium carbonicum auf das Nervensystem zeigt sich deutlich bei **elektrischen Veränderungen in der Atmosphäre.** So verursacht das Mittel z. B. „Unruhe mit Anfällen von Aengstlichkeit, besonders bei Gewitterluft.“[UE] Diese Nervosität tritt unabhängig von der konkreten Furcht auf, die manche Menschen während eines Gewitters erfasst und sie etwa im Keller Schutz suchen lässt. Vielmehr ist sie, wie gesagt, auf den Einfluss zurückzuführen, den die elektrischen Störungen in der Atmosphäre direkt auf das Nervensystem ausüben, wie wir es in gleicher Weise auch bei einigen anderen Arzneien finden, namentlich bei **Phosphorus**, **Rhododendron**, **Silicea**, **Bryonia**, **Natrium muriaticum**, **Nitricum acidum** und **Petroleum**.

Natrium-carbonicum-Menschen können allgemein eine solche **nervöse Empfindlichkeit und Unruhe**[CK19] entwickeln, dass sie schon von wenig Klavierspielen angegriffen sind und Beschwerden bekommen [„... schmerzhafte Beängstigung auf der Brust, Zittern am ganzen Körper und Mattigkeit ...“].[CK32] Es ist nicht nur die Musik, die diese Wirkung hat, sondern auch die Anstrengung des Spielens und die besondere Haltung, die dabei eingenommen wird. Dies ist eine häufige Erscheinung bei hysterischen Frauen – es nimmt sie ungemein mit, wenn sie ein Instrument spielen oder auch nur Musik hören.

Folgen von Sommerhitze und Sonnenstich

Eine weitere Besonderheit von Natrium carbonicum ist sein Nutzen bei üblen Folgen von Sommerwetter; diese Eigenschaft ist allen Natriumsalzen gemein. Natrium carbonicum ist angezeigt, wenn Sommerhitze **große Schwäche** erzeugt[GS]; vor allem aber passt es bei **chronischen Kopfschmerzen,** die immer dann exazerbieren, wenn sich der Patient der Sonne aussetzt[CK]. Eine spezielle Indikation sind chronische Folgen eines Sonnenstichs; der Vorfall mag viele Jahre zurückliegen, doch mit jeder Wiederkehr des heißen Wetters leidet der Patient von Neuem unter Kopfweh.[GS]

Schwäche der Fußgelenke

Natrium carbonicum schwächt das Nervensystem auch in einer anderen Hinsicht: Es ruft Mattigkeit in allen Gliedern hervor[CK968], die jede Bewegung[CK963ff], jede körperliche Anstrengung höchst beschwerlich macht. Der Patient ist unsicher beim Gehen; jede kleine Unebenheit des Bodens lässt ihn stolpern; er **knickt leicht mit den Füßen um,** zerrt oder verrenkt sich die Knöchel[CK]. Ich habe einen äußerlich recht gesund wirkenden Patienten, der innerhalb eines Jahres fünfmal hingefallen ist. Irgendwelche Ursachen für diese Stürze ließen sich nicht eruieren. Fälle wie diese benötigen – unabhängig von etwaigen Folgen der Stürze – eine homöopathische Arznei, damit die Fußgelenke oder die beteiligten Muskeln gekräftigt werden. Neben Natrium carbonicum kommt noch eine Reihe weiterer Mittel bei dieser Schwäche der Fußgelenke (namentlich bei Kindern) in Betracht, z. B. **Sulfuricum acidum**, **Causticum**, **Natrium muriaticum**, **Natrium hypochlorosum**, **Sulfur** und – vielleicht – **Pinus sylvestris**. Letzteres Mittel erwähne ich hier nur unter Vorbehalt; es ist zwar in unserer Literatur bei Schwäche und Atrophie der unteren Extremitäten[HC3,126] sehr empfohlen worden, doch hat es sich mir in dieser Hinsicht noch nie bewährt.

Natrium hypochlorosum (Eau de Labarraque), eines der eben genannten Mittel, ist kein reines Salz, denn es enthält neben Natriumhypochlorit auch noch Natriumkarbonat und gewöhnlichen Chlorkalk. Es passt bei schlaffen, trägen Kindern, die neben der Fußknöchelschwäche auch ein verkrümmtes Rückgrat mit vorspringenden Schulterblättern haben. Zudem besteht oft ein Ekzem auf der Kopfhaut und hinter den Ohren. Die Kinder neigen zu eitrigem Ohrenfluss, Aphthen im Mund [ES597], Brennen beim Wasserlassen [ES598] und nächtlichem Bettnässen. Wenn sie schlafen, können sie gespenstisch bleich aussehen, als ob sie tot wären. [ES600] Die Indikationen für den Gebrauch von **Natrium hypochlorosum** bei Uterusleiden habe ich Ihnen schon in einer früheren Vorlesung [Nr. 11] mitgeteilt.

Geschwüre an den Fersen

Natrium carbonicum lindert Wundsein [CK894] oder Wundheitsschmerz [CK879] der Füße, namentlich der Fußsohlen [GS], oft mit Geschwulst der Teile [CK887] einhergehend. Außerdem ist es hilfreich bei Geschwüren an den Fersen [CK893;CK], zumal wenn sie nach langem Wandern entstanden sind. Dieses Symptom bringt uns einen eigentümlichen Umstand zu Bewusstsein, nämlich die Tatsache, dass manche Mittel eine Affinität zu bestimmten Körperteilen haben. Ein Soldat hatte sich auf einem langen Marsch zwei Geschwüre zugezogen, eines an der Ferse, das andere auf dem Spann des Fußes. Natrium carbonicum heilte das Geschwür an der Ferse, nicht aber das auf dem Spann; dieses wurde anschließend durch **Lycopodium** kuriert. **Lycopodium** hat mithin eine spezifische Wirkung auf den Fußrücken, Natrium carbonicum auf die Ferse. Das gleiche Phänomen können Sie überall am Körper beobachten. Es gibt Arzneien, die wirken auf die rechte Tonsille, auf die linke aber gar nicht. Oder es gibt Arzneien, die wirken auf die große Zehe, aber nicht auf die übrigen.

Hornhautgeschwüre

Auf die Schleimhäute hat Natrium carbonicum insgesamt einen beträchtlichen Einfluss. Vom rohen Natron wissen wir, dass es bei den mit seiner Herstellung beschäftigten Arbeitern des Öfteren kleine Hornhautgeschwüre verursacht. Innerlich verabreicht hat es kleine Ulzera oder Phlyktänen der Hornhaut resp. der Konjunktiva geheilt, verbunden mit stechenden Schmerzen und Lichtscheu [CK150]; besonders bei skrofulösen Kindern treten diese Symptome gehäuft auf. [GS]

Schnupfen, Husten

Den durch Natrium carbonicum heilbaren Nasenkatarrhen begegnet man nicht allzu häufig, doch wenn sie einmal vorkommen, gibt es kein Mittel, das seinen Platz einnehmen könnte. Es ist ein Fließschnupfen [CK638], der durch geringste **Zugluft** ausgelöst wird und nur nach Schwitzen völlig vergeht. [CK;HC2,258] Eine Besonderheit ist das **periodische Auftreten einen Tag um den anderen.** [CK] Auch chronische Fälle von Schnupfen oder Ozäna können Natrium carbonicum erfordern, wenn dicker, gelblichgrüner Schleim aus der Nase kommt [CK630] oder harte, übelriechende Stücke ein Nasenloch verstopfen [CK629]. Die Nase ist gerötet [CK191], die Haut schält sich auf dem Rücken und an der Spitze ab [CK190]. Nicht selten kommt es, wenn Natrium carbonicum indiziert ist, in der Früh zu einer **Schleimansammlung in den Choanen** [CK317] oder im Hals, die den Patienten zu häufigem Räuspern oder „Rachsen" [CK312ff] zwingt. Dies ist ein häufiges Symptom bei allen Alkalien.

Der Husten der Arznei scheint schlimmer zu werden, wenn der Patient aus der Kälte in die **warme Stube** kommt [CK662]; oft ist er mit teils grünlich-eitrigem [CK666], teils salzigem Auswurf [CK665] verbunden. Unter den Mitteln mit Verschlimmerung des Hustens in einem warmen Raum steht **Bryonia** ganz obenan; **Coccus cacti** hat diese Modalität in fast gleicher Ausprägung.

Ekzem am Handrücken

Natrium carbonicum wird häufig, wie ich eingangs schon erzählte, bei der Behandlung von Ekzemen [als Sodalösung] eingesetzt. Eine besondere Affinität scheint es dabei zu den Handrücken zu haben [(CK800)]; die Haut der Hände wird trocken, spröde und rissig [CK797ff]. Auch hier zeigt sich wieder eine nahe Verwandtschaft mit **Sepia**, das vor allem dann bei dieser Art von Hautausschlag [„Flechten auf dem Handrücken" [SK539]] angezeigt ist, wenn zugleich an den Fingergelenken und Fingerspitzen kleine, schmerzlose

Geschwüre [SK540] bestehen. Eine besondere Indikation für Natrium carbonicum sind gelbe Ringe auf der Haut, die von „flechtigen Flecken" übrig geblieben sind [AR12,3,3].[2]

Weibliche Geschlechtsorgane, Schwangerschaft

Auf die Geschlechtsorgane hat das Mittel einen erheblichen Einfluss. Es ist hauptsächlich bei Frauenkrankheiten indiziert, wenn folgendes Symptom besteht: „Pressen im Unterbauche, nach den Geburtstheilen zu, als wenn Alles zum Leibe heraus und die Regel kommen wollte." [CK602] Wenn Sie die Patientin in solchen Fällen untersuchen, finden Sie den Muttermund unförmig [CK] und verhärtet [GY10f]. Der **Uterus** leidet unter starker **passiver Kongestion,** wodurch es bei und nach Geschlechtsverkehr zu einem merklichen Pulsieren [3] kommt, hervorgerufen durch den erregungsbedingten zusätzlichen Blutandrang.[GS] Die von Natrium carbonicum erzeugte **Leukorrhö** ist dicklich [R3,356] und gelblich [R3,323] [und tritt vermehrt bei und nach dem Harnen auf [CK621f]]; bisweilen auch „fauliger Weissfluss, der nach dem Harnlassen aufhört" [GY3].

Ein weiterer Nutzen von Natrium carbonicum zeigt sich am Ende der Schwangerschaft, wenn die **Wehen schwach** sind [GS] und jede Wehe mit großer Angst, Zittern und Schweißausbruch verbunden ist [GY10]; Der Patientin tut es gut, während der Wehen sanft gerieben zu werden. Diese **Besserung durch Reiben** ist überhaupt ein allgemeiner Zug der Arznei.[CK949]

Natrium carbonicum ist zudem eines jener Mittel, die zur **Ausstoßung von Molen** und ähnlichen Fruchtgebilden in der Gebärmutter geeignet sein können.[GS]

[2] Farringtons Angabe „herpetic eruptions in yellow rings" ist nicht ganz korrekt.

[3] Das Symptom „Nach Beischlaf, Pulsiren in den Zeugungstheilen" (*CK* 596) wurde von T. F. Allen *(Encyclopedia)* fälschlich den weiblichen Genitalorganen zugeordnet. Insofern muss Farringtons Symptombeschreibung, die auch Eingang in die *Guiding Symptoms* gefunden hat, mit einem Fragezeichen versehen werden.

Natrium sulfuricum

Natrium sulfuricum hätte in unserer Schule kaum eine so große Bedeutung erlangt, wäre es nicht von Grauvogl als Hauptmittel seiner **„hydrogenoiden Körperconstitution"** [LH301] angesehen worden. Patienten mit dieser Konstitution fühlen jeden Wechsel von trockener zu feuchter Witterung stark; sie vertragen weder Seeluft, noch können sie Pflanzen essen, die nahe am Wasser gedeihen. Am wohlsten fühlen sie sich an Tagen mit trockenem Wetter. Es ist diese Konstitution, bei der sich, Grauvogl zufolge, der Trippererreger am schädlichsten auswirkt; hier findet er den fruchtbarsten Boden, auf dem er üppig wachsen kann. Darum muss auch, so Grauvogl, die gesamte Konstitution verändert werden, wenn bei einem solchen Patienten Gonorrhö auftritt und der Kranke nicht nur von dem lokalen Trippersekret geheilt, sondern auch vor den konstitutionellen Folgen bewahrt werden soll. Dazu dienten ihm zwei Arzneien: Natrium sulfuricum und **Thuja**.[LH339] Natrium sulfuricum heilt vorwiegend sehr hartnäckige [**chronische** [GS] bzw. **unterdrückte** [GS]] Fälle von **Gonorrhö.**

Chronische Folgen von Kopfverletzungen

Bei chronischen Folgen von Verletzungen, namentlich des Kopfes, hat sich Natrium sulfuricum als nahezu unentbehrlich erwiesen.

Beschwerden durch Feuchtigkeit

Natrium sulfuricum ist besonders für Beschwerden geeignet, die durch feuchtes Wetter oder Aufenthalt in feuchten Häusern entweder ausgelöst oder verschlimmert werden. Neben der hydrogenoiden Konstitution Grauvogls sollten Sie das Mittel auch bei der **sykotischen Konstitution** Hahnemanns in Betracht ziehen. Auch wenn kein Bubo und kein Harnröhrenausfluss vorhanden ist, kann es dennoch notwendig sein, Natrium sulfuricum zu verabreichen.

Chronische Bronchitis, Asthma bronchiale

Es gibt eine Art von Schwindsucht – keine echte Tuberkulose –, von der Menschen dieser Konstitution bevorzugt befallen werden: Es besteht **Husten mit mukopurulentem Auswurf** und lautem Schleimrasseln auf der Brust, und die Entzündung scheint dabei im **linken Lungenunterlappen** lokalisiert zu sein; der Patient klagt über Schmerzen im Bereich der neunten und zehnten Rippe links.[GS] Der Natrium-sulfuricum-Patient hat eine ausgeprägte Neigung zu dieser Art von Bronchialkatarrh, und die Arznei ist umso mehr angezeigt, wenn er als **Folge einer unterdrückenden Behandlung von Hämorrhoiden oder Analfisteln** entstanden ist.

Asthmatische Anfälle bei jedem Einbruch feuchter Witterung sind ein weiterer Hinweis auf Natrium sulfuricum als Heilmittel.[GS]

Magen-Darm-Trakt

Natrium sulfuricum wirkt heftig auf Magen und Abdomen ein. Es verursacht starke **Blähungsanhäufung** im Unterleib[AN3,59] und leeres Aufstoßen nach dem Essen; auch „beständiges Aufschwulken säuerlichen Wassers“[AN4,104]. Lautes Kollern oder Poltern im Bauche[AN4,126f], besonders rechterseits (wahrscheinlich im aufsteigenden Kolon). Subakuter Schmerz in der Ileozäkalregion – zu diesem Teil des Intestinaltrakts hat das Mittel einen besonderen Bezug („Entzündung des untern Endes des Ileum“[A706,168]). Mit diesen Beschwerden ist **Durchfall** verbunden, der regelmäßig **morgens nach dem Aufstehen** einsetzt.[AN4,157] Viele Blähungen gehen dabei mit dem Stuhl ab.[AN4,148] Der Durchfall verstärkt sich bei feuchtem Wetter.[GS] Von **Sulfur** unterscheidet sich die Natrium-sulfuricum-Diarrhö darin, dass sie eher nach dem Aufstehen am Morgen oder Vormittag auftritt, wenn sich der Patient bereits **eine Zeitlang bewegt** hat,[4] während sie den **Sulfur**-Patienten typischerweise aus dem Bett treibt.

Bei **Bryonia** setzt der Durchfall sofort nach dem Aufstehen und dem ersten Umherbewegen ein[GS]; doch hat das Mittel, im Vergleich zu Natrium sulfuricum, dabei weniger Windabgang, und der Durchfall wird vornehmlich durch warmes Wetter verschlimmert[GY17].

Schmerzen im linken Hüftgelenk

Natrium sulfuricum ist auch bei linksseitigen Hüftgelenkaffektionen von Menschen mit dieser hydrogenoiden Konstitution dienlich. Die Schmerzen sind schlimmer in der Nacht und reißen den Patienten aus dem Schlaf; sie lassen für kurze Zeit nach, wenn er sich im Bett umdreht oder irgendeine andere Lage einnimmt.[MM421]

Stillingia sylvatica ist bei Hüftgelenkbeschwerden [und sonstigen Knochenschmerzen] im Rahmen einer angeborenen Syphilis oder einer Syphilis II hilfreich[NR2,694]; die Schmerzen in der Hüfte verschlimmern sich nachts und bei feuchtem Wetter.

---

[4] Farrington schreibt nur: „… the diarrhoea comes on more in the forenoon after getting up …“ (Vgl. die entsprechenden Angaben in der *Sulfur*-Vorlesung!)

KAPITEL

68 Vorlesung: Natriumsalze II

Natrium muriaticum

Einleitendes

Wir wollen uns heute mit Natrium muriaticum, dem gewöhnlichen Kochsalz, beschäftigen. Gegen Kochsalz als Heilmittel ist immer wieder vorgebracht worden, es sei doch eine Beleidigung des gesunden Menschenverstandes und nicht zuletzt der ganzen Medizin, derartiges zu behaupten, und es sei nur eine weitere Bestätigung dafür, dass die Homöopathie insgesamt auf Irrtümern beruhe. Ein Arzt sagte einmal zu mir: „Was, Sie benutzen eine Substanz, die in fast jeder Speise vorkommt, und Sie nennen sie ein Arzneimittel und behaupten, Sie würden gute Erfolge damit erzielen?“ Ich kann Ihnen versichern, meine Herren – wie ich auch diesem Arzt versicherte: Natrium muriaticum ist sehr wohl ein Arzneimittel! Und ebenso kann ich Ihnen versichern, dass ebendieser Arzt später ein engagierter Verfechter der Heilkräfte von Natrium muriaticum wurde. Wenn Sie eine Arznei potenzieren, werden Sie feststellen, dass die herkömmlichen Regeln der Ernährungslehre, der Hygiene und der Chemie nicht länger gelten; Sie betreten ein Reich, das den chemischen und physikalischen Gesetzen nicht länger unterliegt. Arzneien sind dann diesen gröberen, an Materie gebundenen Gesetzen nicht mehr unterworfen.

Natrium muriaticum wurde [nach Hahnemann] von einer Gruppe österreichischer Ärzte noch einmal umfassend geprüft. Einige dieser Männer, die mehrere unserer Arzneien teils heroischen Nachprüfungen unterzogen, starben sogar an den Folgen davon [?], so groß und kräftig waren die Arzneigaben, die sie sich einverleibten. Einer der Prüfer, dessen Name mir entfallen ist, schrieb, als er die Prüfungen von Natrium muriaticum veröffentlichte, dass die höheren Potenzen die meisten Symptome hervorgebracht hätten und dass diese Symptome außerdem wertvoller gewesen seien als die von niedrigen Potenzen erzeugten.[1] Wie für die meisten anderen Mittel gilt auch für Natrium muriaticum: Die hohen Potenzen wirken am besten!

Physiologie

Um etwas über den Wert von Natrium muriaticum als Heilmittel zu erfahren, sollten wir zunächst die physiologische Bedeutung des Kochsalzes näher betrachten. Natriumchlorid ist Bestandteil eines jeden Körpergewebes; selbst im Zahnschmelz ist es enthalten. Für die verschiedenen Gewebe, in die es eintritt, stellt es, physiologisch gesprochen, einen Stimulus dar. In erheblichen Mengen kommt das Salz in den Augenflüssigkeiten vor, insbesondere im Kammerwasser, in der Linse und im Glaskörper. Man vermutet, dass seine Funktion hier darin besteht, die Transparenz der betreffenden Gewebe und Flüssigkeiten aufrechtzuerhalten. Virchow zitiert in seiner *Cellularpathologie* einen Autor, der Hunden so lange Kochsalz verabfolgt hatte, bis sich die Linsen trübten; von daher kann **Katarakt** eine Indikation für Natrium muriaticum darstellen.

Kochsalz regt schon rein physiologisch im Magen die Verdauung an, und es tut dies auf verschiedene Weise. Zunächst einmal verbessert es natürlich den

[1] So dezidiert hat sich Dr. Watzke, der Autor und Leiter der *Natrium-muriaticum*-Prüfung, nicht äußern mögen. Immerhin schreibt er (*ÖZ* 4,1,251): „Was endlich die Gabengrösse unseres Mittels betrifft, so bin ich […] gezwungen, mich für die höheren Verdünnungen zu erklären. Die physiologischen Versuche sowol, die mit dem Kochsalze angestellt, als auch die überwiegende Mehrzahl der klinischen Erfolge, die damit bislang erzielt wurden, sprechen bestimmt und entschieden für dieselben. Mehrere unserer nüchternsten Arzneiprüfer haben von solchen Verdünnungen unverkennbare karakteristische Kochsalzsymptome aufzuweisen.“ Die höchste der in dieser Prüfung eingesetzten Potenzen war die C 30.

Geschmack der Speisen. Wir alle wissen, wie fade manche Nahrungsmittel schmecken, wenn sie nicht gesalzen sind. Und aus der Physiologie ist bekannt, dass mit der Verbesserung des Geschmacks einer Speise zugleich auch deren Bekömmlichkeit gesteigert wird. Was gut schmeckt, wird leichter verdaut als das, was fade schmeckt. Zum Zweiten wirkt Kochsalz aber auch auf den Magen selbst, indem es die Sekretion des Magensafts fördert. Natriumchlorid bewirkt allgemein eine **verstärkte Drüsensekretion,** so etwa der Schweißdrüsen oder auch der Schleimdrüsen.

Schüßler sagt, dass der Körper mit der Schleimsekretion auch Kochsalz ausscheide, und das ist sicher richtig. Doch argumentiert er weiter: Weil das Salz hier eine bedeutende Rolle spiele, müsse es auch *das* Heilmittel für alle Katarrhe sein. Dies allerdings ist eine zu pauschale Schlussfolgerung angesichts einer derart bescheidenen Prämisse! Immerhin können Sie aus den Tatsachen, dass nichtpathologische Schleimsekrete einen erheblichen Salzgehalt aufweisen und Natriumchlorid eine übermäßige Sekretion von normal beschaffenem Schleim verursacht, *einen* nützlichen Hinweis gewinnen: Wann immer Sie einen Katarrh mit reichlicher Absonderung von normalem, klarem Schleim zu behandeln haben, *kann* Natrium muriaticum das passende Mittel sein!

Kochsalz wirkt außerdem in starkem Maße auf die **Talgdrüsen** ein. Diese kleinen Drüsen sind in bestimmten Hautarealen in großer Zahl vertreten, namentlich im Bereich der Nasenflügel und der Wangen, und sie haben die Aufgabe, die Haut zu fetten. Natrium muriaticum stimuliert diese Drüsen im Übermaß, und als Folge davon bekommt die Haut ein **fettig glänzendes Aussehen**[CK327]. Wir sehen dies hauptsächlich im Gesicht und auf der Kopfhaut, aber es kommt auch in anderen Bezirken der Haut vor.

Kochsalz hat darüber hinaus einen stimulierenden Effekt auf das Nervensystem, indem es dessen Erregungszustand aufrechterhält; und auch der Muskeltonus wird durch die Anwesenheit des Salzes im Muskelgewebe gefördert. Dies veranlasst mich zu folgendem Ratschlag: Bei **Schwäche einzelner Muskeln und Nerven,** durch die Gliedmaßen deformiert zu werden drohen, können Sie einen Behandlungsversuch mit der Einreibung von gewöhnlichem Kochsalz unternehmen. Wenn Sie einmal ein Kind sehen, das auf den Seitenrändern seiner Füße läuft, oder wenn Sie einem Fall von postdiphtherischer Lähmung begegnen, können Sie bisweilen mit **Salzeinreibungen** viel Gutes bewirken. Natürlich können Sie damit nicht alle Deformierungen bessern oder beheben, denn manchen liegt auch eine organische Krankheit zugrunde, etwa eine Entzündung der vorderen grauen Substanz des Rückenmarks.

Bei **Schwäche der Fußgelenke** kommen auch einige andere Mittel in Betracht, darunter z. B. **Causticum**, **Sulfuricum acidum**, **Sulfur** und **Natrium carbonicum**.

Eine weitere äußerliche Anwendungsmöglichkeit des Kochsalzes ist das Sitzbad, insbesondere bei hartnäckiger Amenorrhö.

Anämie

Natrium muriaticum ist oft bei Blutarmut angezeigt. Die Ernährung des gesamten Organismus wird durch die Anämie in Mitleidenschaft gezogen, und Natrium muriaticum ist hier vor allem dann hilfreich, wenn sie durch **Säfteverlust** entstanden ist, z. B. bei Frauen mit Menstruationsstörungen oder bei Männern mit starken Samenverlusten.[GS (SK188)] Nicht selten passt das Mittel auch bei **skorbutähnlichen Zuständen**[GS] – der Patient zeigt mehr oder weniger deutliche Skorbutsymptome. Eine häufige Ursache des Skorbuts, so wird angenommen, ist der langanhaltende Verzehr von Pökelfleisch.[2] Der Mund wird in diesen Fällen wund[CK409], Geschwüre bilden sich auf der Zunge und am Zahnfleisch[CK410], und der Atem hat einen fauligen Geruch.[SK190] Die **Zunge** nimmt bisweilen ein **landkartenartiges Aussehen**[GS] an, ein Symptom, das wir u. a. auch bei **Arsenicum**, **Rhus toxicodendron**, **Kalium bichromicum** und **Taraxacum** finden.

Als Folge dieser Blutarmut leidet in zweiter Linie auch das Nervensystem.

Natrium muriaticum kann hier bei Vorliegen folgender Symptome indiziert sein: Der Patient ist

[2] Dass es sich beim Skorbut um eine Vitamin-C-Hypovitaminose handelt, war zu Farringtons Zeit natürlich noch nicht bekannt.

deutlich abgemagert[CK1161] [am auffälligsten im Halsbereich[GS]]. Die Haut ist spröde und trocken [besonders an Händen und Fingern[CK1013]], hat einen gelblichen Teint [im Gesicht[CK329]]. Der Patient fühlt sich von jeder körperlichen oder geistigen Anstrengung sehr erschöpft und angegriffen.[SK189] Bedingt durch die Anämie wird der Kreislauf leicht erregt[CK1166], jede Bewegung führt zu Wogen und Pulsieren im ganzen Körper[CK1167f]; **Herzklopfen** durch die geringste Bewegung[CK902] und jedes ungewohnte oder unvermutete Geräusch. Der Kranke beschreibt es manchmal als ein Gefühl, als würde ein Vogel in der linken Brust mit seinen Flügeln flattern.[(CK908)]

Gemüt

Vom Gemüt her sind diese Patienten sehr zu Traurigkeit[CK1] und zum Weinen geneigt[CK19]. Nur selten werden Sie Natrium muriaticum bei chronischen Krankheiten angezeigt finden, wenn nicht zugleich **melancholische Niedergeschlagenheit**[CK5] vorherrscht. Jeder Versuch aber, Anteilnahme zu zeigen, scheint den Patienten nur noch mehr anzugreifen[CK20]; er kann sogar **wütend** werden, **wenn man ihn trösten möchte.** Nicht selten geht die weinerliche Stimmung mit Herzklopfen und zeitweiligem **Aussetzen des Herzschlags**[SK204] einher. Dieser intermittierende Puls muss nicht auf ein organisches Herzleiden hindeuten, gewöhnlich handelt es sich nur um eine nervöse Herzschwäche.

Zu anderen Zeiten ist der Patient ausgesprochen hypochondrisch[CK22], wie wir es auch schon bei **Natrium carbonicum** gesehen haben. Diese **Hypochondrie** ist, wie bei jenem Mittel, unmittelbar mit Störungen der Verdauung verbunden. Der Unterschied zwischen den beiden Arzneien ist folgender: Die hypochondrischen Beschwerden hängen bei Natrium muriaticum nicht allein vom Stadium der Verdauung ab, wie es bei **Natrium carbonicum** der Fall ist, sondern darüber hinaus auch vom **Grad der Stuhlverstopfung**[GS].

Zusätzlich zu dieser melancholischen Gemütsstimmung erzeugt Natrium muriaticum auch ein beträchtliches Maß an Reizbarkeit.[CK56] Der Patient wird **von jeder Kleinigkeit zum Zorn gereizt.**[CK63] Die geringste **Kränkung** – sei sie real oder eingebildet –, die er je von jemandem erfahren hat, wird **seinem Gedächtnis für immer eingebrannt.**[CK64] Nachts wacht er mit Herzklopfen auf und kann nicht wieder einschlafen, weil irgendwelche unangenehmen Ereignisse, die schon lange zurückliegen, seinen Geist beschäftigen.[(CK10)]

Es gibt ein paar Arzneimittel, von denen wir Natrium muriaticum bei diesen Gemütssymptomen abzugrenzen haben.

Pulsatilla Eines von ihnen ist Pulsatilla, das „weinerlichste" Mittel unserer Materia medica. Doch die Pulsatilla-Patientin hat ein eher sanftes, nachgiebiges Gemüt und liebt es – im Gegensatz zu **Natrium muriaticum** –, getröstet zu werden; je mehr man sie tröstet, desto angenehmer ist es ihr.

Sepia officinalis Sepia ist **Natrium muriaticum** insgesamt ähnlicher als **Pulsatilla**, vor allem im Hinblick auf die Verbindung von Niedergeschlagenheit und ärgerlicher Heftigkeit [< bei Trost]. Beide hegen einen abgrundtiefen Hass gegenüber denjenigen, von denen sie einmal gekränkt worden sind. Und beide Mittel verhalten sich zudem komplementär zueinander. Die Sepia-Patientin zeichnet sich jedoch außerdem, anders als ihr Pendant, durch eine auffallende Gleichgültigkeit gegenüber ihren häuslichen Pflichten [und ihrer Familie[GS]] aus.

Intellekt, nervöse Symptome

68

Die intellektuellen Fähigkeiten des Natrium-muriaticum-Patienten sind häufig beeinträchtigt. Er kann sich nur schwer zu geistiger Arbeit aufraffen[CK40ff]; er ist sehr zerstreut, verspricht oder verschreibt sich leicht[CK85ff]. Sein Gedächtnis lässt ihn oft im Stich.[CK92] Wenn er über etwas nachdenken muss, bekommt er davon Beschwerden.[CK99] Schulmädchen leiden unter **Kopfschmerzen**[GS], wenn sie sich **geistig anstrengen** müssen[CK151]; es ist, als würden lauter kleine Hämmerchen gegen die Schädeldecke schlagen[(CK)]. Sie sind leicht erregbar, **lachen übertrieben** viel, selbst über Dinge, die gar nicht lächerlich sind.[CK74] Unwillkürliche Bewegungen der Finger [Hände[ÖZ4,1,64]], wie bei Chorea. **Zittern** in den Gliedern.[CK1186] „Zittern am ganzen Leibe, vorzüglich an Händen und Füßen."[ÖZ4,1,71] „Muskel-Zucken hie und da."[CK1157] **Ungeschickt;** sie lassen leicht Dinge aus der Hand fallen.[CK91] Fügen Sie nun diesen chronischen Symptomen das Folgende hinzu, und Sie haben ein vollständiges Bild von Natrium muriaticum: Auffallender Wechsel von Munterkeit und Verdrießlichkeit.[CK76] Auf große Aufgeregtheit[CK48] folgen unweigerlich Melancholie, Angst und Flattern in der Herzgegend, bisweilen auch Kribbeln[CK973] und Einschlafen der Gliedmaßen[CK48]. **Kribbeln** auch in den Lippen[CK339] und in der Zunge[CK415]. Gemütserregung kann so große Schwäche auslösen, dass Gliedmaßen gelähmt werden.[GS] „Schwere und Mattigkeit der Glieder"[ÖZ4,1,93], besonders bei anämischen Mädchen mit gelblichem Antlitz, trockener, welker Haut und **spärlichen oder unterdrückten Menses.** Wenn Natrium muriaticum bei diesen Mädchen die Regel nicht in Gang zu bringen vermag, ist manchmal **Kalium carbonicum** ein gutes Folgemittel, ebenso bei anderweitigen Menstruationsstörungen.

Weitere Symptome in Bezug auf das Nervensystem sind: **Spinalirritation**[GS]; die **Rückenschmerzen** bessern sich durch Liegen auf etwas Hartem[GS]; das Kreuz schmerzt wie zerbrochen[CK921]; „**Lähmigkeit im Kreuze** und Rücken, früh, beim Aufstehen"[CK926]. Zunge wie taub und steif [in der einen Hälfte[CK414]], das Sprechen fällt schwer[CK418]. Schwäche der Gelenke, besonders der Knöchel[CK1106], < morgens. Bei mangelernährten Kindern, die trotz guten Appetits immer mehr abnahmen und so schwache Fußgelenke hatten, dass die Füße beim Gehen ständig umknickten, hat man durch lokale und innerliche Anwendung von Kochsalz einigen Erfolg gehabt.

Menstruation

Die Patientinnen, die unter den beschriebenen Geistes- und Gemütssymptomen leiden, sind gewöhnlich bleichsüchtig und haben zu viel weiße Blutkörperchen. Die Regel kommt oft **zu spät**[CK765] und **zu spärlich**[CK767], oder sie bleibt gleich ganz aus[CK769]. Wenn sie noch spärlich fließt, geht sie mit ausgeprägten Symptomen wie den folgenden einher: deutliche Zunahme der Traurigkeit vor [und während[CK784]] der Regel; Herzklopfen, das häufig den schon erwähnten flatternden Charakter[CK908] hat; klopfende Kopfschmerzen, die auch über die Regel hinaus anhalten.

Habitueller Uterusprolaps

Die Natrium-muriaticum-Patientin leidet zudem oft unter Gebärmutterverlagerung, typischerweise unter Prolaps, der sich vor allem **morgens beim Aufstehen** bemerkbar macht. Wörtlich lautet das Symptom: „Nach den Geburtstheilen zu ein Pressen und Drängen aus der Seite des Bauches, früh, dass sie sich ruhig hinsetzen musste, um einen Mutter-Vorfall zu verhüten."[CK759] Diese Beschwerde ist ganz und gar funktionell; es bestehen keine organischen Veränderungen am Uterus, jedoch starke **Erschlaffung der das Organ haltenden Bänder.** Wenn sich die Patientin daher morgens aus dem Bett erhebt – erschlafft statt erfrischt vom nächtlichen Schlaf –, fällt der Uterus nach unten, und sie muss sich setzen, um dieses Herabdrängen zu verhindern. Diese uterinen Beschwerden werden von **Kreuzschmerzen** und Spinalirritation begleitet, deutlich **gebessert durch flaches Liegen auf dem Rücken** oder durch kräftiges Drücken eines Kissens gegen den Rücken. Dies habe ich immer wieder als eine vortreffliche Indikation für Natrium muriaticum bestätigt gefunden. Darüber hinaus gibt es ein charakteristisches Harnwegssymptom, das in solchen Fällen ebenso häufig vorkommt wie der Prolaps selbst, und das ist **„Schneiden in der Harnröhre, nach Harnen"**[CK709]. Wenn dieses Symptom zusätzlich vorhanden war, ist Natrium muriaticum viele Male hilfreich gewesen.[GS] Kreuzschmerzen und morgendliche Verschlimmerung sind die Begleiterscheinungen, die Sie bei Gebärmuttervorfall vorrangig an Natrium muriaticum denken lassen müssen.

Kopfschmerzen

Natrium muriaticum ruft Kopfschmerzen hervor, die durch jegliche geistige Betätigung verschlimmert werden.[GS] Morgens beim Erwachen klopfendes Kopfweh, vornehmlich in der Stirn[EN336]; bisweilen auch „feines Pucken"[CK160], als würden lauter kleine **Hämmerchen im Kopf** schlagen[GS] – auch dies durch jede Geistesarbeit schlimmer. Die Kopfschmerzen sind manchmal so heftig, dass sie die Patientin fast zum Wahnsinn treiben. Bei dieser Art Kopfschmerz ist die **Zunge oft trocken**[GS;CK439], sodass sie leicht am Gaumen kleben bleibt (auch wenn sie beim Herausstrecken feucht erscheinen mag); zugleich besteht großer Durst.[GS] Der Puls setzt bei den Kopfschmerzen immer mal wieder aus [GS; CK1172]; dies hilft Ihnen, Natrium muriaticum von seinem Komplementärmittel **Sepia** zu unterscheiden, das ansonsten ein ähnliches Beschwerdebild zeigt. In diesem Zusammenhang möchte ich Sie an die für **Sepia** so typischen heftigen, stechenden Schmerzen erinnern, die tief im unteren Gehirn in den Hirnhäuten lokalisiert zu sein scheinen und von dort nach oben schießen; sie gehen gewöhnlich – als sekundärem Symptom – mit Übelkeit und Erbrechen einher [KE1,201], und die Patientin verträgt dabei weder Licht [KE1,201] noch Geräusche [AZ10,203].

Die hämmernd klopfenden Kopfschmerzen von Natrium muriaticum ähneln denen von **Arsenicum**, **Veratrum album** und **China**; doch keines dieser Mittel hat die begleitende trockene Zunge und auch nicht den intermittierenden Puls.

Natrium muriaticum erzeugt außerdem Kopfschmerzen, die an **Bryonia** erinnern: heftige Stiche im Kopf [CK161] sowie Wundheitsschmerz um die Augäpfel, besonders wenn sie bewegt werden. Nach meiner Erfahrung treten diese Kopfschmerzen besonders häufig bei Schulkindern im Alter von 10 oder 11 Jahren auf. **Calcarea carbonica** ist hier ebenfalls oft hilfreich.

Auch ruft die Arznei Kopfschmerzen mit teilweiser [CK269] oder vorübergehender **Blindheit** hervor [plötzliche Verdunkelung der Augen bei Beginn reißend stechenden Kopfwehs [CK]], hierin **Kalium bichromicum**, **Iris** und **Causticum** ähnelnd.

Ziliarneuralgie

Natrium muriaticum ist mitunter bei Ziliarneuralgie dienlich, besonders wenn die Schmerzen periodisch – **von Sonnenaufgang bis Sonnenuntergang** – auftreten [(GS)] und zur Mittagszeit ihren Höhepunkt erreichen.

Spigelia Spigelia hat ebenfalls Ziliarneuralgie [GS] oder Kopfschmerzen, die mit der Sonne kommen und gehen und mittags am schlimmsten sind [HC2,172]. Der Augapfel schmerzt heftig, mit einem Gefühl, als sei er zu groß und werde gewaltsam aus seiner Höhle gedrängt.[AZ89,94]

Gelsemium, Glonoinum Diese beiden Mittel haben weniger neuralgische als vielmehr kongestive, klopfende Kopfschmerzen, die **durch Sonneneinstrahlung verstärkt** werden.

Augen

Natrium muriaticum hat einen machtvollen Einfluss auf die verschiedenen Gewebe des Auges. Die Arznei erzeugt am ganzen Körper Schwäche der Muskeln, und besonders zeigt sich dies an den **Augenmuskeln,** die sich ganz **steif** anfühlen, wenn sie bewegt werden [GS].[3] Der Patient kann nur undeutlich sehen: Die Dinge sind wie von einem dünnen Schleier überzogen [CK262], beim Lesen fließen die Buchstaben ineinander [CK264]. Natrium muriaticum ist besonders indiziert, wenn die inneren geraden Augenmuskeln geschwächt sind [mit Neigung zu **divergentem Strabismus**].[GS] Diese ausgeprägten Zeichen muskulärer Asthenopie [GS] hängen, wie gesagt, mit einer allgemeinen körperlichen Ermattung [CK1204] zusammen. Der Zustand ist zudem gekennzeichnet durch Schwäche des Rückens und spinale Reizung [GS]. Die Verdauung ist dabei gewöhnlich ebenfalls in Mitleidenschaft gezogen; sie ist verlangsamt und unvollständig, sodass die Ernährung des Organismus nur eingeschränkt möglich ist.

Natrium muriaticum ruft auch **vertikale Hemianopsie** hervor. [„Die Gegenstände sind nur mit der einen Hälfte sichtbar, auf der andern dunkel.“ [CK269]] Wichtige Vergleichsmittel sind hier **Aurum**, **Lithium carbonicum**, **Lycopodium** und **Titanium** [FN3].

Eine andere Augenerkrankung, bei der Natrium muriaticum angezeigt sein kann, ist die **skrofulöse Ophthalmie,** insbesondere nach vorausgegangenem Missbrauch von **Silbernitrat.**[GS] Die Augen brennen [CK233] und schmerzen [CK231], mit einem Gefühl, als ob Sand unter den Lidern wäre [CK213]. Scharfe Tränen machen die Augen rot und wund [CK245], und die Lider sind krampfhaft verschlossen [CK254], sodass man sie kaum auseinanderziehen kann. Manchmal bilden sich sogar Geschwüre auf der Hornhaut.[GS] Die Lider sind entzündet und kleben besonders morgens zu-

[3] Diese Steifigkeit betrifft nicht nur die Lidmuskeln, wie Farrington schreibt, sondern sämtliche Augenmuskeln.

68

sammen[CK246]. Neben den Augenbeschwerden leiden diese skrofulösen Patienten – meist sind es Kinder – unter juckenden Hautausschlägen, vornehmlich im Bereich des Kopfes und der Haargrenze[CK204]. Schorfe auf dem behaarten Kopf[CK205;CK], unter denen eine ätzende, die Haare zerstörende Flüssigkeit hervorsickert.[GS] Nässende Krusten auch an den Mundwinkeln und Nasenflügeln[(GS)], verbunden mit deutlicher Abmagerung[CK1161].

Bei skrofulöser Ophthalmie sind vor allem **Argentum nitricum**, **Arsenicum** und **Graphites** mit Natrium muriaticum zu vergleichen.

Bei Krusten an den Mundwinkeln und Nasenflügeln vergleichen Sie bitte **Antimonium crudum**, **Graphites** und **Causticum**.

Schnupfen, Erkältung

Natrium muriaticum hat einen bedeutenden Einfluss auf die Schleimhäute. Bei Schnupfen ist das Mittel hauptsächlich dann indiziert, wenn die Schleimsekretion eher quantitativ als qualitativ verändert ist. Die vermehrte Schleimsekretion geht mit **häufigen Anfällen heftigen Niesens** einher.[CK809;GS] Fließschnupfen wechselt meist mit Stockschnupfen ab.[GS(CK810)] Sobald der Patient an die frische Luft tritt, erkältet er sich.[CK1141f] Die Nasenflügel sind oft wund und berührungsempfindlich.[ÖZ4,1,80] Beim Natrium-muriaticum-Schnupfen erleidet der Patient fast immer einen völligen **Verlust des Geruchs,** in akuten Fällen auch des Geschmacks.[CK811] Natrium muriaticum ist eines unserer Hauptmittel, wenn der Kranke morgens viel Schleim aus dem Hals räuspern muss[CK447,ÖZ4,1,90] und wenn die sonstigen Beschwerden kein anderes Mittel nahelegen.

Die **Mandeln** sind häufig stark gerötet.[ÖZ4,1,122] Das Zäpfchen ist verlängert[CK433], möglicherweise als Folge einer Erschlaffung seiner Muskeln. Beständiges **Pflockgefühl im Hals**[CK422]; der Patient verschluckt sich leicht[CK429]. Die Zunge ist belegt, mit roten, inselartigen Flecken.[GS [4]]

Der **Husten** von Natrium muriaticum resultiert gewöhnlich aus der **Ansammlung klaren Schleims in den hinteren Nasenöffnungen,** im Rachen und im Kehlkopf, und er ist dann natürlich mit Heiserkeit verbunden.[CK820] Eine andere Hustenform rührt von Kitzel im Halse[CK823] oder in der Magengrube[CK824] her. Diese Art von Husten geht oft mit Kopfschmerz einher, „als wolle die Stirn zerspringen“[SK204(CK848)], was uns an **Bryonia** erinnert; manchmal geht auch unwillkürlich Harn dabei ab[GS], wie bei **Squilla** und **Causticum**. Stiche in der Leber sind eine weitere häufige Begleiterscheinung.[GS]

Männliche Geschlechtsorgane

Natrium muriaticum hat eine markante Wirkung auf die männlichen Geschlechtsorgane. Es verursacht deutliche Schwäche der Genitalien, was vermehrte **Pollutionen** im Schlaf[CK745] und, davon herrührend, allgemeine Mattigkeit[CK756] zur Folge hat. „Schlafender, sehr unregsamer Geschlechtstrieb“[CK731] oder „unkräftige Begattung“[CK750]. Selbst kurz nach dem Beischlaf kann es im Traum zu einer Pollution kommen.[CK754] Dieses Symptom mag Ihnen ungewöhnlich erscheinen, doch das ist es durchaus nicht. Während des Koitus ist die Erektion beim Natrium-muriaticum-Patienten nicht sehr stark und der Samenerguss entsprechend schwach, wenn er nicht ganz ausbleibt. Infolgedessen entleeren sich die Samenbläschen nicht vollständig; es bleibt dort ein gewisser Reizzustand bestehen. Wenn der Patient dann einschläft, löst diese Reizung reflektorisch wollüstige und „feuchte“ Träume aus. So kommt es im Lauf der Zeit zu erheblichen Samenverlusten und als Folge davon zu Rückenschmerzen, Nachtschweißen, Schwäche der Beine und zu der für das Mittel so charakteristischen Melancholie. Bei dieser Art von Beschwerden steht Natrium muriaticum unter den Natriumsalzen freilich nicht allein da. **Natrium phosphoricum** beispielsweise, das von Kollegen unseres Instituts geprüft wurde, hat ebenfalls häufige, teils allnächtliche Pollutionen hervorgebracht.[EN220ff] Zunächst schien bei der Prüfung gesteigerte sexuelle Erregbarkeit mit wollüstigen Träumen vorzuherrschen, doch später traten dann ein- oder zweimal pro Nacht Pollutionen ohne jede erotische Empfindung auf[EN227]. Anschließend folgten Rückenschwäche[EN260] und Zittern der Knie[EN305], als wollten diese einknicken.

[4] Farrington schreibt fälschlich: „The tongue is coated in insular patches.“ (Vgl. Vorlesung 32 – *Ranunculus sceleratus*.)

Natrium muriaticum hat sich auch bei Tripper, namentlich bei **chronischem Tripper** als wirksam erwiesen.[AR18,3,29] Das Sekret ist gewöhnlich klar, manchmal aber auch gelblich[KE2,89]. Typisch für das Mittel sind schneidende Schmerzen in der Harnröhre nach dem Wasserlassen.[CK709] Es ist besonders in Fällen von Nutzen, die zuvor mit **lokalen Silbernitratinjektionen** behandelt worden sind.[GS]

Abmagerung

Die Ernährung des Organismus ist bei unserem Mittel, wie schon erwähnt, stark beeinträchtigt. In fast jedem Fall, in dem Natrium muriaticum das Simillimum ist, zeigt sich bedeutende Abmagerung, besonders bei Kindern, die durch die Mangelernährung marastisch geworden sind[GS]. Sie sind dünn, und am auffälligsten ist dies am **Hals.** Sie haben einen **enormen Appetit**[CK], und dennoch nehmen sie immer mehr an Gewicht ab (zumindest nehmen sie nicht zu). Hier sehen Sie eine Übereinstimmung mit **Jodum**; doch die eigentümliche Abmagerung am Hals, die in keinem Verhältnis steht zu der des übrigen Körpers, reicht aus, um Natrium muriaticum von jener Arznei zu unterscheiden. Zusätzlich besteht zumeist **ausgeprägter Durst**[CK461]; das Kind verlangt ständig nach Wasser. Dies ist es, was Laien manchmal als „inneres Fieber" bezeichnen: fortwährende **Hitze und Trockenheit in Mund und Rachen**[(CK436)], welche durch das kalte Trinken gelindert werden

Bei **Veratrum album** ist der Hals ebenfalls abgemagert, vor allem bei Keuchhusten. [„Genick so schwach …, daß sie den Kopf nicht gut aufrecht halten können."[CH197]]

Der **Lycopodium**-Patient magert besonders am oberen Teil der Brust ab.[(GS)]

Dyspepsie

Natrium muriaticum ist, wie die anderen Natriumsalze, ein erstrangiges Mittel bei der Behandlung von Verdauungsstörungen. Es ist oftmals angezeigt, wenn **Mehlspeisen** [Durchfall[GS]] und vor allem **Brot** [Aufstoßen[CK493]] **nicht gut vertragen** werden. Ein Symptom lautet: „Sie hat eine Abneigung gegen Brot, was ihr sonst schmeckte."[CM(ÖZ4,1,75)] [„Widerwille gegen Schwarzbrod."[CK467]] Auf der anderen Seite entwickelt sich ein Verlangen nach Austern[GS], nach Fisch[ÖZ4,1,58], nach Salz[EN893] oder nach bitteren Dingen[GS] [z. B. Bier[ÖZ4,1,74]]. Nach dem Essen ist der Patient sehr durstig. Ängstliches, beklemmendes Gefühl in der Magengrube[CK556f], teils mit Greifen[CK;CM], Krampf[CK558] oder Zusammenziehschmerz[CK560] verbunden; dieser Zustand wird durch Engermachen der Kleidung gelindert[GS [5]] (genau wie bei **Fluoricum acidum**, aber entgegengesetzt zu **Lachesis** und **Hepar**).

Obstipation

Die Obstipation von Natrium muriaticum ist sehr charakteristisch: nur mit größter Anstrengung zu entleerender, harter Kot, der den After einreißt, sodass er blutet und wund schmerzt.[CK665]

Die Stuhlverstopfung ist, wie bei den Gemütssymptomen schon erwähnt, sehr dazu angetan, eine **hypochondrische Stimmung** auszulösen[GS]; der Patient ist niedergeschlagen[CK1] und übellaunig[ÖZ4,1,23], und dieser Gemütszustand scheint mit dem Grad der Obstipation zuzunehmen; nach jedem Stuhlgang geht es ihm auch seelisch besser. Dieses Symptom dürfen Sie freilich nur mit Augenmaß verwerten! Menschen, die daran gewöhnt sind, Abführmittel zu nehmen, fühlen sich fast immer schlecht, wenn sich ihr Darm auch nur etwas später als üblich meldet. Dann leiden sie unter dumpfen Kopfschmerzen, ekligem Mundgeschmack usw., und wenn sie schließlich Stuhlgang gehabt haben, geht es ihnen augenblicklich besser. Diesen Menschen ist mit **Nux vomica** zu helfen! Dagegen ist es eher selten, dass eine nicht durch Medikamente beeinflusste Verstopfung einen hypochondrischen Gemütszustand verursacht; doch wenn sie es tut, heißt das Heilmittel Natrium muriaticum.

[5] Bei Farrington heißt es nur ungenau: „There is a distressed indescribable feeling at the pit of the stomach. This is relieved by tightening the clothing …" Diese Modalität bezieht sich in den *Guiding Symptoms* nur auf den Begriff *cramp*.

Rektum

Viele Rektumbeschwerden plagen den Patienten: Drängen und Zwängen im Mastdarm [CK662] mit Abgang von Schleim [CK666], wie bei chronischer **Proktitis.** „Austreten des Mastdarms und Brennen des Afters, mit Abgang vieler, blutiger Jauche, so dass er die Nacht vor Schmerz nicht schlafen konnte.“ [CK679] Trockenheit und beißende **Wundheit** [CK674] **im Mastdarm** und am After [GS], mit Neigung zu Schleimhauterosionen. „Im Mastdarme die Empfindung, als läge ein **fremder Körper** oder rauher harter Koth darin, bei ununterbrochener Weichleibigkeit.“ [ÖZ4,1,46] Krampfhaftes Zusammenschnüren des Afters. [CK664] Langwieriger, wässriger Durchfall [SK201] mit Mundtrockenheit [GS] (im Anschluss an Obstipation [EN1433] mit trockenem, hartem Kot [ÖZ4,1,58]).

Bei Proktitis und Obstipation sollte Natrium muriaticum mit **Sepia** verglichen werden, das eine Art Pflockgefühl im Mastdarm [CK742] verspürt; des Weiteren mit **Aesculus** und **Collinsonia**, die ein Gefühl wie von Splittern oder Holzstückchen im Mastdarm haben.

Die extreme **Trockenheit der Rektumschleimhaut** ähnelt der von Mitteln wie **Alumina**, **Graphites**, **Magnesia muriatica**, **Ratanhia** oder **Aesculus**.

- **Graphites** hat zusätzlich schleimbedeckte Stühle [CK509] [und Schleimabsonderung aus dem Rektum [GS]].
- **Alumina** hat nach dem Stuhlgang beißenden Wundheitsschmerz im After und Mastdarm. **Magnesia muriatica** hat bröckligen, wie verbrannt aussehenden Stuhl [CK340].
- **Ratanhia** hat nach dem Stuhlgang Stechen wie von Glassplittern im After und Mastdarm [GS] sowie Analfissuren [GS].

Urtikaria

Natrium muriaticum ist ein wichtiges Mittel bei Hauterkrankungen. Seine Wirkung auf die Talgdrüsen habe ich eingangs bereits angesprochen. Typisch ist darüber hinaus eine ungemein juckende Urtikaria [CK1130], vermehrt im Bereich der Gelenke und insbesondere der Knöchel; allenthalben bilden sich juckende, beißende und brennende Quaddeln.

Natrium muriaticum ist bei diesen Symptomen vor allem dann indiziert, wenn sie als **Begleiterscheinung eines Wechselfiebers** [6] auftreten oder wenn sie nach Einwirkung feuchter Kälte, besonders **am Meer,** entstanden sind. **Körperliche Anstrengung verschlimmert** den juckenden Nesselausschlag bis zum Unerträglichen. [CK1131] Bei dieser Urtikaria hat sich Natrium muriaticum oft als vorzügliches Ergänzungsmittel zu **Apis** erwiesen.

Apis ist ein sehr gutes Mittel bei der Behandlung der Nesselsucht, doch bei der chronischen Form der Krankheit ist es nach meiner Erfahrung weniger gut geeignet. Hier müssen wir auf andere Mittel zurückgreifen, auf Natrium muriaticum oder – und das ist das wichtigste Mittel von allen – auf **Calcarea carbonica**.

Herpes labialis

Charakteristisch für unser Mittel sind des Weiteren herpetiforme oder flechtenartige Hautausschläge, insbesondere der sog. **Herpes labialis.** [CK344ff] Dies sind kleine, schmerzhafte Bläschen, die sich besonders am Lippenrand bilden [CK348(ÖZ4,1,89)] und praktisch jeden Fall von Wechselfieber begleiten [GS], welcher Natrium muriaticum erfordert. Sie ähneln jenem Lippenausschlag, der gemeinhin als „Fieberbläschen“ bezeichnet wird. **Hepar sulfuris**, Natrium muriaticum und **Rhus toxicodendron** sind die Arzneimittel, die das Symptom am ausgeprägtesten haben; **Arsenicum** ist ein weiteres. Ganz zu Beginn dieses Ausschlags kann die Applikation von Kampferlösung das Übel vielleicht kupieren. Sind die Bläschen aber schon richtig herausgekommen, verschafft in der Regel **Hepar** Erleichterung und verhindert deren Wiederkehr. **Camphora** ist hier keine kurative Arznei, wohl aber **Hepar**.

Herpes circinatus, eine Sonderform der Ringflechte, kann eine Indikation für Natrium muriaticum sein. [GS] Andere mögliche Mittel sind u. a. **Sepia**, **Baryta carbonica** und **Tellurium**.

[6] Laut Kent-Repertorium passt *Natrium muriaticum* nur bei Auftreten der Urtikaria während des **Fieberfrostes,** *Apis* hingegen eher während der Fieberhitze.

68

Milchschorf

Ekzematöse Hauterkrankungen[GS], namentlich das Säuglingsekzem – der Milchschorf am Kopf –, sind ein weiteres häufiges Leiden bei Natrium muriaticum. Dicke Schorfe bilden sich auf dem Kopf[CK205], unter denen ein eitriges Sekret heraussickert, das die Haare verklebt[(CK209)].

Wechselfieber

Als Letztes möchte ich auf den wohlbekannten Nutzen des Mittels bei Wechselfieber[CK] eingehen, wo die Ehre nicht allein **China** und **Arsenicum** gebührt, wie es früher der Fall war. Natrium muriaticum kommt hier in Betracht, wenn die **Frostanfälle** typischerweise **zwischen 10 Uhr**[A2,339] **und 11 Uhr**[AZ8,150] einsetzen. Der Frost beginnt zumeist im **Kreuz**[GS] oder in den **Füßen**[A2,339] [bzw. Zehen[RP1263]]. Er geht manchmal mit Durst und mit Schmerzen im ganzen Körper [heftigem Gliederreißen[KE4,945]] einher; manchmal kompliziert Urtikaria den Fall. Die Fieberhitze ist gewöhnlich heftig, und der Durst nimmt in diesem Stadium zu.[KE4,952] Der Kopfschmerz bekommt während der Hitze mehr und mehr einen pochenden Charakter[KE4,944]; diese zerebrale Kongestion ist zuweilen so massiv, dass der Patient anfängt zu delirieren. Mit dem Einsetzen reichlichen Schweißes bessern sich die Kopfschmerzen und die übrigen Beschwerden.[GS] Dies ist – kurz gefasst – das charakteristische Wechselfieber, das durch Natrium muriaticum heilbar ist.

Wenn aber der Frost um 10 Uhr vormittags im Rahmen eines hektischen Fiebers bei Schwindsucht auftritt, ist nicht Natrium muriaticum, sondern **Stannum** das Mittel der Wahl.[CK634; GS]

Arzneimittelbeziehungen

Wie Sie auf der Tafel sehen können (➤ Tab. 68.1), habe ich **Argentum nitricum** und **Apis** als komplementäre Mittel von Natrium muriaticum angegeben. **Argentum nitricum** ergänzt Natrium muriaticum in manchen Fällen, und bisweilen antidotiert es das Mittel auch, entweder chemisch oder dynamisch, je nach der eingenommenen Dosis. Die Verwandtschaft zwischen **Apis** und Natrium muriaticum ist besonders augenfällig bei der Behandlung von Wechselfiebern und Hautaffektionen. Mit Kochsalz gesättigtes Wasser ist zudem, innerlich wie äußerlich verabreicht, eines der besten Mittel, um den Folgen von Bienenstichen entgegenzuwirken.[AA] **Nitri spiritus dulcis** [„öfteres Riechen an versüssten Salpeter-Geist“[CK]] ist ein erfolgreiches Mittel, wenn Beschwerden durch zu stark gesalzenes Essen entstanden sind [auch **Phosphorus**].[GS] Andere Wirkungen von Kochsalz können durch **Arsenicum** behoben werden [„üble Folgen von Baden im Meer“[GS]], wieder andere durch **Phosphorus**. Von einem Mittel, das zu Natrium muriaticum in feindlicher Beziehung stünde, ist mir nichts bekannt.

Tab. 68.1 Vergleichsmittel und Antidote von Natrium muriaticum

Natrium muriaticum	
Vergleichsmittel	• *Bryonia, Rhus toxicodendron* • *Causticum, Kalium carbonicum, Sepia, Lycopodium* • *Pulsatilla, China, Eupatorium perfoliatum, Apis, Arsenicum* • *Lachesis, Mercurius* • *Argentum nitricum*
Komplementär	• *Apis* • *Argentum nitricum*
Antidote	• *Nitri spiritus dulcis* • *Arsenicum* • *Phosphorus*

Natrium arsenicosum

Natrium arsenicosum, das Arsenit des Natriums, hat eine ausgeprägte Wirkung auf die Schleimhäute. Es erzeugt eine Trockenheit derselben sowie eine Empfindlichkeit gegen Staub, Rauch und selbst gegen die eingeatmete Luft, später dann Absonderung eines zähen, klebrigen Schleims, Bildung trockener Grinde, etc.[AZ98,78] Diese Eigenschaften haben zu seiner Anwendung bei Katarrhen der Atemwege geführt.

68

Schnupfen

Das Mittel ist angezeigt bei Schnupfen, der einige Ähnlichkeit mit dem von Arsenicum aufweist: Typischerweise besteht eine kopiöse, wässrige Absonderung aus der Nase [EN170], gleichzeitig fühlen sich die Nasengänge aber ständig verstopft an [GS]. Dieser Zustand geht mit dumpfen Stirnkopfschmerzen [EN58], besonders mit Schmerzen in der Supraorbitalregion [GS] einher, mit zusammendrückendem Schmerz in der Nasenwurzel [AZ98,78], schmerzhafter Trockenheit [AZ98,78] und Gefäßinjektion [AZ100,15] der Bindehäute, Röte und Aufgedunsenheit des Gesichts [EN190ff] sowie Trockenheitsgefühl im Rachen [AZ98,78]. Häufige Niesanfälle plagen den Patienten zusätzlich, vor allem wenn er Zugluft ausgesetzt ist oder kühle Luft einatmet [EN167f]. All diese Symptome sind am Morgen und Vormittag schlimmer.[GS]

Die Beschwerden halten an, bis das Schleimsekret dickflüssiger wird. Zäher, gelber oder graugelber Schleim tropft von den Choanen in den Rachen hinab [GS(EN220ff)]; jeden Morgen schnaubt der Patient harte, bläuliche Schleimkrusten aus der Nase, und anschließend blutet es [GS]. Besonders nachts und morgens ist die Nase so verstopft, dass er nur durch den Mund atmen kann.[GS]

Wenn Sie den Hals inspizieren, erscheint dieser dunkelrot, geschwollen und mit graugelbem, gallertigem Schleim bedeckt [GS]; der Versuch, diesen herauszuräuspern, lässt den Patienten würgen.

Bronchitis

Wandert die „Erkältung" weiter nach unten, stellt sich zusätzlich ein trockener Husten ein, verbunden mit einem Gefühl von Beengung in der Brust [EN374f], mit einem Beklemmungsgefühl hinter dem Brustbein [EN408], als ob man Rauch eingeatmet hätte [EN387]. Die Supraklavikularregion ist schmerzhaft empfindlich gegen Druck [EN402]; Wundheitsschmerz im Bereich des vierten und fünften Rippenknorpels rechterseits [GS;EN378]. Das **Beengungsgefühl in der Brust** zeichnet sich durch die Besonderheit aus, dass es durch reichliches **Wasserlassen gebessert** wird; Einatmen von Staub oder Rauch verschlimmert. Sie können das Mittel bei Bronchitis verwenden, wenn die eben genannten Symptome vorhanden sind, ebenso aber auch bei schwereren Krankheitsformen.

So kann es beispielsweise bei fortgeschrittener Tuberkulose dienlich sein [GS], mit Abmagerung und mit trockener Hitze der Haut im Wechsel mit Frostschauern in der Nacht [EN549]; außerdem Durst auf kleine, aber häufig wiederholte Schlucke Wasser [EN254].

Psoriasis

Zuletzt muss ich noch auf den Nutzen von Natrium arsenicosum bei Psoriasis zu sprechen kommen. Die Arznei ist hier auf eine Stufe zu stellen mit **Arsenicum**, **Arsenicum jodatum** und **Sepia**. Die Schuppen sind dünn und weißlich und lassen die Haut nach Abkratzen leicht gerötet zurück.[GS] Der Ausschlag tritt bevorzugt am Brustkorb auf [EN516] und fängt an zu jucken, sobald dem Patienten durch körperliche Betätigung warm wird [GS].

68

KAPITEL

69 Vorlesung: Borax

Einleitendes

Borax (➤ Tab. 69.1) ist das Natriumsalz der Tetraborsäure [$Na_2B_4O_7 \cdot 10H_2O$]. Es hat als Medikament seine ersten Lorbeeren auf Säuglingsstationen geerntet, wo es lange zur Behandlung **wunder Brustwarzen** und – bei den Kindern – von **aphthöser Stomatitis**[CK150] eingesetzt wurde. Doch wie mit allen Mitteln, die gerade in Mode sind, ist auch mit Borax viel Missbrauch getrieben worden. Erst die Homöopathie hat Borax aus seiner auf das Wochenbett beschränkten Anwendung befreit und bietet es nun der Ärzteschaft als wertvolles Arzneimittel dar, indem sie genau anzugeben vermag, wann es verwendet werden kann und wann nicht.

Konstitution, Gemüt

Dieser aphthösen Mundentzündung – offensichtlich das Leitsymptom von Borax – liegt eine durch Mangelernährung bedingte Konstitutionsschwäche zugrunde, welche das Wundsein in diesem Bereich erst möglich macht. „Der Säugling wird blaß, beinahe erdfahl, das vorher kernichte Fleisch schlaff und welk; er weint viel, verschmäht die Brust und schreit aus dem Schlafe oft ängstlich auf“[CK414]; „… umklammert die Mutter mit Aengstlichkeit, als habe er schreckhaft geträumt.“[CK442] Das Kind ist außerordentlich reizbar; das **leiseste Geräusch,** ja selbst das Rascheln von Papier oder das Räuspern von jemandem **lässt es zusammenfahren.**[GY2(CK7ff)] Diese nervöse Erregbarkeit hat auch einen Einfluss darauf, wie das Kind seine Schmerzen äußert. Leidet es z. B. unter Ohrenschmerzen, so lässt jede Schmerzattacke das Kind erschrocken hochfahren. Die Ohrenschmerzen [Stechen[CK89ff]] gehen oft mit Wundheitsgefühl im Ohr[CK94] und entzündlicher, heißer Geschwulst der Ohrmuschel[CK95] einher, wie wir es auch von **Belladonna**, **Pulsatilla** und **Chamomilla** kennen. Zugleich besteht ein schleimiger oder schleimig-eitriger Ausfluss aus dem Ohr[CK96]. Borax unterscheidet sich von besagten Arzneien durch dieses Hochfahren bei Schmerzen oder geringfügigen Geräuschen, ferner durch die Blässe des Gesichts, vor allem aber durch ein anderes, gut geprüftes Symptom: Furcht vor bzw. **Angst bei Abwärtsbewegung**[CK5]. Der Säugling ist in den Armen seiner Mutter fest eingeschlafen, und sie versucht nun, ihn in sein Bettchen zu legen: sofort fährt er erschrocken zusammen und ist hellwach. Oder sie versucht, ihn eine Treppe hinunterzutragen: sogleich klammert er sich an ihr fest, als fürchte er zu fallen. Verwechseln Sie dies nicht mit der allgemeinen Erregbarkeit anderer Arzneien, etwa von **Chamomilla** oder **Belladonna**. Es ist nicht die Bewegung als solche, die das Kind aufweckt, denn es erwacht nicht, wenn es ohne Abwärtsrichtung bewegt wird. Der Grund für die Angst liegt darin, dass das Kind unter einer labilen zerebralen Durchblutung leidet und die Abwärtsbewegung dem Kind das Gefühl vermittelt, es würde fallen. Dieses Symptom zeigt sich auch bei Borax-Erwachsenen: Behinderte, denen Reitstunden verordnet wurden, können diese bisweilen nicht wahrnehmen, weil das Absteigen vom Pferd für sie jedes Mal eine Tortur bedeutet; oder Frauen können nach einer erschöpfenden Krankheit keinen Schaukelstuhl mehr benutzen, weil sie bei jeder Rückwärtsbewegung das Gefühl haben, sie würden hintenüberstürzen.

Tab. 69.1 Vergleichsmittel und Antidote von Borax

Borax	
Vergleichsmittel	• *Staphisagria, Mercurius* • *Sepia, Pulsatilla* • *Bryonia*
Antidote	• *Chamomilla* • *Coffea*
Unverträglich	• Essig, Wein

Diarrhö, Stomatitis aphthosa

Wie Sie aus der Mangelernährung schließen können, ist in einem Borax-Fall auch die Verdauung beeinträchtigt. Das Kind leidet jedes Mal unter Bauchweh, ehe Durchfall erscheint.[CK231+236] Der **Stuhl** ist gewöhnlich **grün**[CK253], kann aber auch hellgelb und weich[CK242] sein; doch in jedem Fall enthält er zugleich **viel Schleim**[CK256f]. Dies ist ein weiteres Beispiel für die Affinität von Borax zu den Schleimhäuten. Eine aphthöse Entzündung des Mundes begleitet die Diarrhö. Aphthen bilden sich an der Innenseite der Wangen[CK151], auf der Zunge[CK152] und im Rachen. Der **Mund ist heiß**[CK125], was die Mutter bemerkt, sobald das Kleine an der Brust saugt. Die Schleimhaut um diese Aphthen blutet leicht.[(CK151)] Der Säugling lässt die Brustwarze wieder los und schreit vor Schmerz und Verdruss – wenn er die Brust nicht gleich von vornherein verschmäht[KI130].

Folgende Mittel ähneln Borax bei aphthöser Stomatitis.

Bryonia Bryonia hat ebenfalls aphthöse Wundheit des Mundes hervorgerufen und geheilt[ÖZ3,1,127f], doch charakteristisch für das Mittel ist: Das Baby weigert sich zu trinken oder tut es nur widerwillig; wenn sein Mund aber durch die Milch angefeuchtet wurde, nimmt es die Brustwarze und saugt kräftig daran. Dies passt zum allgemeinen Charakter der Arznei, der bekanntlich durch **Sekretmangel** und entsprechende Trockenheit sämtlicher Schleimhäute gekennzeichnet ist. Daher kann der Säugling trinken, sobald sein trockener Mund[RA207] **feucht geworden ist.**

Mercurius solubilis Mercurius muss statt Borax verabreicht werden, wenn zusätzlich zum wunden Mund[RA307] starke **Salivation** besteht; dem Kind tropft beständig schleimiger Speichel[RA354] aus dem Mund. Der Durchfall ist mit **heftigem Tenesmus** verbunden.[(RA549)] Allein diese Merkmale reichen aus, Mercurius gegenüber Borax den Vorzug zu geben.

Aethusa cynapium Ein vernachlässigtes Mittel, an das in diesem Zusammenhang erinnert werden muss, ist Aethusa. Dieses Mittel ist vorzuziehen, wenn die Stomatitis, die Bauchschmerzen und das Jammern des Kindes mit dem für Aethusa typischen heftigen **Erbrechen** einhergehen.

Arum triphyllum Ein anderes Mittel, Arum triphyllum, lässt sich von Borax leicht durch die Heftigkeit seiner Beschwerden unterscheiden. Die Entzündung des Mundes ist massiv und mit Wundheit, Schrunden[GS] und Krusten in der Umgebung des Mundes und der Nasenlöcher verbunden.

Dysurie

Ein häufiges Symptom bei einem Borax-Baby ist, dass das Kleine **vor jedem Wasserlassen weint** und schreit.[CK271] Der Harn wird beim Lassen als heiß empfunden[CK272] und hat einen scharfen, auffallend stinkenden Geruch[CK274]. Verwechseln Sie diesen Zustand nicht mit jenem beim Abgang von Harngries, wie er bei Kleinkindern gelegentlich auftritt und dann zumeist **Sarsaparilla**, **Lycopodium** oder **Benzoicum acidum** erfordert. Vielmehr ist die Reizung im Bereich der Harnwege das Äquivalent der Entzündungen anderer Schleimhäute, sodass die Arznei vor allem mit **Aconitum**, **Cantharis** und einem anderen vortrefflichen Säuglingsmittel – **Petroselinum** – verglichen werden muss.

Vergessen Sie in solchen Fällen **Petroselinum** nicht! Es wird in unseren Arzneimittellehren nicht durchgängig erwähnt, gleichwohl ist es ein hervorragendes Mittel in Borax-ähnlichen Fällen, wenn außerdem **plötzlicher**[GS], **heftiger Harndrang**[KE2,93] besteht. Es kann sogar bei akutem wie chronischem **Tripper** angezeigt sein[AR18,3,35] – wenn dieser plötzliche Drang die Beschwerden prägt!

Blepharitis, Entropium

Auch der Borax-Erwachsene neigt in erster Linie zu aphthösen Beschwerden; er hat dieselben Schwierigkeiten, Speisen zu verdauen, er hat dieselbe Schwäche, und auch bei ihm sind die Schleimhäute das Zentrum seiner meisten Leiden. So wird beispielsweise die Augenbindehaut und besonders die Rückseite der Lider von Borax angegriffen, mit Wundheit[CK77] und **Entzündung der Lidränder**[CK80]. Die **Wimpern kehren sich nach innen** und reizen den

Augapfel.[CK77] Borax ist bei dieser „Unordnung der Wimpern“[CK78] (Trichiasis, Entropium) ein wichtiges Heilmittel; Sie sollten hier vor allem **Graphites** zum Vergleich heranziehen.[1]

Nase, Rachen

Die Nasenlöcher werden in einem Borax-Fall leicht geschwürig, verbunden mit viel Wundheitsschmerz und Geschwulst der Nasenspitze.[CK109]

Borax hat auch auf die Rachenschleimhaut einigen Einfluss; es kommt hier, wie alle Natriumsalze, in Betracht, wenn sich **viel Schleim im Halse** sammelt[CK161]. Doch bei Borax ist der Schleim typischerweise **zäh** und lässt sich nur schwer lösen.[CK162]

Leukorrhö

Die Leukorrhö ist zumeist kopiös und klar wie Eiweiß[CK305]. Wie allen anderen Absonderungen von Borax ist auch diesem Ausfluss eine **unnatürliche Wärme** oder Hitze eigen. [„Empfindung, als flösse warmes Wasser herab …“[CK305]]

Lungenerkrankungen

Die Wirkung des Mittels auf die Lungen müssen wir ebenfalls beachten. Borax ist bei **Husten** indiziert, der von **heftigem Stechen in der Brust**[CK330] begleitet wird, besonders in der oberen rechten Brust[CK329;GS]. Die Schmerzen sind mitunter so stark, dass der Patient kaum atmen kann und nach Luft schnappen muss.[CK349] Der **Auswurf** hat einen **schimmelähnlichen Geschmack,** und auch die bei jedem Hustenstoß herausbeförderte Luft riecht schimmelig.[ZÖ2,222;CK324] Wenn diese Symptome zugegen sind, können Sie Borax bei allen möglichen Lungenerkrankungen und selbst bei Tuberkulose einsetzen.

Haut

Zuletzt noch ein paar charakteristische Symptome der Haut. Die Haut **heilt schlecht,** jeder kleine Schnitt oder Kratzer fängt schnell an zu eitern[CK408]. Jucken der Haut, besonders auf den Gelenken der Fingerrücken[CK385] [und „hie und da auf den Handrücken“[CK382]], was an das Handrückenekzem[GS] von **Natrium carbonicum** erinnert. Auch kleine **Geschwüre** können sich bei Borax an den **Fingergelenken** bilden; das wichtigste Mittel bei derartigen Geschwüren ist jedoch **Sepia.**[SK540]

Schließlich ist Borax auch bei **Erysipel des Gesichts**[CK120] erfolgreich eingesetzt worden, besonders wenn die Wangen betroffen waren[CK121]. Ein für Borax sprechendes Kriterium ist dabei ein Gefühl, als hätten sich Spinnweben am Gesicht angelegt.[CK117]

Mahnung zur Vorsicht

Ein Ratschlag zum Schluss: Weisen Sie Ihre Kinderschwestern bitte darauf hin, dass sie nicht jedes Mal Boraxpulver anwenden, sobald ein Kind einen wunden Mund hat. Es kann nämlich durchaus Schaden anrichten, wenn es nicht angezeigt ist. Ich meine nach solch kritikloser Anwendung des Pulvers beobachtet zu haben, dass der Darm eines Säuglings in Mitleidenschaft gezogen wurde: Das Kind wurde immer blasser und verfiel rapide, was vor der Intervention seitens der Schwester keineswegs der Fall war.

[1] Die entsprechende Rubrik im Kent-Repertorium lautet „inversion of lids“ (KK: [Lider] Entropium) und beinhaltet folgende Mittel: Anan., *Bor., Calc., Graph., Merc., Nat-m., Nit-ac., Sulf., Zinc.*

69

KAPITEL

70 Vorlesung: Kaliumsalze

Vergiftungen

Kalium hat eine gewisse toxikologische Bedeutung, wenn es in Form von Kalilauge (Ätzkali, KOH) versehentlich verschluckt wurde. Aufgrund ihrer großen Affinität zu Wasser greift die Lauge alle Gewebe heftig an und verursacht tiefgreifende Verätzungen. Ihre Macht, Gewebe zu penetrieren, ist größer als die manch anderer Ätzmittel, etwa des Silbernitrats. Sie ist daher verwendet worden, wenn es galt, weit ins Parenchym eines Körperteils hineinzureichen, z. B. bei der Behandlung eines Karbunkels. Wenn ein großer Gewebeteil gangränös geworden ist und Demarkation erreicht werden soll, ist Ätzkali das Mittel der Wahl. Das so behandelte Gewebe hat ein schmieriges Aussehen als Folge der Seifenbildung durch die Verbindung der Fette mit dem Kalium. Insofern unterscheidet sich Ätzkali in seiner Wirkung grundlegend von den Mineralsäuren, die die Gewebe austrocknen und dunkel färben, sodass sie wie Zunder aussehen

Wenn Kalilauge aus Versehen verschluckt wurde, hat dies höchst üble Folgen – weswegen sie auch nur selten in selbstmörderischer Absicht verwendet wird. Die Lauge verursacht eine so heftige Kontraktion des Magens, dass die geringe Menge, die überhaupt so weit gekommen ist, augenblicklich durch Erbrechen wieder herausbefördert wird. Wenn die aufgenommene Laugenmenge groß genug war, erzeugt sie einen bräunlichen Film auf der Schleimhaut, oder es entstehen einzelne Flecken im Mund und Rachen, die ihres Epithels beraubt sind. Der Entzündungsprozess kann sich derart steigern, dass diese Flecken geschwürig werden. Bei der langsamen Ausheilung der Geschwüre bildet sich dann Narbengewebe, das eine Kontraktur oder Striktur des betroffenen Bereichs nach sich zieht.

Die Behandlung solcher Unfälle geschieht auf chemischem wie auf mechanischem Wege: chemisch, um die Lauge zu neutralisieren und einer weiteren Schädigung des Gewebes vorzubeugen; mechanisch, um die zurückbleibenden Folgen abzumildern. Essig, Zitronensaft und große Schlucke schleimiger Getränke sind die Mittel, auf die zur Linderung der akuten Vergiftungserscheinungen am häufigsten zurückgegriffen wird.

Es gibt aber auch viele Fälle von **langsamer Intoxikation mit Kaliumsalzen,** insbesondere wenn unsere allopathischen Kollegen *Kaliumbromid* im Übermaß verschreiben. Wir Homöopathen sind dann diejenigen, die die chronischen Folgen zu behandeln haben! Mehrere Mittel kommen dafür als Antidot infrage, je nach den vorhandenen Symptomen, besonders häufig aber **Sulfur** sowie **Hepar sulfuris**, das ein allgemeines Antidot für die Metalle darstellt.

Experimente an Säugetieren haben ergeben, dass Kalium – vor allem in Form von *Kaliumkarbonat* einen **lähmenden Einfluss auf die Muskeln** ausübt. Das ist der Grund für die **allgemeine Schwäche,** die allen Kaliumpräparaten eigentümlich ist. Die lähmende Wirkung zeigt sich in besonderer Weise am **Herzmuskel,** der bei einer Kaliumvergiftung frühzeitig in Mitleidenschaft gezogen wird. Das Tier stirbt schließlich in der Phase der Diastole, d. h., das Herz ist, wenn es aufhört zu schlagen, stark dilatiert. Homöopathisch finden wir die Kaliumsalze daher bei großer, paretischer Muskelschwäche von Nutzen, also etwa bei **Erschöpfungszuständen,** wie sie in der Rekonvaleszenz von langwierigen Krankheiten typischerweise auftreten, beispielsweise nach einem typhösen Fieber.

Pilze enthalten, nach einer Mitteilung Dr. Herings, einen hohen Prozentsatz an Kalium und sind daher in Fällen von Erschöpfung als Nahrungsbestandteil besonders zu empfehlen.

Kalium bromatum

Das erste Kaliumpräparat, das wir erörtern wollen, ist Kalium bromatum, das Bromid des Kaliums. Das Mittel wird in erster Linie durch **Hepar sulfuris** antidotiert. Wirkungsähnliche oder konkordante [kollaterale] Arzneien sind u. a. **Ambra grisea**, **Hyoscyamus**, **Stramonium**, **Tarantula** und **Mygale**.

Kaliumbromid (Bromkali) wirkt hauptsächlich auf das Nervensystem, und zwar in zwei verschiedene Richtungen: In erster Linie vermindert es die Reflexerregbarkeit, und in zweiter Linie beeinträchtigt es den Verstand. Diese Eigenschaft von Kaliumbromid, die Reflexe zu dämpfen, hat zu dessen unmäßigem Gebrauch bei der Behandlung der **Epilepsie** geführt. Das Mittel wird in allmählich steigenden Dosen verabreicht, bis der Körper erste Zeichen von Bromismus aufweist. Ist der Organismus derart mit dem Bromid „gesättigt", wird die Einnahme für eine gewisse Zeit ausgesetzt.

Gesteigerte Reflexerregbarkeit, Krämpfe

Die **Erstwirkung** der Arznei scheint hingegen eine gesteigerte Erregbarkeit der Reflexe zu sein, namentlich eine Steigerung der Reflexbewegungen, und es ist diese Eigenschaft des Kaliumbromids, auf die der Homöopath [1] seine Verschreibung gründet. Jede kleine Störung in der Peripherie der Nerven, jede kleine Veränderung einer Organfunktion wird sofort in die nervösen Zentren weitergeleitet und verursacht dort irgendwelche anderen Störungen, seien es unangenehme Empfindungen, **Muskelzuckungen, Angst, Kopfschmerzen** oder regelrechte **Konvulsionen.** Dies ist der primäre Zustand von Kaliumbromid und, wie Sie wissen, der Ausgangspunkt fast aller Krampfanfälle. Nehmen wir z. B. einen Fall von Eklampsie, bei dem der Druck des Kindes auf den einen oder anderen Nerven im Becken oder auf den sich nicht erweiternden Muttermund Krämpfe auslöst; oder nehmen wir den Fall, wo Krämpfe durch irgendeine schwer verdauliche Substanz im Magen veranlasst werden. Wen erinnerte dies nicht sofort an **Stramonium**, bei dem auf die Netzhaut treffendes helles Licht das Gehirn in einer Weise reizt, dass „schreckliche Convulsionen" RA(342) entstehen; oder es erinnert an **Strychninum**, wo schon leiseste Berührung, Zugluft, Geräusche oder Gerüche die Krampfanfälle erneuern.

[1] Farrington schreibt versehentlich „Allopath"; doch der Allopath verschreibt Bromkalium wegen dessen reflexmindernden (und damit antikonvulsiven), zum Zweiten wegen dessen narkotischen bzw. hypnogenen Eigenschaften!

Akute Psychose

Als Folge dieser Überempfindlichkeit gegen äußere Eindrücke kommt es bei Kalium bromatum zu einer ganzen Reihe von charakteristischen Symptomen. Viele dieser Symptome treten im Zusammenhang mit akuten Psychosen GS auf, die durch **Schlaflosigkeit** und seltsame **Wahnvorstellungen** gekennzeichnet sind. Der Patient bildet sich ein, er werde vergiftet GS oder von einem Dämon verfolgt; er werde von jedermann gehasst; er werde in seiner Ehre angegriffen. Manche dieser äußeren Eindrücke beeinflussen den Geist so intensiv, dass sie den Patienten veranlassen, gewaltsame Maßnahmen zu ergreifen; so mag er beispielsweise versuchen, sich das Leben zu nehmen, um so der vermeintlichen Gefahr zu entgehen. Die ganze Zeit über sind dabei die Pupillen dilatiert HY10,449, das Gesicht leuchtend rot GS und von Angst EN144 gezeichnet. Der Patient zittert am ganzen Körper GS, Muskeln zucken mal hier, mal da. Unschwer können Sie die Ähnlichkeit zu **Hyoscyamus** erkennen, und beide Mittel kommen bei dieser Krankheitsform gleichermaßen in Betracht.

Pavor nocturnus

Kalium bromatum hat sich häufig auch beim Pavor nocturnus, der sog. Nachtangst der Kinder GS, bewährt: Durch Übererregung des Gehirns, sei es reflektorisch bedingt durch Zahnung oder Würmer, sei es aufgrund einer Affektion des Gehirns selbst, schreit das Kind nach kurzem Schlaf plötzlich auf und klagt (wenn es alt genug dafür ist), es sehe irgendwelche Gespenster, Kobolde o. Ä. Selbst wenn das Symptom bei drohendem Hirnödem auftritt, kann Kalium bromatum noch das passende Mittel sein.

Nervöse Übererregbarkeit

Ein anderer Zustand, der nach Kalium bromatum verlangt, ist durch eine ungemeine Reizbarkeit des zentralen wie des peripheren Nervensystems gekennzeichnet. Diese Reizbarkeit zeigt sich in folgenden Symptomen: Der Patient kann vor Nervosität nicht schlafen und fühlt sich besser, wenn er mit irgendetwas beschäftigt ist; **Hände und Finger sind in ständiger Bewegung** [EN312], oder er geht fortwährend auf und ab. Nur wenn er geistig oder körperlich aktiv ist, fühlt er sich einigermaßen wohl. Einfache Schlaflosigkeit werden Sie durch Kalium bromatum nicht bessern können, wenn nicht zugleich diese **Linderung durch Aktivität** oder Bewegung vorhanden ist.

Tarantula hispanica Große Ähnlichkeit besteht diesbezüglich mit Tarantula, das ebenfalls diese durch Bewegung zu lindernde Reizbarkeit der Nervenperipherie hat. Der Patient macht sich unaufhörlich an seiner Kleidung zu schaffen, spielt mit seiner Uhrkette etc., als würde er damit der Übererregtheit der peripheren Nerven ein Ventil verschaffen. Selbst bei Kopfschmerzen bringt es ihm Erleichterung, wenn er seinen Kopf im Kissen hin und her reibt.[GS]

Ambra grisea Ein anderes Mittel, das **Kalium bromatum** bei dieser nervösen Übererregbarkeit ähnelt, ist Ambra grisea. Es hat die gleiche Empfindlichkeit gegen äußere Eindrücke; der geringste Anlass regt den Patienten auf und verursacht Atembeschwerden. Doch anders als **Kalium bromatum** hat Ambra fast immer irgendeinen **Schwindel,** der die übrigen Symptome begleitet. Ambra ist ein Mittel, das seine Wirkung sehr rasch entfaltet.

Gedächtnisschwäche, Melancholie

Dieser primären Wirkung von Kalium bromatum steht eine sekundäre Wirkung gegenüber, die durch starke Dämpfung des zentralen Nervensystems charakterisiert ist. Das Mittel erzeugt weitgehenden Gedächtnisverlust, wobei der Patient hauptsächlich unter einer **Wortfindungsstörung** leidet [amnestische Aphasie].[EN52] Mit diesem Symptom geht eine quälende Melancholie einher, alles erscheint ihm düster und hoffnungslos [EN11;GS]; er **interessiert sich für nichts** und niemanden, und selbst seine Arbeit ist ihm egal [(EN18f)]. Ein Zustand wie dieser ist häufig **Folge sexueller Ausschweifungen,** und Kalium bromatum hat sich hier vielfach bewährt.

Gangataxie

Darüber hinaus entwickelt sich oft eine Art Gangataxie [EN319]. Der Patient scheint nicht in der Lage zu sein, beim Gehen seine Beinmuskeln richtig zu koordinieren.[EN320ff] Beine [GS] und Rücken fühlen sich teilweise taub an und kribbeln bisweilen. Dieses Symptom ist in den ersten Stadien mit einer Zunahme des sexuellen Verlangens verbunden, doch mit Fortschreiten der Krankheit nehmen Impotenz und nächtliche Pollutionen allmählich überhand, was wiederum die Melancholie weiter verstärkt.

Hirnermüdung

Sie werden Kalium bromatum des Öfteren bei Geschäftsleuten angezeigt finden, die lange und hart gearbeitet und schwierige Probleme gewälzt haben, bis sie unter „Schwindel mit Eingenommenheit des Kopfes" [HY10,449] und taumelndem Gang [EN66] litten. Erst gestern habe ich das Mittel einem hiesigen Geschäftsmann verschrieben, der sich fast zu Tode gearbeitet hatte, und ich erwarte, dass es ihm rasch besser gehen wird. Er gab an, dass sich beim Studieren seiner Bücher regelmäßig eine Art **Taubheit im Hinterkopf** einstelle, zusammen mit einem unbeschreiblichen Angstgefühl, als sei er im Begriff, seinen Verstand zu verlieren. Guten Erfolg verspricht in diesem Fall vielleicht auch die Anwendung von galvanischem Strom, wobei die positive Elektrode im Nacken und die negative auf dem Scheitel anzubringen ist. Doch ist von Kalium bromatum natürlich eine länger anhaltende Besserung zu erwarten.

Epilepsie

Nun ein paar Worte über Kalium bromatum als antiepileptisches Mittel … Ich glaube nicht, dass es [in

Substanz verabreicht] Epilepsie jemals wirklich geheilt hat.[2] In fast allen Fällen, in denen es [von den Allopathen] gegeben wurde, hat es die Krankheit nicht geheilt, sondern lediglich unterdrückt und damit einen schlimmeren Zustand herbeigeführt als der, der zuvor bestanden hatte, nämlich **Imbezillität.**

Haut

Kalium bromatum ruft zahlreiche Hautveränderungen hervor. Nach lange fortgesetztem Gebrauch entstehen kleine, harte, dunkelrote Papeln im Gesicht, die – umrandet von kleinen Bläschen – bald eitrig werden und Pusteln bilden.(EN384) Kalium bromatum ist daher ein wichtiges Mittel bei **Akne vulgaris** GS, zumal wenn diese von übermäßiger Masturbation herrührt.

Ein anderer von Kalium bromatum verursachter Hautausschlag ist ein livider, etwa daumennagelgroßer Fleck, der von Schuppen bedeckt ist und im Zentrum gelblich, wie unterschworen, erscheint. Nach einiger Zeit wird aus dieser Stelle Eiter sezerniert, und zurück bleibt eine zentrale Eindellung, wie der Nabel einer Pockenpustel.

Eine dritte Ausschlagsform ist ein **Ekzem** GS, das offenbar durch die Wirkung des Mittels auf die Talg- und Schweißdrüsen zustande kommt; es ruft einen Abszess in jeder dieser Drüsen hervor, woraus sich schließlich ein schuppiger Ausschlag entwickelt.

Kalium jodatum

Kalium jodatum, das Jodid des Kaliums, hat – anders als das Bromid – keinen nennenswerten Einfluss auf die „höheren" Gewebe des Körpers. Es scheint mehr auf die „niederen" Gewebe zu wirken, etwa auf die **fibrösen Gewebe** und hier besonders das **Periost** und alle Bindegewebsstrukturen, wo immer sie auftreten mögen. Erst als Letztes werden auch die Nervengewebe angegriffen, vermutlich durch den Befall der Neuroglia. Das Mittel hat eine ausgeprägte **Neigung zur Infiltration,** sodass man, wenn es zutiefst angezeigt ist, fast immer einen ödematösen oder infiltrierten Zustand der affizierten Teile vorfindet. Manche der von ihm verursachten Symptome gehen direkt auf seinen Jodanteil zurück. So kann z. B. die als Jodismus bezeichnete Toxikose durchaus auch von Kaliumjodid hervorgerufen werden. Der Patient ist dabei sehr gesprächig R3,4, neigt sehr zu Präkordialangst; das Gesicht ist stark gerötet NZ12,8, der Kopf heiß R3,30; insgesamt wirkt der Kranke wie jemand, der zu viel Alkohol getrunken hat.

Kopfschmerzen

Die von Kalium jodatum erzeugten Kopfschmerzen betreffen eher den **äußeren Kopf,** wahrscheinlich aufgrund der Wirkung der Arznei auf die Aponeurose des Musculus occipitofrontalis [„Die Kopfhaut schmerzt beim Kratzen wie geschwürig" R3,31], da sich **harte Knoten auf dem Schädel** bilden GS, die äußerst schmerzhaft sind. Möglicherweise handelt es sich hierbei auch um ein Spätsymptom der Syphilis oder um die Folge einer Merkurbehandlung, oder die Knoten treten bei einem Patienten mit rheumatischer Veranlagung auf.

Augen

Bei Augenleiden ist Kalium jodatum hauptsächlich durch die Heftigkeit der Symptome indiziert, namentlich bei **syphilitischer Iritis** nach vorherigem **Merkurmissbrauch** GS. Wurde kein Quecksilber eingesetzt, ist Kalium jodatum nach meinem Dafürhalten nicht das beste Mittel. Wenn es bei syphilitischer Iritis überhaupt so etwas wie ein „bestes Mittel" gibt, dann ist es **Mercurius corrosivus**. Kalium jodatum kommt bei syphilisbedingter Entzündung sowohl der Iris als auch der Chorioidea in Betracht.GS

Eine weitere häufige Indikation für Kalium jodatum ist die mit Chemosis verbundene **pustulöse Keratitis** GS, besonders im Anschluss an Merkurmissbrauch.

[2] In den *Guiding Symptoms* (Bd. 6, S. 371) sind eine ganze Reihe von geheilten (?) Epilepsiefällen angeführt, die laut Quellenverzeichnis vor allem dem *North American Journal of Homoeopathy* (Bd. 13, S. 210) entnommen sind. Inwieweit es sich dabei um wirkliche Heilungen gehandelt hat, sollte nach einer Lektüre des Originals (das mir leider nicht zur Verfügung stand) zu beurteilen sein.

Schnupfen, Erkältung

Im Bereich der Nase sprechen folgende Symptome für Kalium jodatum: Immer wiederkehrender Schnupfen bei Patienten, die mit Quecksilberpräparaten behandelt worden sind[GS]; jede kleine Verkühlung oder Kälteeinwirkung, jeder regnerische Tag hat zur Folge, dass die Nase rot wird und anschwillt und eine **scharfe, wässrige Flüssigkeit** absondert[R3,186]; die Augen brennen und tränen[R3,40], sind aufgedunsen. Dem Patienten ist abwechselnd kalt und heiß[GS], und sein Hals schmerzt etwas; der Urin ist spärlich und dunkel verfärbt[GS]. Jede Kälteexposition führt zu erneutem Auftreten dieser Beschwerden.

Kalium jodatum heilt auch dieses wässrige, wundmachende Nasensekret[KE5,167], wenn es ein Erbe syphilitischer Eltern ist.[GS] Die **Ozäna,** die das Mittel zu heilen vermag, kann skrofulöser, syphilitischer oder merkurieller Genese[AZ20,68] sein – oder auch das Ergebnis einer Kombination dieser Ursachen. Die Absonderung aus der Nase kann dünn und scharf oder auch dick, grün und übelriechend sein[GS], oft begleitet von Brennen in der Nase oder gar von Perforation der Nasenknochen.

Pneumonie

Dass alle **Mercurius**-Präparate scharf stechende Schmerzen durch die Lunge erzeugen (die rechte oder die linke Lunge und in verschiedene Richtungen zielend) und dass andererseits deren bestes Antidot – Kalium jodatum – ebenfalls stechende Schmerzen durch die Lunge verursacht (besonders durch das Brustbein[R3,200] zum Rücken hin[GS], < durch jede Bewegung), das ist nicht weiter verwunderlich. Es gibt zwei ganz verschiedene Krankheitszustände, bei denen Kalium jodatum durch diese Symptome angezeigt sein kann. Wir sehen die Symptome zum einen bei der Pneumonie, wo Kalium jodatum ein vorzügliches Mittel ist, wenn die Hepatisation begonnen hat, wenn die Krankheit sich gewissermaßen lokalisiert und Infiltration eingesetzt hat. In solchen Fällen würde ich, sofern andere Symptome fehlen, die deutlich nach **Bryonia**, **Phosphorus** oder **Sulfur** verlangen, zur Wahl von **Jodum** oder Kalium jodatum raten. Kalium jodatum passt auch dann, wenn die Hepatisation so ausgedehnt ist, dass **zerebrale Kongestion**[GS] eintritt oder sogar ein **Hirnödem** als Folge dieser Kongestion. Die Symptome sind in diesen Fällen folgende: Es kommt zunächst zu starker Röte des Gesichts, die Pupillen sind dilatiert, und der Patient ist schläfrig – fürwahr ein Bild, das große Ähnlichkeit mit **Belladonna** aufweist. Wenn Sie in Eile sind, könnten Sie nun verleitet sein, dieses Mittel zu verabreichen – aber es tut dem Patienten gar nicht gut: Es geht ihm insgesamt schlechter, er atmet schwerer, und die Pupillen reagieren nicht mehr auf Licht. Jetzt wissen Sie, dass Sie es mit einem bedenklichen Hirnödem zu tun haben, welches rasch behoben werden muss, wenn der Patient nicht sterben soll. Warum aber heilte **Belladonna** nicht? Weil nicht *alle* Symptome in Betracht gezogen worden sind! Das Übel nahm seinen Anfang nicht [wie für **Belladonna** typisch] im Gehirn; die zerebralen Symptome sind nur eine Folgeerscheinung anderer Störungen. Was aber ist nun das primäre Übel? Legen Sie Ihr Ohr auf die Brust des Patienten, und Sie finden einen oder beide Lungenflügel verdichtet! Folglich kann das Blut nicht hinreichend durch die Lunge zirkulieren, und verschiedene andere Organe werden entsprechend mit Blut überfüllt. Diese Lungenverdichtung ist das Symptom, welches zuvor übersehen wurde und das Versagen von **Belladonna** erklärt! Da **Belladonna** einen solchen Zustand nie hervorgerufen hat, können Sie auch nicht erwarten, dass es hier irgendetwas Gutes bewirkt.

Lungenödem

Der zweite Krankheitszustand, bei dem Kalium jodatum hilfreich sein kann, ist – in Übereinstimmung mit seiner Fähigkeit, Infiltration zu erzeugen – das Lungenödem.[GS] Das Lungenödem ist, wie Sie wissen, fast immer ein sekundäres Phänomen. Das dabei herausbeförderte Sputum sieht im Falle von Kalium jodatum wie **Seifenwasser**[GS] aus, hat aber zumeist eine **grünliche Farbe**[EN525].

Lungentuberkulose

Kalium jodatum kann außerdem bei Lungentuberkulose [Phthisis pituitosa[GS]] angezeigt sein, besonders wenn, neben erschöpfenden Nachtschweißen und Morgendurchfällen, dieser spezielle **schaumige Auswurf** vorhanden ist. Der Husten ist quälend und mit schmerzhaftem Reißen in der Brust[EN525f] verbunden; er verschlimmert sich am frühen Morgen[R3,195], ähnlich wie bei den anderen Kaliumsalzen, die alle typischerweise eine Verschlimmerung ihrer Brustsymptome **zwischen 2 und 5 Uhr frühmorgens** haben. Nachzutragen wäre noch, dass diese Lungensymptome[3] häufig Folgeerscheinung einer Bright'schen Nierenerkrankung[4] sind, welche ebenfalls durch Kalium jodatum geheilt werden kann.

Eriodictyon californicum *(Yerba santa)* wird gern von Eklektikern empirisch bei Schwindsucht infolge häufiger Bronchialkatarrhe[ES515] eingesetzt. Ich behandelte einmal ein Jahr lang einen Gentleman mit Neigung zu katarrhalischem Asthma; die Bronchialschleimhaut war verdickt, und er litt unter ständiger Atembeklemmung. **Sulfur** schien zunächst das am besten passende Mittel zu sein, doch brachte es ihm nur teilweise Linderung. Schließlich verordnete ich ihm **Eriodictyon** als Urtinktur. Es besserte seinen Zustand so weit, dass er jeden Morgen eine Menge Schleim abhusten und anschließend deutlich freier atmen konnte, als es ihm seit Jahren möglich gewesen war.

Herz

Die Wirkung von Kalium jodatum auf das Herz ist ebenfalls charakteristisch. Es erzeugt ein schreckliches **nächtliches Engegefühl in der Herzgegend,** sodass der Patient mit Erstickungsangst aus dem Schlaf gerissen und aus dem Bett getrieben wird. Dieses Symptom findet sich auch bei **Lachesis**, **Kalium bichromicum**, **Lactuca virosa**, **Euphrasia**, **Graphites** und ein paar anderen Mitteln.

Kalium jodatum kommt auch bei Herzleiden oder Herzbeschwerden nach wiederholter **Endokarditis** in Betracht[GS], ebenso bei **rheumatischer Perikarditis**[HB976]. Bei jeder Bewegung und besonders beim Gehen treten „spitzige Stiche in der Herzgegend"[R3,206] auf.

Wirbelsäule, Rückenmark

Bei Erkrankungen des Rückens deuten folgende Symptome auf Kalium jodatum hin: „Wie eingeschraubt im Kreuze, sehr schmerzhaft."[R3,216] „Beständiges **Kreuzweh,** fast wie zerschlagen, besonders beim Gebücktsitzen[5]."[R3,214]

Entzündung der Rückenmarkshäute, besonders wenn **syphilitischen** Ursprungs [oder nach Quecksilberabusus[GS]], mit Exsudation in den Liquorraum.

Wenn [im Tertiärstadium der Syphilis[GS; AZ104,4]] **gummöse Knoten im Nervengewebe** auftreten, ist Kalium jodatum Ihre einzige Hoffnung.

Bei **Ischialgie** passt Kalium jodatum, wenn die Schmerzen **nachts schlimmer** und beim Liegen auf der schmerzhaften Seite unerträglich sind[R3,243;GS], zumal wenn das Leiden einen merkuriellen oder syphilitischen Hintergrund hat.

Auch wenn Rheumatismus Wirbelsäule und Rückenmark in Mitleidenschaft zieht und daraus z. B. **Paraplegie** resultiert, kann Kalium jodatum noch von Nutzen sein. In solchen Fällen ist es, wie ich meine, vor allem die Neuroglia, die befallen wird.

Gelenkrheumatismus

Bei Gelenkrheumatismus ist das Mittel ebenfalls oft dienlich, insbesondere bei Rheumatismus des **Kniegelenks.** Das Knie ist stark geschwollen und fühlt sich beim Betasten schwammig teigig an[AZ19,149] – einmal mehr ein Hinweis auf die Infiltrationsneigung von Kalium jodatum; keine Fluktuation tastbar. Die Haut über dem entzündeten Gelenk ist fleckig gerötet und fühlbar heißer; im Innern der Geschwulst bestehen ständig nagende, bohrende Schmerzen, am heftigsten in der Nacht.[AZ19,149]

[3] Gemeint sind wohl vor allem die Symptome des Lungenödems. *(GS)*

[4] Wahrscheinlich im Rahmen eines nephrotischen Syndroms.

[5] Farrington nennt als Modalität stattdessen „difficulty in walking"; die Prüfungssymptome (*R* 3,213–217) verweisen indes nur auf Schwierigkeiten beim Liegen und Sitzen!

Schrumpfniere

Die sog. Schrumpfniere ist manchmal durch Kalium jodatum noch günstig zu beeinflussen, besonders nach Quecksilbermissbrauch.[GS]

Haut

Kalium jodatum verursacht, wie alle Kaliumpräparate, Hautausschläge von papulösem[GS] oder pustulösem[EN739] Charakter. Diese treten vorzugsweise auf der Kopfhaut und am Rücken auf und hinterlassen bei ihrer Abheilung Narben[GS].

Denken Sie ferner an Kalium jodatum als Heilmittel bei tertiärer Syphilis[GS] und vor allem bei **Rupia syphilitica**[GS].

Arzneimittelbeziehungen

Das beste Antidot von Kalium jodatum ist **Hepar sulfuris**.

KAPITEL

71 Vorlesung: Kalium bichromicum

Einleitendes

In der heutigen Vorlesung wollen wir uns Kalium bichromicum widmen, dem Bichromat des Kaliums. Bei einer Verbindung wie dieser erwarten wir natürlich nicht nur Symptome, die auf das Kalium (das die Base in diesem Salz bildet) zurückzuführen sind, sondern auch einen stark modifizierenden Einfluss seitens der Chromsäure. Insofern finden wir bei dieser Arznei, bei allen offensichtlichen Ähnlichkeiten mit den anderen Kalisalzen, auch ganz deutliche Unterschiede, die von dem Säurerest herrühren. Chromsäure ist, wie Sie wahrscheinlich wissen, eine hochgradig reizende Säure – ein kraftvolles Ätzmittel, das tierisches Gewebe sehr schnell zerstört; es dringt rasch in den Körper ein und erzeugt tiefe [wie ausgestanzt aussehende[GS]] Geschwüre.

Konstitution

Kalium bichromicum entfaltet seine Wirkung bevorzugt, aber nicht ausschließlich, an dicken, hellhaarigen Menschen[ÖZ3,3,492] und an Kindern von eher pummeligem, untersetztem Körperbau[GS]. Es hat besondere Heilkräfte bei allen **Schleimhautentzündungen mit Neigung zu fibrinöser Exsudation** und Bildung von Pseudomembranen. Das Mittel greift die Schleimhäute an, indem es diese zunächst heftig entzündet, verbunden mit intensiver Röte, Schwellung und Anregung der Schleimdrüsen; die übermäßige Schleimsekretion verwandelt sich dann rasch in die Ausschwitzung von Fibrin, was am Ende auch die Entstehung der Pseudomembranen erklärt.

Diese fibrinöse Beschaffenheit der Exsudationen auf den Schleimhäuten liefert uns das bekannte Charakteristikum von Kalium bichromicum: **Absonderungen sind zäh und fadenziehend.** Das Symptom gilt für den Schnupfen, für die Sekretionen bei Pharyngitis und Laryngitis, wie auch für die erbrochenen Massen bei Magenkatarrh. Es gilt für die Leukorrhö ebenso wie für den postgonorrhoischen Harnröhrenkatarrh, welcher bisweilen Kalium bichromicum erfordern kann. Beispiele für dieses allgemeine Charakteristikum finden sich an fast jedem Körperteil.

Otitis media

Dieselbe Schleimbeschaffenheit sehen wir bei skrofulösen Kindern, bei deren Krankheiten Kalium bichromicum oft sehr hilfreich ist. So ist das Mittel z. B. nicht selten bei Otitis media indiziert, besonders wenn das Trommelfell stark angegriffen ist. Ulzerationen befallen nicht nur das Trommelfell[GS], sondern auch die Schleimhaut des Mittelohrs. Der Unterschied zwischen Kalium bichromicum und den meisten anderen Mitteln besteht in diesen Fällen von Otorrhö darin, dass die Absonderungen nicht nur eitrig, sondern auch zäh und fadenziehend sind. Damit verbunden sind flüchtige, aber heftige Stiche in dem betroffenen Ohr, die sich bis in den Gaumen, den Kopf und den äußeren Hals der gleichen Seite erstrecken.[ÖZ3,3,448] Die lokalen Halslymphknoten sind angeschwollen.[ÖZ3,2,322] Die Ohrspeicheldrüse schwillt ebenfalls an und verhärtet sich, und Stiche fahren vom Ohr bis in die Parotis hinein.[GS]

Diphtherie

Bei Erkrankungen der Schleimhäute des Rachens zeigt sich dieselbe Art von Exsudation. So ist Kalium bichromicum etwa bei Diphtherie angezeigt, wenn nur wenige Zeichen zusätzlich hinzutreten. Eines dieser Zeichen ist das Übergreifen der diphtherischen Beläge auf den Kehlkopf, also das Entstehen **kruppöser Beschwerden.** Die Beläge sind relativ dick und meist von tiefgelber Farbe, sie sehen aus wie Waschleder. Die Zunge ist mit dickem, gelbem Schleim bedeckt[ÖZ3,3,456], kann aber auch rot, trocken[EN537] und glänzend erscheinen; Schmerzen im Rachen, die bis in den äußeren Hals oder die Schulter ausstrahlen; zervikale Lymphknoten vergrößert; scharf abgegrenzte nekrotische Areale im Hals. Zähe, fadenziehende Konsistenz der Schleimabsonderung nicht nur des Rachens, sondern auch der Nase. Diese spezielle Schleimqualität ist meines Erachtens ein hinreichendes Unterscheidungskriterium zwischen Kalium bichromicum und den Jodverbindungen des Quecksilbers. Wenn ich eine Diphtherie mit **Mercurius jodatus flavus** oder **Mercurius jodatus ruber** behandle und währenddessen feststelle, dass das Sputum fadenziehend wird, wechsle ich sofort zu Kalium bichromicum, weil es zu diesem Befund passt und somit auch in der Lage ist, die Ausdehnung des Krankheitsprozesses auf den Kehlkopf zu verhindern. Obwohl Kalium bichromicum im Allgemeinen für eher sthenische Entzündungsarten infrage kommt, gibt es doch Belege dafür, dass es auch für adynamische Fälle geeignet sein kann. So weit unser Wissen über dieses Mittel reicht, erzeugt es nicht viele Nervensymptome oder Blutveränderungen; die wenigen Symptome aber, die überliefert sind, handeln von „Müdigkeit in den Gliedern“[ÖZ3,3,491], „Schwäche zum Zusammensinken“[ÖZ3,3,491], Schläfrigkeit[ÖZ3,3,489] etc. Bisweilen, besonders in Fällen von Gastroenteritis, kommen auch noch kalter Schweiß[GS], herabgesetzte Körpertemperatur und eingefallenes, blasses Gesicht[EN467ff] hinzu, was zeigt, dass die Arznei auch bei regelrechtem Kreislaufkollaps und in mit Asthenie einhergehenden Entzündungsfällen passen kann.

Mercurius jodatus flavus, Mercurius jodatus ruber An eines der beiden Quecksilberjodide müssen wir bei Diphtherie denken, wenn die Pseudomembranen ziemlich ausgedehnt sind und auch die Tonsillen und die Choanen befallen haben. Die Halslymphknoten sind geschwollen, die Zunge ist schmutzig gelb belegt. **Übermäßige Schleimsekretion im Rachen,** die den Patienten zu fortwährendem Räuspern zwingt.

Carbolicum acidum Die Karbolsäure ist bei Diphtherie nah mit **Kalium permanganicum** verwandt, besonders was den ausgeprägten **Fäulnisgeruch des Atems** betrifft. Carbolicum acidum zeichnet sich darüber hinaus durch Brennen in Mund, Speiseröhre[EN207] und Magen[EN219] aus, es kann aber auch weitgehende Schmerzlosigkeit bestehen; das Gesicht ist, mit Ausnahme einer Blässe um Mund und Nase, düsterrot verfärbt[(GS)]; die Lebenskraft schwindet rasant.

Kalium permanganicum Bei dieser Arznei ist der Hals zusätzlich zum Fötor innerlich geschwollen und höchst schmerzhaft[EN20]; Wundheitsschmerz in sämtlichen Halsmuskeln.

Pharyngitis chronica hyperplastica

Kalium bichromicum kann auch bei nichtdiphtherischen Entzündungen hilfreich sein, etwa bei follikulärer Pharyngitis[1]. Die Lymphknötchen in der Rachenschleimhaut hypertrophieren und imponieren als kleine Höcker in der Rachenhinterwand. Sie sondern eine weiße, käsige Masse ab, die beim Zerreiben zwischen den Fingern einen unangenehmen, fötiden Geruch von sich gibt. Damit geht ein Gefühl von Rauheit und Trockenheit im Rachen[ÖZ3,3,458] einher, mitunter auch viel Ansammlung von zähem Schleim. Dieses Leiden [auch „Predigerhals“ genannt] ist oft recht hartnäckig und nicht leicht zu behandeln.

Neben Kalium bichromicum sollten Sie bei dieser Art von Pharyngitis auch an **Hepar sulfuris**, **Ignatia**, **Nux vomica**, **Mercurius jodatus ruber**, **Sulfur**, **Secale**, **Chimaphila maculata**, **Kalium chloricum** und **Aesculus** denken.

Aesculus hippocastanum Die Rosskastanie ähnelt **Kalium bichromicum** sehr, doch fehlt dem Mittel der zähe, fadenziehende Schleim. Es besteht ein trockenes, raues, brennendes Gefühl im Hals[EN206ff], aber keine Schwellung. Das Gesicht sieht blass und

[1] Dieser Begriff – im Kent-Repertorium unter „Throat, inflammation, follicular“ zu finden – entspricht wohl dem, was im Pschyrembel (*Klinisches Wörterbuch*) wie folgt beschrieben wird: „*Pharyngitis chronica hyperplastica (granulosa)* mit Hyperplasie der Lymphfollikel der Rachenhinterwand und Fremdkörpergefühl, Würgreiz, Räusperzwang.“

71

elend aus[HV10,4]; die Verdauung ist sehr träge. Neigung zu Stauung im Pfortaderkreislauf[GS], worauf die ständigen „dumpfen, drückenden Schmerzen im rechten Hypochondrium“[EN348], [2] die Stuhlverstopfung[GS] und die Hämorrhoiden[EN428] hinweisen.

Kalium chloricum Das Chlorat des Kaliums imponiert bei dieser Art von Halsentzündung vor allem durch seinen allgegenwärtigen fauligen Atemgeruch.

Secale cornutum Manche Fälle bedürfen zur Heilung auch des Mutterkorns, welches sich u. a. durch Ausräuspern weißlicher Exsudate aus den Lymphfollikeln der Schleimhaut[GS] zu erkennen gibt.

Chimaphila maculata Bei dieser Arznei sind die Mandeln geschwollen, und der Patient verspürt beim Schlucken ein en spannenden Schmerz im Hals.[GS]

Syphilitische Halsgeschwüre

Eine Halserkrankung, bei der Kalium bichromicum ebenfalls helfen kann, ist nicht skrofulöser, kruppöser oder diphtherischer Natur, sondern syphilitisch bedingt: Geschwüre bilden sich im Bereich des Racheneingangs und neigen zur **Perforation**[A7113,89], die die Geschwüre umgebende Schleimhaut ist stark[GS] oder kupferfarben gerötet.

Schnupfen, Rhinopharyngitis

Kalium bichromicum kann auch bei Schnupfen angezeigt sein. Das Mittel verursacht primär eine ungemeine Trockenheit der Nasenschleimhaut, mit viel Kitzel in der Nase und Niesreiz[ÖZ3,3,452], namentlich bei Aufenthalt im Freien. Das Nasensekret ist zäh, klebrig und fadenziehend und sammelt sich gewöhnlich in den hinteren Nasenöffnungen an; es kann übelriechend sein oder auch nicht.

Bei diesem **retronasalen Katarrh** sind mehrere Mittel zum Vergleich heranzuziehen, so etwa **Spigelia**, **Hydrastis** und **Natrium sulfuricum**. Bei letzterem Mittel räuspert der Patient morgens salzig schmeckenden Schleim aus, der sich nachts im Hals angesammelt hat.

Ozäna

In anderen Fällen, wie z. B. bei Ozäna[GS], ist das in der Nase oder den Choanen gebildete Sekret deutlich fester und bildet kautschukähnliche, **elastische Pfropfen,** die von manchen Patienten „Pflöcke“ [„clinkers“] genannt werden.[ÖZ3,3,454] Starre, grünlich gefärbte Schleimklumpen entleeren sich nach vorn[ÖZ3,3,454] oder nach hinten durch die Choanen; sie werden besonders in der Früh in großer Menge ausgeräuspert. Bisweilen kommt es auch (vor allem in syphilitischen Fällen) zur Bildung von Geschwüren, die – dank dem Chromsäureanteil der Arznei – einen perforierenden Charakter haben und alle Strukturen [z. B. die Nasenscheidewand[ÖZ3,3,455]] zerstören, auf denen sie lokalisiert sind.

Krupp

Kalium bichromicum ist ein wichtiges Heilmittel bei echtem Krupp (Kehlkopfdiphtherie).[GS] Es passt am besten, wenn auch nicht ausschließlich, für blonde, hellhäutige Kinder von eher dicklichem Habitus.[GS;ÖZ3,3,492] Der Husten hat einen ausgesprochen metallischen Klang[GS] – mehr als das bloße Bellen eines Pseudokrupps. Der Rachen ist gewöhnlich stark gerötet, die Mandeln meist nur leicht gerötet und geschwollen. Das beim Husten hörbare Rasseln wandert immer tiefer in Richtung Epigastrium, bis es schließlich im unteren Drittel des Brustbeins festsitzt, von wo auch der Hustenreiz auszugehen scheint. An dieser Stelle wird zudem, ebenso wie im Hals, eine große Beklommenheit empfunden[ÖZ3,2,309], die das Atmen sehr mühsam macht; nachts wird das Kind oft von Erstickungsanfällen aus dem Schlaf gerissen[GS]. Der ganze Brustkorb hebt und senkt sich mit der angestrengten Atmung.

[2] Farrington spricht stattdessen von „deep throbbing in the hypochondrium", wofür es in den Quellen keinen Beleg gibt. In den *Guiding Symptoms* findet sich allerdings als klinisches Symptom „Klopfen im Abdomen", aufgetreten bei „portaler Kongestion".

Der Kehlkopf ist von dicken diphtherischen Belägen überzogen, die sein Lumen einengen. Auswurf von zähem Schleim, der sich in Fäden ausziehen lässt[ÖZ3,3,474]; er enthält mitunter kleine Stücke, die wie gekochte Makkaroni aussehen. Die Atembeschwerden verschlimmern sich am frühen Morgen[GS] zwischen 3 und 5 Uhr. Nicht selten haben diese Kruppmembranen die Neigung, sich nach unten auszudehnen und die Trachea und selbst die Bronchien zu befallen, was dann zu der sog. **kruppösen Bronchitis** führt. Dies ist keine häufige, aber eine höchst gefährliche Krankheit. Ich erinnere mich an einen solchen Patienten, den ich mit Kalium bichromicum behandelte: Bald nach Einnahme des Mittels expektorierte er feste, kleine Schleimstücke, die wie Fadennudeln aussahen und viele kleine Äste aufwiesen – ganz offensichtlich Ausgüsse von Bronchialverzweigungen.

Lachesis Eines der Mittel, die **Kalium bichromicum** bei Halsaffektionen und kruppösen Beschwerden gut folgen, ist Lachesis. Es passt vor allem dann, wenn der Husten trotz **Kalium bichromicum** heftiger und krampfartiger wird und der Patient schon **beim Einschlafen Erstickungsanfälle** bekommt. **Kalium bichromicum** hat es zwar vermocht, die Entzündung abzumildern, konnte aber nicht die Spasmen im Hals bzw. Kehlkopf verhindern. In einem solchen Fall kommt Lachesis ins Spiel und lindert die übrig gebliebenen Symptome. Sollten danach die kruppösen Beschwerden wieder zunehmen[3], können Sie zu **Kalium bichromicum** zurückkehren.

Mercurius cyanatus Ähnlichkeiten bestehen bei diphtherischem Krupp auch zwischen Mercurius cyanatus und **Kalium bichromicum**.

Kaolinum Kaolinum hat sich als sehr nützlich erwiesen, wenn die diphtherischen Beläge weit in die Luftröhre hinabreichen[GS] und – als besonders charakteristisches Symptom – ein ausgeprägtes Wundheitsgefühl in der Trachea und der oberen Brust besteht.

[3] *Lachesis* ist zugleich ein wichtiges Antidot von *Kalium bichromicum*.

Kopfschmerz als Reflex von Magenreizung

Die Magenschleimhaut unterliegt ebenfalls dem Einfluss von Kalium bichromicum; es kann auf diese so reizend wirken, dass sich eine Gastritis entwickelt. Insgesamt ruft das Mittel Magensymptome in allen Schweregraden hervor, von solchen einer bloßen Verdauungsstörung bis hin zu solchen einer malignen Magenerkrankung. Bei milderen Formen von Dyspepsie ist es häufig angezeigt, wenn zugleich Kopfschmerz – gewöhnlich in der **Supraorbitalregion**[GS] – vorhanden ist. Dieser Schmerz kann periodisch wiederkehren [täglich von 9 Uhr bis spät nachmittags[GS]], doch wird er in erster Linie durch eine Magenreizung ausgelöst; wenngleich er von neuralgischem Charakter ist, so ist er doch lediglich Reflex einer gastrischen Störung.

Eine andere Art von Kopfschmerz, der mit diesen gastrischen Symptomen verbunden ist, ist recht eigentümlich: Der Patient kann schon vor dem Einsetzen des Schmerzes nur noch unscharf, trübe oder gar nicht mehr sehen; der dann folgende Kopfschmerz ist heftig und geht mit Licht- und Geräuschempfindlichkeit einher, doch **kehrt die Sehfähigkeit mit zunehmender Schmerzintensität allmählich zurück.**[GS] Ich bin diesem Phänomen in meiner Praxis vier- oder fünfmal begegnet. Genau die gleiche Symptomatik ist auch unter **Gelsemium** beschrieben [?], aber ich habe das Mittel dabei nie eingesetzt, sodass ich die Richtigkeit des Symptoms nicht bestätigen kann.

Es gibt eine ganze Reihe von Mitteln mit **vorübergehender Blindheit während der Kopfschmerzen**, doch Kalium bichromicum ist das bedeutendste von ihnen. Auch **Causticum** ist manchmal bei „blindmachenden" Kopfschmerzen indiziert,[4] aber hier lässt die Sehstörung nicht mit Zunahme des Kopfwehs

[4] Das Symptom ist in keiner Arzneimittellehre nachzuweisen; wohl aber findet sich bei Hahnemann *(CK)* als klinisches Symptom: „Dumpfes, düsteres, Kopf einnehmendes Drücken im Gehirne", woraus bei Jahr (*SK* 269) „Verdüsterndes, kopfeinnehmendes Drücken im Kopfe" wird. Der Begriff „düster" muss hier m. E. als **betäubend** verstanden werden (Grimm, *Deutsches Wörterbuch*) und hat wenig mit einer Sehstörung zu tun. Vielleicht ist dies die Erklärung dafür, warum *Causticum* „blindmachende" Kopfschmerzen zugeschrieben wurden.

nach. Wir finden das Symptom außerdem bei **Natrium muriaticum**, **Iris versicolor**, **Psorinum** und **Silicea**. Bei letzterem Mittel wird dem Patienten erst *nach* den Kopfschmerzen „schwarz vor den Augen“ [CK131]. Der **Psorinum**-Patient hat „vor dem Kopfweh Flimmern, schwarze Flecke und Tanzen der Gegenstände vor den Augen“ [HH308]; das Sehvermögen normalisiert sich, bevor der Schmerz beginnt.

Bei diesen mit Dyspepsie verbundenen Kopfschmerzen von Kalium bichromicum ist das Gesicht oft rotfleckig [GS] und pastös und von einem papulösen oder pustulösen Ausschlag übersät; es ist gelblich-bleich, wie ikterisch, und auch die Skleren sind gelb und etwas gedunsen [GS]. Die Zunge ist verdickt und verbreitert, und an den Rändern sind Zahneindrücke zu erkennen.

Diarrhö, < morgens

Die Magengegend ist nach jedem Essen stark angeschwollen [ÖZ3,3,461], wie bei **Lycopodium**. Der Darm ist häufig obstipiert [ÖZ3,3,465], doch kann der Patient ebenso unter morgendlichen, aus dem Bett treibenden Durchfällen leiden [ÖZ3,2,330], wie wir dies auch von **Sulfur**, **Rumex**, **Bryonia** und **Natrium sulfuricum** kennen. Im Unterschied zu diesen Arzneien ist der Durchfall bei Kalium bichromicum jedoch sehr wässrig und wird zudem von argem **Tenesmus** gefolgt [ÖZ3,3,465] Dies sind einige der Beschwerden, die unter der Wirkung von Kalium bichromicum rasch verschwinden. Sie treten typischerweise nach übermäßigem Genuss von Bier auf [GS] [wonach ein ungewöhnliches Verlangen besteht [ÖZ3,2,378]]. Kalium bichromicum ist eines unserer nützlichsten Mittel bei den chronischen **Folgen von** langjährigem starken **Bierkonsum.** [„Übelkeit und Erbrechen von Säufern.“ [GS]]

Gnaphalium ist eines der wenig eingesetzten Mittel, die ebenfalls **Durchfall am frühen Morgen** haben.[NR2,271] Die Ausleerungen sind wässrig und übelriechend [EN33] und gehen oft mit Übelkeit [EN35] und Erbrechen [EN21] einher. **Gnaphalium** wird manchmal zu Beginn von Cholera infantum erfolgreich eingesetzt.[NR2,271] Der Urin ist dabei spärlich [EN45] und dunkel. Es besteht große Reizbarkeit, die auch nach Aufhören des Durchfalls noch tagelang anhält.[EN1]

Gastritis, Erbrechen

Kalium bichromicum vermag auch Gastritis hervorzurufen, worin es **Arsenicum** sehr ähnelt. Die erbrochenen Massen sind sauer und mit **klarem Schleim** vermischt.[ÖZ3,3,462f] Hier sehen Sie wieder, wie unser Mittel allenthalben eine übermäßige Schleimsekretion erzeugt. Durch die Beimischung von Galle kann das Erbrochene auch bitter sein.[ÖZ3,3,462] Das Erbrechen wird durch jeden Versuch, etwas zu essen oder zu trinken, erneuert und von quälendem Brennen [ÖZ3,3,462] und Wundheitsgefühl [ÖZ3,2,332] im Magen begleitet. Wenn diese Art von Erbrechen vorhanden ist, können Sie Kalium bichromicum sowohl beim „Erbrechen von Säufern“ [GS] verabreichen als auch z. B. beim runden [GS], scharf begrenzten, tief vordringenden **Ulcus ventriculi.**

Dysenterie

Kalium bichromicum ist manchmal bei Dysenterie angezeigt, besonders wenn die Krankheit regelmäßig im Frühling oder Frühsommer wiederkehrt.[GS] Die Stühle bestehen aus braunem, schaumigem Wasser [ÖZ3,2,317], sind mit Blut vermischt und gehen mit heftigem Tenesmus einher.[GS;ÖZ3,2,317] Kennzeichnend für das Mittel aber ist das Aussehen der Zunge: sie ist trocken, rot [EN537] und glatt, bisweilen auch rissig [EN523].

Masern

In seiner Wirkung auf die Haut verursacht Kalium bichromicum hauptsächlich ein masernähnliches Exanthem.[ÖZ3,3,484] Das Mittel ist bei Masern besonders im Anschluss an **Pulsatilla** angezeigt, wobei dieses insgesamt eher bei milderen und Kalium bichromicum eher bei schwereren Verläufen passt. Die begleitende Augenentzündung verschlimmert sich unter Bildung von Bläschen oder Pusteln [ÖZ3,3,451] im Bereich der Hornhaut. Die Meibom-Drüsen und andere Lidstrukturen fangen an zu ulzerieren, sodass die Lider zusammenkleben und ein eiterähnliches Sekret absondern [EN161]. Auch die Ohren werden in Mitleidenschaft gezogen – in Form einer eitrigen, fötiden **Otorrhö** [GS]; heftige Stiche strahlen vom affizierten Ohr bis in den Gaumen, die Halslymphknoten[ÖZ3,3,448] und die benachbarte Parotis aus. Der äußere Gehörgang ist stark angeschwollen.[ÖZ3,3,449] Kalium bichromicum ist eines der wichtigsten Mittel, wenn Masern mit derartigen Ohrsymptomen und mit Geschwulst der zervikalen Lymphknoten verbunden sind. Gleichzeitig bestehen Durchfälle, die denen von **Pulsatilla** ähneln, sich aber dadurch unterscheiden, dass beim Stuhlgang Tenesmus, nämlich „schmerzhaftes Pressen, Drängen und Zwängen im After“[ÖZ3,2,317] vorhanden ist. Das Exanthem hat das gleiche Aussehen wie in fast jedem anderen Masernfall. Verallgemeinernd könnte man sagen, dass die Kalium-bichromicum-Masern denen von **Pulsatilla** ähneln, aber sehr viel schwerer verlaufen. Kalium bichromicum hat auch den einfachen Katarrh von **Pulsatilla**, mit seröser oder – häufiger noch – gelblichgrüner Schleimsekretion, nur eben mit der **Neigung zu stetiger Verschlimmerung** bis hin zur Bildung von Geschwüren.

Hautausschläge, Ulzerationsneigung

Wie alle Kaliumsalze hat auch Kalium bichromicum eine Tendenz zu papulösen Ausschlägen. Die **Papeln** sind hart und neigen dazu, sich zu vergrößern und zu **Pusteln** zu entwickeln.[ÖZ3,3,485] Wenn Kaliumbichromatlösung auf eine kleine Hautabschürfung aufgebracht wird, ist seine ätzende Wirkung stark genug, um sich von dort bis zum Knochen durchzufressen[EN1532]; und auch besagte Pusteln können sich in extremen Fällen in tiefdringende Geschwüre verwandeln. **Lupus** mit heftig brennenden Schmerzen ist durch das Mittel deutlich gebessert und gelegentlich komplett geheilt worden.[GS]

Sykose, Syphilis

Kalium bichromicum erzeugt darüber hinaus Symptome, die denen der Sykose ähneln, was die Arznei an die Seite von **Thuja**, **Pulsatilla** und **Sarsaparilla** stellt. So finden wir Schorfe an den Fingern, besonders in der Umgebung der Nägel, und ebenso im Bereich der Corona der Glans penis[ÖZ3,3,487]. Es besteht ein chronischer (postgonorrhoischer) **Harnröhrenausfluss,** der – entsprechend der allgemeinen Wirkung von Kalium bichromicum auf die Schleimhäute – gewöhnlich eine **fadenziehende Konsistenz** aufweist.[GS]

Schankröse (syphilitische) oder schankriforme **Geschwüre,** die sich mehr in die Tiefe als in die Breite ausdehnen[ÖZ3,3,487], bilden sich an der Eichel[GS] und der Vorhaut. Daneben finden sich die schon beschriebenen entzündlichen Zustände im Hals und in der Nase – mit Geschwüren, die bis zu den Knochen vordringen.

Skrofulöse Ophthalmie

Kalium bichromicum wird manchmal auch bei Augenentzündungen benötigt, namentlich solchen von eher **trägem Charakter.**[ÖZ3,3,452] Es besteht ein Mangel an Reaktionskraft, sodass sich Geschwüre [vor allem auf der Hornhaut] bilden, die nur langsam fortschreiten und kaum Neigung zeigen, von selbst zu heilen.[GS] Gleiches gilt für die Konjunktivitis, welche skrofulösen[AZ112,132f] oder sykotischen Ursprungs sein kann. Die Lider sind geschwollen und besonders morgens beim Erwachen verklebt, mit Ansammlung einer dicken, gelben Materie in den Augenwinkeln und – im Einklang mit dem indolenten Charakter der Arznei – meist nur **geringer Lichtempfindlichkeit.**[ÖZ3,3,449f] Bisweilen entwickelt sich auch eine Chemosis[GS] in diesen Fällen.

Im Hinblick auf den indolenten, trägen Charakter der Ophthalmien ist Kalium bichromicum **Graphites** und **Calcarea carbonica** sehr ähnlich.

Graphites Der Graphit unterscheidet sich von unserer Arznei durch seine ausgeprägte Neigung zu leicht blutenden Rissen in den Augenwinkeln[GS] und Lidrändern[5] und durch seine Lichtscheu, besonders gegenüber künstlichem Licht.[6]

Calcarea carbonica Calcarea und **Kalium bichromicum** haben Fettleibigkeit bei Kindern, Hornhautflecken (Leukoma corneae) u. v. a. m. gemein; Calca-

[5] Farrington schreibt undeutlich von „cracking of the tarsi“.

[6] Die Quellen bezeugen hier nur das Gegenteil: „Große Lichtscheu; Tageslicht blendet, bei Kerzenlicht kann sie gut und ohne Beschwerde lesen.“ (*SK* 451) Und: „Shunning daylight usually more than gaslight.“ (*CM*)

rea unterscheidet sich aber durch seine größere Photophobie, sein Schwitzen am Kopf und die Vergrößerung des Abdomens.

Iritis

Auch Iritis[GS], sei sie syphilitischer Genese[AZ55,102] oder nicht, kann Kalium bichromicum erfordern. Das Mittel ist hier erst in einem späteren Stadium angezeigt, wenn zwischen Iris und Linse Exsudation stattgefunden hat und es nachfolgend zu **Verwachsungen** zwischen diesen Strukturen gekommen ist. Die Exsudate können, wenn sie nicht zu massiv sind, unter der Wirkung von Kalium bichromicum aufgelöst und resorbiert werden. Charakteristisch für diese Iritis ist ihre relative **Indolenz:** Es ist nur wenig oder gar keine Lichtscheu vorhanden, und die Entzündung wird auch nur von geringer Röte begleitet. Trägheit und Indolenz ist ein allgemeiner Zug von Kalium bichromicum, der stark auf die Arznei hindeutet und Ihnen das Memorieren von weniger charakteristischen Symptomen erspart. Vergessen Sie daher nicht die Indolenz der Geschwüre, das Fehlen oder den **Mangel an entzündlicher Röte** sowie die geringe Photophobie.

Bronchitis

Wir kommen als Nächstes zur Wirkung von Kalium bichromicum auf die Brust. Das Mittel ist bisweilen bei Bronchitis hilfreich, besonders wenn zugleich die Drüsen[7] mit ergriffen sind. Gedämpfter Klopfschall beiderseits der Brustwirbelsäule. Der Husten hat einen harten, bellenden Charakter[GS], fast wie bei Krupp, und der Reiz dazu scheint nicht selten vom **Epigastrium** auszugehen. Der Auswurf ist in der Regel von zäher, fadenziehender Beschaffenheit.[ÖZ3,3,512] Manchmal besteht er aus dicken, weißblauen Brocken[ÖZ3,2,323] und ist mit Schweratmigkeit[ÖZ3,3,474] verbunden – eine Folge der entzündlich verdickten Bronchialschleimhaut. Der **Husten** ist fast immer **nach dem Essen schlimmer,** im Liegen und vor allem **in der Bettwärme besser.**[ÖZ3,3,475] Große Beklommenheit auf der Brust, besonders in Höhe der Luftröhrenbifurkation.[ÖZ3,2,309] [8]

Vergleichsmittel bei diesem fadenziehenden Auswurf sind u. a. **Alumen**, **Senega**, **Kalium carbonicum**, **Asa foetida** und **Coccus cacti**.[9]

Asthma bronchiale

Als Heilmittel asthmatischer Beschwerden müssen wir an Kalium bichromicum denken, wenn diese mit **Bronchiektasen**[GS] in Zusammenhang stehen; die dilatierten Bronchialabschnitte sind mit zähem, klebrigem, fötidem Schleim angefüllt. Kalium bichromicum ist darüber hinaus bei einer Asthmaform hilfreich, die durch eine **Verschlimmerung von 3 bis 4 Uhr nachts** gekennzeichnet ist, zumal wenn das Leiden stets bei winterlichem Wetter wiederkehrt – oder auch im Sommer, wenn es kühl ist. Der Patient muss sich dann im Bett aufsetzen, um besser atmen zu können; Erleichterung erfährt er, sobald er es geschafft hat, etwas zähen Schleim abzuhusten. Diese Art von Asthma verlangt nach Kalium bichromicum, gleichgültig ob der Patient dick ist oder dünn. Wenn Verschlimmerung nach Mitternacht [3–4 Uhr] vorhanden ist und **Besserung durch vornübergebeugtes Sitzen** sowie Expektoration von zähem Schleim, der in Fäden ausgezogen werden kann[ÖZ3,3,512], dann haben Sie in Kalium bichromicum ein sicheres Heilmittel. Es ist in solchen Fällen eine vorzügliche Ergänzung zu **Arsenicum**, das – abgesehen von dem fadenziehenden Schleim – fast die gleiche Symptomatik aufweist. Bei der Asthmabehandlung haben sich in der Vergangenheit die

[7] „... particularly if the glands are involved" heißt es bei Farrington. Ob damit die Bronchiallymphknoten, die Drüsen der Bronchialschleimhaut oder die Brustdrüsen gemeint sind, lässt sich – auch unter Berücksichtigung der Quellen – nicht entscheiden.

[8] Laut Farrington „feeling of tightness in the epigastrium".

[9] Die hier genannten Vergleichsmittel wurden erst in einer späteren Auflage des Originals am Ende des Abschnitts über Otitis media eingefügt, vermutlich nicht von Farrington selbst. Statt „Auswurf" hieß es dort „Absonderungen". Da diese Mittel aber keinen nennenswerten Bezug zu Mittelohrentzündungen und fadenziehendem Ohrenfluss haben, sehr wohl aber zu Bronchialkatarrh und zähem, fadenziehendem Auswurf, habe ich den Satz hierher verlagert.

niedrigen Potenzen von Kalium bichromicum offenbar am meisten bewährt. Die hohen Potenzen haben zwar nicht versagt, aber in der ganzen Literatur, die ich diesbezüglich sichten konnte, scheinen die niedrigen Potenzen besonders erfolgreich gewesen zu sein. Inwieweit dies wirklich zutrifft, kann ich nicht sagen. Ich gebe Ihnen hier nur die Fakten wieder, wie ich sie vorgefunden habe; Sie müssen sich dazu Ihr eigenes Urteil bilden.

Aralia racemosa ist ein weiteres mögliches Mittel bei Asthma, wenn sich der Patient zur Erleichterung der Atmung aufsetzen muss; im Liegen hätte er das Gefühl, ersticken zu müssen.[ES323] Trockene, giemende Atemgeräusche, zuweilen auch lautes, musikalisches Pfeifen. Der zunächst spärliche, dann kopiöser werdende und leicht sich lösende Auswurf fühlt sich im Mund warm an und hat einen ausgeprägt salzigen Geschmack.[ES323]

Rheumatismus

Zuletzt müssen wir noch über den Nutzen von Kalium bichromicum bei Rheumatismus[ÖZ3,3,512] sprechen, vor allem wenn die Beschwerden im Frühling oder Sommer an kühlen Tagen oder Nächten auftreten. Dabei scheinen die kleineren Gelenke besonders betroffen zu sein – rheumatische Schmerzen treten in den **Fingern** und **Handgelenken**[GS] häufiger auf als in jedem anderen Körperteil. Typisch für die Arznei ist das **Umherwandern** der Schmerzen, sie springen **plötzlich** von einem Ort zum anderen. Bewegen des leidenden Teils bringt in der Regel Linderung.[GS] **Alternieren von rheumatischen und gastrischen Symptomen** [„die einen erscheinen im Herbst, die anderen im Frühjahr“ [GS]] ist ein weiteres Charakteristikum der Arznei, das ich schon mehrfach bestätigt gefunden habe. Kalium bichromicum ist bei dieser „Metastasis“ mit **Abrotanum** vergleichbar, wo beispielsweise Diarrhö oder Hämorrhoiden mit Rheumatismus abwechseln können. [EN19; GS]

KAPITEL

72 Vorlesung: Causticum

Einleitendes

Causticum ist allem Anschein nach eine Art Kalipräparat, doch seine genauen Bestandteile sind mir nicht bekannt. Hahnemann selbst konnte sie nicht bestimmen, und auch die Chemiker nach ihm vermochten nicht zu sagen, woraus sich sein „Ätzstoff" zusammensetzt. Gleichwohl ist Causticum ein einzigartiges Mittel, auf das wir in der Praxis nicht verzichten könnten.

Causticum hat, wie Sie auf der Tafel (➤ Tab. 72.1) sehen, eine besondere Neigung zu paralytischen und spasmodischen Beschwerden; weitere wichtige Wirkbereiche sind Rheumatismus sowie Affektionen der Schleimhäute und der Haut. Auf die im Schema angedeutete feindliche Beziehung zwischen **Phosphorus** und Causticum habe ich früher schon verschiedentlich hingewiesen: Die beiden Mittel folgen nicht gut aufeinander, auch wenn sie gewöhnlich bei denselben Krankheitsformen in Betracht kommen. Diese Tatsache ist besonders von jenen zu bedenken und zu berücksichtigen, die höhere und mittlere Potenzen zu verabreichen pflegen.

Tab. 72.1 Wirksphäre und Vergleichsmittel von Causticum

Causticum	
Wirksphäre	• Lähmungen • Krämpfe • Rheumatismus • Schleimhäute • Haut • Organe
Vergleichsmittel	• *Carbo vegetabilis* • *Lachesis* • *Colocynthis* • *Rhus toxicodendron, Dulcamara, Aconitum, Colchicum* • *Guajacum*
Unverträglich	• *Phosphorus*

Die Hauptwirksphäre von Causticum ist die erstgenannte auf der Liste: Lähmung oder lähmungsartige Schwäche. Diese paralytische Neigung ist ein Zug, der allen Kaliumsalzen eigen ist.

Gemüt

Causticum eignet sich vor allem für Patienten, deren Nerven sehr angegriffen sind[CK40], die verzagt[CK15] sind, mutlos[CK16] und ängstlich[CK10]; „voll furchtsamer Ideen"[CK17], besonders abends in der Dämmerung, wenn die Schatten länger werden und die Phantasie lebhafter. Kinder z. B. fürchten sich davor, abends allein ins Bett zu gehen[GS], wenn es schon dunkel ist. Dies bezieht sich nicht auf die armen Kinder, die durch falsche Erziehung solche Ängste entwickelt haben, sondern auf diejenigen, die sich als Folge einer Nervenerkrankung fürchten. Als Erwachsener neigt der Causticum-Patient eher zu Befürchtungen, es könnte ein Unglück geschehen, oder er fühlt sich schuldig, als hätte er etwas Böses begangen.[CK6] Wenn er die Augen schließt, „hat er nichts als fürchterliche Fratzen und verzerrte Menschen-Gesichter vor sich".[CK19] Dies ist für Sie kein unbekanntes Symptom, kommt es doch bei mehreren anderen Arzneien ebenfalls vor. Die typische Causticum-Patientin ist zudem oft in einer traurigen, weinerlichen Stimmung[CK1], und auch ihr Gesicht spiegelt den niedergedrückten Gemütszustand deutlich wider; gelbe Verfärbung des Gesichts[CK317], es hat ein „sehr krankes Ansehen"[CK316]. Zu Argwohn und Misstrauen[GS] geneigt, bisweilen zu „langem, verdrussvollem Schweigen"[CK25], dann wieder „aufgelegt zum Zanken und Poltern"[CK43], zu „wüthiger Rechthaberei"[CK47]. Dies unterscheidet sich nun in keiner Weise von **Phosphorus**; machen Sie darum nicht den Fehler, das eine Mittel zu verabreichen, wenn eigentlich das andere angezeigt wäre! Gedächtnisschwäche[CK55], Unaufmerksamkeit und Zerstreutheit[CK57].

Kopfsymptome

Jeder Versuch, geistig zu arbeiten, hat unangenehme Symptome zur Folge, etwa Stiche in den Schläfen [CK132] beim Lesen [GS] oder Schreiben; oder Spannen auf dem Kopf [CK119] (in der Kopfschwarte), besonders in der Stirn [CK117] oder Schläfe [CK118]. Die Schmerzen verschlimmern sich am Abend [CK133] oder auch [früh [CK137]] beim Erwachen aus dem Schlaf. Auch im Hinblick auf dieses Spannungsgefühl ist Causticum wieder **Phosphorus** sehr ähnlich. Ein ziemlich eigenartiges Causticum-Symptom, dem man nicht häufig begegnet, ist ein schmerzhaftes Gefühl von Hohlheit zwischen dem vorderen Gehirn und dem Stirnbein [CK97], gebessert durch Wärme [GS]. So absonderlich Ihnen das Symptom auch erscheinen mag, kommt es doch nicht so selten vor, dass Sie es unbeachtet lassen könnten. Unsere Materia medica ist ja nicht gerade reich an solchen Merkwürdigkeiten, und deshalb sollten wir jedes Symptom dieser Art willkommen heißen und zu nutzen versuchen.

Schwindel

Der Schwindel von Causticum hängt mit einem Reizzustand von Gehirn und Rückenmark zusammen, wie wir ihn zu Beginn von Lähmungen und selbst von lokomotorischer Ataxie (Tabes dorsalis) beobachten können. Der Patient hat dabei die Neigung, nach vorn oder zur Seite zu fallen. [CK] Mit dem Schwindel empfindet er gleichzeitig eine „Aengstlichkeit im ganzen Körper“ [CK78] oder auch eine „Schwäche im Kopfe“ [CK[illegible]]. Der Schwindel entsteht oder verschlimmert sich, wenn er versucht, sich auf etwas zu konzentrieren [„Schwindel bei angestrengtem Sehen auf einen Punkt“ [CK83]], desgleichen morgens beim Aufstehen aus dem Bett [CK81] – Hinweis auf eine momentan verminderte Hirndurchblutung. „Trübsichtigkeit, wie von einem dicken Nebel vor den Augen, auch früh, nach dem Erwachen, bis nach dem Waschen.“ [CK244] Begleiterscheinungen dieser Hirnsymptome sind die folgenden Beschwerden, von denen eine oder beide vorhanden sein sollten, um das Causticum-Bild abzurunden: Die **Haut** ist zumeist **trocken und heiß** [CK1338], und fast immer besteht eine für das Mittel typische Form von Stuhlverstopfung, nämlich „**vergeblicher Stuhldrang,** öfters, mit vielen Schmerzen, Aengstlichkeit und Röthe im Gesichte“ [CK662]. Grund für den vergeblichen Drang ist wahrscheinlich eine gestörte Austreibungsfunktion der Rektalmuskulatur.[?] [1] Diese Art von Verstopfung kommt oft bei geschwächten Menschen und bei neurasthenischen Kindern vor.

Lähmungen

Höchst charakteristisch für Causticum sind Lähmungen **einzelner Körperteile** oder einzelner Nerven. So ist das Mittel nicht selten bei **halbseitiger Gesichtslähmung** [SK271] angezeigt, besonders wenn sie Folge der Einwirkung von **kaltem, trockenem Wind** ist. [GS] Auch bei Lähmung der oberen Augenlider **(Lidptose)** [CK226f; GS] wird Causticum benötigt, wenn sie durch eine derartige Kälteeinwirkung veranlasst ist. Lähmung der Zunge [SK273] [Glossoplegie bei Lähmung des Nervus hypoglossus] ist eine weitere mögliche Indikation, mit mehr oder weniger ausgeprägter Sprach- und Schluckstörung; desgleichen Lähmung der **Lippen** oder auch Lähmung des Nervus glossopharyngeus. Bei letzterer Krankheit können Sie allerdings von keiner Arznei viel Hilfe erwarten. Der **Kehlkopf** kann von Causticum in der gleichen Weise angegriffen werden, ebenso die **Harnblase.** All dies sind Beispiele für die lokalen Paralysen, die im Wirkungskreis von Causticum liegen. Diese Paralysen können ihre Ursache zum einen in tief verwurzelten Nervenleiden haben, zum anderen aber, und das ist besonders charakteristisch, in Kälteexposition, namentlich in der Einwirkung intensiver **Winterkälte** (sofern der Patient rheumatisch veranlagt ist).

Aconitum napellus Wie **Causticum** ist auch Aconitum von Nutzen bei Lähmungen, die auf Kälteeinwirkung zurückzuführen sind, insbesondere auf kalten, trockenen Wind. Aconitum passt vor allem am Anfang der Erkrankung, **Causticum** eher dann, wenn die Lähmung schon chronisch geworden ist und Aconitum nicht mehr hilft.

[1] „Drang zum Stuhle, doch ist der After schmerzlich krampfhaft zusammengezogen, dass gar kein Stuhl erfolgte; das Pressen dauerte aber immer noch fort.“ (*CK* 664)

Rhus toxicodendron, Dulcamara Auch diese beiden Arzneien kommen bei Lähmungen rheumatischen Ursprungs in Betracht, doch werden sie, anders als bei **Causticum**, durch **feuchte Kälte** ausgelöst, besonders wenn dem feuchtkalten Wetter relativ warme Tage vorausgegangen sind.

Nux vomica, Colchicum An Nux und Colchicum sollte ebenfalls bei Lähmungen durch Kälteexposition gedacht werden.

Apoplexie

Causticum kann auch bei Hemiplegie [SK265] infolge eines Schlaganfalls angezeigt sein [GS]; es passt nicht für die unmittelbaren Folgen des Insults, nicht für die [präapoplektische] Kopfkongestion und auch nicht für das [postapoplektische] Hirnödem; vielmehr passt es für die späteren Symptome, wenn nach der Resorption des ins Hirngewebe ausgetretenen Blutes noch Lähmungserscheinungen in der gegenüberliegenden Körperhälfte bestehen bleiben.

Stottern, Glossoplegie

Stottern ist durch Causticum geheilt worden [„Sprache stammelnd, schwierig, zischend und sehr undeutlich“ [SK273]], wenn es durch ungenügende Kontrolle der Zunge verursacht war [„Verzerrung der Zunge wie auch des Mundes, beim Sprechen“ [CK273]]. Bei **Zungenlähmung** muss Causticum unter Umständen von **Stramonium**, **Dulcamara**, **Muriaticum acidum** oder **Baryta carbonica** gefolgt werden.

Skrofulose

Causticum ist ein mögliches Heilmittel bei diversen Krankheiten von Kindern. Es eignet sich für Kinder von skrofulösem Habitus, deren Abdomen dick [CK] und geschwollen ist, während der übrige Körper und vor allem die **Füße abgemagert** sind. [GS] Diese Kinder lernen nur langsam sprechen. Sie neigen zu skrofulösen Augenentzündungen [SK270]: Schorfe an Lidern und Lidrändern, Konjunktiven injiziert, Hornhaut entzündet; dabei ein beständiges Gefühl wie von Sand unter den Lidern [CK182]. Ausschlag auf der Kopfhaut, besonders hinter den Ohren, mit Exkoriationen, die ein wenig Wundsekret von klebriger Beschaffenheit absondern. Häufig ist zudem ein eitriger Ohrenfluss vorhanden. [CK281] Die Kleinen sind **unsicher beim Gehen,** sie stolpern und fallen leicht hin. [CK] Die Erklärung für dieses Symptom liegt darin, dass auch das Gehirn oder das Rückenmark mit erkrankt ist. Diese skrofulösen Fälle genesen nur ganz allmählich. Das gesamte Nervensystem ist durch Mangelernährung beeinträchtigt. Sie müssen die Eltern eines solchen Kindes instruieren, dass es in Verbindung mit der arzneilichen Behandlung auch hygienische Maßregeln zu beachten hat; und nur wenn auch darüber hinaus die Bereitschaft besteht, viel Geduld aufzubringen, können Sie eine Heilung in Aussicht stellen.

Es gibt noch andere Mittel, die bei Unsicherheit des Gehens von Kindern infrage kommen: **Sulfuricum acidum** beispielsweise hat ausgesprochen schwache Fußgelenke [GS] und knickt beim Gehen leicht um, desgleichen **Sulfur** oder auch **Silicea.**[2]

Heiserkeit, Husten

Stimmlosigkeit [SK277] oder Versagen der Stimme [CK846] ist ein weiteres Beispiel für die paralytische Wirkung von Causticum. Die Beschwerde kann katarrhalisch bedingt sein [CK848] oder nicht, hängt aber stets mit großer **Schwäche der Kehlkopfmuskeln** zusammen: „Die Kehl-Muskeln versagen ihre Dienste; er kann trotz aller Anstrengung die Worte nicht laut hervorbringen.“ [CK846] Wir sehen dieses Leiden häufig

[2] Farrington unterstellt in diesem Absatz, dass die Unsicherheit des Gehens bei *Causticum* mit einer Schwäche der Fußgelenke zusammenhänge. Dies ist möglicherweise ein Missverständnis, das durch eine falsche Übersetzung T.F. Allens (*EN* 1224) des folgenden Symptoms aus den *Chronischen Krankheiten* begünstigt wurde: „Schmerz, wie zermalmt oder ermüdet, im Fussgelenke, beim Sitzen nach Gehen, der sogleich verschwindet, wenn sie wieder geht." (*CK* 1260) Bei Allen heißt es: „Pain, as if weary or paralyzed [?] ..." Es geht hier eindeutig um einen Schmerz, nicht um eine Schwäche, und dieser Schmerz wird zudem durch Gehen gebessert! In der Repertoriumsrubrik „Extremities, Weakness, Ankle" (Kent) sollte *Causticum* entsprechend mit einem Fragezeichen versehen, die Unterrubriken aber ganz gestrichen werden.

bei Luftröhrenschwindsucht und vor allem natürlich bei **Kehlkopftuberkulose**[SK277], aber auch unabhängig davon.

Die Tendenz zur Parese oder Paralyse zeigt sich auch beim Causticum-Husten: Der Patient ist **unfähig, den losgehusteten Schleim auszuwerfen.**[CK] Wie bei **Sepia**, **Drosera**, **Kalium carbonicum**, **Arnica** und ein paar anderen Mitteln gelingt es dem Patienten vielleicht, das Sputum halbwegs herauszubringen, aber dann gleitet es doch wieder in den Schlund zurück. Charakteristisch ist auch dieses Symptom: Der Patient verspürt einen Reiz in den unteren Atemwegen, kann aber nicht tief genug husten, um den dortigen Schleim zu lösen[GS] und so Erleichterung zu bekommen. Zu diesen paretischen Symptomen bei Katarrhen gesellen sich die folgenden Beschwerden: **Rauheit**[CK841] und Brennen[CK872] den Hals und die **Luftröhre** hinab, mit einem Gefühl, als wären diese Teile ihrer Schleimhaut beraubt; dazu Heiserkeit mit einer **Verschlimmerung am frühen Morgen**[CK841]. In dieser Zeit sammelt sich auch – wie ganz allgemein bei den Kaliumsalzen – viel Schleim im Rachen und Kehlkopf an [„Schleim-Räuspern, früh“[CK851]]. Das Sputum hat häufig einen fettigen[GS] oder seifigen Geschmack. Schluckweises **Trinken von kaltem Wasser lindert den Husten** deutlich.[GS] Mit dem Husten geht nicht selten ein Verrenkungsschmerz in der Hüfte[KH;GS] einher. Ferner kommt es bei den Hustenstößen[CK734] zu unwillkürlichem **Herausspritzen von Urin** – das ist für Causticum besonders kennzeichnend! Wir finden dieses Symptom u. a. auch bei **Natrium muriaticum**, **Apis**, **Phosphorus**, **Pulsatilla** und **Squilla** (hier vornehmlich bei alten Leuten).

Es gibt eine Hustenform, die manchmal durch Causticum geheilt werden kann: ein Husten, der sich bis zu einem gewissen Grad bessert, dann aber „stehenbleibt“ – er wird weder besser noch schlechter.

Bei **Heiserkeit von Sängern** oder anderen Menschen, die ihre Stimme stark beanspruchen[NZ17,45], ähnelt Causticum **Rhus toxicodendron**, **Graphites**, **Arum triphyllum** und **Selenium**.

Phosphorus Bei Kehlkopfsymptomen müssen wir **Causticum** und Phosphorus auseinanderhalten. Ein Unterscheidungspunkt ist, dass Phosphorus bei Heiserkeit mehr zu einer abendlichen Verschlimmerung neigt, während der **Causticum**-Patient in der Regel morgens heiserer ist.[3] Beide Mittel haben gleichermaßen nervöse Schwäche. Ein Symptom, das nach meiner Erfahrung häufiger Phosphorus indiziert, ist eine ungemeine **Empfindlichkeit des Kehlkopfes:** Der Patient fürchtet sich zu husten, weil dies das Wundheitsgefühl im Kehlkopf sehr verstärkt; aus demselben Grund scheut er sich auch zu sprechen.[SK352] Dagegen findet Linderung durch kalte Getränke [bei Husten (s. o.)] nur bei **Causticum**.

Carbo vegetabilis **Causticum** ähnlicher in Bezug auf Heiserkeit ist hingegen Carbo vegetabilis. Weil diese beiden Mittel gut aufeinander folgen, können Sie hier auch keine großen Fehler machen. Wenn Sie versehentlich das eine Mittel statt des anderen geben, werden Sie Ihrem Patienten nicht mehr schaden, als es durch den zeitlichen Verzug infolge Ihrer falschen Wahl bedingt ist. Beide Mittel haben neben der Heiserkeit Wundheits- und Rauheitsgefühl hinten im Hals. Die Heiserkeit ist bei Carbo vegetabilis vor allem **abends** schlimmer[CK712], bei **Causticum** – wie schon gesagt – morgens; ersteres Mittel ist angezeigt bei Verschlimmerung durch **nasskaltes Wetter**[SK257] oder nach Spazieren in feuchter Abendluft[(CK715)], letzteres nach Einwirkung der trockenen Kälte eines strengen Winters.

Eupatorium perfoliatum Eupatorium gleicht **Causticum** darin, dass es besonders morgendliche Heiserkeit verursacht.[GS] [4] Beide Arzneien kommen bei **Grippe** mit Schmerzhaftigkeit des ganzen Körpers in Betracht; doch Eupatorium hat mehr Wundheitsschmerz in der Brust [bei tiefem Einatmen[EN52]], **Causticum** mehr Rauheit und Brennen.

Sulfur Manche Fälle von chronischer Heiserkeit mit Verschlimmerung am Morgen oder Abend, bei denen **Causticum** versagt hat, können anschließend durch Sulfur vollständig geheilt werden.

[3] Im Kent-Repertorium sind sowohl *Causticum* als auch *Phosphorus* in den Rubriken „Heiserkeit morgens“ und „Heiserkeit abends“ dreiwertig verzeichnet.

[4] Der entsprechende Eintrag fehlt in sämtlichen Repertorien!

Tinnitus

Causticum ist mitunter bei Tinnitus hilfreich: bei Brummen [CK] und Brausen vor den Ohren [CK294], besonders aber dann, wenn Geräusche unangenehm in den Ohren **widerhallen** [GS]. Eine normal tönende Stimme [zumal die eigene [HC2,220]] wird als sehr laut empfunden und hallt verwirrend in den Ohren nach [CK286]. Wenn Causticum das Heilmittel ist, sind diese Symptome oft die **Begleiterscheinung eines Rachenkatarrhs,** der auch die Eustachischen Röhren affiziert hat. Ebenso können sie aber auch Zeichen eines **Morbus Menière** sein – einer Krankheit, die ich schon einmal erfolgreich mit Causticum behandelt habe.

Zwei Arzneien können Sie hier zum Vergleich heranziehen: **Salicylicum acidum** und **Natrium salicylicum** – beide haben die Menière Krankheit oftmals geheilt und auch entsprechende Symptome hervorgerufen. Auch **Carboneum sulfuratum** und **China** sollten bei dieser Krankheit erwogen werden.

Bei Widerhall von Geräuschen in den Ohren denken Sie auch an **Calcarea carbonica** [5] und **Phosphorus** [CK360ff].

Unwillkürlicher Harnabgang

Causticum ist häufig bei unwillkürlichem Harnabgang [CK734] und bei nächtlichem Bettnassen von Kindern [AZ88,77] angezeigt, insbesondere wenn das Malheur **im ersten Schlaf** passiert. Das Übel tritt vermehrt im **Winter** auf, weniger oder gar nicht hingegen im Sommer. Während des Tages geht der Urin im Winter hauptsächlich dann unbeabsichtigt ab, wenn sich der Patient über irgendetwas **aufregt.**

Bei **Enuresis** vergleichen Sie bitte auch: **Plantago major** und **Kreosotum** (unwillkürlicher Abgang großer Mengen hellen Urins); **Calcarea** (dicke Kinder); **Sepia** (kleine Mädchen, < im ersten Schlaf); **Belladonna** (nervöse Kinder); **Ferrum phosphoricum** (< am Tage [im Stehen, > im Liegen] [MP486]).

Agalaktie

Bei stillenden Müttern können wir Causticum verwenden, wenn körperliche Überanstrengung und Erschöpfung oder auch Schlafmangel die Milchsekretion fast zum Erliegen gebracht hat.[GS] Die Frauen sind dadurch sehr bedrückt und bekommen diese **gelbliche, krank anmutende Gesichtsfarbe** [CK316f], die für Causticum so typisch ist.

Epilepsie

Causticum kommt auch bei manchen Krampfleiden in Betracht, namentlich bei Epilepsien[SK266] vom Petit-mal-Typ. „Beim Gehen im Freien fiel er plötzlich ohne Bewusstsein hin, stand aber auch gleich wieder auf.“ [CK1384] In der Phase der Bewusstlosigkeit geht unwillkürlich Urin ab.[SK266] Das Mittel kann aber auch indiziert sein, wenn die Anfälle von konvulsiver Natur sind, vor allem dann, wenn sie stets zur Zeit des **Neumonds** wiederkehren. Nun sollten Sie daraus aber nicht schließen, dass der Mond selbst etwas mit diesen epileptischen Anfällen zu tun hätte. Es sind nur jene Naturgesetze [Gravitation etc.], die die Beziehung der Planeten zueinander regieren, die Gezeiten kontrollieren und ganz allgemein mit den Periodizitäten in der Natur zu tun haben, welche nicht nur den Mond beeinflussen, sondern zugleich auch für manche Störungen innerhalb des menschlichen Körpers verantwortlich sind. So kommt es, dass sich einige Symptome bei Neumond verschlimmern, andere bei Vollmond; manche bei Flut, andere bei Ebbe. Daher folgt aus der Tatsache, dass es dem Patienten jedes Mal bei Neumond schlechter geht, nicht, dass der Mond selbst die Ursache für die Verschlechterung ist.

Causticum kann darüber hinaus auch dann bei Epilepsie angezeigt sein, wenn die Anfälle mit **Menstruationsstörungen** in Verbindung stehen oder wenn sie in der **Pubertät** ihren Anfang nehmen.[GS] In Bezug auf diese Symptome steht Causticum **Calcarea carbonica** sehr nahe.

[5] In den Repertorien nicht vertreten und auch in den Arzneimittellehren nicht zu finden.

Chorea

Bei Chorea müssen Sie an Causticum denken, wenn die rechte Seite des Körpers stärker betroffen ist als die linke [bei Veitstanz: „die rechte Seite des Körpers fast gelähmt“ [AZ3,142]]. Die Muskeln des Gesichts, der Zunge, der Arme und der Beine nehmen alle an den ungeordneten Bewegungen teil.[KE4,502f] Wenn die Patientin zu sprechen versucht, scheinen die Worte aus dem Mund hervorgestoßen zu werden [oder sie lallt unverständlich [AZ3,142]]. Tag und Nacht verbringt sie „in beständiger höchster Unruhe unter den gräßlichsten Zuckungen aller Muskeln“ [AZ3,142] und in großer Ängstlichkeit [CK1382]. „Wenn sie eine kurze Zeit geschlafen hatte, ward sie von grosser Angst und Unruhe aufgeweckt, die ihr kaum erlaubte, 10 Minuten auf einer Stelle liegen zu bleiben; sie musste sich dann setzen; ihr Kopf warf sich unwillkührlich von einer Seite zur andern, bis sie ermattet wieder einschlief.“ [CK1446] Arme und Beine sind im Schlaf ständig in Bewegung.[CK1448]

Rheumatismus

Schließlich kommt Causticum auch bei Rheumatismus in Betracht, besonders wenn die Gelenke steif und die Sehnen so verkürzt sind, dass die **Gliedmaßen deformiert** werden.[SK265] Bei Arthritis deformans bzw. rheumatoider Arthritis ist Causticum ein häufig benötigtes Heilmittel. Rheumatische Schmerzen befallen mit Vorliebe die **Kiefergelenke.**[CK359ff] Auch bei Rheumatismus des **rechten Musculus deltoideus** [Ziehen[CK[illegible]], Schneiden[CK[illegible]], Kneifen[CK1044], Stechen[CK1046]] ist Causticum des Öfteren hilfreich (zu vergleichende Mittel sind hier **Phosphoricum acidum**, **Sanguinaria** und **Ferrum**). Die rheumatischen Schmerzen sind allgemein schlimmer durch Kälte und besser durch Wärme.[GS] Causticum muss bei rheumatischen Erkrankungen von mehreren Mitteln abgegrenzt werden.

Rhus toxicodendron Rhus teilt mit **Causticum** die Kälteexposition als Auslöser von Beschwerden, wird aber besonders durch **feuchtes Wetter** beeinträchtigt, während sich bei **Causticum** trockenes Wetter als ungünstig erweist. Andere Unterscheidungskriterien zwischen den beiden Arzneien habe ich verschiedentlich schon genannt, doch es gibt noch ein weiteres, das sehr hilfreich ist: Rhus hat Unruhe und Linderung durch Bewegung die ganze Zeit hindurch, während die Unruhe bei **Causticum** hauptsächlich abends [CK1361] und nachts [CK1411] in Erscheinung tritt.

Guajacum Diese Arznei ist **Causticum** vorzuziehen (und folgt ihm auch gut), wenn sich bei gichtigen oder rheumatischen Leiden **Sehnenkontrakturen** [CK] bilden, welche die Gliedmaßen verkrümmen; die Schmerzen werden schlimmer durch jeden Versuch, sich zu bewegen, besonders bei Vorhandensein von Gichtknoten in den Gelenken.

Colocynthis An Colocynthis müssen wir bei Gelenkrheumatismus denken, wenn im Anschluss an das akute Stadium die Gelenke steif und „schwergängig“ bleiben. Die Schmerzen in den befallenen Teilen sind von überwiegend bohrendem Charakter.

Warzen

Die charakteristischste Wirkung von Causticum auf die Haut ist die Induktion von Warzen.[SK267] Das Mittel ist bei der Heilung dieser hyperkeratotischen Epidermiswucherungen besonders dann von Nutzen, wenn sie an den **Händen** oder im **Gesicht** auftreten. Ich erinnere mich, dass ich einmal ein Kind wegen zwei Warzen am unteren Augenlid mit Causticum behandelte. Drei Wochen später hatte sich am inneren Augenwinkel des anderen Auges eine Reihe von Warzen gebildet. Da ich einen Zusammenhang mit der Gabe von Causticum vermutete, stoppte ich natürlich sofort die Medikation. Mehrere Wochen später waren sämtliche Warzen verschwunden, und das Kind hat seither nie wieder welche bekommen. Dieses Beispiel zeigt Ihnen, dass Causticum tatsächlich Warzen hervorzurufen wie auch zu heilen vermag.

Dysmenorrhö

Causticum hilft bisweilen bei Unterleibsschmerzen, wenn zuvor **Colocynthis** versagt hat. Die Schmerzen sind gewöhnlich von kneifendem, schneidendem Charakter [CK617] und werden durch **Zusammen-**

krümmen gelindert[CK1385]. Besonders bei Dysmenorrhö weisen Schmerzen dieser Art auf Causticum hin; sie erscheinen typischerweise vor[CK804] oder bei Eintritt der Regel[CK805] und gehen mit Reißen im Kreuz[CK805] und in den Beinen[GS] einher. Die Regelblutung selbst setzt in der Nacht oft völlig aus[CK798]; nach Ende der Menstruation geht viele Tage lang noch gelegentlich etwas Blut ab[CK800]. Alle Unterleibsbeschwerden hören nachts zur Gänze auf.

KAPITEL

73 Vorlesung: Kalium carbonicum

Einleitendes

Heute möchte ich mit Ihnen das Karbonat des Kaliums studieren – Kalium carbonicum in unserer Nomenklatur. Das Mittel ist komplementär zu **Carbo vegetabilis** (➤ Tab. 73.1) und ähnelt diesem bei vielen Krankheitsformen, namentlich bei Lungenentzündungen. Manchmal vollendet das eine Mittel eine Heilung, wenn das andere nicht ausreichend gewirkt hat – der Ursprung ihrer komplementären Beziehung zueinander. Es gibt zudem eine ganze Reihe von Arzneien, die zu Kalium carbonicum analog sind – also vieles mit ihm gemeinsam haben –, und einige von ihnen habe ich im Schema an der Tafel aufgeführt; auf manche werden wir im Verlauf der Vorlesung noch zu sprechen kommen. Ein bedeutendes Komplementärmittel von Kalium carbonicum ist auch **Phosphorus**.[SK532]

Anämie

Kalium carbonicum hat einen erheblichen Einfluss auf die Blutbildung, sowohl in quantitativer wie auch in qualitativer Hinsicht. Dies zeigt sich vor allem an der Anämie[GS], die das Mittel verursacht. Folgende Symptome deuten auf das Bestehen einer Blutarmut hin: **häufiges Frieren;** sobald der Patient nach draußen geht, fängt er an zu frösteln[SK535; GS], wenn die Luft auch nur etwas kühler ist – es mangelt ihm an der normalen Widerstandskraft gegen Temperaturschwankungen. Auch „fühlbares **Klopfen aller Adern**“[CK1467] ist ein Symptom, das mit einer Anämie durchaus im Einklang steht, entspringt es doch keiner wirklichen Blutfülle, sondern nur einer scheinbaren Plethora. Diese Pseudoplethora geht mit **lokalen Kongestionen** einher, deren wahrer Ursprung in einer Anämie zu suchen ist; die Menge des Blutes ist normal, aber die Zahl der roten Blutkörperchen vermindert. Neigung zu „Blutdrang nach dem Kopfe“[CK150], mit Summen in den Ohren.[GS] Dem Patienten wird schwindelig, wenn er seinen Kopf schnell umdreht[CK74], beim Fahren in einem Wagen, durch alles, was geeignet ist, die Gehirndurchblutung zu vermindern [Aufstehen[CK70], Stehen und Gehen[CK68], nach dem Essen[CK69]]. „Nach Beischlaf Schwäche des Körpers, vorzüglich der Augen.“[CK]

Die Anämie ist auch der Grund dafür, warum Kalium carbonicum oft nach schweren oder langwierigen Krankheiten angezeigt ist. Ebenso kann es bei den **Schwächezuständen nach Entbindung**[SK532] oder Fehlgeburt nützlich sein, wenn folgende Symptome vorhanden sind: höchst beschwerliche **Rückenschmerzen** mit Schwäche[GS] und Lahmheit im Kreuz, wodurch das Gehen sehr mühsam wird; trockenes Hüsteln und **häufiges Schwitzen**[AR19,3,12], besonders nachts; fortwährender Blutabgang aus der Gebärmutter[AZ80,6]; Harn mit Uraten überladen.

Tab. 73.1 Vergleichs- und Komplementärmittel von Kalium carbonicum

Kalium carbonicum	
Vergleichsmittel	*Arsenicum* *Antimonium tartaricum* *Calcarea hypophosphorica, Psorinum* *Causticum, Senna* *Natrium muriaticum* *Lachesis*
Komplementär	*Carbo vegetabilis* *Phosphorus*

Urikosurie

Letzteres Symptom – der Überschuss an harnsauren Salzen – weist auf einen gesteigerten Gewebeabbau hin und ist ein weiterer Beleg für die Schwäche und Erschöpfung, welche Kalium carbonicum hervorbringt und heilt.

Wie ich in einer früheren Vorlesung [Nr. 33] schon einmal erwähnt habe, ist Kalium carbonicum ein Mittel, das große Mattigkeit und **Schlaffheit**[CK1479] **der Muskulatur** verursacht, und es ist häufig diese Art von Schwäche, bei welcher die Urate so konzentriert im Harn auftreten.

Die Überladenheit des Harns mit Uraten infolge krankheitsbedingter Erschöpfung gibt es auch bei anderen Arzneien. **Causticum** ist vielleicht das beste Mittel unserer Materia medica bei dieser Urikosurie[GS], wenn keine speziellen Symptome deutlich für ein anderes Mittel sprechen. Doch müssen wir eine solche Behauptung natürlich relativieren: Ein Symptom dieser Art hat nicht denselben Wert, wie es beispielsweise ein Gemütssymptom hat. Es ist – in seiner lokalen Beschränkung – durchaus charakteristisch, doch wenn Symptome, die für den Fall noch kennzeichnender sind, auf ein anderes Mittel hindeuten, sollten Sie **Causticum** nicht mehr in Betracht ziehen. Nehmen wir an, Sie haben eine Patientin, deren übrige Symptome auf Kalium carbonicum hinweisen, etwa eine Wöchnerin mit Rückenschmerzen, vielem Schweiß und weiteren wichtigen Zeichen, so können Sie Kalium carbonicum mit Zuversicht verabreichen. Wenn aber ein Patient oder eine Patientin über keine nennenswerten Beschwerden klagt, aber dieses Übermaß an harnsauren Salzen im Urin aufweist, dann wird **Causticum** eine große Hilfe sein.

Ein weiteres diesbezügliches Mittel ist **Senna**; es ist eines der besten Mittel unserer Materia medica bei bloßer Erschöpfung in Verbindung mit vermehrtem Reststickstoff im Urin.

Puls

Kalium carbonicum wirkt auf die willkürlichen Muskeln ebenso ein wie auf das Herz. Das Herz wird geschwächt, und entsprechend ist der Puls oft **unregelmäßig**[GS] oder **intermittierend**[CK1070], und zumeist ist er beschleunigt und sehr schwach.[GS] Jede Krankheit, die Kalium carbonicum erfordert, ist durch diesen Pulscharakter gekennzeichnet; er liegt, zusammen mit der **Herzschwäche,** einem Großteil der Beschwerden des Mittels zugrunde. Von daher werden Sie Kalium carbonicum nur selten indiziert finden, wenn ein voller, runder Puls besteht!

Schweiß, Rückenschwäche

Die besondere Symptomenkombination, die wir bei Kalium carbonicum sehen – das häufige Schwitzen, die Rückenschmerzen und die Schwäche –, finden wir bei keinem anderen Mittel. Kalium carbonicum wirkt dabei gleichermaßen in hohen wie in niedrigen Potenzen.

Calcarea hypophosphorica Wir sollten hier auch an Calcarea hypophosphorica denken, das **Kalium carbonicum** bei starkem Schwitzen, Kraftlosigkeit und Blässe der Haut sehr nahekommt.

Psorinum Die Krätzenososode muss in dieser Hinsicht ebenfalls von **Kalium carbonicum** abgegrenzt werden. Das Mittel ist, wie Sie schon gelernt haben, außerordentlich nützlich in der Phase der Rekonvaleszenz von einer Krankheit, wenn große Schwäche besteht, profuser Schweiß und, darüber hinaus, ein von tiefster **Hoffnungslosigkeit** geprägter Gemütszustand. Der Patient glaubt nicht, dass er je wieder ganz gesund werden könnte.

Nervensystem, Gemüt

Lassen Sie uns nun die Wirkung des Mittels auf das Nervensystem betrachten. Vom Gemüt her ist der Kalium-carbonicum-Patient sehr **reizbar** und schnell ärgerlich verstimmt[CK38ff]; auch **erschrickt** er sehr leicht[CK25]. Wir sehen dies oft bei Frauen. Mit einem lauten Schrei erschrecken sie vor irgendwelchen eingebildeten Erscheinungen[CK36], sie wähnen, eine andere Person sei mit ihnen im Zimmer, oder vor ihren Augen erscheint irgendeine Gestalt, die sie quält.[1] Diese Angst wird besonders durch unerwartete Geräusche geweckt, etwa das bloße Zufallen einer Tür oder eines Fensters. Aber sie erschrecken nicht in einer Weise, wie es auch Gesunde unter ähnlichen Umständen tun würden, sondern sie sind von dem Schreck so angegriffen, dass sie am ganzen Leibe zittern[CK1498]. Auch der Verstand wird, wenn Kalium carbonicum angezeigt ist, mitunter ernsthaft

[1] „Sieht Figuren, alte, häßliche Personen, welche ihr Furcht machen." (*AR* 17,1,138)

in Mitleidenschaft gezogen. Der Patientin scheint alles egal zu sein[GS], und diese Gleichgültigkeit[CK47] geht mit großer körperlicher Erschöpfung einher. Wenn man sie etwas fragt, scheint sie nicht genau zu wissen, was sie möchte oder was sie sagen soll.[GS] Der Zustand erinnert etwas an **Phosphoricum acidum**, doch die Apathie der beiden Mittel ist nicht genau dieselbe. Die Kalium-carbonicum-Patientin leidet nicht unter sensorischer Apathie, sie ist lediglich zu erschöpft, um eine Antwort auf Ihre Frage zu formulieren. Diese für Kalium carbonicum typischen Geistes- und Gemütssymptome finden Sie oft bei Wochenbettpsychose[GS] oder Puerperalfieber[GS].

Auch **Krampfanfälle** können – als Symptom des Nervensystems – unter Kalium carbonicum auftreten.[CK1494] Die Kranke verliert während der Anfälle aber nicht ihr Bewusstsein, weshalb Kalium carbonicum bei wirklicher Epilepsie nicht angezeigt ist;[2] doch kann es z. B. bei Krämpfen im **Wochenbett** hilfreich sein, zumal wenn diese unter häufigem Aufstoßen geringer zu werden scheinen.[GS; CK1494]

Spinalirritation

Die Kalium carbonicum-Patientin leidet oft unter starken Beschwerden vonseiten der Wirbelsäule. Zusätzlich zu den erwähnten Rückenschmerzen infolge Anämie oder Abort kommt es häufig auch zu Spinalirritation – eine Diagnose, die, nebenbei gesagt, genauso vage ist wie jede andere von allgemeinem Charakter, etwa Kopfschmerzen. Sie müssen immer wissen: Was ist die Ursache für diese Spinalirritation? Ist sie die Folge von Säfteverlust, von einer Hirnaffektion? Hat sie emotionale Gründe – oder was ist es sonst? Bei der Kalium-carbonicum-Patientin tritt die spinale Reizung gewöhnlich im Verein mit **Uterusbeschwerden** auf. So finden wir z. B. während der Regel starkes Pressen im Kreuz[CK920], wie von einem nach unten drückenden Gewicht[GS; CK922], sowie herabdrängende Schmerzen in der Gebärmuttergegend.[3] Auch Brennen entlang der Wirbelsäule kommt vor, besonders auf der rechten Seite[CK1114]; dieses Brennen rührt nicht von realem Blutandrang her, es ist eine rein subjektive Empfindung, ausgelöst durch eine Reizung der hinteren Spinalnervenäste. Die Rückenschmerzen sind schlimmer, wenn die Patientin geht[CK1078+1103]; sie wird davon so schnell erschöpft, dass sie sich auf einen Stuhl fallen lassen oder irgendwo abstützen muss. Manchmal entsteht, besonders früh, ein Klopfen im Kreuz[CK1089f], ähnlich dem Pulsieren, wie es auch in anderen Körperregionen auftritt. In dieser Hinsicht ist die Arznei **Sepia** und **Cimicifuga** ähnlich. „Starkes, stetes Ziehen im Kreuze, mit Pulsiren darin abwechselnd, bloss im Liegen gemindert." [CK1088] Dieses Beschwerdebild legt einen Vergleich zwischen Kalium carbonicum und **Natrium muriaticum** nahe: Sie sehen sofort die Ähnlichkeit bei den spinalen Symptomen, der spinalen Reizung, den Rückenschmerzen und der Linderung im Liegen. **Natrium muriaticum** hat insbesondere Linderung durch flaches Liegen auf dem Rücken, vorzugsweise auf einer harten Unterlage mit einer festen Unterstützung im Kreuz.[GS]

Die beiden Mittel arbeiten darüber hinaus bei der Behandlung der **Amenorrhö** Hand in Hand. Hahnemann sagt, dass Kalium carbonicum die Regel wiederbringe, wenn **Natrium muriaticum,** obwohl angezeigt, es zuvor nicht vermocht hat.[4]

Ich heilte einmal einen sonderbaren Rückenschmerz mit Hilfe von Kalium carbonicum. Eine sehr nervöse, reizbare Dame kam wegen Verdauungsstörungen in meine Praxis. Sie sagte: „Ich habe eine ganz seltsame Beschwerde: Immer wenn ich eine Mahlzeit zu mir nehme, leide ich eine halbe Stunde oder länger unter heftigsten Rückenschmerzen."

---

[2] „Ein Mädchen … verfiel bei vollkommenem Bewußtsein in eine fortdauernde unwillkührliche Muskelbewegung. Das Kind konnte nicht stehen, gehen, irgend etwas thun, ja nicht einmal liegen, denn alle Muskeln des Körpers waren in abwechselnden Convulsionen. …" (*AZ* 24,29) Der Autor dieser Krankengeschichte schildert aber einen weiteren Fall, bei dem die Patientin, eine junge Frau von 26 Jahren, während ihrer rezidivierenden Krampfanfälle *sehr wohl ihr Bewusstsein verlor.* Bei ihr konnte jeweils dem Ausbruch der Krämpfe durch *Kalium carbonicum* vorgebeugt werden, wenn es „gleich im Anfange der Vorboten genommen" wurde. (*AZ* 24,28f.)

[3] „Bei der Regel, arges Pressen im Kreuze und vorn im Unterbauche, als wollte Alles zu den Geburtstheilen heraus." (*CK* 920)

[4] Als Fußnote zu dem *Nat-m.*-Symptom „Die unterdrückte Regel kömmt, besser gefärbt, wieder". (*CK* 904)

Dies war nun fürwahr ein eigentümliches Symptom! Ich wusste nicht, wo ich es in der Materia medica wohl finden könnte, fand dann aber doch nach längerem Suchen unter Kalium carbonicum das folgende Symptom: Schmerz in der Wirbelsäule beim Essen.[5] Ich verabreichte ihr Kalium carbonicum und stellte ihre Gesundheit damit völlig wieder her.

Schnupfen, Erkältung

An den Schleimhäuten verursacht Kalium carbonicum eine ganze Reihe von katarrhalischen Symptomen. Es passt manchmal bei Schnupfen mit Heiserkeit oder völliger Stimmlosigkeit CK955. Der Patient erkältet sich sehr leicht, vor allem wenn er sich **Zugluft** CK1440 oder freier Luft aussetzt CK1435; dies ist für Kalium carbonicum höchst charakteristisch.[6] Mit den katarrhalischen Symptomen geht oft die Empfindung einher, als stecke ein zäher Schleimpflock im Halse, der sich weder gut hinunterschlucken noch ausräuspern lässt.CK485 Typisch ist dabei außerdem „Steifheit im Nacken, mit Verlängerung des Zäpfchens im Schlunde" CK1135. **Stechende Schmerzen im Hals beim Schlucken** GS; diese sind bei Kalium carbonicum ebenso ausgeprägt wie bei **Apis**.

Manchmal besteht auch eine mehr chronische Form von Nasenkatarrh: Die Nasengänge sind verstopft, sodass der Patient nur mit offenem Mund atmen kann. Dieser Stockschnupfen bessert sich im Freien CK934, kehrt aber zurück, sobald der Kranke wieder sein warmes Zimmer betritt.GS Ausschnauben von stinkendem CK339, gelbgrünem CK[illegible], eitrigem CK940 Nasenschleim. „Rothe, dicke Nase, vorzüglich Nachmittags dicker und röther." CK320 Häufiges Bluten der Nase, besonders in der Früh.CK331f [7]

„Stich-Schmerz im Schlunde, als hätte er eine Fisch-Gräte darin, wenn er kalt wird." CK474 Dies ist ein wichtiges und stark auf Kalium carbonicum hinweisendes Symptom; in Allens *Encyclopedia* ist es daher in Fettdruck wiedergegeben.[8]

Zusätzlich zu obigen Symptomen besteht fast immer viel **Schleimansammlung im Hals,** welche den Patienten besonders morgens CK482 „rachsen" CK484 und sich räuspern lässt CK483. Die Neigung zum Räuspern ist zwar allen Alkalisalzen eigen, aber diese eine Besonderheit: das mit dem Räusperzwang einhergehende **Fischgrätengefühl im Hals, sobald er kalt wird,**[9] die findet sich nur bei Kalium carbonicum! Auch **Hepar sulfuris**, **Nitricum acidum**, **Alumina**,[10] **Carbo vegetabilis** und **Argentum nitricum** haben das Gefühl, als befände sich eine Gräte oder ein Splitter im Hals.

Husten

Auch bei Husten ist Kalium carbonicum bisweilen das passende Mittel. Der Husten hat oft einen anfallsartigen Charakter und kann sich bis zum Würgen CK982 oder bis zum Erbrechen CK985 alles Genossenen und vielen sauer riechenden Schleims AZ82,76 steigern. Die Heftigkeit der Beschwerden legt auch eine Verwendung des Mittels bei **Keuchhusten** nahe, wo es sich in der Tat bereits als höchst erfolgreich erwiesen hat.KH Bönninghausen hat auf ein in solchen Fällen sehr charakteristisches Kalium-carbonicum Zeichen aufmerksam gemacht,[11] nämlich eine **säckchenartige Anschwellung zwischen den Augenbrauen und Oberlidern** CK219 [„gegen die Nase zu" CK218]. Sie werden diesem Symptom recht häufig begegnen; doch verwechseln Sie es nicht mit einem ähnlichen Zustand, der keineswegs patholo-

[5] In dieser Form nirgends zu finden; wohl aber heißt es bei Hahnemann: „Während des Schlingens Drücken im Rückgrate." (*CK* 466)

[6] Farrington schreibt an dieser Stelle: „Es besteht eine Neigung zur Fettsucht, und die Muskulatur ist eher schwach ausgebildet." Da dieser Satz nicht so recht in den Zusammenhang passen will und sich andernorts nicht zwanglos einfügen lässt, sei er hiermit in die Fußnote verbannt.

[7] Farrington schreibt (in Bezug auf die Zeiten) missverständlich: „… in the morning, the nose is swollen and red, and there is a bloody discharge."

[8] Im Kent-Repertorium zu finden unter „Throat, pain, splinter, as from a". In der Unterrubrik „cold, from becoming" ist *Kalium carbonicum* das einzige Mittel!

[9] Farrington schreibt hier, anders als im vorherigen Absatz, statt *becomes cold* „catches cold" – „sich erkältet" –, was ursprünglich nicht gemeint war. Noack/Trinks verstehen Hahnemanns „wenn er kalt wird" wohl richtig als „Auskühlung des Körpers". (*HB* 945)

[10] Nicht *Alumen*, wie Farrington schreibt.

[11] Im *Therapeutischen Taschenbuch* (1846), S. XXIII.

gisch ist, nämlich einer gewissen Lockerheit der Gewebe in diesem Bereich, wie sie bei Menschen fortgeschrittenen Alters gern vorkommt.

Bronchitis, Pneumonie

Kalium carbonicum ist darüber hinaus ein bedeutendes Heilmittel bei der Behandlung von Bronchitis, Pneumonie. Auf die Symptome, die das Mittel bei diesen Krankheitszuständen indizieren, werde ich gleich näher eingehen. Das charakteristischste Symptom von allen jedoch – und eines, das sich durch die gesamte Pathogenese zieht[CK1423] – sind **stechende Schmerzen**[CK1041]; sie sind in erster Linie, aber nicht nur, in den Brustwänden lokalisiert. Sie werden durch jede Bewegung [Einatmen[CK1037]] provoziert oder verschlimmert, können aber auch, anders als bei **Bryonia**, unabhängig davon auftreten. Typischerweise entstehen sie im unteren Drittel des rechten Thorax und ziehen von dort durch die Brust bis in den Rücken hinein[GS]; sie können zwar im ganzen Brustkorb vorkommen, doch der am häufigsten befallene Ort ist der **rechte untere Thorax.** Die Stiche erscheinen außerdem recht „launenhaft“: wandern im ganzen Körper umher, mal hierhin, mal dorthin. Dies erinnert an **Kalium bichromicum**, **Pulsatilla** und **Sulfur**.

Kalium carbonicum muss bei Pneumonie[GS] oder **Bronchiolitis** von Kleinkindern erwogen werden, wenn folgende Symptome zugegen sind: schwere Atemnot; das Kind kann, obwohl viel Schleim in der Brust ist, diesen kaum herausbekommen; es ist so engbrüstig und kurzatmig[CK1008], dass es weder schlafen noch trinken kann[GS]; die Atmung ist pfeifend oder giemend, unterbrochen von fast erstickendem Husten[GS].

Sie sollten Kalium carbonicum hier sorgfältig mit **Antimonium tartaricum** vergleichen und auf diese Weise feststellen, welches der beiden Mittel am besten zu dem Fall passt; das eine kann nicht heilen, wenn das andere angezeigt ist!

Lungentuberkulose

Bei Lungentuberkulose[GS] ist Kalium carbonicum nur dann angezeigt, wenn die Konstitution insgesamt für das Mittel spricht.[12] Der Patient hat, wie wir es häufig bei den Alkalien sehen, ein aufgedunsenes Gesicht und außerdem die charakteristische Schwellung an den oberen Augenlidern. Er klagt über heftige Stiche in der Brust und am übrigen Körper. Der Husten gestaltet sich schwierig, denn es ist kaum Sputum herauszubefördern; oft schlüpft es, nachdem es schon halbwegs hochgebracht war, wieder in den Rachen zurück.[CK994] Wenn Sie den Auswurf genauer untersuchen, finden Sie oftmals Blutspuren[CK993] und kleine Eiterklümpchen[GS] darin. Alle Symptome verschlimmern sich am frühen Morgen zwischen 3 und 5 Uhr[GS] – die für alle Kaliumsalze typische Verschlimmerungszeit. Sehr hartnäckig ist ein Gefühl inneren Frostes in der Mittagszeit.[CK1628;GS]

Endo- und Perikarditis

Kalium carbonicum kann bei Herzentzündung, namentlich bei Endo- und Perikarditis, angezeigt sein, wenn sie durch heftige **Stiche in der Herzgegend**[CK1042] charakterisiert ist. Doch geben Sie es nicht zu früh! Es ist bei Herzerkrankungen kein akutes Mittel; es eignet sich eher in einem späteren Stadium, wenn sich bereits **Ablagerungen auf den Herzklappen** gebildet haben. In solchen Fällen muss nicht selten vorher **Spigelia** verabreicht werden. Kalium carbonicum folgt dann, wenn die stechenden Schmerzen bestehen bleiben sollten und auch die typische **3-Uhr-Verschlimmerung** in Erscheinung tritt.

---

[12] In seinen *Homöopathischen Arzneimittelbildern* (S. 586f.) relativiert J. T. Kent diese Sichtweise wie folgt: „*Kalium carbonicum* [ist] oft bei fortgeschrittenen Tb-Erkrankungen mit Vorteil als Akutmittel einzusetzen, wenn es *nicht* als Konstitutionsmittel indiziert ist. In solchen Fällen wirkt es bei Phthisis als Palliativum, während es als Konstitutionsmittel in den letzten Lebenswochen des Patienten nur Unheil anrichten würde. So gesehen ist es ein Glück, dass viele Homöopathen nicht in der Lage sind, das homöopathische Simillimum zu finden. Wenn der Patient allerdings noch genügend intaktes Lungengewebe hat, um geheilt werden zu können, wird *Kalium carbonicum* – bei Übereinstimmung der Symptome – wahre Wunder wirken."

Lumbago

Die gleichen stechenden Schmerzen entstehen auch bei Lumbago[GS], einer hartnäckigen Form von Rheumatismus. Desgleichen können sie bei **drohendem Abort** oder während der **Geburtswehen** auftreten: scharf stechende Schmerzen in der Lendengegend, die bis ins Gesäß oder die Oberschenkel ausstrahlen.[GS]

Auch bei **Nephritis** muss diese Art von Schmerz an Kalium carbonicum denken lassen [„Stiche in beiden Nieren-Gegenden"[CK1115]], besonders wenn die Entzündung als Folge von Kälteeinwirkung oder von Stoß gegen die Nierenregion entstanden ist.[AZ43,119]

Wochenbettfieber

Im Zusammenhang mit den stechenden Schmerzen möchte ich noch auf den Nutzen der Arznei bei Puerperalfieber[GS] hinweisen, das mit einer ausgeprägten **Metritis** verbunden ist. Es bestehen heftig stechende oder schneidende Schmerzen im gesamten Abdomen; der Unterleib ist massiv aufgebläht, der Urin dunkel und spärlich, der Puls stark beschleunigt, aber schwach.[GS] Auf die in diesem Zustand vorherrschenden psychischen Symptome bin ich schon im ersten Teil der Vorlesung eingegangen.

Dyspepsie

Eine letzte wichtige Indikation sei hier nachgetragen und zwar die große Neigung zu dyspeptischen Beschwerden. Wir benötigen Kalium carbonicum bei Verdauungsstörungen vor allem älterer, adipöser Menschen, die viele **Flüssigkeitsverluste** erlitten haben.[GS] Typische Symptome sind dabei: Leere-[CK568] und Flauheitsgefühl in der Magengegend vor dem Essen, doch rasche Vollheit[CK] und **Aufgetriebenheit** danach[GS(CK525)], besonders **nach Suppe**[(CK522)] und **Kaffee**[GS]; öfteres saures Aufstoßen[CK532f] oder Sodbrennen, besonders nach dem Essen[CK530f]; ängstliches, nervöses, unbehagliches Gefühl, wenn sie hungrig sind[GS].

Kalium carbonicum ist, wie Sie sehen, ein Mittel, das bei einer Vielzahl von Krankheiten angezeigt sein kann. Aber es ist andererseits auch ein Mittel, das in der Praxis sehr vernachlässigt wird – aus demselben Grund, warum auch viele andere Mittel vernachlässigt werden: weil der Homöopath, von Zeitmangel bedrängt, auf seine Verschreibungen nicht genügend Sorgfalt verwendet und deshalb leicht in Routine zu verfallen droht.

Anhang

Verzeichnis der Quellen und Chiffren

Chiffre	Quelle
A1,23	**A**nnalen der homöopathischen Klinik (C. G. C. Hartlaub, C. F. Trinks), Bd. I–IV, Leipzig 1830–33 *+ Bandnummer und Seitenzahl*
AA	**A**merikanische **A**rzneiprüfungen (C. Hering), Leipzig und Heidelberg 1857 *ohne Nummer = Angabe aus dem Vor- oder Nachspann*
AA123	**A**merikanische **A**rzneiprüfungen (C. Hering), Leipzig und Heidelberg 1857 *+ Symptomnummer*
AH1,23	**A**llgemeine Zeitung für **H**omöopathie (J. B. Buchner, J. Nusser), Bd. I–II, Augsburg und München 1848–50 *+ Bandnummer und Seitenzahl*
AH1(B)23	**A**llgemeine Zeitung für **H**omöopathie (J. B. Buchner, J. Nusser), Bd. I–II, Augsburg und München 1848–50 *+ Bandnummer (Beilage Nr. 1 o. 2) und Seitenzahl (bzw. Symptomnummer bei Podophyllum)*
AJ5,23	The **A**merican **J**ournal of Homoeopathic Materia Medica and Record of Medical Science (A. R. Thomas), Bd. V–IX (Bd. I–IV auch unter dem Namen „The Journal of Homoeopathic Clinics"), Philadelphia 1871–76 *+ Bandnummer und Seitenzahl*
AN3,12	**An**nalen der homöopathischen Klinik (C. G. C. Hartlaub, C. F. Trinks), Bd. III–IV, Leipzig 1832–33 *+ Bandnummer und Symptomnummer*
AR1,2,3	**Ar**chiv für die homöopathische Heilkunst (E. Stapf), Bd. I–XXIII, Leipzig 1822–48 *+ Bandnummer, Heftnummer und Seitenzahl*
AT12	Eine **A**bgekürzte **T**herapie (W. H. Schüßler), 43. Aufl., Oldenburg und Leipzig 1919 *+ Seitenzahl*
AY123	**A**nal**y**tical Repertory of the Symptoms of the Mind (C. Hering), 2. Aufl., New Delhi 1990 (Reprint Edition) *+ Seitenzahl*
AZ1,23	**A**llgemeine Homöopathische **Z**eitung, Leipzig 1832ff. *+ Bandnummer und Seitenzahl*
AZ60(MB)1	**A**llgemeine Homöopathische **Z**eitung, Leipzig 1860–72 *+ Bandnummer (Monatsblatt) und Seitenzahl*
BE	**Be**iträge zur reinen Arzneimittellehre (E. Stapf), Leipzig 1836 *ohne Nummer = klin. Angabe aus dem Vor- oder Nachspann*
BE123	**Be**iträge zur reinen Arzneimittellehre (E. Stapf), Leipzig 1836 *+ Symptomnummer*
BI12	Das **Bi**enengift; 1. Heft aus „Homöopathische Erfahrungen" (C. W. Wolf), Berlin 1858 *+ Seitenzahl*
C123	Die **c**hronischen Krankheiten (S. Hahnemann), Bd. I, 2. Aufl., Dresden und Leipzig 1835 *+ Seitenzahl*
CH123	**C**onstantin **H**ering's homöopathischer Hausarzt (C. Hering), 14. Aufl., Stuttgart 1875 *+ Seitenzahl*
CK	Die **c**hronischen **K**rankheiten (S. Hahnemann), Bd. II–V, 2. Aufl., Dresden und Leipzig 1835–39 *ohne Nummer = klinische Angabe aus dem Vorspann*
CK123	Die **c**hronischen **K**rankheiten (S. Hahnemann), Bd. II–V, 2. Aufl., Dresden und Leipzig 1835–39 *+ Symptomnummer*
CM	**C**ondensed **M**ateria Medica (C. Hering), 3. Aufl., Philadelphia 1884
CY1,23	A **Cy**clopaedia of Drug Pathogenesy (R. Hughes, J. P. Dake), Bd. I–IV, London/New York 1886–91 *+ Bandnummer und Seitenzahl*
DI	A **Di**ctionary of Practical Materia Medica (J. H. Clarke), Bd. I–III, London 1900–02
DP123	**D**igitalis **p**urpurea in ihren physiologischen und therapeutischen Wirkungen (B. Bähr), Leipzig 1859 *+ Seitenzahl*
EH123	**E**dwin M. **H**ale's Neue Amerikanische Heilmittel (nach der 3. Aufl. bearbeitet von F. G. Oehme), Leipzig 1873 *+ Seitenzahl*
EN123	The **En**cyclopedia of Pure Materia Medica (T. F. Allen), Bd. I–X, Philadelphia 1874–80 *+ Symptomnummer*
ES321	The **E**ncyclopedia … **S**upplement (T. F. Allen), in Bd. X, Philadelphia 1880 *+ Seitenzahl*
G123	Was verspricht und was leistet **G**raphit in der homöopathischen Praxis? (H. Goullon), Leipzig 1872 *+ Seitenzahl*

GA **G**esammelte **A**rzneimittelprüfungen aus Stapfs „Archiv für die homöopathische Heilkunst" (1822–48), (K.-H. Gypser, A. Waldecker, R. Wilbrand), Bd. I–IV, Heidelberg 1991–94
ohne Nummer = klin. Angabe aus dem Vor- oder Nachspann

GA1,23 **G**esammelte **A**rzneimittelprüfungen aus Stapfs „Archiv für die homöopathische Heilkunst" (1822–48), (K.-H. Gypser, A. Waldecker, R. Wilbrand), Bd. I–IV, Heidelberg 1991–94
+ Bandnummer und Symptomnummer

GS The **G**uiding **S**ymptoms of Our Materia Medica (C. Hering), Bd. I–X, Philadelphia 1879–91

GY Herings Medizinische Schriften: Die **Gy**näkologie und Geburtshilfe – Materia medica (K.-H. Gypser), Göttingen 1989
ohne Nummer = klin. Angabe aus dem Vor- oder Nachspann

GY12 Herings Medizinische Schriften: Die **Gy**näkologie und Geburtshilfe – Materia medica (K.-H. Gypser), Göttingen 1989
+ Symptomnummer

HA123 Der homöopathische **Ha**usarzt in kurzen therapeutischen Diagnosen (C. v. Bönninghausen), Münster 1853
+ Seitenzahl

HB123 **H**and**b**uch der homöopath. Arzneimittellehre (A. Noack, C. F. Trinks, C. Müller), Bd. I–II, Leipzig 1843–47
+ Seitenzahl

HC1,23 The Journal of **H**omoeopathic **C**linics (auch unter dem Namen "The American Journal of Homoeopathic Materia Medica") (C. Hering, H. N. Martin), Bd. I–IV, Philadelphia 1867–70
+ Bandnummer und Seitenzahl

HE123 **He**raklides. Ueber Krankheitsursachen und Heilmittel, nach ihren reinen Wirkungen. Erstes Heft (C. G. [illegible]), Leipzig [illegible]
+ Symptomnummer

HH123 **H**andbuch der **H**aupt-Anzeigen für die richtige Wahl der homöopathischen Heilmittel (G. H. G. Jahr), 2. Aufl., Düsseldorf 1835
+ Seitenzahl

HM123 The **H**omoeopathic **M**ateria Medica (A. Teste; aus dem Französischen übersetzt von Ch. J. Hempel), New York 1854
+ Seitenzahl

HT123 **H**andbook of Materia Medica and Homoeopathic **T**herapeutics (T. F. Allen), New York 1889
+ Seitenzahl

HV1,23 **H**omöopathische **V**ierteljahrschrift (C. Müller), Bd. I–XVI, Leipzig 1850–65
+ Bandnummer und Seitenzahl

HY1,23 **Hy**gea, Zeitschrift für Heilkunst (L. Griesselich), Bd. I–XXIV, Carlsruhe 1834–48
+ Bandnummer und Seitenzahl

JB1,23 **J**ahr**b**ücher für Homoeopathie (A. Vehsemeyer), Bd. I–IV (Bd. III und IV unter dem Titel „Medicinische Jahrbücher mit besonderer Berücksichtigung der specifischen Heilmethode"), Leipzig 1838–41
+ Bandnummer und Seitenzahl

JH **J**ournal für **h**omöopathische Arzneimittellehre, Bd. I–II, Leipzig 1834–39
ohne Nummer = Angabe aus dem Vorspann

JH123 **J**ournal für **h**omöopathische Arzneimittellehre, Bd. I–II, Leipzig 1834–39
+ Symptomnummer

KE1,23 **K**linische **E**rfahrungen in der Homöopathie (Th. J. Rückert), Bd. I–VI (Bd. V und VI: Supplementbände), Leipzig und Prag 1854–77
+ Bandnummer und Seitenzahl

KH Die homöopathische Behandlung des **K**euc**h**ustens in seinen verschiedenen Formen (C. v. Bönninghausen), Münster 1860

KI123 Die **Ki**nderkrankheiten und ihre Behandlung nach den Principien des homoeopathischen Heilsystems (F. Hartmann), Leipzig 1852
+ Seitenzahl

KM **K**eynotes to the **M**ateria Medica, as taught by Henry N. Guernsey (edited by Joseph C. Guernsey), Philadelphia 1887

KN **K**ey**n**otes and Characteristics with Comparisons of some of the Leading Remedies of the Materia Medica (H. C. Allen), Philadelphia [illegible] ([illegible] Reprint der [illegible]. Auflage, 1990)

LH123 **L**ehrbuch der **H**omöopathie (E. v. Grauvogl), Nürnberg 1866
+ Paragraph

LM1,23 **L**ectures on **M**ateria Medica (C. Dunham), Bd. I–II, New York 1879
+ Bandnummer und Seitenzahl

MA1,23 **Ma**gazin für physiologische und klinische Arzneimittellehre und Toxikologie (J. Frank), Bd. I–IV, Leipzig 1846–54
+ Bandnummer und Seitenzahl

MM **M**ateria **M**edica with a Pathological Index (C. Hering), New York und Philadelphia 1873
Ohne Nummer = klin. Angabe aus dem Vor- oder Nachspann

MM123 **M**ateria **M**edica with a Pathological Index (C. Hering), New York und Philadelphia 1873
+ Symptomnummer

MP123 **M**anual of **P**harmacodynamics (R. Hughes), 6. Aufl., London 1893
+ Seitenzahl

MT123 **Mat**erialien zu einer künftigen Heilmittel-lehre durch Versuche der Arzneyen am gesunden Menschen (J. C. G. Jörg), Leipzig 1825
+ Seitenzahl

NR1,23 Materia Medica and Special Therapeutics of the **N**ew **R**emedies (E. M. Hale), Bd. I–II, 5./4. Aufl., Philadelphia (indische Ausgabe 1991)
+ Bandnummer und Seitenzahl

NZ1,23 **N**eue **Z**eitschrift für homöopathische Klinik (ab Bd. XIX: Hirschel's Zeit-schrift …), (B. Hirschel), Bd. I–XXIV, Dresden und Leipzig 1856–79
+ Bandnummer und Seitenzahl

ÖZ1,2,3 **Ö**sterreichische **Z**eitschrift für Homöo-pathie (A. Watzke), Bd. I–IV, Wien 1845–48
+ Bandnummer, Heftnummer und Seitenzahl

PM1,23 **P**raktische **M**ittheilungen der correspon-direnden Gesellschaft homöopathischer Aerzte, Bd. I–III, Leipzig 1826–28
+ Bandnummer und Seitenzahl

R **R**eine Arzneimittellehre (C. G. C. Hartlaub, C. F. Trinks), Bd. I–III, Leipzig 1828–31
Ohne Nummer = klin. Angabe aus dem Vorspann

R1,23 **R**eine Arzneimittellehre (C. G. C. Hartlaub, C. F. Trinks), Bd. I–III, Leipzig 1828–31
+ Bandnummer und Symptomnummer

RA **R**eine **A**rzneimittellehre (S. Hahnemann), Bd. I–VI, 2./ 3. Aufl., Dresden und Leipzig 1825–33
ohne Nummer = klin. Angabe aus dem Vorspann

RA123 **R**eine **A**rzneimittellehre (S. Hahnemann), Bd. I–VI, 2./ 3. Aufl., Dresden und Leipzig 1825–33
+ Symptomnummer

RP123 **Rep**ertory of the Homoeopathic Materia Medica (J. T. Kent), London 1986 (Reprint der 6. Auflage)
+ Seitenzahl

SC123 Homoeopathy the **Sc**ience of Therapeutics (C. Dunham), Philadelphia 1877
+ Seitenzahl

SK123 Ausführlicher **S**ymptomen-**K**odex der homöopath. Arzneimittellehre; Erster Theil: Uebersicht der hom. Heilmittel in ihren Erstwirkungen und Heilanzeigen (G. H. G. Jahr), Bd. I–II, Leipzig 1848
+ Seitenzahl

ST1,23 **S**pecielle **T**herapie acuter und chronischer Krankheiten (F. Hartmann), Bd. I–II, 3. Aufl., Leipzig 1847–48
+ Bandnummer und Seitenzahl

TF123 The **T**herapeutics of **F**evers (H. C. Allen), Philadelphia 1901
+ Seitenzahl

TG123 Allgemeine und specielle **T**herapie der **G**eisteskrankheiten und Seelenstörungen (G. H. G. Jahr), Leipzig 1855
+ Seitenzahl

TH123 **Th**uja-Prüfung aus „Homöopathische Erfahrungen", 2.–5. Heft (Die Grundvergif-tungen der Menschheit und ihre Befreiung davon), Seite 205ff. (C. W. Wolf), Berlin 1860
+ Symptomnummer

TM123 **T**extbook of **M**ateria Medica (A. v. Lippe), Philadelphia 1866
+ Symptomnummer

TT123 The **T**welve **T**issue Remedies of Schüssler (W. Boericke, W. A. Dewey), 5. Aufl., Philadelphia 1914
+ Seitenzahl

UE **Ue**bersicht der Eigenthümlichkeiten und Hauptwirkungen der homöopathischen Arzneien; aus „Versuch über die Ver-wandtschaften der hom. Arzneien" (C. v. Bonninghausen), Münster 1836

W11,23 Die **W**irkung der Arzneimittel und Gifte (K. Wibmer), Bd. I–V, München 1831–42
+ Bandnummer und Seitenzahl

WS123 **W**irkungen des **S**chlangengiftes (C. Hering), Allentown und Leipzig 1837
+ Symptomnummer

Z1,23 **Z**eitschrift für homöopathische Klinik (B. Hirschel), Bd. I–V, Dessau 1851–56
+ Bandnummer und Seitenzahl

ZG398 **Z**eitschrift der k. k. **G**esellschaft der Aerzte zu Wien (Zwölf Arzneiprüfungen von J. Schneller), Jahrg. II, Bd. 2, Wien 1846
+ Seitenzahl

ZÖ1,23 **Z**eitschrift des Vereins der homöopath. Ärzte **Ö**sterreichs, Bd. I–II, Wien 1857
+ Bandnummer und Seitenzahl

ZÖ3,1,2 **Z**eitschrift des Vereins der homöopath. Ärzte **Ö**sterreichs, Bd. III–IV (I–II), Wien 1862–63
+ Bandnummer, Heftnummer und Seitenzahl

Arzneimittelverzeichnis

B

C

L

N

O

P

Q

R

Klinisches Stichwortverzeichnis

E

F

G

I

L

N

O

P

U

V

W